中国骨科

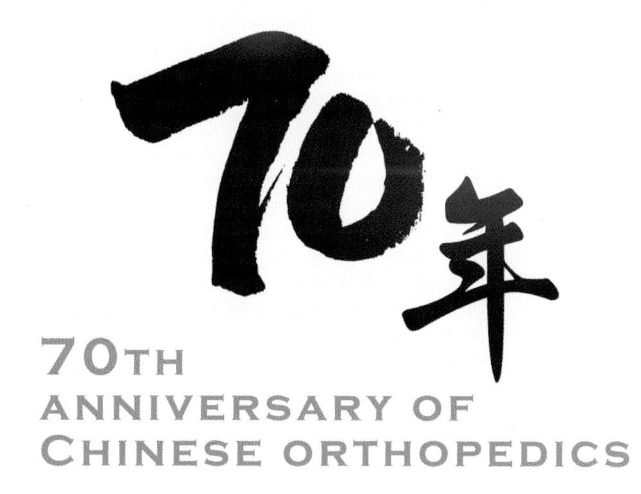

中华医学会骨科学分会
中国医师协会骨科医师分会　组织编写

顾　问　张雁灵　饶克勤　邱贵兴　党耕町
　　　　戴尅戎　顾玉东　王　岩

主　编　张英泽

副主编　田　伟　王坤正　姜保国　翁习生
　　　　郝定均　刘　璠

人民卫生出版社

图书在版编目（CIP）数据

中国骨科七十年/张英泽主编. —北京:人民卫生出版社,2019

ISBN 978-7-117-29086-9

Ⅰ.①中… Ⅱ.①张… Ⅲ.①骨科学-医学史-中国-现代 Ⅳ.①R68-092

中国版本图书馆 CIP 数据核字(2019)第 219318 号

人卫智网	www.ipmph.com	医学教育、学术、考试、健康,购书智慧智能综合服务平台
人卫官网	www.pmph.com	人卫官方资讯发布平台

版权所有,侵权必究!

中国骨科七十年

主　　编:张英泽
出版发行:人民卫生出版社(中继线 010-59780011)
地　　址:北京市朝阳区潘家园南里 19 号
邮　　编:100021
E - mail:pmph @ pmph.com
购书热线:010-59787592　010-59787584　010-65264830
印　　刷:北京盛通印刷股份有限公司
经　　销:新华书店
开　　本:889×1194　1/16　印张:23
字　　数:712 千字
版　　次:2019 年 11 月第 1 版　2019 年 11 月第 1 版第 1 次印刷
标准书号:ISBN 978-7-117-29086-9
定　　价:268.00 元
打击盗版举报电话:010-59787491　E-mail:WQ @ pmph.com
(凡属印装质量问题请与本社市场营销中心联系退换)

编　委（以姓氏笔画为序）

马信龙　王金成　韦庆军　叶招明　申　勇　田晓滨　白希壮　冯　琛

冯世庆　邢　欣　毕郑刚　曲铁兵　吕国华　朱燕宾　刘　斌　刘　强

刘忠军　刘建麟　孙天胜　严世贵　李　明　李　锋　李开南　李建民

李淳德　杨惠林　肖建如　邱　勇　余　斌　沈　彬　沈慧勇　宋跃明

宋朝晖　张长青　张伟滨　陈　伟　陈仲强　陈伯华　陈维蒨　邵增务

罗卓荆　郑占乐　孟志斌　赵　杰　赵　群　赵劲民　赵德伟　胡懿郃

查振刚　侯志勇　姜建元　袁　文　夏　磊　夏亚一　徐永清　高延征

高忠礼　唐佩福　唐康来　容树恒　黄　伟　曹　力　蒋电明　蒋协远

程方岩　程黎明　鲁世保　雷光华　戴　闽

顾 问 简 介

张雁灵，中国医师协会会长，世界华人医师协会会长。毕业于第四军医大学临床医学系和国防大学基本系，现为主任医师、教授、博士生导师，正军职。曾任白求恩军医学院院长，小汤山“非典”医院院长兼党委书记，第二军医大学校长，总后卫生部部长等职。

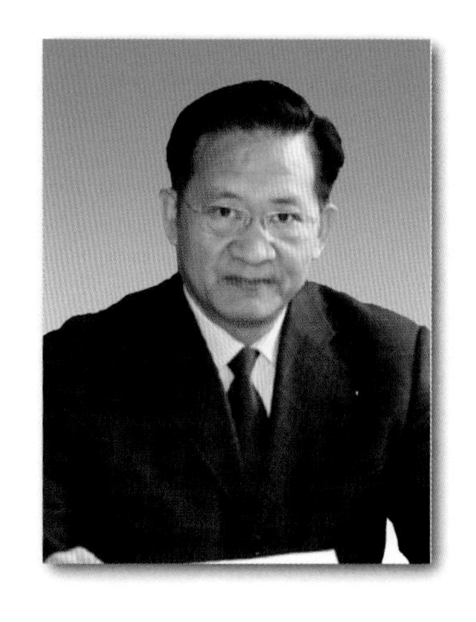

饶克勤，教授、博士生导师，现任中华医学会副会长兼秘书长，党组书记，全国政协委员。先后担任国务院医改专家咨询委员会委员、国家信息化专家委员会委员、国家卫计委卫生政策专家委员会委员、国家卫计委疾病预防控制专家委员会副主任委员、中国卫生信息学会副会长等职务。

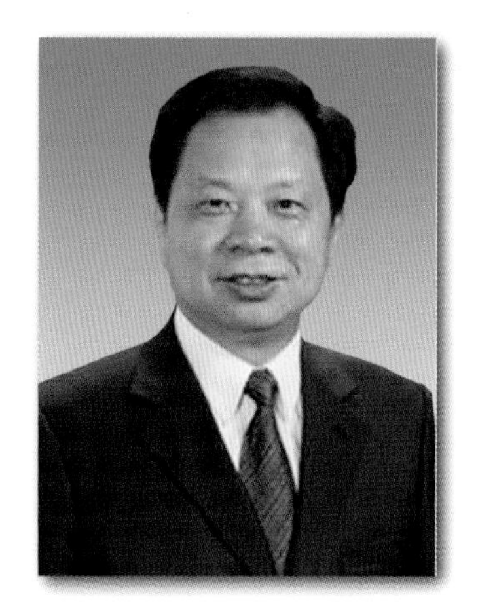

邱贵兴，中国工程院院士。担任白求恩公益基金会理事长，国际矫形与创伤外科学会（SICOT）中国部主席，国际华人脊柱学会（ICSS）主席，骨骼畸形遗传研究北京市重点实验室主任，中国医学装备协会医用耗材装备技术专业委员会主任委员及医用增材制造专业委员会主任委员，第六届、第七届、第八届中华医学会骨科分会主任委员。《中华骨与关节外科杂志》主编，《中华关节外科杂志》（电子版）主编。中国香港骨科医学院荣誉院士。

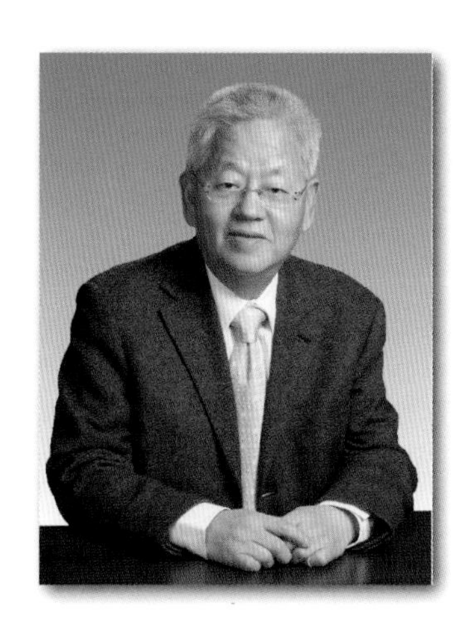

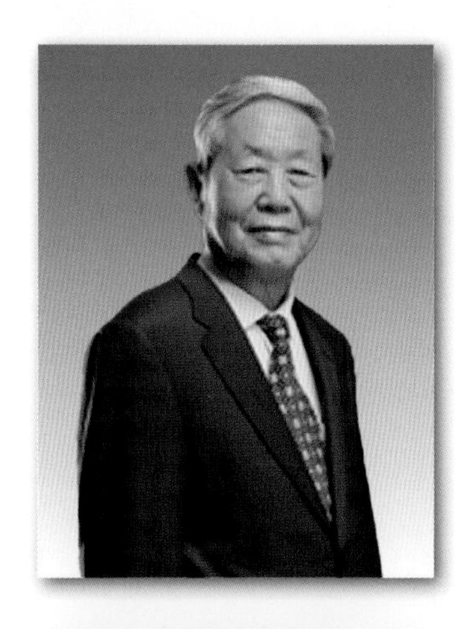

党耕町，主任医师，教授。兼任北京大学第三医院副院长，代院长。曾任中华医学会理事，第四届、第五届中华医学会骨科学分会主任委员，脊柱外科学组委员、组长，中国医师协会骨科分会会长，中国老年学学会脊柱、关节疾病专业委员会主任委员，《中华骨科杂志》主编，《中华外科杂志》副主编，国务院学科评审组委员。

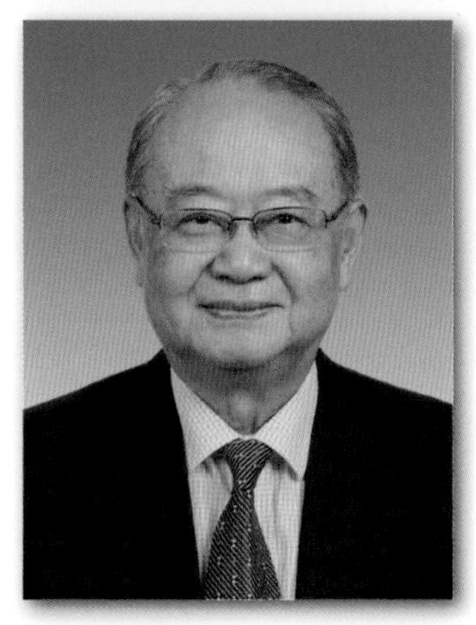

戴尅戎，中国工程院院士，法国国家医学科学院外籍通信院士。曾任上海第二医科大学附属第九人民医院院长，现任上海市创伤骨科与骨关节疾病临床医学中心首席科学家，上海交通大学医学院骨与关节研究所主任、上海交通大学医学 3D 打印创新研究中心主任、数字医学临床转化教育部工程研究中心主任、上海交通大学转化医学研究院干细胞与再生医学转化基地主任。

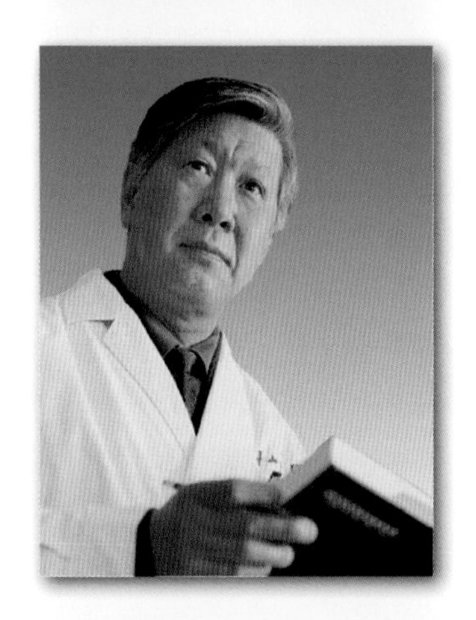

顾玉东，中国工程院院士。先后担任复旦大学上海医学院、复旦大学附属华山医院外科学教授、博士生导师，国务院学位委员会委员，卫生部手功能重点实验室主任，上海市手外科研究所所长，复旦大学附属华山医院手外科主任，中华医学会副会长，《中华手外科杂志》总编辑。

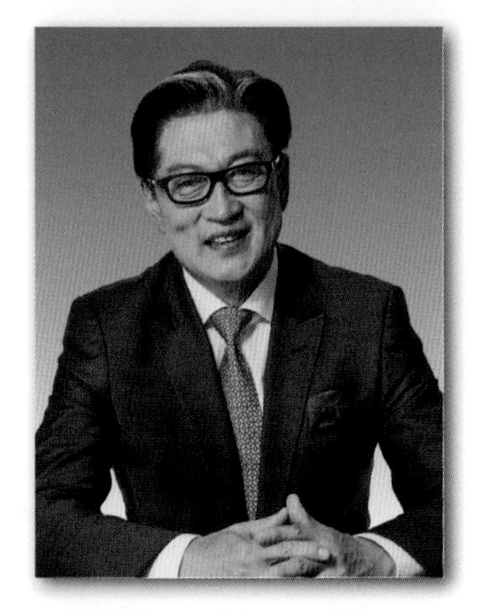

王岩，现任中国人民解放军总医院骨科主任医师，教授，博士生导师，专业技术一级。先后担任全军骨科专业委员会主任委员、第九届中华医学会骨科学分会主任委员、中国医师协会骨科医师分会会长。国际权威脊柱外科杂志 *Spine* 副主编，美国关节外科杂志 *The Journal Of Arthroplasty* 副主编，美国创伤外科杂志 *IOTA*、国际人工关节杂志 *Arthroplasty* 主编，亚太关节外科学会（APAS）主席（2007—2011 年），AO Spine 全球代表等。

主 编 简 介

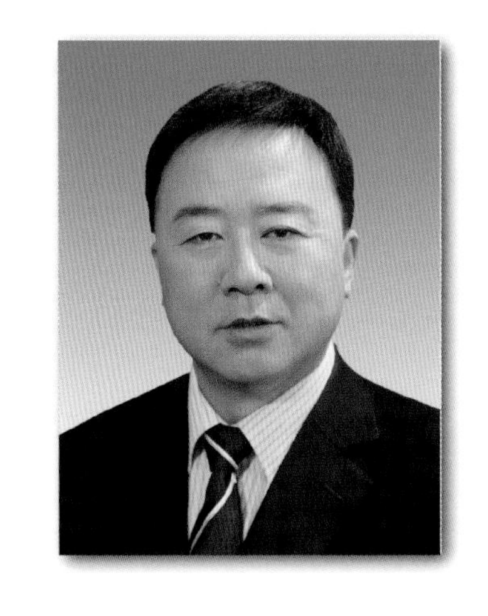

张英泽，中国工程院院士，教授、博导，现任河北省骨科研究所所长、河北省创伤急救中心主任，曾任河北医科大学副校长，河北医科大学第三医院院长。致力于复杂骨折微创治疗、膝关节骨性关节炎致病机制和微创保膝等骨科基础和临床研究。历时13年，完成了我国首次骨折发病率的流行病学调查，创建了世界上样本量最大的骨折流行病学数据库，文章发表在*Lancet Global Health*（IF=18.705）等。发现了胫骨螺旋骨折合并后踝骨折、骶髂关节前脱位等新的骨折类型，填补了国际空白；率先发现股骨颈不全骨折（Garden Ⅰ型骨折）是由于X线投照时忽略股骨颈前倾角所致，实际均为完全骨折，修正了沿用50年的权威Garden分型。原创提出膝关节不均匀沉降理论，建立阶梯微创保膝技术体系。提出骨折顺势复位固定理论、骨折仿生固定理论、骨动态形变定律等创新理论。历时40年研发双反牵引复位器，有效解决了四肢复杂骨折微创复位的难题，作为核心发明点获国家技术发明奖；还研发了微创可调式骨盆后环接骨板、下胫腓仿生弹性固定装置等10余种微创复位固定技术和器械。以通讯/第一作者发表论文570余篇，其中SCI 200余篇。获授权发明专利70余项、美国发明专利5项。主编、主译学术专著34部，其中英文专著4部。作为第一完成人获国家技术发明二等奖1项、国家科学技术进步奖二等奖2项、省部级一等奖6项，荣获何梁何利基金科学与技术进步奖，入选国家高层次人才特殊支持计划领军人才（万人计划），荣获全国杰出专业技术人才、全国优秀归国留学生、全国先进工作者等称号。

兼任中国医师协会副会长、中华医学会骨科学分会主任委员、中国医师协会骨科分会会长。担任美国University of Colorado、陆军军医大学等国内外8所大学的客座教授，任《中华老年骨科与康复杂志》和*Orthopedics*等6部国内外杂志总编辑、副总编辑。

副主编简介

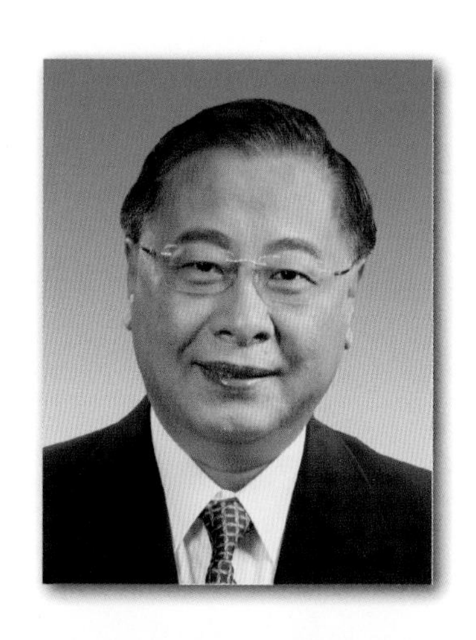

田伟，北京积水潭医院院长，北京大学和清华大学教授，主任医师，博士生导师。北京学者，法国国家医学科学院外籍院士，英国爱丁堡皇家外科学院名誉院士。中央保健委员会保健专家，享受国务院特殊津贴。兼任第十八届国际计算机辅助骨科学会主席，第十届中华医学会骨科学分会主任委员，现任中华医学会骨科学分会脊柱外科学组组长、中国生物医学工程学会医用机器人分会主任委员、第十八届国际计算机辅助骨科学会主席。

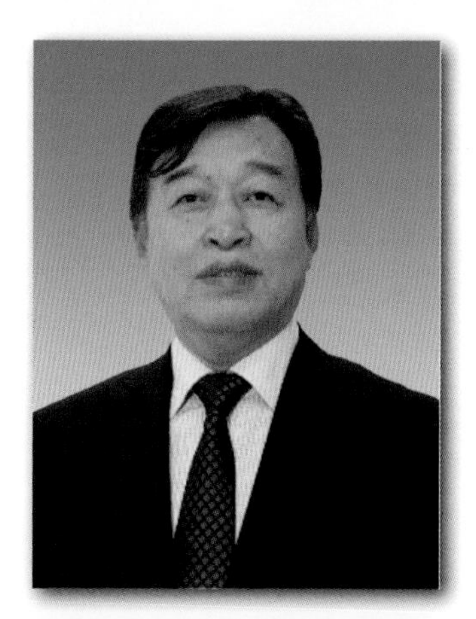

王坤正，西安交通大学医学部关节外科中心主任，主任医师，教授，博士生导师。现任中华医学会骨科学分会候任主任委员兼关节外科学组组长，中国医师协会骨科医师分会副会长兼关节外科专家工作委员会主任委员、会员发展专家工作委员会主任委员，陕西省医学会关节外科学会主任委员，陕西省骨与关节学会会长，曾任陕西省医学会骨科学分会主任委员。

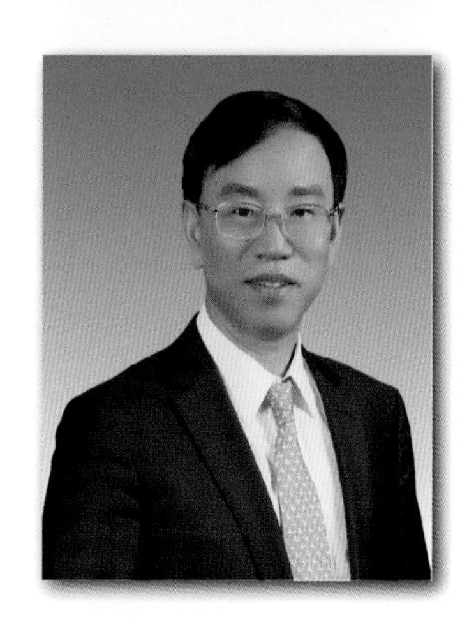

姜保国，教授，主任医师，博士生导师，国家 973 项目首席科学家。现任北京大学人民医院院长，北京大学创伤医学中心主任，北京大学医学部骨科学学系主任，国际创伤救治联盟主席。担任中华医学会常务理事、中华医学会创伤学分会第七届主任委员、中华医学会骨科学分会副主任委员、国际矫形与创伤外科学会（SICOT）中国分会副主席、中国医院协会副会长、大学附属医院分会主任委员、北京医学会骨科学会主任委员、中国创伤救治联盟主席、国际创伤救治联盟主席。

副主编简介

翁习生，教授，主任医师，博士生导师，现任北京协和医院外科学系副主任，曾任北京协和医院骨科主任。担任中华医学会骨科分会副主任委员、中国医师协会骨科分会副会长、中华医学会骨质疏松学组组长、中国医疗保健国际交流促进会运动损伤防治委员会主任委员、《中华骨与关节外科杂志》副主编、《中华骨科杂志》副主编、《中华关节外科杂志》电子版副主编、《国际骨科杂志》副主编。

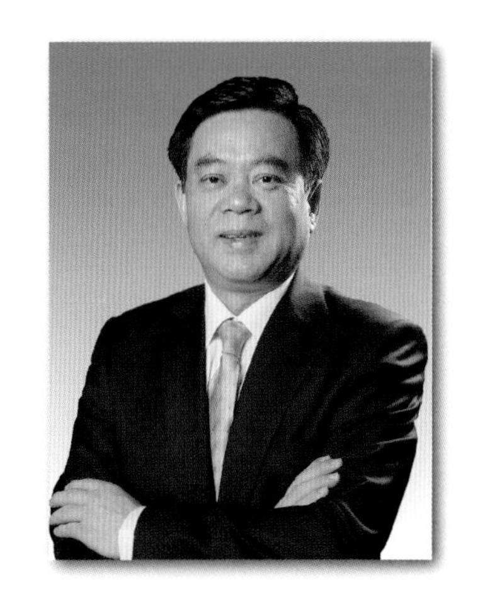

郝定均，教授，主任医师，博士生导师，西安市红会医院首席专家、博士后科研工作站站长、脊柱病医院院长、学科带头人，陕西省脊柱脊髓疾病临床医学研究中心主任。现兼任中华医学会骨科学分会副主任委员、中华医学会骨科学分会脊柱外科学组副组长、中国医师协会骨科医师分会常委、中国医师协会脊柱创伤专业委员会主任委员、中国医师协会脊柱专家工作委员会副主任委员、国际矫形与创伤外科学会（SICOT）中国部脊柱外科学会副主任委员、国际脊髓学会中国分会副主任委员、陕西省医学会骨科分会主任委员。

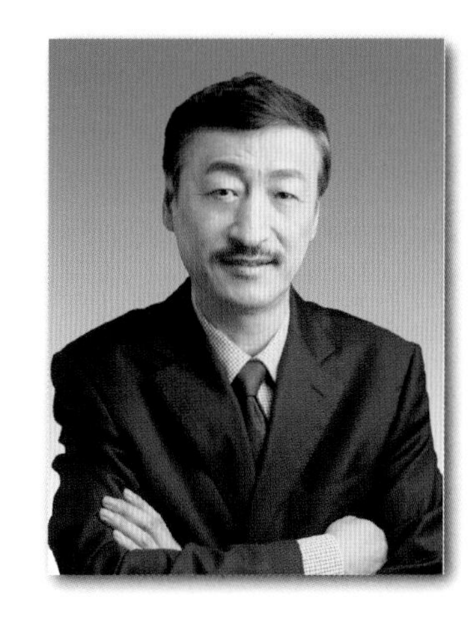

刘璠，教授，主任医师，博士生导师，骨科主任，曾任南通大学附属医院副院长。享受国务院特贴专家。南京医科大学第一临床医学院特聘教授及江苏省人民医院特聘医学专家。11、12、13届全国人大代表，南通市13、14届人大常委会副主任。兼任中华医学会骨科学分会副主任委员、创伤骨科学组副组长，国家卫计委能力建设和继续教育骨外科学专家委员会副主任委员，中国生物材料学会骨修复材料与器械分会副主委，中国骨科医师协会常委及创伤委员会副主任委员、关节外科专家工作委员会副主任委员，江苏省医学会骨科学分会前任主任委员等。

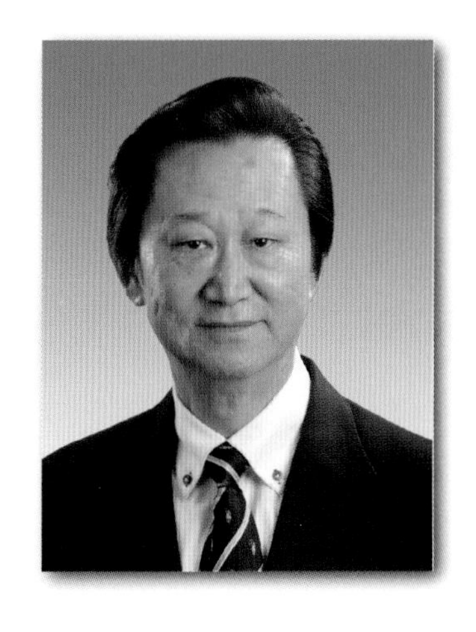

序

2019 年适逢中华人民共和国成立 70 周年、五四运动 100 周年。新中国的发展实现了开国大典的“站起来”、改革开放的“富起来”和党十八大的“强起来”三次“历史性飞跃”。

70 年来，骨科事业的发展与新中国的发展同呼吸、共命运，危难见真情，大爱勇担当。战争和一系列重大自然灾害（地震、洪涝、冰灾等）造成了数以万计的伤员，而与骨科相关者占绝大多数（大部分创伤以四肢、脊柱、多发伤为主），为让这些伤员得到最及时的救治，众多骨科医生们深感责任重大，以救治危难群众为己任，不畏艰险、勇于“亮剑”，奋战在抗战、抢险救灾的最前线，成为抢救伤员的主力军。他们沉着镇静、临危不惧、奋勇救人，体现了中华民族爱国主义精神的强大力量，谱写了一曲曲动人心弦的赞歌。

70 年来，骨科学科建设、人才队伍得到了长足发展，领军人物不断涌现，骨科界当选 9 位院士，骨科学领域荣获国家技术发明奖一等奖 1 项，国家科学技术进步奖一等奖 3 项，国家技术发明奖二等奖 1 项，国家科学技术进步奖二等奖 24 项。从中华人民共和国成立初期老一辈骨科专家积极学习推广西医骨科开始，到探索用中西医结合治疗骨科疾病；从改革开放后骨科开始走上快速发展轨道，再到新世纪后“跟跑、并跑甚至部分领跑欧美”，一代又一代骨科人用自己的智慧和汗水，谱写了一曲曲富有时代特色的骨科华章，为我国乃至世界人民的健康事业添砖加瓦！

为向共和国七十华诞献礼，回顾中国骨科的跌宕征程，缅怀前辈的奋斗初心，传承中国骨科的优良传统，中华医学会骨科学分会组织撰写了《中国骨科七十年》一书，编写过程中众位编者查阅史料，采访骨科前辈，审读梳理中国骨科发展脉络，汇集中国骨科发展成绩。本书以翔实的史料和珍贵的图片真实、客观地记录了中华人民共和国成立七十年来中国骨科的发展历程和所取得的辉煌成就，并指出当前骨科发展过程中存在的一些值得思考的问题。

“饮水思源，不忘初心”，谨以此书向为推动中国骨科发展付出辛劳与汗水的前辈和广大骨科同道致敬！“沐朝露兮以自华，觅大道兮以求成”，骨科学分会全体成员将继续不忘初心、牢记使命、砥砺前行，在引领中国骨科发展、推动医疗体制改革和铺就健康中国之路的伟大实践中做出我们应有的贡献。全体骨科人衷心祝愿伟大的祖国更加繁荣昌盛，人民日益幸福安康！

张英泽

2019 年 9 月 30 日

前　言

《中国骨科七十年》一书是在中华医学会骨科学分会第11届委员会、中国医师协会骨科医师分会第5届委员会指导下整理编撰完成的。团队组织了创伤、关节、脊柱等骨科学组和各地方医院骨科医师查阅学科资料，采访各位骨科前辈，审读梳理了中国骨科发展的脉络，收集了中华人民共和国成立以来骨科七十年的成果。本书通过回顾中国骨科的跌宕征程，缅怀前辈的奋斗初心，传承中国骨科的优良传统，继往开来、不忘初心，向祖国70周年华诞献礼。

七十载栉风沐雨，念初心砥砺前行。骨科，作为我国外科最早建立的分支学科之一，与祖国发展同呼吸、共命运。无数杰出骨科工作者心怀百姓，勤勉工作，为人民群众的健康保驾护航；潜心科研，不懈创新，为推动我国骨科不断进步做出了卓越贡献。根据不同时期骨科发展特点和取得的成就，本书以三个阶段进行呈现：初步发展阶段（1949—1978年）、快速发展阶段（1979—1999年）和飞跃发展阶段（2000年至今）。中华人民共和国成立后的初步发展阶段，各医学院校将骨科列为专科建设，并通过举办进修班，培养了大量人才。方先之创办骨科医师进修班为祖国培养了大量骨科高级医师，天津医院被称为中国骨科医师的摇篮。改革开放以来，我国骨科在引进国外先进的诊疗理念、技术和器械的同时，积极进行创新和自主研发。1980年，中华医学会骨科学分会成立，各亚专业及学组相继成立，我国骨科进入快速发展阶段。进入新千年后，随着经济和技术的飞跃发展，我国骨科诊治水平全方面提高，尤其是近年来，部分原创成果达到了国际领先水平。2007年中国医师协会骨科医师分会成立，在推动骨科医生继续教育、医师定考、医师规范化等方面发挥了行业带头作用。目前，随着我国相关学科和行业的发展，骨科发展呈现微创化、个体化和智能化的趋势，研究日益多元化和深入化。

本书分为上下两篇。上篇介绍了中医骨伤科、西医骨科、中西医结合骨科、港澳台地区骨科的发展以及骨科医生奉献祖国的大事记。下篇包括了创伤骨科、关节外科、脊柱外科、骨肿瘤、手外科和骨科基础等分支专业的重要成果。这些成果涵盖了原创的理论与技术、高影响因子文章、国家级奖项、国际发明专利和论著等，这些成果以翔实的史料和珍贵的图片真实而客观地记录了中国骨科在中华人民共和国成立七十年中的发展历程和所取得的辉煌成就。

本书力求简明扼要、全面系统地介绍全国骨科事业的辉煌发展成就。由于中华人民共和国骨科成就的内容时间跨度长、涉及范围广、工作量大、时间紧张，难免会有遗漏，我们敬候广大读者关注此书并于读后不吝赐教，在以后的修正中加以更正、完善。若没有大量幕后工作者的无私奉献，完成这本书是不可能的。从始至终，各地骨科分会的同仁们给予了无私的支持，同时还提供了大量宝贵的建议，在此表示衷心感谢。本书各章节的审校人员大部分是工作在临床和科研一线的骨科医师，工作任务繁重，整理本书占用了他们大量宝贵的业余时间，正是大家不分昼夜地辛勤耕耘才使得本书得以顺利出版，在此表示深深的感谢和敬意！

张英泽

2019年9月30日

目 录

上篇 中国骨科发展史

下篇 中国骨科七十年成果

上　篇

中国骨科发展史

第一章

中国骨科发展概略

中国骨科最早可追溯至史前，有着千年的历史积淀，古人在长期的社会生活中积累了大量有关于骨伤病的理论及实践，从葛洪的《肘后备急方》，巢元方的《诸病源候论》，蔺道人的《仙授理伤续断秘方》，到危亦林的《世医得效方》，王清任的《医林改错》，以及集大成的《医宗金鉴：正骨心法要诀》等都是我国古代伤科的优秀著作，也代表了当时世界的最高水准。中医骨伤科始终贯穿着辨证论治的思想，在明清时期已经形成了较为系统的伤科理论。后随着西医东渐，20 世纪初西医骨科在我国开始萌芽，1921 年在北京协和医院外科学系成立了我国第一个西医骨科专业组，1937 年中华医学会总会在上海成立了骨科小组，中国骨科开始了新思潮中的又一次追逐。中华人民共和国成立后，在党和国家的领导下我国的骨科事业更是百花齐放，不断向国际先进水平靠拢，目前中国骨科已经走出了国门，在一些领域甚至走在了世代的最前沿。谨以此章致敬中华人民共和国成立以来中国骨科的 70 年峥嵘岁月。

第一节　中医骨伤科的发展

在 19 世纪至中华人民共和国成立前这一阶段的发展中，传统医学遭受了毁灭性的打击，但有着很强实用性的中医骨伤科仍在这一个历史漩涡中艰难前行，无论是理论还是技术上都取得了一定的进步。

一、中医骨伤理论进步

晚清名医唐宗海认为骨伤科重在血证，著有《血证》一书并指出“跌打折伤一切，虽非失血之正病，而其伤损血脉，与失血之理，固有可参，因并论之”“凡跌打已见破血出这，其症无偏阴偏阳之病，务从止血为安”，并擅长小柴胡汤达标和里，极大地影响了民国一大批骨伤科名医：王子平、李广海、高云峰、刘寿山等。中医讲究整体论治、内外并重、辨证施治，四川名医杨天鹏重视培补脾土，认为人体之后天强盛，运化有节，则气血充盈，断骨得气血滋养必能较快愈合。石氏伤科则侧重于气血之中的“气”，认为“气血兼顾，以血为先是临床常用的治标之法，以气为主的气血兼顾为刻刻留意的图本之计”。此外，河北骨伤名医郑怀贤（1897—1981 年）强调治“心神”，认为应注重患者的状态，重视医生和患者之间的协调关系，消除患者的恐惧心理，使其能积极配合，获得较好的疗效。

（一）著作

这一时期的论著集合了以道教功夫正骨和少林伤科为一体的少林武术伤科以及正统医学的特点。明朝形成的武术伤科、少林学派在晚清及民国时期有较大发展，积累了丰富的跌打点穴及按穴论治的诊疗经验，并留下了一系列重要的著作。如《少林寺毛公秘传无论图》《龙源洪氏家传跌打秘方》《少林寺秘方同人簿》《少林寺秘传十二时辰二十四方》等。除此之外，这一时期刊行的正统中医骨科专著有赵濂《伤科大成》、金倜生《伤科真传秘方》和董志仁《国医军阵伤科学概要》，来章氏辑《易筋经》也流传较广。论及金疮、骨痈疽和骨肿瘤的外科著作则有许克昌《外科论治全书》、赵濂《医门补要》、余听鸿《外科医案纂编》、高思镜《外科医镜》、马培之《外科传薪集》和张觉之辑《张氏外科十三方考》等。其他的论著，如唐容川《血证论》、《验方新编》等也论及骨科治疗。此外还有刘泽一的《正骨秘法》（1922 年）、季爱人的《中医伤科病理学》（1926 年）、董志仁的《国医军阵伤科学概要》（1935 年）、罗裕生的《伤科中西独步》（1943 年）（图 1-1）。

（二）诊断

金调生撰写的《伤科真传秘抄》（1932 年）中就要求学生即使是在漆黑的夜间也能通过手摸触碰等方式正确识别某一部位的骨骼，这对学生的要求十分严格，必须非常熟悉骨骼的结构形态。魏指薪

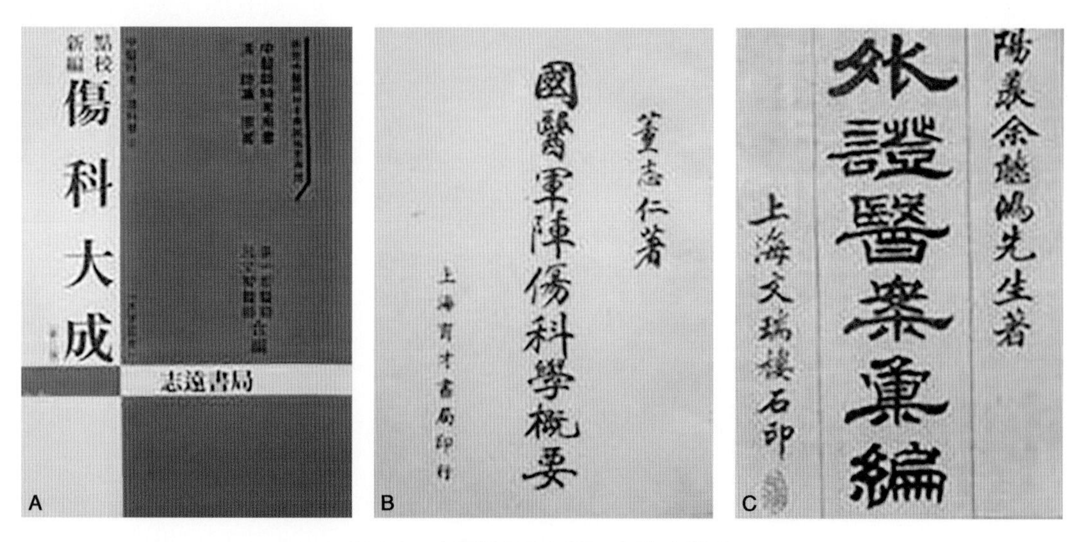

图 1-1　中国骨伤科早期三部代表著作

A.《伤科大成》;B.《国医军阵伤科学概要》;C.《外科医案纂编》

(1894—1984 年)就擅长通过摸法判断骨折、骨碎、骨歪等不同患病情况,还能够分辨筋歪、筋断、筋走等差异,很多情况下 X 线片未显示异常骨折类型,魏氏也可通过手摸心法进行诊断。河南平乐郭氏正骨的传人高云峰(1905—1976 年)提出了辨尿液判断患者的气血盛衰、脏腑虚实以及骨折的愈合情况。福建伤科名医林如高(1888—1985)年)擅长听诊,即通过骨折部位产生的声响,判断骨折的严重程度。

二、中医骨伤科的治疗方法

(一) 中医骨伤科重在复位、固定

晚清赵廷海在其所著《救伤秘旨》(1852 年)中力倡"单人复位法",该法可以很好地纠正肩关节脱位、颈脱等,贫困地区均可普及。骨科世家林如高,骨伤整复的手法之中结合了气功疗法,提出了触摸、拔伸、持牵、按正、提托、推挤、摇转、反折、理筋、分骨等十法,被称为"整骨神医"。四川名医杜自明(1877—1961 年)同样擅长手法复位,他总结出治筋伤难于治骨伤的特点,复位常用牵、接两法,固定重在挤靠。独创的治筋点穴按摩配合弹筋拔络手法,辅以滚摇升降,可以明显促进患者关节活动,进而减少软组织粘连,达到理疗的作用。少林嫡传的伤科名医王子平(1881—1973 年),是近代的武林泰斗,其治伤经验更是融合了擒拿和正骨手法,将导引与武术相结合,在骨伤科届独树一帜。其正骨手法重视经穴的点、面、线,反对将天应阿是穴作为唯一取穴标准。王氏从中医的整体观出发,以痛为俞,取穴取自邻近和循经部位,"面"则为辅以理筋和活动肢体,远端取穴照顾"线",王氏提出不能使用拙力和暴力反复整复。以手法治疗著称的还有北平名医刘寿山(1904—1980 年),强调伤科治疗"七分手法三分药",在骨折复位中,以"拔不开则按不正"为指导思想,贯彻"欲合先离,离而复合"的原则,其治脱臼,强调一个"摘"字,用摘法解除关节两端的重叠交锁,以利复位。

(二) 骨伤科器械

在这一时期,外科器械发展到十多种,用于骨科治疗的器械完备。在处理骨折时,强调麻醉药的应用,如以闹羊花为主的内服麻醉药,以及蟾酥、生乌头等外用药以达到局部麻醉后,施行整骨手术。金倜生训练学生通过摸骨骼标本,以形状分辨是何骨,并在《伤科真传秘方》中强调初学必须熟悉骨骼的结构和形态后,才能施行整骨。另外,这一时期还整理以往对骨痹、骨痈疽和骨肿瘤的治疗经验。王维德论治骨痈疽的经验,以及王氏所制的"阳和汤"和"阳和解凝膏"成为这一时期治疗骨痈、石疽的通用方(图 1-2)。除此之外,导引练功疗法等也得到一定程度的继承,中华人民共和国成立后仍产生重要影响。上海石氏伤科尤长于医治伤科之内伤病,如伤筋络、骨节筋膜伤等等,擅长使用柴胡配合其他方药治疗脑气震伤、胸胁内伤、腹部内伤等。林如高除手法疗伤外,也精于药治,其家传及个人经验所成验方达 102 个之多。总之,重视麻醉镇痛药和引经药的使用,亦为近代中医骨伤科使用内服药物的特色。

三、中华人民共和国成立后中医骨伤科的发展

中华人民共和国成立初期,中医骨科事业亟待

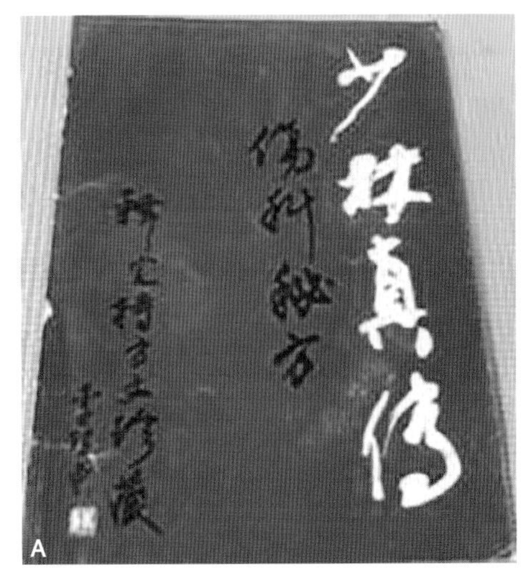

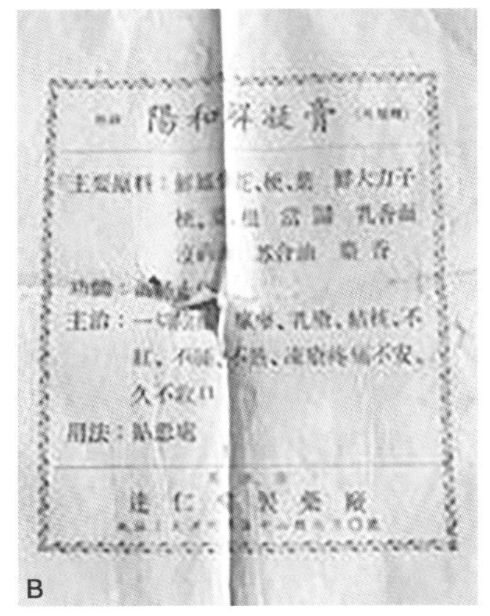

图 1-2　中国骨伤科发展的早期文献记载及内服药方

A. 早期文献《伤科真传秘方》；B. 内服药"阳和解凝膏"秘方

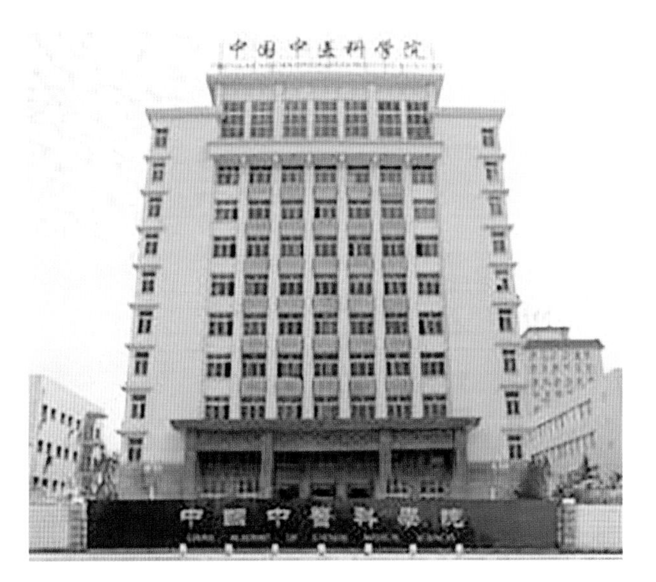

图 1-3　中医发展早期最高研究机构——中国中医研究院

恢复。当时全国只有少数大医院设有专业骨科，而且多为西医骨科。少数的中医骨科医生只能在民间以个体形式行医，专门正骨按摩、治疗跌打损伤。

（一）中医骨科教育及研究机构

20 世纪 50 年代末期，在党和政府支持中医发展的背景下，中医教育及研究机构在全国相继建立。1955 年，作为中医的最高研究机构——中国中医研究院成立，以后全国各省市相继成立了中医研究机构，专门从事中医研究工作，提倡学习中医，中西医结合（图 1-3）。1956 年秋，首次在北京、上海、广州、成都四省市建立中医学院。1958 年，全国又相继地建立起二十多所中医高等院校。1981 年福建中医药大学创办了我国第一个中医骨伤系，此后全国各高等中医药院校相继开设了骨伤专业，为我国培养了大量的骨伤科人才。时至今日，许多中医药院校和部分西医院校，均能独立招收中医骨伤专业的硕士、博士研究生，随着中医教育及研究机构的建立和不断完善，培养了一大批有志于继承、整理和发扬祖国医学的人才，前臂双骨折即为当时的重要发现。

伴随着中医院校在全国范围内的建立，中医骨科的教育、研究与实践也逐渐得到重视。第一批设立的中医学院未设正骨专业，1958 年设立河南平乐正骨医院，专门培养高级中医骨科专门人才，招生四届培养三批中医正骨人才，毕业学生 235 名。该学院虽于 1962 年停办，却为全国培养了中医骨科技术骨干，毕业生大部分成为以后各地的中医骨科学科带头人（图 1-4）。

中医骨科人才的培养，为骨科事业的发展提供了重要的推动力。到 20 世纪 60—70 年代，全国很多县市医院成立了中医骨科（正骨）医院，比较著名的有山东文登县、广东佛山县、广西玉林等。

（二）中医骨科传承及经验整理

随着中医骨科队伍的壮大和发展，一些著名的中医和伤科医师依据其已有骨科理论及丰富的临床经验，整理、挖掘和提高骨科经验。

传统中医骨科具有集合正统骨科及武术伤科的特点。中华人民共和国成立后，随着中医骨科技术的传承，学术经验得到整理和提高，并取得了很多成果。1956 年开始，各地著名老中医的骨科经验得到整理和继承，影响较大的如河南郭春园、郭维淮，上海石筱山、魏指薪，天津苏绍三，陕西郭汉章，北京刘寿山、杜自明，山东梁铁民，黑龙江陈占魁和福建林如高等。党和政府非常重视他们的学术及临床经

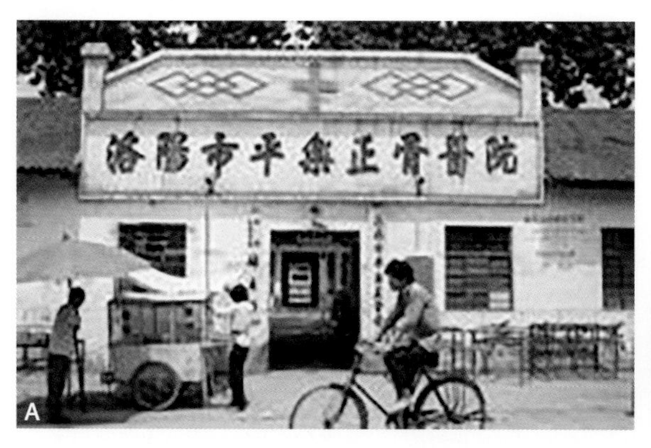
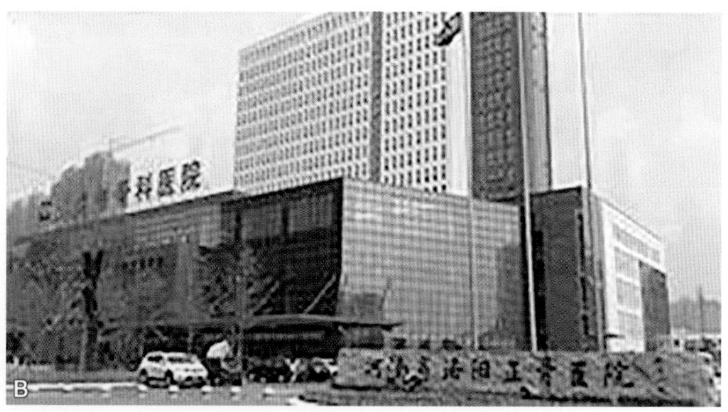

图 1-4　最早建立的专门骨科医院

A. 河南洛阳平乐正骨医院旧址；B. 河南洛阳平乐正骨医院新址

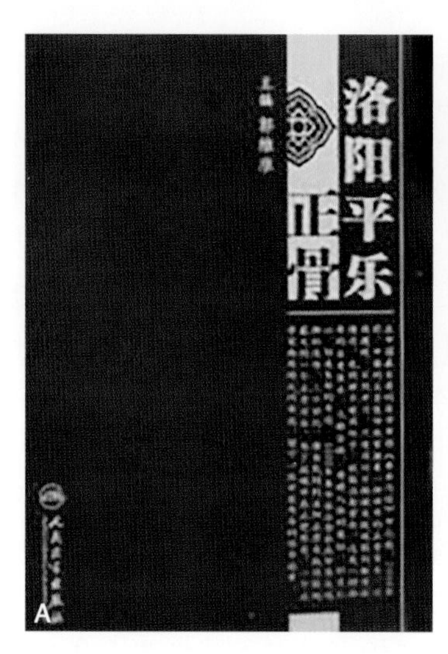

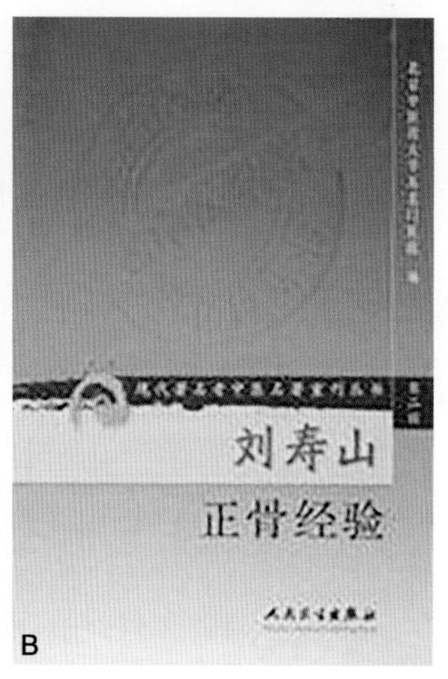

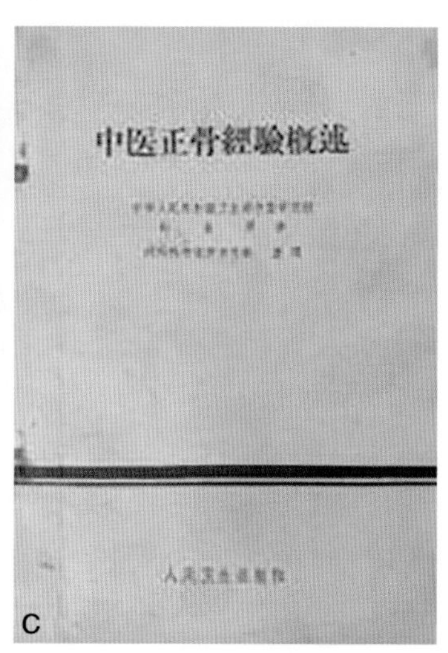

图 1-5　依据早期中医骨科传统经验编纂的专著

A.《洛阳平乐正骨》；B.《刘寿山正骨经验》；C.《中医正骨经验概述》

验，先后从各地抽调一批技术力量来从事这方面的工作。

这一时期所发掘整理的中医骨科经验，几乎都是祖传五代（即 19 世纪以前）的传统经验，如河南高云峰、郭春园，天津苏绍三，上海石筱山等。石筱山所创立的伤科始于百余年前的石氏先祖兰田公，学术上尊薛己学说，喜用温补法。魏指薪所传之魏氏伤科以手法为主，导引练功。王子平既是伤科医家，又是武术气功家，与魏氏伤科同擅长导引练功。这些老中医的经验被整理成专著出版发行，推动了中医骨科事业的发展，如《洛阳平乐正骨》《中医治疗骨伤科经验》《临床正骨学》《正骨学》《刘寿山正骨经验》《陈氏祖传正骨疗法》《中医正骨经验概述》等（图 1-5）。除了出版相关著作外，这些老中医的经验还得以在公开发行的杂志、内部刊物上发表了一定数量的中医骨科论文。

在诊疗技术上，这一时期中医骨科发挥其手法整骨的优势，先后取得手法整复陈旧性肩关节脱位、髋关节脱位的成功；中医骨科手法整复、局部小夹板固定、动静结合的骨折疗法较之西医托马斯学说的骨折疗法愈合快、功能好；到 1959 年，北京、上海、武汉、南宁、大连、沈阳和湖南等地报道以中医方法为主治疗骨折 4 500 例，获得良好的效果。中医骨科的复位技术，对脊柱劳损和关节炎的治疗手法以及治疗骨髓炎、骨结核的经验也相继得以整理。中医骨科发展简史及其在历史上的成就也得到梳理，传统经验进一步被发掘，各家经验得到发扬。随着西医学习中医、中西医结合，从而出现了以现代科学方法研究中医骨科理论和经验，整理历史文献资料的新阶段，中医骨科得到发扬和广大。

四、近现代中医骨伤流派

中医骨伤科的传承更多的是依靠师承制度，我国历代形成了不同的骨伤科学流派，各医家在临床实践经验中通过不断的积累、观察，形成了各领风骚的骨伤科理论体系，并代代相传承至今。通过查阅文献资料，我们总结出了当代比较有影响的中医骨伤科流派，共三十余家。骨伤科医学流派的划分有不同的标准，下面我们主要以地理位置分为北方和南方流派来进行叙述。

（一）北方各骨伤流派

1. 河南　河南郭氏正骨闻名于世，流传至今已为第八代传承人，其最早可追溯至清朝嘉庆年间，距今已有二百多年的历史，其中郭春园（第五代传承人）、高云峰（洛阳正骨医院创始人）、第六代传人郭均甫、郭维淮，第七代传人郭焕章、郭汉章、郭允章等都是代表人物，郭氏传人遍布全国各大城市，如郑州、洛阳、西安、兰州等，传播从事郭氏正骨。中华人民共和国成立后建立了平乐正骨学院，为我国培养了数百名骨伤科专业学生，为祖国的骨科事业增砖添瓦。郭氏正骨有其独特的整体辨证体系，讲究筋骨并重、内外兼治、动静结合，其治疗体系也较完善，在手法、器具固定、药物辨证论治以及功能康复方面都有其整体的治疗手段。“洛阳正骨”早已成为国家级非物质文化遗产和“中华老字号”。洛阳正骨医院则为郭灿若的夫人高云峰创建，现已发展成为一所集医疗、科研、教学及产业为一体的大型三级甲等医院。

2. 天津　天津苏氏正骨始于明末清初，代表人物为苏宝铭、苏宝恒，同样有其完善的理论基础和治疗体系，苏氏正骨最擅长手法治疗，根据多年的临床经验总结，摸索出一整套独特的正骨复位手法和行之有效的骨折夹缚固定方法，当时在天津乃至全国堪称一绝，苏式正骨强调“按骨折的规律处理骨折”，对于一些复位困难的复杂骨折，都有其独到的整复方法，文献报道治疗锁骨骨折、肱骨外科颈骨折、前臂骨折、科雷氏骨折、成人股骨干上1/3骨折等均有其独到之处。苏式正骨治疗跌打损伤的苏氏万应膏（外用）黑砂丸、苏七散等药物也是全国有名。

3. 北京

（1）北京刘氏正骨：刘寿山（北京，1904—1980年），19岁拜文佩亭为师，全面学习发扬了文式的经验，他提出了“七分手法，三分药”的观点，将手法放在第一位，为北方太医院派的代表医家。刘氏提出的接骨、上骱、治筋二十四法，即“推、拿、续、整、接、掐、把、托，接骨法也；提、端、捺、正、屈、挺、扣、捏，上骱法也；戳、拔、捻、揉、归、合、顺、散，治筋法也”。刘氏还充分考虑到患者的年龄、身体一般情况等，手法中仍注重辨证论治。刘氏摸索出一套较为完整而又实用的练功术式，并运用于筋骨损伤的治疗和调养之中，疗效突出。刘氏还强调伤科治疗“七分手法三分药”，在骨折复位中，以“拔不开则按不正”为指导思想，贯彻“欲合先离，离而复合”的原则，其治脱臼强调一个“摘”字，摘除关节两端的重叠交锁以利复位。

（2）中医研究院葛氏正骨：葛云彬，江苏省江阴市人。14岁师从伤科名医韦鸿海，最早行医于金坛、武进等地，后在江浙一带（上海、苏州、扬州）等地设立诊所。中华人民共和国成立后，历任苏州中医诊所正骨科主任，原卫生部中医研究院西苑医院骨科主任、主任医师。葛氏擅用手法治疗伤疾，临床常用损伤紫金丹、肩关节习惯性脱臼方内服治伤。在治疗关节脱臼中，总结出一套轻松灵活的闭合复位手法，对骨髓炎、骨结核治疗亦有丰富经验。

（3）中医研究院刘氏正骨：刘道信，山东省邹平县人，世传少林武技和正骨医术。刘氏正骨尤其擅长上肢骨折的整复，擅长辨证论治错位骨缝，对运动、舞台损伤等的治疗也有其独到之处。“手摸心会，有的放矢，灵活轻巧，对症而施”是其主要学术思想，其治疗手法包括捏、提、按、拨、点、颤、鼓、拿、压、挤、牵、揉、推、端、续、整等16种，各个手法均可单独或者结合使用，刘氏强调“手摸心会，有的放矢，灵活轻巧，对症而施”，在接骨方面，刘氏更注重患肢的功能及外形，不苛求精准复位，强调对骨折这周围软组织的治疗，对各类型内伤杂症，还研制了正骨紫金丹、跌打丸、麝香接骨膏接骨散、金刀铁扇散、红衣洗药等膏丹丸散制剂。

（4）双桥罗氏正骨：罗氏正骨源于清朝中期，代表人物罗有明——“双桥老太太”在中华人民共和国成立初期就名扬北京，罗东亚是罗氏正骨的第七代传人，曾广开学习班，弟子遍布全国，现任中国脊柱诊疗协会副会长、中医医院骨伤科主任、中国骨伤学会委员、中国骨伤研究会委员。罗氏正骨手法的特点为“稳、准、轻、快”，治疗上讲究“两轻一重”或“一轻一重”“三定点”。其诊疗要诀包括凡正骨者必察其行，询其源，触其位，闻其声，施其法，观其志意与其疾能，方可疗以筋骨之患。言正骨不可治者，未得其术也。恶于正骨者，不可于言志德之巧。伤不许治者，伤必不治，治之功则微矣。基本手法有37法之多：摸接端提拉，扳拨按摩压。顶挤蹬揉捏，松解点穴“法”。捧拢复贴“用”，旋转“与”推拿。摇摆挂牵引，分离叩击打。罗氏正骨还讲究三兼治“正骨、正筋、正肌肉”，祖传有接骨丹、跌打止痛散、外敷接骨丹、外敷接骨散等药物。

4. 吉林　刘氏正骨代表人物刘柏龄，出生于吉林省扶余县三岔河镇的一有名的医学世家，全国老中医药专家学术经验继承工作指导老师，“20 世纪中国接骨学最高成就奖”获得者，主持研发“骨质增生丸”“风湿福音丸”“健骨宝胶囊”“壮骨伸筋胶囊”“接骨续筋片”“复肢胶丸”“汉热垫”和“药灶灸”等。在其独到的“治肾亦即治骨”的学术思想指导下，推重手法，仔细研读《内经》提出按摩导引等治疗手段，结合自己的临床经验，将手法发扬为治骨和治筋手法两类，把治骨手法归纳为拔伸、屈伸、旋转，端挤、提按、分骨、折顶、牵抖——八法，治筋手法划分为推、摩、揉、按、分、理、弹、拨——八法。还自创有“点刺‘暴伤点’”法治疗急性腰肌扭伤，自创“一牵三扳法”治疗腰椎小关节紊乱症，自创“按摩理筋法”和“旋转牵拉松解法”治疗肩关节周围炎，疗效显著。“二步十法”治疗腰椎间盘突出症更是全国公认，即以按、压、揉、推、滚五个轻手法为第一步；以摇、抖、扳、盘、运五个重手法为第二步。

5. 辽宁

（1）辽宁苏氏正骨：创始人为苏相良（1901—1980），出生于辽宁省海城市人。早年民间行医正骨按摩，总结出了具有自己特色的“苏氏正骨四法”，即分神复位、刚柔固定、内外用药、益气练功四大法。1956 年进入海城镇中西医联合诊所工作。1958 年成立了海城镇医院，任中医整骨医师。其子苏玉樵、苏玉新继承父业并将苏式正骨发扬光大。

（2）辽宁孙氏正骨：孙华山，辽宁省安东（丹东）东沟（东港）人，骨伤学界的泰斗。早年随父学习中医正骨，后拜清末华佗嫡传弟子马义为师。孙氏重视气血学说，手法治疗以摸、接、端、提、拔伸等法为主，辅以按摩、推拿等法。复位后一般用纸壳塑形板外缠白布绷带功能位固定伤肢，注重皮肤紧贴外敷药膏，纸板干燥后可自行塑形，这样可以增强患肢的局部固定力。自制药物包括内服外用药，内服药方有独一散、独参汤、接骨丹、活血片等，外用药方有一扫光、外用敷药膏等。

6. 黑龙江

（1）樊氏正骨：樊春洲，辽宁省辽阳县人，1965 年在黑龙江中医学院任教。樊氏极为重视骨折整复后的固定，研制有“牵引固定活动床”“木槽牵引固定”“自控活动牵引固定床”等固定设备，其独创的“连体夹板”加强了固定关节的作用，治疗近关节或关节内骨折时简化了固定过程；樊氏特色治伤用药包括初伤血肿期——活血丸、腰痛宁冲剂、骨增丹等。

（2）哈尔滨陈氏正骨：哈尔滨陈氏正骨由陈占魁、陈占元两兄弟一手建立，祖传整骨固定手法，即“放置法”“副木固定法”和“局部加压法”，并结合自身经验自创“五部检查手法”、正骨八法、整复脱臼八法等。陈氏独创了骨折瓦形固定器，方药为祖传秘方包括活血散、活血祛瘀祛风汤、接骨散、止痛散瘀膏、止疼膏等。

（3）哈尔滨夏氏正骨：从传奇人物夏和尚开始，到双城堡“夏大善人”夏文昭，再到“西大桥夏大夫”夏静华，夏氏正骨从双城堡带到了哈尔滨。夏氏第三代传人夏静华大夫——西大桥夏大夫，自幼随伯父夏文昭学习医术，以其精湛的医术创出了自己的招牌“夏静华正骨诊所”，在冰城无人不知无人不晓，夏氏正骨尤善手法，最讲究快速无痛。提出“三早”治疗原则，即早期复位、早期固定、早期功能锻炼，内外并重，局部与整体兼顾，具有少林伤科的特色。

7. 河北　河北李氏正骨，中国非物质文化遗产，始于清乾隆五十六年（公元 1791 年）。代表人物李墨林，河北省元氏县人。李氏幼年随父、叔学习祖传中医正骨医术，后又受业于少林支派。李氏以治疗筋伤为专长，已成一派，历经了八代人的实践与探索、继承与提高，已经形成了一套完整的中医骨伤科理论体系。其独特的正骨手法，以一次性外敷“白公鸡接骨丹”奇妙秘方为代表的鲜明用药特色，在民间广为流传。其按摩手法的特点是按照经络穴位，以“一指针、弹拨、牵引”为主，辅以其他手法，来达到治愈目的。

8. 山东

（1）肥城梁氏正骨：山东肥城梁氏正骨，始于梁遂，泰安市非物质文化遗产，现已历经 14 代。梁氏正骨术始于清乾隆年间，相传已历八代三百余年。据 1929 年《泰安县志》载：“增生，字莲峰，安驾庄人，精岐黄并发明接骨，凡跌打车轧皮不破而碎骨者，先接好，以膏药贴患处，再用竹木逼挺，无使错乱，不数日结成一片，愈后尚能负重其效实过西人，世传遗术，远近赖之”。正骨手法特点体现稳、准、轻、快。梁氏正骨以祖传手法整复为主，小夹板固定为辅，固定器材以杉树皮为主，外贴接骨膏药，内服祖传中药秘方，梁氏膏药系祖传秘方，该药选用麝香、象皮、天麻、藏红花,血竭等近百种名贵地道中药材,严格配方,精心熬制而成,对各种骨折及骨病具有显著疗效。

(2)崂山贾氏伤科:代表人物贾立惠,山东省崂山县人。贾氏伤科擅长武功点穴,针对点穴既能制人,也能医人的特性,结合临床经验进行了改进,治疗疾病有较好效果。贾氏点穴常用穴位约一半为传统针灸常用穴位,其余为专用点穴穴位。总结出常用特定刺激线16条(上肢6条,脊背2条,下肢8条),其点穴的基本疗法包括点、按压、掐、拍打、叩打、扣压、捏挣、抓拿、捶打、矫形,共计十法。

(二)南方流派

1. 上海

(1)上海石氏伤科:石氏伤科创始人石兰亭,是享誉上海的中医骨伤科流派。石氏倡导"十三科一理贯之"的整体观念。第一代石兰亭融传统武术整骨手法与中医内治调理方法开创石氏骨伤学派。第二代石晓山、第三代石筱山、石幼山、第四代石仰山、石印玉、石鉴玉不忘前人,不断发扬扩大石氏骨科。十三科一理贯之强调气血兼顾,内外结合,三十二字治病思想包括以气为主,以血为先;筋骨并重、内合肝肾;调治兼邪,独重痰湿;勘审虚实,施以补泻。三期治疗内伤疾病,手法上注擅长用巧劲正骨上骱,强调"稳而有劲、柔而灵活、细而正确"的准则,即"拔伸捺正、拽搦端提、按揉摇抖"。石氏伤科药治大多为古今验方,包括麒麟散、新伤续断汤、牛蒡子汤、三色敷药、伤筋药水、经验洗方等。

(2)上海魏氏伤科:魏指薪,山东曹县人家,魏氏伤科第21代传人,魏指薪精通少林武术,1925年时到上海行医,1955年率家人参加上海瑞金医院、仁济医院工作,其主要贡献在于将武功和内家功与伤科相结合,集魏家伤科于大成,并将其发扬光大,当时成为了上海伤科八大家之一。魏氏伤科的骨折复位手法有16法;关节复位手法多达10种;软组织损伤分为单式手法和复式手法2种,单式又分为14种,复式手法18种,内伤手法8种。不同于传统小夹板,魏氏主张采用软硬结合。魏氏伤科在内治方面有其独到的心得,分为三期辨证施治。外治方药也均是祖传秘方,长于碎骨丹、三圣散等药物,其中熏洗药是魏家祖传的洗方。

(3)上海王氏伤科:王子平,河北沧州人,上海伤科八大家之一。擅长武术伤科,继承少林流派,在基础理论上王氏提倡活血与理气并重,方药常在十三味左右,并因病加减施治。王氏经过长期摸索将内治法概括为三期十法。外用药验方包括消瘀止痛药膏、舒筋活络药膏、接骨续筋膏、上肢损伤洗方和下肢损伤洗方等。王氏率先提出"新正骨八法",即拔伸牵引、旋转屈伸、端提挤按、摇摆叩击、挤捏分骨、触顶合骨、折顶回旋、按摩推拿。其中还灵活融入了擒拿、点穴与正骨理筋手法,王氏练功法闻名于世。

(4)上海施氏伤科:施氏伤科发迹于江苏海门,第三世传人施秀康爱好医学且精于拳术,其子施元昌、施元亮均承祖业,悬壶救世。1938年施元昌之子施维智与叔父施元亮被评为上海伤科八大名家之一。施氏强调辨证论治,再加祖传数代的膏药外敷,手法复位方面,敷贴夹缚和内治相结合。施维智尤擅长脑震荡后遗症的治疗,对腰腿软组织损伤颇有心得。施维智还学习先现代医学,改进了部分夹敷和药治方法。

(5)闵-殷伤科:殷氏伤科于18世纪末、19世纪初起源于苏州思婆巷。闵氏与殷氏结亲后成为闵-殷伤科。1910年前后,殷致祥及其子殷震贤相继在上海行医,闵家先由闵采臣行医,后为闵贤玉。闵-殷伤科治病讲究辨证论治,重在整体。临床多用黄芪甘温补气治疗劳损宿伤。针药手法并举治疗各类风湿痹证。独创了一人复位法治疗髋关节前后脱位。内服方药有活血丸、新伤续断汤、祛瘀止痛散、接骨续筋散、柴胡细辛汤、止血散等。

(6)陆氏伤科:陆氏伤科相传至今已有三百年之久。源于宁波老陆家伤科,始祖为陆士逵,第六代传人陆银华终成一派,其女陆云响作为第七代传人,于1937及其丈夫陆清帆被称为上海伤科八大家之一。陆氏伤科擅长治内伤,三期治疗脑伤最为有名,内治为主,辅以外敷疗法,早期重镇安神为主,中后期补益肝肾亏损,脑气虚衰。理气行血汤理气、行气,治疗胸胁内伤。腹部内伤理气为主,祛瘀为辅,代表方为舒筋活血汤、三花汤,经验效方常用隔下逐瘀汤、桃仁承气汤等。会阴损伤独创海底方,二一散善治肾挫伤。

(7)佟氏伤科:佟氏伤科先辈开设武馆授徒,传至佟忠义已有300余年历史,代表人物佟忠义,出身河北沧州。佟忠义精于武术,传承了祖传的整骨伤科医术,并提出"手法为主,药物为辅"的治疗原则,综合运用推、拿、拗、合、撑、拉、提、捏、挪、气这一"整骨十字诀",固定方面将"小夹板固定法"炉火纯青。其子女均继承家业。本门独特经验方有接骨丹、跌打万应散、外用熏洗方等。

2. 广东

（1）何氏伤科：何氏伤科世代业医，祖辈精于伤科，代表人物何竹林，重视人体解剖学，强调手法应眼到、心到、手到，医者应懂得借力，即借助自身的体重、腰力、腿力、手力等，复位手段应稳、准、巧。喜用反折手法复位肌肉强健的青壮年长骨干骨折伴缩短者。何氏伤科非常重视"四诊""八纲"辨证施治，内治"八法"为基础，重血气、治兼病。三期接骨内治，初期用药以祛瘀生新，攻多补少，方用桃仁承气汤；中期宜活血祛瘀，攻补兼施，方用复元活血汤；后期宜生新祛瘀，补多攻少，方用八珍汤、四物汤、补中益气汤。

（2）李氏伤科：李广海，广东省佛山县栅下茶基人，其父李才干为清代名医，李广海自小随父学医，不同于其他医家仅治疗跌打损伤，还通晓内、外、妇科。擅长治疗枪伤、胸腹伤和烧伤等创伤。李氏重视局部与整体，手法与药物兼顾，尤其重视骨折的动静结合，强调患者的早期功能康复，独创杉树皮夹板，可用于各种四肢骨折。"李广海风湿跌打膏药""李广海跌打丸"为祖传秘方。

（3）蔡氏伤科：蔡荣祖籍广东省海康县，医学世家，广东省名老中医，祖父蔡忠所创的"万花油"治疗骨折、刀伤、烫火伤等享誉全国。蔡氏擅长非手术疗法治疗各类骨病及骨折。伤科内治中推崇薛己的以脾胃、肾命为主，重视先天、后天的作用，尝到脾胃肾兼补的学术思想，创造了一套较为完整的伤科辨证论治体系。为中西医结合学派，临床和教学中取各家所长。对于难治性关节内骨折，主张适当整复，合理固定，并尽早行功能锻炼，对迟缓及不愈合患者，从补益肾脾入手，结合手法、熏洗等，效果显著。

（4）管氏伤科：管镇乾，其子管炎威，其孙管霈民均为广东近代外伤科名医，以精准的礼尚手法和独特的固定方法闻名于世，管炎威编撰有《伤科学讲义》《救护学讲义》《救护队讲义》等，曾担任广东中医药专科学校外伤科主任，全国中医教材编委会委员。其孙管泽球号霈民，中华人民共和国成立前历任广东中医专、光汉中医学校、汉兴中医学校外伤科教席，编有《外科讲义》《花柳学讲义》等教材。管氏伤科注重望诊及触诊，手法复位轻巧准确，小夹板固定更是一绝，中医理论中重视补肾生髓旺骨长。

（5）林氏伤科：林荫堂出生于广东省东莞县，是广州20世纪30年代中医骨伤科五大名家（管桂耀、李广海、何竹林、蔡荣、林荫堂）之一，同时也是著名的拳师。林氏以手法为主，外敷药物为辅。其后辈仍延续其正骨事业。

（6）梁氏伤科：梁财信，出生于广东南海澜石。梁氏配制的跌打药独树一格，如止痛散的主要成分是鸦片，这在当时是一种极为大胆的尝试，但同时也为很多患者带来了福音。其自制的剂型囊括了膏、丹、丸等，重视药品制作，操作严苛且规范，仅一跌打膏药就根据季节划分了"春二、夏一、秋四、冬七"四时。代表药物有梁财信跌打膏药、梁财信跌打丸。

3. 闽南三老

（1）林氏正骨：代表人物林如高，出生于福建省福州市盘屿乡。林如高的祖父林达年为晚清福州骨伤科名医，其为医学世家，有多剂祖传秘方如新伤逐瘀汤、驱伤汤、定痛和营汤、补肾壮骨汤、宣痹汤、活血散、接骨散、正骨药水等。林氏正骨提出了将伤科内治八法，贯穿着气血辨证、八纲辨证、脏腑辨证以及气血营卫辨证的传统中医内容，以疏通气血、生新续损、强筋壮骨为主要目的。林氏治疗痹证经验极为丰富，强调辨证施治为主，兼以外敷、熏洗、针灸、理筋等外治法。林氏正骨手法概括为触摸、拔伸、持牵、按压、提托、推挤、摇转、捏分、反折、理筋10种。面对各类复杂四肢骨折，依据其部位、损伤的不同，采用小夹板、托板以及抱膝圈等各类外固定。

（2）杨氏正骨：杨希贤，福建省福州人，师承岳父陈少苍。杨氏不仅重视手法复位还强调练功。"有诸内必形诸外"为该学派主要学术思想，同时重视临床中综合刺激体表压痛点和督脉经，促进患者身体的康复。

（3）章氏正骨：章宝春，浙江杭州人。曾任福建省龙溪地区中医院副院长，骨伤科主任医师。章氏为武学派，师从周荣江习武学医。章氏强调"整体观念"和"辨证施治"原则，复位手法娴熟用力适当，十分重视中西医结合，运用现代医学中的力学观点，不断改进自身手法，在四肢陈旧性骨折、畸形愈合等方面有其独到之处，著作《章宝春伤科临床经验》。

4. 蜀中三杰

（1）杜氏正骨：杜自明出生于四川省成都，少林派，驰名于成都武术界和骨伤科行业。1955年出任中医研究院外科研究所骨伤科主任。四川杜氏正骨根据多年临床经验将骨伤科损伤分为硬伤与软伤两大类。骨折脱位为硬伤，治疗四法包括牵、卡、挤、靠，软伤的治疗手法大致归纳为理筋、分筋、点穴、按摩、滚摇、升降、弹筋、拨络、镇定法和捏按法十法。除了手法独树一格外，外敷或内服药物也可配合骨折应用,效果显著,杜氏验方包括内服方活血散、内伤丸,外用方接骨散。

(2) 郑氏伤科:郑怀贤出生于河北省新河县,武学派,自小习武,1948 年在成都行医。中华人民共和国成立后郑氏为国家培养了大量中医骨伤科人才,学生满天下,郑怀贤始终致力于伤科实践和诊治,著有《正骨学》《伤科诊疗》《伤科按摩术》《运动创伤学》等书。郑氏诊伤,重视由表及里,由全身到局部的"望、问、摸、认"四诊合参法。骨折固定常用压板、多层夹板,不用压垫。三七散、铁弹丸、伤药膏药、舒活酒为郑氏常用内外方药。伤筋诊治,郑氏造诣精深,尤对腰、膝部的各种伤筋,更有丰富的临床经验。郑氏治伤手法手法别具一格,熔武当武功与正骨医术于一炉。

(3) 杨氏正骨:杨天鹏出生于四川省安岳县。武术学派,后拜刘元福学习正骨术,主要在四川一带行医,1956 年在成都成立了东城区正骨科联合诊所,前身为成都骨科医院。杨氏不同于其他各流派治疗尤擅理筋。要求手法熟练且刚柔并济。独创的手"八字分拍法""近节牵抖法""四指拨络法"等手法,疗效确切。还擅长脑震荡、冷肩凝的治疗,重视骨折的整复对位,外敷自制药包括接骨散等。

5. 湖北李氏伤科 李同生出生于山东曲阜,李氏骨伤科第四代传人。曾祖李建章为"接骨家"。祖父李占魁开设有"忠厚堂骨伤科诊所",闻名于世。李同生为中西医并重,与西医同道合作自立一派,撰写有《中西医结合治疗骨与关节损伤》《中医骨伤科学》《中国骨伤科学·整骨手法学》等书。李氏推崇道家思想,在骨伤科的治疗上均有体现,手法与药物并重,该派别手法包括拔伸、捺正、折顶、旋转、屈伸、挤捏、摇晃、合骨、按摩等 10 种。还擅长武当气功点穴疗法(又名循经点穴法),临床中还运用武当导引练功法指导患者康复。

6. 江西程氏伤科 程定远出生于安徽省休宁县,武学派,在江西南昌经营"天笠太极拳社",同时开设伤科诊所。江西程氏伤科均有坚实的"武当功法",治疗原则主张"外治"为主。外治法包括推、针、灸、照、敷、贴、擦、熏、拔、放 10 种外法,推拿手法包括摸、托、端、提、推、拿、按、摩母法八法,后继有揉、捏、捻、搓、叩、掐、捶、拍、掖、切、摇、转、抖、拉 14 种子法,可广泛用于骨折、关节脱位、新旧伤损、颈椎病、腰痛、痹证、外伤性截瘫以及神经衰弱、头痛、慢性胃下垂等疾病。同时向患者传授功法,促进康复。程氏还擅长运用针法和灸法,特效方包括神效十宝丹等内服丹药及跌打紫金丹、跌打追风膏等。

参 考 文 献

[1] 丁继华. 现代中医骨伤科流派菁华[M]. 北京:中国医药科技出版社,1990.

[2] 郭维淮. 平乐正骨郭维淮[M]. 北京:人民卫生出版社,2008.

[3] 罗有明,罗金殿. 双桥正骨老太罗有明[M]. 北京:人民卫生出版社,2008.

[4] 罗金殿,罗素兰. 罗氏正骨法[M]. 北京:人民卫生出版社,1996.

[5] 刘柏龄. 天池伤科刘柏龄[M]. 北京:人民卫生出版社,2008.

[6] 苏玉新,苏继承. 苏氏正骨苏玉新[M]. 北京:人民卫生出版社,2008.

[7] 陈占魁. 陈氏整骨学[M]. 哈尔滨:黑龙江人民出版社,1980.

[8] 包文辉,于淑芳. 传统医药[M]. 济南:山东友谊出版社,2008.

[9] 上海非物质文化遗产网. [EB/OL]. [2017-10-31]. http://www. ichshanghai. cn/ich/n557/n563/n564/n573/u1ai10191. html.

[10] 石仰山,邱德华. 石氏伤科石仰山[M]. 北京:人民卫生出版社,2008.

[11] 李飞跃. 魏氏伤科李国衡[M]. 北京:人民卫生出版社,2008.

[12] 上海市中医文献馆,上海中医药大学医史博物馆. 海派中医学术流派精粹[M]. 上海:上海交通大学出版社,2008.

[13] 萧劲夫. 岭南伤科萧劲夫[M]. 北京:人民卫生出版社,2008.

第二节 西医骨科的发展

19、20 世纪以来,西方骨科理论及技术伴随着西医的传入也逐渐在中国社会传播。早期来华传教士合信著《西医略论》《内科新说》《妇婴新说》及《全体新论》。《西医略论》是继《全体新论》而作,有图 400 余幅,其中对骨折治疗、截肢术等叙述详尽。由中国博医会主办的《博医会报》创始于 1887 年,其第一期中刊载有关"肩关节脱位"的论文。1907 年改名为 *The China Medical Journal*,1932 年该刊与《中华医学杂志》(*National Medical Journal of China*)的英文部分合并,此后编辑部设在北京协和医学院。该刊成为中国近百年来西医发展的见证,记录着中国骨科的发展历程(图 1-6)。

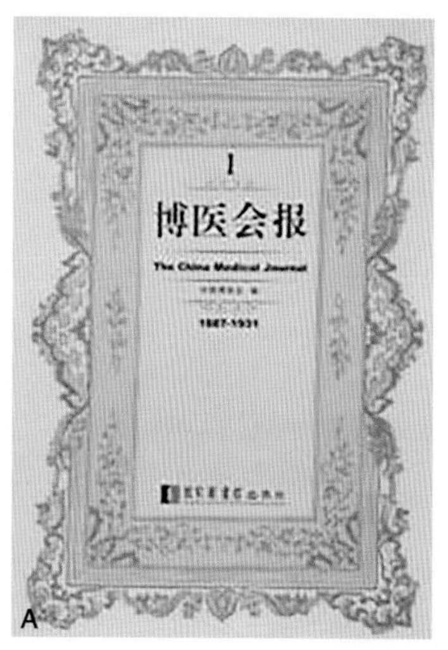

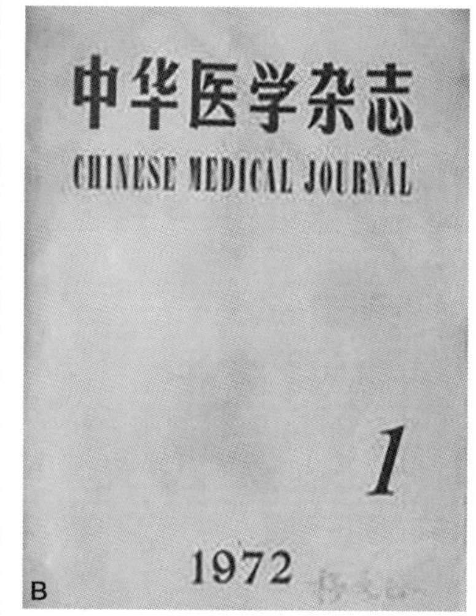

图 1-6　中国西医骨科发展的代表性杂志
A. 中国博医会主办的《博医会报》；B. 早期的《中华医学杂志》

20 世纪开始，随着西医骨科教育与研究的发展，西医骨科知识及治疗技术在中国社会得到较为广泛地运用和发展。

一、西医骨科专业人才培养

20 世纪以来，西方国家建立的医院及医学院校遍布中国，与中国骨科发展有较密切关系的有上海圣约翰大学、上海震旦医学院、同济医学院、四川成都华西大学医学院、湖南湘雅医学院、山东齐鲁大学医学院、北京协和医学院，这些医学院相继在 20 世纪 30 年代前后成立骨科，培养了许多骨科人才。不少中国知识分子留学国外，学习骨科诊疗技术，学成归国后，成为中国骨科发展的骨干。

在民国时期西医骨科发展的基础上，中华人民共和国成立后形成了四大西医骨科研究基地。

（一）中国第一个骨科科室

中国第一个骨科科室是 1921 年由美国波士顿麻省总医院 George Wilson Van Gorder 医师在北京协和医院组建的。该院第一任华人骨科主任是孟继懋（1897—1980），他 1920 年就读于清华学堂，后公费赴美留学。1925 年毕业于芝加哥拉什医学院（Rush），归国后在北京协和医院任外科住院医师。随后他又赴美波士顿马萨诸塞州总医院和艾奥瓦大学医院专攻骨科，师从斯坦德勒（Arthur Steindler）和彼得森（M. N. Smith Petersen）教授。1957 年，孟继懋任北京积水潭医院院长时，创建全国最大、专业最全的创伤骨科，并创立北京市创伤骨科研究所、担任所长，开展与创伤骨科有关的基础和应用研究。在孟继懋的推动下，积水潭医院这一综合性医院的创伤骨科闻名于国内外。王桂生、冯传汉教授 1940 年从北京协和医学院毕业后，任住院医师，后任中和医院（今北京大学人民医院）住院医师。1947 年开始，关注战伤治疗研究。1946 年，在孟继懋的指导下，在中和医院组建骨科专业组，20 世纪 40 年代后期，冯传汉在国内首次报道了跟骨距骨桥、肩关节复发性前脱位的诊断和手术治疗。1951 年在国内首次开展手外科研究，后调任北京积水潭医院成立手外科。中华人民共和国成立后，在美国圣路易斯大学医学院进修骨科的王桂生毅然归国，被委派到北京协和医院外科工作，积极组建协和医院骨科专业组，并为创建积水潭骨科医院为创伤骨科中心做出了重大贡献。他在国家领导人的医疗保健中付出了辛勤的劳动，获得中央保健委员会的表彰（图 1-7）。

（二）天津方先之（1906—1968）

方先之 1933 年毕业于北京协和医学院，1938 年赴美波士顿儿童医院骨科深造。他是全面的外科医生并精通骨科。1941 年，北京协和医院被迫停办后，方先之等原协和医院医师来到天津，筹建天和医院。1944 年在天津建立我国第二所骨科医院——天津骨科医院，20 世纪 60 年代末迁入当时新建的天津医院。在国内他首先提倡使用骨折内固定，1939 年引进 Sherman 型钢板螺钉。方先之的研究成果主要有：中西医结合治疗骨折，以及在抗痨药物的保护下，进行骨与关节结核病灶清除治疗，并主编有《骨关节结核病灶清除疗法》《中西医结合治疗骨折》等著作。1960 年以来，方先之等曾对骨肿瘤进行科学分类，经几次改进基本与 WHO 分类法大致

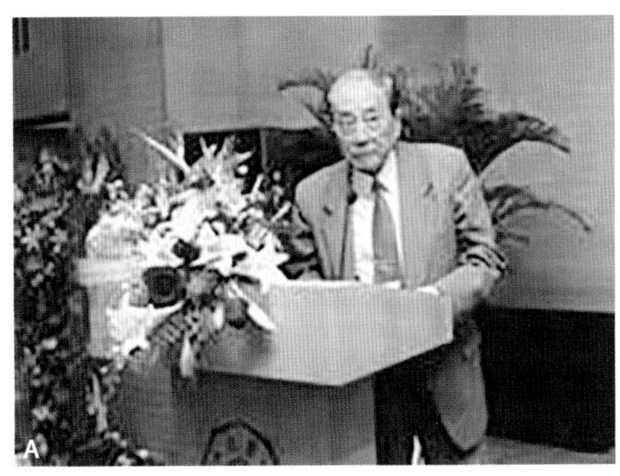
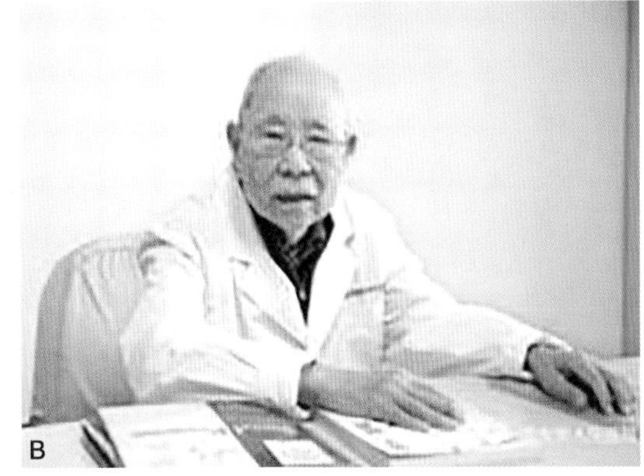

图 1-7　中国早期西医骨科专业人才
A. 孟继懋教授；B. 冯传汉教授

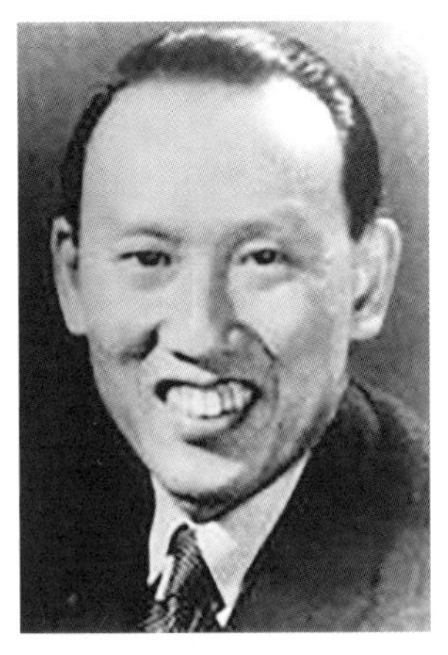
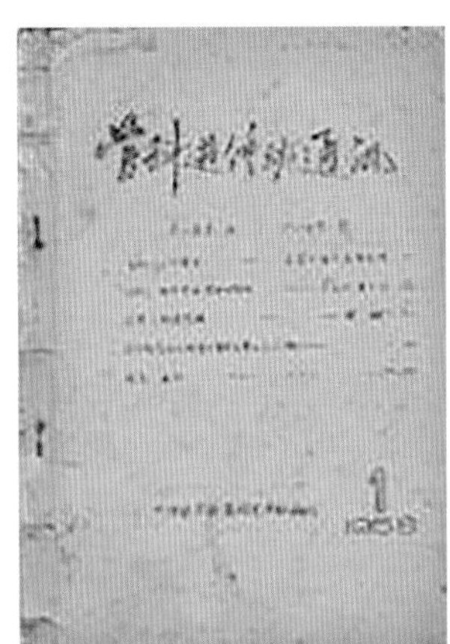

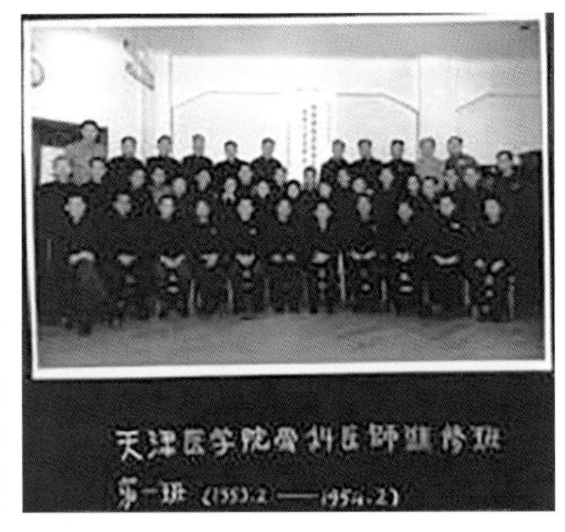

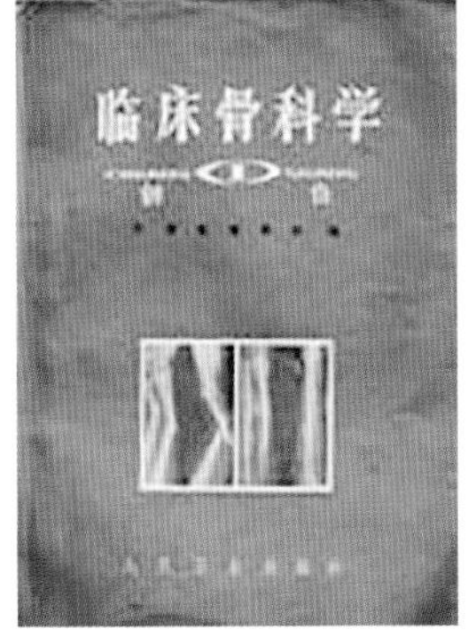

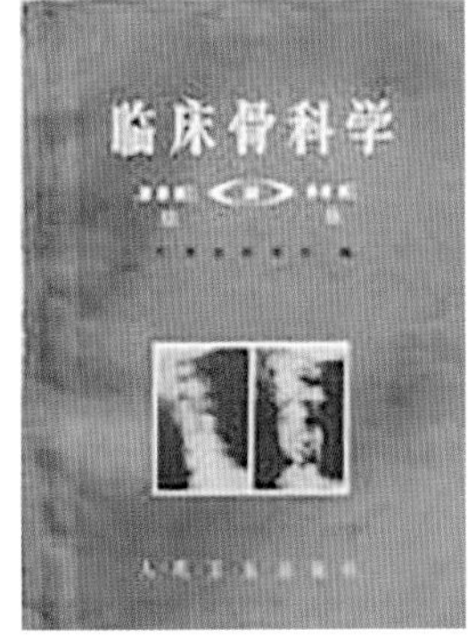

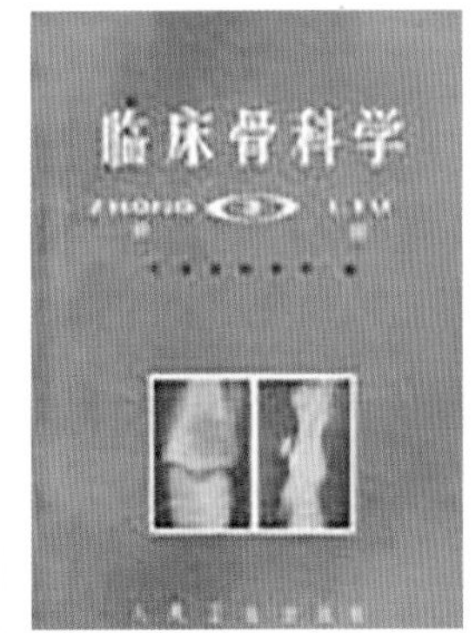

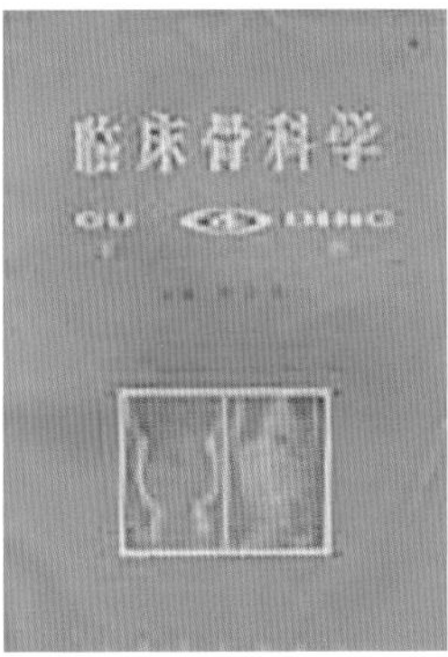

图 1-8　方先之教授在天津创办全国骨科医师进修班，并编写《骨科进修班通讯》及《临床骨科学》等系列专著

相同，成为我国第一个骨肿瘤分类系统，用于 4 000 余例骨肿瘤切除手术的制定、骨缺损的重建和病理诊断的评价，对国内外临床骨肿瘤的诊断与治疗产生深远影响。抗美援朝期间，方先之参加抗美援朝医疗队，奔赴前线治疗伤员。1951 年回到天津，次年担任人民医院骨科主任。方先之有感于当时骨科人才奇缺，他想要成立一个骨科医师学习班，每年培养三、四十人。于是，和刘润田等医师联名上书中央卫生部，申请成立骨科医师进修班。1953 年得到中央卫生部批准，委托方先之在天津创办全国骨科医师进修班，并编写《骨科进修班通讯》，培养了一批青年骨科医生，为我国骨科事业输送了大批骨干。在此期间，1972 在总结多年学科体系建设之后和总结临床经验基础上，由人民卫生出版社出版了以天津医院骨科为作者的《临床骨科学》系列专著，《创伤》《结核》《肿瘤》（图 1-8）。而因种种原因《骨病》于 1989 年才出版。这套专著受到了骨科学界极大的欢迎，加印了多次，当时的骨科医生几乎人手一册。特别是创伤分册还被日本，德国，英国等翻译出版。

（三）上海牛惠生（1891—1937 年）

是中国第一位在美国培训的骨科医生，他 1915 年毕业于哈佛大学医学院，随后又在美进修骨科，回国后任上海圣约翰大学骨科教授，曾为陈赓大将治疗腿部重伤。1928 年他在上海建立了中国第一所骨科医院——上海骨科医院。叶衍庆（1906—1994 年）是首位获得利物浦大学骨科硕士学位的中国人（1936 年），曾任上海圣约翰大学骨科教授，上海伤骨科研究所所长（1997 年），他领导关节内骨折经皮针拨复位和克氏针固定的临床研究，该所的柴本甫医生对骨折愈合过程中的活跃细胞成分进行了深入的超微结构观察（图 1-9）。

（四）西安陆裕朴

20 世纪 40 年代，第四军医大学副校长、西京医院骨科教授陆裕朴（1917—1993 年）教授（图 1-10）曾在美国 Iowa 大学医学院进修骨科，并随 Sterling Bunnell 从事手外科。他及其同事对先天畸形矫正、周围神经修复与愈合、骨形态发生蛋白及骨肿瘤均有深入的研究。

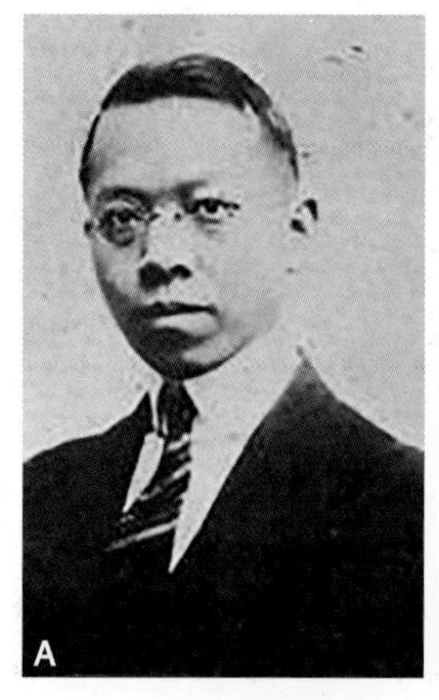

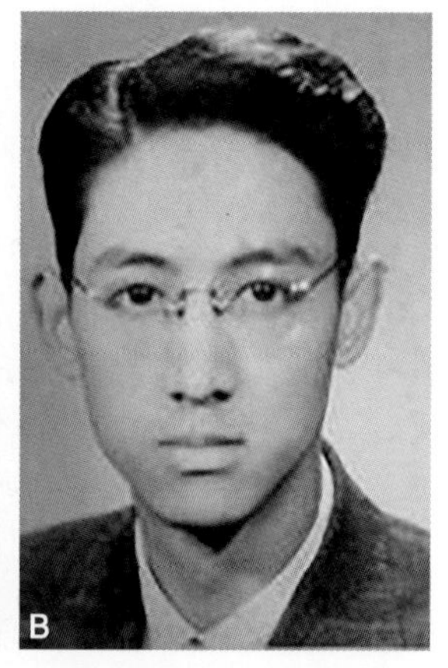

图 1-9　中国西医骨科人才牛惠生（A）与叶衍庆（B）

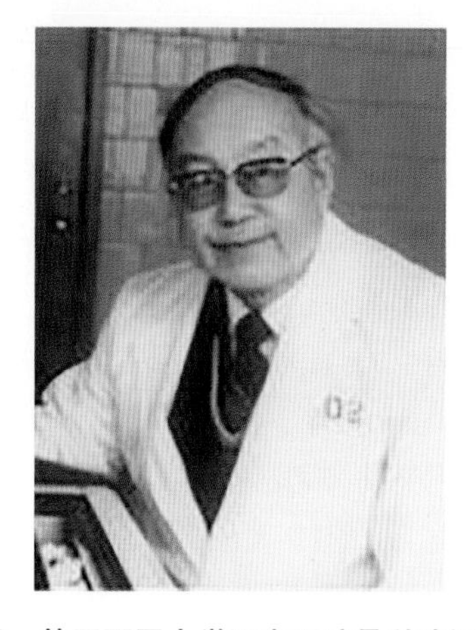

图 1-10　第四军医大学西京医院骨科陆裕朴教授

20 世纪上半叶，我国出现了许多著名的骨科专家及骨科研究、教育机构，培养了一批人才：陆裕朴、过邦辅、陶甫、冯传汉、杨克勤、王桂生、范国声等，他们先后出国进修，在国外获得西医专业学位，如范国声 1949 年入英国利物浦大学医学院学习，获骨科硕士学位。1951 年回国。历任华东军区医院骨科主任、南京军区总医院骨科主任。他们回国以后，利用所学的西医骨科知识和诊疗技术，培养骨科人才，发展骨科事业，成为中华人民共和国成立后骨科建设的重要推动力量。

二、西医骨科治疗技术的发展

20 世纪 20—40 年代，两次世界大战对战伤治疗的需求增加，一定程度上推动了西医骨科学的发展。战争中出现新型武器，伤员数量增多，伤口感染严重，更有效的抗菌药剂及消毒方法也随之出现。炮弹炸伤、气性坏疽等是当时最常见的战伤。这类战伤一般伴之大范围的软组织损伤，加之衣物碎片、泥土和异物等的黏附，容易造成严重感染。二次世界大战前夕，出现了磺胺制剂，随后青霉素诞生，尤其是后者对于控制感染效果明显。战争期间，军医结合治疗经验总结出伤口的处理及治疗方法：外科引流及扩创术，其中彻底的扩创术消除了细菌滋生的条件，有效地控制了感染的形成。除此之外，受限于战争环境，当时对于骨折、肢体毁损等疾病的治疗都发展出了不同于前的治疗方法。两次世界大战中，出现了新的控制伤口感染的药物及治疗方法，不仅对战伤的救治影响重大，而且在一定程度上推动着骨科整体的发展。这一时期中国的西医骨科汲取西方国家救治战创伤的经验，并将其运用到抗日战争、解放战争、特别是抗美援朝战争伤员的救治中。除了救治战伤外，中国的西医骨科在诊治骨折、骨关节结核、关节炎等方面也均取得了一定成果。同时，骨科的学术及诊疗体系也得到完善，建立了小儿骨科及手外科。

中华人民共和国成立后，西医骨科随着西医教育和治疗机构的建立，培养了大批专业技术人才，为中国西医骨科的发展储备了力量，也为骨科治疗技术的发展及运用奠定了坚实的基础。这一时期，有关骨结核、骨折、关节炎等骨科疾患的治疗方法不断改进，骨科治疗体系得以完善，骨科治疗技术在全国的普及程度提高。20 世纪 50 年代末、60 年代初，全国大部分的省、市一级医院和医学院附属医院开始设立骨科、骨科专业组。到 20 世纪 60、70 年代，县级医院骨科专业组，及县级以上的骨科医院相继涌现，建立了一定数量的病房和床位。当时全国最大的骨科中心——天津医院、北京积水潭医院和西安市红十字会医院均发展到300张床位的规模。

随着时代和社会的更迭，我国主要的骨科疾病也在变化，中华人民共和国成立前骨与关节结核、化脓性感染等较为常见。中华人民共和国成立后，随着生活及卫生水平提高，上述疾病逐渐减少，而创伤、老年骨关节病等骨科疾病逐渐增多。另外，随着科技的发展，骨科临床中的诊疗技术不断进步。核医学、电子计算机断层X线摄影、核磁共振、单双能光子骨密度测定、人工关节置换、恶性骨肿瘤大剂量化疗及保留肢体手术等新的诊疗技术，在中华人民共和国成立后得到广泛运用，推动着骨科治疗技术的发展。

（一）创伤骨科

传统时期，中医以按摩、正骨等方式治疗骨折。西医进入中国后，多采用切开、固定等疗法。上肢骨折以手法整复石膏固定为主，股骨骨折多采用牵引治疗。1939年，Smith Peterson三刃钉逐步应用于临床固定股骨颈骨折。下肢长骨骨折采用切开复位内固定，1927年我国即有初步报道，1940年方先之将此法规范并引进钼合金制作的Sherman型固定板。由于当时缺医少药的大环境，许多大关节脱位未及时诊治最终发展成为陈旧性损伤，需切开整复。中华人民共和国成立后，方先之、尚天裕等人结合传统中医的正骨经验，采用中西医结合的方法治疗骨折，使骨不愈合率降低，该项疗法在全国得到推广。

缺乏大数据支撑的创伤骨科发展是苍白无力的，尤其是进入到人工智能时代，大数据的获取和应用尤其重要。我国人口基数大、幅员辽阔、民族众多、文化差异较大，各医疗机构并未联网，全国性的骨折流行病学调查很难开展。受限于此，相关预防策略的制定和研究多取自国外报道数据。河北医科大学第三医院张英泽院士团队历时13年（2003—2015年）率先对全国骨折流行病学状况进行了调查，采集100.9万份数据，建立了世界上首个样本量最大的骨折流行病学数据库；阐明了各部位骨折的发病率及构成比，首次明确了不同人群骨折危险因素的整体特征，为骨折防治提供了科学的参考数据。

创伤骨科领域创新理念的提出、临床应用以及推广确保了我国创伤骨科能够持续发展和不断跨越。河北医科大学第三医院张英泽院士团队倡导"骨折微创复位固定"理念，研发的一系列骨折微创复位固定器械应用于临床，取得良好治疗效果。北京大学人民医院姜保国教授及其团队针对我国严重创伤患者的救治，提出"以综合医院为核心的闭环式区域性创伤救治体系"的理念，并首次提出在综合医院建立创伤救治团队替代独立的创伤救治中心的新模式，该模式被国际同行评为是发展中国家创伤体系建设的有效模式。针对"寰枢椎脱位"这一骨科难题，中日友好医院谭明生教授科研团队率先提出"脊髓减压，疏通督脉"的新观点，首创了"寰椎椎弓根钉技术"，创建了寰枢椎脱位中西医结合诊疗技术体系。西安市红会医院（西安交通大学医学院附属红会医院）郝定均教授团队围绕严重脊柱创伤治疗面临的诸多难题，建立了"动态理念—坚强固定—功能重建"治疗的新方法，提出上颈椎损伤动态固定新疗法，实现了上颈椎运动功能的最大保留，解决了上颈椎功能重建的难题。

微创是外科技术的方向，微创复位固定则是治疗骨折的核心和趋势。目前临床常规治疗骨折的手术方法为切开复位内固定，主要劣势在于手术创伤大、感染和骨折不愈合等并发症发生率高，对于患者及其家庭来说是一个沉重负担。AO到BO理论转变为微创骨科创造出了理论条件，而相关设备的持续研发给创伤骨科微创复位固定的实施提供了良好的硬件支撑。河北医科大学第三医院张英泽院士团队对四肢及锁骨骨折进行了十余年的系统性的解剖学、影像学及临床应用研究，建立了四肢长骨骨折、锁骨骨折的骨折微创复位固定技术体系，显著提高了各部位骨折的治疗效果，有力地推动了创伤骨科领域的发展，该项目获得2016年国家技术发明奖二等奖。苏州大学附属第一医院杨惠林教授团队建立的骨折疏松性椎体骨折（OVCF）微创治疗体系，对于缓解疼痛症状、提高生活质量、降低死亡率等显示出了良好的治疗效果，目前已在多个省市医疗机构得到广泛应用，获得2017年国家科学技术进步奖二等奖。

骨盆、髋臼骨折通常由高能量损伤所致，致残率、致死率较高。骨盆与髋臼周围神经血管结构复杂。手术风险高、难度大，术中需反复透视X线以确定骨折复位质量并调整螺钉方向。为解决上述问题，河北医科大学第三医院张英泽院士团队进行了系统的解剖、影像、生物力学、以及临床研究。提出骶1椎弓根轴位X线投照技术；研制匹配骨盆后环解剖、具有复位和固定作用的微创可调式接骨板；提出了新的骨盆损伤类型—骶髂关节前脱位，提出在

CT图像中测量髋臼后方(壁/柱)置钉安全角度的新方案。该成果得到广大骨科同行认可,多项成果被国内外骨科教材收录。相关系列研究获得2013年国家科学技术进步奖二等奖。

随着我国老龄化进程的加快,老年髋部骨折患者逐渐增多。该疾病的正确诊治是降低病死率、致残率的有效手段。河北医科大学第三医院张英泽院士团队针对髋部骨折诊治的难点和重点,经过解剖学、影像学、生物力学及临床应用研究证实:股骨颈Garden Ⅰ型骨折不存在;提出了"难复位性股骨颈骨折"这一新分型;提出了股骨颈骨折不愈合高危人群的概念;开展了植入大段髂骨条并行内固定治疗股骨头坏死高危患者的新鲜股骨颈骨折;提出了假体间骨折治疗原则。相关系列研究获得2014年河北省科技进步一等奖,为髋部骨折的诊治提供新的思路。

技术支持是骨折微创复位能够实施的关键,精准导航以及以精准导航为基础的"骨科机器人"无疑是该技术领域的"明星"。骨科机器人具有自主操作、精确度高、抗疲劳、抗辐射等优势,但传统机器人功能较为单一,只能在定位和复位方面起到辅助的作用,并不能实现真正智能化操作。北京积水潭医院田伟教授及其团队利用精确导航/机器人定位,完成了多例颇具难度的脊柱骨折内固定手术,消除了长期以来微创手术的致命短板,相比于传统机器人是一项重大突破。此外,成都军区昆明总医院的徐永清教授从内固定器械及个性化技术研究着手,突破传统设计结构,以组配式结构实现个性化技术。同时将创新技术与数字骨科技术结合起来,另辟蹊径,是临床及研究的一个重要方向。

随着我国人口老龄化,脆性骨折成为严重的公共健康问题。髋部骨折是老年脆性骨折中最严重的类型,死亡率和致残率高。传统的治疗模式是骨科主管、内科会诊,突出的问题是由于患者内科并发症多、手术风险大,导致术前等待时间长、死亡率和并发症率高。河北医科大学第三医院,于2012年8月在国内首次创建老年骨科,并多次在国内外学术会议宣讲和推广创伤老年创伤骨折患者的多学科协作管理模式,为提高和改善我国乃至全球的老年骨折的疗效起到了极大的推动作用。2015年5月,在扬帆计划的实施下,北京积水潭医院成立创伤科老年骨折治疗单元、组成多科室协作治疗组、骨科和内科共管模式进行综合治疗。在共管模式下治疗老年髋部骨折,手术更安全(院内死亡率0.6%),虽然治疗患者的年龄较共管模式之前明显增大,但患者术前等待时间和住院时间明显缩短,减轻了患者痛苦,降低了医疗费用,提高了治疗效率,同时获得满意的治疗效果。

骨质疏松症是与社会老龄化进程密切相关的疾病。由骨质疏松导致的骨折,给个人、家庭和社会带来了巨大的压力和沉重的经济负担,已经成为一个严峻的公共健康问题,也是骨科及老年科医生面临的重要挑战。为了更好地应对这一难题,在各级领导的关注与支持下,在全体医护人员的努力下,北京积水潭医院老年骨质疏松病房于2019年6月1日正式运营。骨质疏松老年病房的成立,不仅有助于推动骨质疏松症防治知识的健康教育普及,骨质疏松症长期防治管理体系的逐步完善,对于老年骨质疏松诊断治疗和规范化管理也具有非常重要的意义。

ERAS是加速康复外科(enhance recovery after surgery)的简称,是指采用一系列有循证医学证据的围手术期优化措施,缩短住院时间,节省医疗费用,以减少手术病人的应激反应,从而达到加速康复的目的,降低医疗资源的浪费。加速康复外科首先由丹麦外科医生Kehlet于本世纪初提出,并在临床应用中证实了其可行性和优越性,进而在欧美逐渐推广并已成为常规。近20年来,加速康复外科在国内迅猛发展,目前主要应用在外科领域,尤其在胃肠外科中,患者受益最为突出。加速康复外科在骨科中的应用目前主要在关节外科,已开始有工作陆续开展,并取得了一定的成绩。但在创伤骨科领域,加速康复外科发展才刚刚起步,由于创伤骨科有着患者年龄跨度大、病种多、病情复杂等特点,系统性的分类较复杂。但对于绝大多数患者,原始损伤造成的应激会一直持续至麻醉之前,而麻醉恢复后,手术造成的创伤可能会带来更大程度的应激反应,并将持续至功能锻炼的全过程。将ERAS理念应用于创伤骨科,并开展创伤骨科ERAS病房建设,在全球范围内是一个创新。从2015年开始,积水潭医院创伤骨科还开展了围手术期优化的研究,按照"点、线、面"的思路,包括缩短禁饮食时间、减少引流管放置、临床路径优化的研究,等等。还牵头开展了全国的多中心研究。在临床和科研两方面都取得了显著的成果。明显提高了患者的满意度、进一步改善了疗效。在国家重要刊物发表了16篇论文,多次在国际会议交流,组织推出了10个创伤骨科ERAS优化的共识。

创伤后骨愈合不良一直是世界医学难题。上海长海医院许硕贵主任领衔的课题组在长期的战创伤临床实践中，发现了导致骨愈合不良的关键科学问题“应力缺失”。为此，许硕贵课题组团队提出了“动态记忆应力促进骨愈合”这一科学假说。历时19年，展开系列基础研究与临床转化，建立了系列治疗关键技术，形成了全新治疗体系。获得巨大社会和经济效益，为解决战创伤骨愈合不良这一世界难题做出贡献。

（二）脊柱外科

自1985英国泰晤士报首次报道颈椎损伤后应用钢丝固定的病例以来，脊柱外科已经历了上百年的历史。

20世纪20年代，Hibbs脊柱植骨术用于治疗脊柱疾病，标志着现代脊柱外科有了新的发展。

20世纪30年代，Mixture和Barr在世界上首次报道了应用髓核摘除术治疗椎间盘突出症，并取得了良好的疗效，使得脊柱外科开启了新的纪元。

20世纪40年代到50年代，链霉素发明后，国外学者和我国骨科先驱方先之教授等人同期开展了脊柱结核病灶清除加植骨外固定术，取得了显著的疗效，成为脊柱外科手术的典范。

20世纪60年代以前，对于脊柱骨折普遍采用棘突间钢板固定结合外固定的方式治疗，但生物力学证明棘突间钢板无内固定作用。Harrington等人采用椎弓和椎板钩结合钢棒治疗脊柱侧弯，对脊柱外科内固定的发展起到了重要推动作用。坚强固定与彻底减压共同成为脊柱外科手术的基本准则。1974—1975年，我国上海市第六人民医院首次尝试引进Harrington系统治疗脊柱侧弯，并初步仿制该系统。

20世纪70年代，Luque改进了Harrington系统，将其撑开技术改为椎板下钢丝横向固定技术，提升了脊柱侧弯的矫正效果。20世纪80年代初期，北京协和医院骨科吴之康教授引进并国产化Harrington固定系统和Luque固定系统，用于治疗脊柱侧弯。1980年，中国人民解放军总医院骨科卢世璧教授率领团队设计了镍钛记忆合金棒结合椎板下钢丝的脊柱侧凸矫形系统，并进行了系列基础研究；并于1982年首次进行镍钛记忆合金棒结合椎板下钢丝的脊柱侧凸矫正临床应用，共完成临床应用68例，矫正率达52%。在此之后的20年间，卢世璧教授团队将其进行了国际推广，引发了记忆合金材料在医学领域的应用热潮，并于2002—2003年研发了镍钛记忆合金棒结合椎弓根螺钉的第2代脊柱侧凸三维矫正系统，并针对镍离子析出风险，进行了镍钛记忆合金表面改性防止镍离子析出的系列研究，应用于临床有效地提高矫正率至69.8%。

20世纪80年代，以美国人Steffe为代表的一批科学家将椎弓根螺钉技术应用于脊柱外科手术，椎弓根螺钉的应用使半坚强的棒钩固定升级为坚强的钉棒固定。使固定更加牢靠，大大提升了固定效果，是现代脊柱外科发展的又一里程碑。1986年，苏州大学附属第一医院骨科唐天驷教授引进椎弓根螺钉固定技术，在国内率先开展椎弓根内固定手术。

20世纪80年代，英国骨科医生Bagby发明了椎间不锈钢金属笼装置，这是最早的椎间融合器原型，用于治疗马的脊髓型颈椎病。1996年，FDA批准了椎体间植入物在人体中的应用。20世纪90年代中后期，BAK融合器由赵定麟教授和赵杰教授引入中国临床，也将椎间融合器这个理念带到了中国。椎间融合器的应用，进一步推进了脊柱外科手术的发展，使得脊柱融合技术有了长足发展。

融合技术的发展虽然取得了巨大成功，但人们也关注到其带来的相邻节段退变等并发症，于是一些学者开始致力于非融合技术的发展。1966年，Fernstrom最早使用不锈钢球替代腰椎间盘重建腰椎间隙高度。1984年，Charite人工腰椎间盘投入临床应用，揭开了脊柱非融合技术的新篇章。20世纪80年代，赵定麟教授研发颈椎“Ω”人工关节，在国际上首次提出颈椎前路非融合固定的概念与技术，并首次成功完成颈椎人工关节置换术。1999年，王继芳率先在国内发表同种异体骨环前路腰椎椎间融合术治疗腰椎滑脱症的报道。

微创技术是现代外科发展的潮流。1975年Hijikata最早开展经皮腰椎间盘髓核摘除术。1987年，Kambin和Brager定义了Kambin解剖三角，并在透视下利用关节镜进行椎间盘摘除术。1994年，美国学者Smith和Foley发明后路椎间盘镜（MED）。1997年，美国华人学者Young发明椎间孔镜（YESS）。2006年Hoogland等在YESS内镜应用的基础上发展提出了TESSYS技术。20世纪90年代，中国微创脊柱外科在北京、上海、广州和重庆地区兴起，国内脊柱微创技术发展迅速，在部分领域已经达到甚至超过国际先进水平。

总之，脊柱外科经过上百年的发展，经历了多次革命性的发展，在融合、非融合、固定、微创等各个领域呈现百花齐放的局面。我国脊柱外科事业自中华人民共和国成立以来，与国际逐渐接轨，发展逐渐加速，也取得了令人瞩目的成就。

（三）关节外科

1880年Ollier首次利用关节周围软组形成新的关节面，首创了关节面成形术。1891年德国Gluck医生首次使用象牙股骨头与髋臼进行全髋关节置换术，关节外科的已在不知不觉中走过了140年，我国的关节外科起步于20世纪50年代，在人工关节假体与骨水泥研发方面，广大关节外科医生做出了突出的贡献。

20世纪50—90年代，是我国人工关节事业起步和奠定基础的阶段。这一时期，一批老一辈的骨科工作者，将国外人工关节的知识和理念逐步引入中国，并不断推广，在此基础上结合我国国情，创造性地设计出一批自主研发的人工关节及相关技术产品。例如20世纪70年代，解放军301医院研制出珍珠面国产人工髋关节；上海市第一人民医院研发出全陶瓷人工髋关节；北京积水潭医院与北京钢铁研究总院合作研制轴心式膝关节；以及北京解放军301医院开展钛制铰链型人工膝关节。进入20世纪80年代，更多的创新产品和技术出现，例如上海第二医科大学附属第九人民医院研发出形状记忆合金双杯假体，该假体在1982年投入临床，获得较好近中期效果。1983年，上海手术器械六厂研制成功几何型人工全膝关节；1986年，北京解放军301医院将球心型人工膝关节用于临床。到20世纪80年代末，上海第二医科大学附属第九人民医院与上海交大机械动力学院合作，研发计算机辅助个性化人工关节并应用于临床，使我国在定制人工关节领域达到了国际先进水平。1980年上海第二医科大学附属第九人民医院开始自行研发全踝假体，首创全距骨假体应用于临床，并在国际上实施了首例全踝加全距骨置换术。

在骨水泥技术方面，1975—1978年北京解放军301医院与天津合成材料研究所协作在研制成功固定人工关节的天津（TJ）骨水泥。1977年上海第二医科大学附属第九人民医院自主研发了SNPH骨水泥（是一种以甲基丙烯酸甲酯为主体的骨水泥），用氧化锆作为阻光剂，从1978年开始应用临床，在国内获得广泛使用。此后上海第二医科大学附属第九人民医院与美国IOWA大学开始无机骨粒骨水泥的研制，完成了一系列实验研究，并于1987年应用于临床，并开展了骨水泥预涂的实验研究。此外，上海珊瑚化工厂、上海第二军医大学长征医院、上海光华医院合作研制成SH-1型骨水泥，同期，武汉医学院等进行了庆大霉素骨水泥的研制。20世纪80年代末至90年代初，国际上生物型假体研究和应用兴起，国内也顺应潮流进行了大量应用研究，如上海第二医科大学附属第九人民医院对假体表面多孔的最佳孔径等结构性能与其生物学固定效应以及四肢骨骼的形态学观察和生物力学分析、关节磨损与磨损颗粒所致的骨溶解机制等开展了系列实验研究和临床应用，同期北京解放军301医院也对珍珠面处理开展了相关研究。这一系列的探索和实践，为我国骨科事业之后20年的腾飞奠定了坚实的基础。

（四）骨肿瘤治疗技术

中华人民共和国成立以来，恶性骨肿瘤等骨病的治疗在国内取得了巨大进步。新辅助化疗及广泛性切除的原则得到普及，保肢手术成为治疗肢体恶性骨肿瘤的经典方法。随着新的治疗理念及方法的推广，恶性骨肿瘤的生存率显著提高，恶性骨肿瘤的治疗已进入一个相对成熟的阶段。随着材料学、组织工程学、术中导航及三维打印等新技术的出现，骨肿瘤精准切除及功能重建水平也得到了巨大的提高。随着分子生物学、免疫学研究的不断深入，新的靶向药物的出现使恶性骨肿瘤治疗进入了一个新时代。针对国内骨肿瘤的化疗、手术治疗、靶向治疗等方面的研究热点及发展趋势，简要总结如下。

20世纪70年代至90年代初，我国的骨肿瘤专业在一批骨科学者的共同努力下也迅速发展起来。宋献文、孙燕等在北京积水潭医院应用国产VCR、甲氨蝶呤等化疗药物为骨肉瘤患者进行治疗，是我国早期开展骨肿瘤化疗的单位之一。北京协和医院骨科王桂生等采用体外循环，对患肢进行氮芥肢体灌注再结合截肢，提高了肢体恶性肿瘤患者的术后生存率。20世纪90年代初至今，新辅助化疗已成为骨肉瘤的标准治疗方案。中国的骨肉瘤化疗方案基本上由T10临床试验方案及EURAMOUS—1的基础化疗方案衍生而来，主要基于HDMTX、蒽环类抗生素、顺铂及异环磷酰胺四种药的不同组合。

在保肢治疗技术方面，1975年积水潭医院郭兴唐为1例股骨远端骨巨细胞瘤患者实施了中国第一例肿瘤型人工膝关节置换术，人工假体采用不锈钢材料制作。20世纪80年代初期国内学者开展国产铰链型肿瘤膝关节（钴铬钼合金）的研制。上海第二医学院附属瑞金医院过邦辅、中山医学院附属第一医院黄承达等在肢体肿瘤的保肢治疗、骨肿瘤病理学切片与临床影像对照研究等方面积累了丰富的经验。20世纪90年代进口人工膝关节引进中国，国内多家公司也先后展开人工假体的研发。人工关节有术后即刻恢复患肢功能，可早期活动及承重等优点，是骨肿瘤切除后最常采用的功能重建方法。但假体感染、松动、假体柄折断等并发症仍是其目前应用中难以克服的问题。其他常见的重建方式：异体或自体骨移植，瘤段骨灭活再植和异体或自体骨人工假体复合重建。2006年，重庆医科大学第一附属医院完成桡骨远端骨巨细胞瘤行病段切除纳米羟基磷灰石假体移植（全国首例使用具有自主知识产权的羟基磷灰石）。

在脊柱肿瘤治疗方面，国内在全脊椎切除方面也取得了很大的进步，包括北京大学第三医院、北京大学人民医院、海军军医大学附属长征医院、复旦大学附属中山医院、中山大学孙逸仙纪念医院等多家医院都相继开展了此类手术，现已成为治疗脊柱原发恶性肿瘤的常规术式。

在骶骨、骨盆肿瘤方面，北京大学人民医院在国内较早开展了骨肿瘤的研究与诊治工作，1984年由冯传汉教授建立了国内首个骨肿瘤骨病研究室，系统地进行了骨巨细胞瘤的细胞生物学研究。郭卫团队对骶骨、骨盆骨肿瘤开展系统规范化的治疗，报道了使用组合式人工半骨盆及3D打印人工半骨盆重建髋臼周围肿瘤切除后骨缺损，取得了较好的功能学结果，并在国际上得到广泛认可。对于整个髂骨翼及髋臼切除的患者，采用“钉棒半骨盆”重建髋臼功能，将人工半骨盆固定于骶骨及腰椎上，患者获得了良好的术后功能。他们采用一期前、后路联合全骶骨切除术及单纯后路全骶骨切除方法。在此基础上，逐步建立了外科分区、分型体系，使得骶骨肿瘤的外科治疗在最大程度上实现了标准化切除及腰髂部稳定性重建。

靶向治疗是在肿瘤治疗中有着举足轻重的作用。新生血管是肿瘤增生、浸润和转移的重要环节。近年来，覆盖血管内皮生长因子受体的酪氨酸激酶抑制剂（tyrosine kinase inhibitor，TKI），包括索拉非尼、舒尼替尼、帕唑帕尼等均显示在骨肉瘤中有效，如何选择合适的TKI并延迟其耐药的发生，成为最近研究的热门。2018年美国临床肿瘤学协会年会上的展报上，谢璐等展示了他们的研究结果：甲磺酸阿帕替尼对传统化疗失败的进展期骨肉瘤较敏感，有很高的客观反应率，疗效维持的时间和其他抑制血管生成的TKI类似。中国医学科学院肿瘤医院展开的安罗替尼二期临床试验及多项靶向药物的研究结果均显示软组织肉瘤患者化疗耐药后应用靶向药物可显著延长生存期。这提示我们抗肿瘤血管生成的靶向治疗在骨肉瘤的治疗中有广阔前景。

免疫治疗是继手术、放化疗、分子靶向治疗之后，又一新型治疗骨肉瘤的方法。目前骨肉瘤免疫治疗的研究成果主要有树突状细胞疗法、细胞因子疗法。随着研究的不断深入，免疫检查点阻滞肿瘤生长及嵌合抗原受体T（CAR-T）细胞免疫疗法也是研究的热点。其他治疗方式包括：基因治疗、栓塞治疗、射频消融治疗和干细胞治疗等。其中栓塞治疗作为一种骨肉瘤的姑息治疗手段，在缓解疼痛、促进肿瘤坏死等方面发挥着一定的作用，临床上以选择性动脉栓塞治疗和经导管动脉化疗栓塞术（TACE）最为常见。骨肉瘤的消融治疗包括高强度能量聚焦消融（HI-Fu）、射频消融（RFA）、冷冻消融、微波消融等。

（五）手外科和显微外科治疗技术

中华人民共和国成立后，我国工业、农业迅猛发展，机械化程度逐渐提高，手外伤患者日渐增多。为适应新时代的需要，我国手外科专业技术迅猛发展，取得了丰硕成果，并创造了多项世界第一。

1. 断肢（指）再植与手再造　1963年1月陈中伟等完成首例断肢再植，被国际医学界誉为“断肢再植之父”。1966年2月杨东岳等开展世界首例第二足趾移植再造拇指。1978年于仲嘉等发明的“手或全手指缺失的再造技术”，设计多趾重建手指缺如，被称为“中国手”。

我国断肢（指）再植水平一直处于世界领先地位。突破了再植平面的限制，突破了年龄界限，取得了10指离断再植成功，突破了离断形态的限制。成功通过组织移植实现合并多种组织缺损和复合组织离断的再植，伴有皮肤缺损的断指再生成活，“寄生手指或全手”的断指或断手延迟再植，同种异体手移植成功。

2. 皮瓣　我国皮瓣外科的发展，与显微外科技术的普及和显微外科临床解剖学研究的广泛开展是密不可分的。皮瓣是带有自身血液供应、包含皮肤组织的活组织块。皮瓣是外科组织瓣（surgical flap）的一种。皮瓣在四肢骨科的应用，主要是修复创面、功能重建和改善外形。

我国在皮瓣外科的理论创新主要有三方面，一是主干动脉皮瓣类型，二是逆行岛状皮瓣皮瓣类型及其迷宫式静脉回流，三是不损失主干血供的肌间隔穿支皮瓣。我国在国际上首先报道或独自报道的皮瓣有10多个。

其中我国创造的两个皮瓣，在国际上获得了崇高的荣誉。第一，沈阳军区总医院杨果凡发明的前臂桡动脉皮瓣（radial forearm flap），中文发表于1981年，英文由北京整形外科医院宋儒耀发表于1982年，引起国外学者的极大兴趣，被誉为"中国皮瓣"（Chinese flap）。桡动脉皮瓣的出现，将国际轴型皮瓣的研究热点转到了动脉干网状（动脉主干带肌间隙分支）的血供类型上（钟世镇，1982），导致了前臂尺动脉皮瓣（李柱田，1985）、骨间后动脉皮瓣（路来金，1987）、小腿胫后动脉皮瓣（张善才，1984）、胫前动脉皮瓣（香港Wee，1986）以及腓动脉皮瓣（顾玉东，1983）等的出现。1982年，鲁开化、王炜等首次报道桡动脉逆行岛状皮瓣修复手部缺损的经验，同样引发了逆行岛状皮瓣的动脉血供和静脉回流的研究高潮（孙博，1983；中国台湾林幸道，1984），导致尺动脉逆行岛状皮瓣、骨间后动脉逆行岛状皮瓣、胫后动脉逆行岛状皮瓣、胫前动脉逆行岛状皮瓣和腓动脉逆行岛状皮瓣的出现。以后，我国学者对前臂桡侧供区进行了深入地研究，为了减少桡动脉皮瓣对前臂供区的损害，不带皮肤的桡动脉逆行岛状筋膜瓣（金一涛，1984）、不带桡动脉的筋膜蒂皮瓣（张毓涛，1988）以及不带桡动脉及皮肤的茎突部穿支筋膜瓣（张世民，1990），亦由我国学者在国际上首先介绍。第二，广州南方医科大学（原第一军医大学）徐达传、罗力生（中文）和北京整形外科医院宋业光（英文）分别发表于1984年的股前外侧皮瓣（anterolateral thigh flap），并首次提出了肌间隔血管皮瓣的概念（septocutaneous flap）。这两个皮瓣已得到了国际上的广泛认可。股前外侧皮瓣因为优点众多，如供区损失小，切取面积大，血管恒定，可带肌腱、神经等制成复合皮瓣，可作成薄皮瓣、分叶、嵌合、血流桥接等，近年被认为是临床应优先选用的"万能皮瓣"。

我国学者在筋膜皮瓣、超薄皮瓣、皮神经营养血管皮瓣、远端蒂皮瓣、穿支蒂皮瓣、穿支螺旋桨皮瓣和皮瓣血管的灌注解剖和数字化解剖方面，亦有不少深入研究并取得了显著成绩。表1-1和表1-2为总结的我国学者在国际上首先报道的显微外科手术和外科皮瓣。

表1-1　我国学者在国际上首先报道的几类显微外科手术（根据Buncke，1995）

时间	作者	项目
1963	陈中伟	前臂断肢再植
1966	杨东岳，顾玉东	第二足趾移植再造拇指
1966	陈中伟	第二、第三足趾移植
1975	陈中伟	吻合神经血管的胸大肌移植
1976	陈中伟	系列再植
1982	宋儒耀	前臂桡侧皮瓣
1984	宋业光	股前外侧皮瓣

表1-2　我国学者在国际上首先报道或独自报道的几类外科皮瓣

序号	皮瓣名称	国内杂志报道作者及时间	国外杂志报道作者及时间
1	腹股沟（下腹部）游离皮瓣	杨东岳，顾玉东（1974）	Daniel（1973）
2	肌间隔血管的解剖学，肌间隔皮瓣	钟世镇（1981）	
3	桡动脉游离皮瓣	杨果凡（1981）	Song（宋儒耀）（1982） Muhlbauer（1982）
4	桡动脉逆行岛状皮瓣	王炜（1982） 鲁开化（1982）	Stock（1983） Biemer（1983）
5	肩胛皮瓣	杨立民（1983）	Gilbert（1982） Nassif（1982） Urbaniak（1982） Barwick（1982） Hamilton（1982）
6	肩胛骨皮瓣	杨立民（1983）	Swartz（1986）
7	腓骨皮瓣		Chen（陈中伟）（1983）
8	胫后动脉逆行岛状皮瓣	张善才（1984）	Hong（洪光祥）（1989）

续表

序号	皮瓣名称	国内杂志报道 作者及时间	国外杂志报道 作者及时间
9	桡动脉逆行岛状筋膜瓣	金一涛(1984)	Jin(金一涛)(1985)
10	小腿外侧皮瓣	顾玉东(1983)	Yoshimura(1984) Gu(顾玉东)(1985)
11	股前外侧皮瓣	徐达传(1984) 罗力生(1985)	Baek(1983) Song(宋业光)(1984) Xu(徐达传)(1988)
12	尺动脉逆行岛状皮瓣	李柱田(1985)	Glasson(1988) Guimberteau(1988) Li(李柱田)(1989)
13	跟外侧动脉皮瓣	王成琪(1985)	Grabb(1981) Holmes(1984)
14	不包含指神经的指动脉皮瓣	侯春林(1986)	Rose(1983)
15	包含指神经背侧支的指动脉皮瓣	侯春林(1986)	
16	足背动脉逆行岛状皮瓣	杨庆元(1986)	Ishikawa(1987)
17	真皮下血管网皮瓣(超薄皮瓣)	司徒朴(1986)	
18	静脉干动脉化游离皮瓣	顾玉东(1987)	
19	骨间后动脉逆行岛状皮瓣	路来金(1987)	Penteado(1986) Costa(1988) Zancolli(1988)
20	掌背动脉逆行岛状皮瓣	陈宝驹(1988) 路来金(1991)	Small(1990) Maruyama(1990) Quaba(1990)
21	股前外侧逆行岛状皮瓣	张功林(1988)	
22	指动脉逆行岛状皮瓣	李平津(1988)	Lai(中国台湾赖春生)(1989)
23	尺动脉腕上穿支皮瓣	张高孟(1990)	Becker(1988)
24	前臂桡侧筋膜蒂皮瓣	张毓涛(1988)	
25	桡动脉茎突部穿支筋膜瓣	张世民(1990)	Chang(张世民)(1990)
26	小鱼际皮瓣	顾玉东(1992)	Kojima(1990)
27	桡动脉鼻烟窝穿支皮瓣	张高孟(1992)	Inoue(1993)
28	浅静脉干在远端蒂皮瓣中的不良作用	张世民(1992)	Chang(张世民)(1991,2003)
29	吻合血管神经的踇展肌游离移植	江华(1992)	Jiang(江华)(1995)
30	胫后动脉逆行岛状皮瓣交腿携带游离皮瓣	裴国献(1992)	
31	链式血供筋膜皮瓣	张世民(1994)	Chang(张世民)(1998)
32	腓动脉终末穿支蒂腓肠神经营养血管皮瓣	柴益民(2001)	
33	远端蒂腓动脉穿支皮瓣,螺旋桨	张世民(2004)	Chang(2004)
34	外踝后穿支皮瓣,螺旋桨	张世民(2005)	Chang(2007)
35	腓动脉穿支嵌合皮瓣	柴益民(2010)	Chai(2010)
36	腓动脉穿支筋膜蒂皮瓣改良皮岛设计(斜形)	魏建伟(2016)	Wei(2016)
37	腓动脉穿支皮瓣改良蒂部设计(腓肠神经筋膜蒂小隐静脉属支)	池征璘(2018)	Chi(2018)

此外，在外周神经损伤救治方面，我国学者打破传统思维，不断开拓创新，取得诸多成果，处于国际领先或先进行列。1970 年顾玉东首创膈神经移位修复肌皮神经手术，1986 年顾玉东再次首创的健侧颈 7 移位术，修复全臂丛根性撕脱伤，该手术打破了全臂丛根性撕脱伤患者手功能无法救治的断论，很快在世界各国得到推广，该手术的安全性与有效性得到公认。国际显微重建外科主席 R. Pho 评论该手术是 20 世纪周围神经最重大的成就，使中国的手外科在起步阶段就跻身于世界手外科的先进行列。

（六）小儿骨科

小儿骨折并非成人骨折的缩影，需要根据不同的特点确定处理原则和方法。现在小儿的范围基本包括从胎儿到 18 周岁之内的人群。但是在中华人民共和国成立前，小儿骨病和外伤均由成人骨科医师兼治，无现代小儿骨科专著。中华人民共和国成立后，在大城市中，少数骨科医师根据小儿特点接受了国外当时的理论和疗法。世界小儿骨科发展对我国小儿骨科医师的深造起了明显作用。我国现代骨科先驱孟继懋、陈景云、冯传汉、杨克勤、屠开元、叶衍庆、方先之教授等都为我国培养了不少骨科人才。

中国小儿骨科事业起步于 20 世纪 50 ~ 60 年代，以北京积水潭医院、北京儿童医院、上海新华医院、沈阳的盛京医院和天津医院为先驱，逐渐发展。70 年来，在几代小儿骨科的大家的带领下，虽有坎坷，但成绩斐然：不断开展新技术，紧跟世界水平，不断撰写小儿骨科专业论文，定期举行学术活动。

方先之教授于 20 世纪 50 年代初在天津骨科医院正式建立小儿骨科专业和病房，由邸建德任主治医师。当时已经从事小儿骨科的还有上海的过邦辅、吴守义，武汉的徐新六和济南的季海萍等。随后，由诸福棠教授大力支持、张金哲教授亲自筹划，北京儿童医院在外科中成立了小儿骨科专业，由潘少川医生主持工作。北京积水潭医院在孟继懋老教授的倡导下，宋献文、崔甲荣、梁栋和王承武相继从事小儿骨科专业。我国小儿骨科初期服务内容大致相似，如急性骨髓炎的治疗、骨关节结核的病灶清除、骨关节损伤和小儿麻痹后遗症矫正等。随着抗生素的普遍应用和防痨工作的开展，骨关节感染性疾病日渐减少，脊髓灰质炎的免疫接种使其发病率明显降低。因此难于预防的外伤、先天性畸形及神经肌肉疾患成为主要工作内容。

20 世纪 60 年代，天津医院方先之在国内率先开展儿童脊柱结核合并截瘫病灶清除、前方减压术；邸建德在天津医院建立了全天津市第一个小儿骨科，于国内率先开展滑膜切除术早期治疗儿童股骨头缺血坏死、先天性髋脱位的手术治疗、肋骨闭合术治疗儿童特发性脊柱侧弯；提出肱骨髁上骨折闭合复位时须纠正尺偏畸形才能避免或减少肘内翻并发症等。

天津小儿骨科为特殊学科。1950—1959 年，人民医院骨科对先天性髋关节脱位的闭合切开复位治疗，小儿髋关节结核及先天性马蹄内翻足等治疗，疗效显著，发表论文多篇。1980 年后设计出治疗新生儿和婴儿先天性髋关节脱位的“连衣挽具”，在天津市内广为应用。此后又研制蛙式和人体位支架治疗小儿骨病，取得较好效果。1980 年举办了全国第一届小儿外科学术会议。1983 年北京积水潭医院正式成立小儿骨科，王承武为第一任小儿骨科主任。1986 年举办了第一届小儿矫形外科学术会议。

在 20 世纪 80 年代，盛京医院小儿骨科为东北地区小儿骨科疾病诊疗中心。即在髋脱位、马蹄内翻足、脊柱畸形、骺板发育等方面获国家自然科学基金资助；其中吉士俊的项目先天性髋脱位治疗后股骨头缺血性坏死病因病理研究获得 1984 年国家自然科学基金 5 万元。

20 世纪 90 年代儿童医院骨科成为重点学科，北京市小儿脊柱矫形中心。潘少川教授带领的儿童医院矫形骨科于 1980 年在国内率先开展小儿脊柱矫形手术，并将 Ilizzarov 外固定架引入国内用于儿童四肢矫形，承担多项国家自然科学基金课题并取得了多项重要科研成果和专利，对先天性骨与关节疾病有着非常深厚的造诣。

近年来，我国骨科事业取得了突飞猛进的发展，中国骨科学术大会（Chinese orthopaedic association，COA）的国际影响力及国际地位不断提高。相对于成人骨科各领域的发展，小儿骨科专业仍处于“儿童时代”。自 2008 年苏州第十届 COA 首次设立小儿骨科会场，小儿骨科专业在 COA 的学术地位不断提高，队伍也在不断地壮大；2015 年重庆 COA 正式成立第一届“小儿创伤矫形学组”（小儿骨科学组）。至今，COA 小儿骨科刚刚走过了 5 个年头，仍是实足的“小学生”。但在这五年间，经过同道们的不懈努力，我国小儿骨科取得了蓬勃的发展，正不断向专业化、国际化迈进。以 2012 年北京 COA 为开端，我国小儿骨科与北美小儿骨科学会（POSNA）、欧洲小儿骨科学会（EPOS）等小儿骨科学术组织建立了广泛的联系，为我国小儿骨科专业的国际化提供了良好的学术平台。历届COA的外宾教程，是最受国内同道欢迎的日程，为国内专家与国际小儿骨科专家提供了面对面交流的机会。

（七）矫形骨科

1937年在上海胡兰生等成立第一个矫形外科学组。改革开放前30年（1949—1979年），卫生政策主导将医疗卫生工作的重点放到农村去，中国医学在卫生防疫、农村合作医疗、中西医结合、基础研究等各个领域都取得了辉煌成就，奠定了较完备的防病、治病基础。期间矫形外科治疗的常见病种是骨与关节结核、化脓性感染、小儿麻痹（脊髓灰质炎）后遗症、先天性髋关节脱位等畸形。

1963年，孟和医师首次将力学应用到临床研究当中，第一次从理论上阐明了小夹板外固定的力学原理，成为中国骨科生物力学的创始人之一。

1973年，上海吴守义、胡清潭研制成功胫骨框架延长器，首先开展胫骨延长术治疗肢体不等长。

1976年发生唐山大地震，孟和医师在中西医结合手法复位、小夹板治疗骨折的基础上原创性的发明了“孟氏外固定支架”用于创伤骨折的复位固定。1984年，孟和牵头组建并领导了中国首个骨科外固定学术团体“全国骨伤外固定学会”。

国家改革开放后，老一辈骨科专家在改革春风的中继续筑梦前行，将骨科事业的发展推上一个新的平台。1980年成立中华骨科学会和中国修复外科专业委员会，1981年《中华骨科杂志》创刊，1983年，重庆李起鸿研制成半环槽式外固定延长器，成功治愈大段骨缺损，编写出版了中国首部《骨外固定原理与临床应用》。

1987年创立《中国修复重建外科杂志》，1989年Ilizarov技术和器械传入中国，经过30年的应用发展，Ilizarov技术已完成了中国本土的转化。1994年《中国矫形外科杂志》创刊。20世纪全球骨科具有里程碑式的六大进展是：显微外科、AO内固定、脊柱内固定技术、人工关节、关节镜、Ilizarov技术。

进入21世纪后，人工智能、3D打印、机器人技术、再生医学等进入骨科临床，推动了新专业的分化，矫形骨科有迎来的新的发展春天。秦泗河等主编于2017年出版的《肢体延长与重建》专著，内容基本上涵盖了近年全球四肢矫形外科的发展格局。

（八）基础研究

20世纪初期，我国西医骨科处于启蒙阶段，第一代骨科人相继留学归国，先后在北京、上海和西安等地建立骨科基地，将西医骨科的萌芽深植于硝烟中的华夏大地。尽管时局动荡，骨科先辈们砥砺前行，在发展临床的同时，坚持基础研究。原第四军医大学陆裕朴教授和同事开展了骨形态发生蛋白相关研究；上海伤骨科研究所柴本甫教授对骨折愈合过程中的活跃细胞的超微结构进行了观察，率先在国际上提出成纤维细胞具有成骨作用的理念。

中华人民共和国成立后，中国骨科迎来了蓬勃发展的七十年。1980年中华医学会骨科学分会召开了第一次全国学术会议，1982年骨科学分会应国内骨科发展需要，组建骨科基础专业学组，为我国骨科基础科研提供了组织依托和保障，有力推动了国内骨科基础科研的发展。

回首中国骨科七十年，基础科研起步晚、底子差，历经了从弱到强、从量变到质变的发展进程。在国内科研工作者的不断努力下，我国骨科领域的SCI论文发表量从2002年共计8篇增长到2011年的441篇，再到2018年的万余篇，呈现了雨后春笋般的快速增长。尤其近五年（2014—2019年），在骨科基础领域，我国发表的拥有自主知识产权的高水平SCI论文（影响因子10分以上）百余篇。其中，国际顶级刊物*Nature Medicine*发表5篇，JAMA发表1篇，*The New England Journal of Medicine*发表1篇，后者更是实现了中国骨科学者在该期刊零的突破。这些喜人成果表明，中国骨科尤其是基础研究在此七十年间快速发展，科研队伍不断壮大，科研成果的数量和质量都取得了飞跃性突破。伴随论文数量的飞速增长，国内骨科基础研究的研究领域也在不断深入和扩大，新的交叉学科和亚专业不断涌现。

2000年前，国内骨科基础研究较为薄弱，侧重技术导向性研究，研究内容主要集中在骨愈合、骨移植的分子生物学研究，骨关节的生物力学特性，骨质疏松症的防治和骨肿瘤的机制研究等四个方面。国内组织工程和骨代谢研究尚处萌芽阶段，生物力学研究仍停留在宏观层面，骨肿瘤的免疫及药物治疗研究进展缓慢，科研进程明显滞后于国外发达国家。

进入21世纪，国内骨科基础发展从简单效能型研究逐步转向机制探讨型研究，以临床问题导向和科学假设导向为主。骨科疾病研究深入分子基因层面，包括股骨头坏死、脊柱侧凸、骨关节炎等疾病的基因学研究，骨代谢和骨稳态调节的分子机制，骨相关细胞的力学微环境和力学信号传递的研究等。这一时期，国内其他学科和专业的繁荣发展促进了骨科与其他领域的相互渗透融合，并逐渐形成新的研究方向，其中以骨组织工程的发展成果尤为突出。

近五年，我国基于骨科组织工程研究发表的高分SCI文章在国内骨科基础高分文章中的占比数过半，主要涉及骨科生物材料、种子细胞与再生、体内外组织构建三方面。我国骨组织工程可谓异军突起，仅用二十年时间就完成了从无到优的超快速发展。此外，与干细胞科学交叉形成的骨再生研究，与内分泌交叉形成的骨内分泌研究等新方向也都取得了重要突破。

上述骄人成绩的取得与我国科研方法的快速跟进和科研合作的广泛开展戚戚相关。近年，国家对基础科研的支持力度不断加大，科研经费投入逐年增长，极大地支持了我国骨科基础科研的发展，目前我国有多台高精度小动物活体断层扫描系统（micro-CT），原子力显微镜，拉扭双轴动静态万能材料力学试验机等骨科专业试验仪器，与西方先进实验室条件基本持平。与此同时，随着我国骨科团队的不断发展，基础科研人才济济，基因编辑、动物模型构建、新型材料合成等研究方法日臻成熟完备。随着现代科研的不断深入，我国学者深谙合作在攻克科学难关、提升科技创新中的重要性，积极开展跨地区、跨国家的研究合作。在近五年的高分论文中，约三分之一的科研成果建立在多团队的共同合作基础之上。这种开放共赢的学术风气促进了我国骨科基础研究的长足发展。

国内骨科基础研究的不断拓展和成果转化，使我国学术界对骨骼系统及相关疾病的认识不断加深，同时也为国内骨科医务工作者在骨科疾病的防治上提供了新的、丰富的理论依据和技术支持。从20世纪50年代开始，在陈景云教授、卢世璧院士的带领下，解放军总医院的科研工作者开展了同种异体运动组织的基础和临床研究，研究成果包括同种异体骨的制备及保存方法、同种异体脱细胞神经的基础研究、建立并完善现代骨库的标准和规章制度。经六十年两代骨科人的不懈努力，骨组织库来源的同种异体脱细胞关节软骨于2008年获批应用于临床，开创了国际先河。2018年同种异体脱细胞关节软骨复合自体软骨细胞获批临床应用，成为国内首个获批以细胞为主的组织工程临床应用技术。

自20世纪50年代以来，中国香港和中国台湾地区的骨科同道也为中国骨科的科研发展做出了重要贡献。香港大学骨科和香港中文大学骨科先后成立于1961年和1983年，在骨科的临床诊治和基础研究上均享有很高的国际声誉，是香港地区骨科的两大支柱。以两所大学为代表的香港骨科基础科研主要涉及骨代谢、骨关节炎、组织工程、骨发生发育和肢体延长等多个领域。香港回归后，大陆骨科和香港骨科的学术交流日益频繁，多家在港大学在深圳等地建立研究院，与大陆展开密切合作。近五年，香港发表高水平SCI文章共25篇，其中与大陆合作发表10篇；台湾发表高水平SCI一篇。

回首前路，我国骨科基础研究诞生于风雨飘摇的旧中国，经历了艰苦奋斗飞速发展的七十年，走进了繁荣昌盛的新时代，总体水平已跻身世界领先行列，但与英美传统强国相比仍有差距，在科研团队建设、技术创新、基础临床转化等方面还需进一步加强。展望未来，百尺竿头须进步，面对新的挑战和机遇，骨科科研工作者必将勠力同心，再接再厉，在实现中华民族伟大复兴的征程中，将我国骨科基础研究事业推向新的辉煌。

（九）骨科康复

骨科康复是骨科系统疾病诊治过程的重要组成部分，对于骨科疾病的发生后患者功能的恢复发挥着重要的作用。常见疾病中的大部分疾病都会累及到骨关节系统，骨科疾病给家庭和社会造成了非常大的负担。骨科康复可以加速四肢骨折、关节置换术后等骨科疾病患者的功能恢复，降低致残率。加强骨科康复治疗，有助于预防并发症，减轻功能障碍，提高患者的生活质量，减轻家庭和社会的负担。

从中华人民共和国成立后至20世纪80年代，中西医结合治疗骨折中“功能锻炼”的康复理念在骨科医生中萌生、发展并逐渐应用于临床。该理念主要从中医古籍中汲取营养，逐步形成了以“动静结合、筋骨并重、内外兼治、医患合作”为主要内容的治疗方法，在骨折治疗中都强调了“功能锻炼”的内容，这与现代骨科康复理念完全吻合，从而使骨伤治疗取得了非常好的临床效果。以天津医院为例，20世纪70年代设计建设的天津医院每个病区均设阳光室，约是病房的两倍面积，用于患者的功能锻炼。医院还专门设有理疗科，除设置了各种理疗设备外，还设有水疗室。可见当时的医院规划者对康复理念的重视。

近年新发展起来的新的物理治疗手段也开始广泛应用于骨科康复领域。冲击波应用于慢性肌腱性疾病（包括网球肘、足跟痛、肌腱炎症）的治疗，取得了显著的治疗效果，并且在一些疑难性骨骼疾病（包括骨不连、骨坏死等）领域也取得了一定的进展，并且这些用途都具有循证医学的证据支持。此外，超声波治疗能够发挥松解粘连、促进肌肉恢复、松解肌腱等促进软组织愈合的作用,在此基础上结合手法治疗能够改善关节活动范围。超声波目前在国外康复机中已经广泛应用,但是其在我国康复治疗领域的应用情况还有待进一步加强。

当前,我国骨科康复专业方兴未艾,各种先进理念和先进技术的引进、发展和改良对于患者预后是一个良好的开拓。我国康复骨科医生针对临床棘手问题开展系列研究,取得了重要成果,学术组织及学术会议也快速发展。从 2014 年 5 月中国医师协会骨科医师分会骨科康复工作委员会成立开始,骨科康复工作进入了崭新的阶段,各大型国际、国内学术会议都有骨科康复的主旨内容。2015 年 11 月,中华医学会第十七届骨科学术会议暨第十届 COA (Chinese orthopaedic association,COA)国际学术大会专设了骨科康复会场。2016 年 5 月,第五届国际康复医学工程大会聚焦国际上最先进的“多元化骨科物理治疗措施”与康复手法治疗的操作技术,邀请多名美国、中国大陆和香港地区及台湾地区的康复专家和康复治疗师介绍实用的徒手物理治疗手段,最前沿的物理治疗技术,强调理论需要与实践并重。2017 年 11 月中华医学会骨科学分会第十一届委员会骨科康复学组在珠海成立。2018 年 5 月,第十届上海国际骨科康复学术会议暨第三届第二期关节僵硬无痛康复学习班在上海举办。2019 年 2 月,第四届全国骨科加速康复学术交流大会在成都市举行。该次大会由国家卫生行业科研专项《关节置换术安全性和有效性评价》项目组与中国研究型医院学会、中国医疗保健国际交流促进会为中国康复技术转化及发展促进会共同举办。

我国骨科康复专家不断总结该领域成果,形成了专家共识,为国内的骨科康复同仁提供了指南和规范。2018 年 1 月中国健康促进基金会骨病专项基金骨科康复专家委员会在《中华医学杂志》发布《骨科康复中国专家共识》。其主要内容包括:与手术治疗相结合的物理因子治疗、作业治疗、功能性训练、康复护理、心理干预、假肢和矫形器佩戴等。另外,该共识的一个鲜明特点是将各亚骨科专业康复内容进行个体化建议,充分考虑了各亚专业的特点,以关节置换术和创伤骨科举例如下。

人工关节置换术前后的康复步骤包括:①术前康复治疗:拟手术关节周围的肌肉力量训练以活动度训练;指导患者术后进行功能训练的正确方法及正确使用辅助用具等。②术后康复治疗:术后 1 周内的康复目标为最大程度地降低疼痛以及肿胀;独立转移(从床到轮椅以及厕所)。术后第 2~6 周的康复目标是在没有辅助装置的帮助下独立实现步行,并且步态正常;并且能够独立完成日常生活活动。术后第 7~12 周的康复目标是能够上下台阶;独立穿脱裤子以及鞋袜;定时起立行走以及单腿站立等项目的测试结果达到正常范围;能够完成特殊的功能性活动。

四肢创伤骨折术后康复分三阶段:①术后第 0~4 周:术后 48 小时内的康复目标是降低肿胀;减轻疼痛;积极预防并发症。术后 48 小时~4 周的康复目标是逐渐恢复关节活动度、增加肌肉力量、恢复神经-肌肉控制并提升心肺功能。②第 5~12 周的康复目标是最终消除残存的肿胀;牵伸已经挛缩的纤维结缔组织;改善关节活动范围和关节周围肌力;恢复肌肉之间的协调性。③第 12 周以后的康复目标是恢复全功能性的肌肉力量和耐力;正常地参与所有功能性活动,能够工作和休闲。

参 考 文 献

[1] 王澍寰. 我国手外科的成就[J]. 中华外科杂志,1999(9):32-34.

[2] 张世民,侯春林,顾玉东. 我国学者对外科皮瓣发展的贡献及几点思考[J]. 中华显微外科杂志,2004,27(1):6-7.

[3] CHANG SM,HOU CL,XU DC. An overview of skin flap surgery in the mainland China:20 years' achievements (1981-2000)[J]. J Reconstr Microsurg,2009,25(6):361-368.

[4] BUNCKE H J. Forty years of microsurgery:What's next? [J]. J Hand Surg Am,1995,20(2):34-45.

[5] 蔡林方. 显微外科 20 世纪的杰出成就和 21 世纪展望[J]. 实用手外科杂志,2003,17(1):3-6.

[6] 顾玉东. 中国手外科发展历程[J]. 中华创伤骨科杂志,2005,7(1). 9-11.

[7] 徐文东,顾玉东. 手外科扎根临床不断创新[J]. 复旦学报(医学版),2017(06):17-20.

[8] 邱贵兴. 中国骨科发展史简要回顾与展望[J]. 中华外科杂志,2015,53(1):22-26.

[9] 蒋青. 骨科领域发展现状和未来挑战[J]. 科学观察,2015,10(02):30-34.

[10] 胡蕴玉. 我国骨科基础研究的动态[J]. 中华骨科杂志,1998(02):1.

[11] 邓廉夫,温春毅,吕维加. 我国骨科基础科学研究的现状与未来发展方向[J]. 中国矫形外科杂志,2009,17(19):1441-1443.

[12] 冯传汉. 中国骨科发展简史(四)[J]. 中国矫形外科杂志,2014,22(21):2015-2016.

第三节　中西医结合骨科的发展

中华人民共和国成立后，随着中医骨科的崛起及西医骨科的发展，我国形成了两大骨科学派。中医骨科在正骨、辨证用药方面特色突出，而西医骨科在诊断技术、急症抢救、外科手术等方面有其独特的方法。两大流派在向前发展的过程中存在三种途径：一是突出西医、消灭中医；二是发展中医、排斥西医；三是两者并存，互相取长补短。中华人民共和国成立初期，在党和政府重视中医、号召西医学习中医的背景下，中西医结合的思想影响到骨科教育、学术研究及诊疗技术，培养了一批能中能西、中西医结合的骨科医生。

一、领军人物

方先之教授和他的学生尚天裕及天津医院的同事们，自 1958 年起虚心学习当地著名中医苏绍三的正骨经验，并博采国内各地中医骨科之长，运用现代医学知识，通过实践总结出新的正骨的八大手法，“动静结合，筋骨并重，内外兼治，医患合作”；广州的何竹林（1883—1972 年）面对儿童前臂青枝骨折，依据力学原理，采用三点加压的夹板固定，有效地解决了这个问题，并根据骨折愈合过程的不同阶段，结合中医传统练功经验，总结出一套中西医结合治疗骨折的新疗法。1964 年，国家科学技术委员会组织全国中西医骨科专家对天津医院用中西医结合治疗的 5 400 余例骨折进行科学鉴定，确认这种新的骨折治疗法具有一定优势并建议在国内并向国外介绍。1966 年，方先之、尚天裕总结临床经验及国内同行的长处，编著《中西医结合治疗骨折》一书，从而奠定了中西医结合骨折新疗法的临床基础。书中高度总结了中国骨科三千年历史的经验，归纳出“动静结合”“筋骨并重”“内外兼治”和“医患合作”治疗骨折的四大原则，在骨折治疗中强调“功能锻炼”的内容，充分体现“动静结合、筋骨并重”理念，骨折部位要静，不产生移位，动则要让身体和肌肉动起来，筋骨并重是要将软组织的修复提高到同等的地位，这与现代骨科康复理念完全吻合，从而使骨伤治疗取得了非常好的临床效果。这些理论使得骨折的治疗发生了革命性变化，是中国骨科史上的又一里程碑（图 1-11）。

（一）各地区中西医研究

与此同时，上海市伤科研究所在理论研究方面做了大量工作。在叶衍庆教授主持下，对骨折治疗的动静结合、辨证论治和内外用药等理论观点和方法，从骨愈合的病理生理方面用现代科学方法进行研究和探讨，初步用科学数据阐明了中西医结合疗法的科学性。

同时期，河南平乐、南宁、部队医院、云南和北京、武汉、沈阳、长沙等地相继取得中西医结合治疗骨折的成功经验。

1971 年，中西医结合治疗骨折学习班开班，为促进中西医结合骨科在全国的推广，发挥了重要的作用。2000 年 9 月 18 日，天津医院成立了尚天裕中西医结合骨伤治疗中心（图 1-12）。

在中西医结合治疗骨折取得成功经验后，我国骨科的中西医结合的新疗法迅速普及不断提高，先后取得了中西医结合治疗开放性传染、脊柱骨折、慢性骨髓炎、慢性关节炎、坏死化脓性创面等成果。一些民间的按摩手法被整理，形成一套中西医集合的按摩手法，用以治疗“肩凝症”、腰椎间盘突出、狭窄

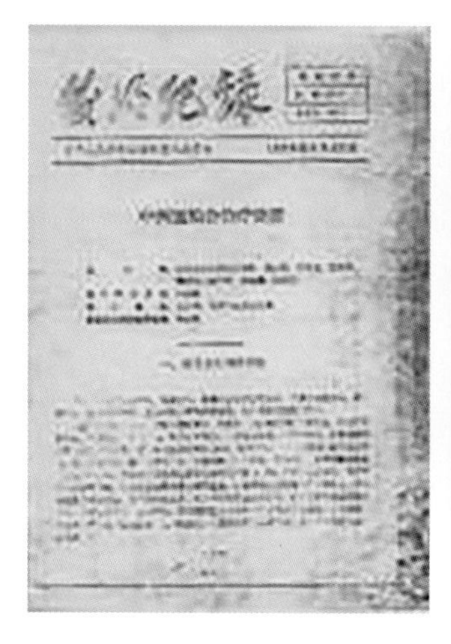

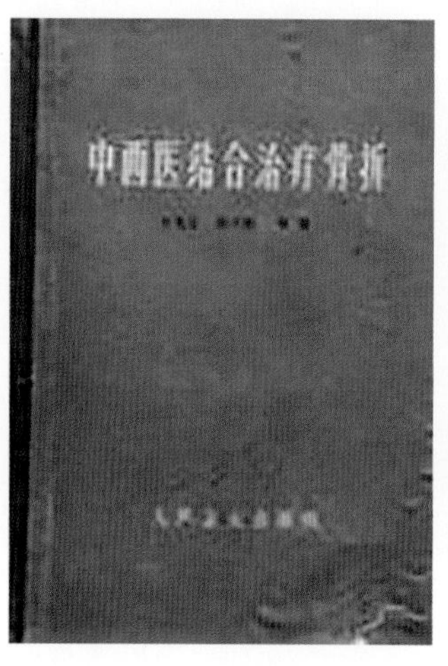

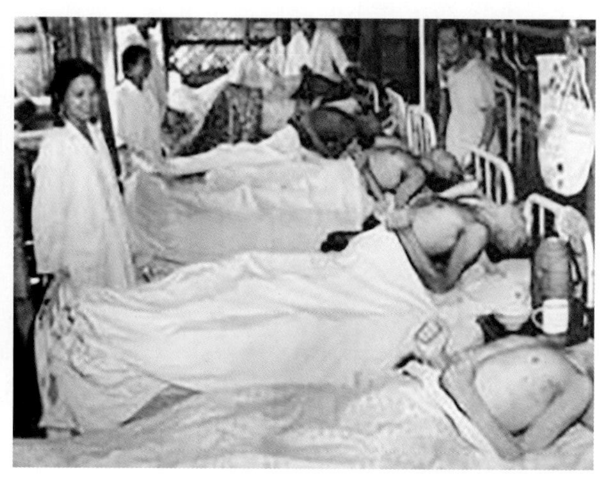

图 1-11　中西医结合骨科的领军人物及理论变革

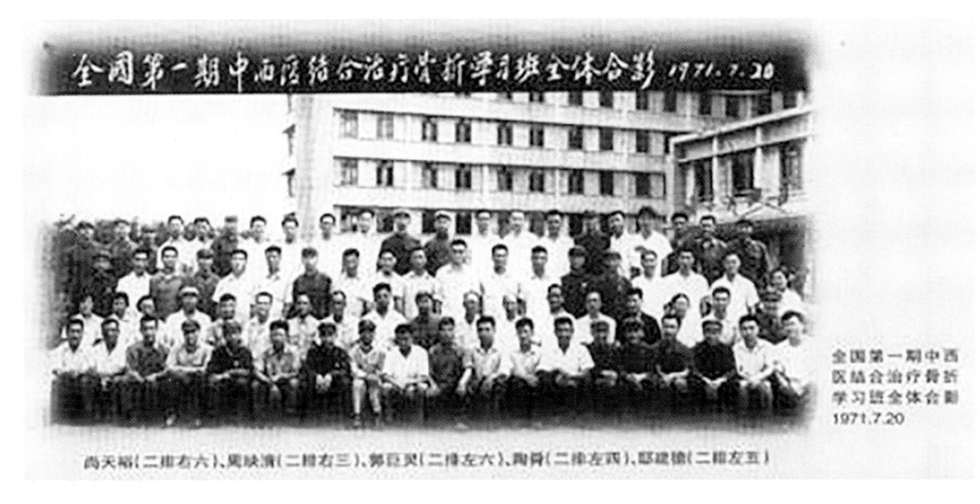

图 1-12　全国第一期中西医结合治疗骨折学习班全体合影

性腱鞘炎等疾患。另外，有关中药治疗骨折及骨病的研究也取得重要进展，如对中药消肿膏、祛伤汤、弃杖散、中药接骨丹等药用效果及药理分析。

此外，中西医结合方法在国际上也产生了重要影响力。1963 年，方先之教授代表中国外科代表团在罗马召开的第二十届世界外科学会上宣读《中西医结合治疗前臂双骨折》的论文，引起国际重视。1980 年，尚天裕随同吴英恺、吴咸中两位教授赴美国参加外科医师学院第 66 届年会，并访问了 13 个城市，引起广泛影响，有的学者提出要来中国学习。1981 年，尚天裕应邀到联邦德国访问，布莱梅州卫生部长表示愿意提供一个医院集中全市骨折病人办个学习班，推广中国的治疗骨折新方法。此外尚天裕还访问了朝鲜、尼泊尔、南也门、澳大利亚、意大利等许多国家。1983 年，英国伦敦大学生物医学工程系与奎因玛丽（QueenMary）及罗汉普顿（Roehampton）等医院合作，将中国的柳木夹板加以研究改进为塑料夹板，称为北京伦敦夹板，并公开出售。

（二）全国重点的骨科中西医结合研究所、院校及医院

1. 上海市伤骨科研究所　上海市伤骨科研究所一直走在中西医结合的前沿，其前身为 1958 年 8 月 27 日由上海第二医学院发文成立的上海市伤骨科研究所。1978 年 9 月 20 日更名为上海市伤科研究所。第一任所长为原上海第二医学院党委书记、院长关子展兼任，我国骨科奠基人叶衍庆和魏氏伤科创始人魏指薪，在广慈医院（现瑞金医院）骨科和伤科基础上创立上海市伤科研究所，为上海市伤科研究所的主要创始人，也是伤科研究所的第一任副所长。张明秀为伤科研究所的第一任行政副所长。

该研究所于 1958 年编纂《伤科论文汇编第一辑》。1959 年《伤科论文汇编第二辑》《伤科锦方汇编》相继出版。1960 年《伤科论文汇编第三辑》出版。1965 年，过邦辅编著的《小儿骨折及其它损伤》出版。1962 年，初步形成以小夹板外固定动静结合治疗骨折的研究机制和理论方法。1964 年，开展中西医结合治疗股骨粗隆的研究，打破这类骨折需长期卧床的常规。同年，经市卫生局批准的全市唯一一所以临床为中心的中试车间成立。1970 年，李国衡编著，魏指薪审定的《伤科常见疾病治疗法》出版。1973 年，确立以伤科的气血理论为研究指导，通过骨折愈合的加速来阐述气血的物质基础及其作用原理。1975 年，针对丹参的活血化瘀作用进行临床研究探索。运用同位素标记红细胞，观察使用丹参后的血容量变化。1976 年，腰痛组大力开展以手法推拿为主治疗腰椎间盘突出症。1977 年，对各类骨折病人进行尿羟脯氨酸测定，观察骨折病人愈合过程中，特别是愈合后期的尿羟脯氨酸变化。

1978 年 7 月，《伤骨科论文汇编第四辑上下册》出版。1979 年，马元璋国内首创、自行设计加压髓内钉治疗长管骨骨折，处于国际领先水平。随后开展了大量的基础研究，为中医骨伤提供新的思路，电镜下观察骨痂细胞演变和归缩，首次发现成纤维细胞的两种演变以及成软骨细胞的详细演变过程。完成国内首例同种异体手指移植术。国内属首次采用超高剂量化疗治疗骨肉瘤及骨转移性肿瘤。1980 年，《伤骨科论文汇编第五辑》和过邦辅编著的《骨关节肿瘤》出版。《脊柱肿瘤的切除和人工椎体替代术》项目获卫生部部（甲）级科学技术成果荣誉证书。

1982 年，马元璋编著，叶衍庆审校的《关节骨

折：经皮撬拨复位、内固定和缝合》出版。同年，经魏指薪口述，李国衡整理的《魏指薪治伤手法与导引》出版。

1984年，开展《丹参治疗骨折的研究》，包括丹参对骨折愈合过程中骨骼内钙再吸收影响的研究，丹参对骨折愈合过程中粘多糖形成影响的研究，丹参对骨折愈合过程中组织化学观察研究、丹参对骨折愈合过程中血循环影响的研究。以及，骨折、骨病的微量元素分析及中医的影响，电动骨折复位床的研制，中医治疗骨折内治法的基本理论实验及外用药的研究。

1984年4月，过邦辅等编译的《骨折与关节损伤》出版。同月，寇用礼主编，叶衍庆审，《临床创伤外科》和《伤骨科论文汇编第六辑》《伤骨科论文汇编第七辑》出版。

1985年，协作完成的课题《SMMC/C近交系小鼠的培育和生物学特性的研究》，成果荣获1985年解放军总后勤部一等奖。1986—1989年，开展临床课题10项，包括：①踝部软组织损伤及中医中药研究；②魏指薪手法治疗关节血肿的机制和疗效研究；③腰椎间盘突出症逐步回归病因、诊断、疗效分析；④人工关节研究；⑤自动复位床课题；⑥脊柱侧突研究；⑦腰椎间盘胶元酶注射治疗研究；⑧神经卡压综合征研究；⑨粘着弯曲可变钢板的研制试验和临床应用；⑩著名老中医魏指薪教授挤法治疗关节血肿。

在中医药基础上积极开展相关基础研究课题：①补肾剂在骨折愈合过程中的生物力学及微量元素的测定；②补肾药对骨质疏松症影响的研究。1989年10月，陆宸照主编的《踝关节损伤和治疗》出版。

1990年，《伤科手法治疗损伤性肘后血肿的临床与机理研究》荣获国家中医管理局三等奖。1990年12月，经汤华丰编著，过邦辅审阅的《实用脊柱外科学》出版。

1991年1月，国内最早由过邦辅、蔡体栋编译的《坎贝尔骨科手术大全（上下册）》出版。1992年，柴本甫课题《骨折愈合的细胞生物学研究》通过超微结构，放射自显影等技术从8个方面系统地对骨折创伤愈合过程中细胞谱系、成纤维细胞在骨愈合中的作用机理进行阐明。该成果获上海市科学技术进步奖二等奖。7月，陶锦淳等主编出版了《常见外科并发症的预防与处理》。11月，由过邦辅编著的《临床骨科康复学》出版。

1993年，研究所成立了怡康医学科技服务公司，经销伤科、骨科需要的医疗器械。

1994年1月，研究所在国内率先成立管理和操作系统化的"同种异体骨库"（简称"骨库"）。其工作程序和各项技术指标均符合国际上公认的美国组织库协会制定的标准。该骨库提供的同种异体骨安全、可靠，有力地促进了矫形外科医疗水平的提高，同时也很好地带动了上海乃至国内关于同种异体骨制备与应用的研究。

1995年，杜宁研制的"消肿止痛贴膏"获国家发明专利。1996年，"止痛消肿贴膏"获上海市优秀产学研项目三等奖。李国衡编著的《魏指薪诞辰一百周年学术讨论集》出版。

1997年，研究所在柴本甫研究"成纤维细胞成骨功能及其应用"的工作基础上，增加了骨关节炎、骨质疏松发病机理及其防治、促进骨折愈合药物的作用机理与开发等研究内容，形成组织形态学、免疫组织化学、组织细胞图像处理、细胞生物学、生物化学、分子生物学、同位素示踪、运动功能测试8个研究室，并配有动物手术室、动物房等配套设施。1997年9月，冯德炎编著的《颈肩腰腿痛病问答》出版。同年12月，实验室申报上海市中西医结合防治骨关节病损重点实验室。1999年12月，实验室通过专家论证，成为上海市重点实验室。1999年6月，马元璋主编的《临床骨内固定学》出版。2000—2010年，研究所围绕骨关节炎、骨质疏松等研究方向，承担国家自然科学基金12项。2003年1月，过邦辅、张言凤编著的《下背痛综合征的诊断和治疗》出版。2004年1月，过邦辅主编的《矫形外科学》出版。2004年，《成纤维细胞表达成骨表型及其定向调控》项目获上海市科学技术进步奖三等奖；《成纤维细胞成骨潜能的诱导分化及其应用》项目获上海医学科技奖一等奖；《成纤维细胞表达成骨表型及其定向调控》项目获中华医学科技奖二等奖。2006年，《骨关节炎发生发展的病理机制及其相关的防治策略》项目获上海医学科学技术奖二等奖。《骨关节炎发生发展的病理机制及其相关的防治策略》项目获中华医学科技奖三等奖。2007年，杨庆铭主编的《国家级继续医学教育项目教材：骨科学》出版。

2. 广州中医药大学附属广东省中医院　广东省中医院采用中西医结合治疗股骨头坏死，针对疾病发展过程中"缺血"与"塌陷"两个关键问题，根据不同的分期与分型，分别采用不同的保留自身髋关节的手术和以活血化瘀为治则的中医中药的中西医综合治疗方法。该研究项目获得2001年国家科学技术进步奖二等奖（图1-13）。该研究主要有以下

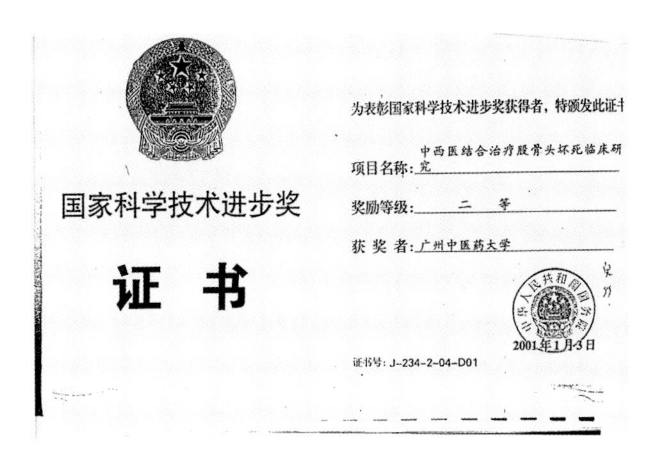

国家科学技术进步奖

证　书

为表彰国家科学技术进步奖获得者，特颁发此证书

项目名称：中西医结合治疗股骨头坏死临床研究

奖励等级：二　等

获 奖 者：广州中医药大学

2001年1月3日

证书号：J-234-2-04-D01

图 1-13　袁浩教授获得国家科学技术进步奖二等奖

两项成果：①在诊断上创立了袁氏分期分型法，将坏死阶段、坏死范围、坏死部位等因素有机结合起来，客观评价股骨头坏死的疾病状况，并根据不同的情况采用不同的治疗方法，使股骨头坏死的诊断更有利于指导临床治疗；②在治疗上将中西医方法结合，具体体现以中医中药和以多条血管束植入为主的手术相结合形成了中西医结合治疗股骨头坏死的新方法。经临床大量、长期应用，疗效确切。对于早期患者，股骨头形态尚正常或基本正常时，尽量争取采用非手术疗法，避免手术。对于中晚期患者，采用以多条血管束植入术为主的手术，同时解决股骨头缺血与塌陷的两个关键问题，术后再配合中药治疗及适当康复措施，完全可以做到绝大多数中青年中晚期股骨头坏死患者能避免或推迟人工关节置换术。该方法目前在全国 100 多家医院应用治疗股骨头坏死，效果满意。

3. 洛阳正骨医院　在国内首创牵力可调式皮肤牵张技术，该技术用于治疗人体的皮肤缺损，使用发明的可调节牵张力的的皮肤牵张器，将创缘两边正常皮肤向中央牵拉，利用皮肤粘弹性、机械伸展性，和生物生长性，通过线性负载产生“额外”皮肤，闭合创面。

独创颈椎优值牵引技术，配合平脊手法调曲，标本兼治。恢复患者脊柱平衡，指导后期练功，减少病情复发，提高治愈率。在国内处于领先水平。自行研制颈椎优值牵引配合平乐正骨手法，治疗神经根型颈椎病，有效率 90%以上。

独创牵弹三步法治疗技术，根据平乐正骨治筋手法—平脊疗法，总结出“三原则(内外平衡、动静平衡、整体平衡)，四方法(优值牵引、手法复位、辨证用药，个性化功能锻炼)”治疗筋伤的理论和方法手段，自行研制“牵弹三步法”，在腰椎间盘突出症非手术治疗在全国处于领先水平，被中医药管理局确定为全国首批中医临床适宜技术推广项目。

创建寰枢椎脱位中西医结合治疗技术体系，2017 年中日友好医院与该院等七家医院多中心临床研究项目：“寰枢椎脱位中西医结合治疗技术体系的创建与临床应用”获得 2017 年度国家科学技术进步奖二等奖(图 1-14)。中日友好医院脊柱外科谭明生教授科研团队与河南省洛阳正骨医院开展合作，历时 15 年，首创了“寰椎椎弓根钉技术”治疗寰枢椎脱位。通过将椎弓根钉打入椎体内，来解决寰枢椎复位、固定问题，通过这种技术，手术死亡率降至 0. 3%。

创建“三步法”治疗骨髓炎的基本原则。即首先局限病灶，时机成熟清除病灶并修复组织缺损，后期巩固治疗康复的原则。治疗手段包括益气托毒中药内服、活血祛湿解毒中药外洗、充分的外科引流及细菌培养敏感抗生素应用、手术清除病灶、组织瓣转位或游离移植修复、及补肾接骨、健脾生肌中药内服促进康复、亲骨性同位素内照射等系列手段。病人来源覆盖福建、贵州、东三省、江苏、湖北、安徽、陕西、山西、河北、及西部诸省份，病人一次住院治愈率在 90%以上。

引入国内领先的自体细胞原位再生技术，原位组织再生技术是基于自体细胞与生长因子的组织工程与再生医学技术，即采用自体细胞(骨髓穿刺单核细胞、透明软骨组织细胞)，自体生长因子(富血小板血浆 PRP、自体条件血浆 ACP 等)及医用生物材

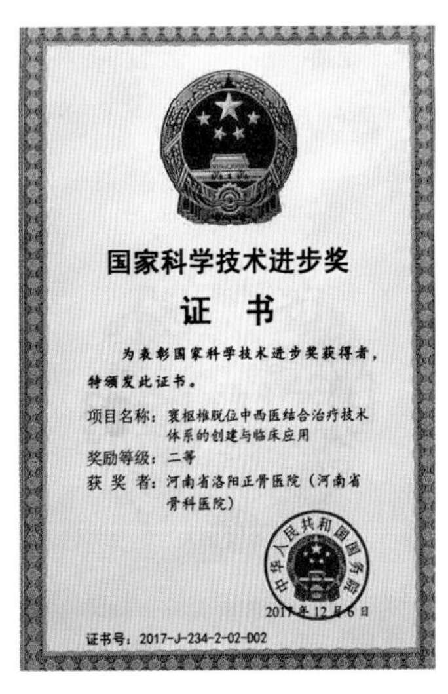

国家科学技术进步奖

证　书

为表彰国家科学技术进步奖获得者，特颁发此证书。

项目名称：寰枢椎脱位中西医结合治疗技术体系的创建与临床应用

奖励等级：二等

获 奖 者：河南省洛阳正骨医院（河南省骨科医院）

2017年12月6日

证书号：2017-J-234-2-02-D02

图 1-14　河南省洛阳正骨医院参研的“寰枢椎脱位中西医结合治疗技术体系的创建与临床应用”项目获得 2017 年度国家科学技术进步奖二等奖

料（CFDA 批准的生物材料）三大组织再生要素，根据组织工程技术和再生医学原理，创建适宜局部再生微环境，融合现有的医疗技术，并提升其疗效，促进骨科难治性疾病的治疗。

引进伊利扎诺夫外固定技术，托研究“Ilizarov 牵伸组织再生技术”的河南省洛阳正骨医院（河南省骨科医院）肢体功能重建科，在充分发挥洛阳正骨医院传统正骨手法以及中医针久的基础上，对 ilizarov 技术进行了创造性吸收及本土化研究。以便于国内广大医生对此技术的充分了解和应用，也能让国内广大患者接受，并能配合临床医生进行有效治疗。

二、中西医结合学会成立

1981 年中西医结合学会成立时即酝酿成立骨伤科专业委员会，并于 1985 年正式成立。中西医结合骨伤科开创者和奠基者尚天裕主任、骨科名家顾云伍主任、金鸿宾主任、马信龙主任先后担任主任委员，挂靠单位一直设立于中西医结合治疗骨折的发祥地天津市天津医院。近年来，骨伤科专业委员会在总会领导们的关心、指导下，在各省市中西医结合学会的鼎力支持下，在全国相关领域专家们的极度关注、厚爱和响应下取得了长足的发展，规模不断壮大。委员及青年委员专业背景覆盖面广，全国知名度较高，在中西医结合方面具有较高的造诣和一定的代表性。

学会初建每 5 年改选一届委员会，自 2014 开始改为每 3 年选一届，目前为第八届委员会，挂靠单位为天津市天津医院，主任委员由天津市天津医院万春友担任。随着专业委员会影响力的快速增加，越来越多从事中西医结合骨伤相关专业的专家们迫切希望加入到中西医结合骨伤科专业委员会的大家庭中来，专委会特设了创伤、脊柱、关节、足踝、外固定、运动损伤与关节镜、骨质疏松、骨与软组织肿瘤、基础 9 个工作委员会。每个工作委员会均由来自全国各地、各专业近 50 名专家组成，满足和方便了广大中西医结合骨伤科相关专业专家、学者的交流。同时，在部分地区中西医结合学会的大力支持和帮助下，专委会协助成立、改选了部分地方中西医结合学会骨伤科分会，进一步推动了中西医结合骨伤事业在全国的推广和发展。

专业委员会每年定期召开一次学术年会，由全国各省市中西医结合学会骨伤科分会公开竞争举办。年会参会人数由最初的几十人上升到近 800 人，学术水平也随之迅速提高。每届年会专业委员会均邀请全国各地从事中西医结合骨伤相关专业的院士、著名专家、学者进行授课，通过院士论坛、大师讲坛、专家论坛、专题发言等方式进行高水平的学术报告，让与会者分享了他们的学术成果，了解了本学科领域的最新发展动态；近年设立的青年论坛则为来自全国各地的青年医师展示自己的学术水平、为中西医结合骨伤科青年医生的交流和成长提供了良好平台。

专业委员会积极推动各省、自治区、直辖市及辖属地区继续教育活动的开展，每年至少举办国家中医药管理局和学会所属的国家级继续教育项目各 1 项，由各全国各地中西医结合学会骨伤科分会竞争举办，不但推广了当地中西医结合骨伤新技术与新观念，也极大地调动了当地从事中西医结合骨伤相关专业人员的积极性，受到历届学员们的广泛好评。

专业委员会积极鼓励学会委员及其研究团队参与科研工作，除协调横向课题以外，每年均征询所有委员参与推荐中西医结合学会科学技术奖的评审，每年上报学会两项参与评审。近年来，经本专业委员会推选的项目获得一等奖一项，三等奖两项。

第四节　少数民族骨科发展

我国是一个多民族国家，医学的发展囊括了各民族之间文化交流的智慧结晶，很多民族都各自有符合当地特色、居所特征和民族习惯的治疗疾病方法。中华人民共和国成立后，各民族传统医学得到了更好地保护和发掘，其中骨科医学也发展出具有民族特色的诊疗方法，比如藏族的“藏药浴”、蒙古族的“正骨术”、维吾尔族的“埋沙疗法”、苗族的“气角疗法”、回族的“烙灸疗法”、壮族的“壮医针灸三法”、傣族的“熏蒸疗法”等。本节主要介绍藏族、蒙古族、维吾尔族传统医学中的骨科诊疗技术和方法。

一、蒙古族医学骨科发展

在蒙古族医学骨科的发展中，首当其冲要提及的便是蒙古族正骨术，它不仅是祖国传统医学的重要部分，还是祖国优秀的文化遗产内容，蒙医正骨术有着鲜明的民族和地域特色，通过时间的洗礼和民族的传承延续至今，在历史的长河中，传统正骨术对于维持和增强各民族的健康起着重要的作用。

（一）蒙医传统正骨术的历史进程

蒙医骨科可以渗透到古老的蒙古民族生活的各个方面，由于蒙古部落的祖先长期进行游牧生活，放牧、骑马、狩猎等活动贯穿了日常生活，在这个过程中，优秀的蒙古族人民积累了丰厚而独特的涉及骨伤的治疗经验，奠定了蒙医传统正骨术的理论和实践基础。随着时间的推移，经过岁月的洗礼，在中华人民共和国成立后国家加大对民族医学医药的扶持，结合现代西医技术，为蒙古族传统正骨术注入了新鲜的血液和力量，极大地丰富和完善了蒙医骨科的治疗方法和效果，为蒙医正骨术未来的发展奠定了扎实的基础。

1. 蒙医正骨术的关键历史节点　蒙古族的先辈们在日常生活和战争中，会出现各式各样的骨伤，人们结合平时积累的观察、思索和经验，总结形成了逐渐清晰的正骨及治骨诊断和修复经验，通过在民众之间的广泛传播，许多骨伤正骨世家以家族的形式流传至今，这段时间成为最早蒙古族传统正骨术的初级阶段。

东、西方文化的交汇和融合在13世纪初，随着成吉思汗统一蒙古地区，传统蒙医蒙药学在结合了辽、金、南宋、中医学、古印度医学等世界各地的新型医学思想之后，出现了很多蒙医正骨大家如忽秦必烈、达奇等，以及与其相关的著作《金兰循经取穴图解》、《世医得效方》等。17世纪著名的古代蒙古族外科医学代表绰尔济·墨尔根，是我国“冰冻麻醉手术”首创者，积累和发明了多种蒙古族外科技术和手法。蒙医正骨行列中在18世纪出现了以觉罗·伊桑阿为代表的蒙古族传统骨伤名家，期间蒙医正骨术广泛流传至国内外。清代科尔沁地区的正骨蒙医名家那仁阿柏在19世纪以“仙女般灵巧双手的神医”的赞誉与其子达日玛通过听咳嗽声判断修复肋骨骨折而远近闻名，达日玛之子玛沙创造了多种正骨手法、喷酒按摩法、夹板固定法及功能锻炼法等。

随着中华人民共和国成立后内蒙古医学院和中蒙医系的成立，蒙医正骨技术顺利纳入外科学，1962年，“骨科门诊”设立，科尔沁地区著名正骨师朝贵扎拉桑在“骨科门诊”工作，同时与其长子陶克图木勒创建传统蒙医骨科，这使得马背上行医的正骨方式彻底被改变，这对父子被尊称为“黑狗大夫”（蒙古族对整骨医生的尊称），技术精湛，声名远扬。近年来，通辽市蒙医正骨医院和包氏正骨蒙医医院等相继成立，包氏正骨术第五代传承人包斯琴成为包氏正骨蒙医研究所所长，2008年6月，第一届蒙医骨伤学学术交流会暨内蒙古科尔沁包氏正骨的200周年活动在呼和浩特市举行，同年10月，第一批内蒙古自治区非物质文化遗产项目代表性传承人的名单将科尔沁蒙医正骨术第四代传承人包金山列入其中。2010年，内蒙古国际蒙医医院正式成立，蒙医正骨术在不断的发扬光大。

2. 蒙医传统正骨术的传承方式　由于正骨术具有鲜明的民族和地域特色，在蒙古族的传统医学历史当中，蒙医正骨术是由萨满医术分化而来，蒙古族最早信仰萨满教，曾经是蒙古帝国的国家宗教，但随着藏传佛教的传入而陨落，至今仅在科尔沁地区得以留存至今，在不同的时代变更中，萨满形成了较明确的分工，萨满在清朝乾隆年间掌握了传统的蒙医正骨术，并传入科尔泌地区，成为“牙思必拉其博”。其中包氏正骨术成为传统的蒙医正骨标志，大多著名的正骨名家是萨满或信奉萨满教。

正骨术在科尔沁左翼后旗传播之后，传承形式以家族内传承为主，后期蒙医正骨术形成了近现代著名的正骨三大家族，其中以包氏家族为代表，包括包氏家族、何氏家族和黑狗家族（鲍氏家族），传承形式是家族宗亲内传承。作为非物质文化遗产，蒙古族传统正骨术通过传承人的方式进行传承，此外，在漫长的发展过程中，还有师徒的传承，随着现代化蒙古族医药医学的进步，学校教育传承方式也慢慢成为广泛接受的传承方式。

（二）蒙医骨科的特征

1. 蒙医骨科的普适性特点　在传统蒙医正骨术的基础上，现代蒙医正骨术主要应用手法整复，并辅以蒙古族药物治疗，以复原功能为主旨，具有限制条件少、功能恢复快等特点，手法简便，疗效较好。由于正骨术是不开刀，没有创伤的，而且是利用人体自身的肢体结构，达到功能逐渐恢复的目的，患者承受的痛苦比较小，治疗周期比较短，并发症比较少，这是传统正骨术的优势。由于中、西医诊断和治疗方式的不同，蒙医更倾向于采取简便快捷的诊断方式，同时因为蒙医在治疗骨伤时一般采用白酒、绷带、夹板等平时生活中的常见物品，这为患者省去大部分费用，减少了患者的住院治疗时间，治疗费用少。蒙医正骨术作为民族传统医学，多用七珍汤、胜温散等传统环保药物加速愈合，由于药物的天然环保，有利于患者的各项临床指标的恢复。

2. 蒙医正骨术的复位特征及准则　复位是骨折固定和愈合成功的重要因素，虽然骨折复位技术已经取得一定程度的进展，但是由于复位方式缺陷导致的功能恢复和心理影响仍然存在，我国传统蒙医具有定位准确、愈合恢复快、成本低廉等优点，由于自然疗法和药物伴随着传统医学慢慢深入人心，传统蒙古族手法复位有着重要的理论和实践意义。

从宏观整体角度来看，蒙医正骨术手法复位遵循一种自我平衡状态，即躯体和功能的统一和人与自然的和谐守恒，于是便得出了“身心合一”和“天人合一”的理念，从局部角度来说，蒙医正骨术有“结构连续”和“功能完整”的要求。喷酒捋抚术作为一种生理心理性疗法，通过生理愈合到心理恢复的过程，完成了结构连续到功能完整的蒙医正骨术复位特征。对于骨折复位的结构来说，蒙医正骨术以远端作用力和近端反作用力的完整手法，即“以力对力”来完善动静合一到功能完整的疗效过程。总的来说，蒙医正骨术遵循包括身心统一，动静合一，以力对力，反向复位等基本准则。

蒙古族医药医学传统正骨术是蒙古民族结合自身特有的历史文化背景、生态环境和生活方式，以独特的视角长期积累和丰富的宝贵民族文化瑰宝，在文化和医学发展的历史进程中，为骨科领域的拓展画下了浓墨重彩的一笔。

二、维吾尔族医学骨科发展

维吾尔医药学，简称维医学或维医，距今约2 500多年的历史，是维吾尔族人民在长期同疾病斗争中积累和创造的医学体系，是中国医学的重要组成部分和宝贵的民族文化遗产，发源地新疆是我国唯一保留维医维药的地区。但在中华人民共和国成立前的近100年，由于各种历史原因，维吾尔医药学受到歧视、限制和打压，几无成果，甚至陷入濒临灭绝的地步。中华人民共和国成立后，尤其是改革开放以来，在党和政府医药政策的指引下，维吾尔医药学得到空前发展，并于2011年被列入国家非物质文化遗产保护项目。

维吾尔族医学强调人体的病症主要原因是气质失调，主要疗法也是纠正气质和体液失调。维吾尔族在骨科疾病治疗方面也形成其特有的医学理论和疗法，其中的埋沙疗法和接骨疗法广为流传，2014年，沙疗被列入第四批国家级非物质文化遗产名录。

埋沙疗法（俗称沙浴）是维吾尔族人民在长期探索中独创的一种医疗方法，历史悠久，颇有疗效。唐代的医学著作中就载有“西域埋热沙，除祛风寒诸疾”，历史名人的游记中也出现“火洲埋沙疗疾祛病”，其中火州即指新疆吐鲁番。埋沙疗法多在6月初至8月中旬进行，此时日照时间长，红外线充足，沙中的微量元素释放，以及浸入沙中的机械压力和热气刺激，使人体全身末梢血管扩充，血流加速，新陈代谢加快，汗腺开泄，能排除维医学中所述的致病体液，恢复体液平衡，达到治疗目的。埋沙疗法对风湿性关节炎、类风湿性关节炎、慢性腰腿痛、坐骨神经痛等疾病治疗效果显著。

维吾尔医学中接骨疗法历史悠久，方法独特，疗效显著，如今已成为维吾尔医学中一门独立而完善的学科。它包括传统的手法复位骨折和关节脱位，浸过鸡蛋清的棉布包扎，以及夹板外固定等独特方法。接骨时应用鸡蛋清具有降低局部皮肤温度、消肿和一定的固定作用，这种固定能使肢体保留部分活动范围，促进骨折愈合。也可在接骨时，根据病情选用一些药材或食盐等与鸡蛋清混合，以防各种并发症。这种维吾尔医学与现代医学相结合的治疗方法颇有疗效。基于维吾尔族特色接骨法的相关专利“一种骨科用维吾尔医固定带”是由鸡蛋清层、棉纱层和高分子绷带层从内到外依次重叠组成，可广泛应用于骨科等临床领域。

如今在国家民族政策和中医药政策的指导下，新疆依托丝绸之路经济带的地缘优势，借力“一带一路”发展战略，维吾尔民族传统和现代医学事业都得以快速发展，并逐步彰显其民族医药的优势和特色，为中国及全人类医疗卫生事业贡献自己的力量。

三、藏医骨科发展

传统藏医药是建立在藏族文化信仰和实践基础上的一种传统医学体系，既是藏民族优秀的文化传承，也是藏民族长期以来在恶劣的高原环境中祛疾除病实践的智慧结晶，更是我国传统医药学的重要组成。传统藏医药起源于2300年前，逐步发展为西藏主流医学，并从周边地区传播到世界各地。时至今日，传统藏医药仍在我国西藏自治区和青海、甘肃、四川、云南等藏区的卫生保健体系中发挥着重要作用，为保障广大藏族同胞的健康保障、繁衍生息和区域发展，以及继承发扬藏民族文化做出重要贡献。

藏医药骨伤的起源可追溯于公元前100年左右，当时青藏高原就有青稞酿酒法和从牛奶中提取酥油的技术，随之出现用酒糟治疗外伤，用融酥油止血的治疗方法，藏医药浴治疗、灸法治疗更对诸多骨伤的治疗亦有明显效果。

1951年西藏和平解放以后，藏医药在政策支持下蓬勃发展。2010年，西藏自治区藏医院骨伤科被国家卫生部确定为“国家临床重点专科”。2018年5月藏医院代表性名著《四部医典》通过世界记忆工程亚太地区委员会评审录入《世界记忆亚太名录》。2018年11月，藏医药浴法列入“人类非物质文化遗产代表作名录”。这标志着藏医药骨伤学已经登上国际舞台，开始被世界广泛认同，得到国际社会的重视与尊重。

藏药沐浴疗法最早记载于藏医药经典著作《四部医典》中，是藏医治疗类风湿性关节炎与骨关节炎的有效方法之一，其中用于沐浴疗法的“五味甘露药浴”已被列入中国卫生部1995年版《藏药标准》。藏药浴即将人体全身或腿足局部浸泡于藏药液中，在水的热能和药物的药力作用下，打开人体的毛孔、打通经络，药物的有效成分通过皮肤毛孔透皮渗透，具有迅速直达病所，起效快的优点。大量临床研究证实，藏药浴可以缓解关节炎患者的关节疼痛、肿胀，增加关节活动度，改善患者生活质量。近年对其机制研究发现，藏药浴能降低关节炎大鼠的血清IL-6和TNF-α水平，减少炎性细胞浸润和软骨破坏；通过基因表达检测，结合网络药理学方法识别信号通路发现，药浴可纠正风湿性关节炎的异常表达基因，干预疾病进程的重要信号通路。以上研究为藏药浴治疗关节炎疾病提供了有力的科学支持，对藏族药浴疗法的药理研究有启示性作用，有利于传统医学的传播与发展。

藏医针灸、火灸辅以药物的治疗方法对坐骨神经痛也有良好疗效。藏医将人体经络分为白脉与黑脉两组主要网络，白脉网络由脑根部向下延伸，黑脉网络由心脏向上延伸，分支遍布全身，视病情选取穴位下灸。藏医针灸所用金针为粗钉形黄金器具，常用灸药有艾草、红花、豆蔻、生姜等。藏医灸法能改善患者的腰臀部不适，缓解下肢疼痛麻木等症状，具有良好的临床疗效促进病情恢复。同时，针灸、火灸具有便于操作、创伤性小、适应证广的优点，在基层医疗中发挥了广泛作用。此外，藏医药在治疗骨质增生、股骨头坏死等骨科疾病上也有良好疗效。

藏医药是中华医学宝库中绽放在雪域高原的一朵奇葩，为西南藏民的繁衍发展做出了巨大贡献。藏医药在骨科领域积累了丰富的诊疗经验，值得现代医疗工作者做好传承的同时，用现代科技手段挖掘其精华。近年，在学术期刊上发表的关于传统藏医药的论文数量逐年增加，其中不乏SCI论文，体现了学术界对藏医药极大的兴趣和认可。

（张英泽　王坤正　郝定均）

参考文献

[1] 包文德. 蒙古族传统正骨术的传承与变迁[D]. 内蒙古师范大学，2013.

[2] WANG M, WANG H, ZHAO N. Ideas, properties, and standards of fracture repositioning with osteopathy in traditional Mongolian medicine in China[J]. J Tradit Chin Med, 2015, 35(1): 117-120.

[3] 买托合提·居来提，艾比拜·阿布都卡地尔，阿地力·阿不都克力木. 回顾与瞻望-维吾尔医学的现状与历史贡献[J]. 新疆医学，2017，47(05)：468-470+475.

[4] 钱群. 维吾尔族的埋沙疗法[J]. 医学文选，1991(04)：76.

[5] 玉素甫·买提努尔，拜合提亚尔·热合木吐拉，包尔江·木哈衣，等. 维吾尔医接骨学及其特色[J]. 中国中医药信息杂志，2006(10)：9+29.

[6] 顾海. 一种骨科用维吾尔医固定带. 中国，2012. 201120173457. 4[P]. 2011-05-27.

[7] 万玛加. 藏医药浴在膝骨关节炎治疗中的运用效果[J]. 双足与保健，2017，26(14)：161+163.

[8] 娘毛先. 藏医药浴治疗膝骨关节炎的临床分析[J]. 双足与保健，2017，26(20)：171+173.

[9] 闹增，端知措. 藏医药浴治疗膝骨关节炎80例疗效观察[J]. 中西医结合心血管病电子杂志，2018，6(21)：173.

[10] 拉日卓玛，才让东主. 藏医药浴治疗膝骨关节炎疗效观察[J]. 中西医结合心血管病电子杂志，2019，7(12)：164-165.

[11] CHEN H, SHOUMURA S, EMURA S, et al. Tibetan Medicated-Bath Therapy may Improve Adjuvant Arthritis in Rat[J]. Evid Based Complement Alternat Med, 2009, 6(2): 211-217.

[12] WANG T, YANG J, CHEN X, et al. Systems Study on the Antirheumatic Mechanism of Tibetan Medicated-Bath Therapy Using Wuwei-Ganlu-Yaoyu-Keli[J]. Biomed Res Int, 2017, 2017: 2320932.

[13] 王丙琼. 藏医火灸治疗坐骨神经痛的疗效观察[J]. 中国民族医药杂志，2015，21(04)：12.

[14] 扎西顿珠，普琼，丹巴，等. 藏医综合疗法治疗坐骨神经痛临床疗效观察[J]. 中医临床研究，2019，11(05)：92-94.

第二章

中华医学会骨科学分会发展历程

中华医学会骨科学分会（Chinese Orthopaedic Association）于1980年由中华医学会正式批准成立。

在历届主任委员的带领下，中华医学会骨科学分会按照中华医学会章程，团结以骨科学分会历届委员会全体委员及各省市骨科专业委员会主任委员为代表的全国骨科医务人员，坚持党的领导，遵守国家宪法、法律、法规和国家政策，践行社会主义核心价值观，贯彻国家科学技术和卫生工作方针，充分发扬学术民主，提高骨科医务工作者专业技术水平，促进医学科学技术的繁荣和发展、普及和推广，促进骨科医学科学技术队伍的成长，更好地为人民的健康服务。

经过39年的不断发展，在历届委员会全体委员的不懈努力下，骨科分会已经发展成为下属1个青年委员会和创伤、关节、脊柱等16个专业学组，全国会员人数超过15万，全国年会参会代表超过2万人，在全世界骨科领域具有巨大影响力的专业学术团体。

第一节　中华医学会骨科学分会发展概略

新中国成立之前，特别是抗日战争时期，为适应抗战需要，中华医学会总会（上海）于1937年成立了骨科小组，由6位中国骨科先驱——牛惠生教授、胡兰生教授、叶衍庆教授、孟继懋教授、任廷桂教授及朱履中教授组成，积极参加伤员的救治工作（图2-1）。骨科小组的成立标志着骨科在中国成为独立的专科，同时也是我国骨科学会最早的雏形，为中国骨科学的发展奠定了基础。

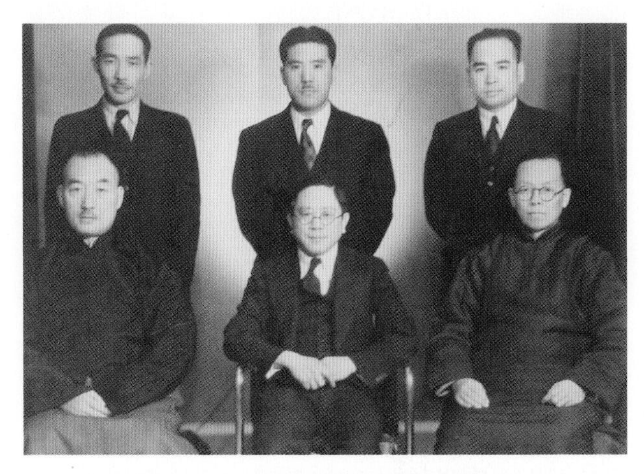

图2-1　1937年骨科小组在上海成立

前排左起：胡兰生、朱履中、牛惠生；后排左起：任廷桂、孟继懋、叶衍庆

中华人民共和国成立以后，随着骨科在全国的普遍开展，骨科队伍日益壮大，1978年北京积水潭医院孟继懋教授、上海瑞金医院叶衍庆教授倡议并发起成立中华医学会骨科学分会。经中华医学会批准，于1980年5月在天津举行中华医学会第一次骨科学术会议时，正式宣布中华医学会骨科学分会成立，选举北京大学人民医院冯传汉教授为中华医学会骨科学分会第一届委员会主任委员，聘请叶衍庆教授为名誉主任委员，选举天津医院陶甫教授、上海瑞金医院过邦辅教授、北京大学第三医院杨克勤教授为副主任委员。第一届委员会决定每3～4年召开一次全国性骨科学术会议和创办《中华骨科杂志》。

《中华骨科杂志》的前身是原天津市立人民医院（现天津医院）方先之教授主编的《骨科进修班通讯》，1961年改名为《天津医药骨科附刊》。中华医学会委托天津医院编辑、天津医药科学技术情报站出版（中华医学会文件1980年157号）。由天津医院陶甫教授任首任主编，原《天津医药骨科附刊》编辑部全体人员转入《中华骨科杂志》编辑部。1981年《中华骨科杂志》第一期正式出版并公开发行，受到了国内外医务工作者的欢迎（图2-2）。《中华骨科杂志》作为中华医学会骨科学分会官方期刊，在中华医学会骨科学分会的领导和学术支持下，始终坚

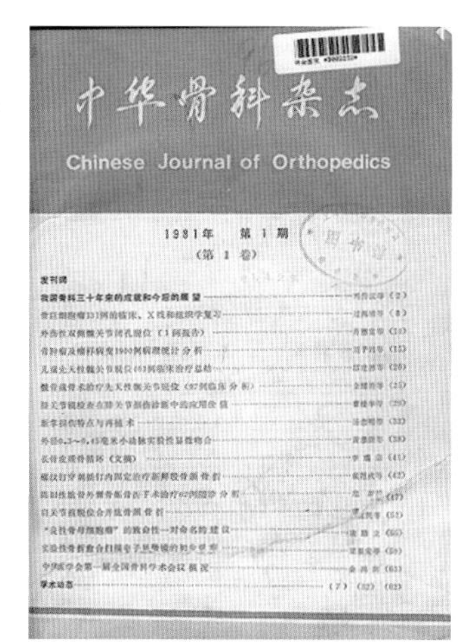

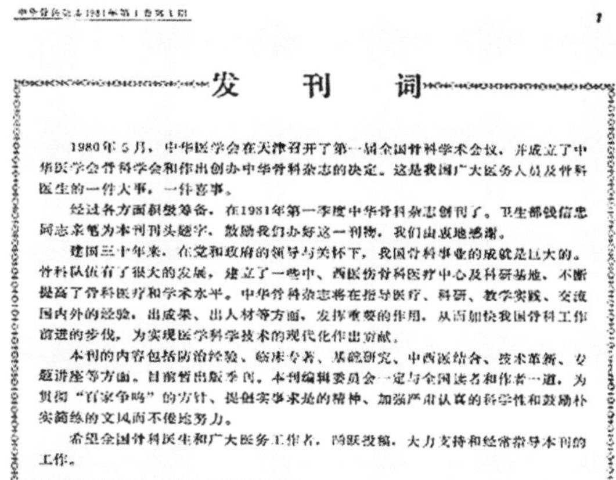

中华骨科杂志1981年第1卷第1期　　1

发　刊　词

1980年5月，中华医学会在天津召开了第一届全国骨科学术会议，并成立了中华医学会骨科学会和作出创办中华骨科杂志的决定。这是我国广大医务人员及骨科医生的一件大事，一件喜事。

经过各方面积极筹备，在1981年第一季度中华骨科杂志创刊了。卫生部钱信忠同志亲笔为本刊刊头题字，鼓励我们办好这一刊物，我们由衷地感谢。

建国三十年来，在党和政府的领导与关怀下，我国骨科事业的成就是巨大的。骨科队伍有了很大的发展，建立了一些中、西医伤骨科医疗中心及科研基地，不断提高了骨科医疗和学术水平。中华骨科杂志将在指导医疗、科研、教学实践、交流国内外的经验，出成果、出人材等方面，发挥重要的作用，从而加快我国骨科工作前进的步伐，为实现医学科学技术的现代化作出贡献。

本刊的内容包括防治经验、临床专著、基础研究、中西医结合、技术革新、专题讲座等方面。目前暂出版季刊。本刊编辑委员会一定与全国读者和作者一道，为贯彻"百家争鸣"的方针、提倡实事求是的精神、加强严肃认真的科学性和鼓励朴实简练的文风而不倦地努力。

希望全国骨科医生和广大医务工作者，踊跃投稿，大力支持和经常指导本刊的工作。

图 2-2　1981 年《中华骨科杂志》创刊及发刊词

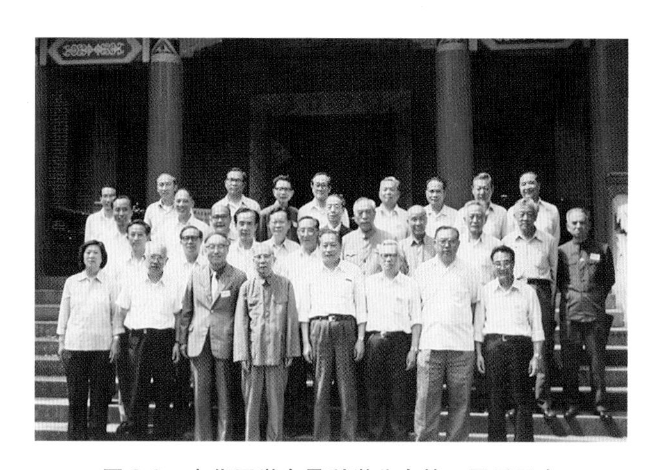

图 2-3　中华医学会骨科学分会第二届委员会

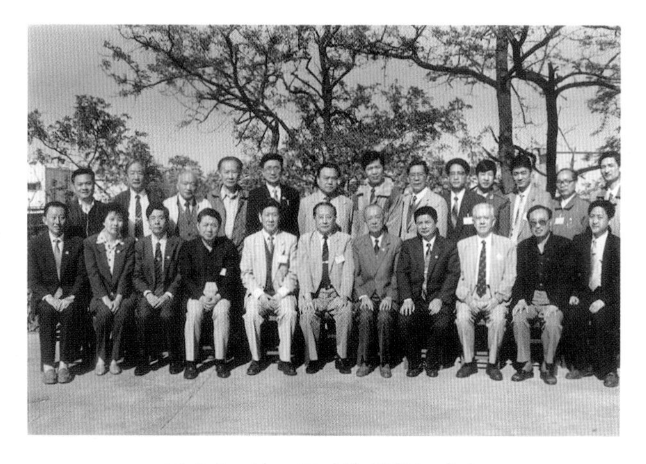

图 2-4　第一届手外科学组成立

持反映我国骨科领域的最新进展，指导医疗、科研、教育实践，交流国内、外经验，以提高我国骨科学术水平的办刊宗旨，成为骨科学界开展学术讨论、传播科技信息的重要阵地。

1981 年，中华医学会骨科学分会关节外科学组成立，这也是骨科学分会正式成立的第一个专业学组，中国人民解放军总医院卢世璧教授担任学组组长。

1985 年 5 月，在第二次全国骨科学术会议（南京）期间，选举出第二届全国骨科学分会委员会委员 39 名（图 2-3）。聘请上届主任委员冯传汉教授为名誉主任委员，选举北京积水潭医院王澍寰教授为主任委员，上海瑞金医院过邦辅教授、重庆医科大学吴祖尧教授、北京积水潭医院宋献文教授为副主任委员。改选并成立了《中华骨科杂志》第二届编委会，过邦辅教授任主编。

第二次骨科学术会议上还分别成立了脊柱、骨肿瘤、基础研究学组。会后又陆续成立了骨折内固定、手外科（1994 年独立，成立中华医学会手外科学分会）、骨关节创伤学组（图 2-4）。

各学组的成立进一步加强了有关专业医生的相互联系，定期召开会议，促进学术研究和交流，有的学组还创办了杂志，如《手外科杂志》（1985 年创刊，1993 年更名为《中华手外科杂志》（图 2-5），编委会现任总编辑为顾玉东院士，编辑部设在复旦大学附属华山医院，劳杰教授任编辑部主任）、《骨与关节损伤》（1986 年创刊，现更名为《中国骨与关节损伤杂志》）等。各学组还积极举办了不同类型学习班以推广和普及骨科专业知识，提高专业队伍的理论及技术水平。

1986 年骨科学分会第二届委员会名誉主任委员、北京大学人民医院冯传汉教授当选为《中华医学杂志（英文版）》总编辑。

1989 年 10 月，第三次全国骨科学术会议在山城重庆举行，同时进行了骨科学分会的换届改选工作，北京积水潭医院王澍寰教授连任主任委员，上海瑞金医院过邦辅教授、天津医科大学总医院郭世绂教授、北京协和医院吴之康教授为副主任委员（图 2-6）。

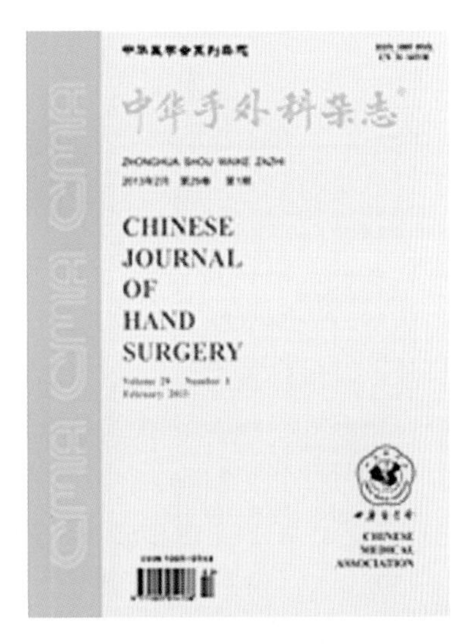

图 2-5 《中华手外科杂志》

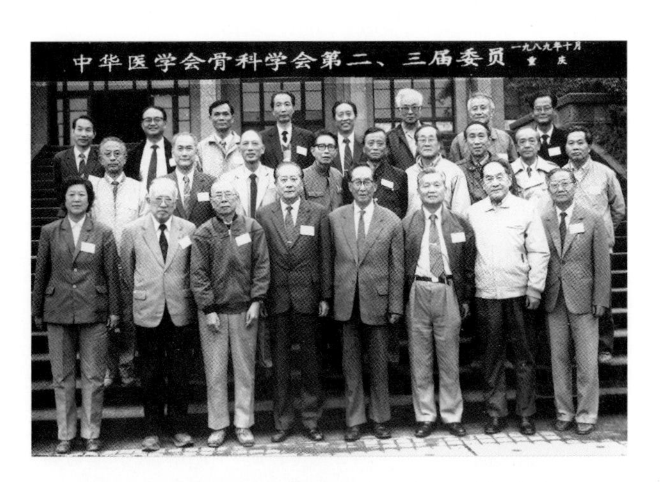

图 2-6 中华医学会骨科学分会第二、三届委员会

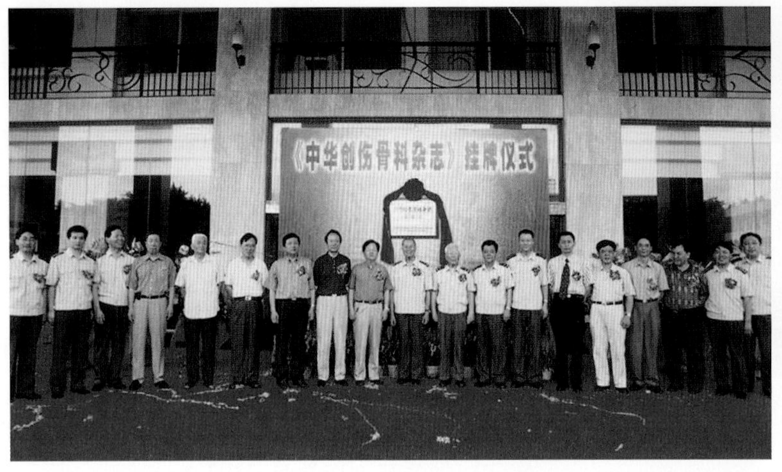

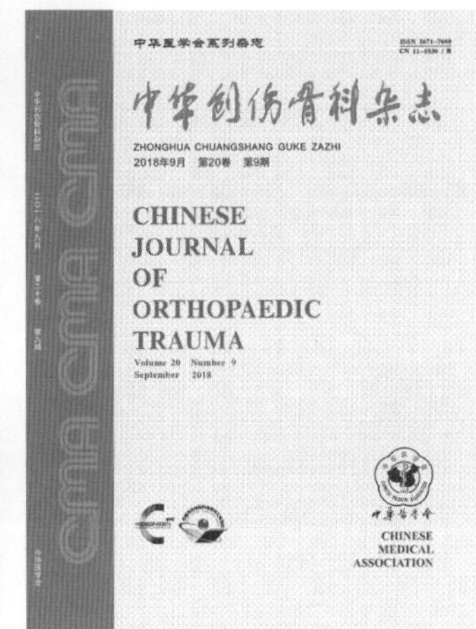

图 2-7 《中华创伤骨科杂志》创刊揭牌

1992 年 10 月，第四次全国骨科学术会议在上海召开，期间骨科学分会进行了换届改选，选举北京医科大学第三附属医院党耕町教授为第四届委员会主任委员，北京积水潭医院王澍寰教授、上海市第九人民医院戴尅戎教授、中山大学附属第一医院黄承达教授为副主任委员，首都医科大学附属北京友谊医院罗先正教授为秘书长。

1996 年，第五次全国骨科学术会议在陕西省西安市召开，北京医科大学第三附属医院党耕町教授连任第五届委员会主任委员，上海市第九人民医院戴尅戎教授、苏州大学附属第一医院唐天驷教授、北京积水潭医院荣国威教授当选为副主任委员，北京协和医院邱贵兴教授为秘书长。

1999 年，《中华创伤骨科杂志》创刊，现任总编辑为空军军医大学西京医院裴国献教授，编辑部设在广州市南方医科大学南方医院，余斌教授任编辑部主任（图 2-7）。

2000 年，中华医学会骨科学分会在医学会 83 个专科分会中首先创办专科通讯刊物——《骨科通讯》（图 2-8），为广大中国骨科医生提供了沟通与信息交流平台。

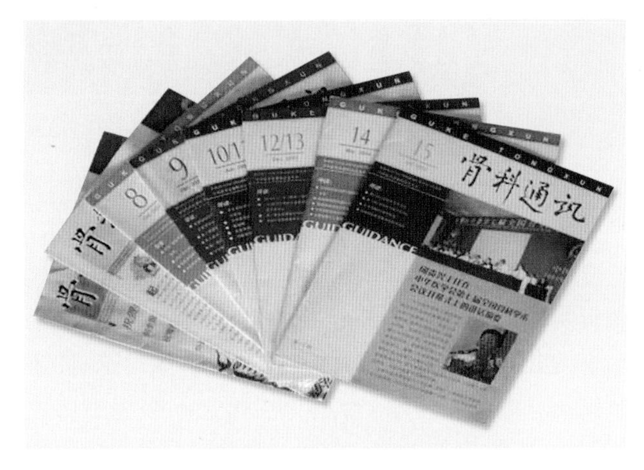

图 2-8 《骨科通讯》

2000年，第六次全国骨科学术会议在北京召开，同时进行骨科学分会换届改选工作。聘请第五届委员会主任委员党耕町教授为名誉主任委员，北京协和医院邱贵兴教授当选为第六届委员会主任委员，北京积水潭医院荣国威教授、上海瑞金医院杨庆铭教授、西安交通大学第二附属医院陈君长教授为副主任委员，中国人民解放军总医院第四医学中心（304医院）侯树勋教授为秘书长（图2-9）。在本届委员会的领导下，扩大健全各学组，并成立了新学组——微创学组，同时积极加入各类国际组织，如：骨关节十年（Bone and Joint Decade）、亚太地区骨科学会（APOA）等。

2004年8月骨科学分会在北京召开换届选举大会，北京协和医院邱贵兴教授连任第七届委员会主任委员，中国人民解放军总医院第四医学中心（304医院）侯树勋教授、上海瑞金医院杨庆铭教授、四川大学华西医院裴福兴教授当选为副主任委员，北京积水潭医院田伟教授、北京大学第三医院陈仲强教授为秘书长（图2-10）。

在中华医学会骨科学分会的带领和推动下，全国各省、自治区、直辖市医学会相继成立骨科学分会，推选当地德才兼备，技术精湛，具有改革创新精神和科研成就突出的同志组成省级委员会，定期召开形式多样、内容丰富学术交流会，组织学习班培养年轻医生，共同推进我国骨科事业不断发展，欣欣向荣。

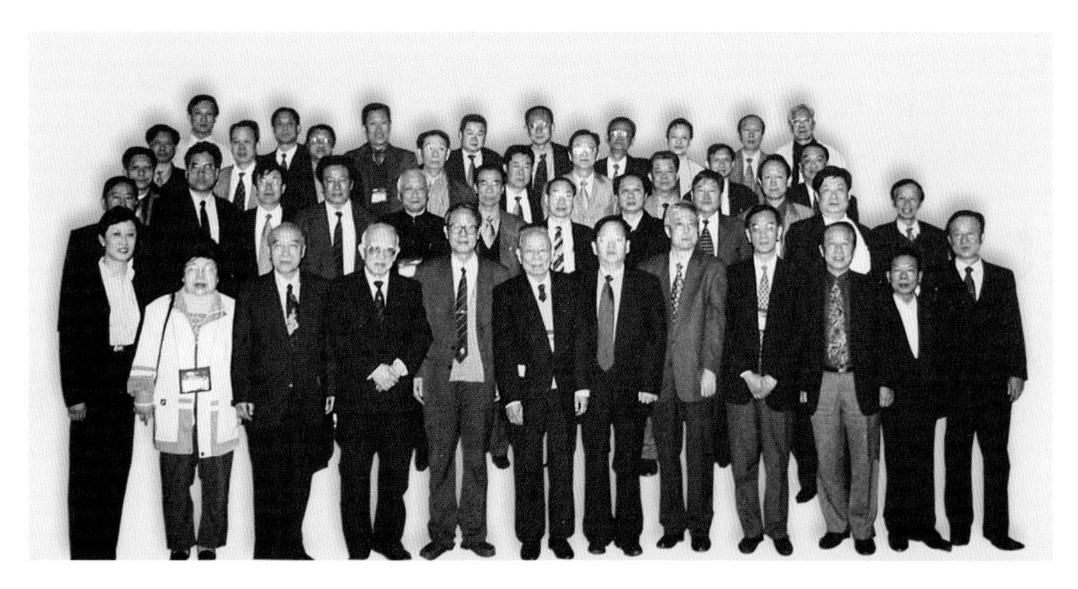

图2-9　2000年中华医学会骨科学分会第六届委员会及部分老专家合影

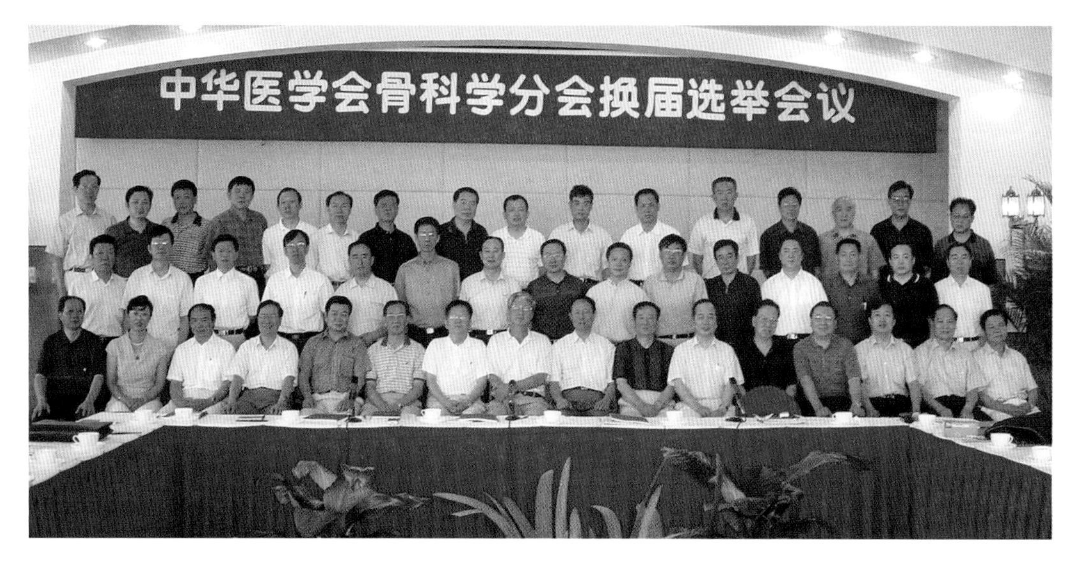

图2-10　2004年中华医学会骨科学分会第七届委员会

由于国际间的交往日益增多，国外学者纷纷来中国各医学院、医院参观、访问、学习交流，各地分会也邀请国外学者参加学术会议和专题交流。在辉煌的背后也存在一些问题，例如，区域发展不平衡、继续教育市场混乱、医生法制观念不强等，针对上述现状，以邱贵兴教授为首的中华医学会骨科学分会第七届委员会提出“以中华医学会骨科学分会为龙头，以中华医学会为依托”，参照发达国家骨科年会的模式，每年组织大规模的中国骨科年会（COA），创出品牌效应，以此替代低层次的继续教育项目，逐步消除区域发展的不平衡，规范骨科医生的职业操守以及医疗行为，逐步与国际接轨，使之成为具有中国特色的国际知名的品牌学术会议。

这一提议迅速得到了全国骨科医生的积极响应和中华医学会的大力支持。经过将近1年的准备，2006年11月12—15日中华医学会第八届骨科学术会议暨第一届COA国际学术大会在北京顺利召开。此次会议收到时任国务院副总理吴仪发来贺信，并有卫生部、中华医学会、北京市卫生局等多位领导莅临开幕式（图2-11）。COA大会将过去3~4年举办1次改为每年定期举办。

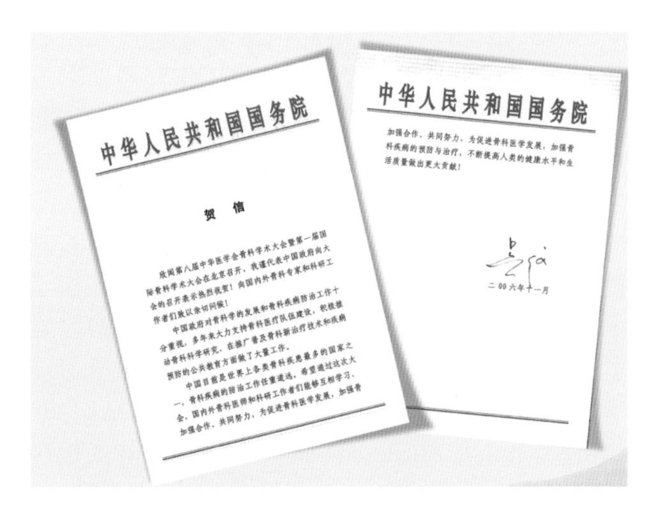
中华人民共和国国务院

贺　信

欣闻第八届中华医学会骨科学术大会暨第一届国际骨科学术大会在北京召开，我谨代表中国政府向大会的召开表示热烈祝贺！向国内外骨科专家和科研工作者们致以亲切问候！

中国政府对骨科学的发展和骨科疾病防治工作十分重视，多年来大力支持骨科医疗队伍建设，积极推动骨科科学研究，在推广普及骨科新治疗技术和疾病预防的公共教育方面做了大量工作。

中国目前是世界上各类骨科疾患最多的国家之一，骨科疾病的防治工作任重道远。希望通过这次大会，国内外骨科医师和科研工作者们能够互相学习、加强合作、共同努力，为促进骨科医学发展，加强骨科疾病的预防与治疗，不断提高人类的健康水平和生活质量做出更大贡献！

二00六年十一月

图2-11　2006年第一届COA大会收到时任国务院副总理吴仪发来贺信

2007年中华医学会第九届骨科学术会议暨第二届COA国际学术大会在河南省郑州市召开。会议期间召开了换届选举，北京协和医院邱贵兴院士继续连任骨科分会第八届委员会主任委员，中国人民解放军总医院王岩教授当选候任主任委员，四川大学华西医院裴福兴教授、上海市第六人民医院曾炳芳教授、北京大学第三医院陈仲强教授、南方医科大学南方医院金大地教授为副主任委员，北京大学人民医院姜保国教授为秘书长（图2-12）。

2007年4月《中华关节外科杂志（电子版）》创刊，杂志编辑部设在广州医学院第一附属医院，著名医学专家邱贵兴院士、余楠生教授担任总编辑，卢世璧院士、戴尅戎院士担任本刊名誉总编辑（图2-13）。

为进一步完善骨科组织建设，骨科学分会于2009年4月成立了骨科学分会青年委员会；11月成立了护理学组。至2009年11月，骨科学分会完成全国骨科医生登记，登记注册骨科医生3万余人。

2010年中华医学会第十二届骨科学术会议暨第五届COA国际学术大会在四川省成都市召开。会议期间进行了换届选举，中国人民解放军总医院王岩教授担任骨科分会第九届委员会主任委员，北京协和医院邱贵兴院士为前任主任委员，北京积水

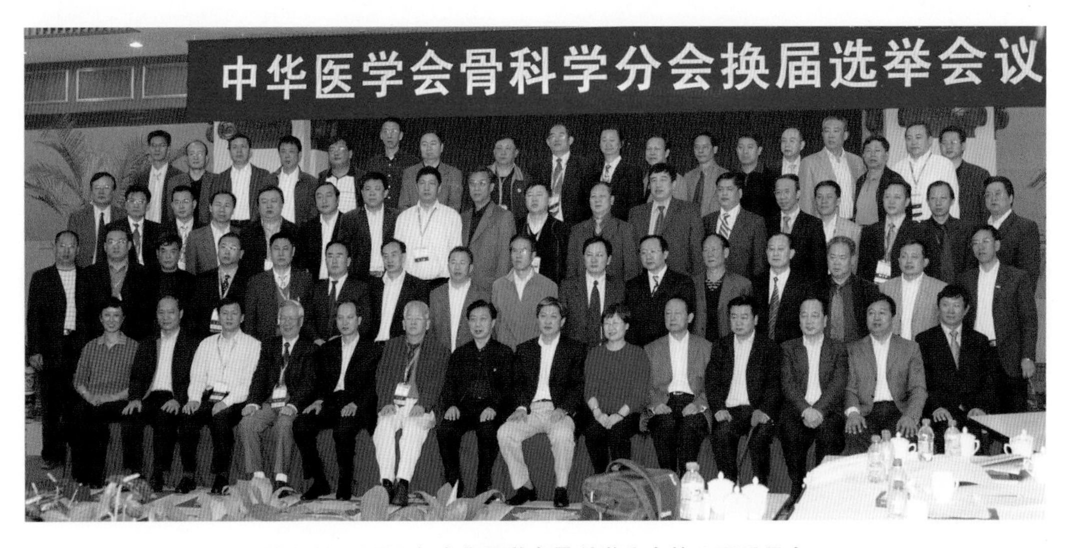

图2-12　2007年中华医学会骨科学分会第八届委员会

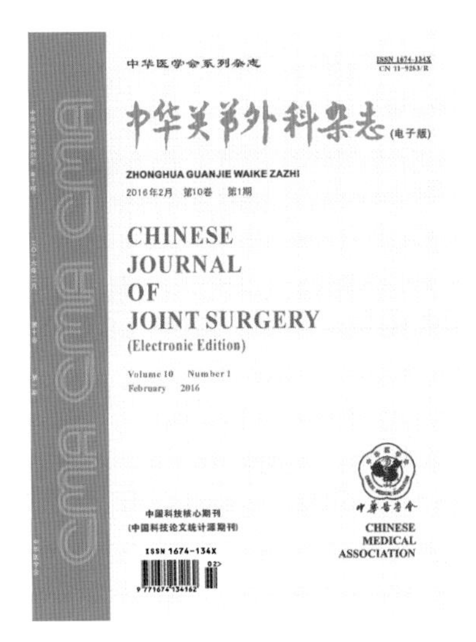

图 2-13　《中华关节外科杂志(电子版)》

潭医院田伟教授当选候任主任委员，四川大学华西医院裴福兴教授、上海市第六人民医院曾炳芳教授、北京大学第三医院陈仲强教授、西安交通大学第二附属医院王坤正教授为副主任委员(图 2-14)。

在全体骨科医生的共同努力下，骨科分会的工作取得了令人瞩目的成绩，2010 年 4 月 24 日，在中华医学会第 24 次全国会员代表大会上，骨科学分会被授予“先进专科分会”称号(图 2-15)。

2011 年 7 月中华医学会骨科学分会骨科显微修复学组正式获批成立。

2012 年，骨科学分会首次推出 Travelling Fellow 项目，开始与 AOSpine、AOTrauma、AAOS 开始合作：①与 AOSpine 合作推出青年医师培训项目(COA-AOSpine Travelling fellowship)，在全国范围内选出

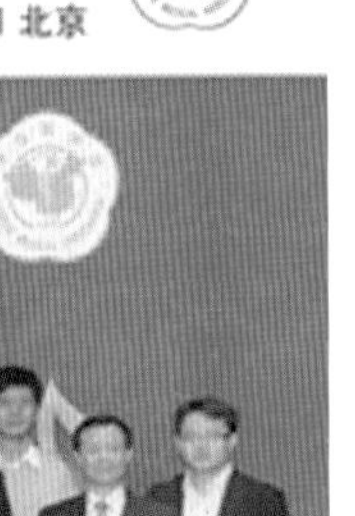

图 2-14　中华医学会骨科学分会第九届委员会常务委员会

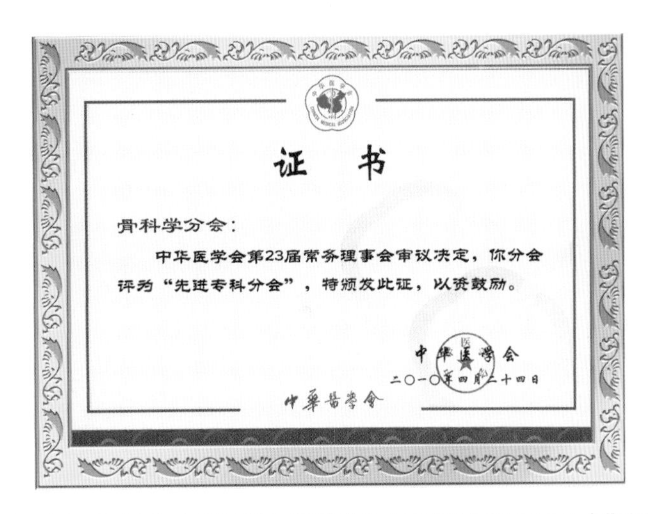

证　书

骨科学分会：

中华医学会第23届常务理事会审议决定，你分会评为“先进专科分会”，特颁发此证，以资鼓励。

中华医学会
二〇一〇年四月二十四日

图 2-15　2010 年中华医学会骨科学分会获得“先进专科分会”称号

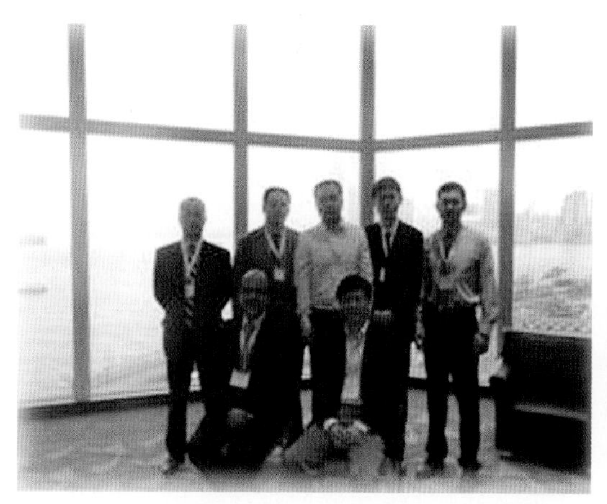
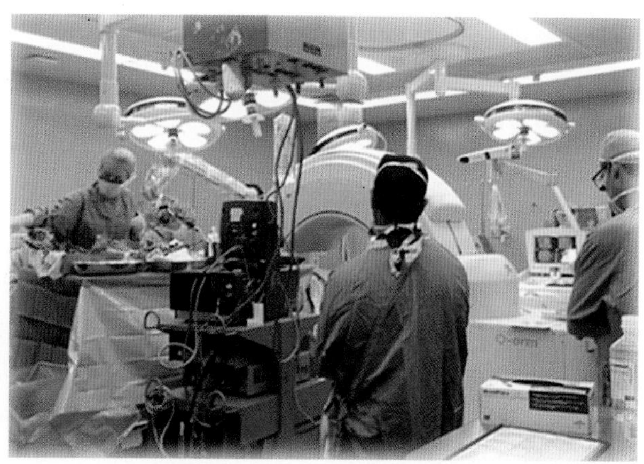

图 2-16　Travelling Fellow 项目

10 名合格医生于 9 月分别赴美国、英国、加拿大、德国、瑞士等 AOSpine 中心进行为期 3 个月的学习；②与 AOTrauma 合作推出的 COA-AO 创伤青年医师出国培训进修项目（COA-AO Trauma Travelling Fellowship），选拔出 20 名来自国内二三线城市的 40 岁以下的青年骨科医生骨干，由 COA 资助到 AO 国际培训中心医院进行为期 3 个月的培训（图 2-16）；③与 AAOS 合作推出 COA-AAOS 教育合作项目，AAOS 于 2012 年 5 月份派出两名专家分别对国内 5 家医院进行评估，并由 AAOS 从中选出 3~4 家医院进行为期 3 年的骨科基本原则培训。

2013 年 3 月《中华肩肘外科电子杂志》创刊，编委会由北京大学人民医院姜保国教授担任总编辑，编辑部设在北京大学人民医院，张殿英教授任编辑部主任（图 2-17）。

2013 年骨科学分会进一步细分及完善专科建设，关节外科学组下分别成立膝关节工作委员会和髋关节工作委员会；脊柱外科学组下分别成立脊椎工作组、腰椎工作组、脊柱畸形工作组和脊柱创伤工作组。2013 年 4 月骨科学分会小儿创伤矫形学组正式获批成立。

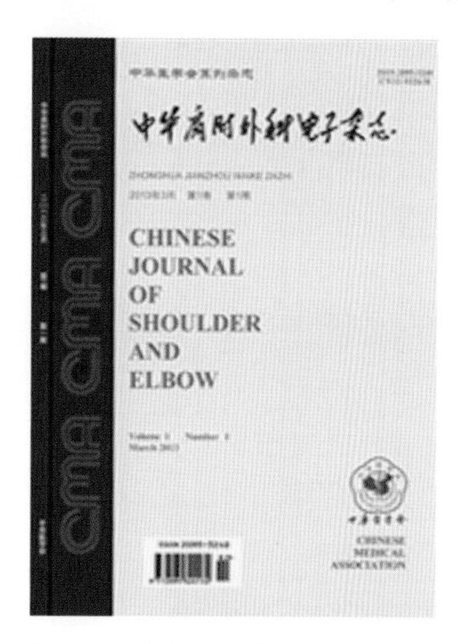

图 2-17　《中华肩肘外科电子杂志》

2013 年 11 月中华医学会第十五届骨科学术会议暨第八届 COA 国际学术大会在北京市召开。会议期间进行了换届选举，北京积水潭医院田伟教授担任骨科分会第十届委员会主任委员，中国人民解放军总医院王岩教授为前任主任委员，河北医科大学第三医院张英泽教授当选候任主任委员，北京大学第三医院陈仲强教授、西安交通大学第二附属医院王坤正教授、上海长征医院袁文教授、北京协和医院翁习生教授为副主任委员（图 2-18）。

《中华老年骨科与康复电子杂志》于 2015 年 8 月创刊，编辑部设在河北医科大学第三医院，张英泽教授任总编辑兼编辑部主任（图 2-19）。

2016 年中华医学会第十八届骨科学术会议暨第十一届 COA 国际学术大会在北京市召开。会议期间进行了换届选举，河北医科大学第三医院张英泽教授担任骨科学分会第十一届委员会主任委员，北京积水潭医院田伟教授为前任主任委员，西安交通大学第二附属医院王坤正教授当选候任主任委员，北京大学人民医院姜保国教授、西安市红会医院郝定均教授、南通大学附属医院刘璠教授、北京协和医院翁习生教授为副主任委员（图 2-20）。

2019 年 6 月经过中华医学会第二十五届理事会组织工作委员会第四次会议专家审议通过，骨科康复学组正式获批成立，中西医结合学组、外固定与肢体重建学组、创新与转化学组为筹备组。至此，中华医学会骨科学分会下属 16 个专业学组和青年委员会，实现了骨科亚专业全覆盖，构成了完备的专业体系。

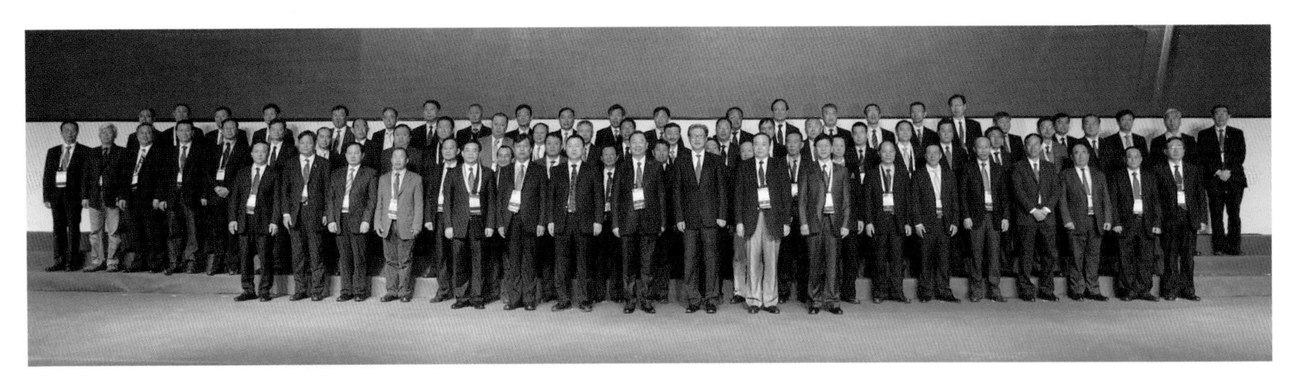

图 2-18　2013 年中华医学会骨科学分会第十届委员会

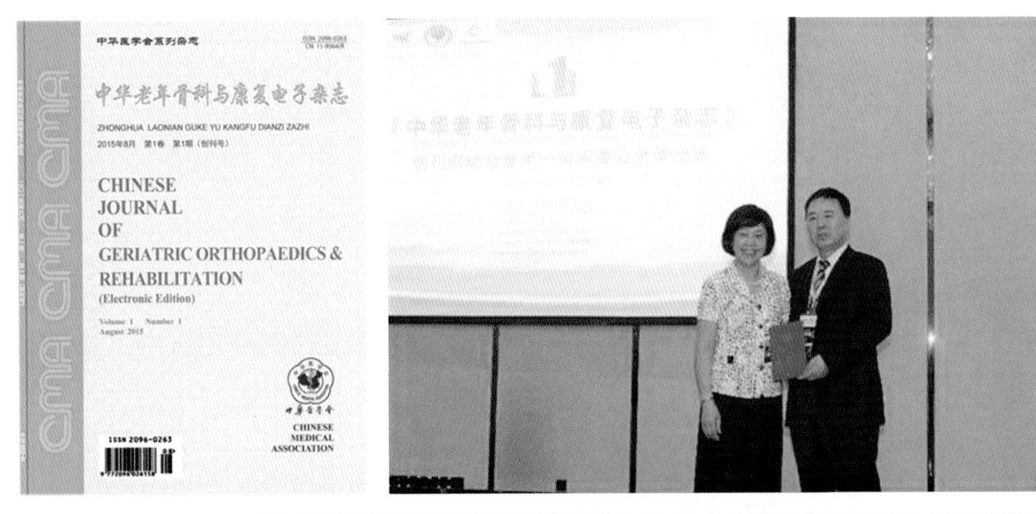

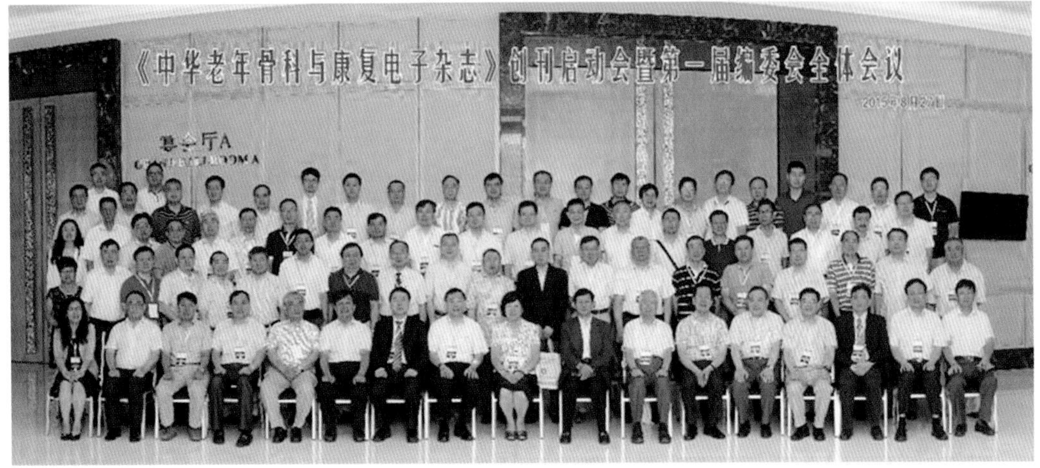

图 2-19　《中华老年骨科与康复电子杂志》创刊及第一届编委会

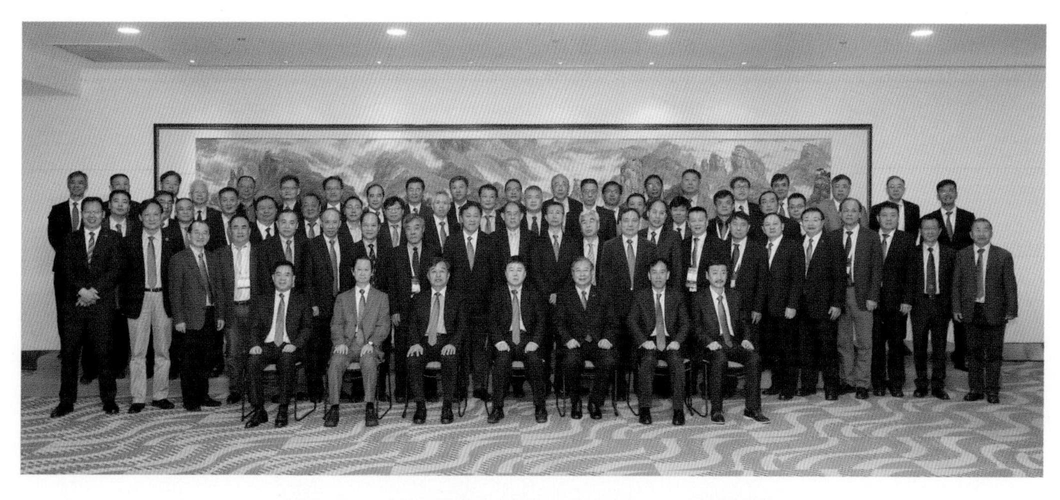

图 2-20　**中华医学会骨科学分会第十一届委员会**

回顾历史，中华医学会骨科学分会已经走过了 39 年的辉煌历程，并取得了令人瞩目的成绩。展望未来，我们应该看到，未来骨科的发展将更加多元，分科更为细致，诊疗技术日趋人性化、微创化、智能化，相关学科之间的交叉与渗透也必将更加广泛，基因重组技术有可能为我们带来新的技术革命与科学发展，心理因素在骨科疾病的诊断和治疗中的作用将越来越得到重视。这些发展趋势都对骨科医生提出了更高的要求和挑战。

同时，我们也必须清醒地认识到，中国骨科的整体水平与国际先进国家相比还存在一定的差距。全体骨科同仁应该不断加强自身学习，更新知识，锻炼技能，更好地为广大患者解除病痛，为我国骨科事业的进一步发展做出更大的贡献。

第二节　骨科学分会历届委员会

一、第一届委员会（1980—1985 年）

名誉主任委员：叶衍庆

主任委员：冯传汉

副主任委员（3 名）：陶甫、过邦辅、杨克勤

常务委员（10 名，以姓氏笔画为序）：王桂生、朱通伯、杨东岳、吴祖尧、陆裕朴、陈林堂、尚天裕、金耀清、周人厚、韩祖斌

委员（35 名，以姓氏笔画为序）：马景崑、王明远、王树梓、王炳勋、王澍寰、卢学敏、乔若愚、刘春生、江让、许振华、孙其发、李庆安、沈怀信、宋献文、张之湘、张学义、张崇义、陈之白、陈中伟、陈受谦、周润琮、孟宪荩、柳用墨、顾云五、郭巨灵、郭世绂、黄承达、黄殿栋、商树兴、梁起鹏、屠开元、葛宝丰、董天华、董敬舒、蔡青

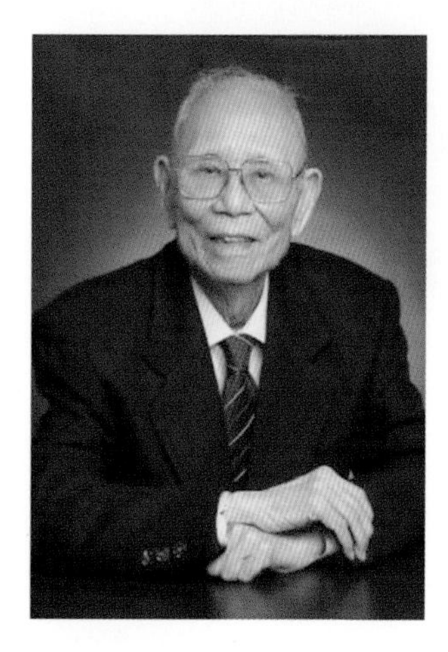

冯传汉　中华医学会骨科学分会第一届委员会主任委员

冯传汉，1914 年 1 月 14 日出生于湖北省汉口市。历任中央/中和医院外科副主任，卫生部直属北京人民医院医务部主任，北京医学院附属人民医院骨科教授、副院长、院长，北京医学院副院长。兼任北京积水潭医院创伤骨科研究所所长。青岛大学医学院名誉教授。北京医科大学近代医学史研究中心研究员。北京医科大学—中国协和医科大学联合出版社社长。20 世纪 50 年代被国家推选为国际外科学会会员。60 年代任《中华外科杂志》副总编辑、顾问。1986 年被选为《中华医学杂志英文版》总编辑、名誉总编辑。1980 年被选为中华医学会骨科学分会第一届主任委员。1996 年为卫生部北京医院肩关节外科研究中心顾问。1982 年被美国骨科医师学会（American Academy of Orthopaedic Surgeons，AAOS）授予荣誉会员证书。1983 年被澳大利亚骨科学会授予通讯会员证书。

1993 年当选为亚洲肩关节学会理事。

获得奖励:1936 年获燕京大学 Phi Tau Phi 金钥匙奖;1940 年获北京协和医学院外科奖;1980 年获北京市科技成果一等奖;1987 年获北京医科大学桃李奖;1994 年获中华医学会优秀期刊总编奖;1998 年获教育部科技进步奖二等奖;1998 年获卫生部科学技术进步奖二等奖;2001 年获何梁何利基金科学与技术进步奖;2008 年获北京大学蔡元培奖;2010 年获中华医学会北京分会科技成就奖;2011 年获北京大学国华学者成就奖;2013 年获吴阶平—保罗・杨森医学药学奖特殊贡献奖;2014 年获首都精神文明建设奖;2017 年获环球时报颁发的"生命之尊"荣誉称号;2018 年获中华医学会骨科分会终身成就奖。

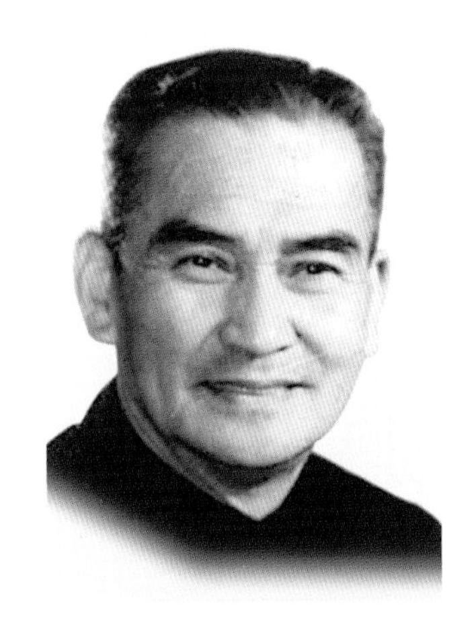

陶甫　中华医学会骨科学分会第一届委员会副主任委员

陶甫(1913—1982 年),1937 年毕业于河北医学院。1947—1948 年曾在美国加州大学海员医院进修骨科。回国后一直在天津骨科医院及天津医院从事骨科临床工作和全国骨科进修班的教学,为天津骨科事业的创建和发展贡献了毕生的精力,也为全国各地培养了大量骨科人才。历任中华医学会骨科学分会副主任委员、《中华骨科杂志》主编、天津医院副院长、天津骨科研究所副所长、天津骨科学会会长、中国中西医结合研究会理事。一生共发表骨科论文 60 余篇,并曾参加《骨关节结核病灶清除疗法》和《临床骨科学(1)创伤》的编写工作。骨科造诣颇深,对中西医结合按摩治疗软组织损伤更有独到之处,曾出版《按摩》专著。

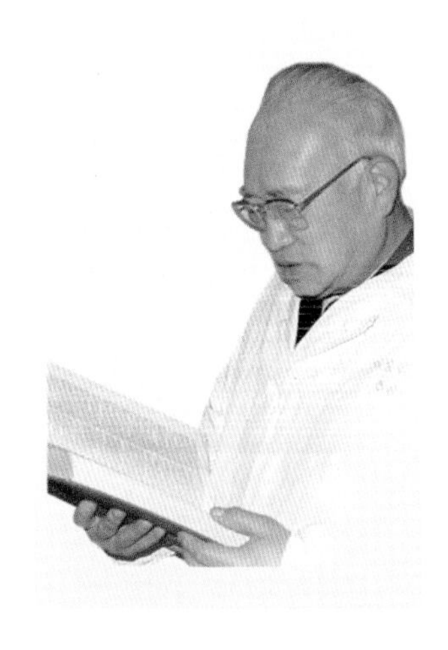

过邦辅　中华医学会骨科学分会第一届委员会副主任委员

过邦辅,1919 年出生,江苏无锡人。上海第二医科大学教授,博士生导师。1945 年获原圣约翰大学医学院博士学位。1949 年美国哈佛大学医学院研究生毕业。1949 年赴英国伦敦大学皇家骨科学院进修。1950 年为英国伦敦皇家医学会员(FRSM)。

1950 年回国后在上海宏仁医院骨科任职,并在上海圣约翰大学医学院任教。历任上海第二医学院附属瑞金医院骨科第二主任、原上海第二医学院医学系一部副主任、上海市伤骨科研究所副所长、中华医学会上海分会理事、中华医学会上海分会外科学会副主任委员及骨科学会主任委员、《中华骨科杂志》总编辑及名誉总编辑、中央卫生部科委伤骨科专题委员会委员、中华医学会骨科学分会副主委委员、国务院学位委员会第二届学科评议组成员。1993 年退休,移民加拿大,曾任加拿大多伦多病童医院和西奈山医院骨科义务高级顾问医师。

过邦辅教授长期从事小儿骨科、骨病、骨肿瘤的临床和研究工作,1956 年开展改良先天性关节脱位手术治疗方法,为国内广泛采用至今。1959 年"中西医结合治疗骨折"的研究成果获中央卫生部奖状。1963 年主持国内第一例完成性断肢再植,为我国在国际上居于领先地位的显微外科做出了开创性贡献,并受到周恩来总理的接见。创立了国内领先的骨科实验室,进行骨科临床和基础实验研究工作。主编、主译和参编《坎内尔骨科手术学大全》《骨与关节肿瘤》《矫形外科》等,发表论文 220 余篇。

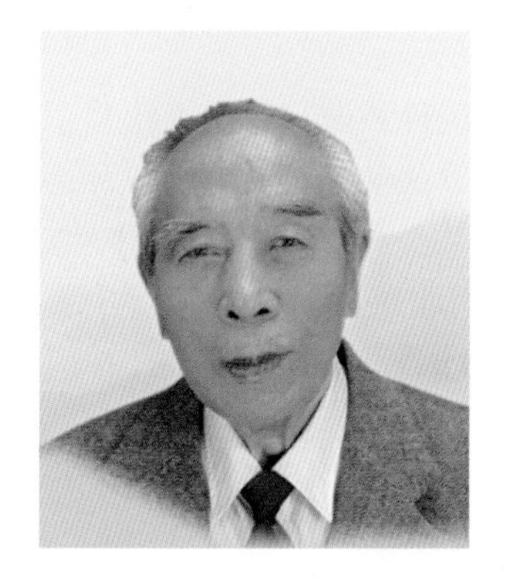

杨克勤　中华医学会骨科学分会第一届委员会副主任委员

杨克勤(1917—1993年),四川井研县人。先后就读于济南齐鲁医学院预科及迁徙重庆的上海医学院,1941年毕业。1944—1948年就读于美国约翰霍普金斯大学医学院,毕业后担任其附属医院骨科住院医师及住院总医师。1949年由美国经欧洲返回祖国,期间考察了美国、英国、捷克的一些骨科中心。1949—1986年历任沈阳中国医科大学副教授、附属医院副院长,北京医科大学附属第一医院骨科主任。附属第三医院骨科主任、副院长。1952年参加中国民主同盟,1985年加入中国共产党。曾任中国残疾人福利基金会理事、民政部假肢科学研究所名誉顾问、中国残疾人康复协会理事、中国康复医学研究会理事、美国中部骨科协会名誉委员、中国残疾人研究会理事、《中华骨科杂志》常务编委、《中国康复》杂志顾问。1986年获北京市科学技术委员会颁发的科技发展与本职工作中做出卓越贡献奖。1987年开始享受国务院颁发的政府特殊津贴待遇。

主要的科学研究方向是颈椎和腰椎的疾病,尤其是对颈椎病治疗与研究进行了不懈的努力。在国内较早应用了前路与后路手术对颈椎病进行治疗,并且应用中西医结合的方法,开拓颈椎病药物治疗的道路。

曾主编及参与主编《简易矫形外科学》《骨折与关节损伤》《颈椎病》《骨科手册》《矫形外科学》《脊柱的临床疾病与研究》《脊椎疾患的研究与治疗》(英文版)等。

二、第二届委员会(1985—1989年)

名誉顾问:杨克勤

名誉主任委员:冯传汉

主任委员:王澍寰

副主任委员(3名):过邦辅、吴祖尧、宋献文

常务委员(9名,以姓氏笔画为序):朱通伯、朱盛修、陆裕朴、尚天裕、金耀清、周人厚、柳用墨、郭世绂、韩祖斌

委员(26名,以姓氏笔画为序):马景崑、王占品、王明远、孔繁锦、石奉文、乔若愚、庄孝荫、刘孔芝、江让、许振华、吴之康、沈怀信、张学义、陈之白、陈中伟、周连圻、徐莘香、郭民修、黄承达、黄殿栋、崔庆凌、商树兴、葛宝丰、董天华、董敬舒、曾昭荣

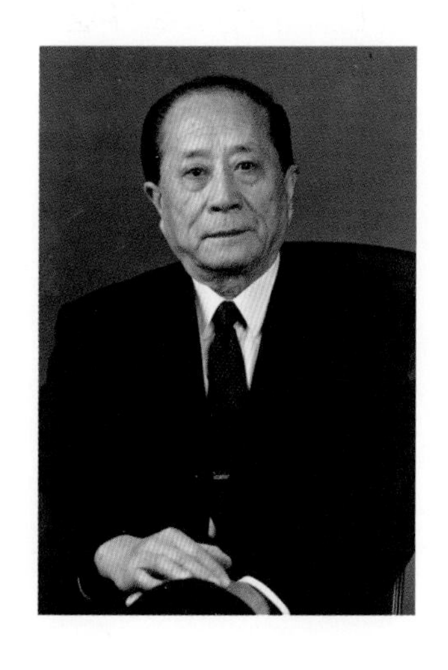

王澍寰　中华医学会骨科学分会第二届委员会主任委员

王澍寰,1924年12月12日生于北平。1950年毕业于北京大学医学院医学系。1950—1958年,任北京中和医院外科住院医师、主治医师;1958年起,历任北京积水潭医院创伤骨科主治医师、副主任医师、手外科主任、主任医师、北京医科大学教授。1982—1989年任北京积水潭医院院长。

历任中华医学会骨科学分会(1985—1993年)、中华医学会手外科学分会(1994—1997年)主任委员。当选北京市人大代表,政协常委、副主席。1997年当选为中国工程院院士。1999年获何梁何利基金科学与技术进步奖。

1958年,在北京积水潭医院创建我国第一个手外科专业。在中国最早开展直径1mm以内小血管缝合研究。1963年,完成世界第一例成功的"断指再植"手术。1978年,主编我国第一部手外科专著《手外科学》。1984年,领导成立中华医学会骨科学分会手外科学组,出任组长。1994年,倡导成立中华医学会手外科学分会,担任主任委员。1985年,倡导创办《手外科杂志》并担任主编,1993年,任《中华手外科杂志》第一任总编辑,发表论文130余篇,获国家级奖5项,其他奖21项。

王澍寰院士创建了中国手外科专业、主编了第一部手外科专著、领导成立了中华医学会手外科学分会、培养了3 000余位手外科医生。被称为"中国手外科之父"。

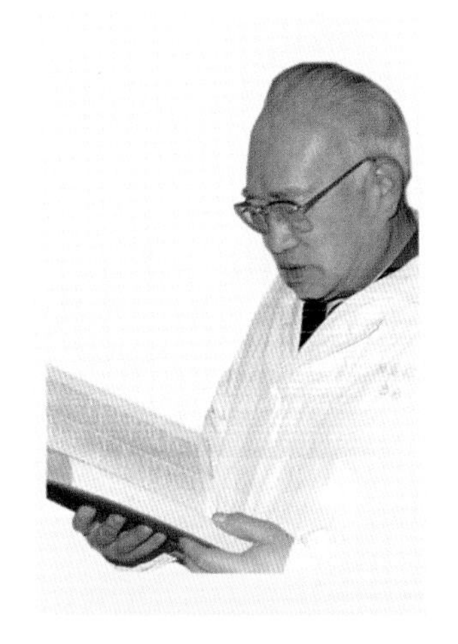

过邦辅 中华医学会骨科学分会第二届委员会副主任委员

过邦辅简介见本章第 43 页。

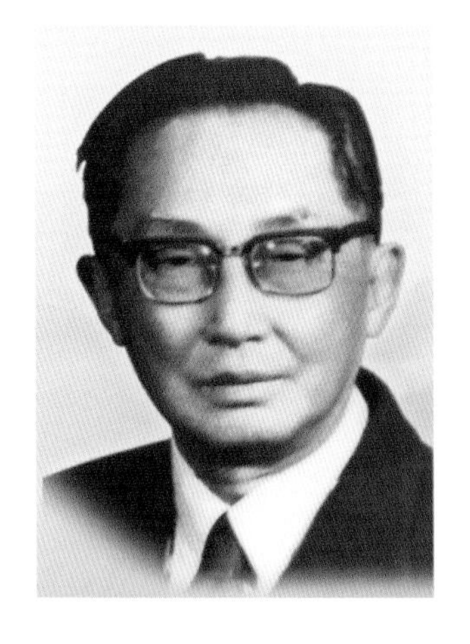

吴祖尧 中华医学会骨科学分会第二届委员会副主任委员

吴祖尧,1917 年出生,我国著名骨科专家,重庆市医科大学教授。1944 年毕业于原国立上海医学院,同年在中国红十字会第一医院就任骨科医师,并先后历任上海中山医院、上海华山医院骨科主治医师、副主任、副教授。1958 年响应国家号召,赴重庆参加创建重庆医学院及附属医院的工作,1973 年起任重庆医学院骨科教研室主任,1980 年初升任外科正教授。曾任第三届骨科学会顾问、《中华外科杂志》《中华骨科杂志》《中华创伤杂志》编委。编译《骨与关节手术途径图谱》,主编《骨科手术学》,参编《临床症状鉴别与诊断》、全国高校教材《外科学》、《黄家驷外科学》。享受国务院政府特殊津贴,1997 年获中华医学会颁发的突出贡献的特殊奖匾。他长期从事骨伤科学的教学、理论和科研工作,医德高尚,医术精湛,深受大家爱戴。他学识广博,治学严谨,特别在急慢性骨与关节损伤的理论与临床研究、诱导成骨学说和骨形态发生蛋白的提纯及生物生化特性的研究上有创造性的建树,在国内外骨科学术界享有盛誉。

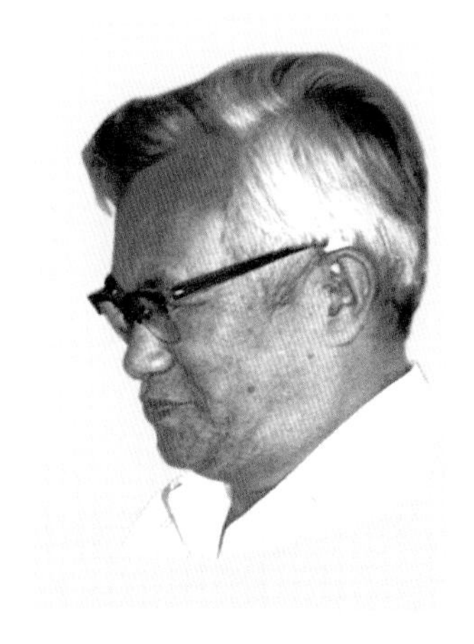

宋献文 中华医学会骨科学分会第二届委员会副主任委员

宋献文,1921 年 7 月生于天津市。1947 年上海震旦大学医学院毕业。1948—1958 年历任上海广慈医院医师、主治医师,北京协和医院骨科医师、主治医师。1958 年至 1985 年在北京积水潭医院工作,1962 年起任大骨科副主任、后任普骨科主任、北京市创伤骨科研究所研究员,北京医学院教授。1951—1952 年参加抗美援朝手术队任副队长,1955—1956 年任抗美援朝医疗专家组成员,1979—1980 年瑞士伯尔尼小岛医院访问学者。曾任中华医学会骨科学分会第二届副主任委员,组建骨肿瘤学组并任第一届组长,《中华外科杂志》副主编,《中华骨科杂志》副主编。

宋献文是我国著名骨科专家,医学教育家。20 世纪 50 年代后期调入北京积水潭医院,与孟继懋、王澍寰一起建立了国内外知名的骨科,培养了大量骨科进修医生、医学生和研究生。

他从事多项临床与研究工作,包括先天畸形、脊柱侧弯、关节炎、慢性颈肩痛、腰腿痛、脊髓灰质炎(小儿麻痹症)、脑瘫等。改革开放以来多次赴欧美学习访问,并向国内同道进行传授新知。

20 世纪 70 年代研究骨肿瘤,开展全骶骨切除术及瘤骨灭活再植术。1969 年完成国内首例胫骨上端骨巨细胞瘤切除和异体骨半关节移植,发表在 1964 年《中华外科杂志》,1982 年总结 50 例同类手术,获北京市科学技术进步奖二等奖。

三、第三届委员会(1989—1992年)

名誉主任委员:吴祖尧、陆裕朴

主任委员:王澍寰

副主任委员(3名):过邦辅、吴之康、郭世绂

常务委员(9名,以姓氏笔画为序):马景崑、朱盛修、乔若愚、罗先正、金耀清、周志道、饶书城、黄承达、董天华

委员(28名,以姓氏笔画为序):王占品、王永惕、孔令震、孔繁锦、石奉文、卢传新、曲日瀛、庄孝荫、刘孔芝、许振华、孙材江、李承球、李起鸿、陈之白、陈中伟、陈君长、陈振光、周人厚、宫振勇、夏贤良、徐苹香、郭民修、崔庆凌、崔金生、葛宝丰、董敬舒、曾昭荣、戴尅戎

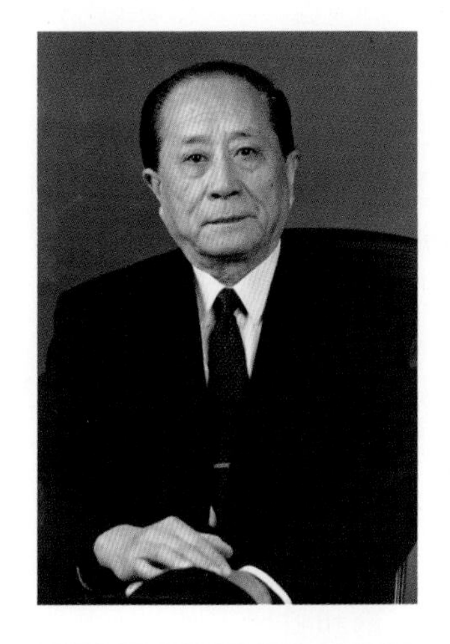

王澍寰 中华医学会骨科学分会第三届委员会主任委员

王澍寰简介见本章第44页。

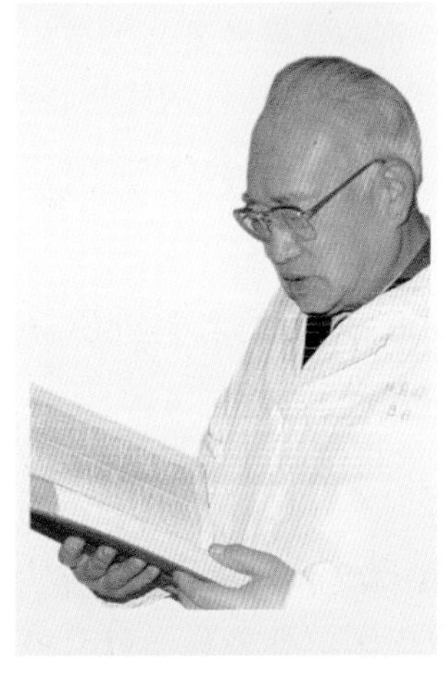

过邦辅 中华医学会骨科学分会第三届委员会副主任委员

过邦辅简介见本章第43页。

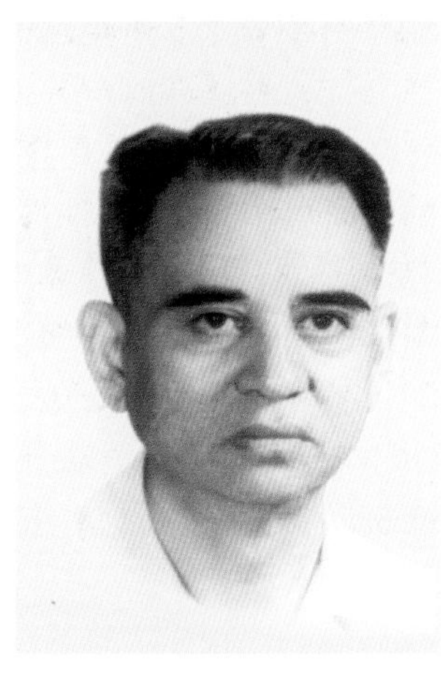

吴之康 中华医学会骨科学分会第三届委员会副主任委员

吴之康,1922年7月29日出生于江苏苏州市,著名骨科学教授、脊柱外科专家、中国脊柱外科创始人之一。1949年毕业于北京大学医学院。1954—1979年任中国人民解放军总医院骨科主治医师、副主任、副教授。曾赴美国、加拿大进行学术交流。1981年调任北京协和医院任骨科主任、研究员、教授。历任中华医学会骨科学分会委员、副主任委员,中华医学会北京分会骨科主任委员、理事,全国截瘫学会会长、中国残疾人联合会康复协会顾问,中华医学基金会理事,美国肯塔基州立大学授予荣誉客座教授。

曾获中国人民解放军二等功臣称号,立三等功多项,并先后多次获得先进工作者、优秀教师等奖励。多次获得各级医疗成果奖;撰写了《骨科手术学》《外科学及老年病学》等著作,国内外发表学术论文50余篇,曾获中华骨科学会优秀论

文奖,《脊柱侧弯的研究》获国家卫生部科技成果二等奖,国家科技成果三等奖。享受政府特殊津贴。

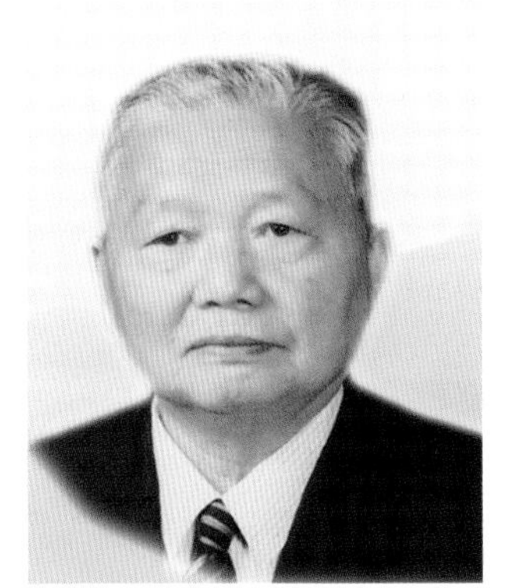

郭世绂　中华医学会骨科学分会第三届委员会副主任委员

郭世绂,1921 年 2 月 15 日出生,江苏镇江人,1946 年毕业于上海震旦大学医学院。曾任天津医科大学总医院大外科主任和骨科主任,该院骨科专业的奠基人之一。

曾任中华医学会骨科学分会常委、副主任委员、基础学组组长和天津医学会骨科学分会主任委员等职务;他还是国际骨质疏松基金会(IOF)科学顾问委员会委员,国际骨科学会、欧洲编辑学会等会员;并曾担任《中华骨科杂志》两届总编辑(1988—1996 年),《中国脊柱脊髓杂志》名誉主编、《骨关节损伤杂志》《中华外科杂志》《中华老年杂志》等科技期刊的编委。

从事医疗、教学及科研工作 50 余年,先后担任主编及副主编的大型著作有《脊柱外科学》《临床骨科解剖学》《代谢性骨病学》《脊髓损伤》《肩关节外科学》《骨科手术学》《骨科临床解剖学》《骨质疏松基础与临床》等,是一位成绩卓著的骨科学专家。

郭世绂教授主攻骨质疏松症和脊髓损伤的基础研究。在骨质疏松症方面,他在国内较早地开展了单光子骨密度测量、手指掌骨指数测定、椎体高度测量及其临床意义的研究,所获得数据对我国骨质疏松症的研究具有较高的临床应用价值。

自 20 世纪 70 年代开始,郭世绂教授涉足脊髓损伤的基础研究,由浅入深,由细胞生物学到分子生物学,先后对脊髓损伤的病理、病理生理、电生理、生物化学到脊髓损伤的实验性治疗、脊髓细胞悬液、施万细胞的培养及神经生长因子转染等进行了系列研究,发表过多篇有价值的学术论文。他培养的研究生的课题也多围绕这一研究方向。

四、第四届委员会(1992—1996 年)

主任委员:党耕町

副主任委员(3 名):王澍寰、戴尅戎、黄承达

常务委员(9 名,以姓氏笔画为序):孔令震、石奉文、朱盛修、李承球、陈君长、罗先正、周志道、饶书城、徐莘香

委员(27 名,以姓氏笔画为序):王永惕、王志成、孔繁锦、卢传新、史宝琦、白崇恩、任维祺、庄孝荫、许振华、孙材江、劳汉昌、李维杰、邱贵兴、张功林、张铁良、陈振光、陈雄德、欧阳甲、金耀清、周良安、赵定麟、宫振勇、夏贤良、郭文通、梅芳瑞、崔金声、董天华

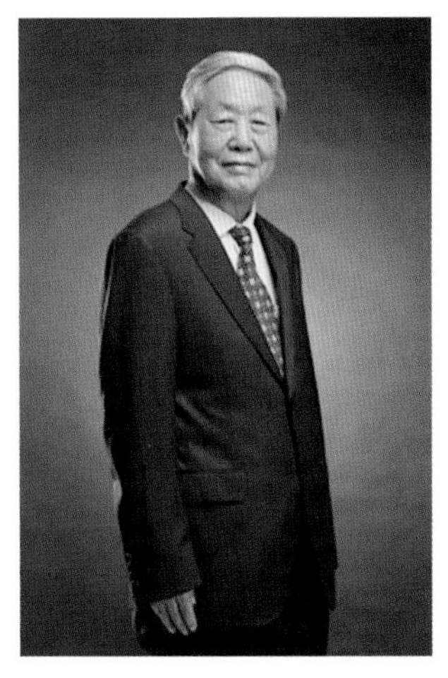

党耕町　中华医学会骨科学分会第四届委员会主任委员

党耕町,男,1935 年 1 月生于河北省临西县。北京大学第三医院骨科主任医师,教授。曾就读山东临清一中,1962 年毕业于原北京医学院。1963 年以来历任北京大学第三医院外科、骨科住院医师,主治医师,副教授,教授及主任医师。曾任大外科副主任,主任,骨科副主任,主任。兼任副院长,代理院长。多年来专注于脊柱外科的临床实践与研究。在颈、腰椎间盘病,脊柱创伤,脊柱肿瘤,寰枢椎疾病等方面,以及骨生理实验研究方面做过较深入的工作。与骨科同事们共同努力提高了脊柱外科的诊疗水平,推动了学科建设的发展与进步。先后在国内外医学杂志发表论文百余篇,主编与参编专著十余部,主持翻译专著十余部。先后获国家级二等奖一项,省部级一、二、三等奖八项。

曾先后兼任中华医学会理事,中华医学会骨科学分会主任委员,脊柱外科学组委员、组长,中国医师协会骨科分会会长,中国老年学学会脊柱、关节疾病专业委员会主任委员,《中华骨科

杂志》主编,《中华外科杂志》副主编,国务院学科评审组委员。

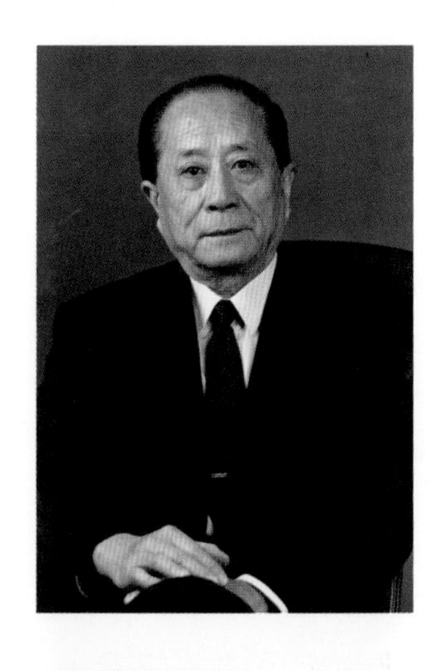

王澍寰　中华医学会骨科学分会第四届委员会副主任委员

王澍寰简介见本章第 44 页。

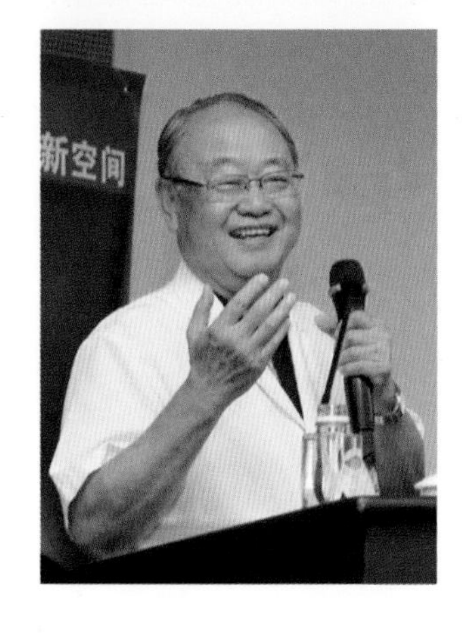

戴尅戎　中华医学会骨科学分会第四届委员会副主任委员

戴尅戎,1934 年 6 月 13 日出生于厦门,福建漳州人。中国工程院院士,法国国家医学科学院外籍通信院士。先后担任上海第二医科大学(现上海交通大学医学院)附属第九人民医院终身教授、骨科主任、院长,现任上海市创伤骨科与骨关节疾病临床医学中心首席科学家、数字医学临床转化教育部工程研究中心主任、上海交通大学医学 3D 打印创新研究中心主任、上海交通大学转化医学研究院干细胞与再生医学转化基地主任,中国医疗器械行业协会 3D 打印医疗器械专业委员会理会长兼团体标准化技术委员会主任委员。

戴尅戎院士曾先后担任世界华裔骨科学会会长,亚太人工关节学会秘书长、会长,国际内固定学会理事及中国分会主席,国际多学科生物材料学会副主席,中华医学会骨科学分会副主任委员,上海骨科学会主任委员等 30 余个国际、国内学术团体的领导职务。并先后任《医用生物力学》《中华骨科杂志》《中华创伤杂志英文版》《临床骨科杂志》《中国骨质疏松杂志》《中国关节外科杂志》、*Journal of Orthopaedic Surgery* 等 34 本杂志的主编、副主编、编委、顾问。发表论文 500 余篇,主编、参编专著 59 本。培养博士后 12 名,博士 79 名,硕士 29 名。

戴尅戎院士先后获国家发明二等奖,国家科学技术进步奖二、三等奖和部、市级一、二、三等奖 45 项。并曾荣获首届上海市发明家、上海市医学荣誉奖、何梁何利基金科学与技术奖、上海市科技功臣、吴阶平医学奖、上海医学发展终身成就奖等荣誉称号;2002 年经法国外交部与卫生部批准,被授予地中海大学荣誉博士称号,是获得该殊荣的首位亚洲人。

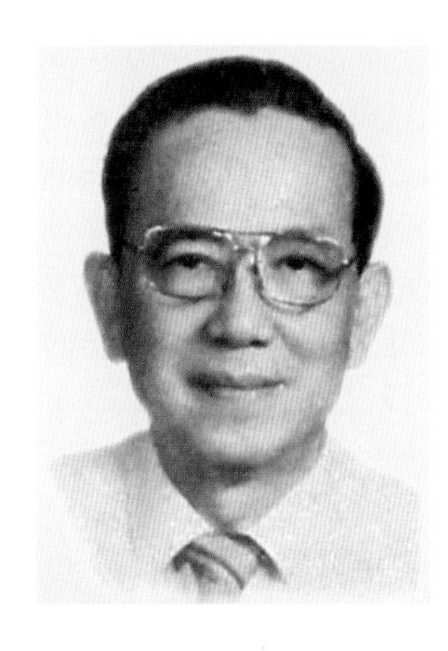

黄承达　中华医学会骨科学分会第四届委员会副主任委员

黄承达,1929 年 11 月 18 日出生,广西合浦人,中共党员。1954 年毕业于中山医学院,1958 年上海第一学院研究生毕业,毕业后在福建医学院附属协和医院任主治医师、讲师。1960 年底赴中山医科大学附属第一医院骨科,历任讲师、副教授、教授、博士生导师。曾任中华医学会骨科学分会副主任委员,中华医学会广东分会骨科学会主任委员,中华医学会骨科学分会骨肿瘤学组组长,《中华医学杂志》《中华外科杂志》《中华骨科杂志》《中华显微整形外科杂志》和《中国脊柱脊髓杂志》编委,第五、六届广东省人大代表。

黄承达从事骨科临床、教学和科研 35 年,是国内著名骨科专家,多年来从事断肢、断指再植、显微外科、脊柱外科、人工关节和骨肿瘤的研究。他成功地完成了世界首例断腿再植手术,在微血管吻合的研究中,首创 0.2mm 直径微血管配对吻合成功，并开展了对微血管吻合和血流动力学的系列研究，取得了突破性的成果。他自己研究设计和创造了显微外科用的器械，铰链式人工膝关节，人工椎体和齿咬式骨肿瘤穿刺针，在临床应用获得了良好效果。他对骨肿瘤的病因、病理和临床诊治多方面开展了深入的研究，在理论和实践上均有创新。在国内外专业杂志发表40余篇论文，参加编写了《骨科手术学》《矫形外科学》等专著。1978年以来获国家和省级科技成果奖7项。

五、第五届委员会（1996—2000年）

顾问：冯传汉、过邦辅、郭世绂、王澍寰

名誉委员：朱盛修、周志道、孔令震、石奉文、李承球

主任委员：党耕町

副主任委员（3名）：荣国威、唐天驷、戴尅戎

常务委员（10名，以姓氏笔画为序）：孙材江、李起鸿、邱贵兴、张铁良、陈中伟、陈君长、林振福、罗先正、徐莘香、黄公怡

委员（28名，以姓氏笔画为序）：王沛、王志成、王海义、王继芳、王道新、卢传新、史宝琦、白崇恩、吕厚山、刘尚礼、江曙、劳汉昌、苏盛元、李维杰、张功林、张美心、张铁良、陈天箫、陈荣华、陈振光、欧阳甲、周良安、宗世璋、赵定麟、胡有谷、饶书城、郭文通、黄宗坚

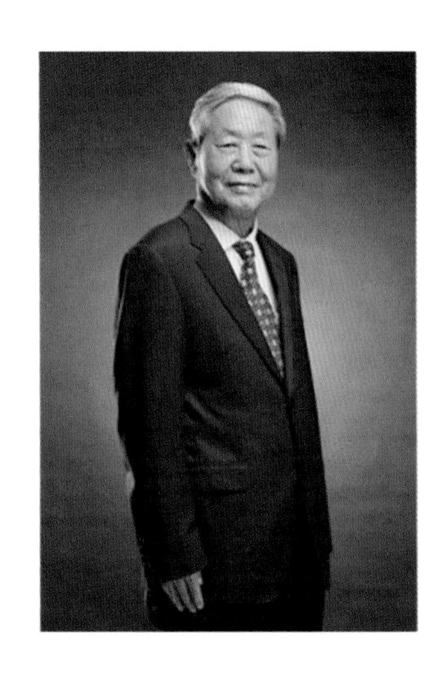

党耕町　中华医学会骨科学分会第五届委员会主任委员

党耕町简介见本章第47页。

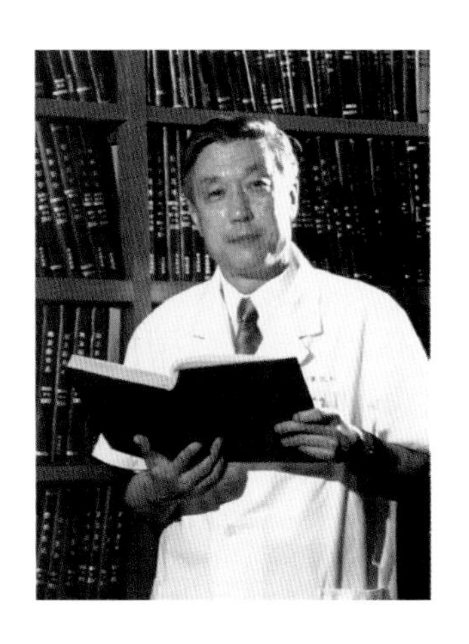

荣国威　中国医学会骨科学分会第五届委员会副主任委员

荣国威，男，1936年12月生，1959年毕业于北京医学院，任积水潭医院创伤骨科主任医师、教授、博士生导师，北京市突出贡献专家，享受政府特殊津贴，1983年任创伤骨科主任，1989年任北京积水潭医院副院长，1991—2000年任院长。曾任北京市科学技术协会第5、6届副主席（1997—2006年），北京医学会会长（1998—2006年），中华医学会骨科学分会第5、6届副主任委员（1996—2004年），北京市骨科学会主任委员（1994—2002年），中华医学会第23届理事会理事（2005年），AO国际内固定学会理事（1998—2002年），香港内固定学会副主席（1998—2002年）。发表论文40余篇，参加编写骨科专著5部，合译《骨折内固定》《骨折治疗的AO原则》，主编《骨折》（人民卫生出版社，2004）。曾任《中华骨科杂志》副总编，《中华创伤骨科杂志》副总编。

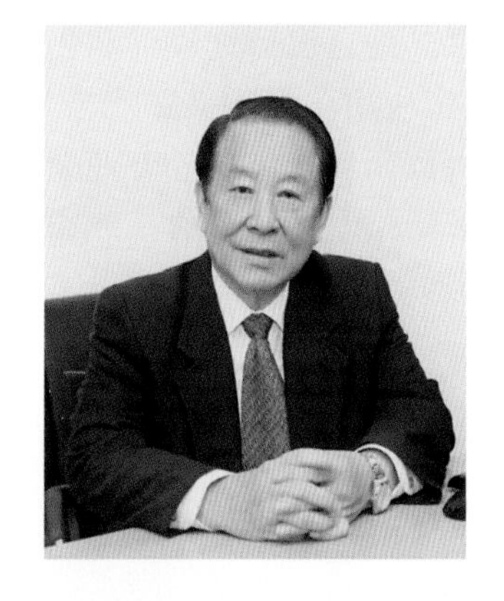

唐天驷　中华医学会骨科学分会第五届委员会副主任委员

唐天驷教授，博士生导师、主任医师，苏州大学附属第一医院骨科资深专家，苏州大学临床医学教育督学。享国务院特殊津贴。现任江苏省医学会骨科学分会名誉主委。曾担任中华医学会骨科学分会副主任委员、中华医学会骨科学分会脊柱外科学组组长、中国康复医学会脊柱脊髓损伤专业委员会副主任委员、江苏省医学会骨科学分会主任委员等。《中华骨科杂志》《中国脊柱脊髓杂志》《中华外科杂志》《中华创伤杂志（英文版）》等8种杂志的副总编、副主编、常务编委和编委。曾荣获中华医学会骨科学分会专家委员。

唐天驷教授累计获得市级以上奖项30余项，其中，2004年获国家科学技术进步奖二等奖1项；公开发表论文500余篇，主编（译）、参编专著教材20余部。

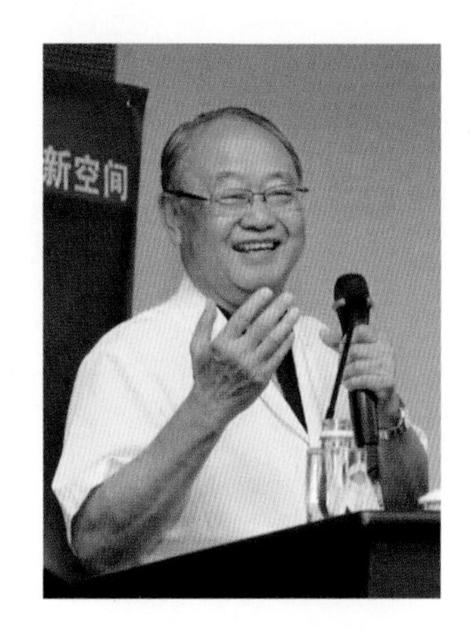

戴尅戎　中华医学会骨科学分会第五届委员会副主任委员

戴尅戎简介见本章第48页。

六、第六届委员会（2000—2004年）

名誉主任委员：党耕町

主任委员：邱贵兴

副主任委员（3名）：杨庆铭、陈君长、荣国威

常务委员（10名，以姓氏笔画为序）：王继芳、李佛保、张铁良、陈百成、范广宇、胡有谷、侯树勋、唐天驷、裴福兴、戴尅戎

委员（28名，以姓氏笔画为序）：王沛、王智良、王道新、吕厚山、刘勇、刘强、江曙、苏盛元、杜靖远、李世和、李放其、李维杰、杨辉芳、肖增明、余楠生、张功林、张信英、张美心、张铁良、陈天箫、周跃、宗世璋、段德生、姚伦龙、贾连顺、黄公怡、黄宗坚、曾炳芳

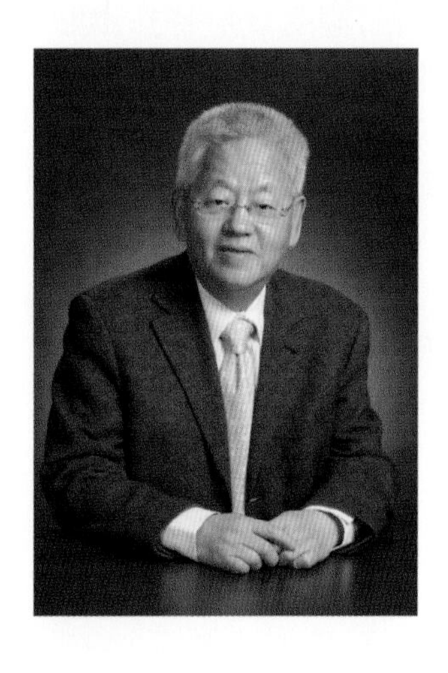

邱贵兴　中华医学会骨科学分会第六届委员会主任委员

邱贵兴，1942年3月出生于江苏无锡，1968年毕业于中国协和医科大学（八年制），中国工程院院士，北京协和医院主任医师、教授、博士生导师，获国务院政府特殊津贴的专家，白求恩公益基金会理事长，华夏医学科技奖理事会副理事长，骨骼畸形遗传学研究北京市重点实验室主任，国家卫生计生委合理用药专家委员会副主委，中国医学装备协会医用耗材专业委员会主任委员及医用增材制造专业委员会主任委员，北京医师协会常务理事及骨科分会会长，《中华骨与关节外科杂志》主编，《中华关节外科杂志（电子版）》主编，《医学参考报社》副理事长兼副总编辑，国际矫形与创伤外科学会（SICOT）中国部主席，国际华人脊柱学会（ICSS）主席等。香港骨科医学院荣誉院士。曾任北京协和医院骨科主任、外科学系主任，中国人民政治协商会议第十一届全国委员会委员，第六届教育部

科学技术委员会副主任，第六届教育部科学技术委员会学风建设委员会副主任，中华医学会常务理事、骨科分会主委，中国工程院医药卫生学部常委、副主任，北京医学会监事长、常务理事、骨科分会主委，中国医师协会骨科分会副会长、国际矫形与创伤外科学会（SICOT）副主席等职。

先后获得过国家科学技术进步奖二等奖（2项）、国家科学技术进步奖三等奖、教育部自然科学奖一等奖、北京市科学技术奖二等奖、中华医学科技二等奖、国家教委科技进步奖三等奖、卫生部科学技术进步奖二等奖等奖项。曾荣获中国研究型医院学会中国医学科学家奖、中国科协先进个人、中央保健工作先进个人、北京市总工会教育创新标兵、北京市教育工会师德先进个人，北京市总工会经济技术创新标兵、中华医学会优秀工作者等称号。也是北京协和医学院优秀科技工作者、教学名师、优秀教授、优秀研究生导师获得者。

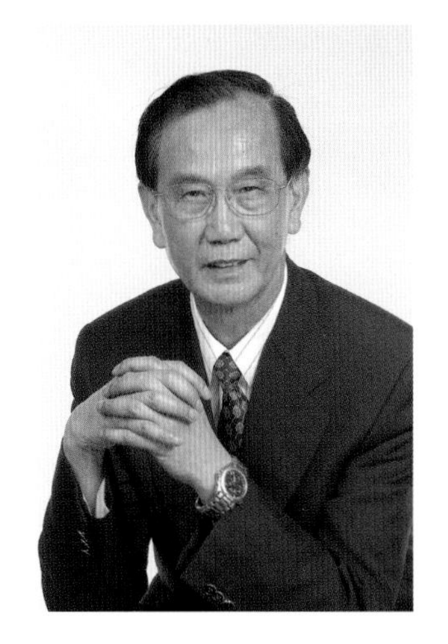

杨庆铭　中华医学会骨科学分会第六届委员会副主任委员

杨庆铭，1939年2月出生，上海人，关节外科专家，上海交通大学医学院附属瑞金医院骨科终身教授、上海市伤骨科研究所名誉所长、博士生导师。

从事医教研工作五十余载，长期致力于关节外科临床与基础理论研究。尤其在髋关节、膝关节疾病诊断及治疗领域中积累了大量宝贵经验。擅长全髋、全膝关节置换、关节假体置换失败翻修重建手术。是国内著名的关节外科领域专家。

曾获中国科学院上海分院科技进步一等奖、上海市科技进步二等奖，并多次获得上海市、上海第二医科大学及瑞金医院的临床医疗成果奖。主编、编译与参编著作7部，先后在国内外核心期刊上发表论文约50余篇。曾担任中华医学会骨科学分会副主任委员、中华医学会人工关节学组副组长、上海市骨科学会主任委员、上海市骨科临床质控中心主任、《中华骨科杂志》副主编、《中华外科杂志》编委、《中国人工关节外科杂志》副主编、《国外医学创伤与外科基本问题》分册副主编、《国际骨科学杂志》主编。

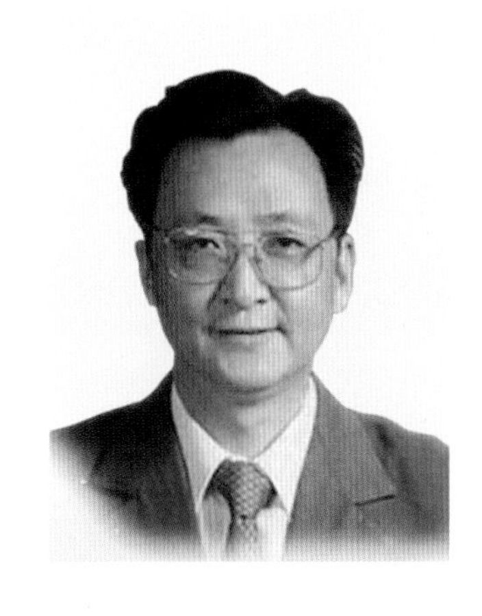

陈君长　中华医学会骨科学分会第六届委员会副主任委员

陈君长，1936年出生，河南省鹤壁市浚县人，中共党员，教授，主任医师，博士研究生导师，享受国务院政府特殊津贴。

1960年毕业于原西安医学院，1981—1983年在日本东京大学医学部骨科研修，曾任西安医科大学党委书记，第二附属医院院长，中国医学科学院西安分院副院长，中国医学科学院学术委员会委员，西安医科大学学术委员会主任，骨科研究所副所长。任中华医学会骨科学分会常务委员，中国保健科技学会骨内科学会副主任委员，陕西省医学会骨科专业委员会主任委员，陕西省医学会老年病学会，陕西省骨质疏松专业委员会名誉主任委员，陕西省医学会医院管理学专业委员会副主任委员，中国医学基金会国际医学中国互联网络委员会副理事长，常务理事，陕西省医学会康复医学会理事，西安市科协副主席，《西安医科大学学报》副主编。

研究方向为头颈椎运动域测定、椎管扩大术治疗颈椎管狭窄症、小儿先天性髋骨节脱位的带蹬吊带治疗、神经诱发电位技术在颈及腰骶神经根病诊疗中的应用、股骨头缺血性坏死的研究等。

获国家发明奖四等奖1项，卫生部及陕西省科技成果奖8项，发表研究论文40余篇。主编《最新肌电图医师手册》《骨科诱发电位学》《骨科学进展》等。为全国五一劳动奖章获得者，被评为陕西省科技精英，陕西省优秀共产党员专家，全国优秀教育工作者，陕西省有突出贡献的留学回国人员。

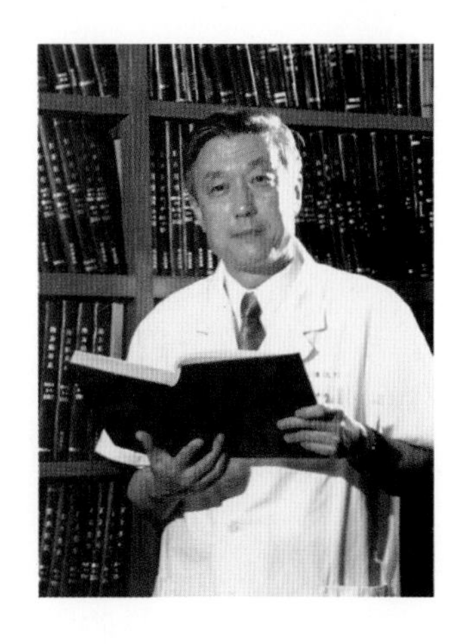

荣国威　中华医学会骨科学分会第六届委员会副主任委员

荣国威简介见本章第 49 页。

七、第七届委员会(2004—2007 年)

主任委员：邱贵兴

副主任委员(3 名)：杨庆铭、裴福兴、侯树勋

常务委员(12 名,以姓氏笔画为序)：卫小春、王坤正、田伟、刘尚礼、杨惠林、陈百成、陈仲强、陈安民、范广宇、林建华、姜保国、曾炳芳

委员(35 名,以姓氏笔画为序)：卜海富、马宝通、王沛、王义生、王自立、王智良、王道新、尹培荣、白靖平、吕国华、吕德成、朱振安、刘勇、刘强、孙天胜、李文琪、李康华、杨华、杨杰山、杨迪生、肖建德、肖增明、宋仲玉、陈伟高、陈晓亮、陈鸿辉、罗卓荆、周跃、侯铁胜、姚猛、姚伦龙、袁文、高忠礼、蔡锦方、薛庆云

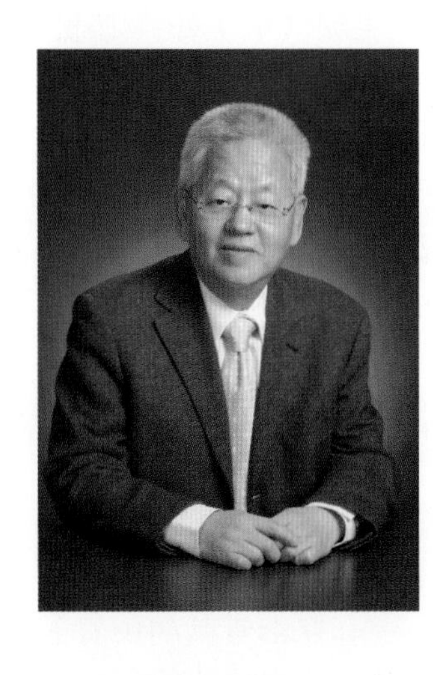

邱贵兴　中华医学会骨科学分会第七届委员会主任委员

邱贵兴简介见本章第 50 页。

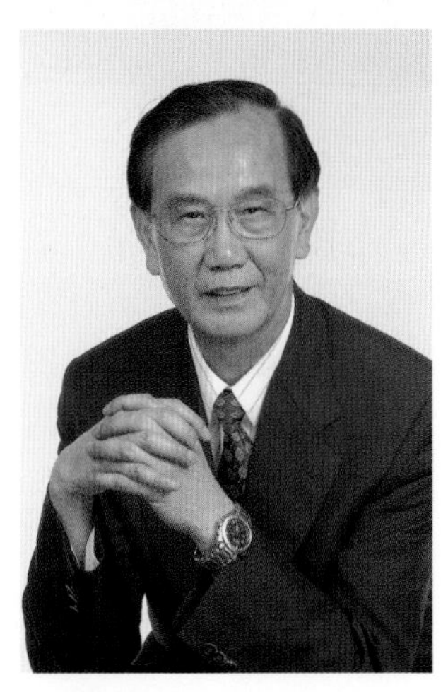

杨庆铭　中华医学会骨科学分会第七届委员会副主任委员

杨庆铭简介见本章第 51 页。

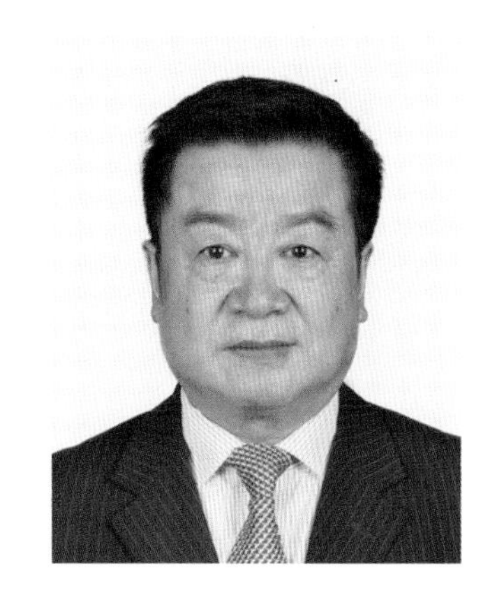

裴福兴　中华医学会骨科学分会第七届委员会副主任委员

裴福兴，1951年12月出生，骨外科硕士研究生毕业。四川大学二级教授，博士研究生导师，华西医院终身教授，国务院政府特殊津贴获得者，奥运抗震救灾英模火炬手。1991—2000年任华西医科大学附属医院副院长；1997—2013年任四川大学华西医院骨科主任；2013年至今任四川大学华西医院骨科学科主任；2016年至今任四川大学华西医院终身教授。

历任中华医学会骨科学分会第七、八、九届副主任委员，中华医学会骨科学分会第七、八届关节外科学组组长，中华医学会骨科学分会知名专家委员会副主任委员，香港大学骨科与创伤学系客座教授，四川省医学会骨科学分会第六、七、八届主任委员、关节学组组长，中国医疗保健国际交流促进会加速康复外科学分会副主任委员、骨科学分会副主任，人民卫生出版社住院医生规范化培训教材《骨科学》主编，人民卫生出版社器官系统整合教材《骨骼运动系统疾病与损伤》主编。

主编专著7本，主译专著4本，发表论文400多篇，其中SCI 78篇，获四川省科技进步一等奖2个，中华医学科技进步三等奖1个。

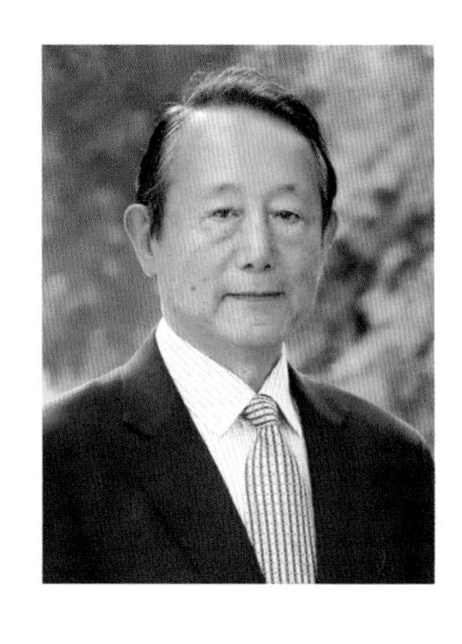

侯树勋　中华医学会骨科学分会第七届委员会副主任委员

侯树勋，1942年8月出生于天津，我国著名骨科专家，一级教授，中国人民解放军总医院第四医学中心全军骨科研究所所长。

一直致力于腰椎外科的临床和基础研究，1986年他在国内首次报道了腰椎管侧隐窝狭窄症，并提出“神经根逃逸现象”是无症状型侧隐窝狭窄的病理基础，丰富了脊柱外科学的内容。他设计研制了治疗脊柱滑脱的复位和固定器械，并提出复位是融合的前提，融合是治疗的最终目的的治疗原则，规范了手术治疗的适应证。他在国内外最早提出：炎症是椎间盘脱出症患者疼痛的主要原因。他的这一理论对该病的治疗具有重要的指导意义。他在该领域的贡献得到业内人士的广泛认可和尊重，被推举为中国康复医学会脊柱脊髓专业委员会主任委员、《中国脊柱脊髓杂志》主编、亚太微创脊柱外科学会主席、连续五届担任中国腰椎外科学术会议主席。

作为第一完成人，获国家科学技术进步奖二等奖2项，三等奖1项，省部级科技进步一等奖4项，二等奖2项，主编《现代创伤骨科学》《脊柱外科学》《骨科学》《中华骨科学（总论卷）》等专著。获国家发明专利5项，4项发明获国家医疗器械注册证和生产批号，为3万余名患者解除了病痛。目前担任中国医疗保健国际交流促进会骨科分会主任委员、国际脊柱内镜外科学会主席、《中国骨与关节杂志》主编，曾任中国康复医学会副会长、中华医学会骨科分会副主任委员。1997年被国家人事部授予“有突出贡献的中青年专家”、被推选为中国人民政治协商会议第十届委员会委员、荣立个人二等功两次、2014年被评为“全国优秀科技工作者”、同年被总后勤部评为“科学技术一代名师”、2015年被中国康复医学会授予“终身成就奖”。

八、第八届委员会（2007—2010年）

主任委员：邱贵兴

候任主任委员：王岩

副主任委员（4名）：曾炳芳、裴福兴、陈仲强、金大地

常务委员（16名，以姓氏笔画为序）：卫小春、王义生（河南）、王坤正、王栓科、田伟、严世贵、杨述华、杨惠林、邱勇、张英泽、周跃、赵群、侯树勋、姜保国、袁文、高忠礼

委员（42名，以姓氏笔画为序）：卜海富、马宝通、马信龙、王跃、王义生（广东）、尹培荣、史晨辉、吕龙、吕国华、吕德成、朱悦、朱振安、刘强、刘璠、刘尚礼、孙天胜、李明、李建民、李康华、杨杰山、肖德明、邹云雯、

邹德威、沈宁江、张伟滨、陈伟高、陈安民、陈海啸、林建华、罗卓荆、周东生、郑稼、练克俭、赵劲民、赵胡瑞、姜建元、姚猛、徐永清、蒋电明、廖威明、薛庆云、穆广态

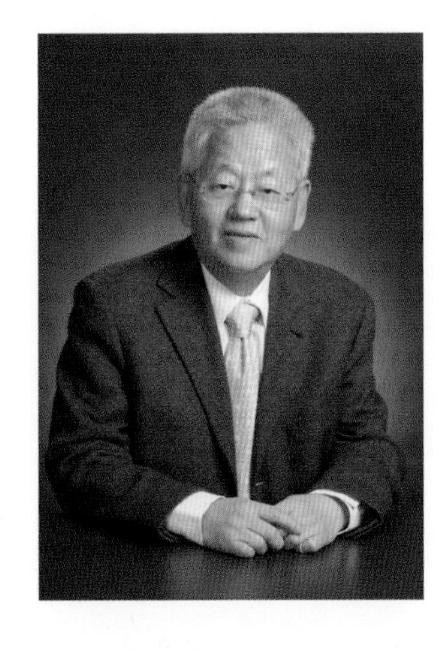

邱贵兴　中华医学会骨科学分会第八届委员会主任委员

邱贵兴简介见本章第 50 页。

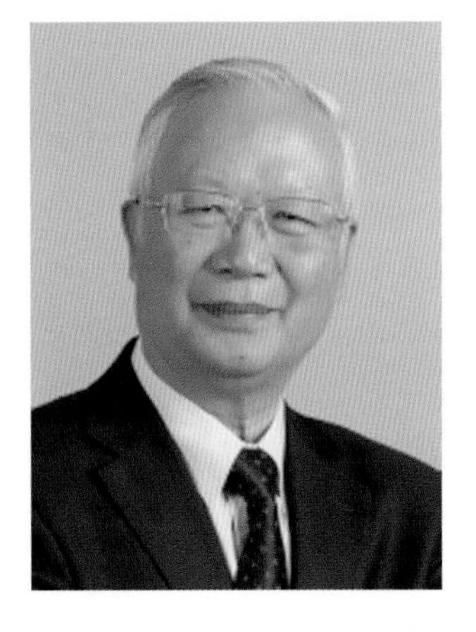

曾炳芳　中华医学会骨科学分会第八届委员会副主任委员

曾炳芳，二级教授，享受国务院政府特殊津贴。1946 年 8 月出生于福建莆田，1970 年毕业于上海第一医学院，历任上海市第六人民医院骨科副主任、副院长、骨科主任和创伤骨科临床医学中心主任。1977 年参加第三批上海医疗队在西藏自治区人民医院成功地进行断手掌再植手术，首开西藏高原显微外科先河。主持研究急诊显微外科修复肢体复杂组织缺损 1998 年分别获卫生部和上海市科技进步奖三等奖；参加并获奖的成果主要有："游离组织组合移植"获 1988 年获国家科学技术进步奖三等奖，"胫腓骨骨折的系列研究及其临床应用" 2011 年获国家科学技术进步奖二等奖，"吻合血管的游离腓骨移植治疗股骨头坏死的临床应用和修复机制"2013 年获教育部科学技术进步奖一等奖，"富血小板血浆修复骨组织和软组织的基础及临床研究"2009 年获教育部科学技术进步奖二等奖，"四肢显微血管外科学"1998 年获上海市科学技术进步奖二等奖，"慢性骨髓炎治疗技术的临床应用"2010 年获上海市科学技术进步奖二等奖。曾任上海市医学会骨科专科分会第六届副主任委员，第七、八届主任委员；中华医学会骨科学分会第六届委员，第七届常务委员，第八、九届副主任委员；中国医师协会骨科医师分会第一届副会长、第二届会长，《中华骨科杂志》《中华创伤骨科杂志》《中国骨与关节杂志》副总编辑。

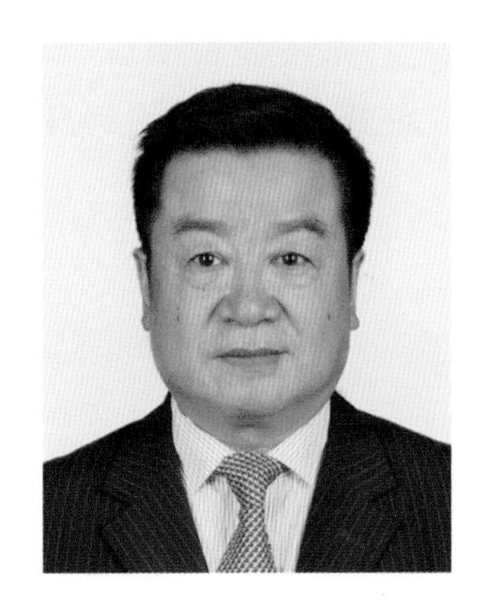

裴福兴　中华医学会骨科学分会第八届副主任委员

裴福兴简介见本章第 53 页。

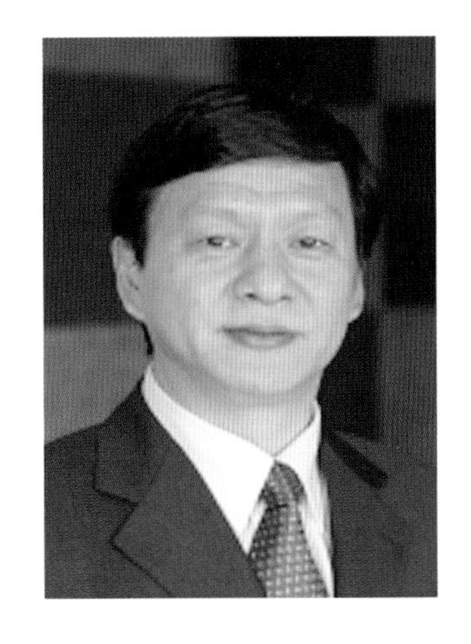

陈仲强　中华医学会骨科学分会第八届委员会副主任委员

陈仲强，北京大学第三临床医院骨科教授、主任医师、博士生导师。北京大学国际医院院长。曾任北京大学第三医院院长、北京大学首钢医院院长。海峡两岸医药卫生交流学会副会长及骨科专家委员会主任委员，中国医疗保健国际交流促进会骨科疾病防治专业委员会副主任委员，中华医学会第八、九、十届骨科分会副主任委员，脊柱外科学组副组长；中华医学会北京分会骨科专业委员会前任主任委员。第二届AO脊柱中国分会主席，AO国际基金会全球理事。《中华外科杂志》副主编，《中华骨科杂志》副主编。国务院学位委员会学科评议组成员，中央保健专家，荣获卫生部“有突出贡献中青年专家”和全国卫生系统先进工作者称号；荣获中国医院院长“医院管理突出贡献奖”，中国医师协会“中国医师奖”。享受国务院颁发的政府特殊津贴。全国政协委员，中国致公党中央委员。参与获得国家科学技术进步奖二等奖1项，主持获得北京市科学技术进步奖二等奖1项、三等奖1项。

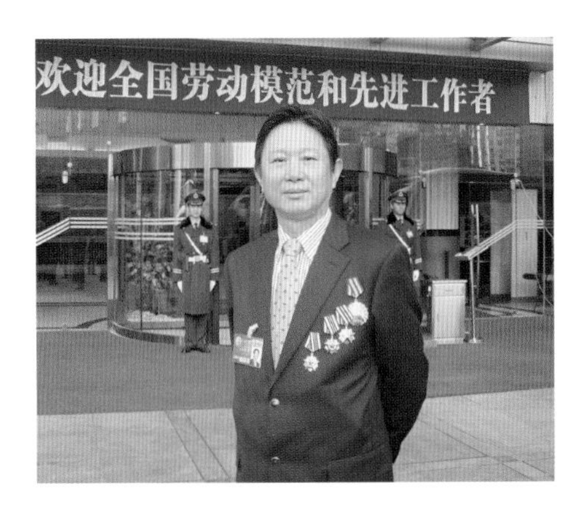

金大地　中华医学会骨科学分会第八届委员会副主任委员

金大地，男，1952年10月出生于江苏苏州，主任医师，教授，博士研究生导师，先后获得全国卫生先进工作者、全国抗震救灾模范等荣誉称号，享受国务院特殊津贴。先后担任南方医科大学骨科学系主任及第三附属医院院长等。现为南方医科大学第三附属医院骨科教授、广州华新骨科医院院长兼骨科主任。

学术任职：国际矫形外科与创伤学会(SICOT)教育委员会委员及中国分会副主席、中华医学会骨科学分会知名专家委员会副主任委员、白求恩公益基金会骨科专业委员会副主任委员，《中国脊柱脊髓杂志》《中华骨与关节外科杂志》《中华关节外科杂志》等杂志副主编。先后担任中华医学会骨科学分会第八届副主任委员，中国医师协会骨科医师分会第一、二届副会长，中国康复医学会脊柱脊髓损伤专业委员会第五、六届副主任委员，广东省医学会骨科学分会第八、九届主任委员等。

从事骨科临床工作40余年，曾获得国家发明专利2项，国家实用新型专利4项。先后承担国际合作基金、国家自然科学基金、军队及省部级以上基金13项。先后获得省、部级科学技术进步一等奖4项，二等奖3项等。以第一或通讯作者在国内外核心期刊发表论文180余篇，其中在*Nature*等杂志发表SCI论文近20篇。主编(译)专著8部。

九、第九届委员会(2010—2013年)

主任委员：王岩

前任主任委员：邱贵兴

候任主任委员：田伟

副主任委员(4名)：陈仲强、王坤正、裴福兴、曾炳芳

常务委员(18名，以姓氏笔画为序)：马信龙、王义生(河南)、曲铁兵、吕国华、刘强、刘璠、杨惠林、邱勇、张英泽、陈安民、林建华、周跃、赵群、郝定均、姜保国、袁文、翁习生、高忠礼

委员(47名，以姓氏笔画为序)：卜海富、卫小春、王义生(广东)、王以朋、王自立、王国选、王栓科、王满宜、尹庆水、田晓滨、白波、冯世庆、毕郑钢、吕龙、吕刚、吕德成、朱振安、刘勇、刘忠军、孙天胜、严世贵、李明、李建民、李康华、杨述华、吴闻文、邹德威、沈宁江、沈惠勇、宋跃明、张长青、张伟滨、陈伟高、陈伯华、范顺武、罗卓荆、金大地、周东生、官众、赵劲民、姜建元、夏春、徐永清、郭卫、曹力、蒋电明、薛庆云

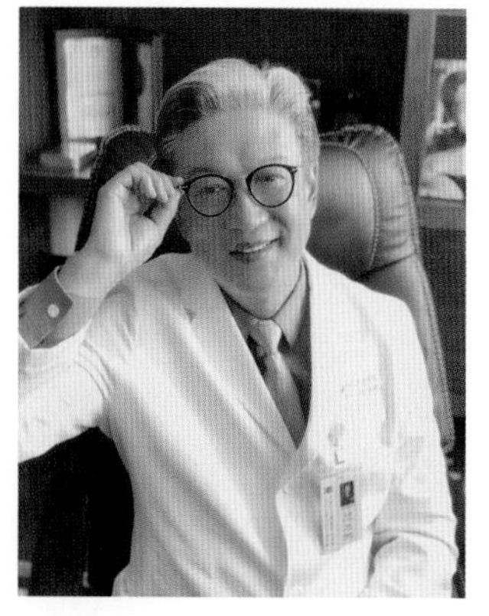

王岩　中华医学会骨科学分会第九届委员会主任委员

王岩，1962年2月出生于北京，现任中国人民解放军总医院骨科主任医师、教授、博士生导师、专业技术一级；先后担任全军骨科专业委员会主任委员（2005—2015年）、中华医学会骨科学分会主任委员（2011—2013年）、中国医师协会骨科医师分会会长（2013—2019年）；国际权威《脊柱外科杂志》*Spine*副主编（2008年至今）、美国《关节外科杂志》*The Journal Of Arthroplasty*副主编（2009年至今）、美国《创伤外科杂志》*IOTA*（2017年至今）、国际《人工关节杂志》*Arthroplasty*主编（2018年至今）、亚太关节外科学会（APAS）主席（2007—2011年）、AO Spine全球代表等。

荣获原总后勤部科技金星（2006年），原总政治部首批"军队科技领军人才"（2014年），第十三届全国政协委员。荣获中国青年科学家奖（2006年），何梁何利基金科学与技术进步奖（2010年），"十佳全国优秀科技工作者"（2012年），被中共中央、国务院和中央军委授予全国"抗震救灾模范"荣誉称号（2010年），荣立一等功2次、二等功1次。

以第一完成人获国家科学技术进步奖一等奖两项，以第一作者和通讯作者发表SCI论文109篇，主编著（教材）16部，其中英文原著3部《Surgical Treatment of Ankylosing Spondylitis Deformity》（Springer，2019）、《The Spine》（Jaypee Brothers Medical Publishers，2017）、《Spinal Osteotomy》（Springer，2015）。以第一责任人身份承担国家863重大课题和军队重点科研项目9项，获国家发明专利13项，系列自主知识产权产品获国家食品药品监督局CFDA 6项，美国FDA认证5项，欧盟EC认证2项。

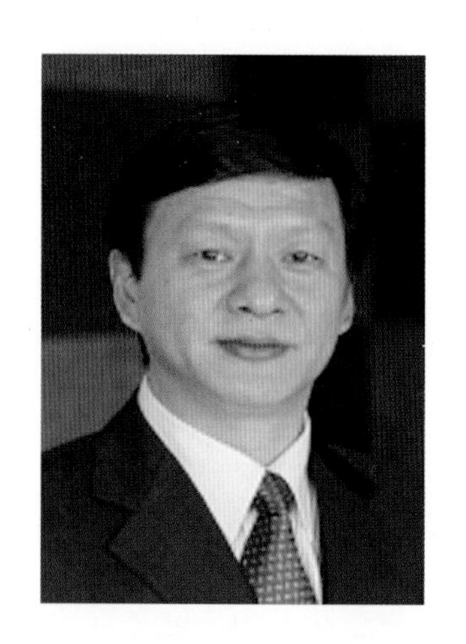

陈仲强　中华医学会骨科学分会第九届委员会副主任委员

陈仲强简介见本章第55页。

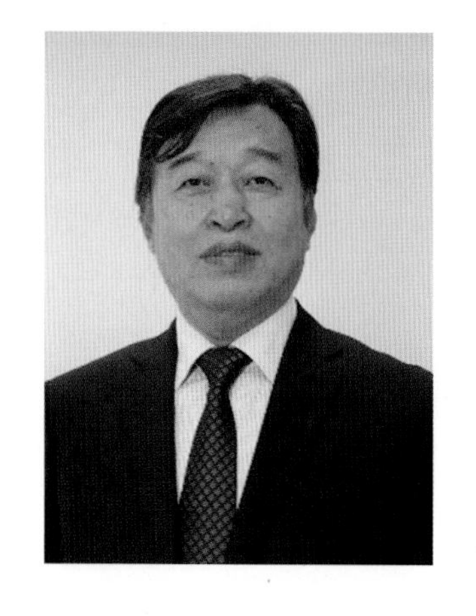

王坤正　中华医学会骨科学分会第九届委员会副主任委员

王坤正，西安交通大学医学部关节外科中心主任，博士，二级教授，一级主任医师，博士研究生导师。现任中华医学会骨科学分会候任主任委员兼关节外科学组组长，中国医师协会骨科医师分会副会长兼关节外科专家工作委员会主任委员、中国医师协会骨科医师分会会员发展专家工作委员会主任委员，陕西省医学会关节外科学会主任委员，陕西省医学会骨科学分会历任主任委员，陕西省骨与关节学会会长。

王坤正教授入选国家人事部"百千万人才工程"第一、二层，教育部"骨干教师"，1992年享受国务院政府特殊津贴。先后获得国家"十五""十一五"、973、863、国家自然科学基金项目30余项，获国家教育部科学技术进步奖一等奖1项，国家卫生部科技进步三等奖2项，陕西省科技进步二等奖4项、三等奖6项，卫生部"强生"医学奖二等奖1项，实用新型专利3项，发明专利1项。目前受聘为《JBJS（亚太版）杂志》《JOA杂志》《中华骨科杂志》《中华关节外科杂志》《中华解剖与临床杂志》《中华外科杂志》《中国矫形外科杂志》《中国修复重建外科杂志》等国内外顶尖学术期刊副主编、常务编委、编委。王坤正教授共培养硕士研究生70余名，博士研究生40余名。该团队累计发表研究论文300余篇，其中SCI收录论文50余篇。

王坤正教授的主要研究方向为关节外科和股骨头坏死的发病机制和系列化治疗。在国内首先应用吻合血管腓骨移植术治疗股骨头坏死及陈旧性股骨颈骨折，取得了优良的成绩。在西北地区较早开展髋、膝、肩、肘、踝等人工关节的置换及翻修，推动了我国人工关节技术的发展。

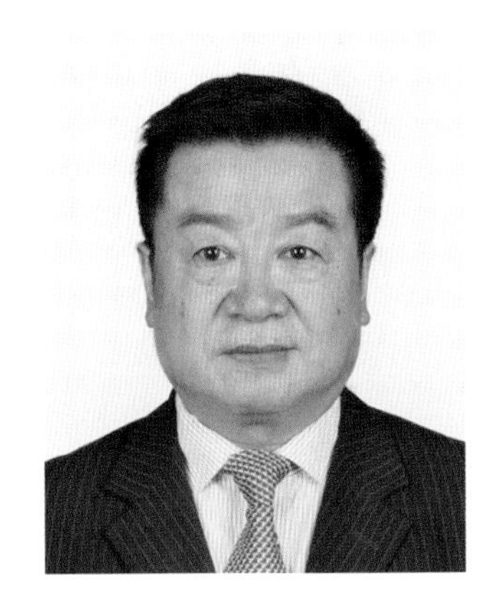

裴福兴　中华医学会骨科学分会第九届委员会副主任委员

裴福兴简介见本章第54页。

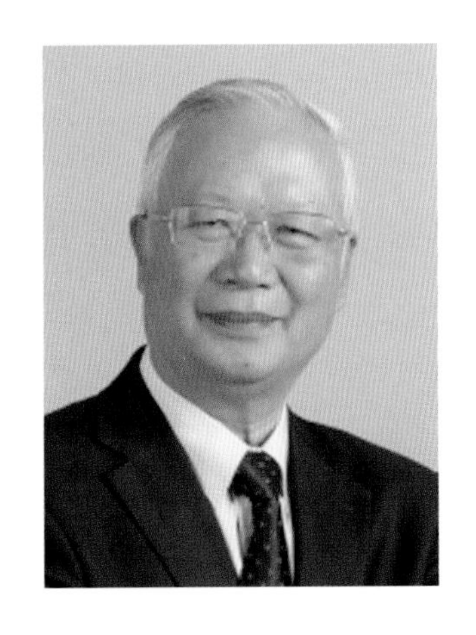

曾炳芳　中华医学会骨科学分会第九届委员会副主任委员

曾炳芳简介见本章第54页。

十、第十届委员会(2013—2016年)

主任委员： 田伟

前任主任委员： 王岩

候任主任委员： 张英泽

副主任委员(4名)：王坤正、袁文、翁习生、陈仲强

常务委员(18名，以姓氏笔画为序)：马信龙、王义生(河南)、曲铁兵、吕国华、刘强、刘璠、严世贵、李明、杨惠林、沈惠勇、宋跃明、林建华、罗卓荆、周跃、赵群、姜建元、姜保国、高忠礼

委员(51名，以姓氏笔画为序)：卫小春、王跃、王蕾、王以朋、王栓科、王满宜、孔荣、田晓滨、史占军、史晨辉、冯世庆、毕郑刚、吕刚、朱悦、刘勇、刘斌、刘忠军、孙天胜、李中实、李建民、杨述华、吴闻文、邱勇、余斌、张寿、张长青、张先龙、陈安民、陈伯华、范顺武、金群华、周东生、郑秋坚、官众、赵杰、赵劲民、赵德伟、郝定均、胡懿郃、敖英芳、夏春、夏虹、徐永清、高延征、郭卫、唐佩福、曹力、蒋电明、蒋协远、廖琦、薛庆云

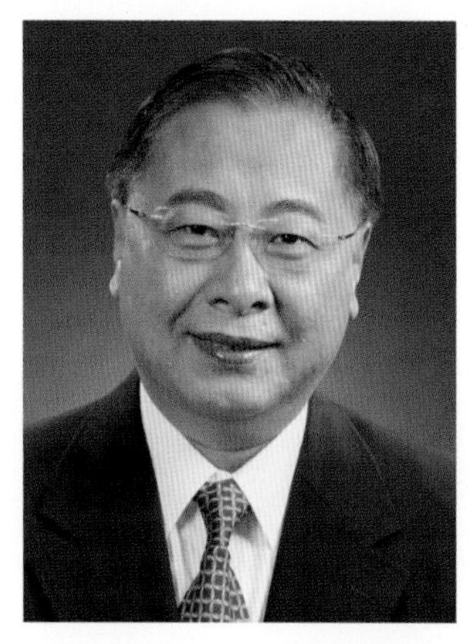

田伟　中华医学会骨科学分会第十届委员会主任委员

田伟，北京积水潭医院院长，北京大学和清华大学教授、主任医师、博士生导师。北京学者，法国国家医学科学院外籍院士，英国爱丁堡皇家外科学院名誉院士。中央保健委员会保健专家，享受国务院政府特殊津贴。以第一完成人获国家科学技术进步奖二等奖 1 项（2015 年）、北京市科学技术奖一等奖 2 项（2014 年，2018 年）。获何梁何利基金奖（2016 年），全国创新争先奖奖章（2017 年）。兼任第十八届国际计算机辅助骨科学会主席，第十届中华医学会骨科学分会主任委员，现任中华医学会骨科学分会脊柱外科学组组长、中国生物医学工程学会医用机器人分会主任委员、第十八届国际计算机辅助骨科学会主席、《中华骨科杂志》总编。

致力于骨科诊疗精准化、微创化、智能化研究及应用三十余年，是我国骨科手术导航机器人领域的奠基者和开拓者。主持制定国际指南 1 项（国际组织 CAOS2018）、国家卫生行业标准 3 项、国内指南 5 项。主编专著 12 部。主持国自然重点项目、863 计划、国家重点研发计划等 37 项。创办骨科机器人技术北京市重点实验室，创建国家骨科手术机器人应用中心。自主研发国际首台通用型骨科手术机器人等产品，并在临床广泛应用。获美国产品注册证 FDA1 项、中国产品注册证 CFDA3 项。获国际专利 4 项、国内发明专利 15 项、实用新型专利 230 项。

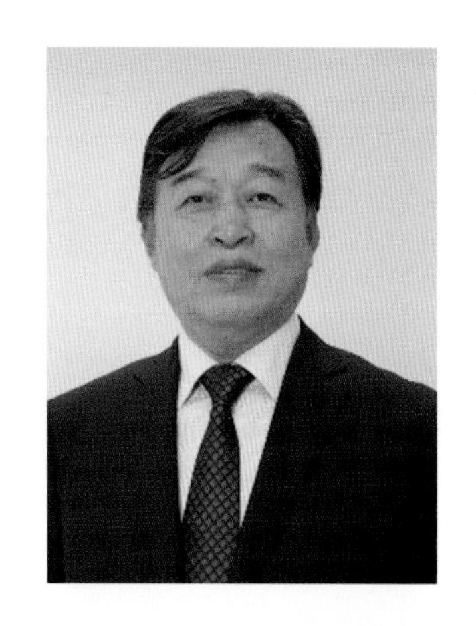

王坤正　中华医学会骨科学分会第十届委员会副主任委员

王坤正简介见本章第 56 页。

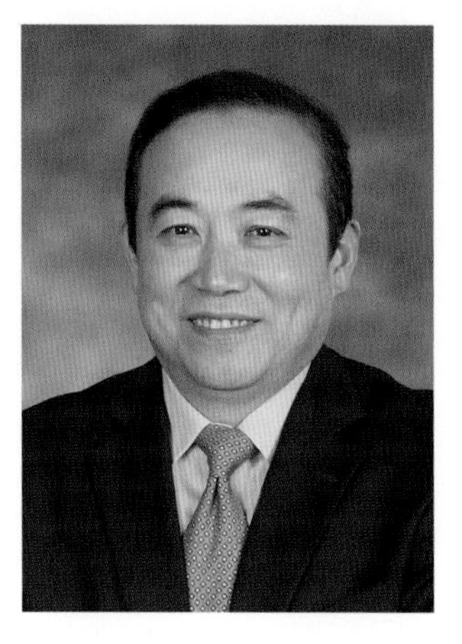

袁文　中华医学会骨科学分会第十届委员会副主任委员

袁文，1962 年 2 月出生于北京，现任海军军医大学附属长征医院骨科医院名誉院长，军队三级教授、主任医师，博士生导师，上海市政协委员，享受国务院政府特殊津贴及军队优秀专业技术人才岗位津贴。曾任中华医学会骨科学分会第十届委员会副主任委员，目前担任上海市医师协会骨科医师分会会长，上海市医学会骨科专科分会前任主任委员，中国医师协会骨科医师分会副会长及颈椎专业委员会主任委员，中国康复医学会脊柱脊髓专业委员会副主任委员及颈椎外科研究学组组长，全军骨科专业委员会脊柱外科学组组长，全美颈椎外科研究学会（CSRS）会员，中华骨科杂志、国际骨科学杂志、中国脊柱脊髓杂志、中国矫形外科杂志副主编等职。

发表学术论文 200 余篇，SCI 180 余篇，主编和参编专著 14 部。获国家科学技术进步奖二等奖 3 项，军队医疗成果一等奖 1 项，上海市科技进步一等奖 2 项。入选上海市卫生系统百名优秀跨世纪学科带头人培养计划，荣立个人二、三等功各一次。获得上海市卫生系统“银蛇奖”及上海市卫生系统先进工作者称号，获得卫生部“吴阶平医学研究奖”，军队“育才奖”银奖，中国医师奖提名奖，上海市领军人才，上海市优秀学科带头人和总后优秀中青年技术专家，上海市杰出专科医师及上海市医学发展杰出贡献奖等。

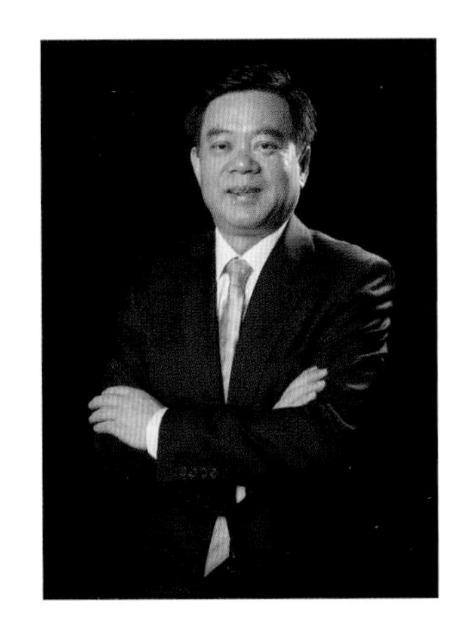

翁习生　中华医学会骨科学分会第十届委员会副主任委员

翁习生，1963年1月26日生于安徽，1986年毕业于安徽医科大学医学系，1995毕业于中国协和医大骨外科学获得硕士学位，2002毕业于中国协和医大骨外科学获得博士学位，曾任北京协和医院骨科任主任，现任北京协和医院外科学系副主任。兼任中华医学会骨科学分会副主任委员、中国医师协会骨科分会副会长、中华医学会骨质疏松学组组长、中国医疗保健国际交流促进会运动损伤防治委员会主任委员、《中华骨与关节外科杂志》副主编、《中华骨科杂志》副主编、《中华关节外科杂志》电子版副主编、《国际骨科杂志》副主编。

曾先后矫治脊柱侧弯患者近1 000例，并作为"脊柱侧凸系列研究"的第二完成人，参加了脊柱侧凸协和分型的制定。并先后获得北京市科学技术进步奖二等奖、国家科学技术进步奖二等奖；同期研制的脊柱矫形内固定器械也率先填补了国内空白，并获得了良好的临床和社会效益。

近年来专注骨关节疾病及骨坏死的防治及研究，特别骨关节炎、类风湿关节炎、强直性脊柱炎、血友病性关节炎、股骨头坏死等关节疾病的诊治。先后在国内率先开展血友病性关节炎的外科治疗，多关节畸形的外科治疗，股骨头坏死的病因学研究等。发表学术论文150余篇，SCI论文70篇。获得吴阶平—保罗·杨森医学药学奖一等奖、国家百千万人才工程专家、国务院中青年特殊贡献专家、国家863重点项目首席专家，先后承担国家自然基金重点、面上项目，国家863项目、北京市科委等多项科研课题。

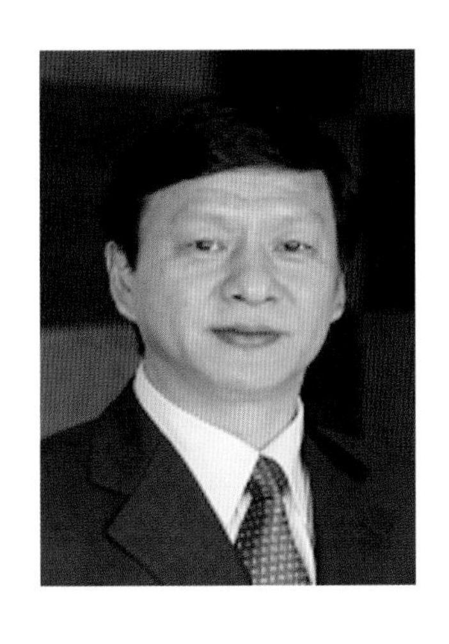

陈仲强　中华医学会骨科学分会第十届委员会副主任委员

陈仲强简介见本章第55页。

十一、第十一届委员会（2016年至今）

主任委员：张英泽

前任主任委员：田伟

候任主任委员：王坤正

副主任委员（4名）：姜保国、郝定均、刘璠、翁习生

常务委员（20名，以姓氏笔画为序）：马信龙、王岩、曲铁兵、吕国华、刘斌、刘忠军、严世贵、杨惠林、沈慧勇、宋跃明、张长青、陈伯华、赵群、胡懿郃、姜建元、袁文、高延征、高忠礼、蒋电明、蒋协远

委员（52名，以姓氏笔画为序）：王跃、王以朋、孔荣、申勇、田晓滨、史占军、冯世庆、戎利民、吕刚、吕智、朱悦、刘勇、刘晓光、闫景龙、许建中、孙天胜、李明、李锋、李中实、李建民、李淳德、吴兵、吴新宝、宋洁富、初同伟、张寿、张伟滨、陈仲强、邵增务、范卫民、范顺武、林建华、罗卓荆、金群华、周东生、郑秋坚、官众、赵杰、赵劲民、赵德伟、胡永成、敖英芳、夏春、夏虹、夏亚一、郭卫、唐佩福、海涌、曹力、舒钧、蔡郑东、廖琪

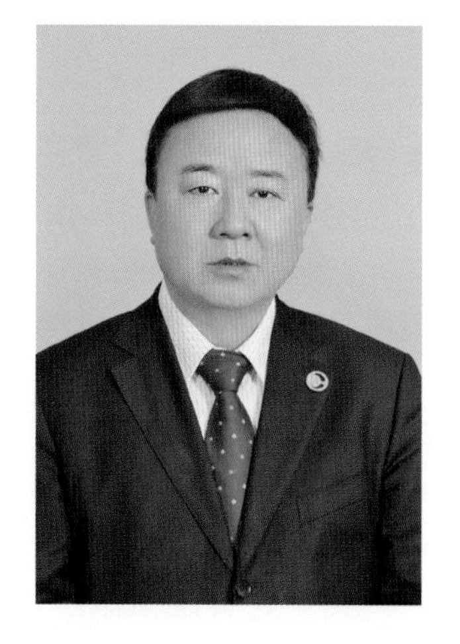

张英泽　中华医学会骨科学分会第十一届委员会主任委员

张英泽，中国工程院院士，河北医科大学教授、博士生导师，美国 University of Colorado、陆军军医大学、华南理工大学等国内外 8 所大学的客座教授。曾任河北医科大学副校长，附属第三医院院长。现任河北医科大学第三医院名誉院长、河北省骨科研究所所长。兼任中国医师协会副会长、中华医学会骨科学分会主任委员、中国医师协会骨科分会会长、中国修复重建外科专业委员会副主任委员、河北省医师协会会长；《中华老年骨科与康复杂志》总编辑，*Journal of Bone and Joint Surgery*（JBJS）中文版主编，《中华外科杂志》《中国矫形外科杂志》《中国临床医生》杂志、《中国骨与关节杂志》和《临床外科杂志》和 *Orthopedics* 副总编辑。

张英泽院士一直致力于复杂骨折（包括关节内骨折）闭合复位微创固定的相关研究。主持、参与省部级以上课题 30 余项。培养博士、硕士研究生 170 余名。原创提出了骨折顺势复位固定理论、骨折仿生固定理论、不均匀沉降理论等十余项创新理论，研发了系列微创复位固定技术、器械和内固定物；完成了我国首次骨折发病率的流行病学调查，创建了世界上样本量最大的骨折流行病学数据库，文章以论著形式发表在 *Lancet* 子刊 *Lancet Global Health*（IF = 18.705）。以通讯作者和第一作者发表 SCI 收录论文 220 余篇。获得授权专利 170 余项，其中发明专利 70 余项、美国发明专利 2 项，3 项在美国 FDA 注册。作为第一完成人荣获国家技术发明奖二等奖 1 项、国家科技进步奖二等奖 2 项、中华医学科技奖一等奖 2 项。2015 年荣获何梁何利基金科学与技术进步奖，2016 年入选国家高层次人才特殊支持计划领军人才（"万人计划"）。主编、主译学术专著 34 部，在德国 Thieme 出版社和 Springer 出版社出版英文专著 3 部。担任全国住院医师规范化培训教材《骨科学》和全国高等医学院校研究生规划教材《骨科学》主编，全国高等医学院校五年制本科规划教材《外科学》和长学制规划教材《外科学》副主编。

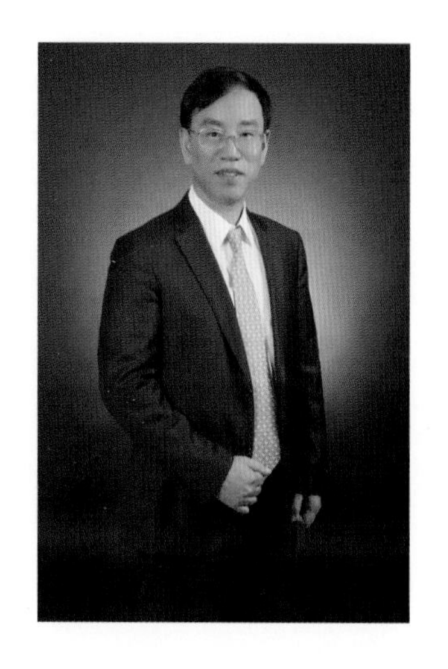

姜保国　中华医学会骨科学分会第十一届委员会副主任委员

姜保国，教授，主任医师，博士生导师，国家 973 项目首席科学家。历任北京大学人民医院创伤骨科主任、副院长、北京大学医学部副主任。现任北京大学人民医院院长，北京大学创伤医学中心主任，北京大学医学部骨科学学系主任，国际创伤救治联盟主席。

主要研究领域：周围神经损伤与修复、严重创伤规范化救治、关节周围骨折。

近年来先后主持承担国家自然科学基金、北京市自然科学基金、国家 863 项目、国家"十一五"科技支撑计划、卫生公益行业专项、北京市科委重大研究专项、国家 973 项目等多项课题；2006 年度获国家杰出青年基金资助，2012 年作为团队学术带头人获得教育部创新团队，2013 年作为首席科学家获国家 973 项目。先后在国内外学术期刊上发表学术论文 370 余篇，在国际 SCI 杂志 *The Lancet*、*Spine*、*Plos One* 等发表论文 69 篇；获国家发明专利 9 项、实用新型专利 15 项；主编主译《关节周围骨折》、《创伤骨科手术技术》等著作 21 部；作为第一完成人获国家科技进步二等奖 1 项，获教育部技术发明一等奖和科技进步一等奖各 1 项，中华医学科技奖一等奖 1 项。2016 年因周围神经损伤修复和创伤规范化救治方面的学术成就获国际顾氏和平奖和保罗—杨森奖。2017 年获何梁何利基金科技进步奖。

主要学术兼职：中华医学会常务理事、中华医学会创伤学分会第七届主任委员、中华医学会骨科学分会副主任委员、国际矫形与创伤外科学会（SICOT）中国分会副主席、中国医院协会副会长、大学附属医院分会主任委员、北京医学会骨科学会主任委员、中国创伤救治联盟主席、国际创伤救治联盟主席、《中华肩肘外科电子杂志》总编辑、*Artificial Cell Nanomedicine and Biotechnology* 编委。

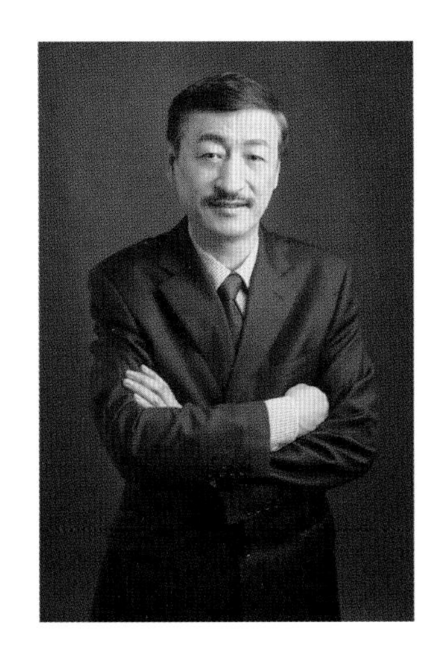

郝定均 中华医学会骨科学分会第十一届委员会副主任委员

郝定均,1959年1月生,陕西清涧人,主任医师、教授、博士生导师。西安市红会医院首席专家、博士后科研工作站站长、脊柱病医院院长、学科带头人,陕西省脊柱脊髓疾病临床医学研究中心主任。主持国家自然科学基金重点项目等各级科研项目近20项,以第一作者或通信作者发表SCI收录论文150余篇,获国家专利25项,主编或主译著作7部,以第一完成人获国家科学技术进步二等奖1项,省部级科学技术奖一等奖2项,二等奖3项。牵头及参与制定了5部国家级诊疗指南。获评为陕西省有突出贡献专家、陕西省医药卫生领域顶尖人才、首届“西安之星”。2014年荣获“全国优秀医院院长”和“最具领导力中国医院院长”。获中国医师奖、全国五一劳动奖章,享受国务院政府特殊津贴。

现兼任中华医学会骨科学分会副主任委员、中华医学会骨科学分会脊柱外科学组副组长、中国医师协会骨科医师分会总干事、中国医师协会脊柱创伤专业委员会主任委员、中国医师协会脊柱专家工作委员会副主任委员、中国康复医学会脊柱脊髓专业委员会脊柱感染学组委员会主任委员、国际矫形与创伤外科学会(SICOT)中国部脊柱外科学会副主任委员、国际脊髓学会中国分会副主任委员、陕西省医学会骨科分会主任委员。

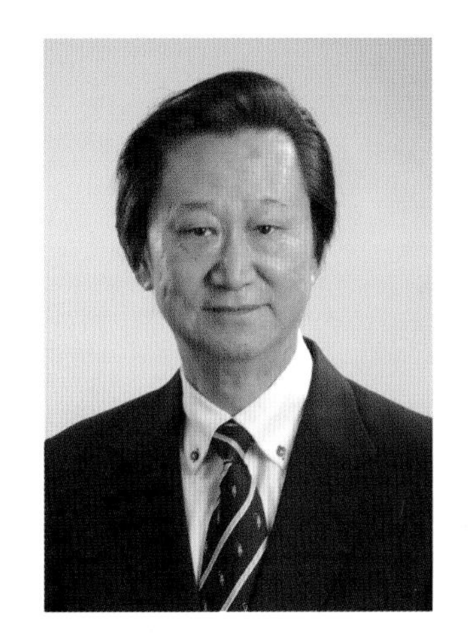

刘璠 中华医学会骨科学分会第十一届委员会副主任委员

刘璠,1957年5月出生,南通大学附属医院原副院长,骨科主任。国家二级教授、主任医师,博导,享受国务院政府特殊津贴专家。南京医科大学第一临床医学院特聘教授及江苏省人民医院特聘医学专家。11、12、13届全国人大代表,南通市13、14届人大常委会副主任。2019荣获江苏省卫生先进工作者。荣登2018中国创伤骨科最具影响力医师风云榜。

兼任中华医学会骨科学分会副主任委员、创伤骨科学组副组长,国家卫计委能力建设和继续教育中心骨外科学专家委员会副主任委员,中国生物材料学会骨修复材料与器械分会副主委,中国骨科医师协会常委及创伤委员会副主任委员、关节外科专家工作委员会副主任委员,江苏省医学会骨科学分会前任主任委员等。AO理事、亚太组织发展委员会主席、AO国际讲师,第一届SICOT中国部创伤学会副主委等。美国《骨与关节杂志》(JBJS中文版)等杂志副主编;《中华骨科杂志》等10余种杂志常务编委或编委。

在国内外杂志发表论著131篇,其中SCI论著39篇,主、参编(译)专著12本,主持国际课题1项、国家自然科学基金2项及省部级科研课题10余项;获江苏省科技进步一等奖等8项省部科技奖;获国家专利三项。多次代表中国在国际学术会议作专题演讲,学术水平得到国内外专家学者一致称赞,享有较高的国际学术知名度。

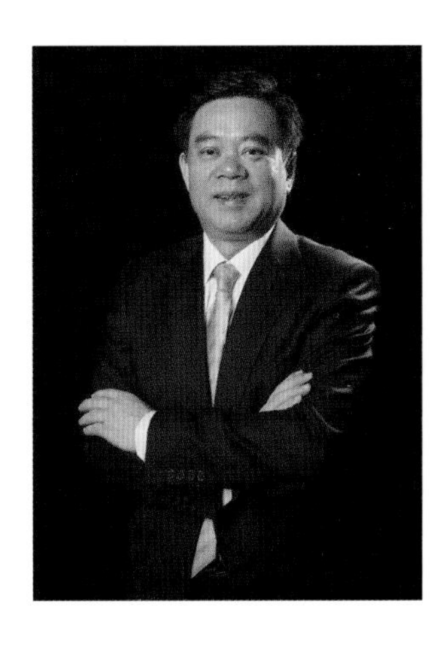

翁习生 中华医学会骨科学分会第十一届委员会副主任委员

翁习生简介见本章第59页。

第三节 专业学组

中华医学会骨科学分会目前下属16个专业学组，分别为：创伤、骨质疏松、关节外科、基础学组、脊柱外科、微创、足踝外科、关节镜学组、肿瘤学组、显微修复学组、小儿创伤矫形学组、骨科康复学组、护理学组、中西医结合学组、外固定与肢体重建学组、创新与转化学组。

一、关节外科学组

关节外科学组成立于1981年。

历届组长：中国人民解放军总医院卢世璧院士、中国人民解放军总医院王继芳教授、四川大学华西医院裴福兴教授、西安交通大学医学院第二附属医院王坤正教授（图2-21、图2-22）。

二、基础学组

基础学组成立于1982年。

历届组长：天津医科大学总医院郭世绂教授、空军军医大学（原第四军医大学）西京医院胡蕴玉教授、中国人民解放军总医院第四医学中心（304医院）侯树勋教授、华中科技大学同济医学院附属同济医院陈安民教授、空军军医大学（第四军医大学）西京医院罗卓荆教授（图2-23、图2-24）。

三、脊柱外科学组

1983年中华医学会骨科学分会召开了第一届全国脊柱外科学术会议，1985年，在北京协和医院吴之康教授的积极倡导下，成立了脊柱外科学组，吴之康教授担任第一任组长。

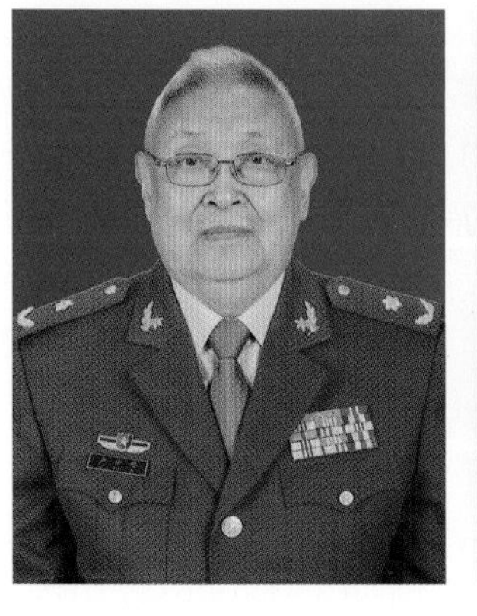
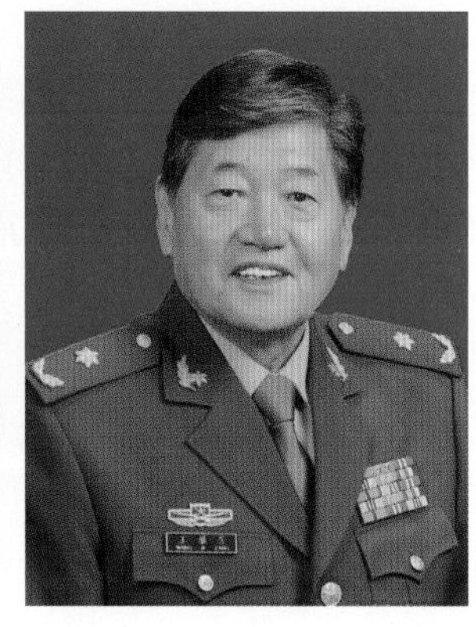
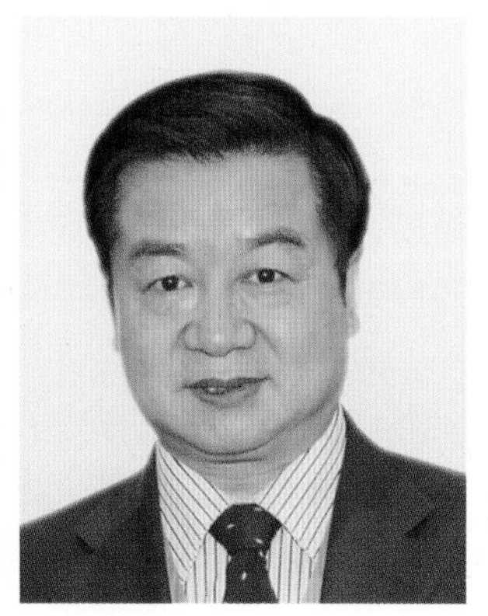
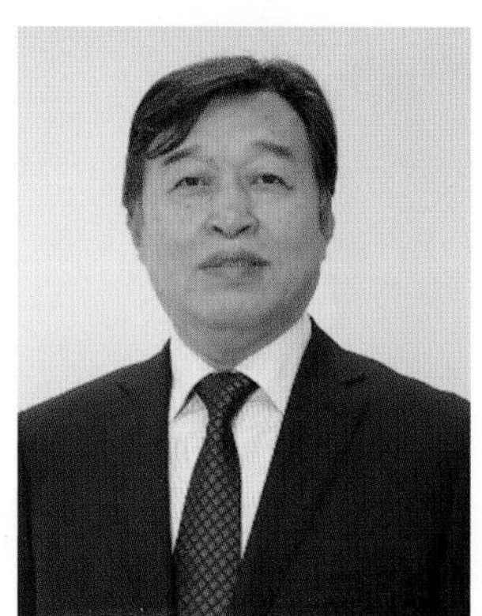

图2-21 关节外科学组历届组长
左起：卢世璧院士、王继芳教授、裴福兴教授、王坤正教授

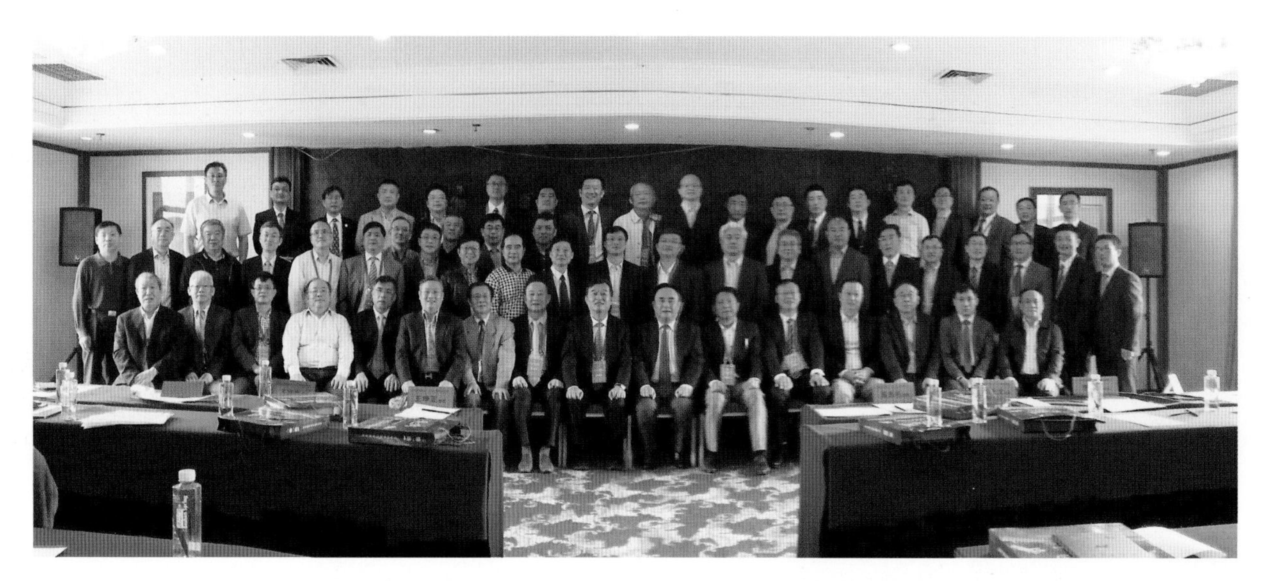

图2-22 中华医学会骨科学分会第十一届委员会关节外科学组

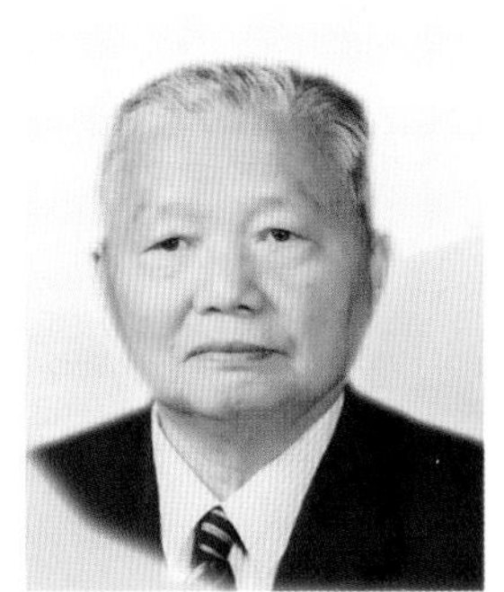 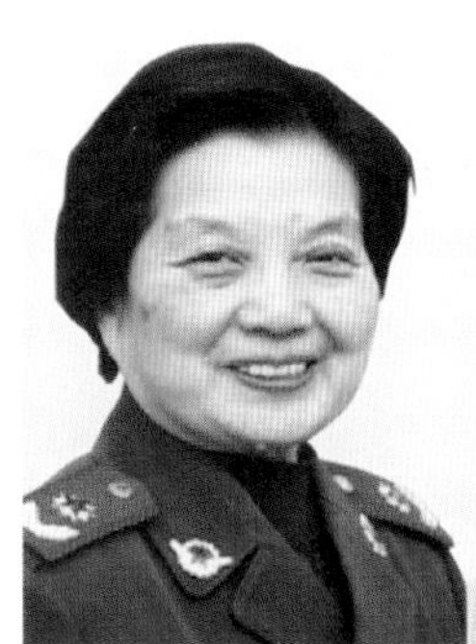 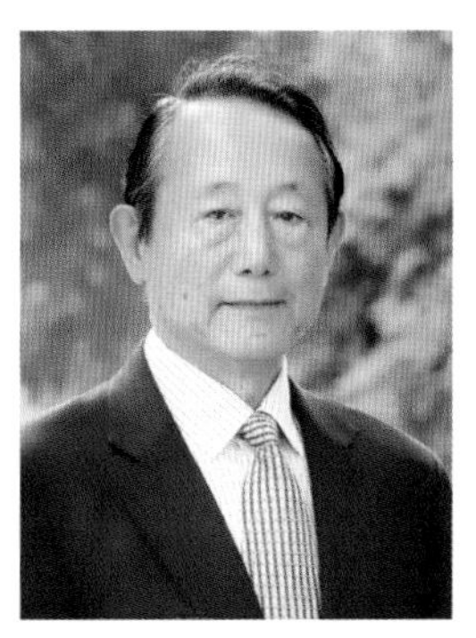 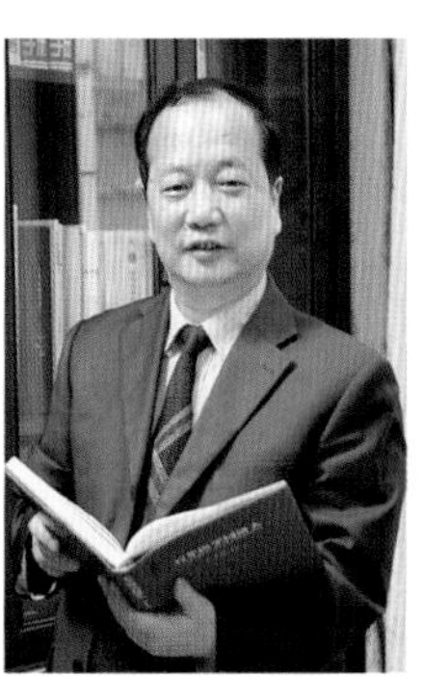 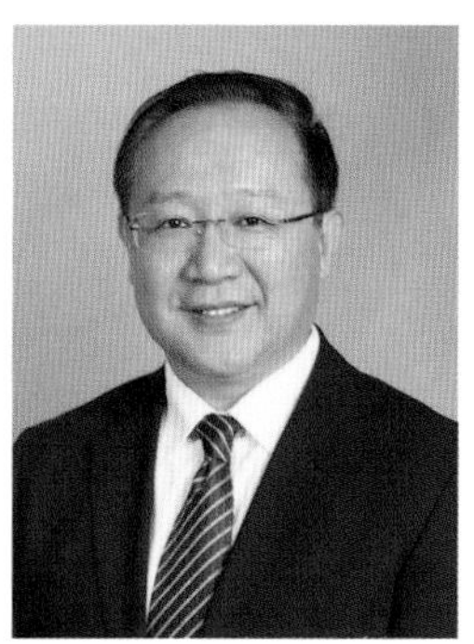

图 2-23　**基础学组历届组长**
左起：郭世绂教授、胡蕴玉教授、侯树勋教授、陈安民教授、罗卓荆教授

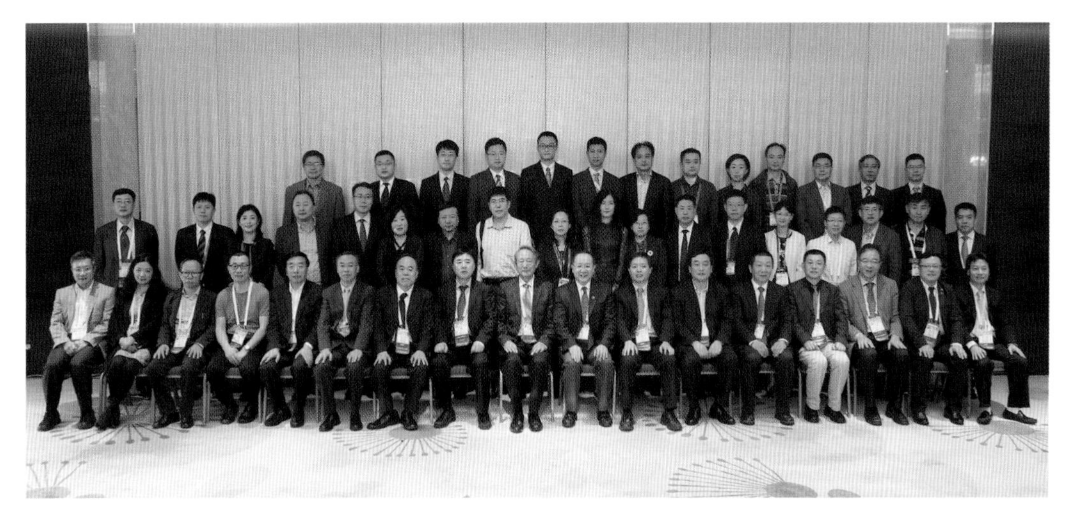

图 2-24　**中华医学会骨科学分会第十一届委员会基础学组**

历届组长：北京协和医院吴之康教授、苏州大学附属第一医院唐天驷教授、青岛医学院附属医院胡有谷教授、北京大学第三医院党耕町教授、北京协和医院邱贵兴院士、中国人民解放军总医院王岩教授、北京积水潭医院田伟教授（图 2-25、图 2-26）。

四、骨肿瘤学组

骨肿瘤学组成立于 1985 年。

历届组长：北京积水潭医院宋献文教授、中山医科大学附属第一医院黄承达教授、辽宁省人民医院徐万鹏教授、中山大学附属第一医院李佛保教授、北京大学人民医院郭卫教授、福建医科大学第一医院林建华教授（图 2-27、图 2-28）。

五、关节镜学组

1991 年 4 月，在上海举办了第三届全国关节镜学术会议期间，中华医学会骨科学分会批准正式成立关节镜外科学组。

历届组长：上海瑞金医院钱不凡教授、河北医科大学第三医院陈百成教授、北京大学第三医院运动医学研究所敖英芳教授（图 2-29、图 2-30）。

六、足踝外科学组

足踝外科学组成立于 1992 年。

历届组长：中国中医科学院骨伤科研究所陈宝兴教授、北京中医药大学第三医院王正义教授、北京大学人民医院姜保国教授（图 2-31、图 2-32）。

七、骨质疏松学组

骨质疏松学组成立于 1994 年。

历届组长：首都医科大学附属北京友谊医院罗先正教授、山西医科大学第二医院卫小春教授、山西医科大学第一医院刘强教授、中国医学科学院北京协和医院翁习生教授（图 2-33、图 2-34）。

八、创伤学组

创伤学组于 2001 年在北京成立。由原内固定

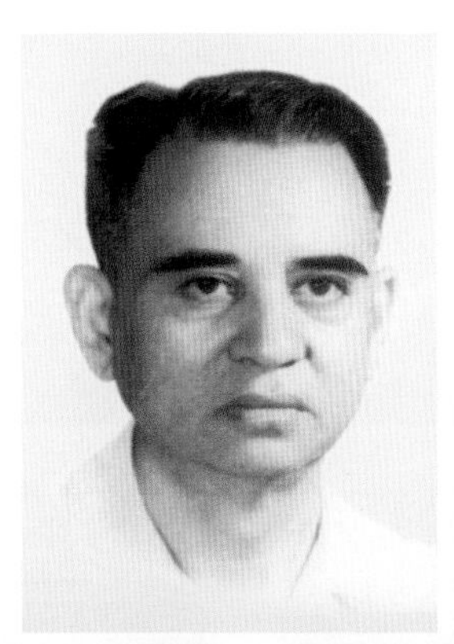
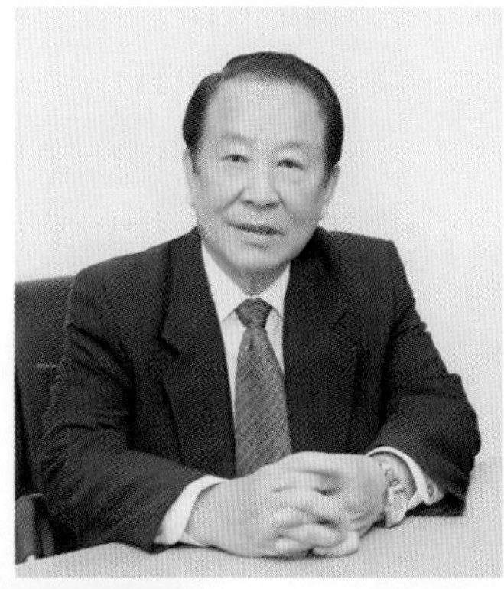
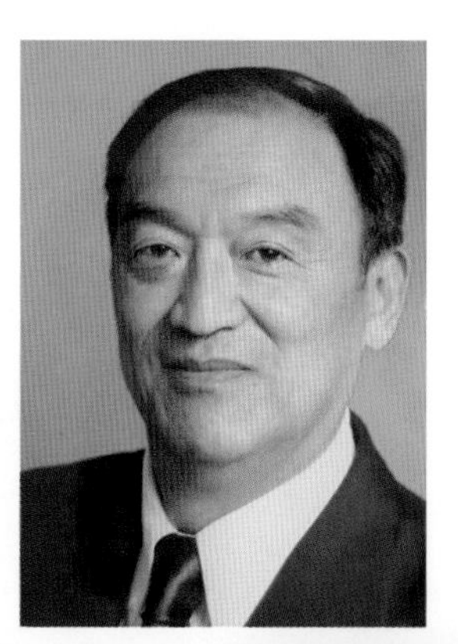
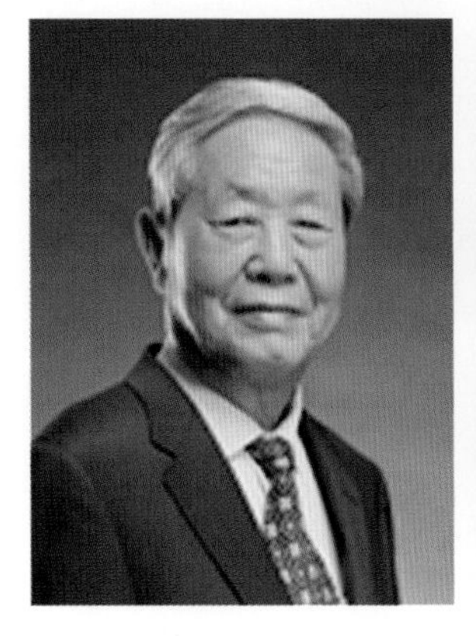
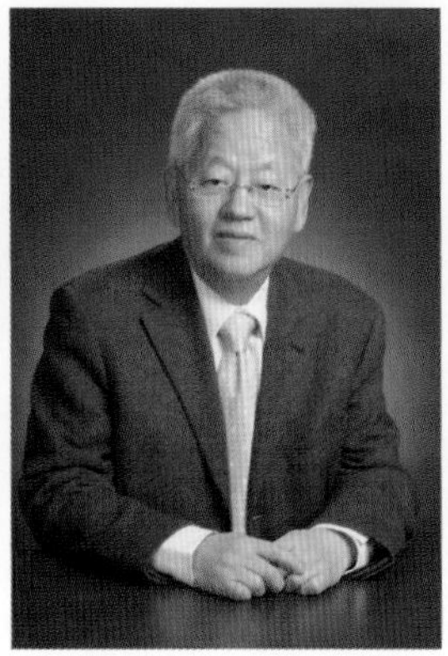
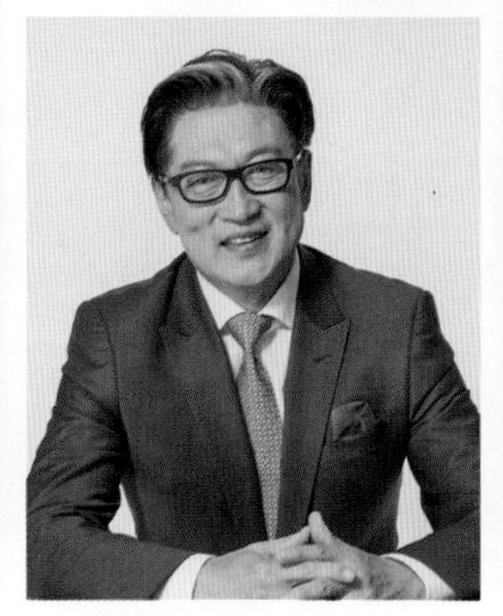
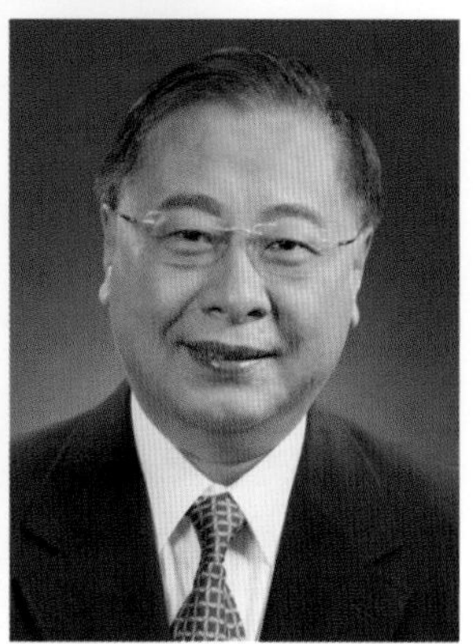

图 2-25　脊柱外科学组历届组长

第一排左起：吴之康教授、唐天驷教授、胡有谷教授；第二排左起：党耕町教授、邱贵兴院士、王岩教授、田伟教授

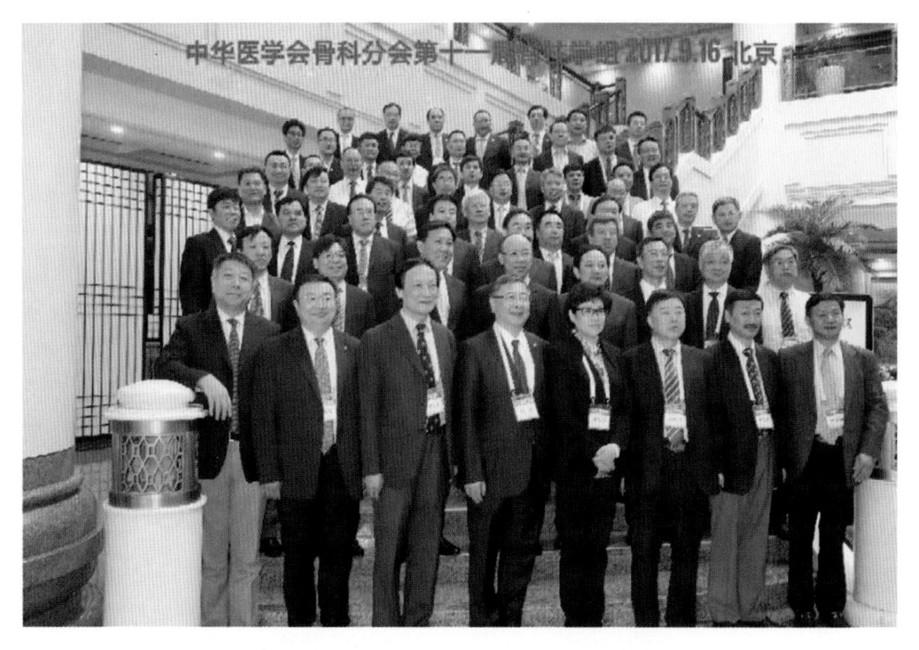

图 2-26　中华医学会骨科学分会第十一届委员会脊柱外科学组

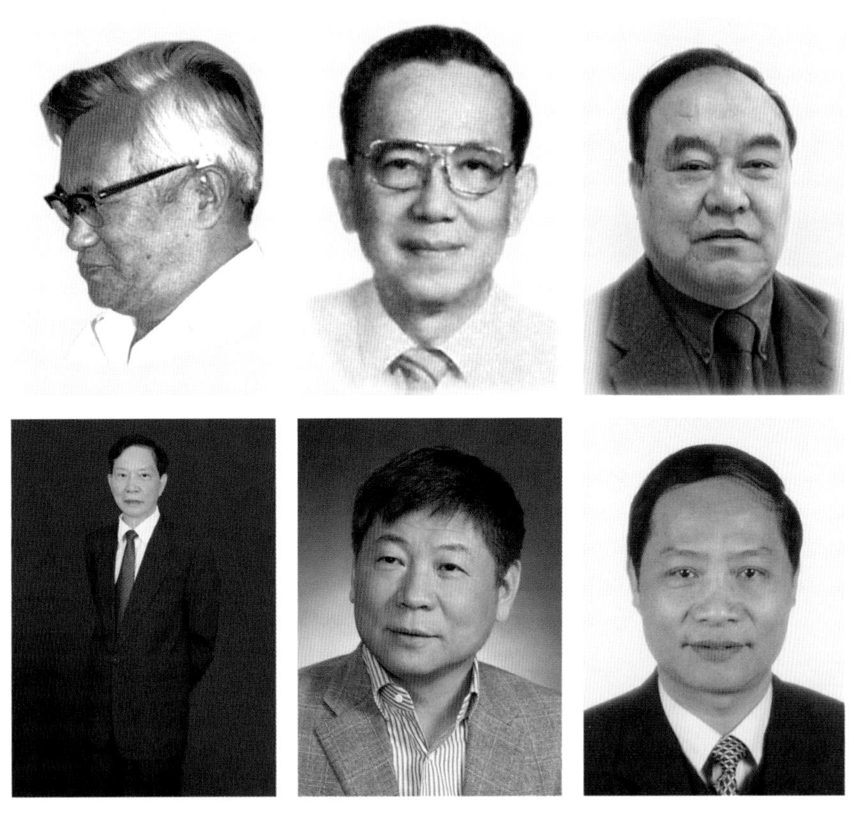

图 2-27　**骨肿瘤学组历届组长**

第一排左起：宋献文教授、黄承达教授、徐万鹏教授；第二排左起：李佛保教授、郭卫教授、林建华教授

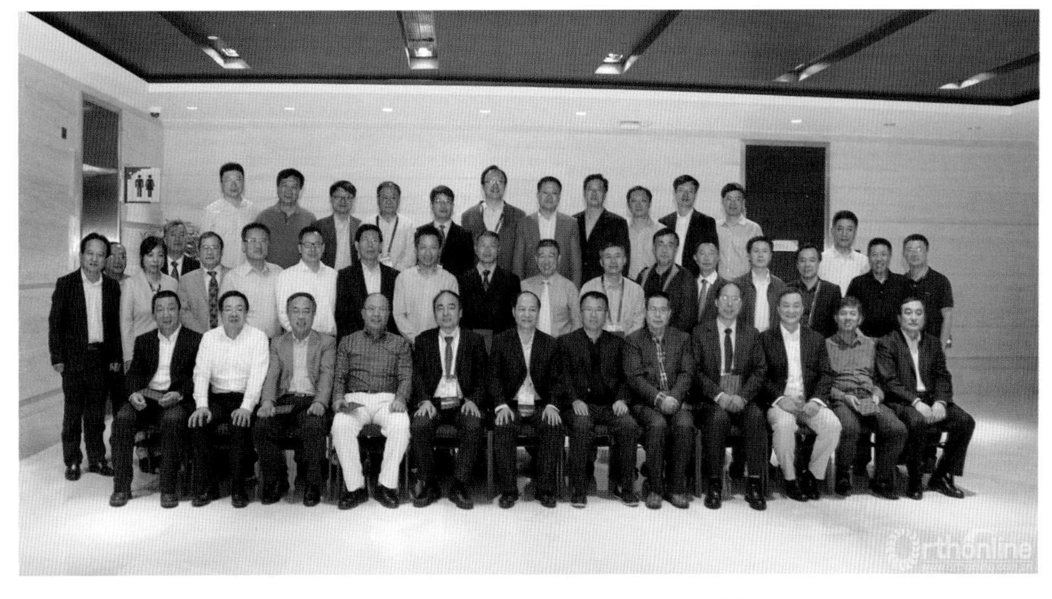

图 2-28　**中华医学会骨科学分会第十一届委员会骨肿瘤学组**

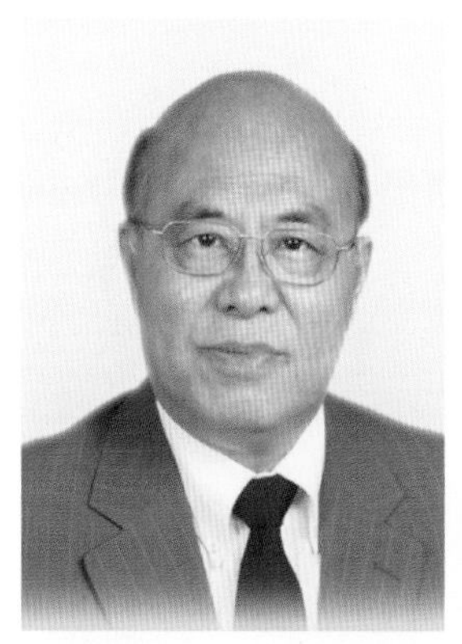
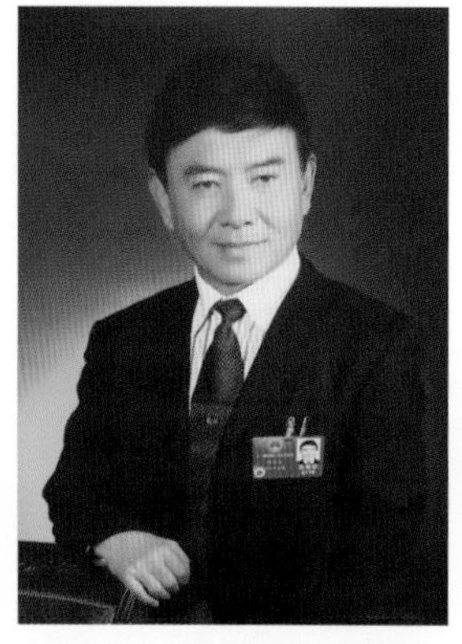
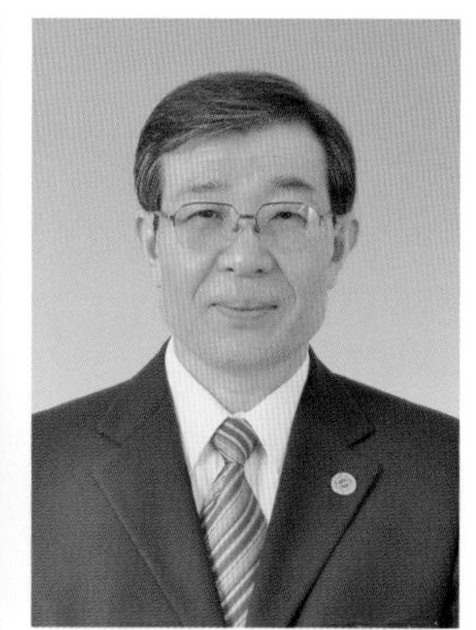

图 2-29 关节镜学组历届组长
左起：钱不凡教授、陈百成教授、敖英芳教授

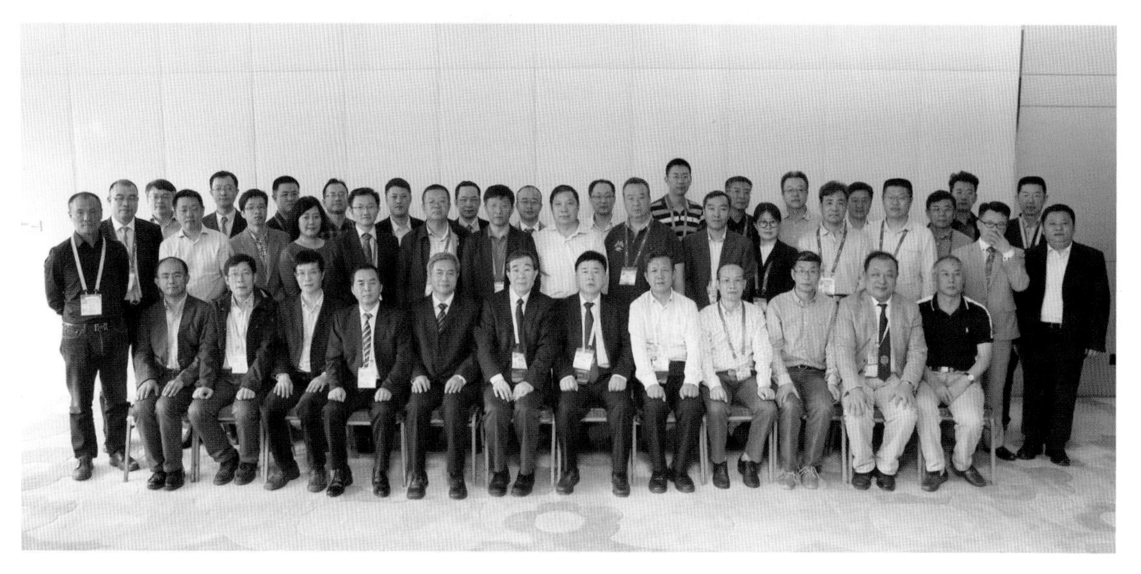

图 2-30 中华医学会骨科学分会第十一届委员会关节镜学组

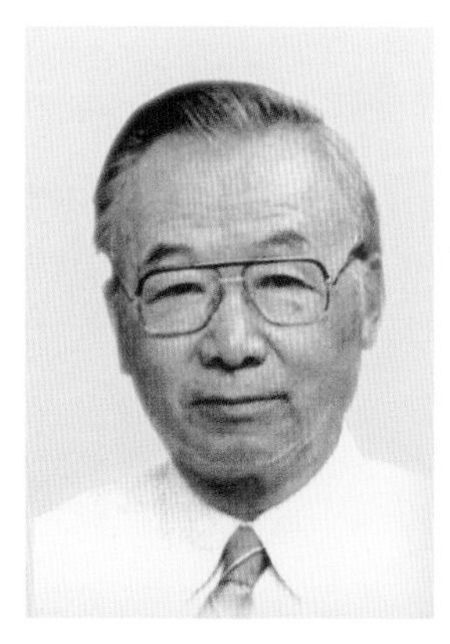
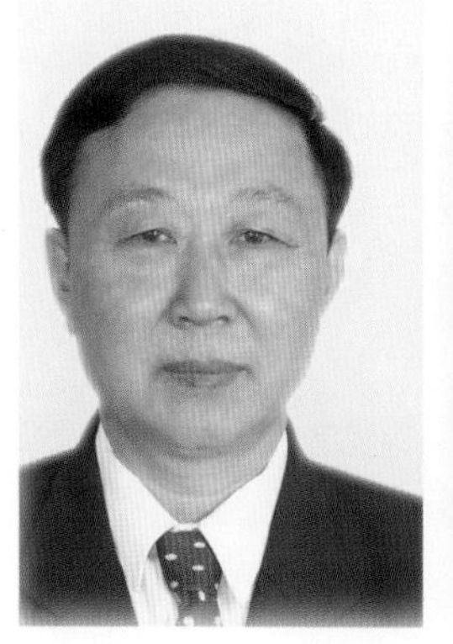
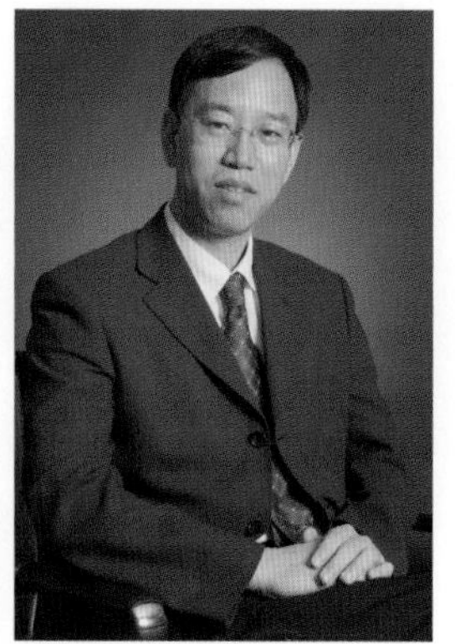

图 2-31 足踝外科学组历届组长
左起：陈宝兴教授、王正义教授、姜保国教授

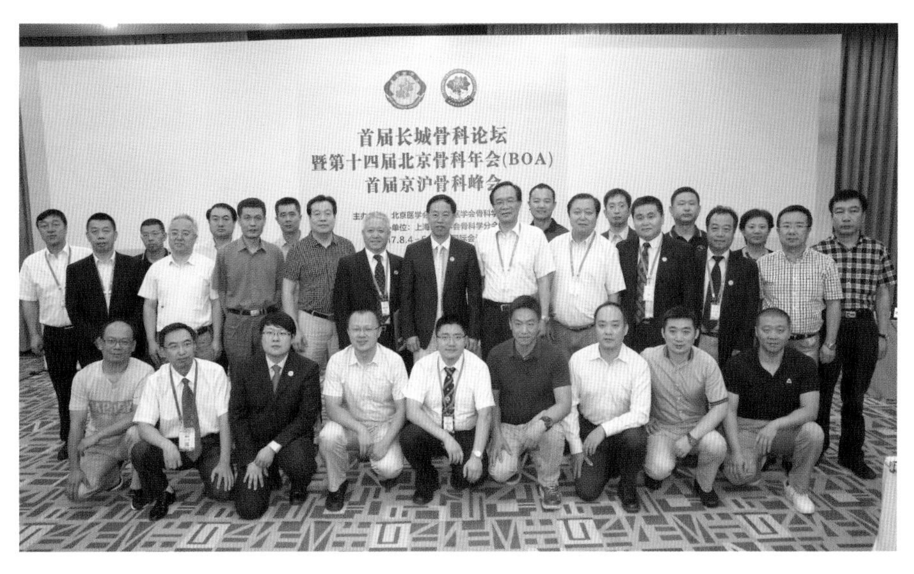

图 2-32　中华医学会骨科学分会第十一届委员会足踝外科学组

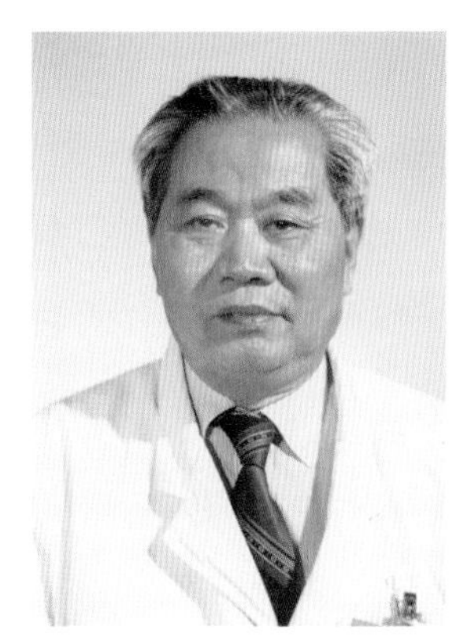
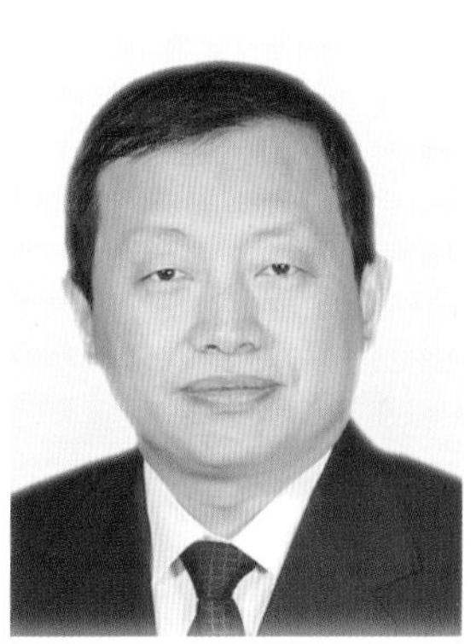
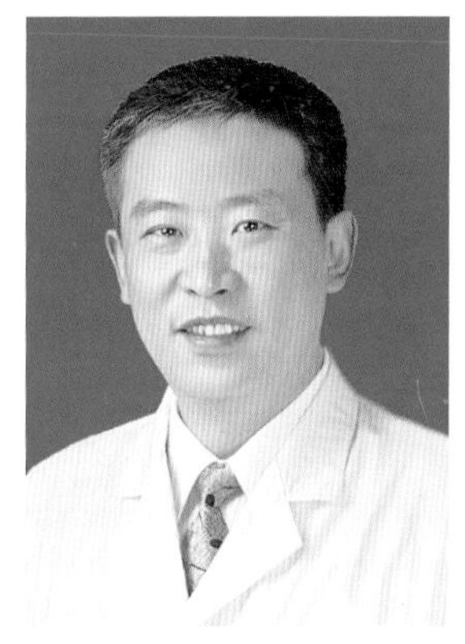
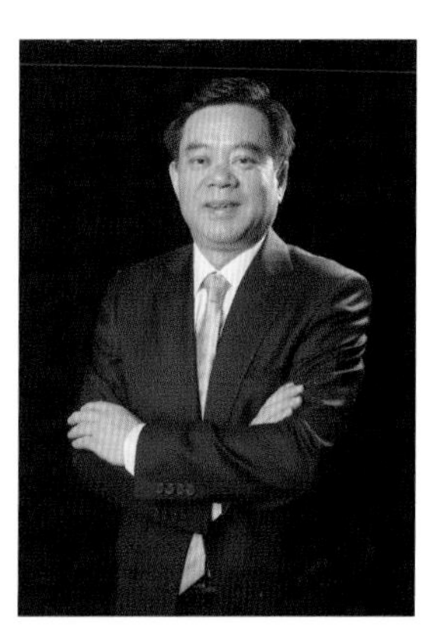

图 2-33　骨质疏松学组历届组长

左起：罗先正教授、卫小春教授、刘强教授、翁习生教授

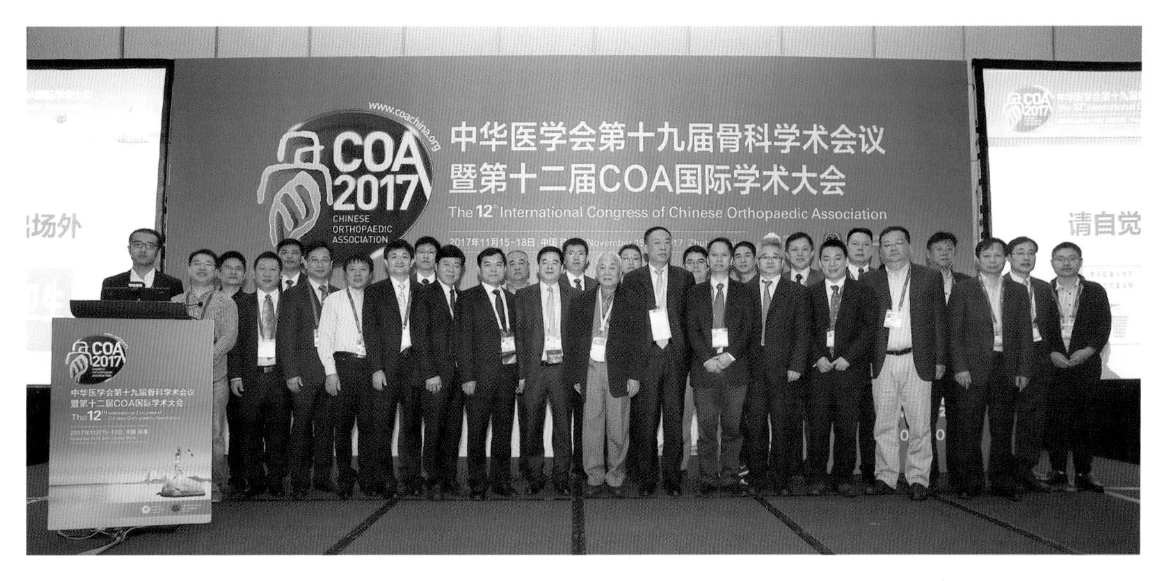

图 2-34　中华医学会骨科学分会第十一届委员会骨质疏松学组

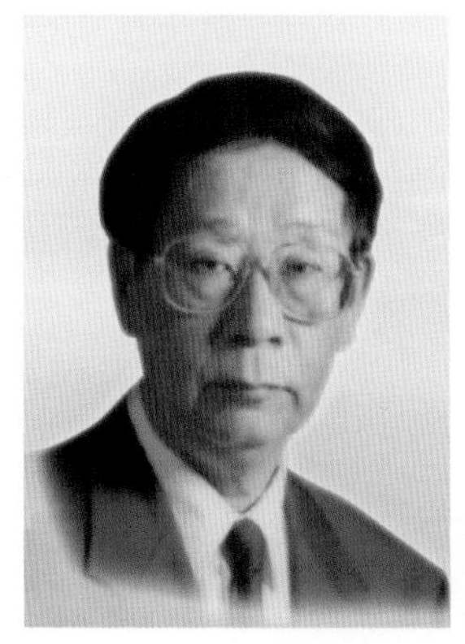
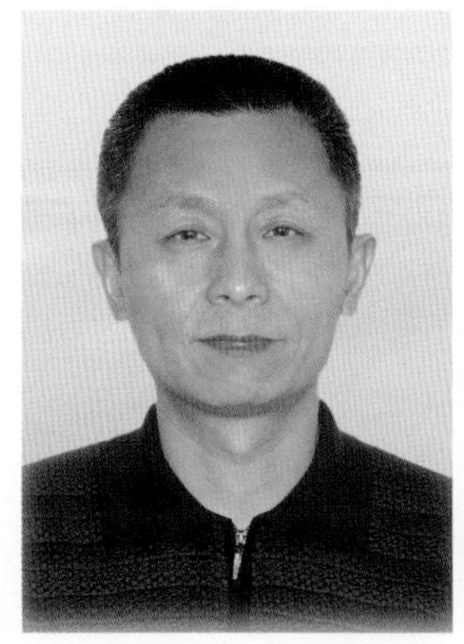
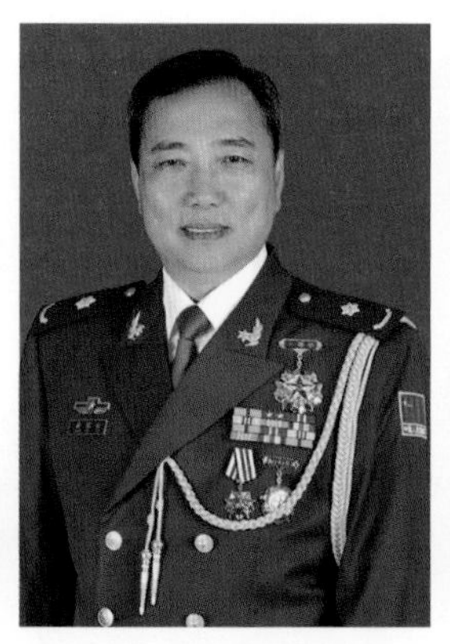
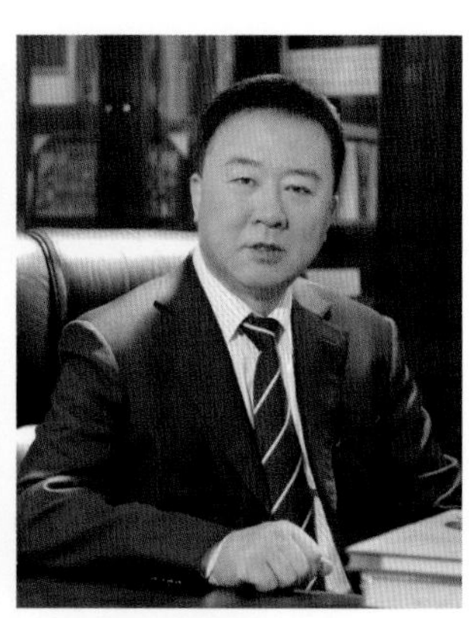

图 2-35　创伤学组历届组长
左起:张铁良教授、王满宜教授、唐佩福教授、张英泽院士

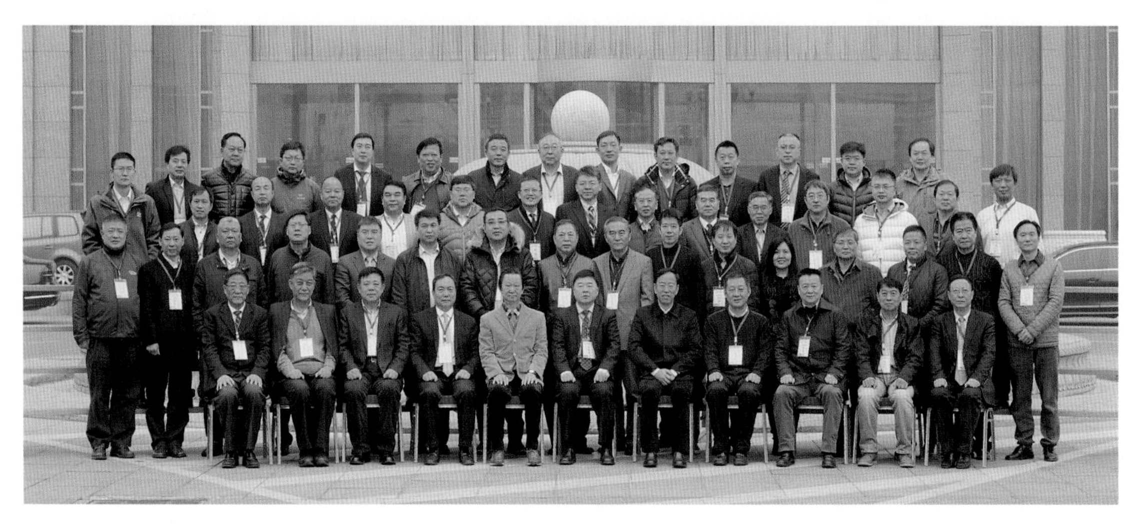
中华医学会骨科学分会第十一届委员会创伤骨科学组成立大会 2017.12.29

图 2-36　中华医学会骨科学分会第十一届委员会创伤学组

学组和外固定学组合并组成。学组成员由原内固定学组与外固定学组推荐并经中华医学会组织管理部与骨科分会审议通过。

历届组长:天津医院张铁良教授、北京积水潭医院王满宜教授、中国人民解放军总医院唐佩福教授、河北医科大学第三医院张英泽院士(图 2-35、图 2-36)。

九、微创学组

针对国际上骨科技术日趋微创化的形势。2003 年骨科学分会成立微创学组。

历届组长:中山大学孙逸仙纪念医院刘尚礼教授、第三军医大学新桥医院周跃教授、苏州大学附属第一医院杨惠林教授(图 2-37、图 2-38)。

十、护理学组

护理学组成立于 2009 年。

历届组长:中国医学科学院北京协和医院吴欣娟主任护师、中国人民解放军总医院屈波主任护师、北京积水潭医院高小雁主任护师(图 2-39、图 2-40)。

十一、显微修复学组

2011 年 7 月中华医学会骨科学分会第九届委员会显微修复学组正式成立,大连大学附属中山医院赵德伟教授任组长(图 2-41、图 2-42)。

十二、小儿创伤矫形学组

2013 年 4 月骨科分会小儿创伤矫形学组正式获批成立。

历任组长:北京积水潭医院郭源教授、中国医科大学盛京医院赵群教授(图 2-43、图 2-44)。

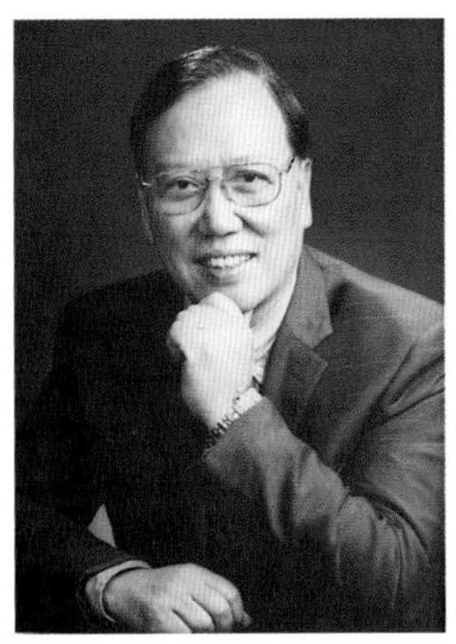 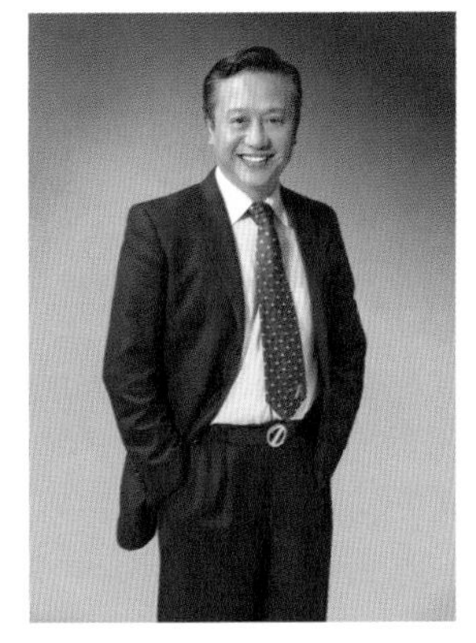 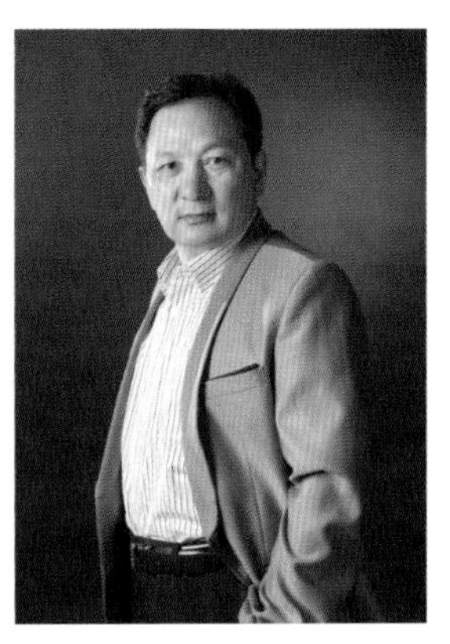

图 2-37　微创学组历届组长
左起：刘尚礼教授、周跃教授、杨惠林教授

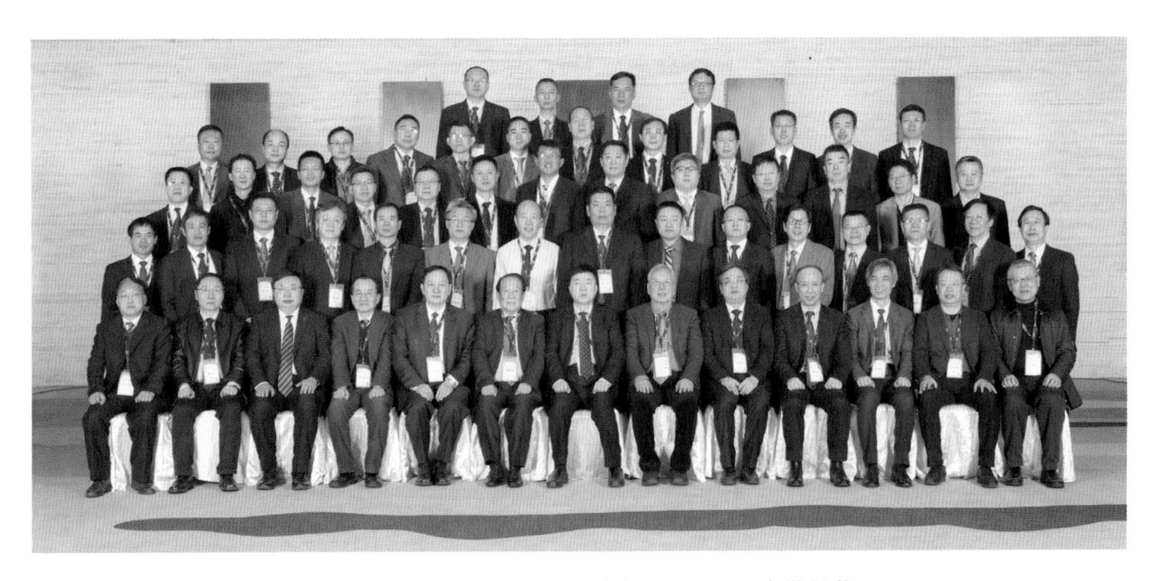

图 2-38　中华医学会骨科学分会第十一届委员会微创学组

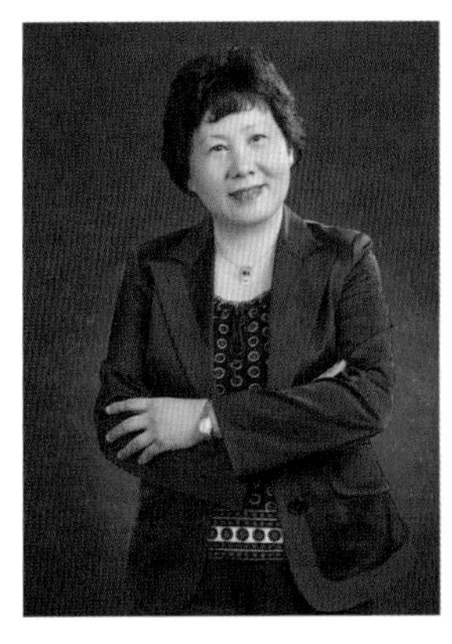 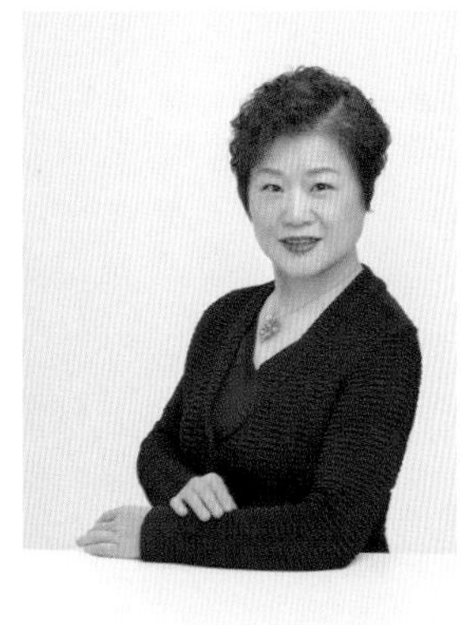 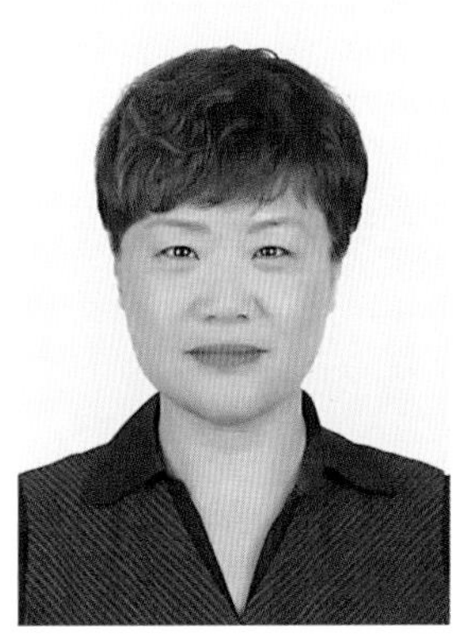

图 2-39　护理学组历届组长
左起：吴欣娟主任护师、屈波主任护师、高小雁主任护师

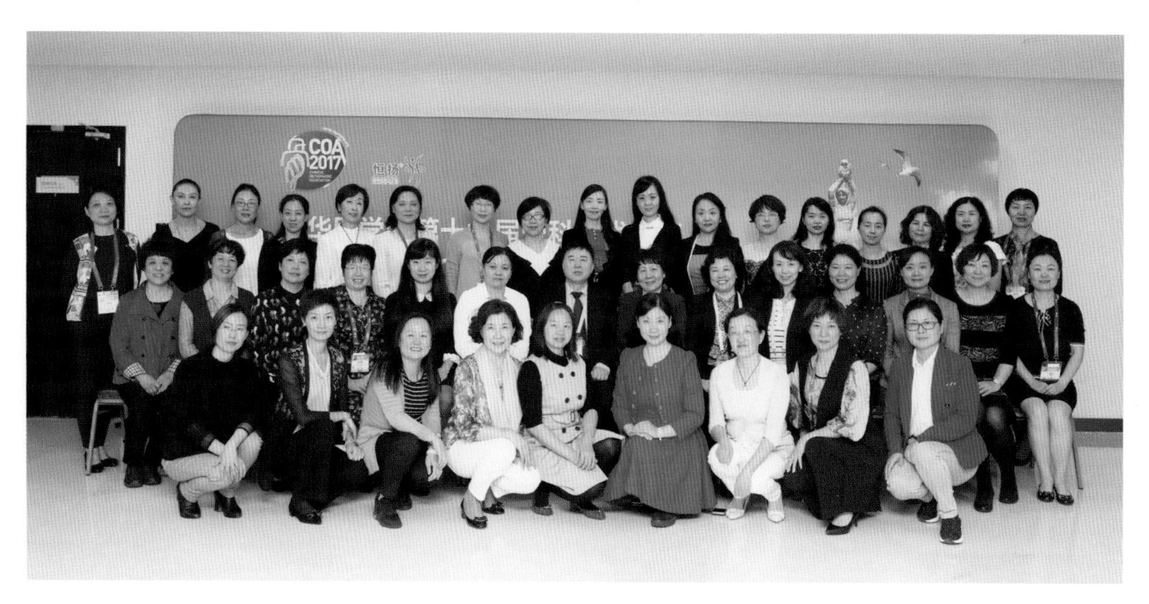

图 2-40　**中华医学会骨科学分会第十一届委员会护理学组**

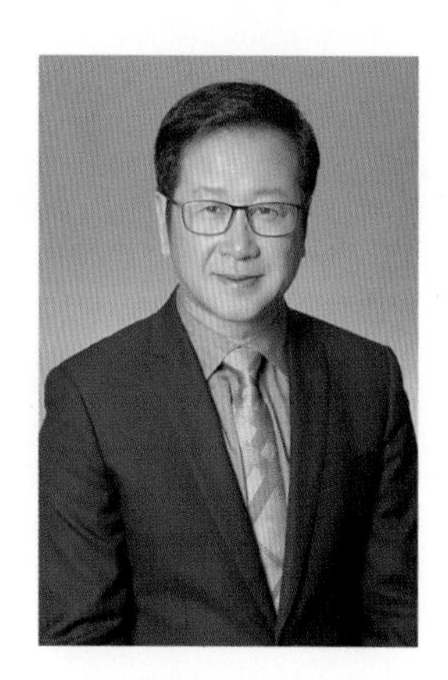

图 2-41　**显微修复学组组长赵德伟教授**

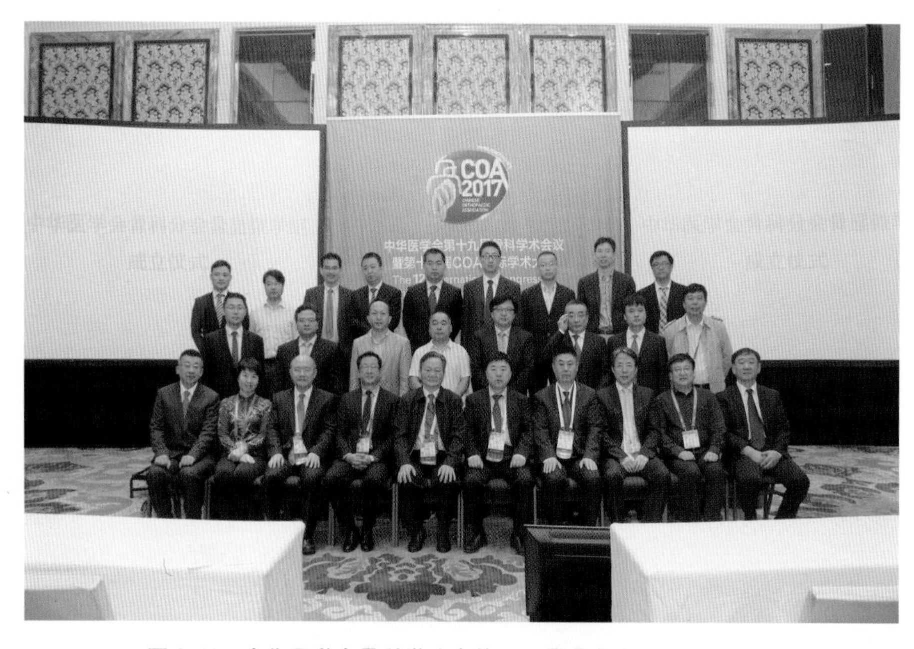

图 2-42　**中华医学会骨科学分会第十一届委员会显微修复学组**

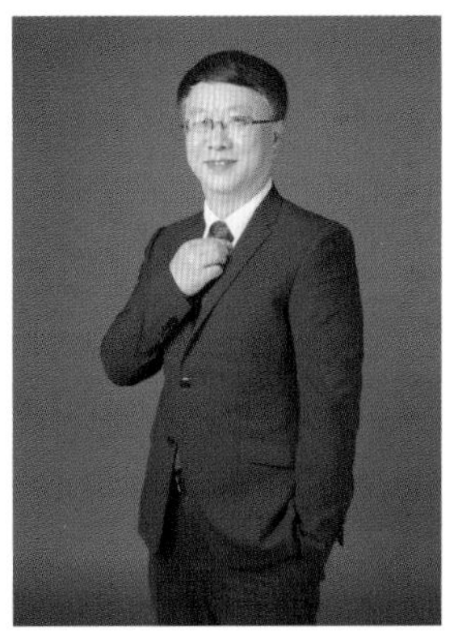
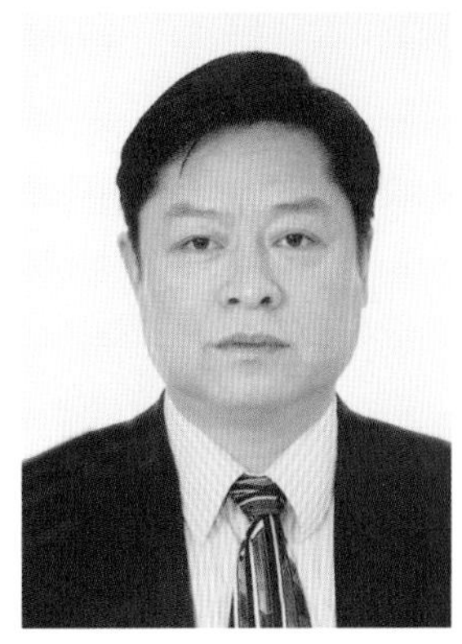

图 2-43　**小儿创伤矫形学组历届组长**

左起：郭源教授、赵群教授

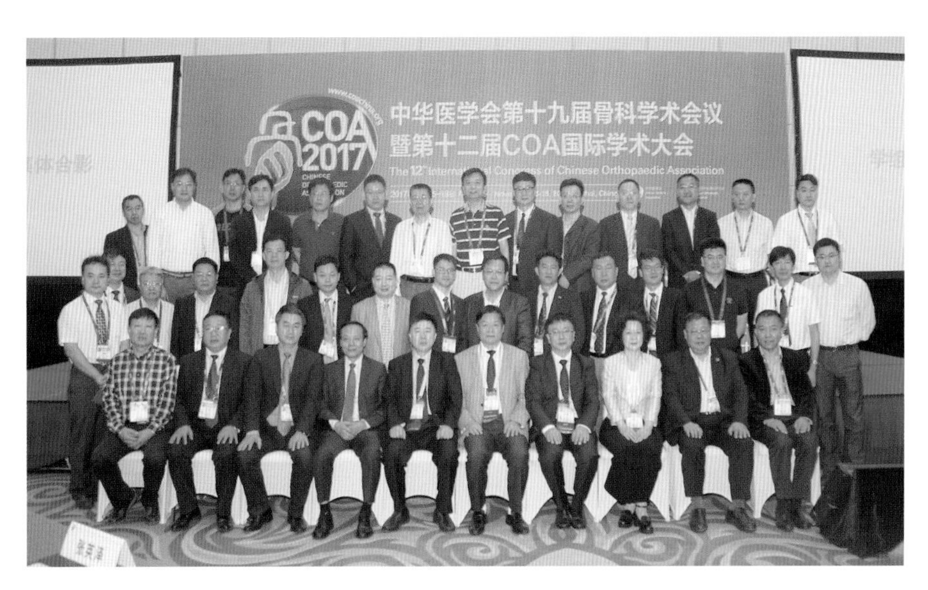

图 2-44　**中华医学会骨科学分会第十一届委员会小儿创伤矫形学组**

十三、骨科康复学组

我国骨科康复医学起步较晚，尤其在基层医疗机构，仍普遍存在重手术轻康复、手术与康复脱节的现象；康复专业人员缺乏，使得许多患者得不到专业、有效的康复治疗。近年来，骨科康复发展迅速，不断壮大，越来越受到临床医生及患者、家属的关注和重视。骨科康复医生一直积极参与骨科学分会的各项活动，并发挥着重要的作用。骨科康复学组于2011年筹备成立，2019年6月经中华医学会第二十五届理事会组织工作委员会第四次会议专家审议通过，正式成立。

历任组长：中国康复研究中心李建军教授、青岛大学医学院附属医院陈伯华教授（图 2-45、图 2-46）。

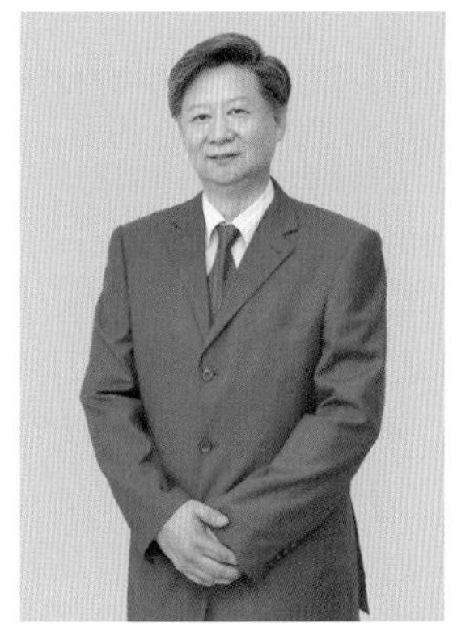
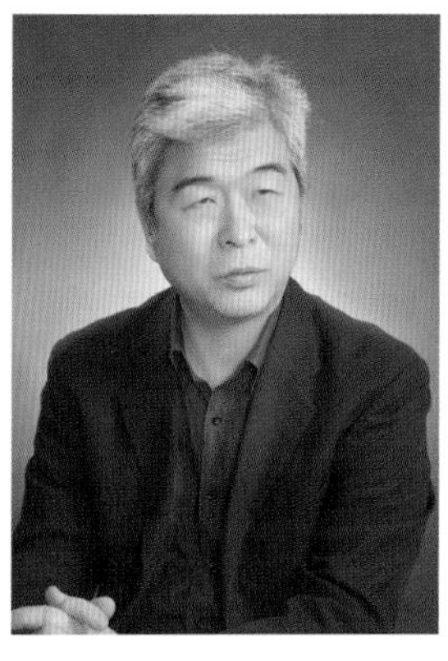

图 2-45　**骨科康复学组历届组长**

左起：李建军教授、陈伯华教授

十四、中西医结合学组

中西医结合在治疗骨科疾病方面具有其独特的优势，成熟的"动静结合""筋骨并重""内外兼治"

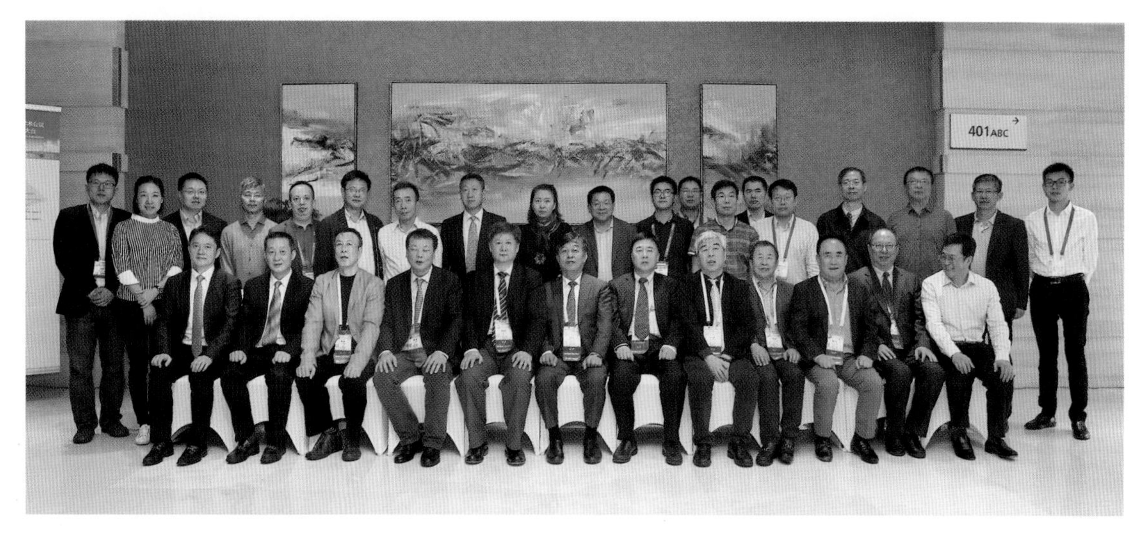

图 2-46 中华医学会骨科学分会第十一届委员会骨科康复学组

“医患合作”治疗方针已得到广大专家的认可，并得到很好的疗效。近年来，越来越多国内外医务工作者致力于中西医结合骨科领域的基础与临床研究工作，取得了令人瞩目的研究成果。尤其在骨科老年病、慢性病、肿瘤、疑难病症等方面，中西医结合骨科已经发挥并将继续发挥其特有的诊治作用。

中西医结合学组于 2011 年筹备成立，由天津医院马信龙教授担任组长（图 2-47、图 2-48）。

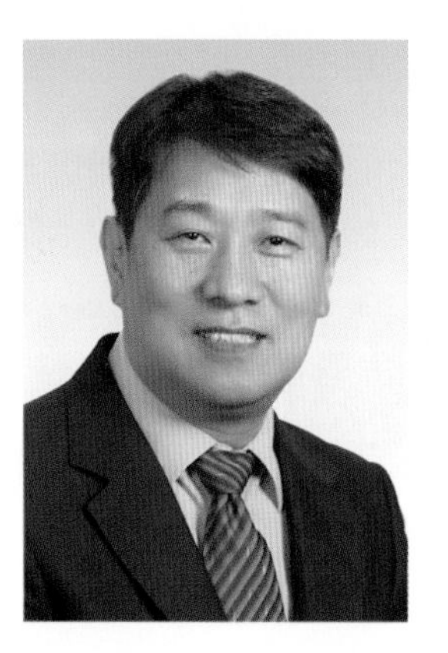

图 2-47 中西医结合学组组长马信龙教授

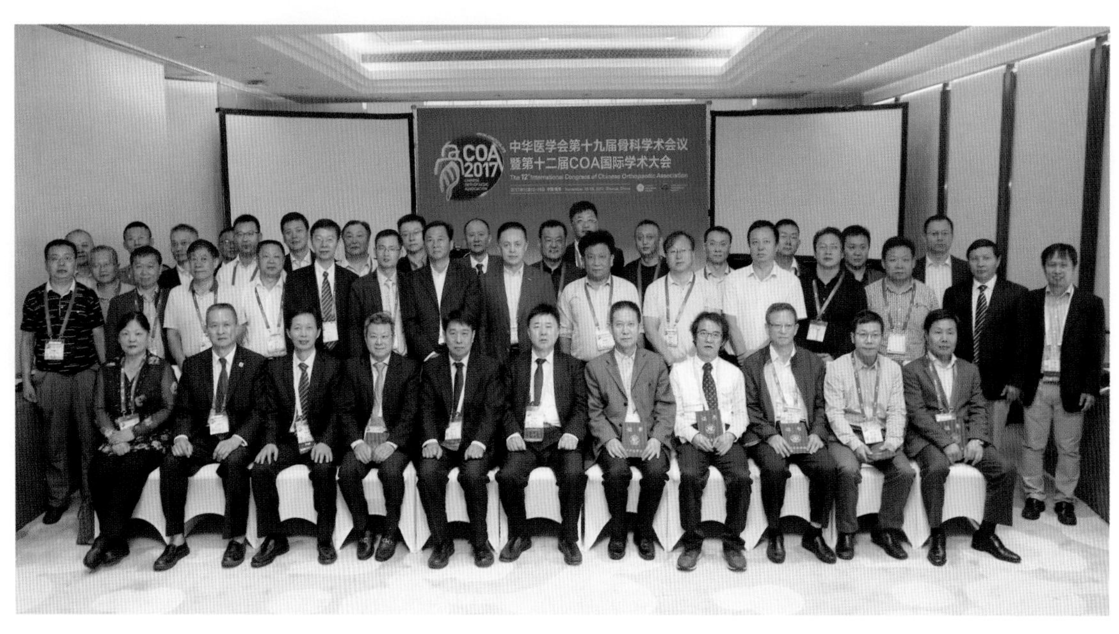

图 2-48 中华医学会骨科学分会第十一届委员会中西医结合学组

十五、外固定与肢体重建学组

外固定与肢体重建是治疗各种开放骨折、骨缺损、四肢先天与后天畸形的重要方法。Ilizarov 技术发展至今，经过好的改良和创新，已经形成了“中国特色的 Ilizarov 技术”，这项技术使得很多患者重新站立，获得尊严。我国是世界上最大的发展中国家，骨不连、骨感染、严重骨缺损和肢体畸形残疾等患者数量庞大，越来越多的骨科医师对该专业产生了浓厚的兴趣，从而使外固定与肢体重建技术在中国发展迅速。

外固定与肢体重建学组于 2017 年筹备成立，由中国人民解放军总医院唐佩福教授担任组长（图 2-49、图 2-50）。

十六、创新与转化学组

随着国内以及国际骨科的发展，创新已成为继续推动发展的动力以及迫切要求，而基础研究向临床应用的转化也成为广大骨科学者将研究成果造福患者推动进步的重要桥梁。骨科各相关领域的基础研究不断进步，而临床工作对于新理念新技术新设备的需求依然十分迫切，创新与转化学组定位于两者之间的沟通与过渡，推动基础临床创新研究的发展的同时，进一步加深基础研究与临床转化之间的衔接，为基础研究学者、临床专家以及器械设备研发企业共同合作、综合发展构建健康高效的发展平台。

创新与转化学组于 2017 年筹备成立，由天津医科大学总医院冯世庆教授担任组长（图 2-51、图 2-52）。

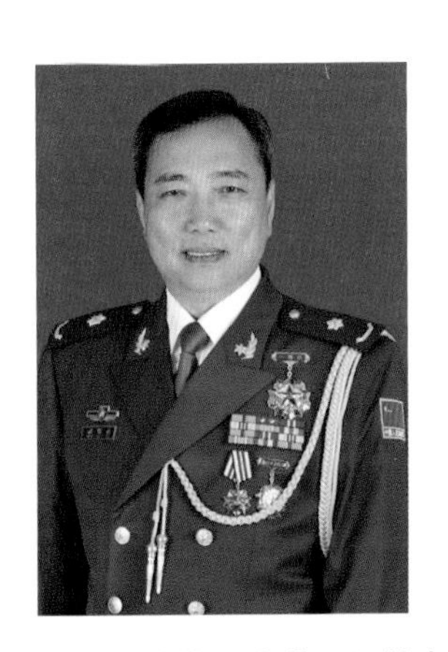

图 2-49　外固定与肢体重建学组组长唐佩福教授

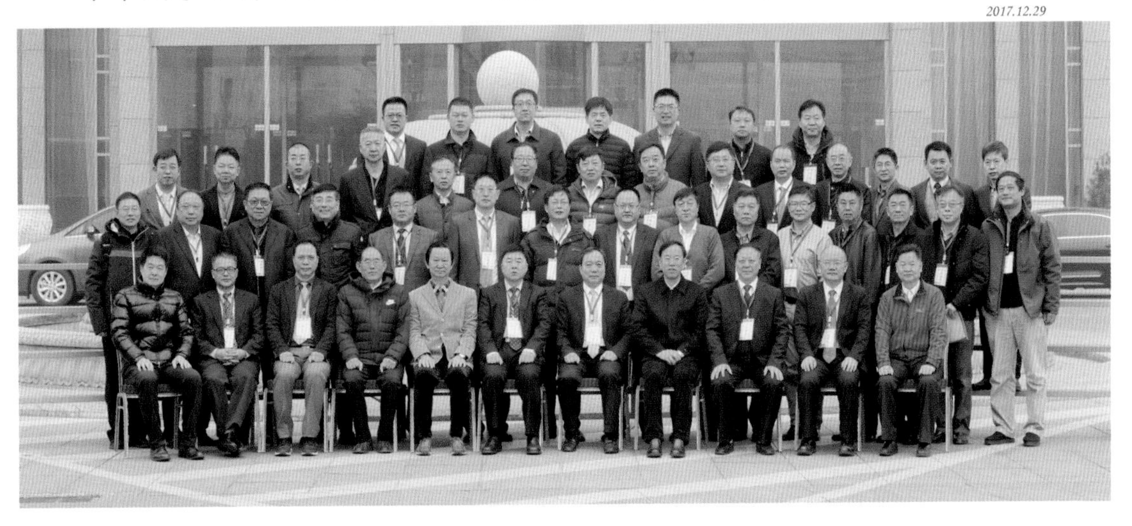

图 2-50　中华医学会骨科学分会第十一届委员会外固定与肢体重建学组

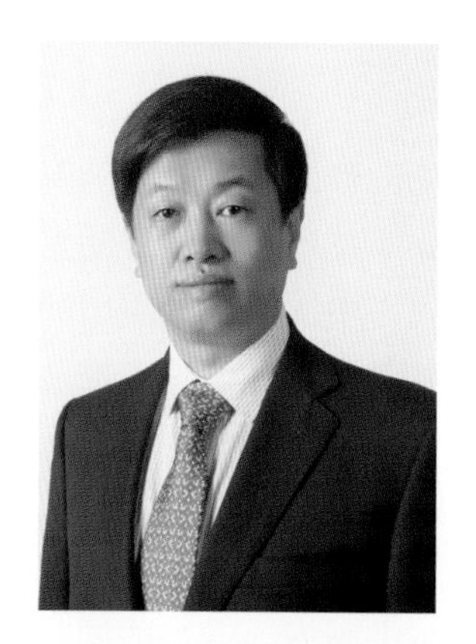

图 2-51　创新与转化学组组长冯世庆教授

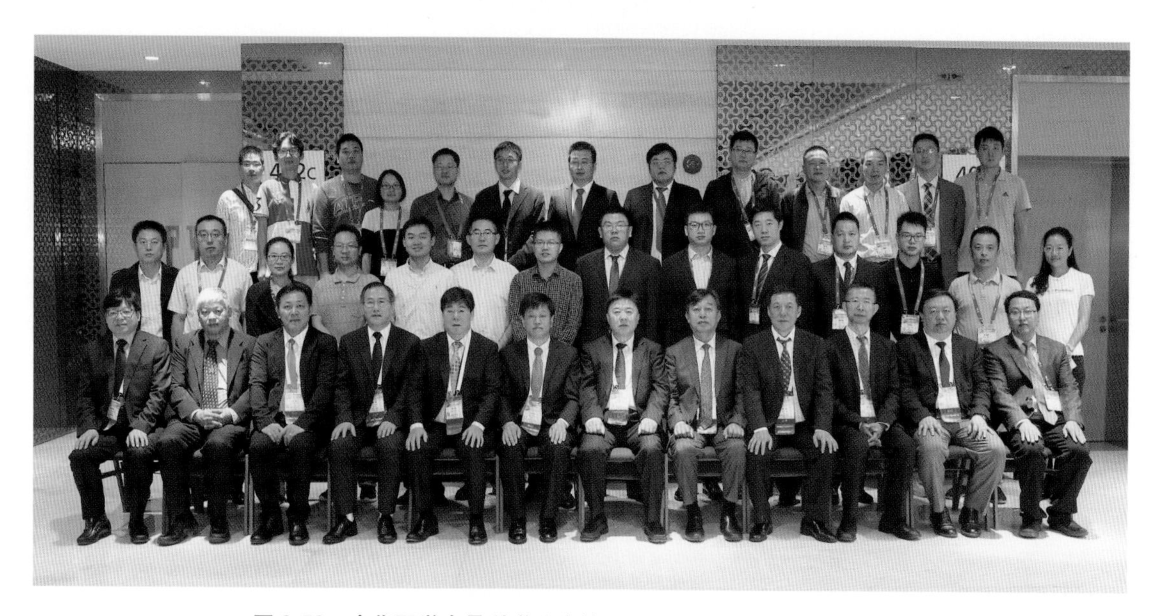

图 2-52　中华医学会骨科学分会第十一届委员会创新与转化学组

第四节　青年委员会

青年兴则国家兴，青年强则中国强。骨科事业的发展和未来倚重于年轻的一代，中华医学会骨科学分会青年委员会于 2009 年正式成立。根据中华医学会专科分会管理相关规定，青年委员会主任委员由当届骨科分会主任委员兼任，分别为中国医学科学院北京协和医院邱贵兴院士、中国人民解放军总医院王岩教授、北京积水潭医院田伟教授、河北医科大学第三医院张英泽院士（图 2-53）。

2009 年 4 月，中华医学会骨科学分会第八届委员会青年委员会在上海成立，北京大学第三医院刘晓光教授、上海交通大学附属第六人民医院张先龙教授、北京协和医院赵宇教授当选副主任委员。

2012 年 3 月，中华医学会骨科学分会第九届委员会青年委员会在北京成立，北京大学第三医院刘晓光教授、南京医科大学附属鼓楼医院蒋青教授、中国人民解放军总医院王征教授、北京协和医院赵宇教授当选副主任委员（图 2-54）。

2014 年 6 月，中华医学会骨科学分会第十届委员会青年委员会在北京成立，北京积水潭医院何达教授、北京协和医院赵宇教授、上海长征医院陈华江教授、中山大学孙逸仙纪念医院黄霖教授当选副主任委员（图 2-55）。

2017 年 5 月，中华医学会骨科学分会第十一届委员会青年委员会在广东省广州市成立，河北医科大学第三医院侯志勇教授、复旦大学附属华山医院马晓生教授、北京大学人民医院张培训教授、西安交通大学医学院附属红会医院马建兵教授当选副主任委员（图 2-56）。

中华医学会骨科分会青年委员一直贯彻切实有效的组织建设和学术建设，并在相应的年会上通过各平台的相关学术探讨拓展青年骨科医师的创新思

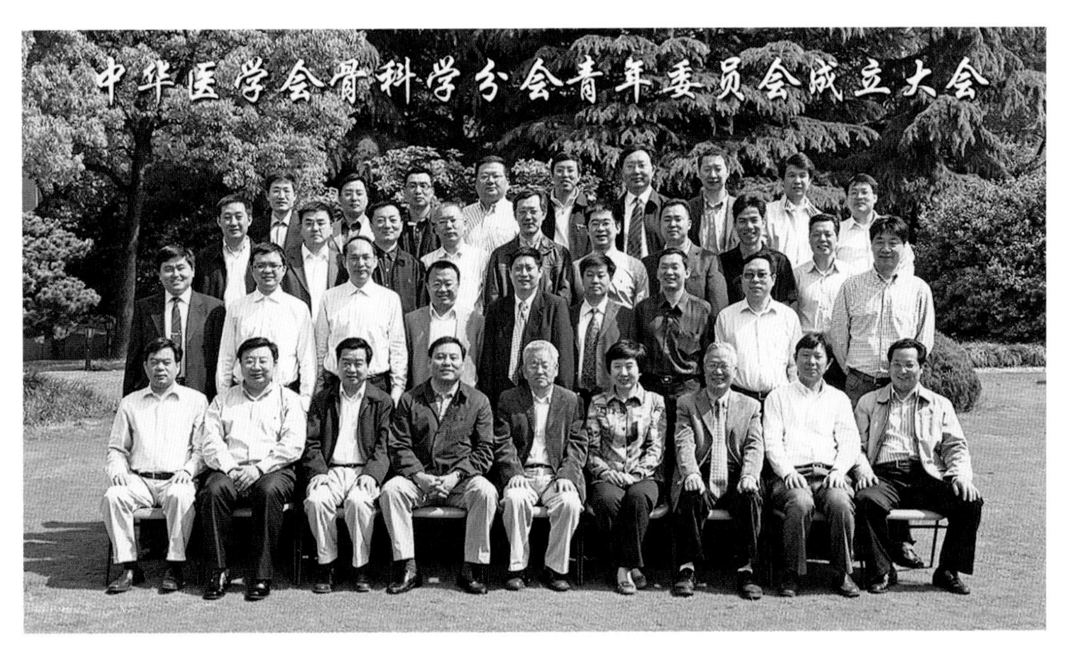
中华医学会骨科学分会青年委员会成立大会

图 2-53　2009 年中华医学会骨科学分会第八届委员会青年委员会成立

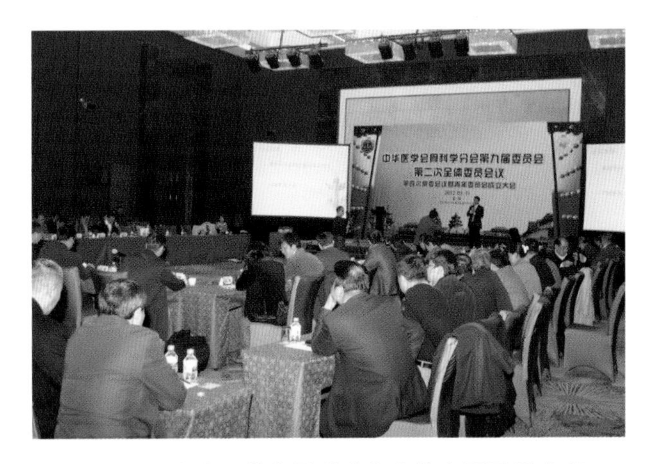
中华医学会骨科学分会第九届委员会
第二次全体委员会议

图 2-54　中华医学会骨科学分会第九届委员会青年委员会成立

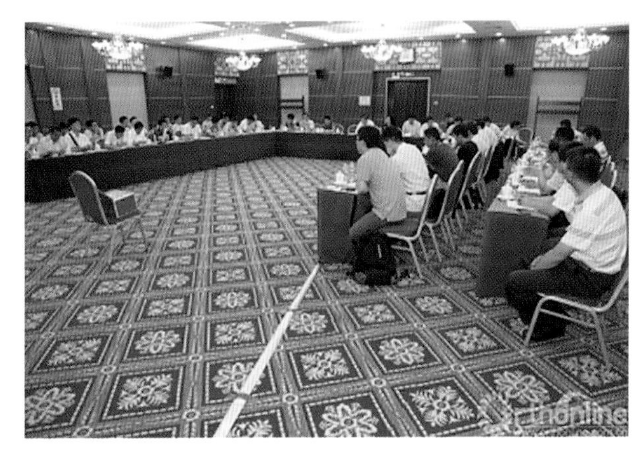

图 2-55　中华医学会骨科学分会第十届委员会青年委员会成立

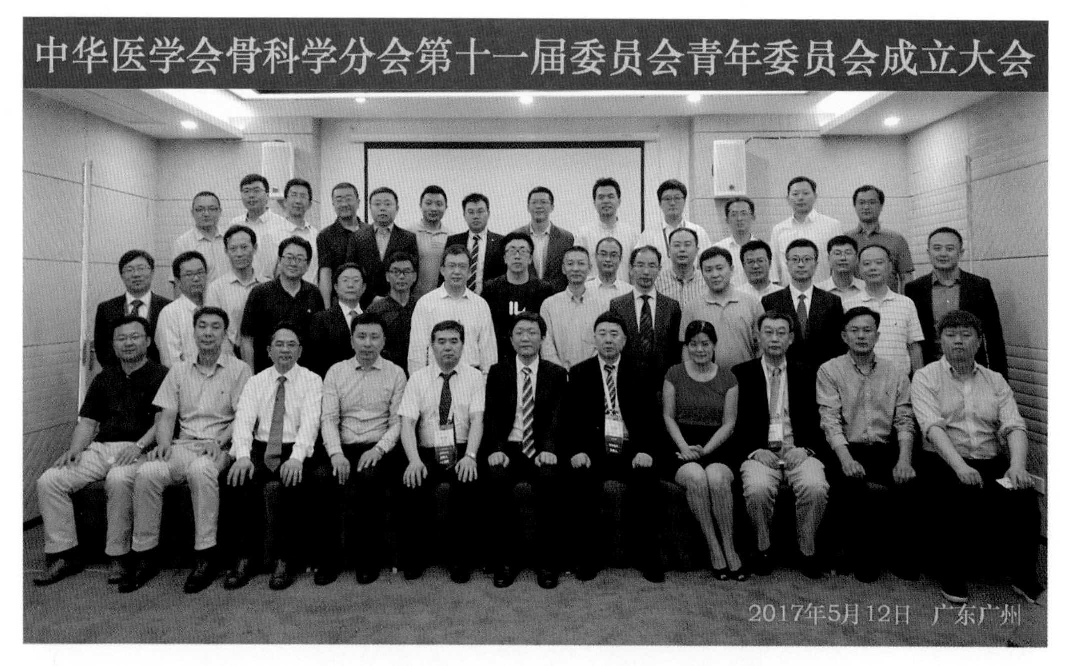
中华医学会骨科学分会第十一届委员会青年委员会成立大会
2017年5月12日　广东广州

图 2-56　中华医学会骨科学分会第十一届委员会青年委员会成立

维和发展模式，新颖的会议形式及不断更新的参会模式将会督促青年骨科医师的参会积极性，使得广大青年骨科医师在加强相关专业感受的同时，贯彻理论与实际相结合的科研学术目的。

为鼓励更多的骨科青年医师突破创新，在创新中成长、发展，真正打造一个活力、青春、进取、别具一格的全国骨科“青年医师之家”。2018 年 3 月青年委员会在河北省石家庄市举办了“第一届中华医学会骨科青年医师论坛”（YCOA 2018）（图 2-57），并成立了创伤、关节、脊柱、运动医学、骨肿瘤、骨科基础等 11 个学组（图 2-58～图 2-68）。“第一届中华医学会骨科青年医师论坛”吸引了来自中国内地及港澳地区的近 600 位中青年骨科精英参会。YCOA 2018 期间，对各专业学组工作进行了部署规划，从临床和教学入手，提升青年骨科医师的工作成效；同时进一步加强国际交流与合作，扩大中国骨科新生力量在国内外的学术影响力。继承骨科的优良传统，秉承团结、协作、求真、务实的骨科精神，共同推动国内青年骨科的技术进步与学术交流，使中国骨科新生力量向着更高、更快、更好的方向前行。

2018—2019 年，各专业学组相继举行了系列学术会议，各位委员积极参与，踊跃发言交流，进一步加深了委员的情谊，提升了学术水平。

2010 年开始，青年委员会就承办了 COA 大会中青年医师优秀论文评选活动，已经陪伴 COA 走过 8 个春秋。这项活动旨在促进基层骨科中青年医师的学术交流，激励更多的优秀中青年医学人才脱颖而出，为我国骨科事业蓬勃发展积蓄力量。邀请我国顶尖的骨科专家作为赛事评委，包括骨科院士、大会顾问、全国委员、青年委员、往届一等奖获奖选手、香港地区、台湾地区资深骨科专家，使得评比更加权威公正。经过现场评审和答辩的激烈角逐，很多优秀选手脱颖而出，国内涌现出的众多优秀中青年骨科医师已经成为科研、学术领域的中坚力量（图 2-69、图 2-70）。

2019 年 3 月 8 日第二届中华医学会骨科青年医师论坛（YCOA 2019）在北京召开，骨科青年医师论坛的持续举办和不断发展壮大，进一步提升了全国青年骨科医师投身临床研究、分享学术进展的热情，调动起骨科新生代融入中国骨科发展潮流的积极性（图 2-71）。

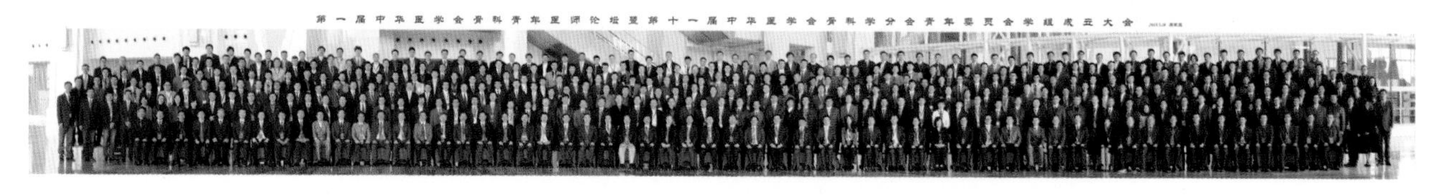

图 2-57　第一届中华医学会骨科青年医师论坛（YCOA 2018）合影

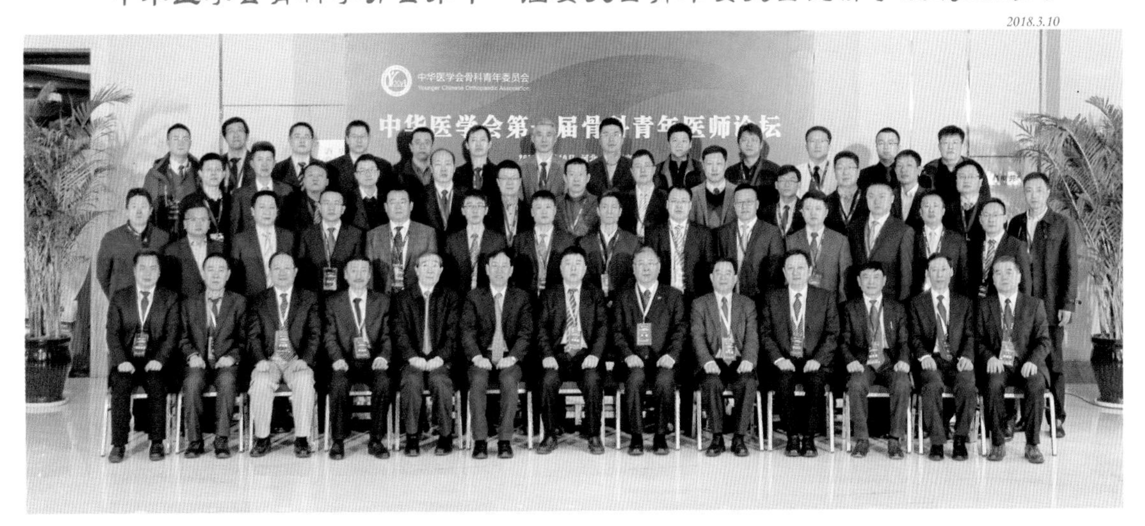
中华医学会骨科学分会第十一届委员会青年委员会创伤学组成立仪式
2018.3.10

图 2-58　中华医学会骨科学分会第十一届委员会青年委员会创伤学组

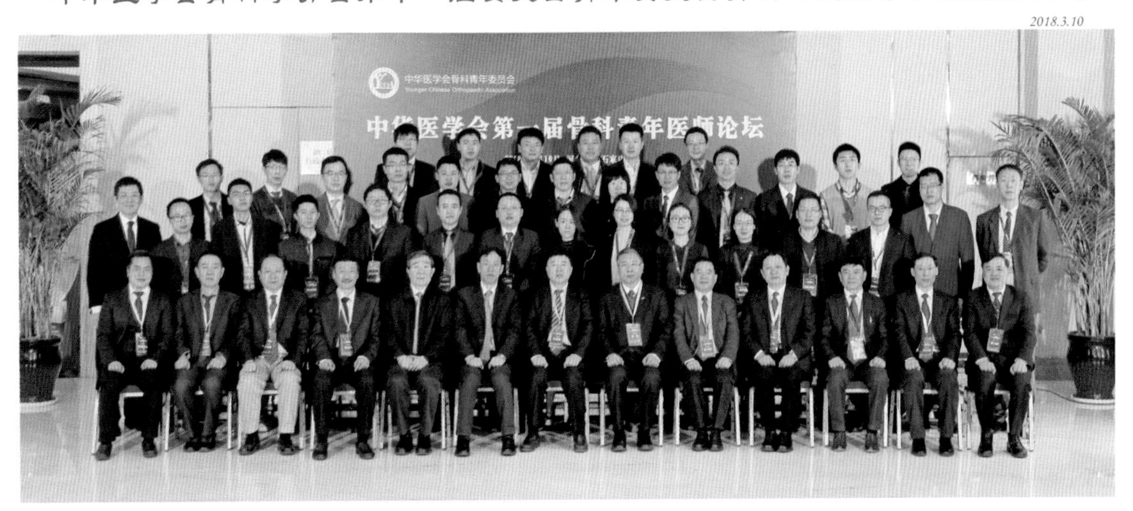
中华医学会骨科学分会第十一届委员会青年委员会骨科再生医学学组成立仪式
2018.3.10

图 2-59　中华医学会骨科学分会第十一届委员会青年委员会骨科再生医学学组

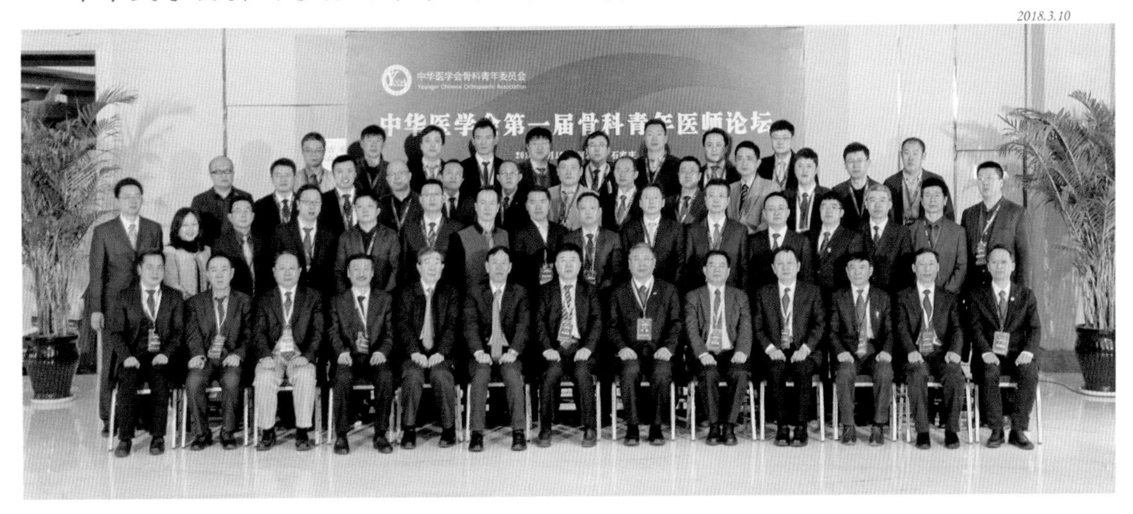
中华医学会骨科学分会第十一届委员会青年委员会骨质疏松学组成立仪式
2018.3.10

图 2-60　中华医学会骨科学分会第十一届委员会青年委员会骨质疏松学组

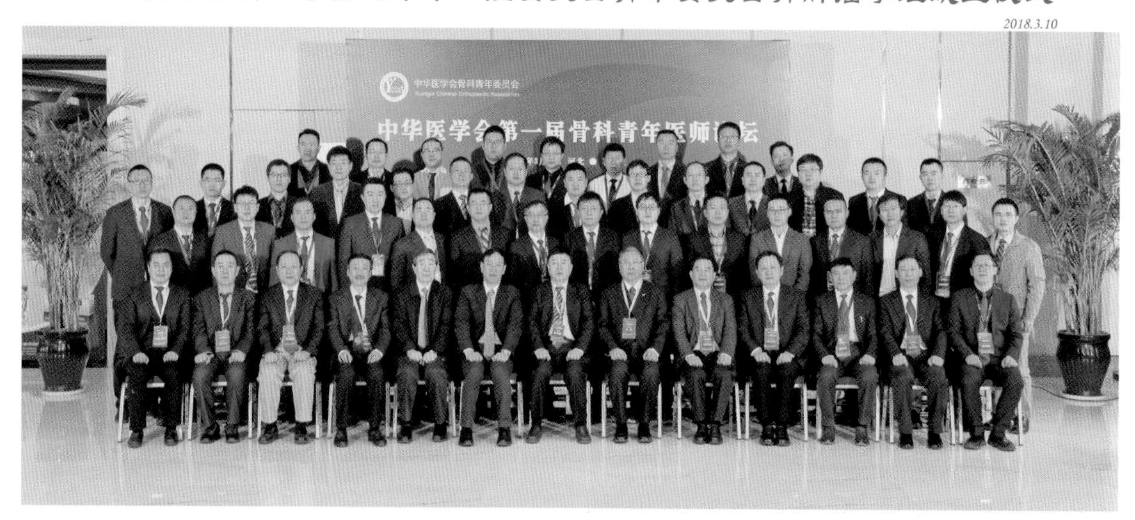
中华医学会骨科学分会第十一届委员会青年委员会骨肿瘤学组成立仪式
2018.3.10

图 2-61 中华医学会骨科学分会第十一届委员会青年委员会骨肿瘤学组

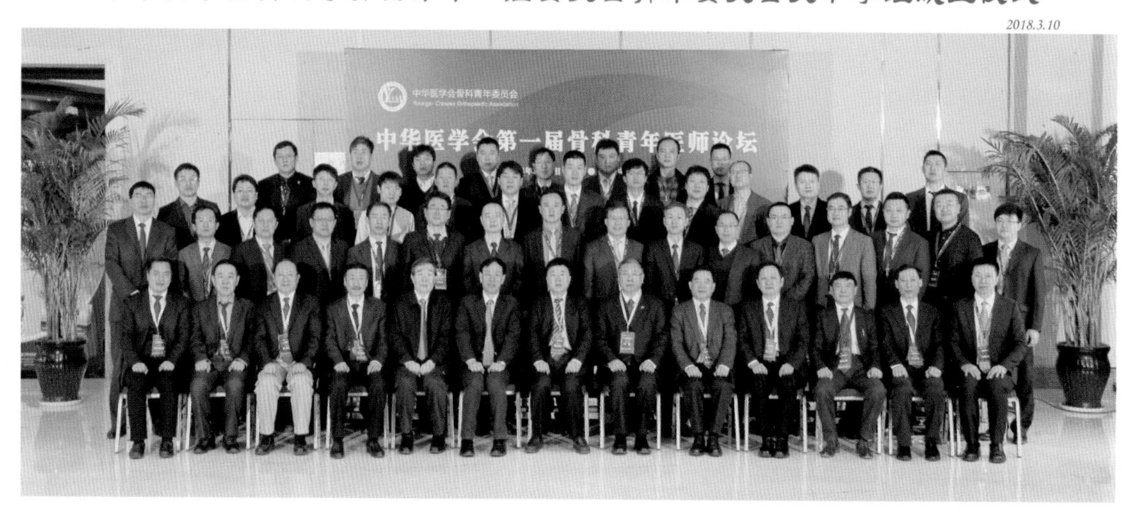
中华医学会骨科学分会第十一届委员会青年委员会关节学组成立仪式
2018.3.10

图 2-62 中华医学会骨科学分会第十一届委员会青年委员会关节学组

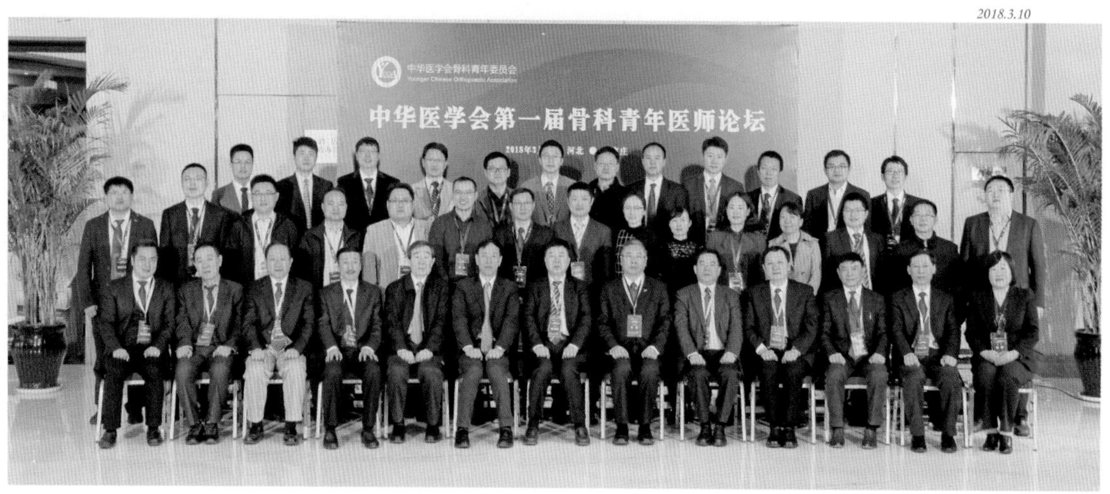
中华医学会骨科学分会第十一届委员会青年委员会基础学组成立仪式
2018.3.10
中华医学会第一届骨科青年医师论坛

图 2-63 中华医学会骨科学分会第十一届委员会青年委员会基础学组

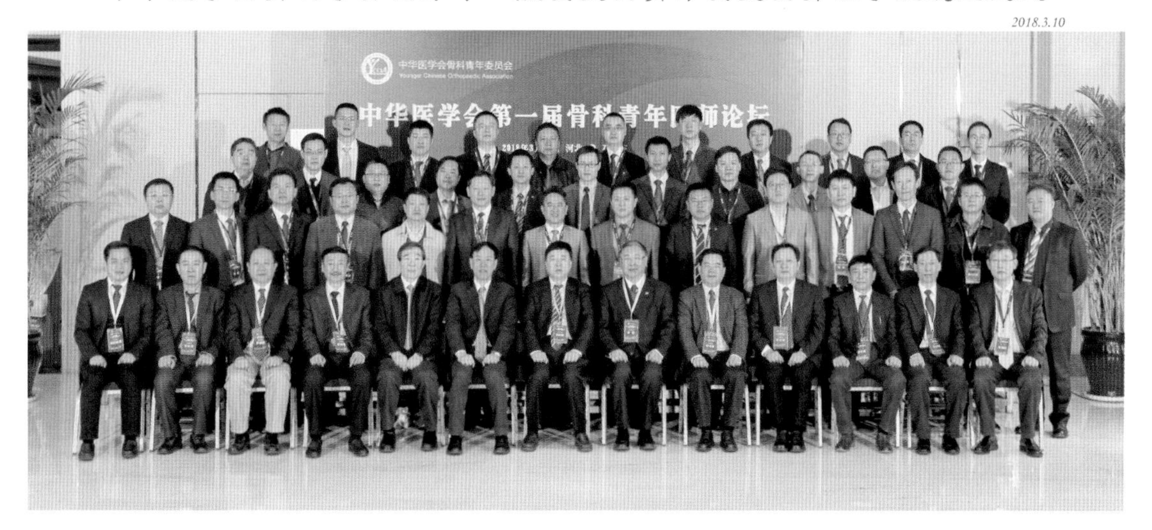
中华医学会骨科学分会第十一届委员会青年委员会脊柱学组成立仪式
2018.3.10
中华医学会骨科青年委员会
Younger Chinese Orthopaedic Association

图 2-64　中华医学会骨科学分会第十一届委员会青年委员会脊柱学组

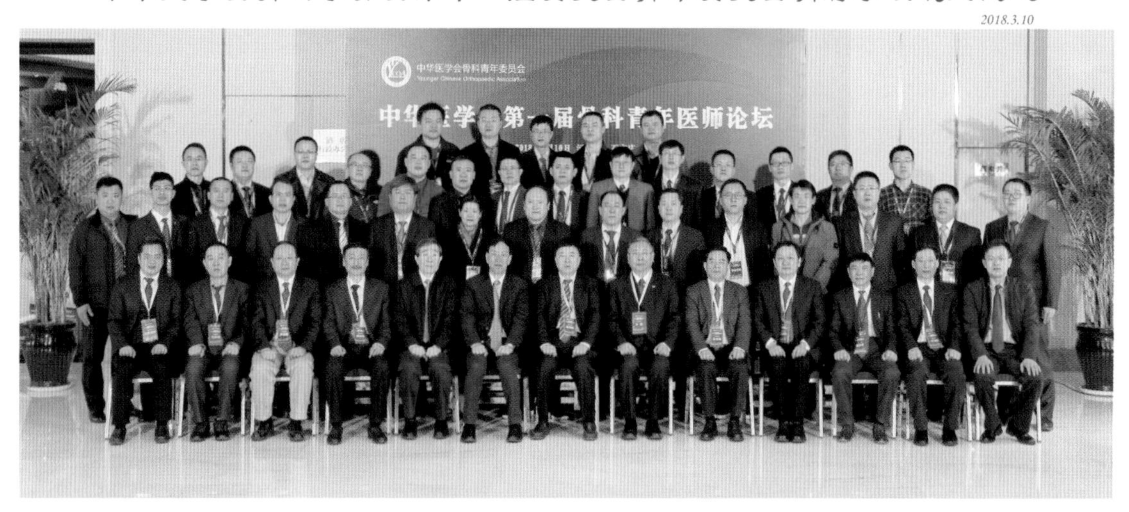
中华医学会骨科学分会第十一届委员会青年委员会肩肘学组成立仪式
2018.3.10
中华医学会骨科青年委员会
Younger Chinese Orthopaedic Association

图 2-65　中华医学会骨科学分会第十一届委员会青年委员会肩肘学组

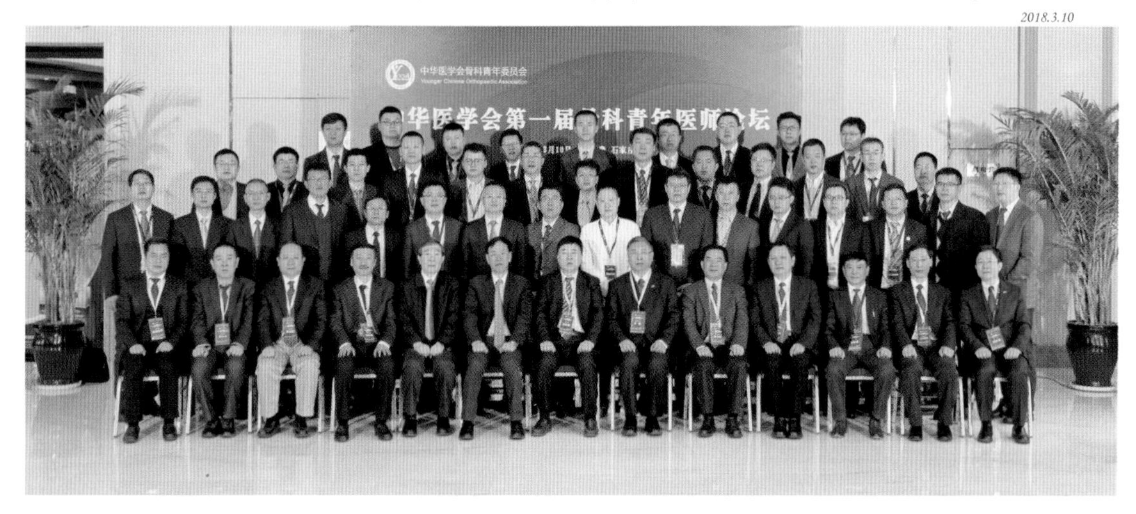
中华医学会骨科学分会第十一届委员会青年委员会微创与智能学组成立仪式
2018.3.10
中华医学会骨科青年委员会
Younger Chinese Orthopaedic Association

图 2-66　中华医学会骨科学分会第十一届委员会青年委员会微创与智能学组

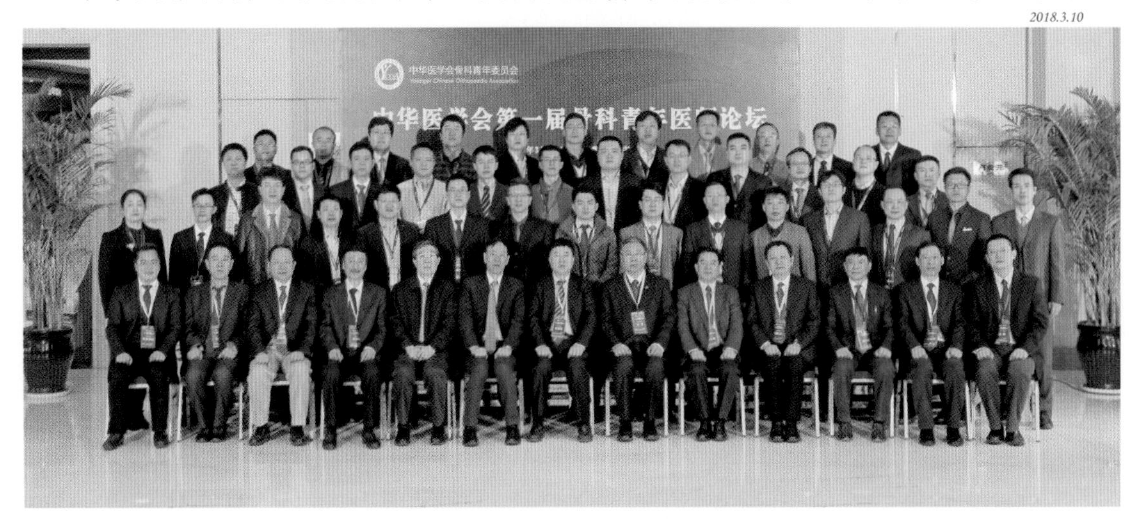

图 2-67　中华医学会骨科学分会第十一届委员会青年委员会运动医学学组

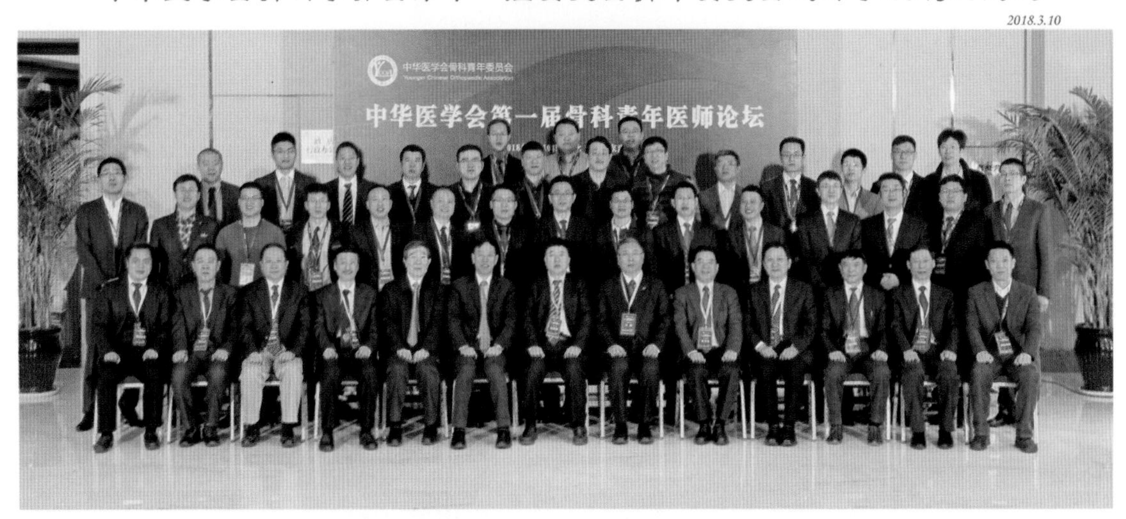
中华医学会骨科学分会第十一届委员会青年委员会足踝学组成立仪式
2018.3.10
中华医学会骨科青年委员会
Younger Chinese Orthopaedic Association
中华医学会第一届骨科青年医师论坛

图 2-68　中华医学会骨科学分会第十一届委员会青年委员会足踝学组

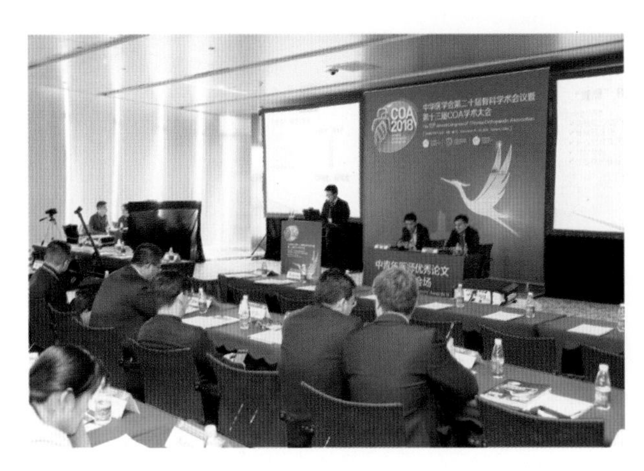

图 2-69　COA 大会中青年医师优秀论文评选

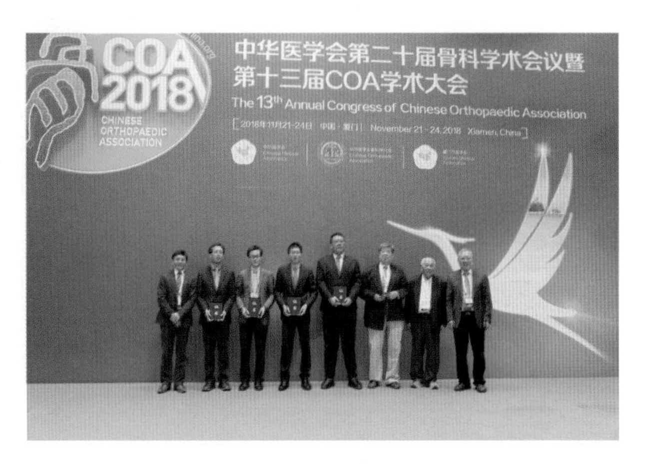

图 2-70　COA 大会中青年医师优秀论文颁奖

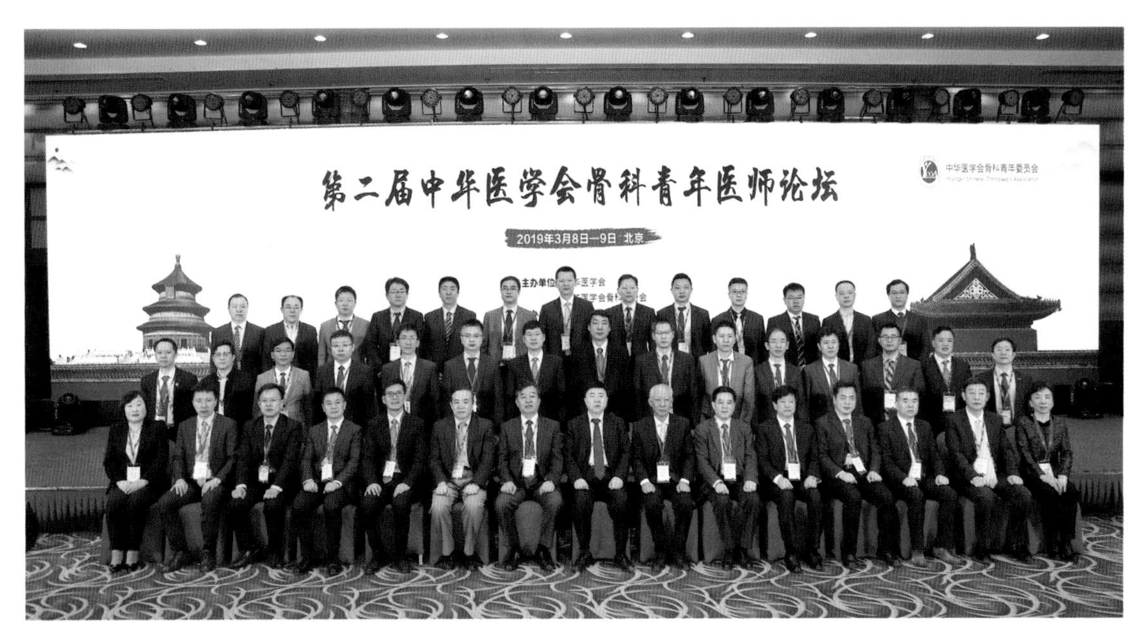

图 2-71　第二届中华医学会骨科青年医师论坛

“芳林新叶催陈叶，流水前波让后波”。中华医学会骨科学分会青年委员会各学组的成立和青年论坛的举办是创新的结晶和产物，也是创新的推动者和驱动力。青委会继续在中华医学会骨科学分会的引领下努力奋进，开拓创新，秉承尊师重道、传道解惑和脚踏实地的工作作风，将骨科青年医师论坛打造成品牌性学术盛会，成为广大骨科青年医师的积极学习和交流的平台。展望未来，我国骨科青年医师必将大有可为，也必将大有作为。

第五节　学术年会

1980 年中华医学会第一次骨科学术会议在天津市召开，会中对一些已故的知名中西医骨科专家如孟继懋教授、方先之教授、陈景云教授、杜自明教授、葛云杉教授、范国声教授、刘润田教授、陈敏教授、沈天爵教授等表示深切哀悼，对他们为提高我国骨科水平，培养骨科人才方面做出的突出贡献，致以

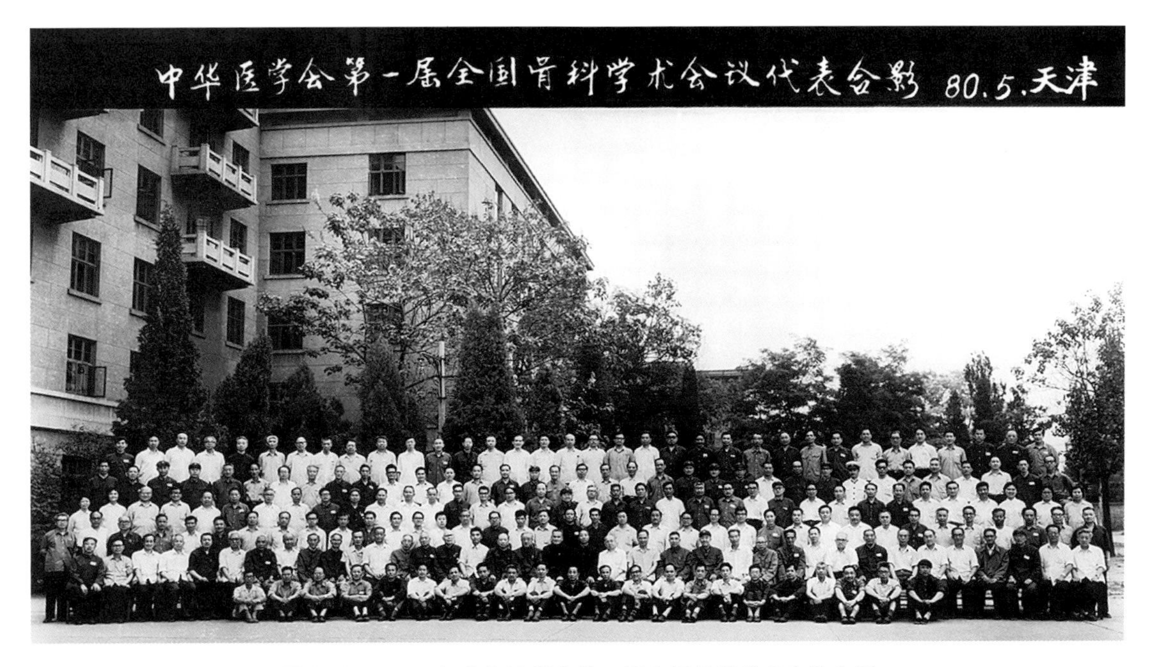

图 2-72　1980 年中华医学会第一届全国骨科学术会议合影

深切的怀念和崇高的敬意。大会邀请冯传汉教授作“我国骨科三十年来的成就和今后的展望”报告，这是总结过去，展望未来的一次盛会，受到医学界的欢迎(图2-72)。

1985年，第二次全国骨科学术会议在南京举行。会议以骨肿瘤、关节疾患、骨科基础研究、新的诊断方法、治疗技术以及骨科医生培训等内容为重点。大会收到论文1 200篇，选出30篇有代表性的论文在会上宣读，汇报了骨科的进展，并组织360篇论文在各小组进行交流。这次学术会议，内容丰富，论文的数量和质量都超过了第一次会议。

1989年10月，第三次全国骨科学术会议在山城重庆举行。出席会议的各省、市、自治区代表有900余人，大会收到论文1 689篇，选出会议上交流的有434篇，其中33篇在大会上发言。论文内容包括骨科各个领域。有基础、临床与科研研究，涉及面广泛而丰富，水平较前两次又有了提高，有些科研成果和论文已达到国际水平。

1992年10月，第四次全国骨科学术会议在上海召开，这次会议是规模较大的一次盛会，参会人数763人。除国内骨科学者参加外，还有以色列、美国、德国等国代表参加，中国台湾地区也有骨科学者代表出席会议。本次会议首次按创伤、脊柱、手外及显微外科、骨肿瘤、骨病及手术等专题进行学术交流。会议充分展示了我国骨科事业的蓬勃发展、人才辈出，许多成果已达到或超过国际水平。尤其是这次大会首次采用壁报配合显示成果，图文并茂，简易明了，便于阅览和探索，使大会达到了相互学习、相互交流、相互提高的预期目的。大会还组织了两次纪念性质的讲座，一次是请北京医科大学冯传汉教授主讲“中国骨科的回顾和发展”以纪念骨科前辈孟继懋和方先之教授；另一次是请上海第二医科大学过邦辅教授主讲“谈下脊椎手术失败的问题”，以纪念骨科前辈牛惠生教授和胡兰生教授，他们四位都是我国现代骨科的创始人，其中三位是1937年中华医学会骨科学组的创办人，而孟继懋教授更是中华医学会骨科学会的发起人之一。他们都已离开了我们，他们为我国骨科事业付出了毕生精力，是我们学习的榜样，我们永远缅怀他们(图2-73)。

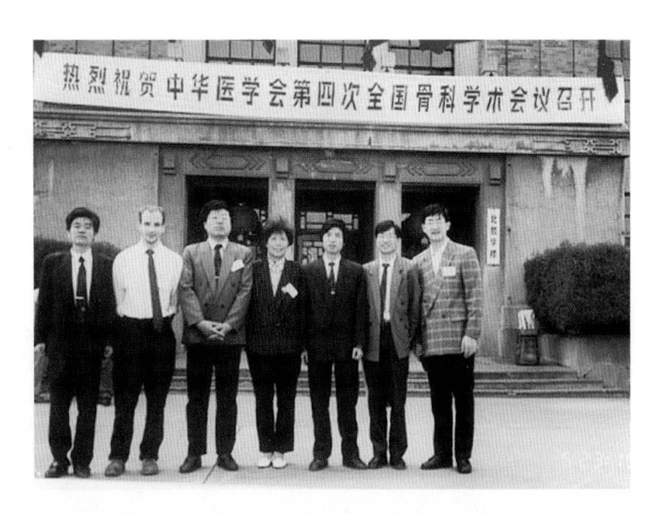
热烈祝贺中华医学会第四次全国骨科学术会议召开

图2-73　中华医学会第四次全国骨科学术会议部分代表合影

1996年，第五次全国骨科学术会议在陕西省西安市召开。

2000年，第六次全国骨科学术会议于在北京召开。

2004年，第七次全国骨科学术会议在广东省广州市召开，此次大会盛况空前，参会人数首次突破了1 000人。大会按脊柱、关节、创伤、综合等专题进行学术交流，同时配合壁报交流(图2-74)。

以邱贵兴教授为首的中华医学会骨科学分会第七届委员会提出每年组织大规模的中国骨科年会(COA)，经过将近1年的准备，2006年11月12—15日中华医学会第八届骨科学术会议暨第一届COA国际学术大会在北京顺利召开。此次会议共有4 000多名骨科医务人员参加，共收到稿件4 665篇，内容涉及脊柱、关节、创伤、关节镜及运动医学、骨肿瘤、骨质疏松、足踝外科和微创技术等领域。本次会议首次采用专题报告、嘉宾发言、大会发言、展板交流、刊载交流以及卫星会议等多种形式进行学术交流。此次会议充分反映了我国骨科界蓬勃发展的现状，并且涌现出一批中青年人才(图2-75)。

2007年11月8—11日，中华医学会第九届骨科学术会议暨第二届COA国际学术大会在河南省郑州市召开。此次会议参会代表达5 000余人，继续按各专题和专业学组进行学术交流，并增设了护理会场。在此次大会上还授予王澍寰院士、卢世璧院士等九位专家为骨科分会首批专家会员称号(图2-76)。

2008年11月13—16日，中华医学会第十届骨科学术会议暨第三届COA国际学术大会在江苏省苏州市召开，参加此次学术会议的代表近8 000人，会议气氛活跃，代表发言踊跃、学术讨论热烈。本次会议的另一特色是国际会议报告厅，以往参会人数少、讨论少的局面得到明显改变，学术影响大大提高，给国际嘉宾留下了深刻印象(图2-77)。

2009年11月19—22日，中华医学会第十一届骨科学术会议暨第四届COA国际学术大会在福建

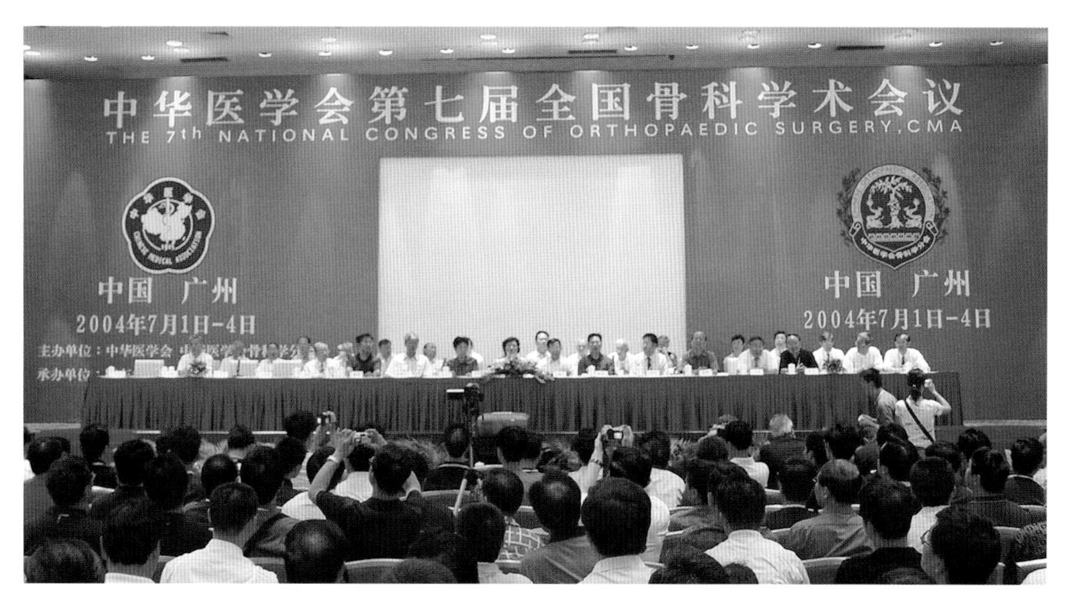

图 2-74　2004 年中华医学会第七届全国骨科学术会议

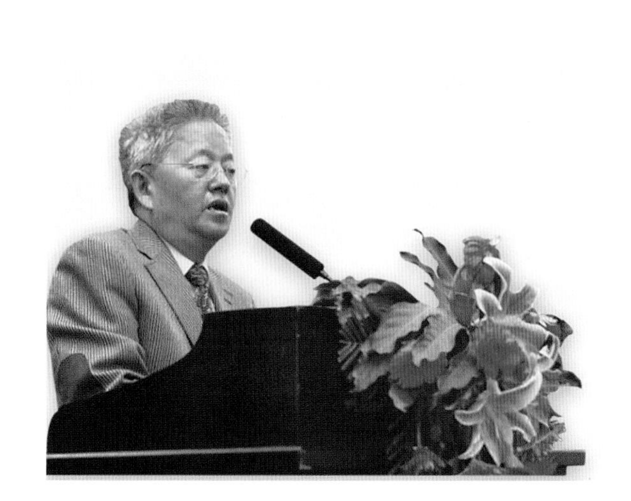

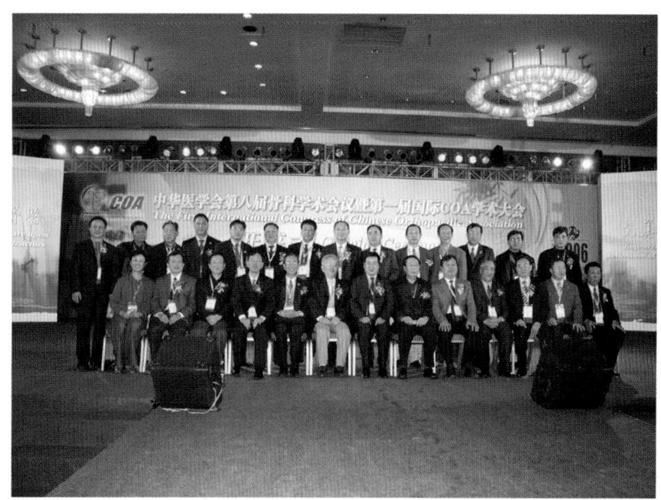

图 2-75　2006 年中华医学会第八届骨科学术会议暨第一届 COA 国际学术大会

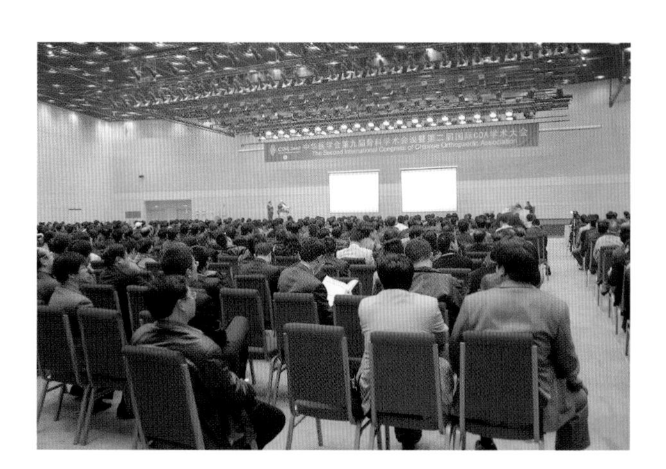

图 2-76　2007 年中华医学会第九届骨科学术会议暨第二届 COA 国际学术大会

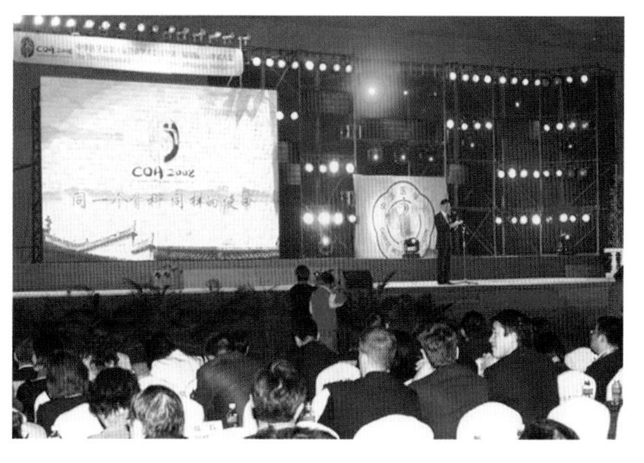

图 2-77　2008 年中华医学会第十届骨科学术会议暨第三届 COA 国际学术大会

省厦门市召开。参会人数首次突破 10 000 人,已经成为中华医学会所属专科分会最大的学术会议。本次会议还首次邀请了十多个国家和地区的骨科学会、国际组织和学术期刊的主席、主编参加座谈会,诚恳听取国际友人对中国骨科学会及学术会议的意见和建议,以便更好地改进工作(图 2-78)。

2010 年 11 月 11—14 日,中华医学会第十二届骨科学术会议暨第五届 COA 国际学术大会在四川省成都市召开(图 2-79)。

2011 年 12 月 1—4 日,中华医学会第十三届骨科学术会议暨第六届 COA 国际学术大会在北京市召开。本次会议有更多国际学术组织正式参与组织规划会议,以及讲师选定和投稿筛选,有更多的国外一流讲师及国际骨科同道参与本届大会。会议除体现一年以来国内外骨科领域所取得的研究成果外,还特别设国际学术组织会场进行交流。会议期间各国际学术组织主席、国家骨科学会主席共同参加了由中国骨科倡导的“国际主席论坛(International President Forum, IPF)”和“国际骨科企业 CEO 论坛”,并签署了以 CARE[合作(co-operation)、倡议(advocacy)、研究(research)与教育(education)]为主题的《COA 北京宣言》,各国在此基础上创建了一个维系国际骨科界关键机构全球性伙伴关系和定义全球议程的有效平台。COA 2011 大会参会的国际骨科组织有 70 余个,国内外参会代表人数达 15 000 人,共设 24 个分会场,收到投稿 11 700 余篇,参与学术交流 2 200 余人(图 2-80)。

2012 年 11 月 15—18 日,中华医学会第十四届骨科学术会议暨第七届 COA 国际学术大会在北京

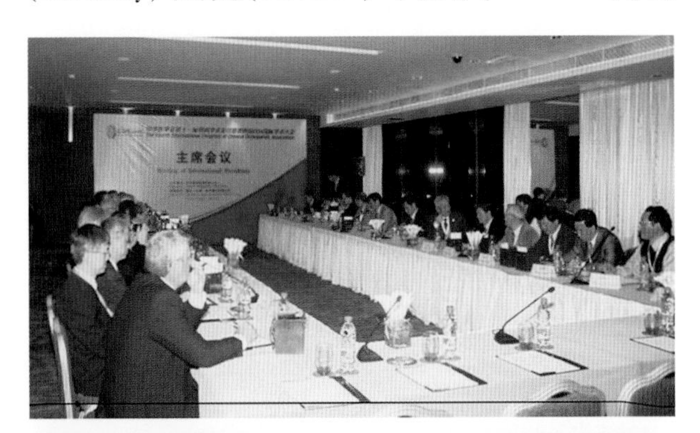

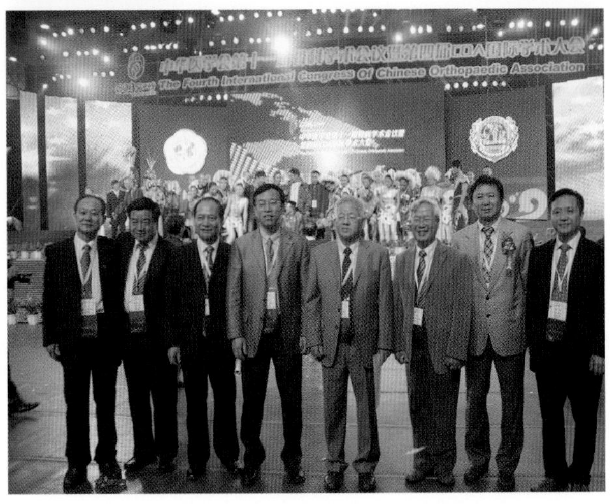

图 2-78　2009 年中华医学会第十一届骨科学术会议暨第四届 COA 国际学术大会

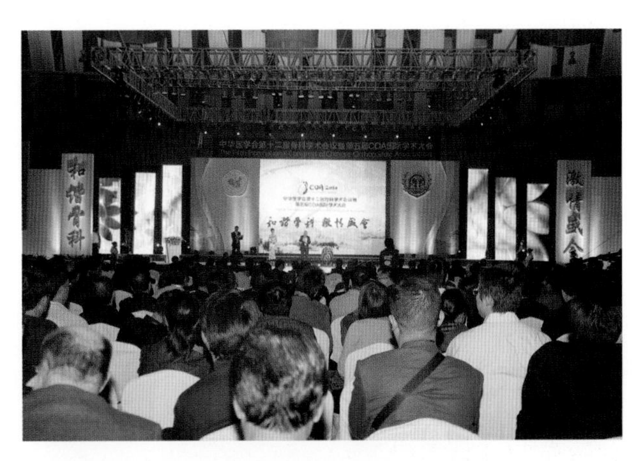

图 2-79　2010 年中华医学会第十二届骨科学术会议暨第五届 COA 国际学术大会

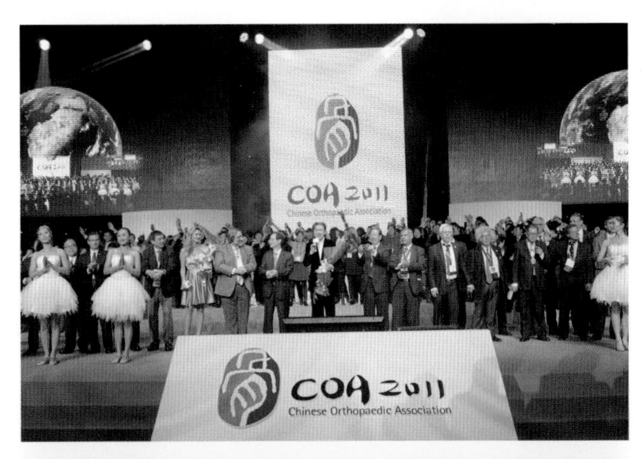

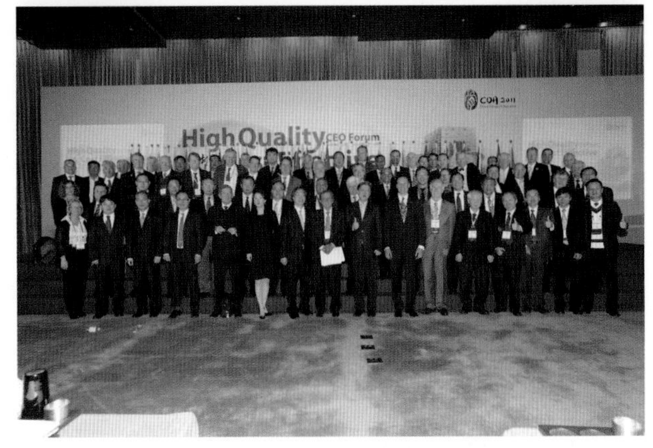

图 2-80　2011 年中华医学会第十三届骨科学术会议暨第六届 COA 国际学术大会

市召开。本届 COA 的国际继续教育阵容可谓空前强大,COA 2012 共邀请了国际组织 137 个,国际学术团体主席 170 位,其中 AAOS、AOSpine、AOTrauma、IOSM、EFFORT、EUROSPINE 等 22 个国际组织安排授课。来自近 70 个国家和地区的骨科专家在 COA 的倡导下联合组成的世界骨科联盟(WOA)于 2012 年 11 月 15 日在北京成立。本届 COA 大会,共收到全国 32 个省市及地方投稿 14 714 篇。本届 COA 大会收到了来自荷兰、丹麦、马来西亚、西班牙、印度、马尔地、芬兰、澳大利亚、美国、英国、日本、德国等 49 个国家的 638 篇稿件(图 2-81)。

2013 年 11 月 7—10 日,中华医学会第十五届骨科学术会议暨第八届 COA 国际学术大会在北京市召开。本届大会收到自由投稿 17 000 余篇,参会人数 15 000 余人。有来自 64 个国家的 137 个国际学术组织的 179 位国际学术团体主席参加,会议期间共举办了 22 个国际继续教育课程。本届 COA 大会将同期召开第一届世界骨科联盟(WOA)国际大会,一个纯英文交流的国际平台。与来自不同国家、不同肤色、不同种族的顶尖专家及科研人员共同探讨世界级的共同话题。通过 WOA 大会的英文交流平台,在脊柱、关节、创伤、运动医学等多个热点学科会场,与国际专家进行同台交流,展示中国骨科医生的新世纪风采(图 2-82)。

2014 年 11 月 20—23 日,中华医学会第十六届骨科学术会议暨第九届 COA 国际学术大会在北京市召开。此次会议征集稿件总数 17 177 篇。其中,中文稿件 16 019 篇、英文稿件 1 158 篇。共有 64 个国家,22 个国际组织带来了继续教育课程,127 个国际组织主席参会。COA 2014 设置了特邀嘉宾国,由代表亚洲骨科先进水平的日本专家组成,并且在最后的半天时间安排了“骨科 30 年—大师讲坛”,组委会邀请了国内外大师级专家教授传道、授业、解惑,带领骨科医生从更高角度和更广视野对骨科各个专业近 30 年的发展历程进行回顾和展望(图 2-83)。

2015 年 11 月 19—22 日,中华医学会第十七届骨科学术会议暨第十届 COA 国际学术大会在重庆市召开。正值中华医学会成立 100 周年、COA 创办 10 周年之际,COA 2015 邀请了欧洲现代骨科的先驱——法国作为特邀嘉宾国,由法国骨科学会的 15 位教授组成。本次大会共收到投稿 19 422 篇,其中中文稿件 17 812 篇,英文投稿 1 610 篇。16 个专业在本

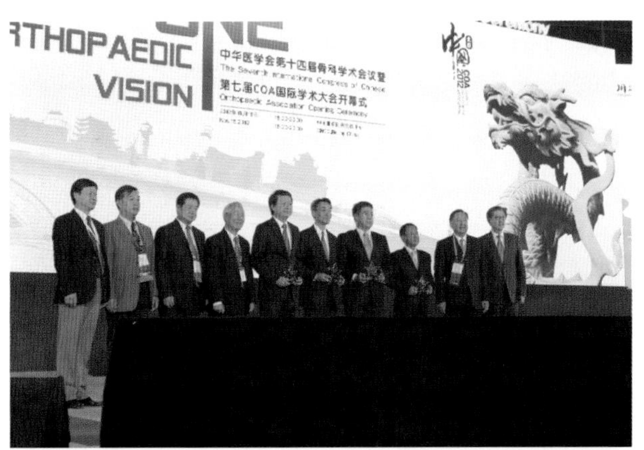

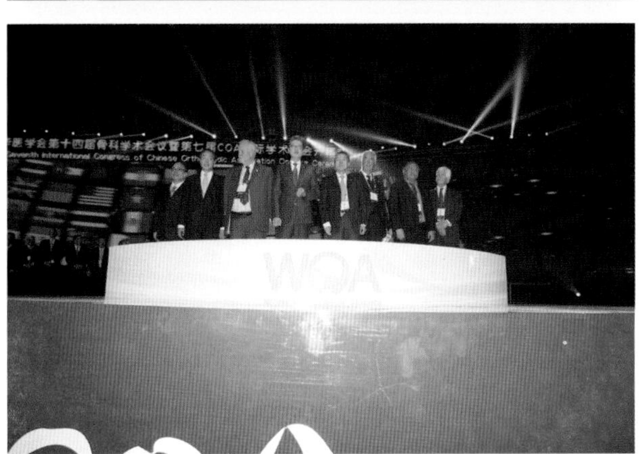

图 2-81 2012 年中华医学会第十四届骨科学术会议暨第七届 COA 国际学术大会

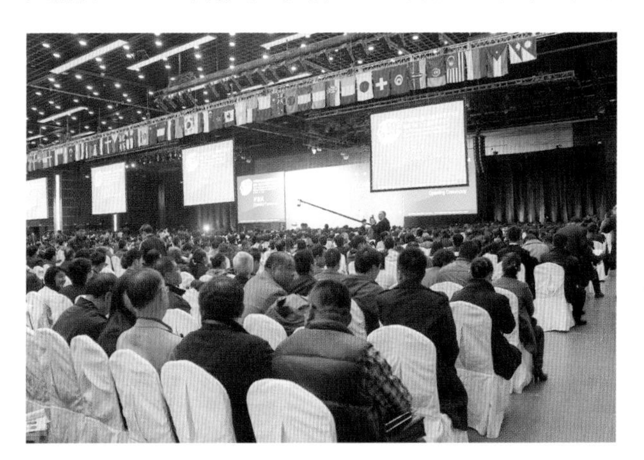

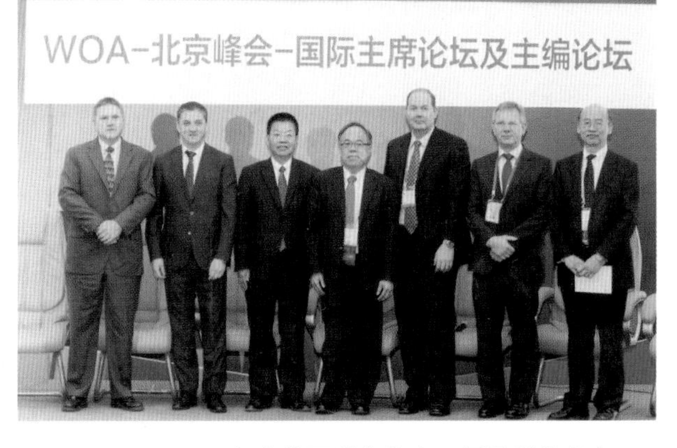

图 2-82 2013 年中华医学会第十五届骨科学术会议暨第八届 COA 国际学术大会

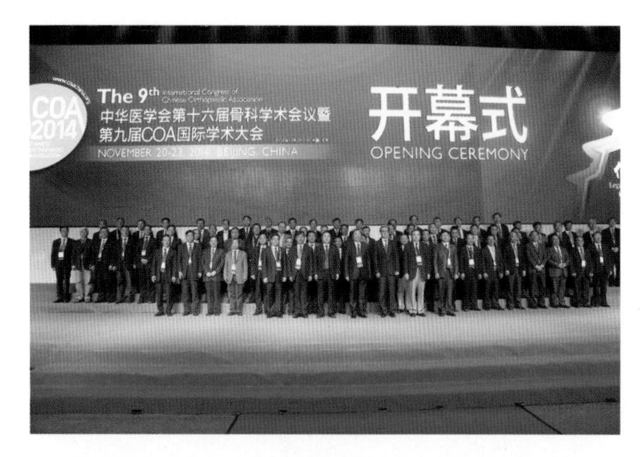

图 2-83　2014 年中华医学会第十六届骨科学术会议暨第九届 COA 国际学术大会

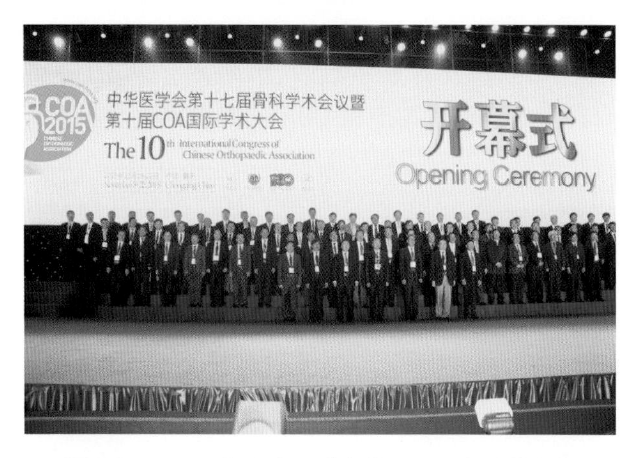

图 2-84　2015 年中华医学会第十七届骨科学术会议暨第十届 COA 国际学术大会

次大会设立了共 28 个分会场。共有 14 个学组安排了各有特色的骨科教程，共安排特邀发言 534 人次，大会主持 603 人次，病例讨论 66 人次，参与讨论点评 251 人次。注册 33 个国家的 226 名外国嘉宾和代表及港澳台地区 124 位嘉宾和代表(图 2-84)。

2016 年 11 月 17—20 日，中华医学会第十八届骨科学术会议暨第十一届 COA 国际学术大会在北京市召开。共收到投稿 19 795 篇，其中中文稿件 18 219 篇，英文投稿 1 576 篇。18 个专业在本次大会设立了共 32 个分会场。共有 14 个学组安排了各有特色的骨科教程，共安排特邀发言 682 人次，大会主持 777 人次，病例讨论 66 人次，参与讨论点评 425 人次。66 名中国香港、37 名中国台湾骨科专家和境外 248 名(来自 39 个国家)骨科专家抵京共襄盛举。美国骨科医师学会(AAOS)主席 David Teuscher 教授带领美国专家团队作为特邀嘉宾国参加 COA 2016(图 2-85)。

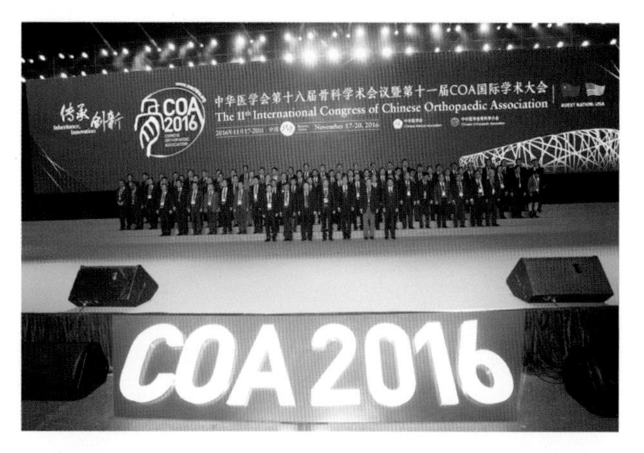

图 2-85　2016 年中华医学会第十八届骨科学术会议暨第十一届 COA 国际学术大会

2017 年 11 月 15—18 日，中华医学会第十九届骨科学术会议暨第十二届 COA 国际学术大会在广东省珠海市召开。COA 2017 的主题是“继往开来，砥砺前行，共筑健康中国”。大会紧紧围绕这一主题，学术内容丰富、实用，专科突出，组织有序，主张节俭。本次会议的参会者均为骨科相关领域的专家、研究人员和从业人员，会议内容为纯粹学术交流，不涉及政治问题。各位资深专家和与会代表对本次会议的组织、举办给予了高度评价(图 2-86)。

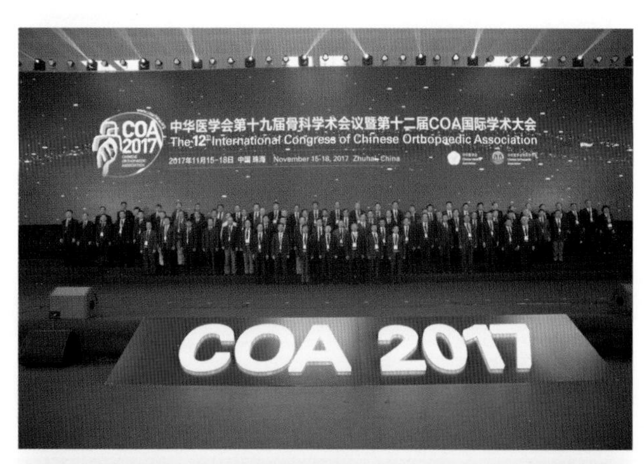

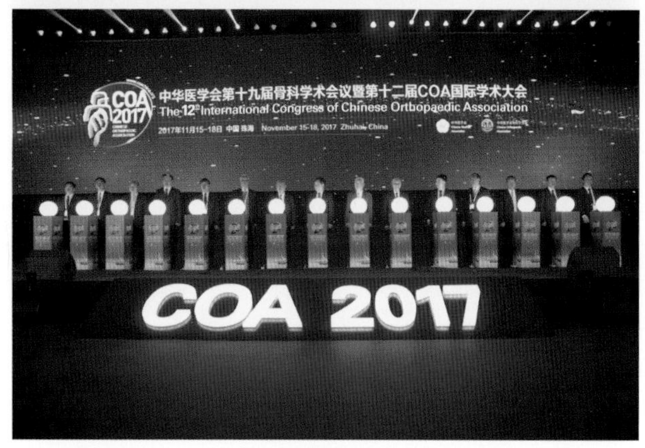

图 2-86　2017 年中华医学会第十九届骨科学术会议暨第十二届 COA 国际学术大会

2018 年 11 月 21—24 日，中华医学会第二十届骨科学术会议暨第十三届 COA 学术大会在福建省厦门市召开。COA 2018 大会在规模上继续扩大和深入，国内外参会人数超过 25 000 人，其中包括 100 多名来自中国港澳台地区的骨科嘉宾，来自 50 个国家的 400 多名外籍骨科嘉宾和代表。大会共收到投稿 25 191 篇，从中选出大会发言 2 386 篇，电子壁报 6 038 篇。16 个专业设立了共 39 个分会场，共安排特邀发言 899 人次，大会主持 1 030 人次，病例讨论 84 人次，参与讨论点评 644 人次（图 2-87）。

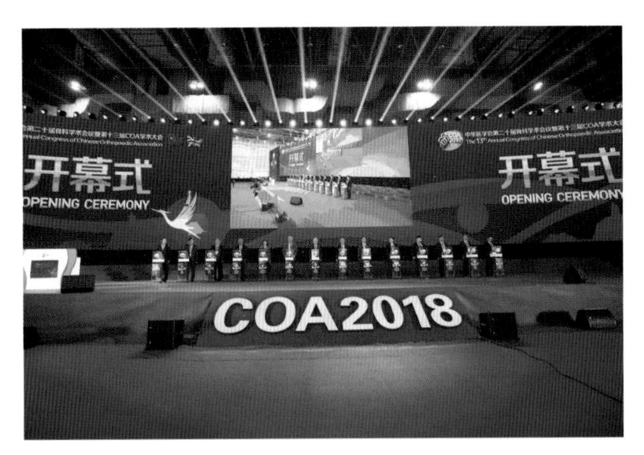

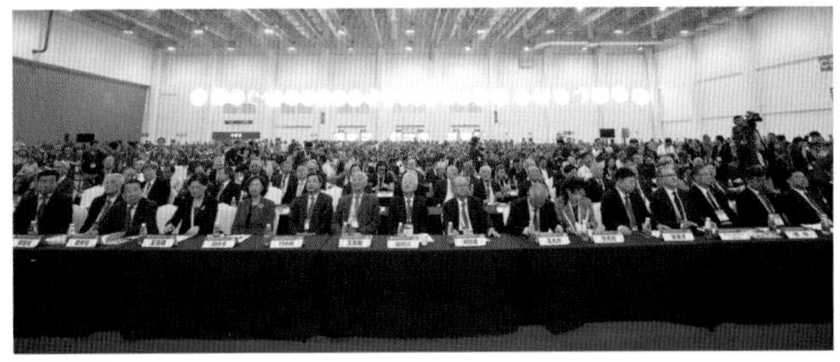

图 2-87　2018 年中华医学会第二十届骨科学术会议暨第十三届 COA 国际学术大会

COA 大会在老一辈骨科专家及历届委员会全体委员的共同努力下，发展为大规模的国际学术大会。COA 2018 大会为 70 岁以上的骨科院士和已经卸任的骨科分会前辈颁发了骨科“终生成就奖”“卓越成就奖”“杰出贡献奖”和“突出贡献奖”，以感谢他们的辛勤耕耘与无私奉献（图 2-88）！

“展示创新成果、激发创新热情、开拓创新未来”是 COA 2018 大会的精神所在，也是 COA 2018 大会成功的关键。当年的英国骨科学会（BOA）作为特邀嘉宾国出席大会，并与骨科学分会签订合作意向书，全世界最具历史积淀的两个骨科学会的通力合作，必将有助于共同完成相同的目标和任务：为骨科同仁提供最优质的骨科教育，为病人提供最优质的医疗服务，推动骨科事业蓬勃发展（图 2-89）。

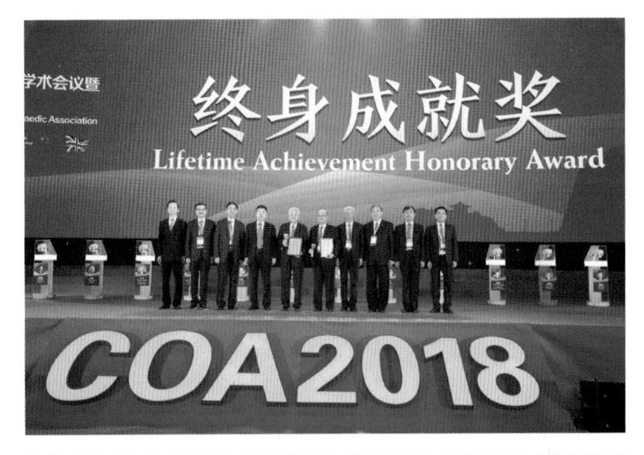

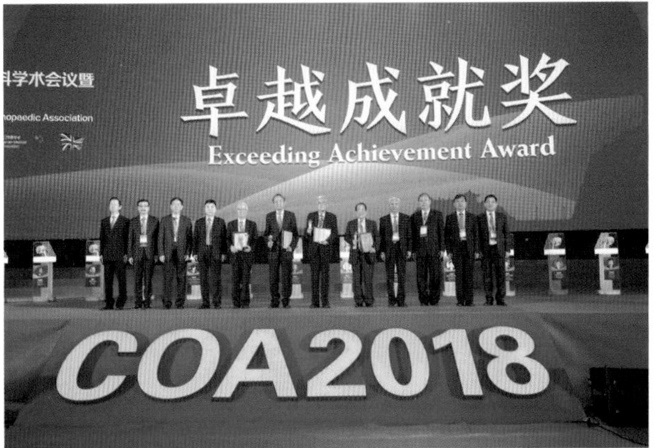

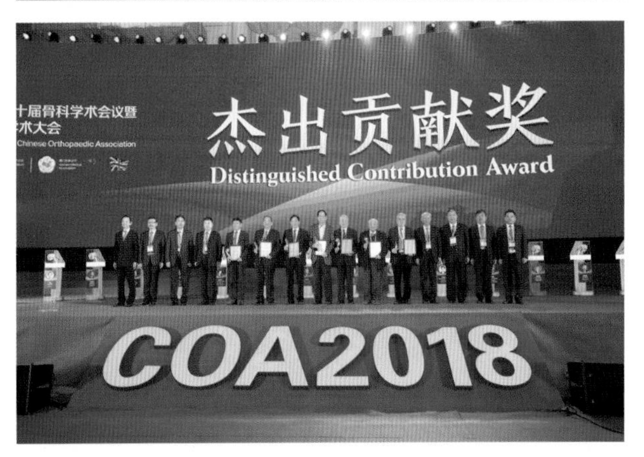

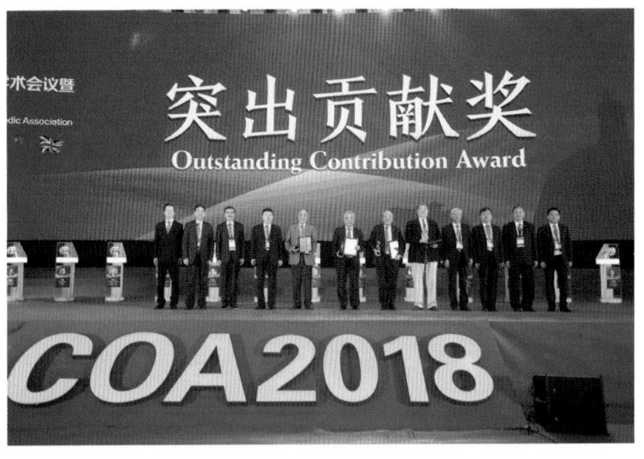

图 2-88　COA 2018 大会开幕式颁发奖项

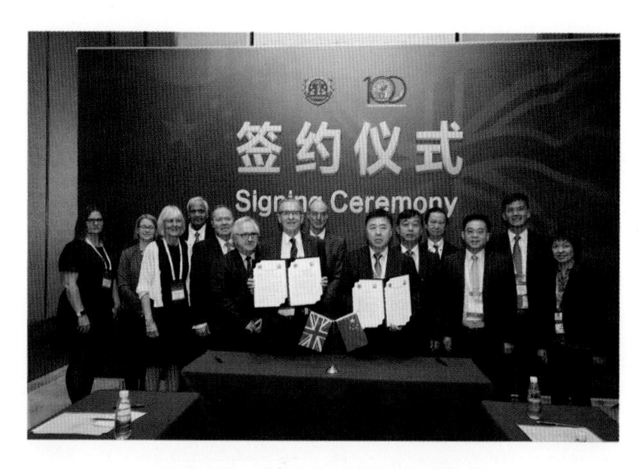

图 2-89　COA 与 BOA 签约仪式

COA 2018 大会得到了中国解剖学会，中华医学会麻醉学分会、急诊学分会、放射学分会和手外科学分会等兄弟学会的大力支持，增设解剖与骨科临床、骨科麻醉、骨科急症、骨科影像和周围神经论坛五个分会场，为骨科的发展搭建更宽广的平台。这些专业都是骨科不可或缺的支撑，只有深度融合、携手并进，才能不断推动中国骨科事业的发展。

中华医学会第二十一届骨科学术会议暨第十四届 COA 学术大会将于 2019 年 11 月 14—17 日在上海市召开，此次大会将继续以"创新"为主题，追求持续自主创新推动多学科融合，加强学术合作，为广大同仁搭建高水平、国际化交流平台，重点、高效地传播与交流骨科领域的新技术和新理论，并加强基础与临床、国内与国外之间的沟通与互动。这也是骨科全国学术会议第一次在上海召开，相信 COA 2019 将再铸辉煌，中国 30 万骨科医生将与全世界骨科同仁携起手来，共庆伟大祖国 70 华诞！

第六节　中国医师协会骨科医师分会

一、中国医师协会骨科医师分会发展概略

中国医师协会骨科医师分会（Chinese Association of Orthopaedic Surgeons，CAOS）于 2007 年 7 月在北京成立，是中国医师协会二级机构，是由骨科执业医师、执业助理医师自愿组成的全国性、行业性、非营利性组织。中国医师协会骨科医师分会的成立标志着中国骨科医师队伍管理已经向行业自律性管理模式转变。秉承践行"服务骨科医师，扎实继续教育"的理念，骨科医师分会的成立旨在打造中国"骨科医师之家"，一方面，为中国骨科医师搭建广阔的技术经验交流平台，通过开通专业的微信平台每天定时推送视频、文库等教育资源，并设有小医生成长记、大碗儿评说等专栏，促进医师间的共享与交流。另一方面，提供骨科领域最专业的包括继续教育、医师定期考核、医师规范化等服务，积极发挥行业带头作用，团结广大骨科医师，使骨科医师们更安心、更专注的投入工作中。经过 12 年的不断发展，在历届委员会全体委员的不懈努力下，骨科分会目前下设关节外科、脊柱外科、创伤骨科 3 个专家工作委员会，1 个青年工作委员会，及脊柱微创、运动医学、小儿骨科、骨肿瘤等 27 个专业委员会，致力于为全国各个领域的骨科医师提供更专业、更细致的服务。

中国医师协会骨科医师分会创新会议培训模式，通过会议现场直播和会后网络回放相结合的传播模式，最大限度地推进高质量、高效率地线上线下互动参会模式。充分利用强大的大数据技术支持，为与会者提供数据支持，同时也为大家提供深入讨论与互动的机会。

2019 年 8 月，中国医师协会骨科医师分会第五届委员会选举成立大会在大连成功召开，中国工程院院士、河北医科大学第三医院张英泽院士当选为中国医师协会骨科医师分会第五届委员会会长。在此次会议上，中国医师协会会长、中国医师协会骨科医师分会名誉主席张雁灵对骨科分会在骨科医师年会、骨科专科会员注册、继续教育、住院医师培训、国际交流方面的工作给予了充分的肯定。张雁灵会长曾出任白求恩军医学院院长、第二军医大学校长、中国人民解放军总后勤部卫生部部长，2008 年非典期间曾临危受命出任小汤山"非典"医院院长兼党委书记，参加了四川汶川地震、青海玉树地震等救援工作。作为中国医师协会会长，他的重要工作职能之一就是研究医患关系，维护医生的执业安全，关爱医生，为此开展了大量富有成效的工作。张雁灵会长与同事们从 2011 年开始就积极呼吁创办创立"中国医师节"，2017 年 11 月 3 日，国务院同意设立"中国医师节"，国务院批复同意自 2018 年起，将每年 8 月 19 日设立为"中国医师节"。中国医师节的设立激励广大卫生与健康工作者大力弘扬"敬佑生命、救死扶伤、甘于奉献、大爱无疆"的崇高精神，进一步推动全社会形成尊医重卫的良好氛围。

二、历任中国医师协会骨科医师分会委员名单

1. 中国医师协会第一届骨科医师分会委员名单

会长：党耕町

副会长：邱贵兴、刘忠军、王岩、袁文、曾炳芳、陈安民、张宏其、邱勇、金大地、王坤正

常务委员(以姓氏笔画为序)：卜海富、于建华、王欢、王义生、王以朋、王自立、王满宜、尹培荣、田伟、毕郑钢、吕龙马、吕国华、吕德成、朱振安、刘一、刘强、刘璠、严世贵、杨惠林、肖增明、张少成、张先龙、张英泽、陈鸿辉、林建华、罗卓荆、金群华、周跃、周东生、宝通、孟志斌、赵德伟、姜建元、姜保国、徐永清、徐建光、高忠礼、唐佩福、曹力、蒋电明、裴福兴、樊源、霍洪军

委员(以姓氏笔画为序)：马迅、马维、马信龙、王跃、王万春、王利民、王秋根、王爱民、尹东、尹庆水、孔荣、邓忠良、田光磊、田晓滨、曲铁兵、吕刚、朱悦、伍骥、刘勇、刘祖德、刘晓光、阮狄克、孙志明、孙宏志、苏云星、李开南、李建民、李慧英、杨柳、杨勇、杨健、杨杰山、杨欣建、杨泉森、何伟、宋跃明、张天宏、张伟滨、张志刚、张金柱、张满江、阿力·艾拜、陈晓东、陈晓亮、陈海啸、林剑浩、周国顺、周建生、郑稼、赵云鹤、赵学凌、赵建宁、查振刚、俞光荣、洪毅、姚共和、袁宏、贾世孔、郭开今、郭永明、唐建东、曹学成、董福惠、温鹏、解京明、蔡道章、廖威明、薛庆云

2. 中国医师协会第二届骨科医师分会委员名单

名誉会长：党耕町

顾问：邱贵兴、陈安民、徐建光

会长：曾炳芳

副会长：王岩、王坤正、王满宜、刘忠军、张宏其、张英泽、邱勇、金大地、赵德伟、袁文

常务委员(以姓氏笔画为序)：卜海富、于建华、马宝通、王欢、王义生、王以朋、王自立、王栓科、田伟、田光磊、田晓滨、毕郑钢、吕龙、吕国华、吕德成、朱立国、朱振安、刘一、刘强、刘璠、刘晓光、严世贵、李建民、李淳德、杨述华、杨惠林、肖增明、邹德威、张少成、张先龙、陈伟高、陈鸿辉、林定坤、林建华、罗卓荆、金群华、周跃、周东生、郑稼、孟志斌、赵群、郝定均、俞光荣、姜建元、姜保国、徐永清、高忠礼、郭风劲、唐佩福、曹力、彭昊、蒋电明、蔡道章、裴福兴、樊源、霍洪军

委员(以姓氏笔画为序)：卫小春、马迅、马维、马宝安、马信龙、王跃、王万春、王东来、王利民、王秀峰、王金成、王秋根、王爱民、王海蛟、王韶进、尹东、孔荣、邓忠良、卢伟杰、申勇、冯世庆、曲铁兵、同志超、吕刚、朱悦、朱卉敏、伍骥、任龙喜、刘勇、刘康、刘建国、刘祖德、许建中、阮狄克、孙天胜、孙志明、孙宏志、苏云星、李兵、李明、李开南、李忠实、李晓声、李慧英、李毅中、杨柳、杨勇、杨健、杨杰山、杨欣建、杨泉森、杨祖华、连鸿凯、肖扬、肖建如、吴战勇、吴闻文、何伟、谷贵山、沈慧勇、宋洁富、宋跃明、张寿、张天宏、张长青、张伟滨、张志刚、张金柱、张朝跃、张满江、阿不力克木阿力·艾拜、陈勤、陈玉龙、陈庆贺、陈建庭、陈晓东、陈晓亮、陈海啸、陈廖斌、武宇赤、范卫民、林剑浩、金卫东、周国顺、周建生、庞清江、郑秋坚、官众、项良碧、赵云鹤、赵学凌、赵建宁、胡侦明、胡懿郃、查振刚、侯之启、洪毅、姚猛、姚振均、秦泗河、袁宏、贾世孔、贾堂宏、夏春、夏虹、党晓谦、徐华梓、徐向阳、凌鸣、郭卫、郭开今、郭永明、唐建东、海涌、黄建明、黄德征、曹学成、董福慧、韩国栋、程黎明、温鹏、靳安民、解京明、蔡郑东、廖怀章、廖忠林、廖威明、翟饶生、樊仕才、薛庆云、戴力扬

3. 中国医师协会第三届骨科医师分会委员名单

会长：王岩

副会长：刘忠军、赵德伟、吕国华、邱勇、张英泽、王坤正、王满宜、袁文、周跃、张长青

常务委员(以姓氏笔画为序)：卫小春、马信龙、王跃、王义生、王以朋、王国选、王栓科、孔荣、田晓滨、冯世庆、毕郑钢、曲铁兵、吕龙、朱立国、朱振安、刘一、刘斌、刘强、刘璠、刘效仿、孙天胜、严世贵、李明、李锋、李淳德、杨述华、杨惠林、沈慧勇、张宏其、陈晓东、林建华、罗卓荆、金大地、金群华、周东生、郑稼、郑秋坚、赵群、赵劲民、郝定均、胡懿郃、查振刚、姜建元、姜保国、徐永清、高忠礼、郭卫、曹力、蒋电明、蒋青、裴福兴、戴闵

委员(以姓氏笔画为序)：丁真奇、马迅、马宝通、马保安、王欢、王蕾、王万春、王友成、王自立、王秀峰、王金成、王秋根、王海蛟、尹东、邓忠良、卢伟杰、叶晓健、申勇、田光磊、白鹏程、冯建翔、曲国蕃、

吕刚、吕德成、朱悦、朱卉敏、伍骥、刘伟、刘林、刘勇、刘康、刘又文、刘建国、刘晓光、许建中、阮狄克、孙永强、纪方、苏伟、李奇、李开南、李中实、李众利、李建民、李晓声、李慧英、李毅中、杨柳、杨渊、连鸿凯、肖扬、肖建如、肖德明、吴闻文、邱裕生、何伟、余斌、邹德威、沈靖南、宋洁富、宋跃明、张寿、张开刚、张天宏、张永刚、张先龙、张伟滨、张金柱、张建宁、张朝跃、张福江、阿力·艾拜、陈允震、陈伟高、陈庆贺、陈伯华、陈建庭、陈海啸、陈廖斌、范卫民、范顺武、林定坤、林剑浩、林海滨、尚希福、罗从风、周建生、郑淑慧、官众、孟志斌、项良碧、赵学凌、赵建宁、胡小鹏、禹宝庆、侯之启、洪毅、姚振均、秦泗河、袁宏、贾世孔、夏春、夏虹、徐华梓、翁习生、凌鸣、郭开今、唐佩福、海涌、涂意辉、黄伟、黄克、梁伟国、彭昊、董谢平、董福慧、韩国栋、程黎明、舒钧、温鹏、甄平、蔡郑东、蔡道章、廖琦、潘志军、薛庆云、霍洪军

4. 中国医师协会第四届骨科医师分会委员名单

会长： 王岩

副会长： 曹力、刘强、刘忠军、吕国华、邱勇、王坤正、翁习生、袁文、张英泽、张长青、赵德伟、赵劲民、周跃

常委（以姓氏笔画为序）：马信龙、王岩、王跃、王大平、王坤正、王金成、孔荣、田晓滨、史占军、冯世庆、毕郑刚、曲铁兵、吕龙、吕国华、刘斌、刘强、刘璠、刘忠军、刘效仿、孙天胜、严世贵、李峰、李建军、李淳德、杨惠林、吴海山、吴新宝、邱勇、沈慧勇、宋跃明、张长青、张英泽、陈仲强、陈晓东、林建华、罗卓荆、金群华、周跃、周东生、郑稼、郑秋坚、赵群、赵劲民、赵德伟、郝定均、胡懿郃、查振刚、姜建元、姜保国、秦泗河、袁文、夏亚一、徐永清、翁习生、高忠礼、曹力、蒋电明、舒钧、戴闽

委员（以姓氏笔画为序）：马迅、马维、马真胜、王清、王蕾、王万春、王文军、王以朋、王国强、王静成、王韶进、韦庆军、尹东、尹宗生、邓忠良、叶招明、申勇、田华、白波、白希壮、戎利民、吕刚、吕智、朱悦、刘波、刘向阳、刘宝戈、刘晓光、闫景龙、许建中、孙大辉、李无阴、李中实、李建民、杨柳、杨渊、杨建平、连鸿凯、肖建如、吴兵、吴占勇、余斌、沈彬、张寿、张柳、张洪、张堃、张先龙、张伟滨、张怡元、陆芸、阿不力克木·艾尔肯、陈允震、陈世益、陈伯华、邵增务、范卫民、范顺武、林斌、尚希福、尚显文、罗先国、周建生、郑连杰、官众、孟庆刚、孟志斌、项良碧、赵杰、赵黎、赵学凌、赵建宁、禹宝庆、洪军、姚振均、秦彦国、袁宏、贾世孔、贾堂孔、夏冰、夏春、夏虹、夏磊、柴益民、钱济先、钱耀文、徐杰、殷作民、高辉、高延征、郭卫、郭开今、唐志宏、唐佩福、唐康来、海涌、陶惠人、黄伟霍、黄富国、常峰、彭昊、董健、蒋青、韩树峰、程黎明、童培建、温鹏、温建民、强辉、甄平、雷青、蔡林、蔡贤华、蔡郑东、蔚芃、廖琦、廖文波、廖威明、薛庆云

5. 中国医师协会第四届骨科医师分会委员名单

会长： 张英泽

副会长： 姜保国、田伟、孙天胜、翁习生、唐佩福、余斌、赵劲民、雷光华、刘璠、赵德伟、刘强、罗卓荆、王坤正、张长青、姜建元、马信龙、曹力、黄伟

常务委员（以姓氏笔画为序）：王金成、韦庆军、叶招明、申勇、田晓滨、白希壮、冯世庆、毕郑刚、曲铁兵、刘斌、李明、李锋、李开南、李建民、李淳德、杨惠林、肖建如、邱勇、沈彬、张伟滨、陈仲强、陈伯华、邵增务、孟志斌、赵杰、郝定均、胡懿郃、查振刚、夏磊、夏亚一、徐永清、高延征、唐康来、程黎明、鲁世保、戴闽

委员（以姓氏笔画为序）：于秀淳、于腾波、马迅、王凯、王跃、王清、王蕾、王万春、仉建国、尹东、尹宗生、孔荣、邓忠良、艾尔肯·阿木冬、史占军、白伦浩、戎利民、毕擎、曲国藩、吕智、吕飞舟、朱悦、朱庆三、刘光耀、刘向阳、刘宏建、刘宝戈、刘保一、刘晓光、刘效仿、闫景龙、汤欣、许建中、孙水、孙大辉、严世贵、李利、李波、李无阴、李长青、李计东、李危石、李建军、杨佩、杨渊、杨操、杨建平、连鸿凯、吴兵、吴松、吴强、吴占勇、吴新宝、沈慧勇、张堃、张国强、张金利、阿布力克木·阿布都热西提、陈晓东、陈雄生、范卫民、范顺武、林斌、林凤飞、林建华、尚希福、尚显文、罗世兴、罗先国、金旭红、周东生、周宗科、郑稼、郑连杰、郑秋坚、官建中、项良碧、赵学凌、赵建宁、赵建民、禹宝庆、侯志勇、贺石生、秦彦国、袁文、索南昂秀、贾世孔、夏春、夏虹、柴益民、钱济先、徐杰、徐峰、徐宏光、殷国勇、高大伟、郭卫、郭开今、海涌、涂意辉、曹凯、彭昊、董健、韩树峰、舒钧、童培建、曾意荣、温鹏、温树正、甄平、雷青、蔡林、蔡郑东、蔚芃、廖琦、廖文波、黎志宏、薛庆云、霍洪军

三、中国医师协会骨科医师分会工作委员会(表 2-1)

表 2-1　中国医师协会骨科医师分会工作委员会及现任委员/组长

中国医师协会骨科医师分会工作委员会	主任委员/组长
关节外科专家工作委员会	王坤正
脊柱外科专家工作委员会	王　岩
创伤骨科专家工作委员会	张英泽
脊柱微创专业委员会	周　跃
脊柱创伤专业委员会	郝定均
脊柱畸形专业委员会	邱　勇
颈椎专业委员会	袁　文
胸腰椎专业委员会	姜建元
髋关节专业委员会	曹　力
膝关节专业委员会	吴海山
足踝外科专业委员会	唐康来
肩肘外科专业委员会	姜保国
运动医学专业委员会	陈世益
小儿骨科专业委员会	杨建平
骨质疏松专业委员会	刘　强
骨肿瘤专业委员会	郭　卫
骨科基础专业委员会	蒋　青
骨科康复专业委员会	李建军
中西医结合骨科专业委员会	马信龙
外固定与四肢矫形专业委员会	秦泗河
青年工作委员会	王　岩(兼)
科技创新与转化工作委员会	雷　伟
骨与关节发育畸形	马真胜
3D 打印骨科专业委员会	刘忠军
骨坏死专业委员会	赵德伟
手外科专业委员会	劳　杰
脊柱疼痛专业委员会	贺石生
上肢创伤专业委员会	蒋协远
骨盆创伤专业委员会	吴新宝
下肢创伤专业委员会	唐佩福
关节感染专业委员会	张先龙

四、中国骨科医师年会

2007 年 7 月 14 日上午,“中国医师协会骨科医师分会成立大会暨首届中国医师协会骨科年会”在北京隆重召开,中国医师协会常务副会长、秘书长杨镜教授,副会长蔡忠军教授,国家卫生部科教司孟群副司长,医政司焦雅辉处长,著名骨科专家王澍寰院士,兄弟学会中华医学会骨科学分会主任委员邱贵兴院士等专家、领导出席了大会并发表讲话,出席大会的还有刘允怡院士、梁国穗教授、倪伟杰教授和罗惠熙教授等多位港澳台骨科专家和一千余位大陆骨科医师代表。全国人大副委员长、中国科协主席韩启德院士特别为骨科医师分会题词:为骨科医师服务,助骨科事业发展。

大会由中国医师协会会员部主任谢启麟宣布了骨科医师分会第一届委员会第一次全委会选举结果:来自全国从事骨科专业的科主任、院长们共 122 人组成了骨科医师分会的第一届委员会,并选举出 54 位常务委员和 10 位副会长,选举党耕町教授为第一届委员会会长。杨镜教授、蔡忠军教授、孟群副司长向当选的会长、副会长颁发了中国医师协会的聘书。

2010 年 5 月 7 日至 9 日,第三届中国骨科医师年会于大连召开。

2011 年 5 月 13 日,第四届中国骨科医师年会于济南召开。大会由中国医师协会骨科医师分会创伤骨科工作委员会主任委员王满宜教授主持大会开幕式,中国医师协会骨科医师分会会长曾炳芳教授、中国医师协会蔡忠军副会长、山东医师协会刘玉芹会长致欢迎词;出席的开幕式的还有中国工程院院士邱贵兴教授、中华医学会骨科学分会主任委员王岩教授等众多骨科界知名的专家教授。开幕式后随即召开学术报告,王岩教授、陈仲强教授、王坤正教授、裴福兴教授、曾炳芳教授、袁文教授以及来自德国的 Michael Wich 教授分别做了精彩的学术的演讲。本次大会以创伤为主要内容,有 1 000 多名骨科医生参加。

2012 年 7 月 19 日至 22 日,第五届中国骨科医师年会在哈尔滨召开,大会开幕式由哈尔滨医科大学第一附属医院毕郑刚教授主持,由中国医师协会骨科医师分会会长、中华医学会骨科学分会副主任委员曾炳芳教授担任大会主席,中华医学会骨科学分会主任委员王岩教授、黑龙江省卫生厅赵忠厚厅长、中国医师协会谢启麟副秘书长、中华医学会骨科学分会副主任委员兼关节外科学组组长王坤正教授、哈尔滨医科大学第一附属医院院长周晋教授出席开幕式并致辞。本次大会以关节为主要内容，设髋关节、膝关节、骨关节疾病与创伤共3个分会场，通过专家讲堂、专题讲座、疑难病例讨论、手术操作技巧分享和关节外科新技术演示等多种形式，对关节外科新理论、新技术和基础知识等方面进行了详细的阐述和充分的探讨，吸引了500多名来自基层的骨科医生参加。

2013年5月9日至12日第六届中国骨科医师年会于天津召开。

2014年5月9日第七届中国骨科医师年会在北京召开。中国医师协会骨科医师分会会长王岩教授担任大会主席并主持开幕式，中国医师协会骨科医师分会第一任会长党耕町教授、第二任会长曾炳芳教授出席了开幕式，中国医师协会会长张雁灵教授出席会议并致辞。

开幕式前，会议还召开了中国医师协会骨科医师分会全体常委会议以及全委会扩大会议，相关负责人汇报了分会的组织建设、学术建设、年会筹备、2015年年会计划、定期考核工作准备、医师维权等情况，并为骨科医师分会的发展做出更明确的规划。

本次年会以“扎实骨科医师的基础教育，注重理论与实操相结合”作为重点，大会授课内容涵盖骨科十四个专业，包括脊柱、关节、创伤、骨肿瘤、微创、基础、康复、骨质疏松、足踝、肩肘、显微修复、小儿骨科、外固定与肢体重建、中西医结合等方面的最新研究成果及学术成就。

2015年5月10日，第八届中国骨科医师年会在北京召开。本次会议以“互动交流中实现更生动的继续教育”为宗旨，为充分展现继续教育成果、深入交流实际操作，大会开展了6场复杂脊柱手术技术标本培训教程直播，11场课程直播，10余场Workshop实际操作教程并引进了8大国际组织，学术内容涵盖15个骨科亚方向主题。大会现场参会4 800余人，发言讲者550人，其中有来自10余个国家和地区的海外讲师45名，会议直播3天期间，共26 011人次登录观看。

2016年5月19日至22日，第九届中国骨科医师年会在成都召开。本届年会以“继续教育”为主旨，来自国内外的近9 000名骨科专家学参与会议。本届年会作为中外骨科交流沟通的学术平台，邀请了北美脊柱协会（NASS）、德国骨与创伤联合会（DGOU）、国际关节重建大会（ICJR）、AO脊柱（AOSPINE）、欧洲足踝学会（EFAS）等多个权威国际学术组织。大会着力临床分析问题，解决问题的能力，提高骨科医师自身的临床功底。会议报告内容涵盖关节、脊柱、创伤、运动医学、骨肿瘤、小儿骨科、骨质疏松、骨科3D打印、显微修复、外固定与肢体重建、术后快速康复与护理等近20个亚专业；共设23个学术会场，2个实体操作及标本操作分会场。

2017年5月12日至14日，第十届中国骨科医师年会在广州开幕，会主席、中国医师协会骨科医师分会会长王岩教授主持本次大会开幕式。本次大会以教育、交流为主旨，联合亚洲人工关节学会（ASIA）、AO脊柱（AOSPINE）、AO创伤（AOTRAUMA）、美国特种外科医院（HSS）、德国骨与创伤联合会（DGOU）、国际关节重建协会（ICJR）、北美脊柱协会（NASS）、法国骨科学会（SOFCOT）等国际权威组织，围绕关节、脊柱、创伤、运动医学、足踝、骨科基础等十余个专业，通过多平台形式邀请全国各地万余名骨科医师参与，共同分享海内外骨科领域的经典案例和最新研究成果。

2018年5月11日，第十一届中国骨科医师年会在杭州举办。本次大会以教育、交流为主旨，围绕关节、脊柱、创伤、运动医学等十余个专业开展不同形式的学术交流，并联合AAHKS、AOSPINE、AOTRAUMA、DGOU、HKCOS、HSS等国际骨科组织，为广大全国各地万余名骨科医师奉上从理论到实操的全面学术体验和国际高端继续教育课程。

2019年5月23日第十二届中国骨科医师年会在北京召开。中国医师协会张雁灵会长、李松林秘书长，中国医师协会骨科医师分会王岩会长，美国骨科医师协会现任主席Kristy L. Weber教授等专家、领导出席大会开幕式并致辞。万余名国内外骨科医生及骨科相关行业人员参会。本次大会的国际会场由来自AAOS、NASS、AOSpine、IOTA等众多国际权威学术组织带来的高阶课程，并由数十位国内外顶级骨科专家为广大骨科医生带来理论授课和病例讨论。国内会场推出涵盖关节、脊柱、创伤、运动医学、足踝、骨肿瘤、骨科基础、小儿骨科、骨科基础、骨科护理等十余个专业的课程。

（张长青　曲铁兵　邢欣）

第三章

骨科人物志

第一节　两院院士

院士是国家设立的科学技术和工程科学技术方面的最高学术称号，是学术界给予科学家的最高荣誉称号。在我国院士通常是指中国科学院院士或中国工程院院士。中华人民共和国成立70年来，骨科事业在一代代骨科院士的引领下，持续焕发创新活力，不断蓬勃发展。

一、陈中伟院士

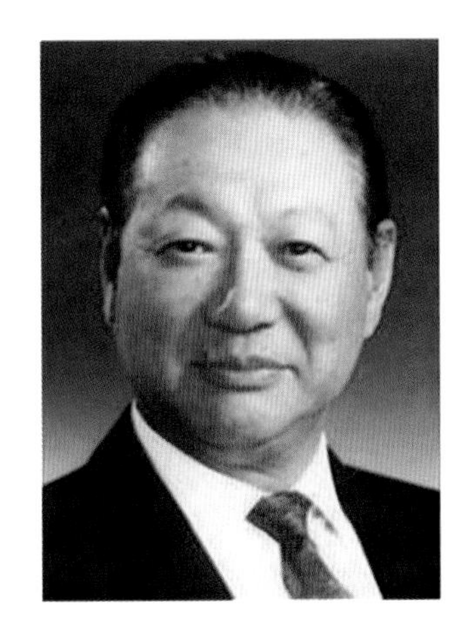

【陈中伟】（1929.10.1—2004.3.23），医学家。浙江杭州人。1954年毕业于上海第二医学院。1985年当选为第三世界科学院院士。1994年被求是科技基金授予“杰出科学家奖”。曾任复旦大学（原上海医科大学）附属中山医院骨科主任、教授。

1963年首次为全断右手施行再植手术成功，开创再植外科，被国际医学界誉为断肢再植奠基人。将显微外科技术用于再植和移植手术，使断手指再植成功率由50%提高到90%。1973年为1例前臂屈肌严重缺血性挛缩病人施行带血神经游离胸大肌移位再植手术成功。1977年成功地进行吻合血管游离腓骨移植手术治疗先天性胫骨假关节及其他原因造成的长段骨缺损。还先后成功地进行了复合皮瓣移植和游离第二足趾再造拇指手术。1997年创用移植蹈再造手指控制的电子假手。因在断肢再植领域的杰出成就，被国际医学界称为“世界断肢再植之父”，1999年获国际显微重建外科学会颁发的“千年奖”。专著有《显微外科》《创伤骨科与断肢再植》等10部，他首创多种显微外科手术，发表论文130篇，其中33篇发表在国外医学杂志上。

1980年当选为中国科学院学部委员（院士）。

二、顾玉东院士

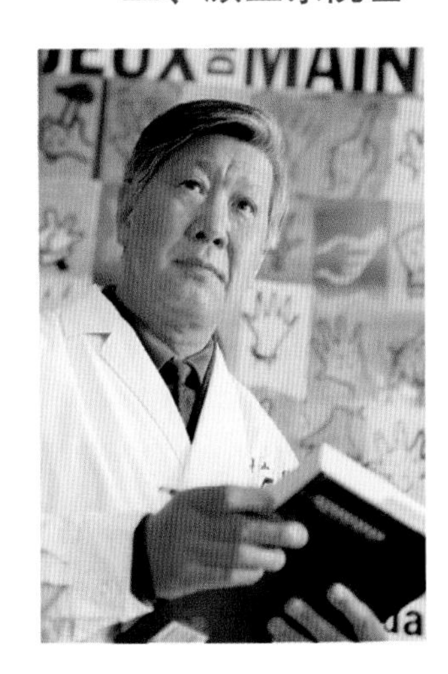

【顾玉东】（1937.10.19—）满族，山东章邱人。1961年毕业于上海第一医学院医疗系，获学士学位。曾任复旦大学上海医学院、复旦大学附属华山医院外科学教授、博士生导师，国务院学位委员会委员，卫生部手功能重点实验室主任，上海市手外科研究所所长，复旦大学附属华山医院手外科主任，中华医学会副会长，《中华手外科杂志》总编辑。

1985年，“静脉蒂动脉化腓肠神经移植”获国家发明三等奖；1987年，“足趾移植术中血管变异及处理”获国家科学技术进步奖二等奖；1990年，“臂丛神经损伤诊治”获国家科学技术进步奖二等奖；1993年，“健侧颈7神经移位治疗臂丛根性撕脱”获国家发明二等奖；1994年当选中国工程院院士。1996年，“肢体创面的皮瓣修复”获国家科学技术进步奖二等奖；1998年，“组织移植的基础研究”获国家科学技术进步奖二等奖；2005年，“长段膈神经及颈7神经移位治疗臂丛根性撕脱伤”获国家科学技术进步奖二等奖。在国内外学术期刊上发表论文250余篇，出版《臂丛神经损伤与疾病的诊治》《手的修复与再造》《四肢创伤显微外科修复》等专著。

1994年当选中国工程院院士。

三、卢世璧院士

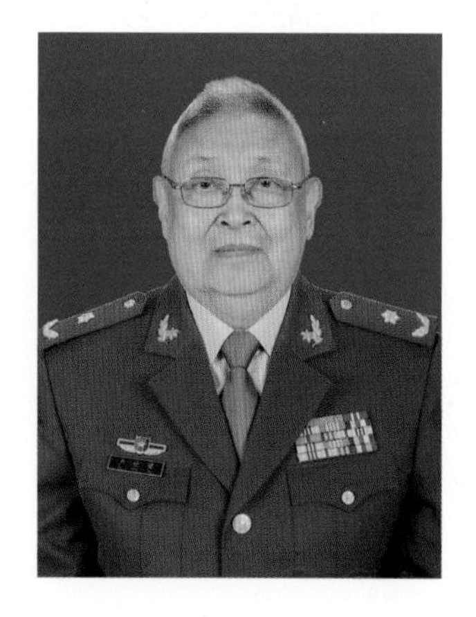

【卢世璧】（1930.07.08—）骨科专家。湖北省宜昌市人。1956年毕业于中国协和医学院。曾任中国人民解放军骨科研究所所长，中国人民解放军总医院主任医师、教授。

在国内率先开展了人工关节的系列研究和临床应用。率先开展了火器性神经损伤自体神经束间移植术及周围神经再生趋化性研究。研制了化学去细胞神经移植并应用在临床，取得满意效果。首创脊髓后根切断对不同方法修复神经后，神经错接率的定量观察。首创形状记忆合金棒治疗脊柱侧弯；第一个研制成功国产CPM机。率先采用微波热疗治疗骨肿瘤。率先利用引导性组织再生概念进行长骨再生实验研究；国内最先建立冷冻干燥骨库。在再生医学方面，研制成功以软骨细胞外基质（ECM）为材料及结构仿生的支架，复合种子细胞修复软骨已成功应用给临床效果满意。先后获得国家、军队科学技术进步奖二等奖以上奖励22项。2008年被评为“一代名师”，全国抗震救优秀共产党员，全国抗震救灾模范，2010年1月被中央军委授予“模范医学专家”荣誉称号。发表论文380余篇，编著专著17部。

1996年当选中国工程院院士。

四、王澍寰院士

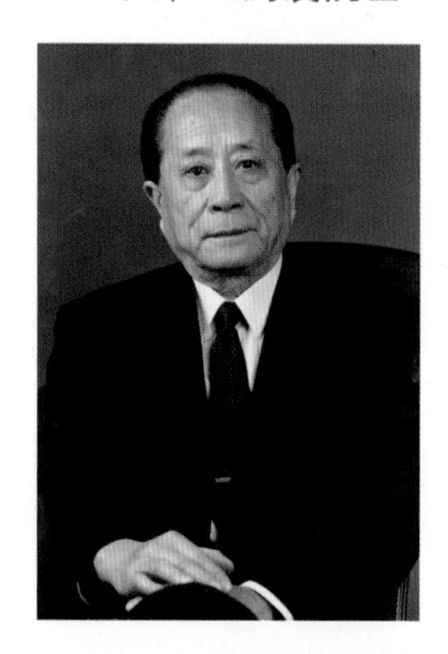

【王澍寰】（1924.12.12—2013.10.08）手外科专家，北京市人。1950年毕业于北京大学医学院。是我国手外科专业的奠基人之一。在国内外手外科领域中，最早、最系统地从理论到实践进行一系列临床研究，并形成特色。1958年创建我国第一个手外科，设计和改进多种治疗和手术方法。1978年编写出版我国第一部《手外科学》。1963年在国内最早开展直径1.0mm的显微血管外科实验研究，获得临床断指再植初步成功，填补空白。1987年发明大网膜轴型皮瓣。发表论文100余篇，主编专著7部，参编专著12部，参加译著6部。先后获得国家及省部级科技成果奖多项。1999年获何梁何利基金科学与技术进步奖。

1997年当选为中国工程院院士。

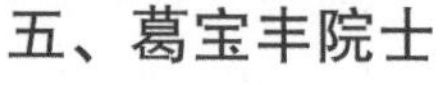

五、葛宝丰院士

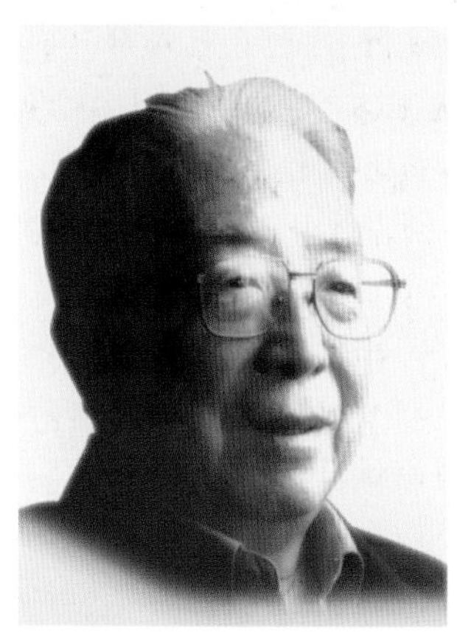

【葛宝丰】（1922.12.26—2014.07.10）专业为骨外科学，河北省乐亭县人。1945年毕业于中正医学院。早在20世纪50年代初期即在国内开展了带血循环的骨移植，引进了髓管内穿针内固定术，发明了梯形加压接骨板，对四肢和脊柱骨折，自发生机制、内外固定、促进骨愈合以至并发症的预防进行了系列研究。实验中对离断肢体再植后，取得了淋巴管再生时间和分型的第一手资料，用以指导临床，提高了再植成活率和功能恢复率。发明创造20余项。1989年率先将异种骨形成蛋白应用于临床修复骨缺损，确定了其单独应用的成骨性能。2004年在骨质疏松症的研究中，确定了西北地区居民骨密度峰值，澄清了藏民的峰值骨量。先后获国家发明、进步奖和部队省级二等奖以上20余项，著书8部，发表论文200余篇，共千万余言。

1999年当选为中国工程院院士。

六、梁智仁院士

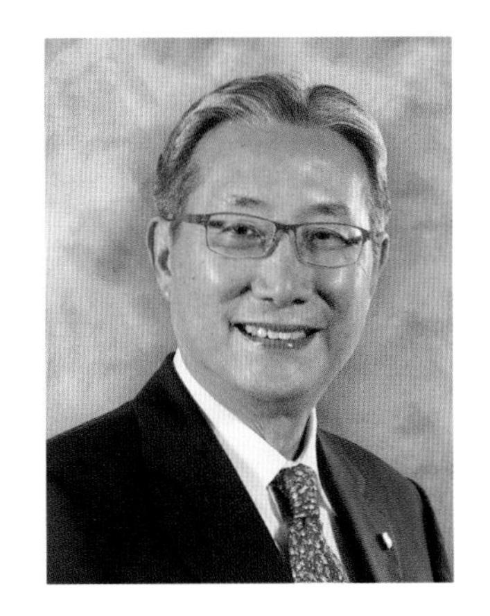

【梁智仁】 骨外科学家,男,1942 年 7 月生,广东南海人。1965 年毕业于香港大学。现为香港大学教授、香港医院管理局主席。在脊柱外科及小儿骨科的临床医学上,继承了其导师 A. R. Hodgson 创立的被称为“香港手术”的脊柱结核治疗技术,并发扬光大,使该技术应用于严重脊柱畸形的矫正治疗上,包括高难度脊柱切除术,达到世界一流水平;在脊髓灰质炎(小儿麻痹症)继发脊柱畸形治疗方面做出了优异成绩,得到国际权威认可,是较早采用脊柱椎体间前路融合手术治疗腰椎退行性病变的医生之一。被世界上 8 个主要骨科杂志聘为编委或资深编委,并在世界各主要杂志及教科书上发表了 200 多篇文章。近年着力于脊柱侧弯发病机制研究,培养了一支由多个国家多种专业组成的研究团体,并保持国际领先地位。1999 年被推选为国际矫形及创伤外科协会(SICOT)主席(2002—2005 年),是该会成立 70 年来首位华人主席。

2001 年当选为中国科学院院士。

七、戴尅戎院士

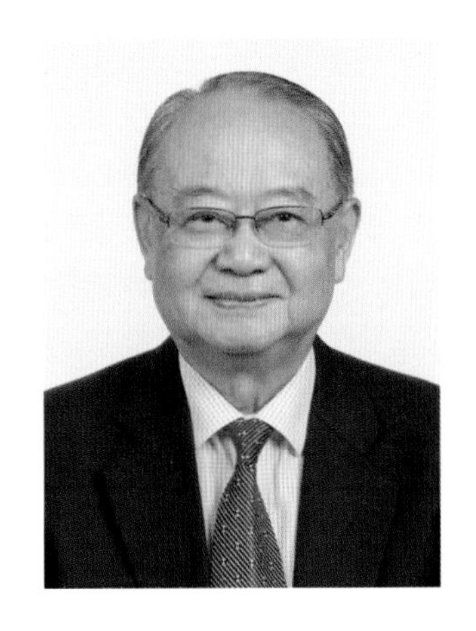

【戴尅戎】(1934. 06. 13—)骨科学和骨科生物力学专家。中国工程院院士,法国国家医学科学院外籍通信院士。1955 年毕业于上海第一医学院,1983—1984 年于美国 Mayo Clinic 任客座研究员。曾任上海第二医科大学附属第九人民医院院长及骨科主任,现任上海市创伤骨科与骨关节疾病临床医学中心首席科学家、上海交通大学医学院骨与关节研究所主任、上海交通大学医学 3D 打印创新研究中心主任、数字医学临床转化教育部工程研究中心主任、上海交通大学转化医学研究院干细胞与再生医学转化基地主任。

在国际上率先将形状记忆合金制品用于人体内部。在步态和人体平衡功能定量评定、内固定的应力遮挡效应、骨质疏松性骨折、人工关节的基础研究与定制型人工关节、干细胞移植与基因治疗促进骨再生、3D 打印技术的医学应用等方面获创新性成果,因而获国家发明二等奖、国家科学技术进步奖二、三等奖和部、市级一、二、三等奖 45 项,获得授权专利 40 余项。发表论文 500 余篇,主编、参编专著 59 部。

2003 年当选为中国工程院院士。

八、邱贵兴院士

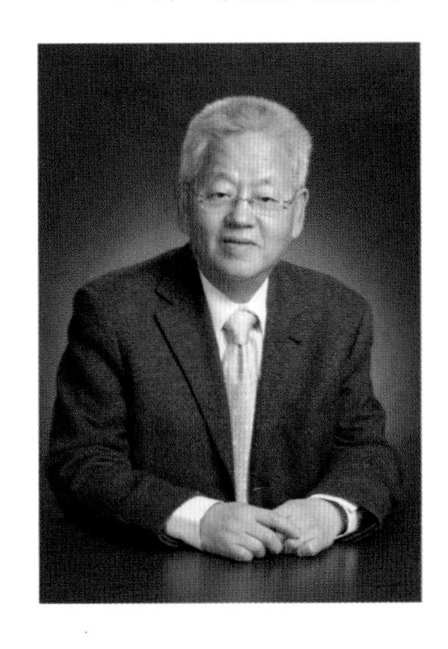

【邱贵兴】(1942. 03. 13—)骨科学家。江苏省无锡市人。1968 年毕业于中国协和医科大学(八年制)。北京协和医院教授,博导,获国务院政府特殊津贴的专家,中国工程院医药卫生学部常委、副主任,白求恩公益基金会理事长,国际矫形与创伤外科学会(SICOT)副主席兼中国部主席,国际华人脊柱学会(ICSS)主席,华夏医学科技奖理事会副理事长,国家卫生计生委合理用药专家委员会副主委,中国医学装备协会医用耗材装备技术专业委员会主任委员,北京医师协会常务理事及骨科专业专家委员会主任委员,《中华骨与关节外科杂志》主编,《中华关节外科杂志(电子版)》主编,医学参考报社副理事长兼副总编辑,香港骨科医学院荣誉院士等。

长期从事骨科临床、科研和教学,尤在脊柱畸形方面做出重要贡献:国际上提出特发性脊柱侧凸的分型——“协和分型”,并在国际脊柱外科权威杂志 *Spine* 上发表;另外在国际上首次发现了先天性脊柱侧凸患者最重要的致病基因,世界顶级医学刊物《新英格兰医学杂志》(影响因子 = 54. 42 分)2015 年以原创性论著(original article)形式发表;研制了自主知识产权的脊柱内固定系统等。获国家科学技术进步奖二等奖 2

项、授权专利9项(发明2项)。发表论著600余篇,主编《骨科手术学》等专著38部。

2007年当选中国工程院院士。

九、张英泽院士

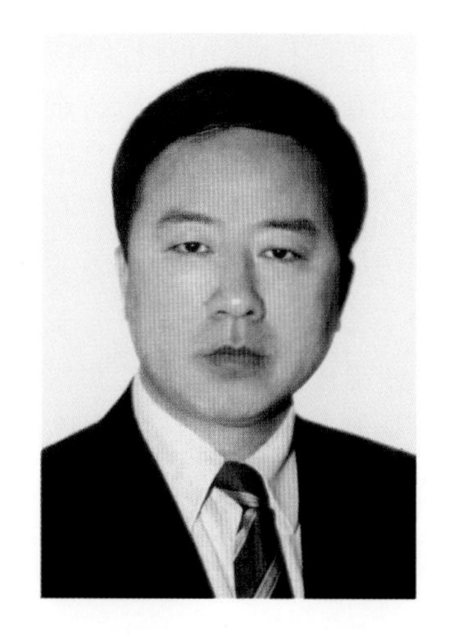

【张英泽】1953年6月生,骨科学家。河北省衡水市人。1975年毕业于河北医科大学,两次赴日本信州大学研修。中国工程院院士,河北医科大学教授,博导,曾任河北医科大学副校长,附属第三医院院长。现任中国医师协会副会长、中国医师协会骨科医师分会会长、中华医学会骨科学分会主任委员,河北省骨科研究所所长,美国科罗拉多大学、华南理工大学等国内外8所大学的客座教授。

一直致力于复杂骨折闭合复位微创固定的研究,是我国骨科创新与骨折微创治疗的首倡者,是骨科创伤领军人之一。原创提出了骨折顺势复位固定理论、骨折仿生固定理论、不均匀沉降理论等十几项创新理论,研发了系列微创复位固定技术、器械和内固定物。完成了我国首次骨折发病率的流行病学调查,创建了世界上样本量最大的骨折流行病学数据库,文章以论著形式发表在*Lancet*子刊*Lancet Global Health*(IF=18.705)。

发表学术论文679篇,其中以通讯作者和第一作者发表论文570余篇,SCI收录论文近200篇。主编/主译学术专著34部,4部著作被Thieme出版社和Springer出版社从人民卫生出版社购买版权,译成英文向全世界发行。获授权专利127项,其中美国发明专利5项、国家发明专利70项,11项获注册证并转化,其中3项同时在美国FDA注册。以第一完成人获国家技术发明奖二等奖1项、国家科学技术进步奖二等奖2项,2015年获何梁何利基金科学与技术进步奖,入选国家高层次人才特殊支持计划领军人才。荣获国家高层次人才特殊支持计划领军人才(万人计划)"教学名师"、全国杰出专业技术人才、全国优秀归国留学生、全国先进工作者(全国劳模)、全国五一劳动奖章、全国十佳医生、全国优秀教师、全国优秀院长等荣誉称号,当选"十七大"党代表。

2017年当选为中国工程院院士。

第二节　当选外籍院士

一、南京大学医学院附属鼓楼医院邱勇教授

邱勇,骨科主任医师、教授,法国国家外科科学院院士,香港中文大学名誉教授。中国康复医学会脊柱脊髓专业委员会主任委员,中国医师协会骨科医师分会副会长,AO-Spine中国区主席,国际脊柱侧凸研究会(SRS)会员;*European Spine Journal*(《欧洲脊柱外科杂志》)编委、《中华骨科杂志》副总编、《中国脊柱脊髓杂志》副主编等。迄今为止,发表SCI论文近200篇,发表中文文章170余篇,参编参译专著50部,获得专利17项。获得国家科学技术进步奖二等奖2项,中华医学科技奖1项,教育部提名国家科学技术进步奖1项,江苏省科技进步奖5项,市级科技进步奖10项,江苏省卫生厅新技术引进奖19项。先后荣获卫生部有突出贡献中青年专家、中国医师奖、全国先进工作者、全国劳动模范、全国五一劳动奖章、南京市科技功臣等荣誉称号。

2017年1月11日,南京鼓楼医院骨科主任邱勇教授在巴黎笛卡尔大学被授予"法国国家外科医学科学院外籍院士",他是首位获此殊荣的中国骨科医师(图3-1)。

二、北京积水潭医院田伟教授

田伟,1959年生,骨科专家。几十年来在脊柱外科疑难重症诊断治疗方面做出卓越成绩,特别是在数字影像和导航机器人辅助骨科手术领域做出卓越贡献。他带领的"医工企"团队创新设计出通用型导航机器人已经成为上市产品,并广泛应用于临床,减少了手术损伤,提高了手术安全性。相关研究处于国际先进水平,并得到了国际广泛认可。

在国内外重要期刊发表论文50余篇,担任《积水潭骨科教程》《积水潭实用骨科学》《骨科学》主编和十余部著作的副主编或编委,获国家专利1项。曾获北京市爱国立功标兵、北京市十大杰出青年、北

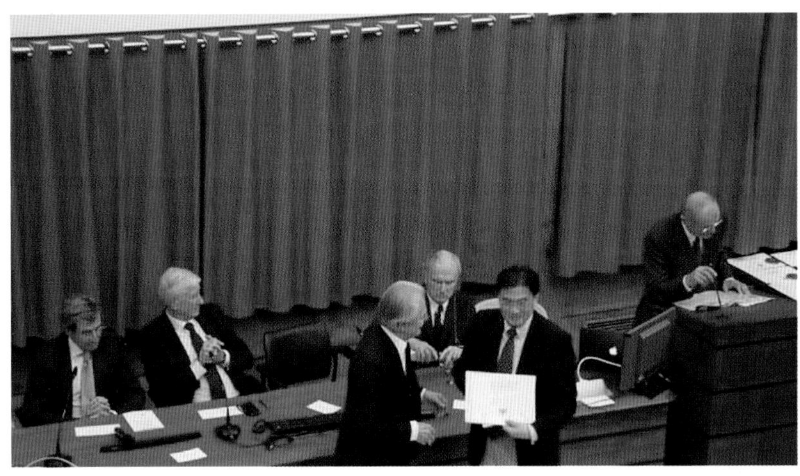

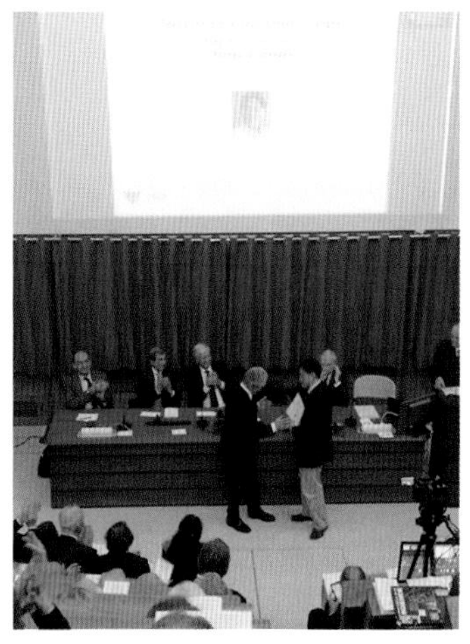

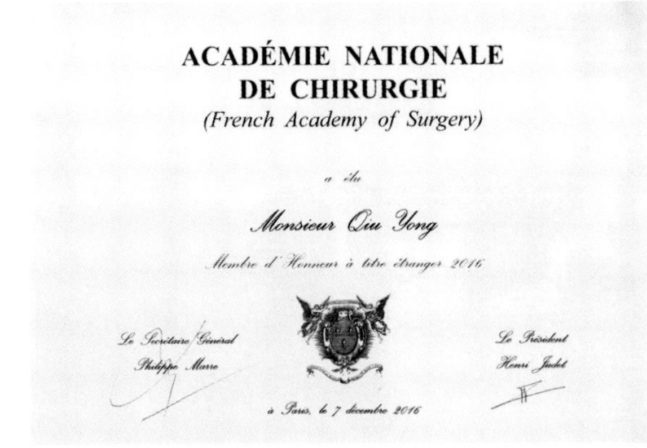

ACADÉMIE NATIONALE
DE CHIRURGIE
(French Academy of Surgery)

a élu

Monsieur Qiu Yong

Membre d'Honneur à titre étranger 2016

Le Secrétaire Général
Philippe Marre

Le Président
Henri Judet

à Paris, le 7 décembre 2016

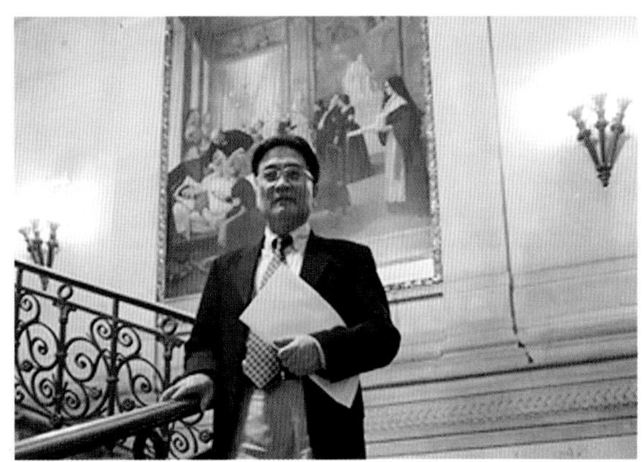

图 3-1　邱勇教授被授予“法国国家外科医学科学院外籍院士”

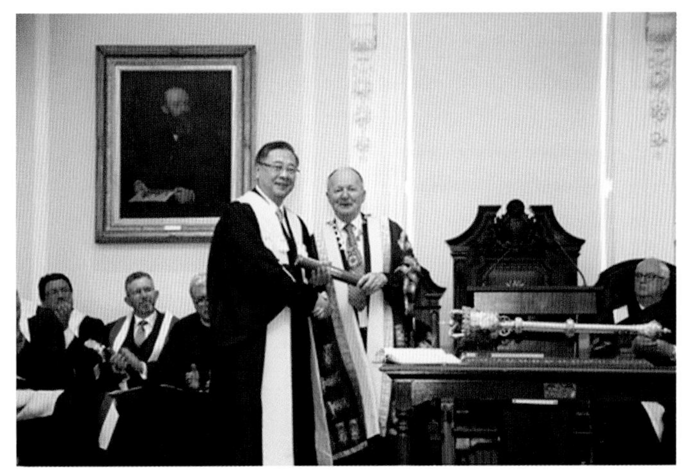

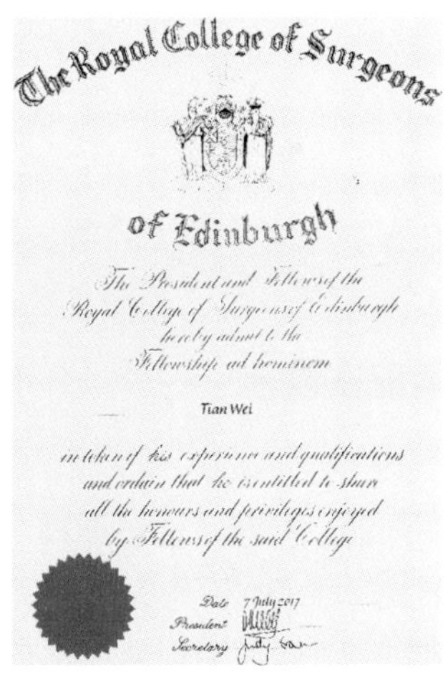

The Royal College of Surgeons
of Edinburgh

The President and Fellows of the
Royal College of Surgeons of Edinburgh
hereby admit to the
Fellowship ad hominem

Tian Wei

in token of his experience and qualifications
and ordain that he is entitled to share
all the honours and privileges enjoyed
by Fellows of the said College

Date 7 July 2017
President
Secretary

图 3-2　2017 年田伟教授被授予“英国爱丁堡皇家外科学院荣誉院士”

京市优秀共产党员、全国卫生系统抗击非典先进个人、2003 年荣获“全国优秀院长”称号、北京市留学人员创业奖、北京市有突出贡献专家、第五届中国医师奖、北京市十大健康卫士、全国医药卫生系统先进个人、北京市科学技术奖一等奖等荣誉称号和奖励。2016 年 10 月 21 日，获得 2016 年何梁何利基金科学与技术进步奖。2017 年 05 月，获得全国创新争先奖。2017 年 9 月 30 日，当选 2017 年北京学者。

2017 年田伟教授被授予“英国爱丁堡皇家外科学院荣誉院士”（图 3-2）；2018 年 12 月 18 日，在法国巴黎召开的法国国家医学科学院院士大会上，宣布增选北京积水潭医院田伟教授为“法国国家医学科学院外籍院士（membresassociés étrangers）”（图 3-3）。

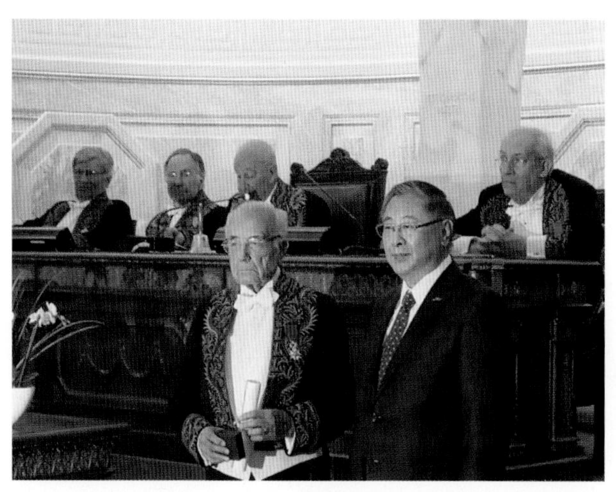

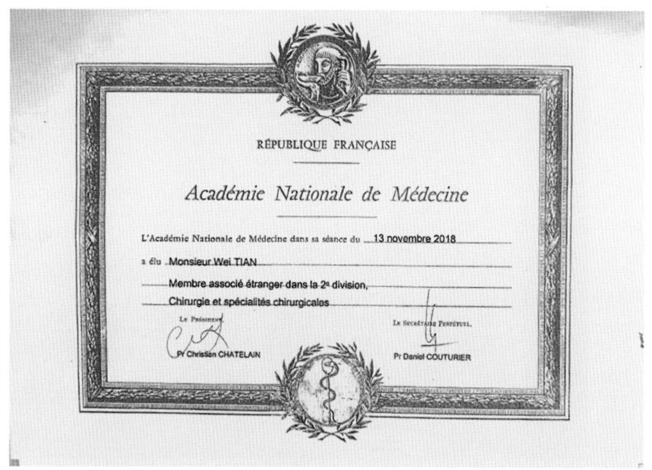

RÉPUBLIQUE FRANÇAISE

Académie Nationale de Médecine

L'Académie Nationale de Médecine dans sa séance du 13 novembre 2018

a élu Monsieur Wei TIAN

Membre associé étranger dans la 2e division,

Chirurgie et spécialités chirurgicales

Le Président　　Le Secrétaire Perpétuel

Pr Christian CHATELAIN　　Pr Daniel COUTURIER

图 3-3　2018 年田伟教授被授予“法国国家医学科学院外籍院士”

第三节　何梁何利基金科学与技术进步奖

何梁何利基金奖是由何梁何利基金设立的奖项，旨在奖励取得杰出成就和重大创新的科学技术工作者，促进中国的科学与技术发展。

何梁何利基金是 1994 年由香港爱国金融家何善衡、梁銶琚、何添、利国伟先生各捐资 1 亿港元于在香港注册成立的社会公益性慈善基金。何梁何利基金奖共设有何梁何利基金科学与技术成就奖、何梁何利基金科学与技术进步奖、何梁何利基金科学与技术创新奖，每年评选一次。截至 2018 年 10 月，何梁何利基金奖共评选了 25 届，共有 1 305 人获得该奖项，骨科医师共有 13 人获此殊荣。

一、顾玉东院士

1937 年 10 月 19 日生，满族，山东章邱人，手外科、显微外科专家。长期从事手外科、显微外科临床研究和理论工作。1994 年当选为中国工程院院士。

1995 年荣获何梁何利基金科学与技术进步奖。

二、卢世璧院士

中国人民解放军总医院卢世璧院士在国内开展了钛制人工关节的设计、研制及临床应用。与天津合成材料研究所协作，在国内率先研制成功固定人工关节的 TJ 骨水泥。在国内率先开展了压迫性神经脱髓鞘改变。首次开展了神经埋入肌肉终板再生的临床应用及实验研究，证明了去神经的肌肉终板可以再生。在周围神经断端的趋化性研究中，国内首先应用 Y 形及十字形硅管套接的方法，证明了运动及感觉神经、同名神经及神经与靶器官之间存在明显的趋化现象，并应用国内外首创的脊髓后根切断的方法对不同方法修复神经后的错接率进行了定量观察，证明套接法运动与感觉神经的错接率为 2%，明显优于缝合法，已在临床应用。

1997 年荣获何梁何利基金科学与技术进步奖（图 3-4）。

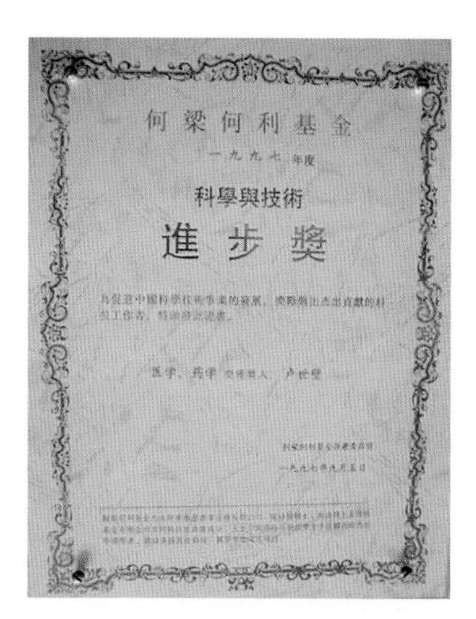

何梁何利基金

一九九七 年度

科學與技術

進步奬

图 3-4　1997 年卢世璧院士获得“何梁何利基金科学与技术进步奖”证书

三、程国良教授

中国人民解放军海军第 971 医院程国良教授在手指再植与再造方面成绩突出。断指再植方面，撰写的“89 例 121 个断指再植的体会”论文发表于《中华外科杂志》（1981 年），是当时我国断指再植报道病例最多、成功率最高的学者。足趾移植拇手指再造方面，发现了足背动脉—足底深支—第一跖骨底动脉的供血系统，并对其进行了分型，使Ⅱ、Ⅲ型病人的再造获得了全部成功。部分手功能重建方面，于1980年首先创用本应遗弃的废指，把一指植于桡骨，另一指或二指植于尺骨，应用显微外科技术修复肌腱、神经、血管，为濒临截肢的病人重建了可贵的部分手功能。这一手术是废指利用，形成了一种独特的手术方式，达到国际领先水平，已被国内外推广应用。

1998年荣获何梁何利基金科学与技术进步奖。

四、王澍寰院士

北京积水潭医院王澍寰教授于1959年创建我国第一个手外科专业。在手外科的检查、诊断、治疗技术、手术器材等方面做了大量改进和创新。从1963年秋开始研究1.0mm以下的小血管吻合技术，相继取得兔耳血管吻合成功、家兔断耳再植成活，以及临床上的断指再植成功。利用大网膜在腹壁上做一"血管轴型皮瓣"，并用以修复一例大面积颅骨缺损成功。这种"轴型皮瓣为国内外首创。做了大量正常人手功能的检查分析，参照国际资料设计出一系列符合实际要求的手功能检查方法及计分方法。着手撰写并于1978年出版了我国第一部《手外科学》，该书已成为全国各地开展手外科的医生和骨科医生的主要学习及参考专著。

1999年荣获何梁何利基金科学与技术进步奖。

五、曲绵域教授

北京大学第三医院曲绵域教授是我国现代运动医学的主要创始人，为国内外著名的运动医学专家。现该所为中国奥林匹克委员会指定的运动员伤病防治中心，关节镜手术和镜下膝交叉韧带重建在国内享有盛誉。曲绵域教授长期从事运动创伤的临床和基础研究，主要方面如下：关节软骨损伤的研究，运动员末端病防治研究，与运动创伤有关的细胞分子生物学研究，膝韧带比较解剖及交叉韧带重建时移植韧带转归的研究。在曲教授领导下的北京大学第三医院运动医学研究所在1985年建所30周年之际获国家体育运动委员会授予"体育事业贡献奖"，以表彰研究所几十年来在运动医学方面的成就和对体育事业的热心服务。

2000年荣获何梁何利基金科学与技术进步奖。

六、冯传汉教授

北京大学人民医院冯传汉教授从事医学及相关教育事业已61年，取得了很多成果。1951年以来，冯传汉在国内率先开展手外科，膝关节充气造影和复发性肩关节前脱位、跟骨距骨桥的诊断与治疗，股骨颈及粗隆肿瘤切除及外科重建。1957年报道骨关节结核病灶在抗结核药物治疗下的细菌学观察。冯传汉教授与同事及研究生做了长期系统研究，澄清了骨巨细胞瘤肿瘤与非肿瘤细胞成分及其细胞生物学，1981年组建了骨肿瘤研究室。

2001年荣获何梁何利基金科学与技术进步奖。

七、戴尅戎院士

上海交通大学医学院附属第九人民医院戴尅戎院士团队在国际上首先将形状记忆合金用于医学领域，推动了国内外形状记忆合金在骨科和临床多个学科的应用。20世纪80年代，在国内医院中最早建立肌肉骨骼系统生物力学研究的专门机构，并创办了国内第一本生物力学杂志——《医用生物力学》，推动了国内骨科生物力学的发展。近年来，戴院士团队致力于发展3D打印在骨科和多个临床学科中的应用。先后获得国家发明二等奖、国家科学技术进步奖二、三等奖。

2004年荣获何梁何利基金科学与技术进步奖（图3-5）。

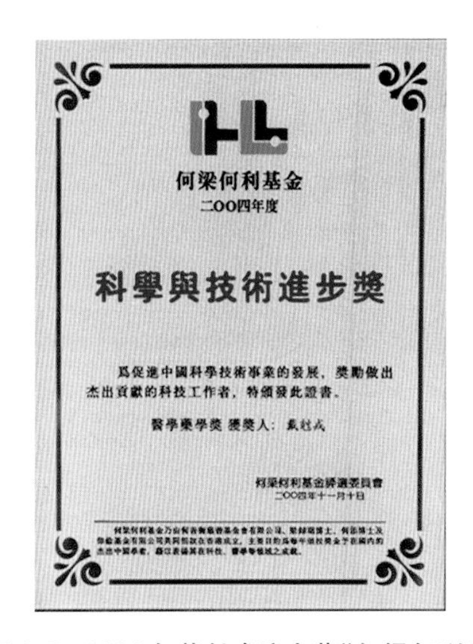
何梁何利基金
二〇〇四年度
科學與技術進步獎
爲促進中國科學技術事業的發展，獎勵做出杰出貢獻的科技工作者，特頒發此證書。
醫學藥學獎 獲獎人：戴尅戎
何梁何利基金評選委員會
二〇〇四年十一月十日

图3-5　2004年戴尅戎院士获"何梁何利基金科学与进步奖"证书

八、王成琪教授

解放军第89医院原副院长兼全军创伤骨科研究所所长、主任医师，博士生导师、教授，专业技术一级，文职特级。曾担任中华医学会显微外科学会副主任委员、顾问、全军显微外科学术委员会副主任委员、顾问、《中华显微外科杂志》副主编，《中华创伤骨科杂志》《中国修复重建外科杂志》《骨与关节损伤杂志》编委等学术任职；是我国最早开展显微外科技术探索研究和临床应用的专家之一，曾实施了世界首例小儿双断臂再植手术和世界第二例双手十指全断再植手术，改良创新了一套王氏小血管吻合方法，最先突破了小血管 0.2mm 的吻合极限。先后创立了五种第 2 足趾移植血管变异替代方式，创造了连续 440 例足趾移植无一例失败记录。先后主编 20 余部著作，发表学术论文 220 余篇，先后获得全国科技大会一等奖 2 项，国家科学技术进步奖二等奖 2 项，三等奖 1 项，军队医疗成果一等奖 1 项等共 140 余项成果，先后荣立一等功 3 次。1994 年他所领导的科室被中央军委授予“勇攀创伤医学高峰先进科”荣誉称号。并当选为第六届全国人大代表，我国首批有突出贡献的中青年专家，享受国务院政府特殊津贴，先后多次被评为全军劳模。

2006 年荣获何梁何利基金科学与技术进步奖（图 3-6）。

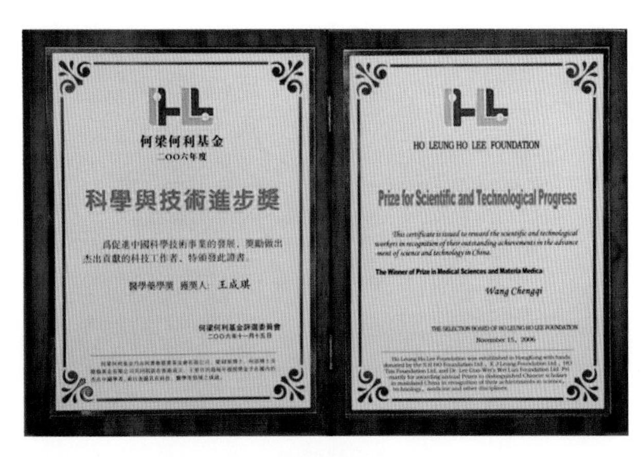

图 3-6　2006 年王成琪教授荣获“何梁何利基金科学与技术进步奖”证书

九、张英泽院士

面对越来越复杂的创伤骨科疾患，河北医科大学第三医院张英泽院士针对骨科临床存在的棘手问题以及现有诊疗技术的局限性，主持开展了系统的解剖学、生物力学、影像学和临床研究以及有限元分析实验。该团队完成了大量卓有成效的工作：创建下肢骨折微创复位固定技术体系，创建世界最大骨折流行病学数据库等。

2015 年荣获何梁何利基金科学与技术进步奖（图 3-7）。

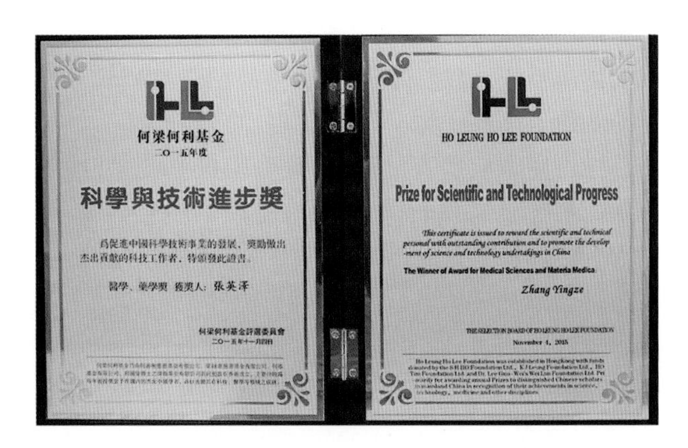

图 3-7　2015 年张英泽院士获“何梁何利基金科学与技术进步奖”证书

十、田伟教授

北京积水潭医院田伟教授团队针对脊柱骨科治疗的难点研发的骨科手术导航机器人 TiRobot 系统实现了患者复位效果理想、固定稳定，术中损伤少，手术切口小、安全性高的优点。

2016 年荣获何梁何利基金科学与技术进步奖（图 3-8）。

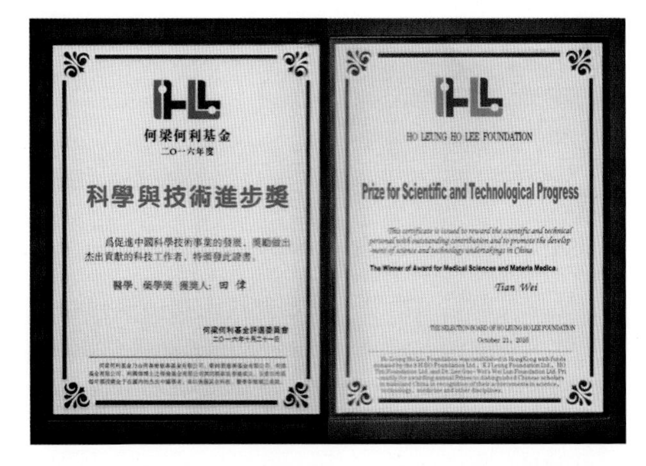

图 3-8　2016 年田伟教授获“何梁何利基金科学与技术进步奖”证书

十一、姜保国教授

北京大学人民医院姜保国教授团队率先研究并制定了中国严重创伤救治规范，自主研发了现场急救与救治医院间的信息联动系统，从根本上改变了中国严重创伤救治现状和流程；作为 973 国家项目首席专家，在国际上率先提出周围神经替代修复、周围神经修复过程中的重塑等多项创新性假说，并进行了系统论证；首次提出内固定材料应基于国人的解剖数据进行设计，并率先提出了关节周围骨折的理念，证实关节周围骨折独特的愈合模式；设计完成具有自主专利权的符合国人解剖特点的内固定系统。

2017 年荣获何梁何利基金科学与技术进步奖(图 3-9)。

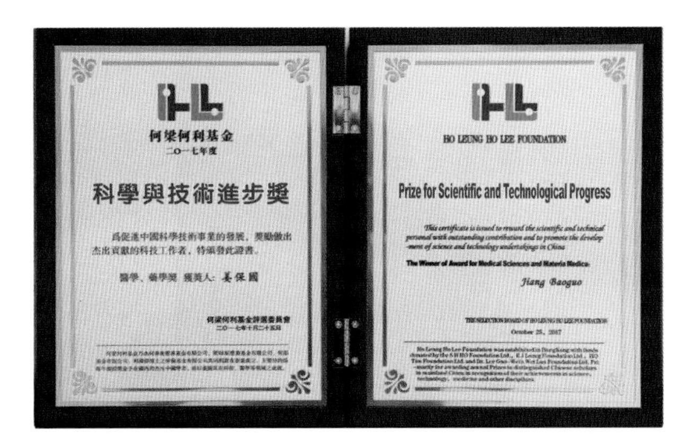

图 3-9 2017 年姜保国教授获"何梁何利基金科学与技术进步奖"证书

十二、唐佩福教授

中国人民解放军总医院唐佩福教授长期致力于创伤的临床工作,并结合临床进行定向科研攻关,专业发展方向主要以骨质疏松性骨折、骨折微创治疗、髋臼骨折等治疗为重点,同时在四肢创伤、战伤救治、脊柱创伤、骨盆骨折、老年髋部损伤等领域进行了一系列研究。

2018 年荣获何梁何利基金科学与技术进步奖(图 3-10)。

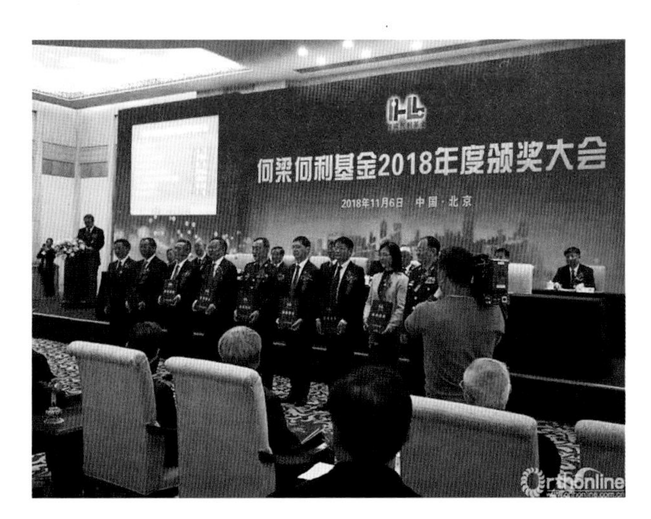

图 3-10 2018 年唐佩福教授获"何梁何利基金科学与技术进步奖"颁奖大会

第四节 其他荣誉

一、全国先进工作者、全国五一劳动奖章获得者、全国劳动模范

1. 顾玉东院士 复旦大学附属华山医院顾玉东院士 1989 年被评为"全国先进工作者",1995 年被评为"全国先进工作者",1999 年荣获"全国五一劳动奖章"(图 3-11~图 3-13)。

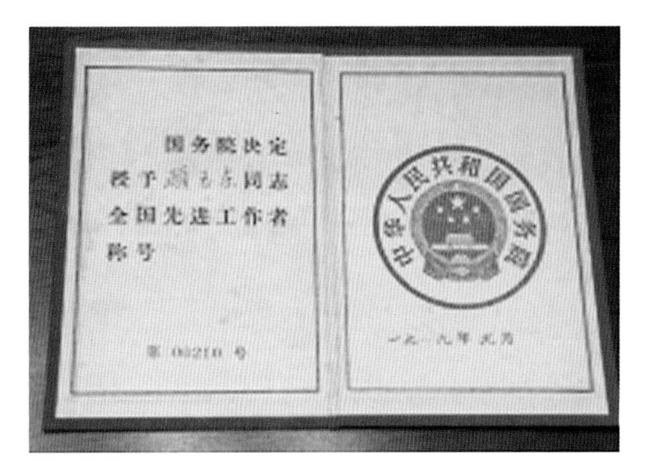

图 3-11 1989 年顾玉东院士获全国先进工作者奖章

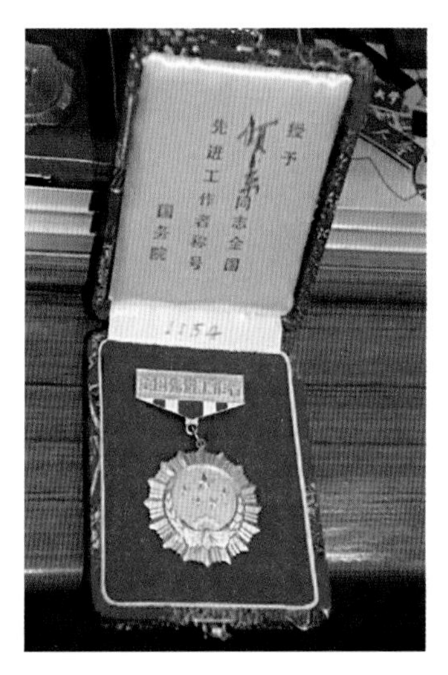

图 3-12 1995 年顾玉东院士获"全国先进工作者"奖章

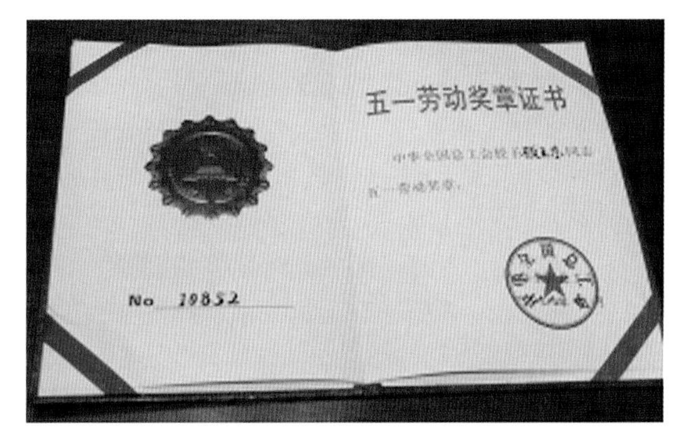

图 3-13 1999 年顾玉东院士获"全国五一劳动奖章"

2. 侍德 中华医学会手外科分会副主任委员、江苏省骨科分会副主任委员侍德,南通大学附属医

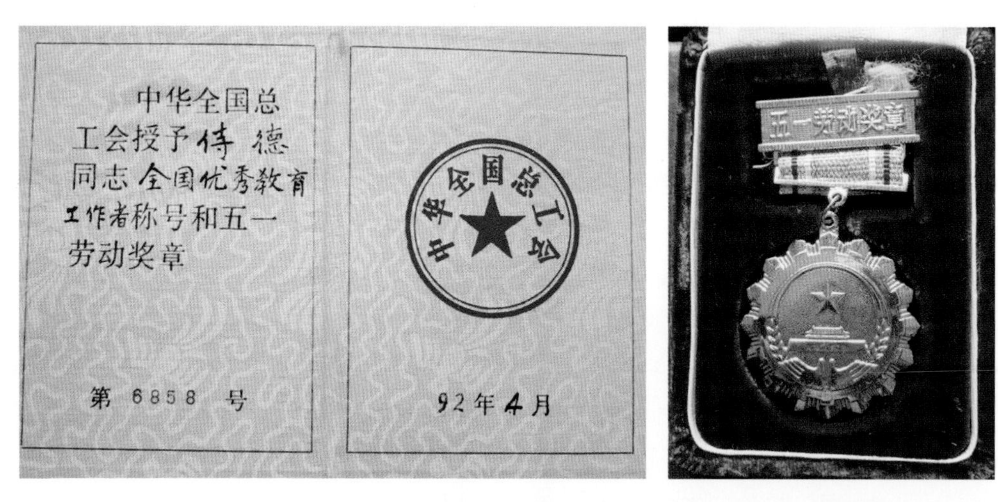
中华全国总
工会授予侍德
同志全国优秀教育
工作者称号和五一
劳动奖章
第 6858 号
中华全国总工会
92年4月
五一劳动奖章

图 3-14　1983 年、1986 年侍德教授两次获“全国卫生先进工作者”证书、奖章

院骨科教授、主任医师，从医 60 多年，长期致力于骨科临床、教学、科研工作。

1981 年被评为“江苏省劳动模范”；1983 年、1986 年两次被评为“全国卫生先进工作者”；1991 年为享受国务院政府特殊津贴专家；1992 年被中华全国总工会授予“全国优秀教育工作者”称号，并获得五一劳动奖章；2010 年获“中国显微外科杰出贡献奖”；2012 年获“江苏省医学会骨科分会杰出贡献奖（图 3-14）”。

3. 胡有谷　1956 年入青岛大学医学院（时为青岛医学院），1961 年毕业。曾任青岛大学医学院附属医院副院长，骨外科主任医师、教授。享受国务院政府特殊津贴。中华医学会骨科学分会常务委员，《中华外科杂志》编委，《中华骨科杂志》常务编委。近五年来，以第一位完成或承担国家自然科学基金项目 1 项，山东省卫生厅科研项目 2 项，山东省卫生厅“九五”攻关项目 1 项，卫生部“九五”攻关课题（合作项目）1 项，国际合作项目 1 项。以首位获山东省科技进步二等奖 2 项及多项厅、局级奖励。以第一作者在核心期刊发表论文 40 余篇，主译学术专著 1 部，参编著作 4 部，其中包括全国医药院校七年制《外科学》教材。1999 年获“全国卫生系统先进工作者称号”（图 3-15）。

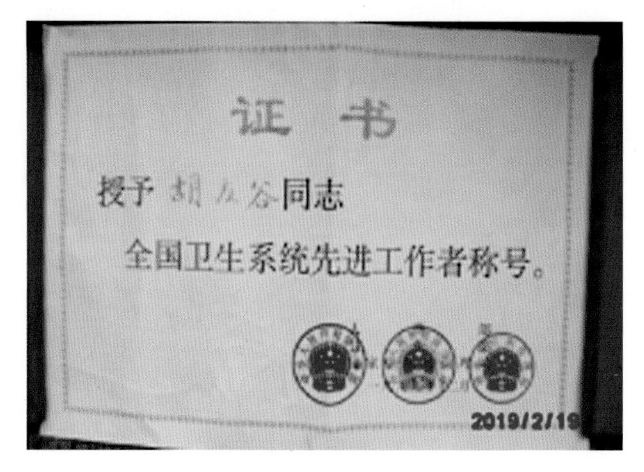

图 3-15　1999 年胡有谷教授获“全国卫生系统先进工作者”称号

4. 周建生　全国五一劳动奖章获得者（1999 年），二级教授，一级主任医师，安徽省骨科学会主任委员，《中华解剖与临床杂志》总编辑，安徽省骨关节病诊疗中心主任，安徽省组织移植重点实验室主任。发表论文 100 余篇，主编、参编专著 8 部，获安徽省科技进步一等奖 1 项，三等奖 1 项，《中华骨科杂志》论坛三等奖 1 项。自 1998 年先后评为国务院政府特殊津贴专家（1998 年）全国百名优秀医生（1999 年），“全国五一劳动奖章”获得者（1999 年），卫生部有突出贡献的中青年专家（2002 年）（图 3-16）。

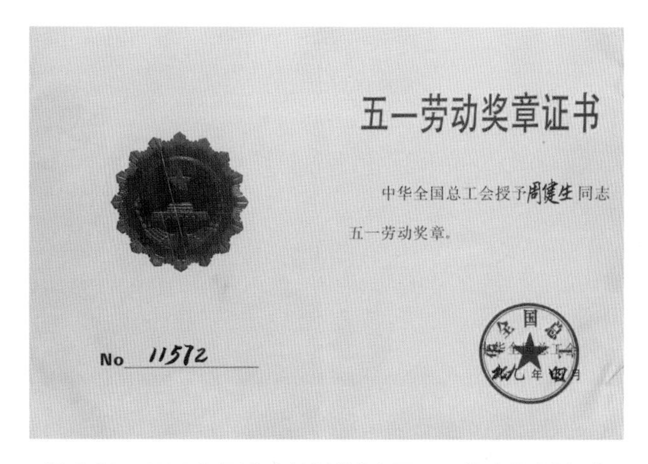

图 3-16　1999 年周建生教授获“全国五一劳动奖章”证书

5. 甘秀天　男，副主任医师，1988 年 7 月毕业于南京铁道医学院医疗系，毕业后一直从事外科临床工作，擅长：骨科、手外科、断肢断指（趾）再植。

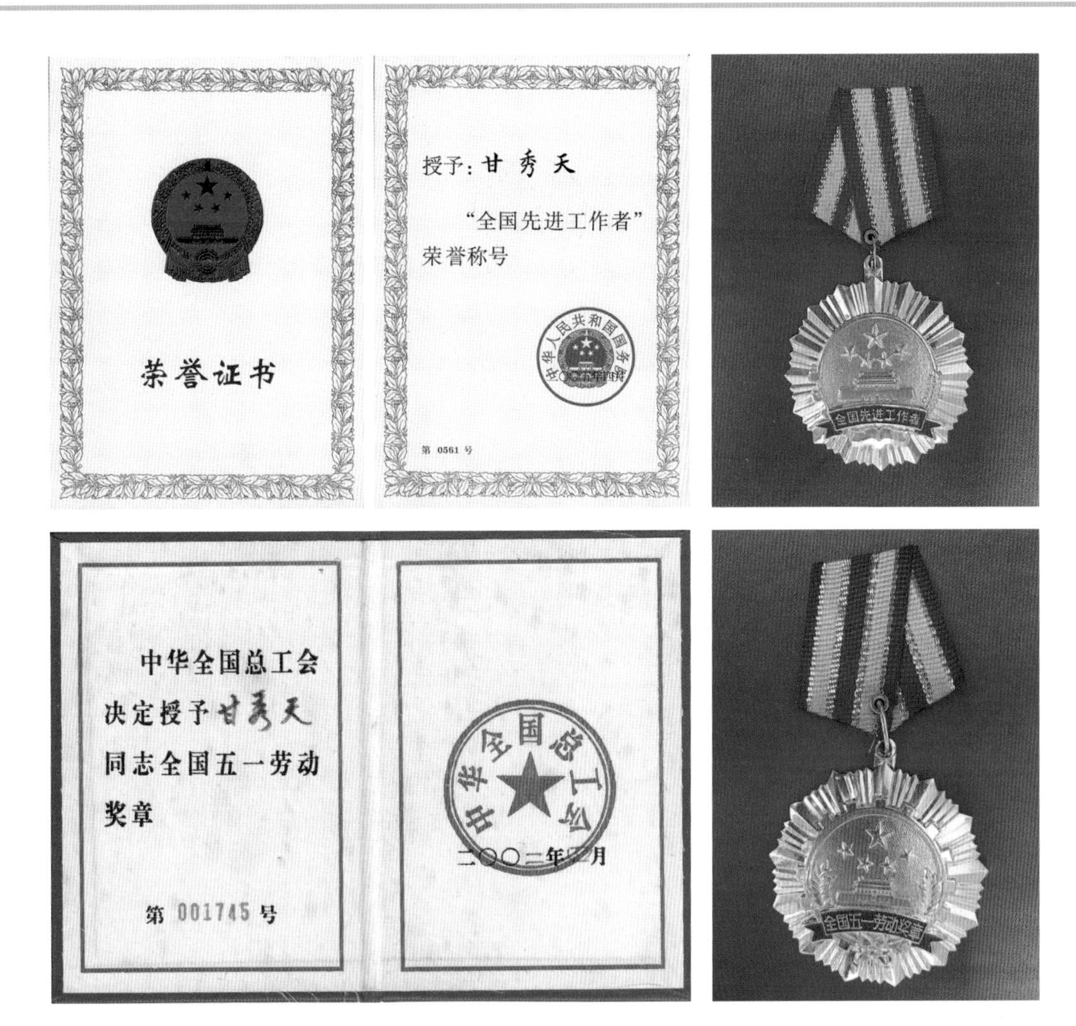
荣誉证书
授予：甘 秀 天
“全国先进工作者”
荣誉称号
第 0561 号
全国先进工作者
中华全国总工会
决定授予甘秀天
同志全国五一劳动
奖章
第 001745 号
中华全国总工会
全国五一劳动奖章

图 3-17 甘秀天教授获得“全国先进工作者”和“全五一劳动奖”证书及奖章

1995 年到上海医科大学附属华山医院骨科与手外科进修学习一年，现为中华医学会骨科学分会广西医学会委员。开展多项新技术新作业，填补市内空白，多次获本系统新技术奖励，获梧州市科学技术进步奖一等奖一项，承担区科研项目 1 项，市科研项目 3 项。1998—1999 年自治区先进工作者，1999—2000 年度被评为广西卫生系统优秀青年岗位能手，2002 年“全国五一奖章”获得者(图 3-17)。

6. 张英泽院士 中国工程院院士，2003 年获得全国“五一劳动奖章”，2005 年度“全国先进工作者”，全国优秀教师第四届中国医师奖获得者，全国优秀院长，省管优秀专家，卫生部突出贡献中青年专家，享受国务院政府特殊津贴，北京奥运会火炬传递手。张英泽院士带领的河北医科大学第三院骨科入选首批国家临床重点专科(图 3-18～图 3-22)。

7. 卫小春 男，汉族，1959 年 12 月生，山西曲沃人，民进会员，山西医科大学第二医院工作，研究生学历，医学博士学位。卫小春在工作中，他兢兢业业，一切以患者满意为出发点，全心全意为人民服务，为社会主义现代化建设服务，不断推进推动卫生事业改革与发展。在长期临床一线的工作及科研、教学中，做出了突出贡献，是卫生系统的优秀代表。于 2004 年 2 月被授予“全国卫生系统先进工作者”称号(图 3-23)。

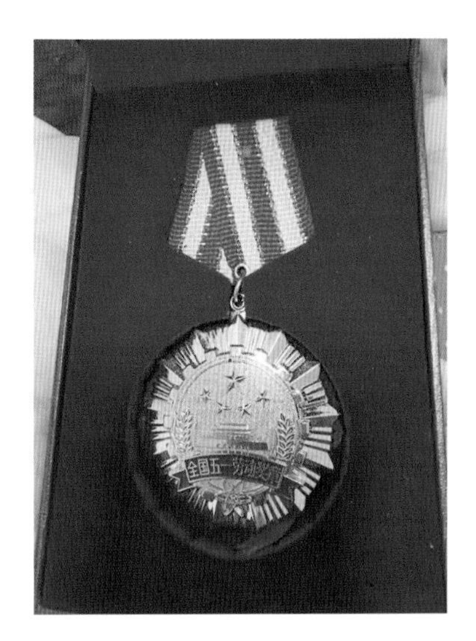

图 3-18 张英泽同志获“全国五一劳动奖章”

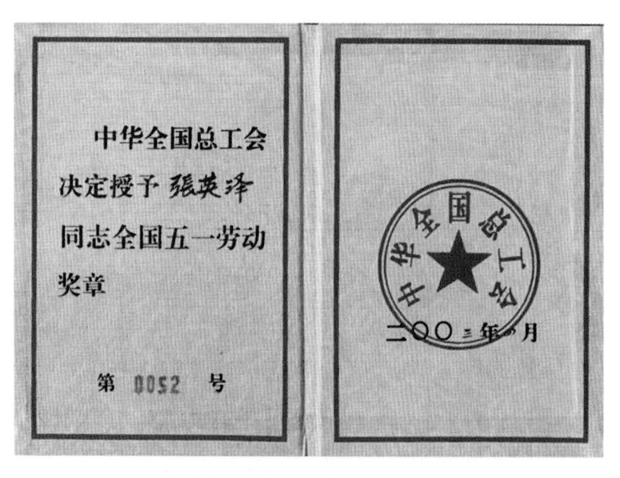
中华全国总工会
决定授予 張英泽
同志全国五一劳动
奖章
第 0052 号

图 3-19　张英泽同志获“全国五一劳动奖章”证书

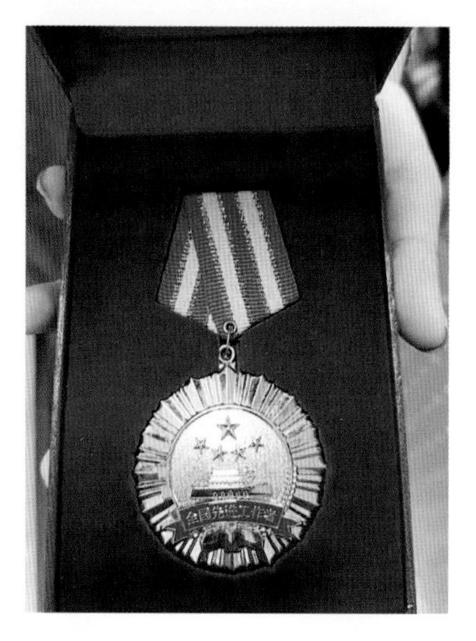

图 3-20　张英泽同志获“全国先进工作者”奖章

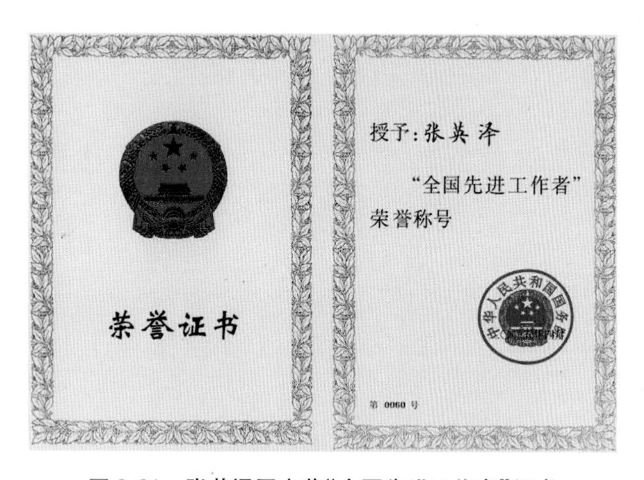

图 3-21　张英泽同志获“全国先进工作者”证书

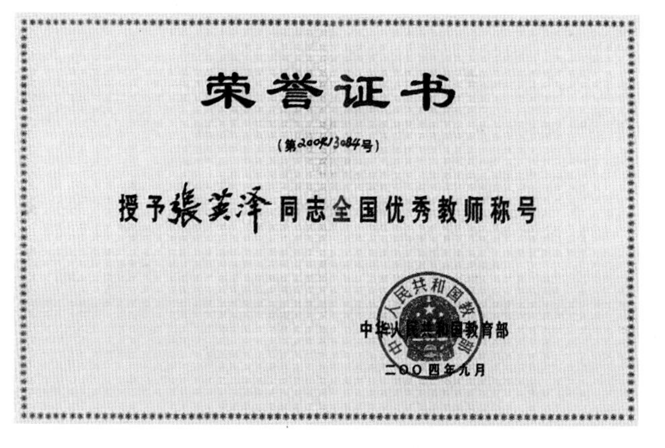
荣誉证书
授予張英泽同志全国优秀教师称号

图 3-22　张英泽同志获“全国优秀教师称号”证书

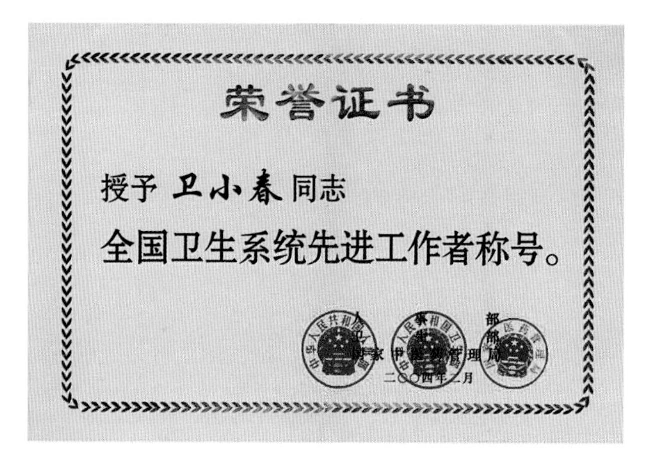

图 3-23　2004 年卫小春同志获“全国卫生系统先进工作者称号”证书

8. 邱勇　邱勇教授率先在国内开展脊柱侧凸后路三维矫正技术，特别是结合中国实际，对他的导师创造的 CD 技术矫治脊柱侧弯作了符合中国病人的技术改进，应用多棒分段三维技术矫治严重复杂的脊柱畸形，探索出一套安全有效的手术矫治严重复杂脊柱畸形的方案，大大地减少了脊柱畸形的手术并发症，改善了病人的生活质量，其疗效达国际先进水平。荣获 2005 年“全国五一劳动奖章”并被评为“全国先进工作者”(图 3-24)。

9. 陈安民　教授，主任医师，博士生导师，华中科技大学同济医学院附属同济医院骨科教授。华中科技大学同济医学院附属同济医院原党委书记、原院长。从事骨科临床和科研工作 30 余年，曾任中华医学会骨科学分会常委、基础学组组长，中国医师协会骨科医师分会副会长、湖北省医学会骨科分会主任委员等职。2002 年被中华医院管理学会评为全国优秀院长，2006 年被中华全国总工会

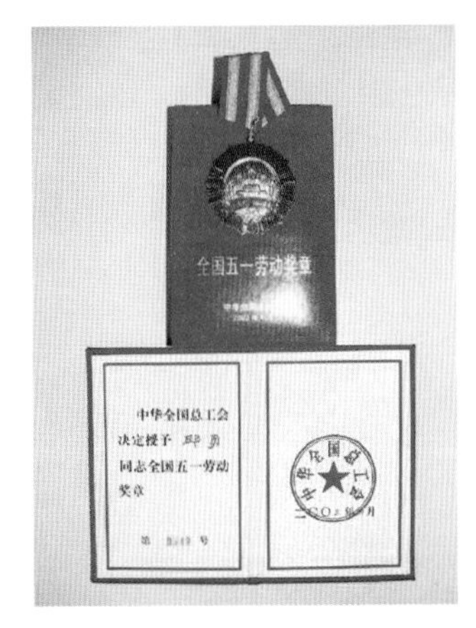

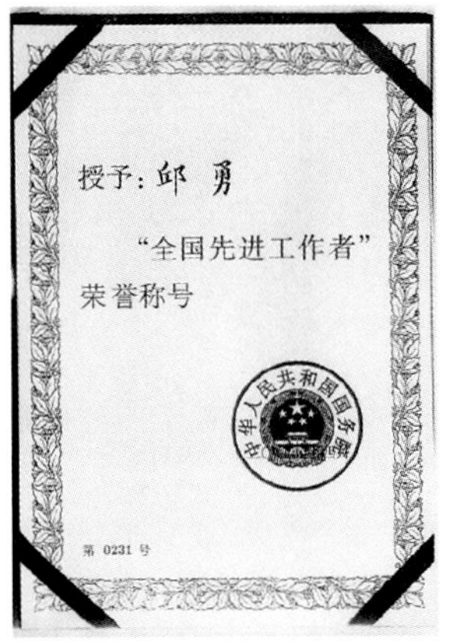

图 3-24 2005 年邱勇教授获“全国五一劳动奖章”并被评为“全国先进工作者”证书

授予全国“五一劳动奖章”，2009 年获湖北省科技进步一等奖，2010 年被国务院授予“全国先进工作者”（图 3-25）。

10. 杨渊 教授，毕业于广西医科大学医疗系，在广西医科大学附属医院脊柱骨病科工作近 20 年，曾任科副主任、研究生导师，多年来从事创伤骨科、脊柱及骨关节外科的临床工作，有丰富的临床经验，手术精湛。曾公派留学于日本国熊本机能病院，是我区最早开展关节镜及骨科微创技术创始人之一。现主持省厅级科研课题 3 项，著有专业学术论文 39 多篇。任广西中西医结合学会骨科分会主任委员；广西医学会骨科分会副主任委员；世界手法医学联合会常务副主席；《微创医学》《广西医学》杂志编委。2008 年荣获“全国五一劳动奖章”称号（图 3-26）。

11. 李康华 中南大学湘雅医院骨科教授，一级主任医师，博士生/后导师，国务院学位委员会学科评议组成员，中南大学“湘雅名医”。一直致力于骨科临床、教学与科研工作，先后任中南大学湘雅医院大外科主任、骨科主任、运动医学科主任、中华医学会骨科学分会委员、湖南省医学会骨科专业委员会主任委员等职。具有高尚的医风医德，精湛的医技，舍己救人、忘我工作的无私奉献精神。2008 年被中华全国总工会授予“全国五一劳动奖章”（图 3-27）。

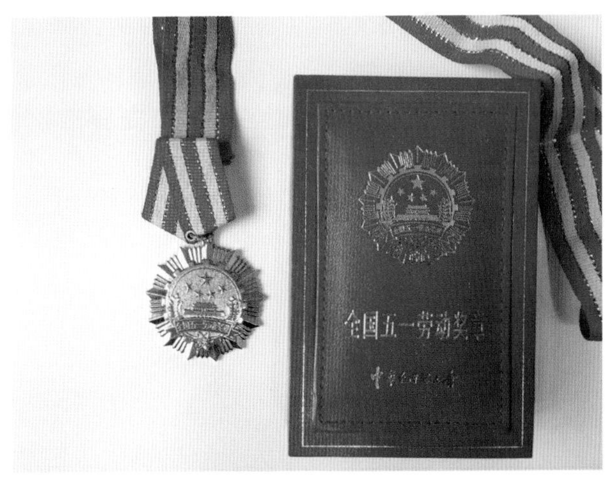

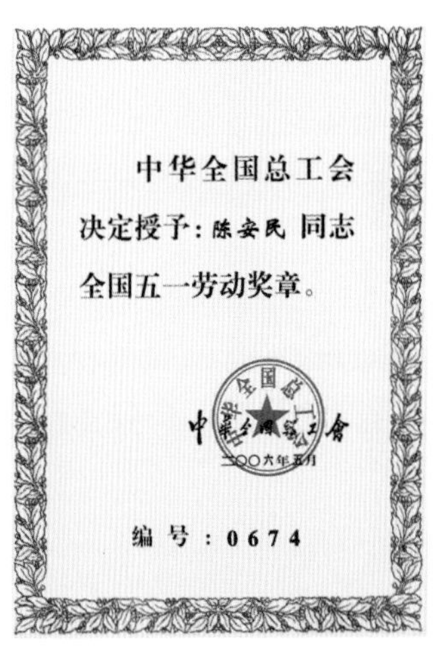

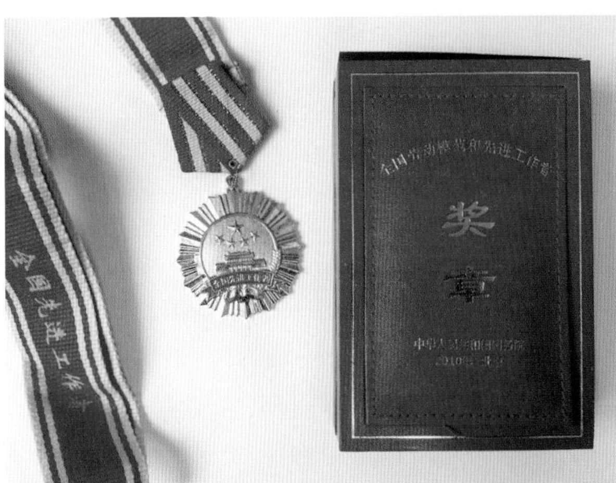

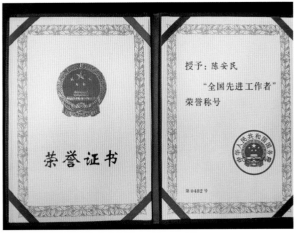

图 3-25 陈安民教授 2006 年荣获“全国五一劳动奖章”和 2010 年被授予“全国先进工作者”

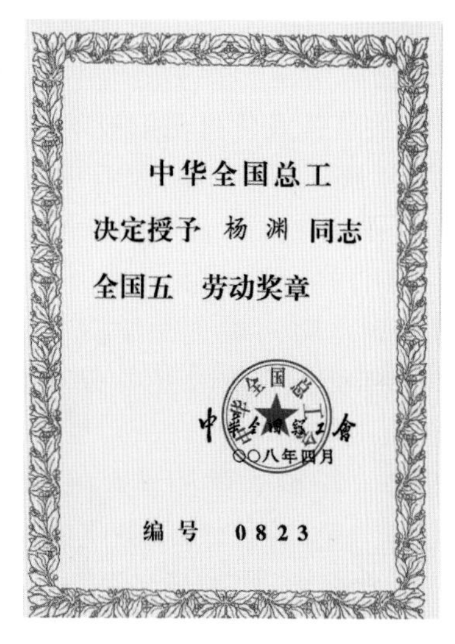
中华全国总工

决定授予 杨 渊 同志

全国五 劳动奖章

〇〇八年四月

编号 0823

图 3-26　2008 年杨渊教授荣获“全国五一劳动奖章”证书

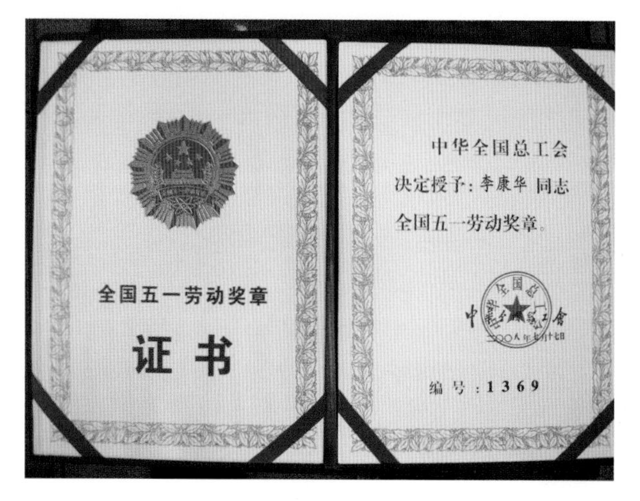
全国五一劳动奖章

证书

中华全国总工会

决定授予：李康华 同志

全国五一劳动奖章。

编号：1369

图 3-27　2008 年李康华教授获“全国五一劳动奖章”证书

12. 刘晓光，医学博士，教授，博士生导师，博士后导师，主任医师。北京大学医学部副主任、疼痛中心科主任、骨科副主任。中国康复医学会常务理事、颈椎病专业委员会主委、脊柱脊髓专业委员会副主委、微创学组副主委。中华医学会骨科学分会委员、疼痛学分会常委、秘书长。微创学组副组长。中华预防医学会卫生应急分会副主委；中国医师协会骨科分会常委、教育委员会副主委；中国中西医结合学会骨科专业委员会副主委；北京医学会骨科分会副主委、微创学组组长；北京中西医结合学会骨科分会副主委等多项学术任职。2009 年被评为“全国劳动模范”。

13. 杨惠林，苏州大学附属第一医院骨科主任、大外科主任。国家重点学科学术带头人，国务院学位委员会学科评议组成员，江苏省“333 工程”中青年首席科学家，享受国务院政府特殊津贴。现任中华医学会骨科学分会常务委员、全国脊柱外科学组副组长、微创外科学组组长。2010 年被评为“全国先进工作者”（图 3-28）。

14. 赵劲民　广西医科大学校长、党委副书记，广西医科大学第一附属医院院长、党委副书记，主任医师，教授，留学日本，日本国立长崎大学医学部医学博士，博士研究生导师。荣获“全国优秀教育工作者”称号。享受国务院政府特殊津贴。中华医学会显微外科学分会第五届委员会常务委员、中华医学会创伤学分会第四届委员会委员、中国医药生物技术协会骨组织库分会全国委员、第五届中国康复医学会修复重建外科专业委员会委员、中华医学会手外科分会中南地区学术委员会副主任委员。2010 年 10 月荣获国务院授予“全国先进工作者”称号（图 3-29）。

15. 王海蛟，二级教授、主任医师、硕士生导师，英国留学归国人员。享受国务院政府特殊津贴，

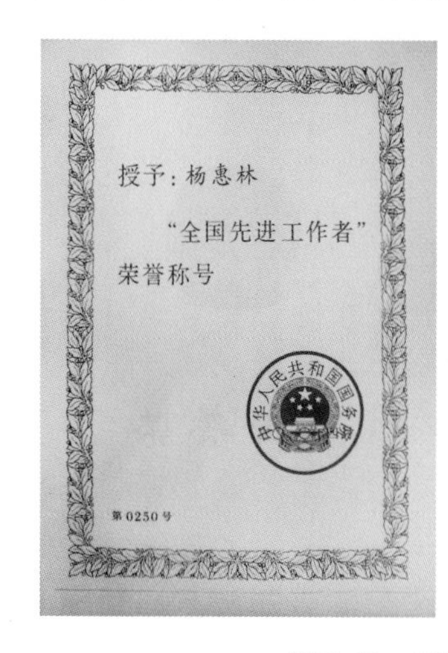
授予：杨惠林

“全国先进工作者”

荣誉称号

第 0250 号

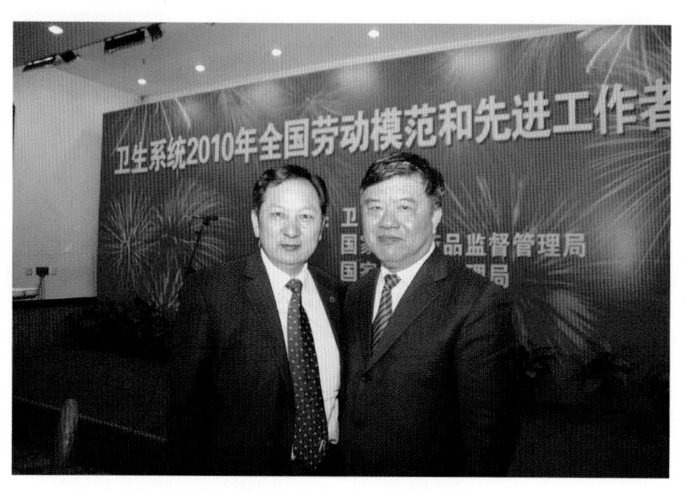

图 3-28　2010 年杨惠林教授获“全国先进工作者”荣誉称号

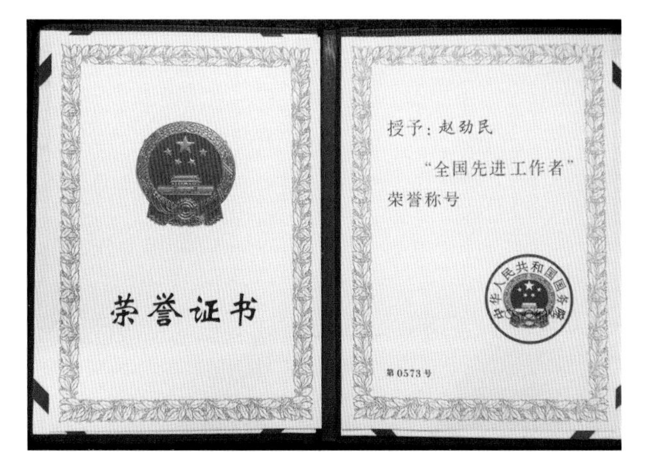
荣誉证书
授予：赵劲民
“全国先进工作者”
荣誉称号
第0573号

图 3-29 2010 年赵劲民教授获“全国先进工作者”荣誉证书

2010 年荣获“全国劳动模范”和“全国先进工作者”荣誉，现任漯河市中心医院院长兼骨科大主任。

兼任国际脊髓学会（ISCOS）会员、中国老年学会骨质疏松专业委员会副主委、中国科研型医院骨质疏松学会常委、中国老年学会脊柱关节专业委员会常委、中国康复医学会脊柱脊髓专业委员会颈椎学组委员（图 3-30）。

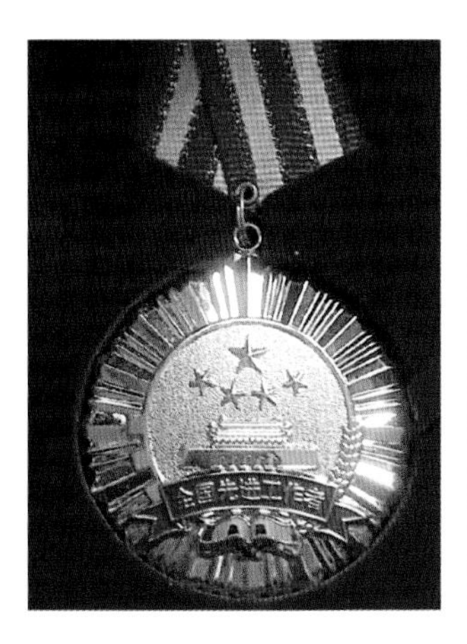

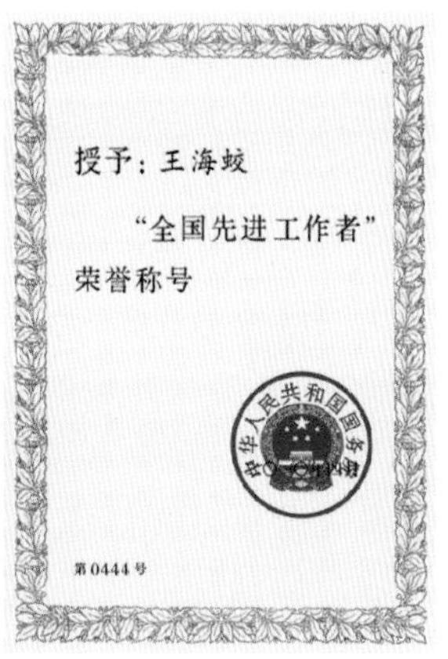
授予：王海蛟
“全国先进工作者”
荣誉称号
第0444号

图 3-30 2010 年王海蛟教授荣获“全国劳动模范”和“全国先进工作者”荣誉证书

16. 郝定均 男，主任医师、教授、博士生导师。我国著名脊柱外科专家，从事骨科临床、科研、教学工作 30 余年，累计主刀各类脊柱手术 1 万余例，对各类脊柱复杂疾病的诊治造诣颇深。承担国家自然科学基金重点项目等各级科研项目近 20 项，发表 SCI 收录论文 150 余篇，获国家专利 25 项，主编或主译著作 7 部，以第一完成人获国家科技进步二等奖 1 项，省级科学技术一等奖 2 项，二等奖 3 项。培养博士、博士后 33 名，硕士研究生 51 名。2011 年荣获得“全国五一劳动奖章”荣誉（图 3-31）。

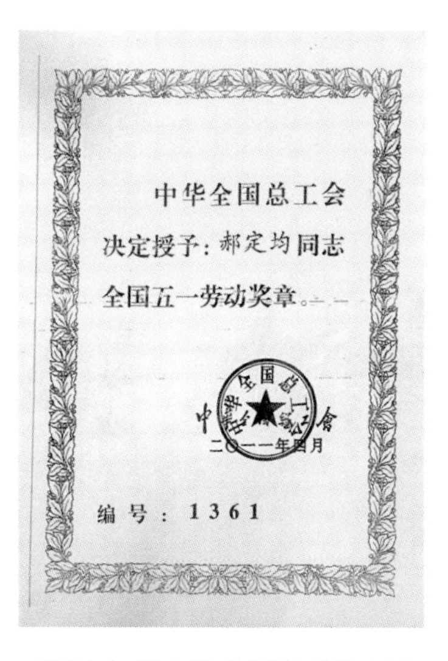
中华全国总工会
决定授予：郝定均同志
全国五一劳动奖章。
二〇一一年四月
编号：1361

图 3-31 2011 年郝定均教授荣获“全国五一劳动奖章”荣誉证书

17. 俞胜宝 1970 年 1 月份出生，大学学历，黄山市人民医院党委委员、副院长，主任医师、教授、硕士生导师，在脊柱脊髓损伤、脊柱退行性变疾病，人工关节、四肢复杂骨折、骨盆骨折等诊治有丰富的临床经验，并致力于脊柱外科的微创治疗。从医二十六年来，始终牢记人民医生的职责，即使走上医院管理岗位，仍坚持临床一线工作，每周三定期参加医院专家门诊，积极诊治各类专科病病人，年开展四级手术 300 余人次，年抢救危重病人 30 余人次。2013 年荣获“全国五一劳动奖章”（图 3-32）。

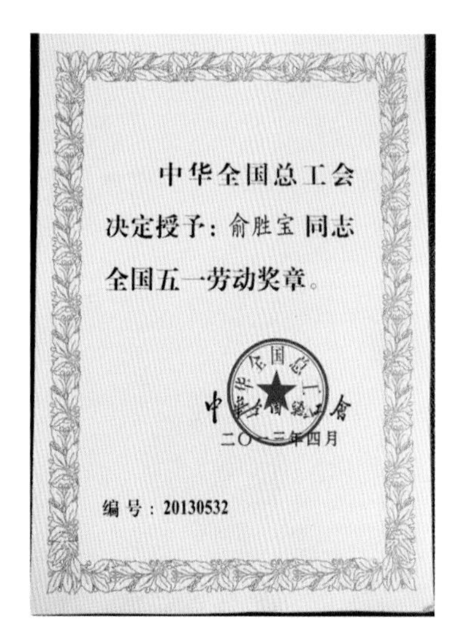
中华全国总工会
决定授予：俞胜宝 同志
全国五一劳动奖章。
二〇一三年四月
编号：20130532

图 3-32 2013 年俞胜宝同志荣获“全国五一劳动奖章”荣誉证书

18. 杨建业 医学博士，教授、主任医师。北大医疗潞安医院骨科学科带头人。自 1982 年 11 月参加工作至今，由历任骨科主任、副院长、院长、党委书记。兼任中华医院管理协会副理事长、中国煤矿创伤学会副会长、中国医院协会疾病与健康管理委员会核心专家、中国康复技术转化及发展促进会副理事长、中国医疗质量监督委员会十佳优秀院长、中国矿山救护中心山西省分中心副主任。2013 年荣获“全国五一劳动奖章”(图 3-33)。

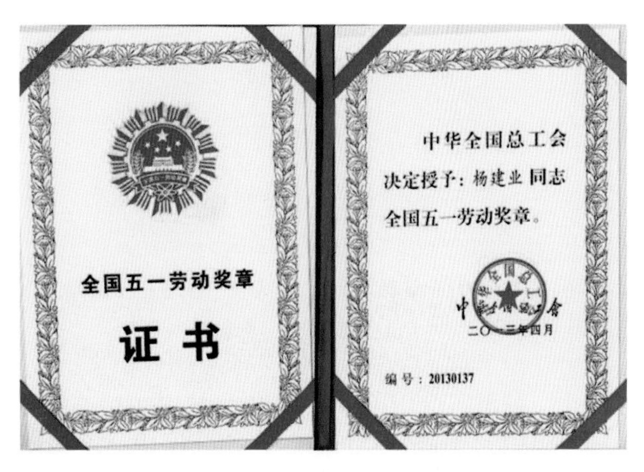
全国五一劳动奖章
证 书
中华全国总工会
决定授予：杨建业 同志
全国五一劳动奖章。
二〇一三年四月
编号：20130137
图 3-33　2013 年杨建业教授荣获“全国五一劳动奖章”荣誉证书

19. 刘会仁　主任医师，唐山市第二医院临床大科主任、手三科主任，硕士生导师，河北省优秀专家，河北省突贡专家，历任中华医学会、中国医师协会显微外科学分会委员，中华医学会骨科学分会显微修复学组委员，河北省显微外科学分会副主任委员，唐山市手外科分会主任委员等。《中华显微外科杂志》《中国临床解剖学杂志》编委。2015 年荣获“全国先进工作者”称号(图 3-34)。

20. 杨渝平　中共党员，北京大学第三医院运动医学研究所副主任医师，人事处副处长，崇礼院区副院长。中华预防医学会骨与关节疾病预防与控制

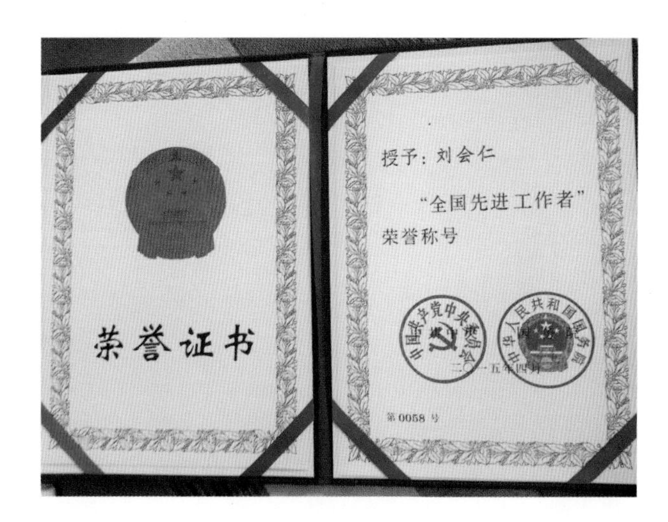

图 3-34　2015 年刘会仁教授荣获“全国先进工作者”荣誉证书

专业委员会、中国医药教育协会肩肘运动医学专业委员会、中国医师协会科普分会运动健康科普专委会委员，国家体育总局康复中心会诊专家。《中华创伤杂志(英文版)》《中国微创外科杂志》《创伤外科杂志》通讯编委。2012、2013 年北京大学优秀教师。2015 年获“全国五一劳动奖章”(图 3-35)。

21. 王金成　教授，吉林大学第二医院骨科医学中心主任，博士生导师，吉林省骨科研究所所长，吉林省骨与关节疾病临床研究中心主任，吉林省数字医学临床转化工程研究中心。王金成教授荣获 2017 年“全国卫生计生系统先进工作者”，他率领的团队积极致力于医学 3D 打印植入物设计和临床转化研究方向，所开展的 3D 打印肩、肘、腕关节置换手术均为世界首例，成功治愈众多疑难危重的患者。他率先开展 3D 打印解剖型垫块复合半限制性膝关节假体治疗胫骨上端骨肿瘤，一改使用限制性假

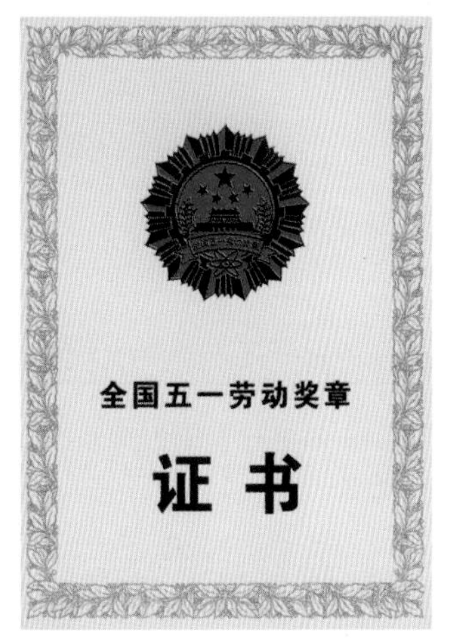
全国五一劳动奖章
证 书
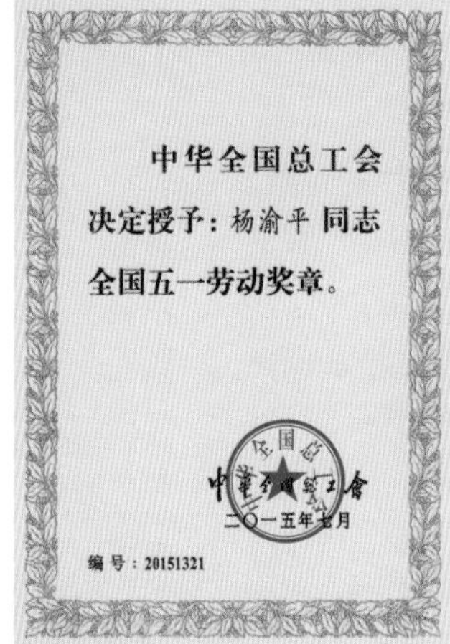
中华全国总工会
决定授予：杨渝平 同志
全国五一劳动奖章。
二〇一五年七月
编号：20151321
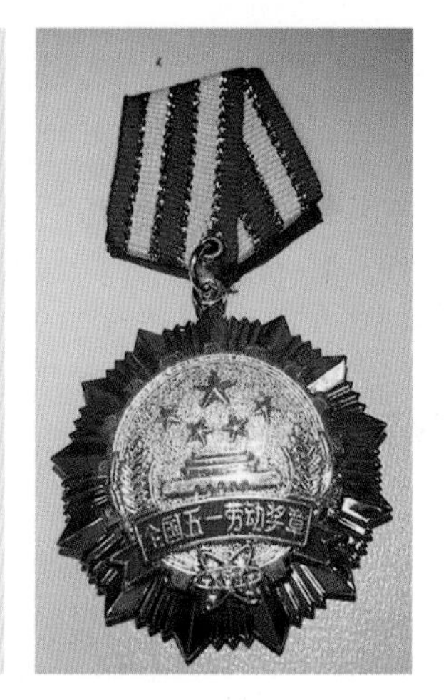
全国五一劳动奖章
图 3-35　2015 年杨渝平教授获“全国五一劳动奖章”荣誉证书

体的传统理念，去其弊端，实现了该领域的革命性创新，系列研究成果荣获吉林省科技进步一等奖，中国医药教育协会科技一等奖，中华医学会科技三等奖。王金成教授曾获卫生部突出贡献中青年专家、吉林省医学会优秀中青年专家、吉林省卫生厅有突出贡献专业技术人才、吉林大学白求恩名医等荣誉称号（图 3-36）。

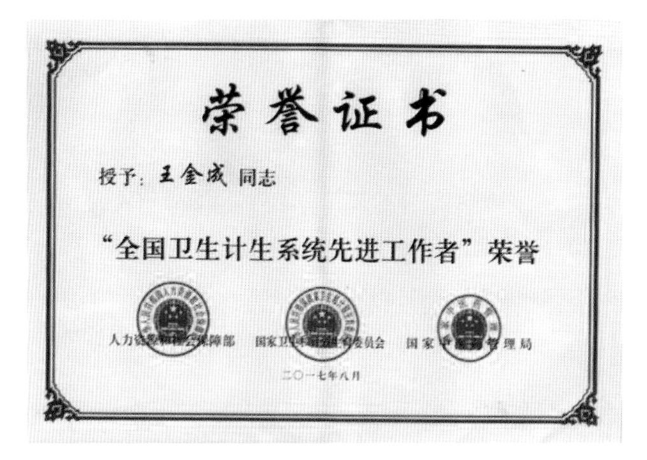
荣誉证书

授予：王金成 同志

“全国卫生计生系统先进工作者”荣誉

二〇一七年八月

图 3-36 2017 年王金成教授获“全国卫生计生系统先进工作者”荣誉证书

二、全国党代表、全国政协、全国人大代表及委员

中国共产党全国代表大会、全国人民代表大会、中国人民政治协商会议是中华人民共和国公民参与国政的主要形式。

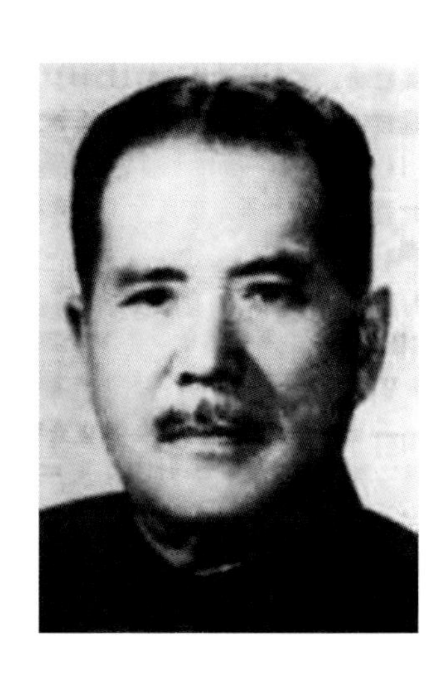

1. 孟继懋，骨科学家和骨科教育家，中国杰出骨科先驱。他长期从事骨科临床、教学及研究工作，为创建中国专业齐全国际知名的创伤骨科中心做出了贡献。曾任中和医院骨科顾问及副院长、北京大学医学院教授。他首创治疗股骨颈骨折的孟氏截骨术和孟氏肩关节融合术。中华人民共和国成立后，历任北京人民医院副院长、外科主任，中国协和医院骨科教授。当选第二届、第三届全国政协委员，第三届及第五届全国人大常务委员、第四届全国人民代表大会代表（图 3-37）。

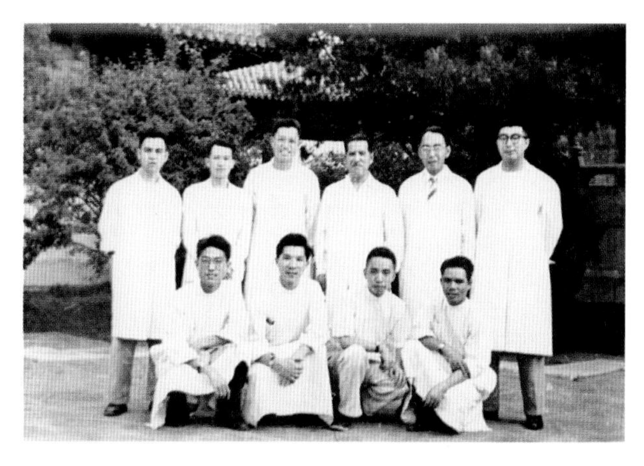

图 3-37 孟继懋教授与其他专家合影

2. 高云峰 洛阳正骨医院创始人，郭氏正骨传人平乐正骨学院原院长高云峰教授，当选第三届全国人大代表、全国政协委员。

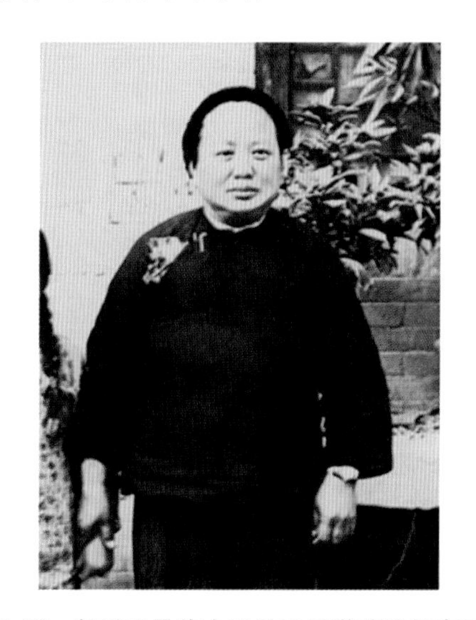

图 3-38 郭氏正骨传人平乐正骨学院院长高云峰

3. 张铁良 教授，1962 年毕业于天津医学院。天津市天津医院骨科主任，主任医师，教授。第十届全国政协委员。主要从事骨科医疗及科研工作，特别是对创伤骨科的研究成绩突出。

1957 年至 1962 年就读于天津医科大学。1962 年至今历任天津医院临床医师、主任医师。其间，1985 年赴日本进修骨科，1995 年赴美国明尼葛达州州立医院研修骨科。综合治疗跟骨骨折，“跟骨固定靴”和“弹性踏轮”先后荣获国家发明协会银质奖，天津市科学技术进步奖二等奖，国家中医药管理局重大科研成果甲级奖，国家科学技术委员会发明评选委员会 1987 年批准的医药卫生发明二等奖。1988 年被国家人事部批准为有突出贡献的中青年专家。

曾任九三学社第十届中央委员会委员。第八届、九届全国政协委员。

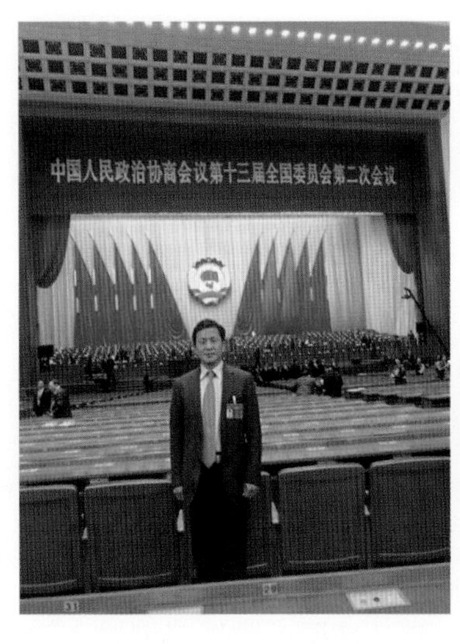

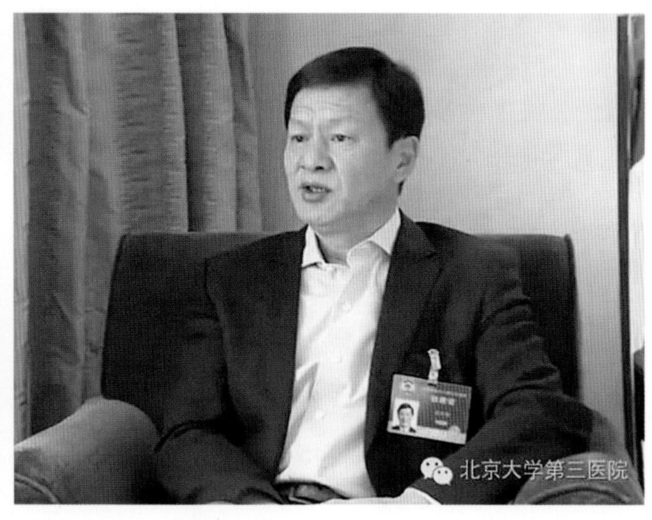

图 3-39　陈仲强教授参加政协会议并发表讲话

4. 陈仲强　教授，现任北大国际医院院长，曾任北京大学第三医院院长，骨科副主任，曾任第十届至第十三届全国政协委员，享受国务院政府特殊津贴（图 3-39）。

5. 侯树勋，教授、博士生导师。1966 年毕业于第四军医大学医疗系，1978 年作为我国第一批硕士研究生，师从我国著名骨科教授陆裕朴，于 1981 年毕业后留校工作。1988 年调入全军创伤中心解放军 304 医院骨科（现升级为中国骨与关节研究所，为全军骨科研究所）。1990 年赴加拿大留学，回国后任 304 医院骨科主任。在骨科领域取得了多项高水平的研究成果。现任中国康复医学会副会长。现负责国家和军队科研课题 9 项，其中全军“十五”指令性课题 1 项（担任首席专家）、全军“十一五”攻关课题 1 项、国家自然科学基金课题 2 项、首都医学发展基金课题 1 项。先后获国家科技进步二等奖 2 项、三等奖 1 项，军队科技进步一等奖 2 项，军队医疗成果一等奖 2 项，军队科技进步二等奖 5 项，军队医疗成果二等奖 1 项，中华医学科技二等奖 1 项。获国家专利 5 项。发表论文及论著 329 篇，被他人引用 609 次。主编出版《现代创伤骨科学》《脊柱外科学》等专著 4 部。作为博士生导师，培养硕士、博士及博士后 16 名。被国家人事部授予国家有突出贡献的中青年专家，享受国务院政府特殊津贴。是第十届全国政协委员，2008 年被中央军委胡锦涛主席授予二等功。

6. 刘璠　南通大学附属医院原副院长，现骨科行政主任。国家二级教授、主任医师、博士研究生导师，享受国务院特殊津贴专家。兼任中华医学会骨科学分会副主任委员。从 2008 年起至今共连任三届（11、12、13 届）全国人大代表，南通市 13、14 届人大常委会副主任。

7. 刘忠军　教授，曾任北京大学第三医院骨科

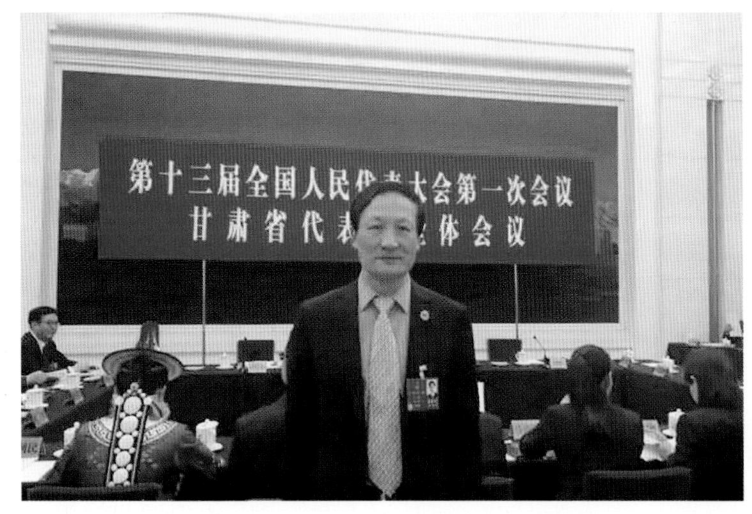

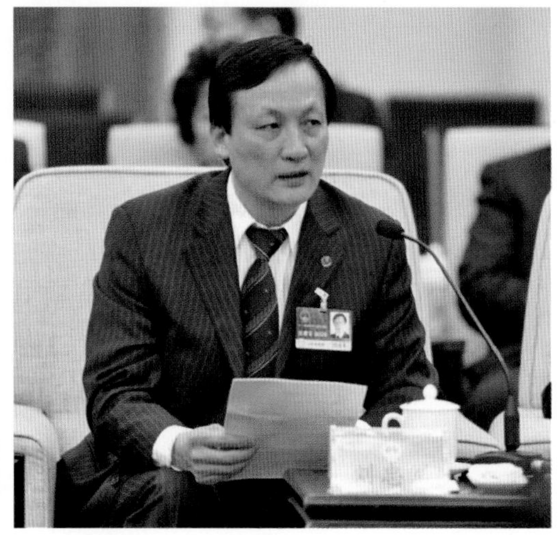

图 3-40　刘忠军教授在人大北京团全团会上发言

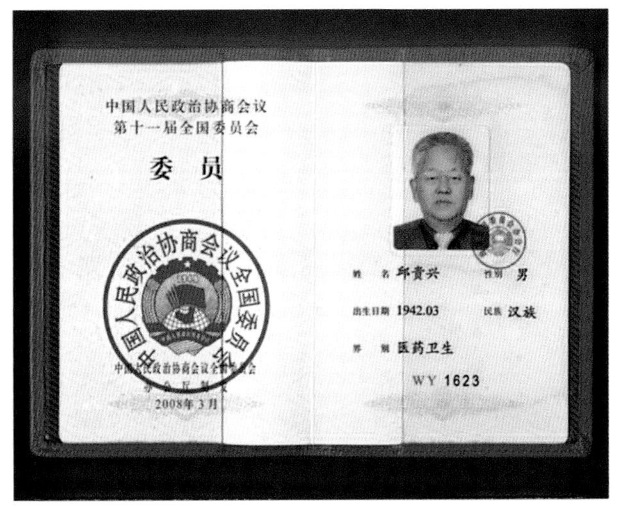

中国人民政治协商会议
第十一届全国委员会

委　员

中国人民政治协商会议全国委员会
办公厅制发
2008年3月

姓　名 邱贵兴　性别 男
出生日期 1942.03　民族 汉族
界　别 医药卫生
WY 1623

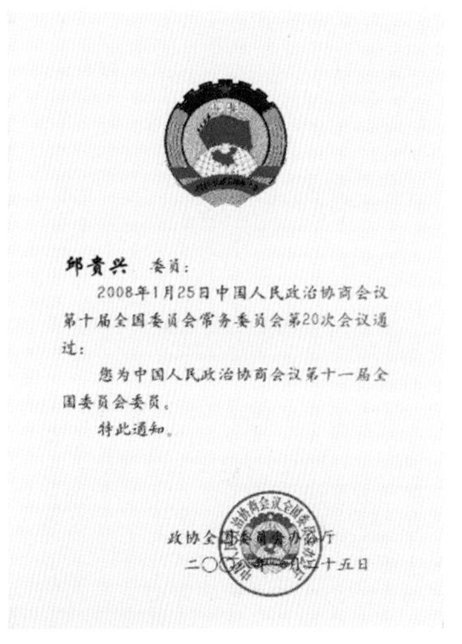

邱贵兴 委员：

2008年1月25日中国人民政治协商会议第十届全国委员会常务委员会第20次会议通过：

您为中国人民政治协商会议第十一届全国委员会委员。

特此通知。

政协全国委员会办公厅

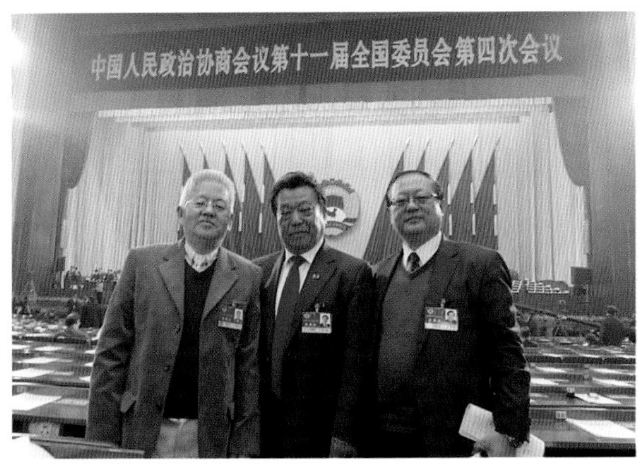

图 3-41　邱贵兴院士担任全国第十一届政协委员任命书及参会照片

主任（1999—2018 年），第十一届至十三届全国人大代表，享受国务院政府特殊津贴（图 3-40）。

8. 邱贵兴　中国工程院院士，骨科专家，北京协和医院教授，博导，获国务院政府特殊津贴的专家，担任第十一届政协委员（图 3-41）。

9. 陈百成　男，满族，1947 年 10 月生，河北隆化人，民盟成员，1969 年 9 月参加工作，河北医学院医疗系医学专业毕业，大学学历，主任医师，教授，博士生导师。现任民盟省委副主委、石家庄市委主委，市政协副主席，河北医科大学第三医院大骨科主任兼骨关节外科主任。陈百成教授担任第十一届全国人大代表（图 3-42）。

10. 张英泽　2007 年，张英泽同志被选为中国共产党第十七次全国代表大会代表（图 3-43）。

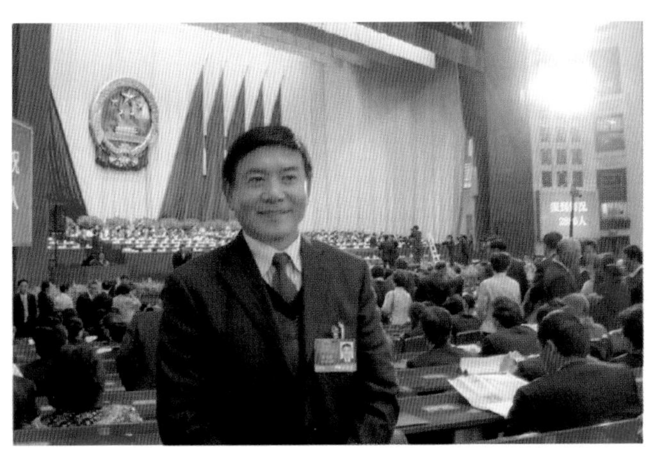

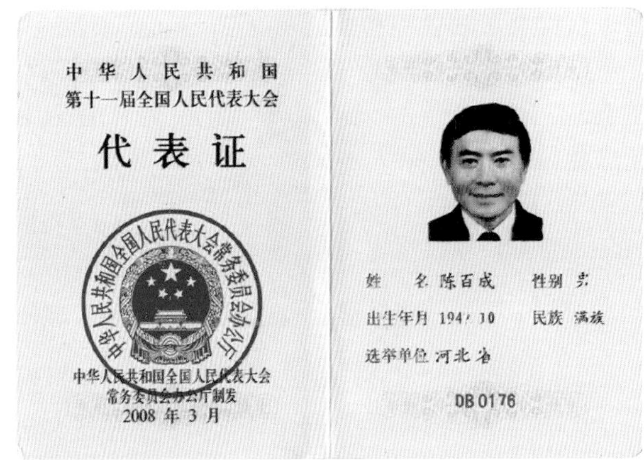

中华人民共和国
第十一届全国人民代表大会

代表证

中华人民共和国全国人民代表大会
常务委员会办公厅制发
2008 年 3 月

姓　名 陈百成　性别 男
出生年月　民族 满族
选举单位 河北省
DB 0176

图 3-42　陈百成教授担任第十一届全国人民代表大会代表

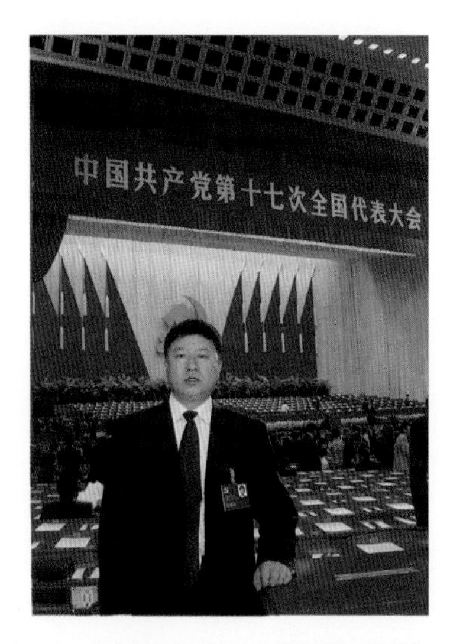

图 3-43　张英泽教授参加中国共产党第十七次全国代表大会

11. 温建民　男，1983 年毕业于广州中医药大学医疗系，获学士学位。全国政协委员、中国中医科学院望京医院骨科主任。国家科学技术进步奖评审专家，卫生部有突出贡献中青年专家。在总结国内外大、小切口手术治疗跗趾外翻的基础上，结合中医正骨手法，创立中西医结合微创技术治疗跗外翻及相关畸形的新方法，处于国内领先、国际先进水平。任第十二届全国政协委员。

三、“吴阶平医学奖”

“吴阶平医学奖”是由中华人民共和国科学技术部批准，由吴阶平医学基金会管理的全国性医疗卫生行业奖，授予促进中国医学科学技术进步，为中国医疗卫生事业发展做出突出贡献的个人。吴阶平医学奖每年评选颁发一次，每次获奖者不超过 2 人。截至 2018 年 12 月，吴阶平医学奖共评选了 12 次(2010 年空缺)，其中有 18 人获奖。

我国著名的骨外科和骨科生物力学专家、中国工程院院士戴尅戎院士，是形状记忆合金医学应用的奠基人，他在国际上率先将形状记忆合金制品用于人体内部，是我国人工关节领域的开拓者之一，2014 年，获得“吴阶平医学奖”，也是到目前为止，骨科领域唯一的获奖专家。

四、“顾氏和平奖”

“顾氏和平奖”是经联合国认可的、在国际上具有一定影响的国际性奖项，是与诺贝尔和平奖并列为联合国备案的两个和平奖之一。顾氏和平奖基金会是由菲律宾著名政治活动家赫梅尼亚诺·哈威尔·顾氏在 20 世纪 70 年代中期创立，主要奖励在科学发现、政治文化、艺术文学、医药卫生、慈善宗教、商业经济、国际事务等领域致力于促进人类和平、和谐、尊重人类生命与尊严并作出杰出贡献的个人和团体。自 2002 年起，该奖项每年颁发一次，其候选人来自世界各地。

1. 梁秉中教授　香港中文大学医学院矫形外科创伤学系终身讲座教授、现职中医中药研究所临床研究中心总监、药用植物应用研究国家重点实验室(香港中文大学)主任。梁秉中教授是第九、十、十一届中华人民共和国全国人民代表大会香港代表。香港“关怀行动”慈善基金执行委员会主席及香港医管局荣誉顾问医生。梁教授是中国香港手外科学会创会主席，及中国香港骨科医学院首任主席。

梁教授的学术研究领域包括：骨科、手外科、显微外科、骨质疏松、烧伤科、中西医结合及科普教育等。梁教授曾于期刊撰写超过九百多份 SCI 科学论文，亦是三十本书籍的作者。另外，梁教授自一九八二年至今，担任十一本国际医学杂志的评审委员。多年来，梁教授获不少专业奖项，包括中华人民共和国国务院民族和谐奖(2000)；远东经济评论亚洲创意银奖；GUSI Peace Prize(2006)；中国康协肢残康复突出贡献人物奖(2009)等。

自 1993 年始，梁教授组织义务医疗队“关怀行动”到中国偏远地区援助困苦农民，经二十多年，至今仍继续不断，并已于陕西省注册成民间康复支援机构。

梁秉中教授 2006 年荣获“顾氏和平奖”。

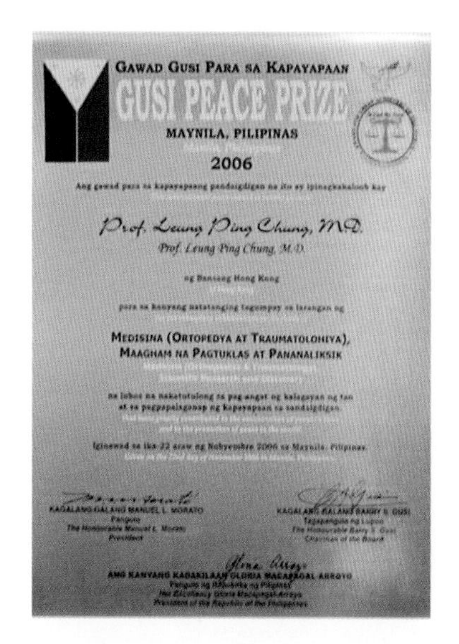
GAWAD GUSI PARA SA KAPAYAPAAN
GUSI PEACE PRIZE
MAYNILA, PILIPINAS
2006
Prof. Leung Ping Chung, M.D.
Prof. Leung Ping Chung, M.D.
MEDISINA (ORTOPEDYA AT TRAUMATOLOHIYA),
MAAGHAM NA PAGTUKLAS AT PANANALIKSIK

图 3-44　梁秉中教授荣获 2006 年顾氏和平奖

2. 姜保国教授　2016 年 11 月，北京大学人民医院姜保国教授由于在医疗领域所取得的突出成绩，特别是在周围神经损伤与修复研究及中国创伤救治体系建设所取得的创新性成果，荣获了 2016 年度顾氏国际和平奖（图 3-45）。

菲律宾顾氏国际和平奖国际委员会高度评价姜保国教授为改善人类健康所作出的不懈努力，以及为改善人类健康、减少患者痛苦所作出的卓越贡献。

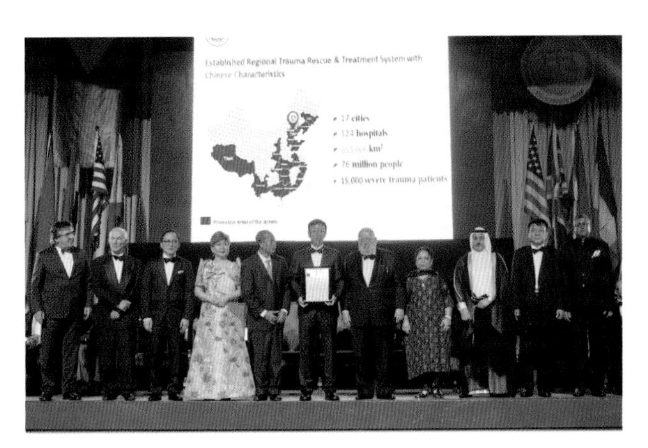

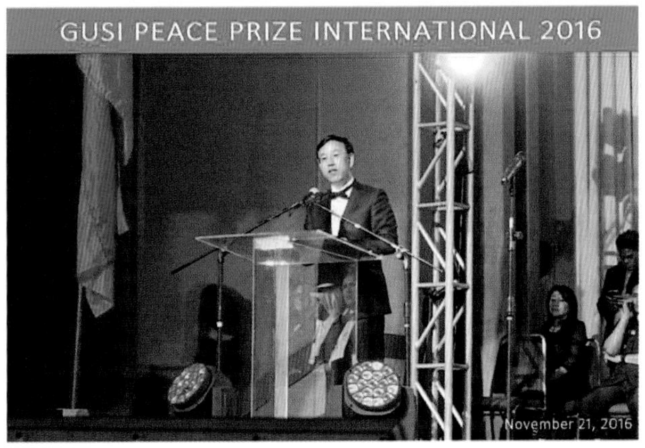

图 3-45　姜保国教授荣获 2016 年顾氏国际和平奖

（马信龙　宋跃明　严世贵）

第四章

骨科医生奉献祖国大事记

不忘初心，方得始终。当选择了医生这个职业，就意味着选择了神圣，选择了责任，选择了要时刻准备奉献。我国医生积极响应祖国的号召，积极参与战争伤员、地震和洪水等自然灾害伤员的救治。抗日战争、解放战争、抗美援朝战争、对越（越南）自卫反击战、对印（印度）自卫反击战，在国家危难之时，白大医与绿军装一样代表着神圣，无数骨科医生满怀热忱与一线战士一起冲锋陷阵、救治伤员，甚至投笔从戎、保家卫国，为新中国奉献青春和热血。

危难见真情，大爱勇担当。在近70年间，地震、洪涝、冰灾等一系列重大自然灾害造成了数以万计的伤员，而与骨科相关者占绝大多数（大部分创伤以四肢、脊柱、软组织损伤为主）。为让这些伤员得到最及时的救治，众多骨科医生挺身而出，像“亮剑”的战士一样奋战在抗战、抢险救灾的最前线，挽救了一个又一个宝贵的生命，成为抢救伤员的主力军。

在历次战争与自然灾害面前，永远有骨科医生救治伤员、临危手术的身影。他们救死扶伤、不辞艰辛、执着追求，他们沉着镇静、临危不惧，用过硬的专业知识技术和勇于奉献的精神接受祖国的检验，这体现了中华民族爱国主义精神的伟大力量，谱写了一曲曲动人心弦的赞歌。

第一节　参加抗美援朝战争

中华人民共和国成立后不久，美军进入朝鲜，威胁东北边境，中国军民在国家的动员下，积极参与抗美援朝战争。中华人民共和国成立前后培养出来的骨科医生，在吸收西医战伤治疗技术及传统医学骨伤科知识的情况下，响应国家的号召，参与志愿手术队，救治战争伤员，为抗美援朝战争提供了重要的医疗支援。

抗美援朝前期，来自北京、天津等骨科医疗基地代表人物积极响应战争需求，奔赴战场，治疗保家卫国的战士们。国内最早的骨科专科医院——天津骨科医院的创始人方先之，满怀爱国主义热忱，于1950年首批参加了抗美援朝医疗队。

解放军总医院骨科陈景云教授是我国骨科的开拓者和奠基人之一。1950年10月，归国不满半年的陈景云教授坚决响应国家号召，积极报名参加抗美援朝，担任抗美援朝志愿手术大队的队长，在5年抗美援朝工作中，他带领的志愿手术队救治了成千上万的伤病员，由他指导完成的手术有千余例，他本人更是不分昼夜、不知疲倦的工作。志愿手术队的工作得到了党和政府的高度评价；陈景云教授在抗美援朝期间个人曾荣立两次大功，作为代表光荣地接受了周总理的接见（图4-1～图4-5）。

1951年3月，北京大学人民医院骨科第一代学科带头人冯传汉教授、吴之康教授等积极响应中国人民抗美援朝总会和中国红十字会号召，参加北京市第二批抗美援朝志愿手术队。期间冯传汉教授担任志愿军手术队副队长，带领手术队在长春十八陆军医院，先后治疗400余名抗美援朝志愿军伤员，并为当地培养了一批部队专科医生（图4-6～图4-8）。

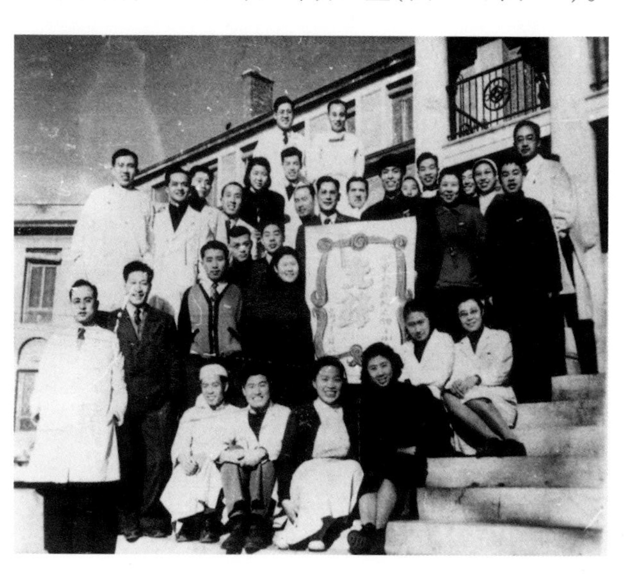

图4-1　抗美援朝第一批志愿手术队获荣誉表彰

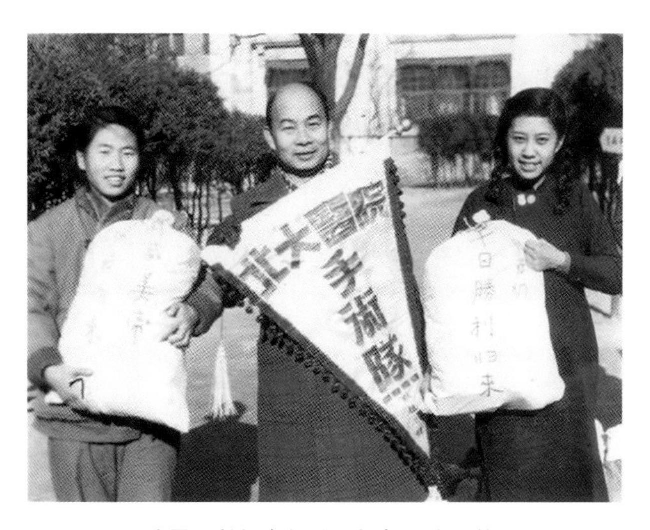
北大醫院
手術隊

图 4-2　陈景云教授参加抗美援朝医疗队并担任队长

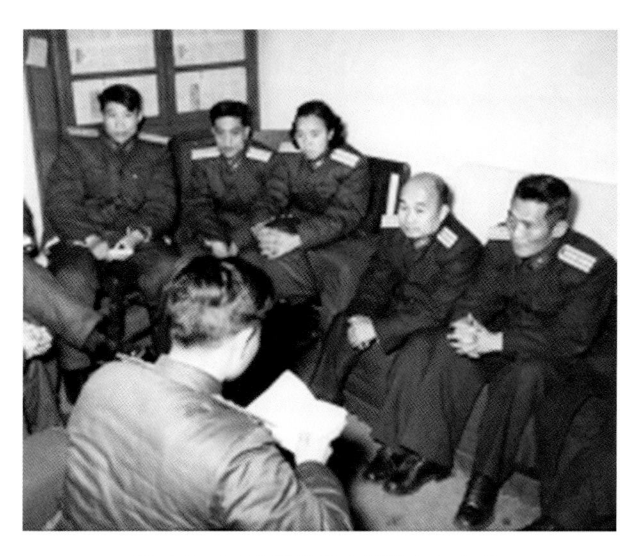

图 4-3　陈景云教授在战地参与会议

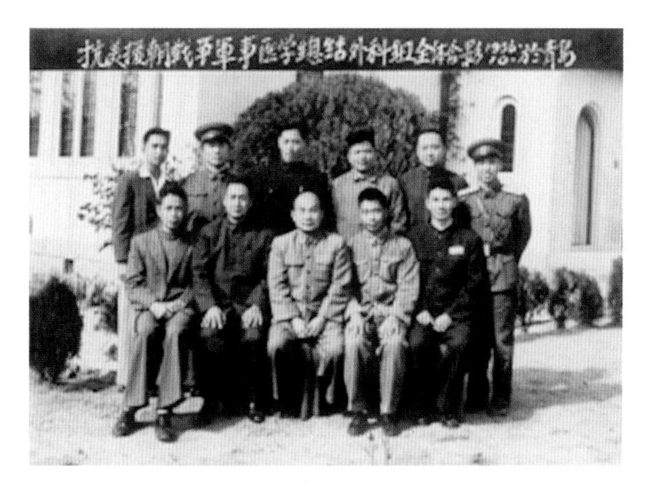
抗美援朝戰爭軍事医学總結外科組全體合影

图 4-4　陈景云教授与其他抗战医师合影

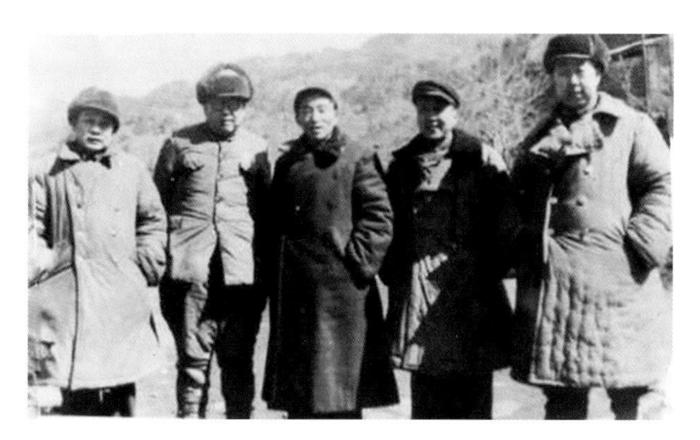

图 4-5　陈景云（左一）在抗美援朝总结会
（左起：陈景云、沈克非、孙仪之、吴之理、吴英恺）

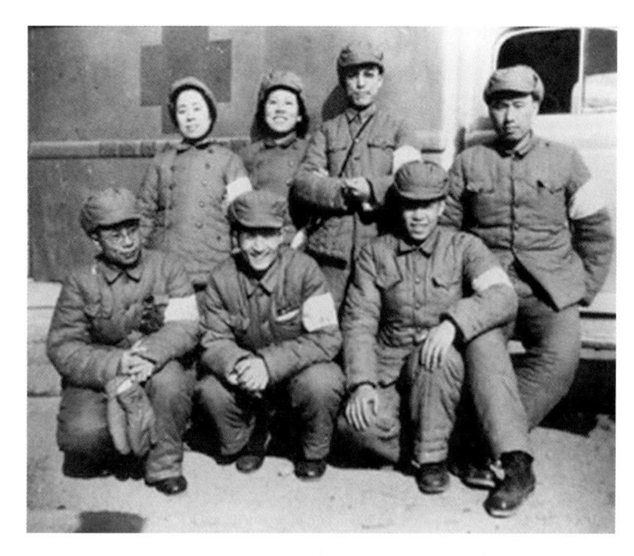

图 4-6　冯传汉（右一）、赵钟岳（右二）等参加抗美援朝

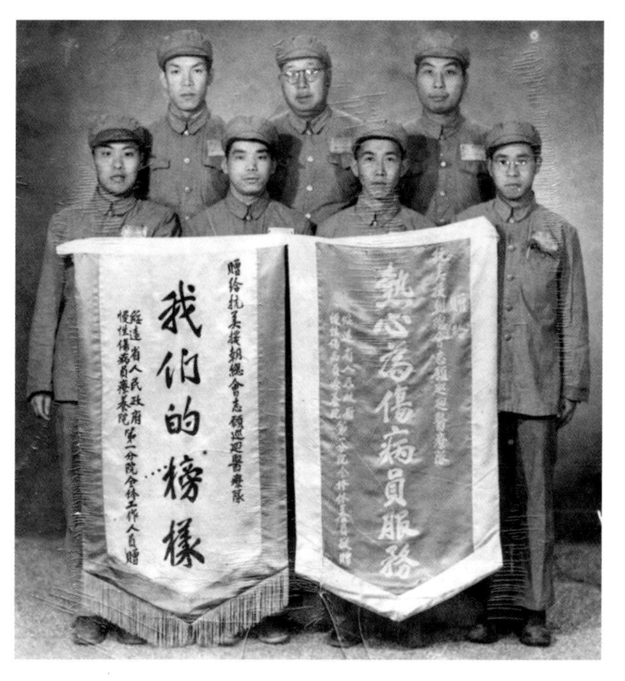
贈給抗美援朝總會志願巡迴醫療隊
我們的榜樣
綏遠省人民政府慢性傷病員療養院第一分院全體工作人員贈
熱心為傷病員服務

图 4-7　中央人民医院（现北京大学人民医院）抗美援朝医疗队获赠锦旗（后排左一赵忠岳教授）

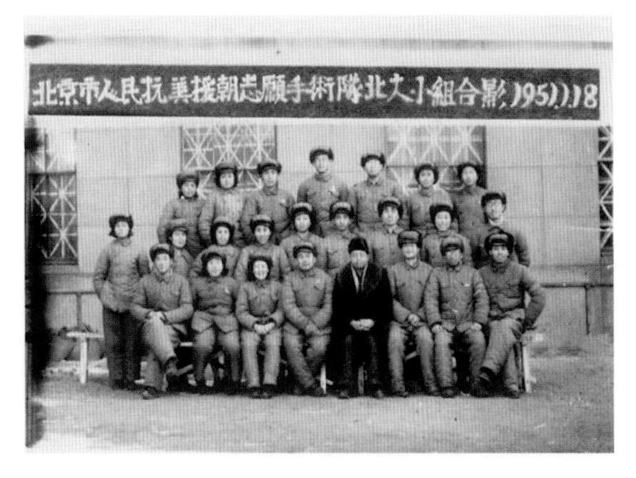
北京市人民抗美援朝志願手術隊北大小組合影 1951.1.18

图 4-8　中央人民医院(现北京大学人民医院)抗美援朝志愿手术队合影

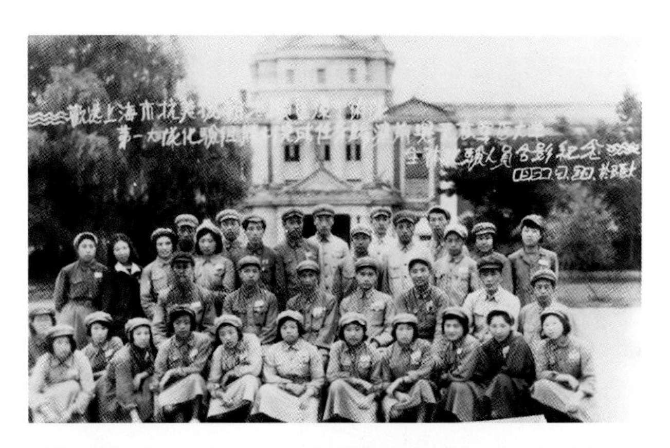

图 4-10　1951 年 2 月上海市抗美援朝志愿医疗手术队第一大队合影

现青岛大学骨科医院周秉文教授也主动响应政府号召，参加青岛抗美援朝第三批医疗队，并荣立三等功。朝鲜停战后，医疗队完成任务，随队胜利归来。

抗美援朝后期，协和医院收治了近百名志愿军伤员，进行重建手术治疗。孟继懋为伤员逐一制订周密的治疗方案，复杂疑难的病例都亲自手术，伤员们迅速康复。为此，孟继懋也受到党和政府的嘉奖。1951 年协和医院吴之康教授获“抗美援朝二等功”(图 4-9)。

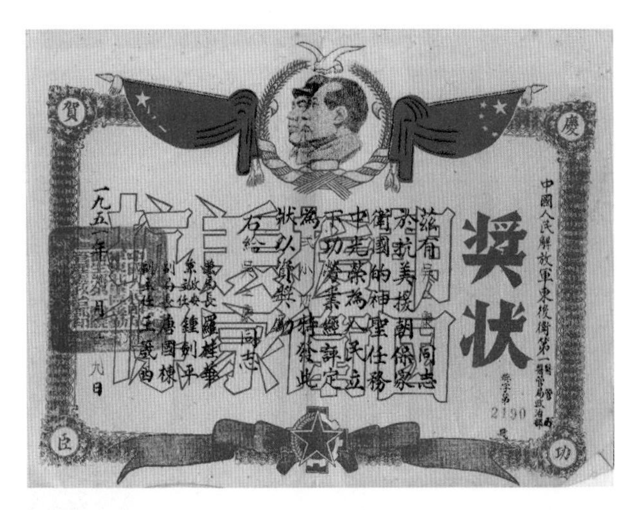
賀　慶
獎狀
中國人民解放軍東援衛第一
茲有　　同志
於抗美援朝保家
衛國的神聖任務
一九五一年　月　九日
功

图 4-9　1951 年北京协和医院吴之康获“抗美援朝二等功臣”奖状

此外，上海市、吉林大学中日联谊医院也各自派出了抗美援朝志愿者医疗队对前线战伤的志愿军伤员进行救治(图 4-10、图 4-11)。

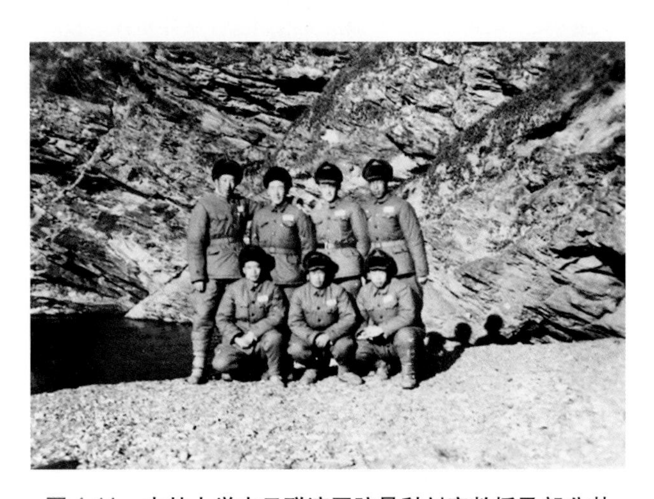

图 4-11　吉林大学中日联谊医院骨科刘彦教授及部分赴朝医疗队队员在朝鲜合影

第二节　参加自卫反击战

一、中越边境自卫还击作战

1979 年中越边境自卫还击作战爆发，中国人民解放军在一线奋勇杀敌，为保证解放军伤员得到及时有效的救治，全国各地骨科专家、医生们，主动请缨奔赴前线，为战士们的安全提供保障，为自卫还击作战的胜利贡献一份力量。

在 1979 年初的中越边境自卫还击作战中，陈景云教授向总后勤部申请参加救治工作。在长沙、昆明两地集中收治大批以周围神经伤为主的伤员，由解放军总医院骨科卢世璧院士、朱盛修教授为主力的医疗团队对周围神经损伤进行攻坚。期间解放军总医院骨科还组织了 35 人的显微外科学习班，使大批伤员得到了及时合理的救治，增强了部队战斗力。

并且在战伤治疗中总结的“吻合血管神经的趾短伸肌皮瓣移植重建手内肌功能”获得全军、全国多项奖项(图 4-12)。

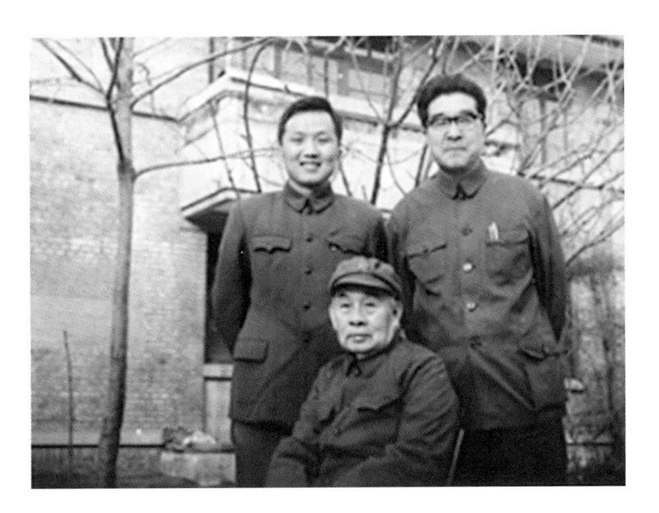

图 4-12　陈景云教授与卢世璧院士、朱盛修教授合影

1979 年,地坛医院骨科主任张强同志参加中越边境自卫还击作战,因作战勇敢,对伤病员战地救护保障有力,荣获战时三等功一次;1979 年秋,解放军总医院第七医学中心胥少汀赴成都参加中越边境自卫还击作战战伤救治总结讨论会议(图 4-13)。

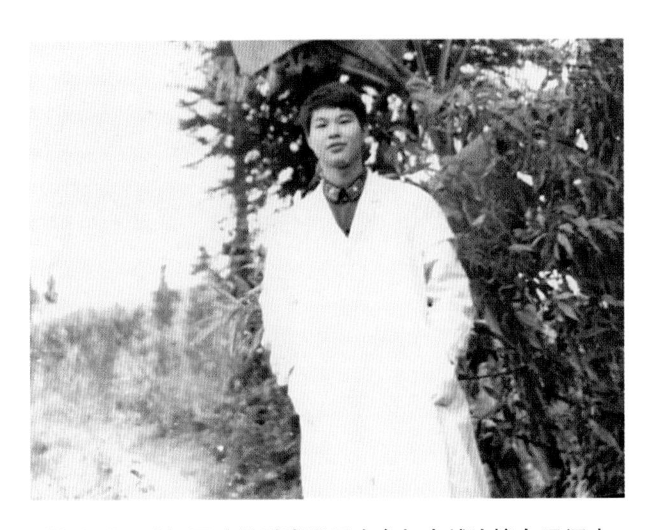

图 4-13　地坛医院骨科张强同志参加中越边境自卫还击作战时照片

1979 年 1 月,上海第二军医大学长征医院骨科主治军医吕士才在明知身体有疾病隐患的情况下,仍坚持带队奔赴中越边境,参加中越边境自卫还击作战的前线战伤救治任务。在出色完成任务回院后,因过度劳累、病情加剧,癌症已发展到晚期。住院后,他以顽强毅力与疾病作斗争,在病榻上坚持工作,直到 10 月 30 日病逝。1980 年 2 月 13 日,中央军委追授他“模范军医”荣誉称号(图 4-14、图 4-15)。

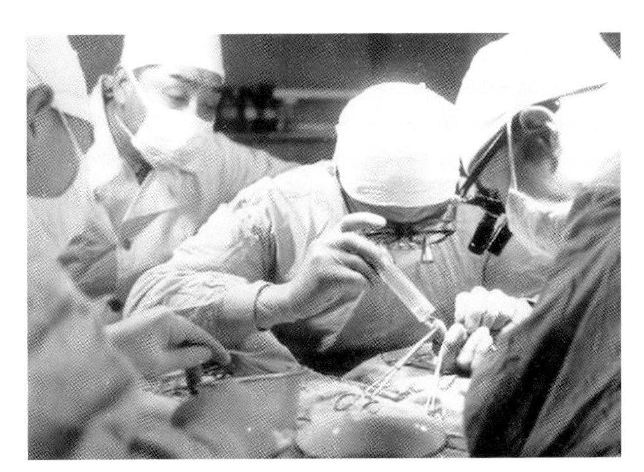

图 4-14　吕士才在中越边境自卫还击作战前线进行野战条件下断指再植手术

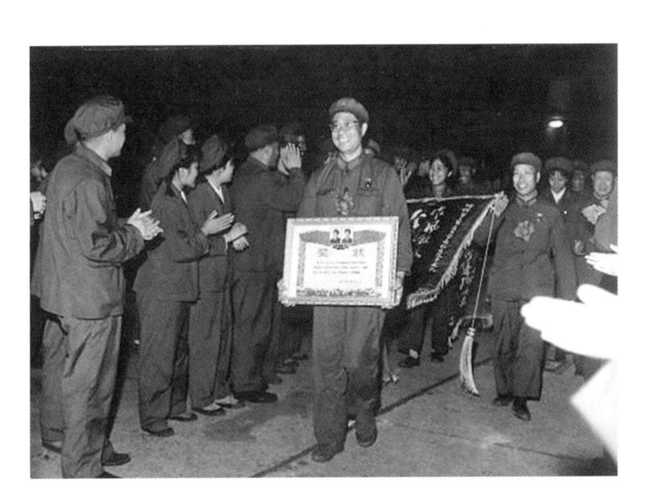

图 4-15　吕士才带领的长征医院前线医疗队载誉归来,荣获集体二等功

1986 年,解放军总医院第七医学中心刘智教授配属 27 集团军,参加西南边界地区中越边境自卫还击作战的一线战场救护,荣立个人二等功。

此外,广州部队步兵第三七四团卫生队任外科军医刘春水教授,1979 年 2 月 17 日开始参加了中越边境自卫反击作战,于 3 月 15 日胜利回国。共参战 27 天,参战期间负责团前线指挥所救治工作。在战场上,做到服从命令,听从指挥,遵守战场纪律,想尽各种办法保障了前指首长和同志们的身体健康,发扬了我党我军的光荣传统,一不怕苦、二不怕死的精神,带领卫生人员冒着敌人火力到前沿阵地抢救了大批伤员，出色地完成了作战前指卫生保障救治任务（图 4-16）。

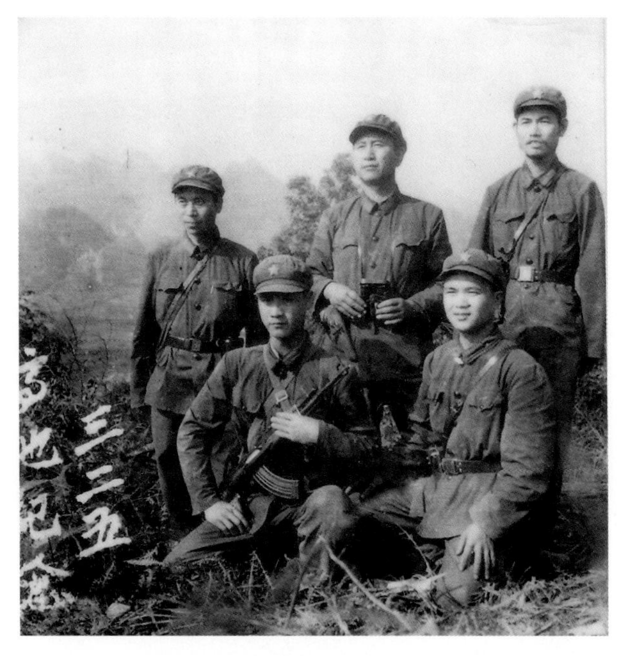

图 4-16　刘春水教授在越南复和县三二五作战高地留影（后排从右至左：刘春水军医、团政委、参谋；前排从右至左：警卫员、通讯员

二、中印边境自卫反击战

1951—1962 年，印度军不断侵占我国西藏边境领土，中国外交部边向印方提出过多次交涉、抗议，无果后被迫进行自卫反击战。战争是残酷无情的，许多解放军战士在前线牺牲、受伤，大批骨科医生积极投身参加中印边境自卫反击战，为反击战的胜利提供了强有力的医疗后勤保障。

西藏地处我国西部边境，环境恶劣，几代西藏骨科医师，在应用专业技术知识为广大藏汉各族同胞治病防病的同时，坚定执行党的号召，宣传党的方针政策，为增进民族团结、巩固祖国统一，促进社会主义新西藏的建设做出了重要贡献。在 1962 年对印自卫反击战中，为保障部队作战，大批骨科技术中坚参加了军、地两支野战医院和红"十"字医院，坚持一切为了前线，发扬"特别能吃苦、特别能忍耐、特别能战斗、特别能奉献"的西藏精神，努力克服种种困难，开赴东、西两线前线，累计救治我方伤病员 1 000 余名，和印军俘虏伤病员 2 000 余名，受到了总部和西藏自治区筹备委员会的表彰嘉奖。

第三节　历次抗震救灾

一、邢台大地震

1966 年 3 月河北隆尧发生 6. 8 级大地震，这次地震是中国灾害史上的重大事件，据不完全统计，参加救灾的医务人员达 7 095 人，其中包括我国骨科专家冯传汉教授、卢世璧院士、赵定麟院士、胥少汀教授等多位骨科泰斗。期间，胥少汀带领医疗队支起 10 余座帐篷，连续 3 日对 500 多名伤员进行检查和处理（图 4-17、图 4-18）。

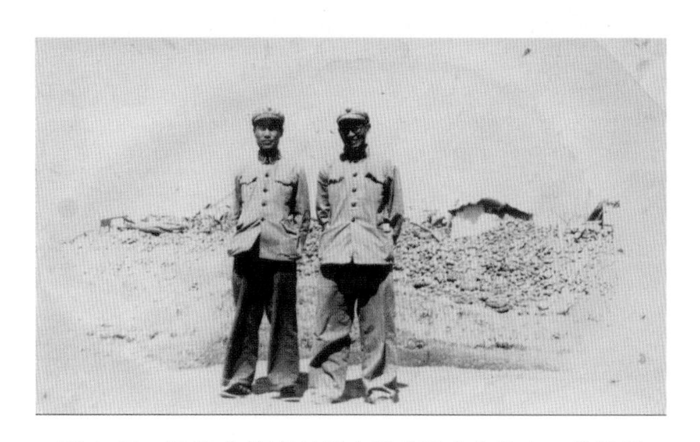

图 4-17　1966 年隆尧地震卢世璧院士在救灾一线留影

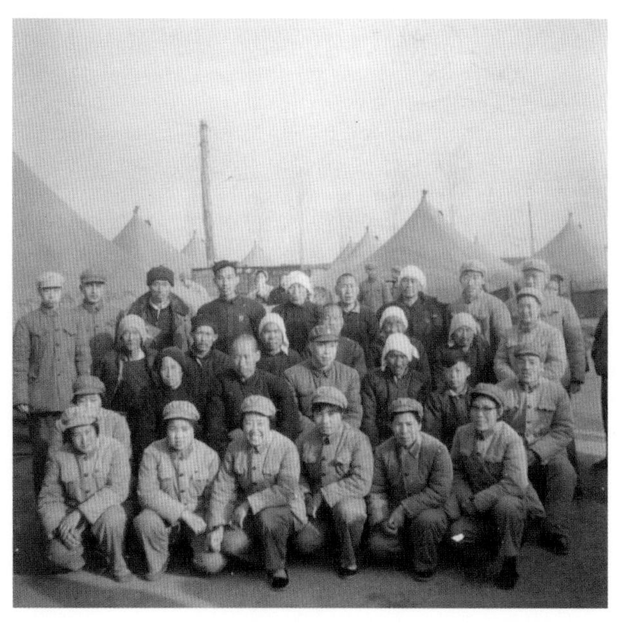

图 4-18　1966 年隆尧地震胥少汀教授与部分被救治伤员合影

二、辽宁海城大地震

1975 年 2 月 4 日，辽宁海城发生 7. 3 级地震营

口受灾最重，骨科医师们积极响应国家号召，组织医疗队前往灾区。其中卢世璧院士作为解放军总医院医疗队队长，又一次冲在前面，他带领20余名医护人员于当天出发，晚上抵达营口，在震区一直工作了两个月（图4-19）。

地震发生后，北京大学人民医院吕厚山教授，也亲自率医疗组赶赴灾区组织救援工作（图4-20）。

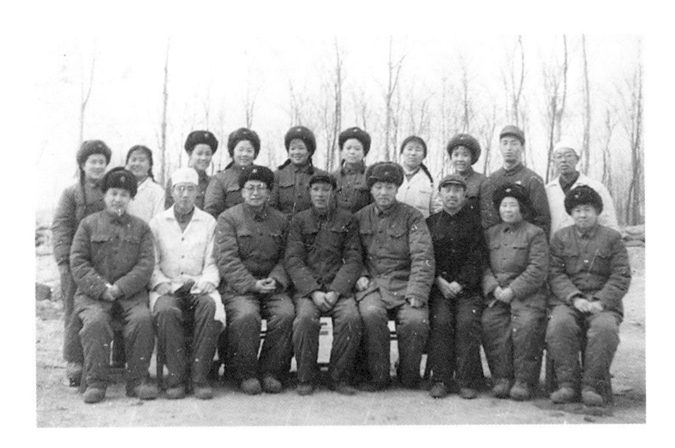

图4-19　1975年卢世璧院士与抗震队员在营口合影

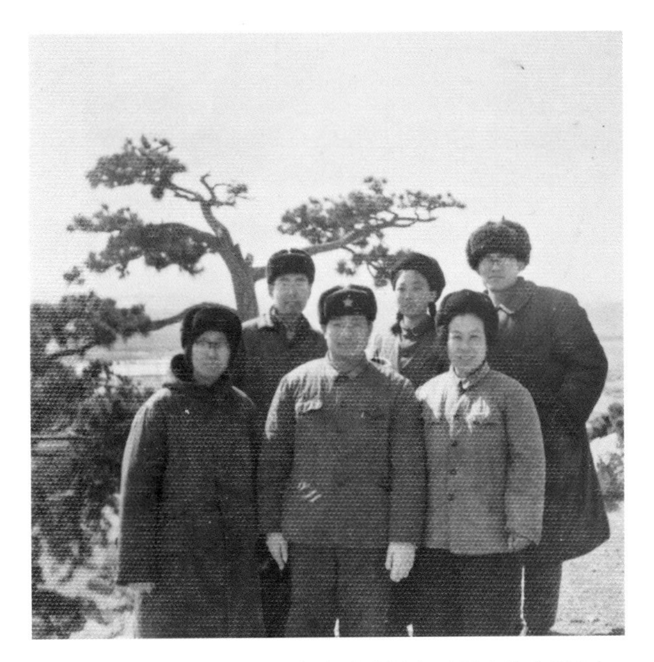

图4-20　1975年支援辽宁海城地震灾区医疗队合影（右一：吕厚山教授）

三、唐山大地震

1976年7月28日唐山发生大地震，来自全国的283个医疗队，2万多名医护人员赶赴唐山灾区。骨科医生冲锋在一线，夜以继日地抢救伤员，将重伤员转移到外地治疗。防疫工作也迫在眉睫，清理尸体、杀灭蚊蝇、保护水源、清墟防疫工作全面展开，创造了大灾之后无大疫的历史奇迹。医疗队带来了药品和医疗器械，采取分组划片的方式日夜开展工作，为救治伤员做出了巨大贡献。16万多名危重伤员经过急救处理后转运到全国各省市97个单位进行救治，得到了极好的治疗和照顾。

地震发生后，北京积水潭医院骨科医生李良平、王文庆参加医院组织的医疗队奔赴灾区开展抢救治疗工作。同时，大量的伤员被转移到北京，解放军总医院骨科收治的严重骨折伤员达100多人。卢世璧院士和同事们夜以继日地为伤员安排手术，仅在一个星期内，就将伤员全部处理完毕（图4-21）。朱盛修教授积极参加抗震救援工作（图4-22）。胥少汀教授参加卫生部组织的巡回医疗队，赴天津、保定、石家庄、太原10余家医院巡回治疗地震伤员4 000例。

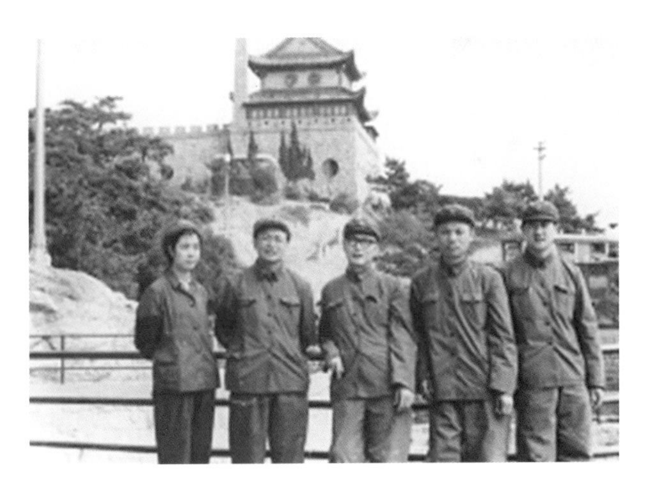

图4-21　卢世璧院士与抗震巡回医疗队员留影

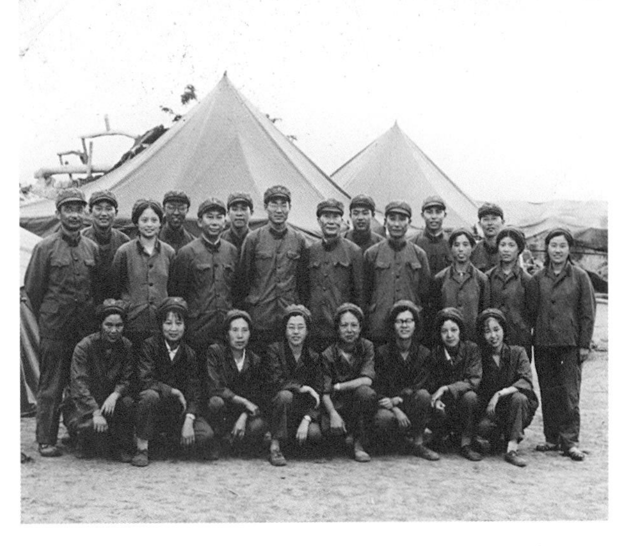

图4-22　朱盛修教授1976年唐山大地震时与解放军总医院医疗队合影

震后天津医院一方面派出了医疗队救援，到宁河县等基层地区救治，他们冒着余震的的风险开展救援工作。另一方面，接收了大批来自唐山等地的重病号。在医院院子里搭建临时抗震病房、抗震手术室，附近的小学校也改造成了临时病房，积极救治伤员（图 4-23～图 4-27）。

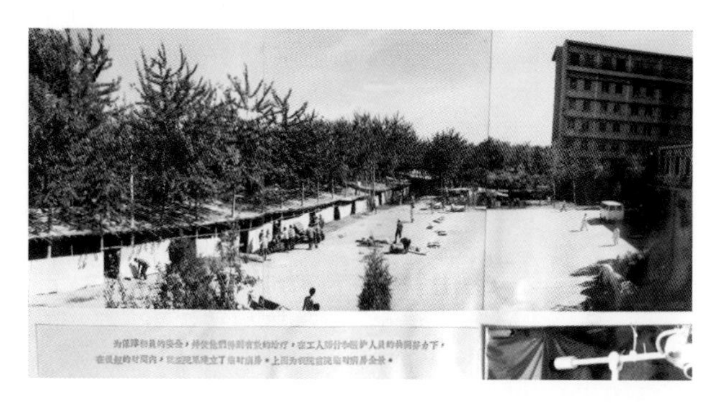

图 4-23　为防止余震发生和方便救援，救援队在灾区空旷地搭建临时病房

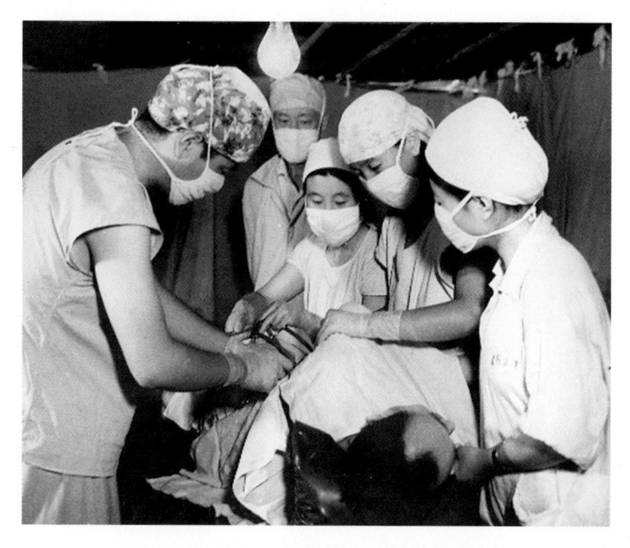

图 4-24　医疗救援队为伤员处理伤口

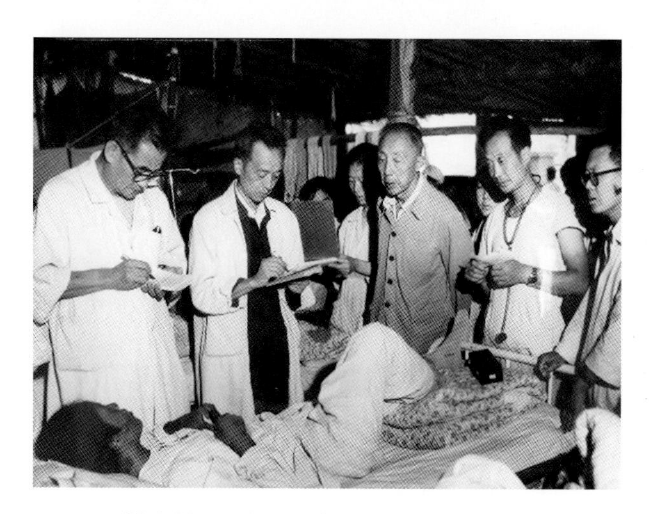

图 4-25　医务工作者巡视病房，了解伤情

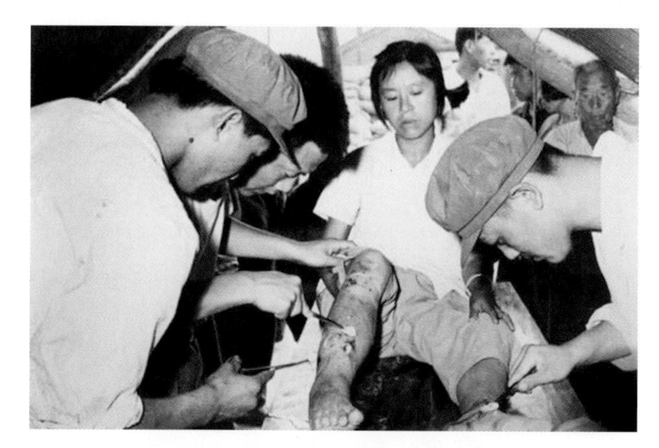

图 4-26　医护人员为伤员检查处理伤口

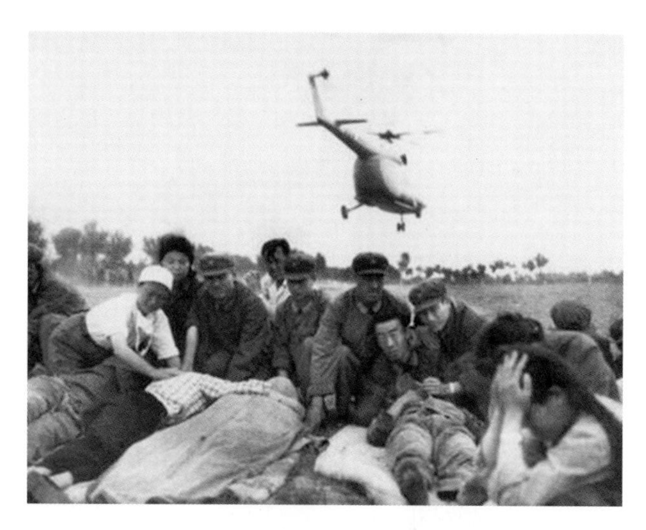

图 4-27　救援队用直升机转运伤员

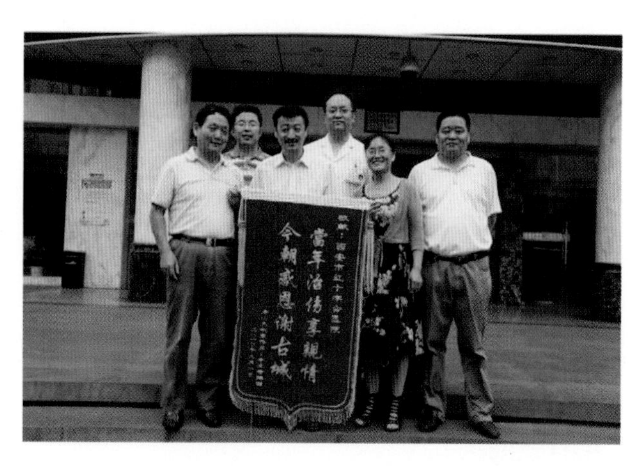

图 4-28　唐山地震伤员 34 年后来西安红会医院感恩

此外，地震发生后包括陕西省西安市红会医院在内的全国各地医院纷纷参与到抗震救灾工作中，积极收治从灾区转运来的伤员（图 4-28）。

四、汶川地震

2008 年 5 月 12 日四川汶川发生特大地震，是中华人民共和国成立以来破坏性最强、波及范围最广、救灾难度最大的一次地震，给灾区人民生命财产和经济社会发展造成巨大损失。面对突如其来的特大地震灾害，全国各级医院纷纷派出自己的抗震救灾医疗队星夜赶赴灾区，争分夺秒开展救援工作。

河北省积极响应国家和政府的号召，迅速组成应急救援医疗队。以骨科为主的河北医科大学第三医院主动请缨，时任院长的张英泽教授亲自做动员讲话，组成以潘进社副院长、张伯锋主任医师、于亚东主任医师、洪曾超护士长等骨干人员组成的医疗救援队，领命后火速赶赴灾区开展救援、巡诊任务，在艰苦的环境下救治了大批患者，体现了救死扶伤的精神。张英泽教授作为河北省抗震救灾医疗队队长，组织全省骨科中坚力量接收大量从灾区转运来的患者，亲自为患者进行紧急手术治疗，使患者得以康复(图 4-29～图 4-32)。

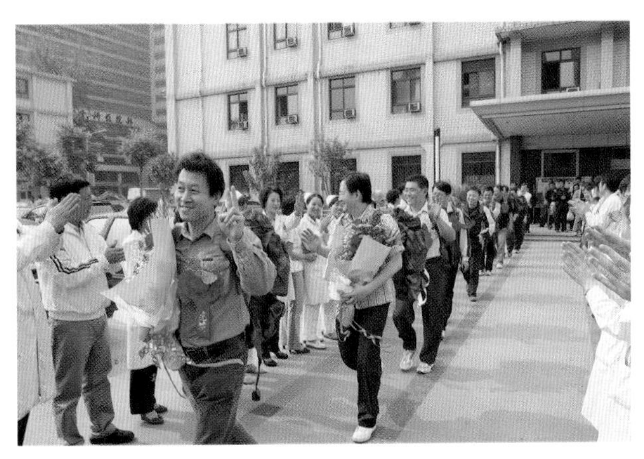

图 4-29　河北医科大学第三医院领导和职工为 10 名赴川医疗队员壮行留影

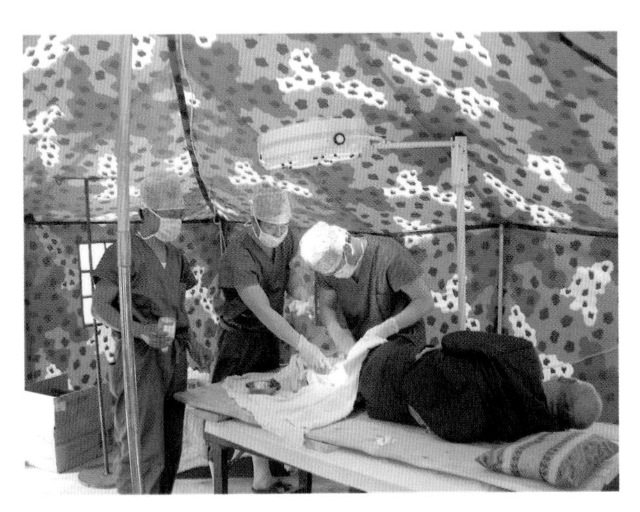

图 4-30　2008 年 5 月 16 日，张伯峰、于亚东、洪增超在汶川地震前线，在帐篷手术室里为伤员清创缝合术

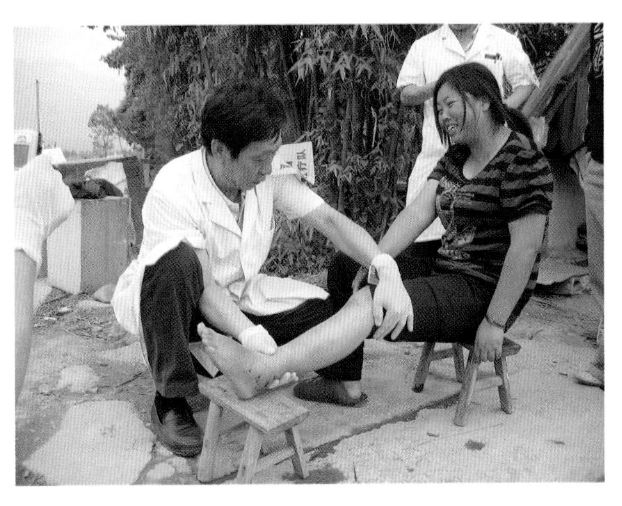

图 4-31　2008 年 5 月 25 日，潘进社教授到重灾区四川绵竹九龙镇进行巡诊

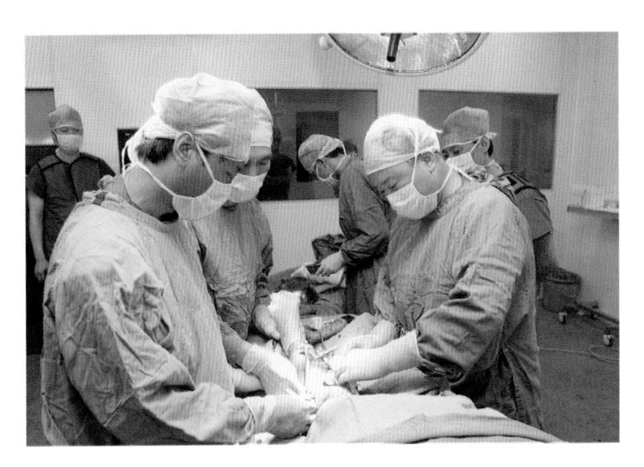

图 4-32　2008 年 5 月 27 日，河北医科大学第三医院院长张英泽教授为当天转运到河北的 87 岁伤员冯太礼成功实施了左胫骨上段粉碎性骨折外固定架固定术

在湖南省卫生厅的组织下，湖南省 120 名骨科医师积极主动请缨，分成 6 个医疗队于 5 月 13 日奔赴抗震救灾第一线，医疗队自备药品、器械、搭建野战医院，奋战 15 天，共接诊灾民 12 000 余人，救治伤员 1 600 余人，完成骨科手术 300 余台，抢救危重伤员 50 余人，转运伤员 1 200 余人，另有 500 余名骨科伤员转到湖南，在湖南骨科医师的精心医治下，均康复出院。地震后期湖南省又有 40 余名骨科医师参加灾区伤员救治和重建工作(图 4-33)。

13 日天津医院立即派出第一批救援队：杨建华、杨红军、李建江、刘欣、王东颖、郭江雪支援四川广元。16 日天津医院派出第二批救援队：孙志明、万春友、黄海晶、李平、李颖、孙佳芝支援四川青县，当晚到达青县县城，转天回四川成都，在华西医院参与伤员救治工作，一周后与从广元到华西的第一批救援队共同进行救治，6 月初回天津(图 4-34)。

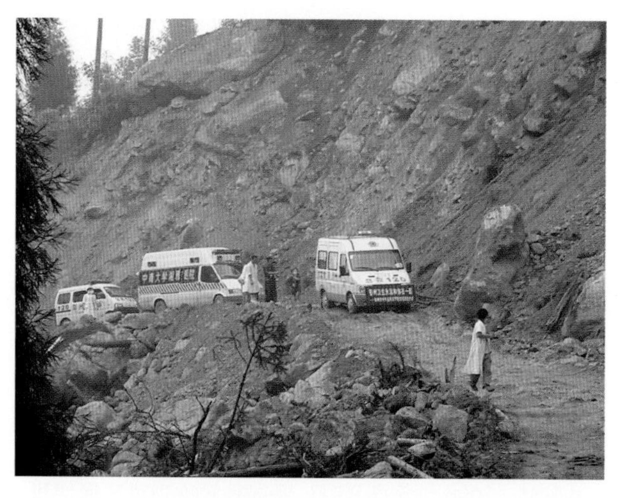

图 4-33　湖南省抗震救灾队不畏艰险第一时间赶到灾区

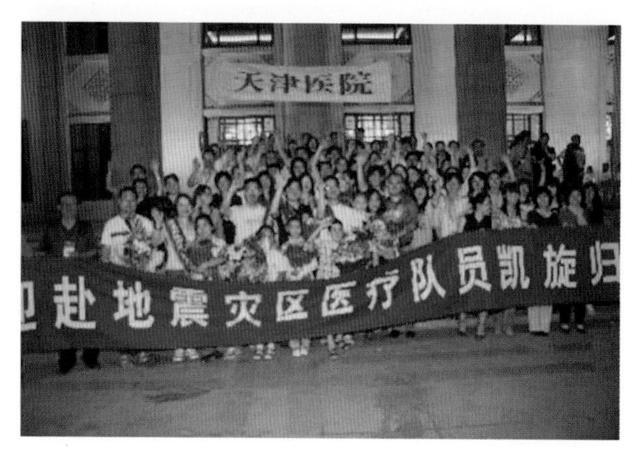

图 4-34　天津医院庆祝抗震救灾医疗队凯旋归来

同时，北京积水潭医院先后派出 10 批医疗队，58 名队员支援成都华西医院。田伟院长主动请缨，率领专家医疗队奔赴灾区，在华西医院实施了 208 例手术。中国人民解放军总医院也迅速组织医疗队赶往汶川地震重灾区，以唐佩福、王岩、王志刚、崔赓教授为首的骨科专家医疗队在灾区展开抢险救援工作。79 岁高龄的卢世璧院士主动请缨，第一时间赶到灾区一线参加救援任务。卢世璧院士始终履行着一名骨科医生的神圣职责，为了让更多的年轻医生能更好地独立救治伤员，他不仅在救治过程中悉心地传授挤压伤治疗技术，还不辞辛苦地利用救援空隙时间给医生们上课，把自己几十年的治疗经验倾囊相授。卢世璧院士多年来收获了党和国家领导人的一致好评，多次受到了习近平主席，胡锦涛主席等国家领导人的亲切接见。北京协和医院邱贵兴院士、姜保国教授主动请缨赶赴灾区，积极参与救援任务（图 4-35～图 4-46）。

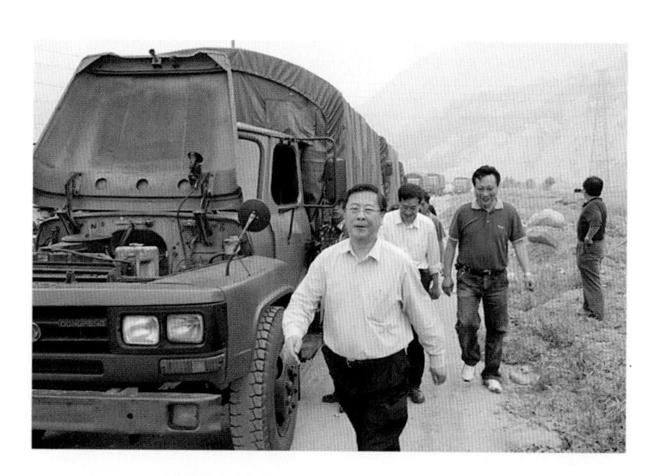

图 4-35　北京积水潭医院田伟院长一行专家来到北川县擂鼓镇救治伤员

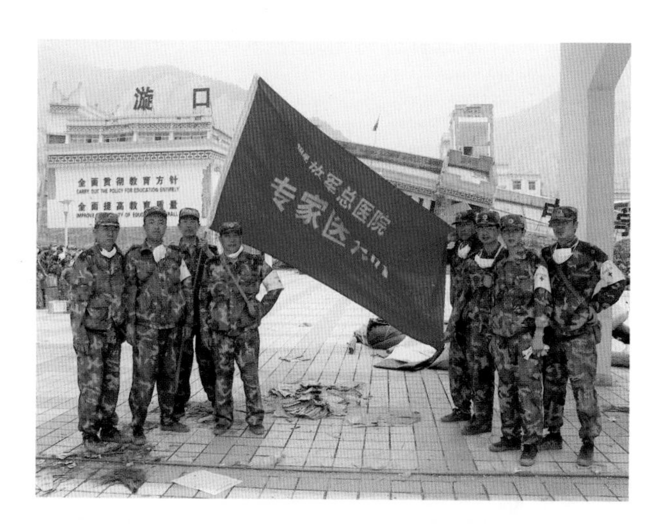

图 4-36　2008 年唐佩福教授在汶川地震前线救灾伤员

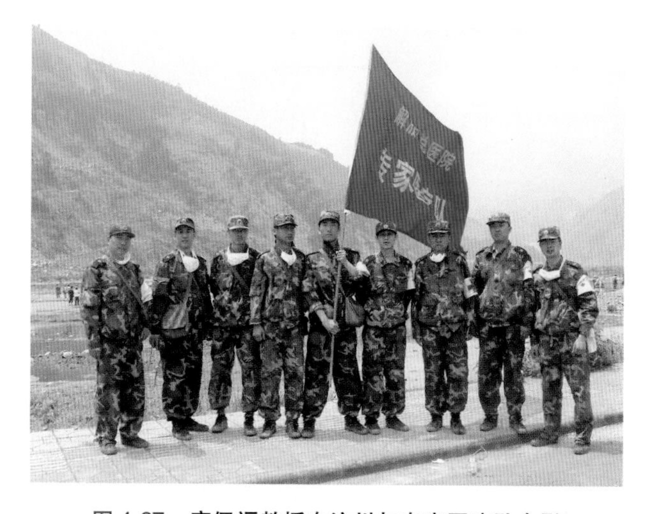

图 4-37　唐佩福教授在汶川与专家医疗队合影

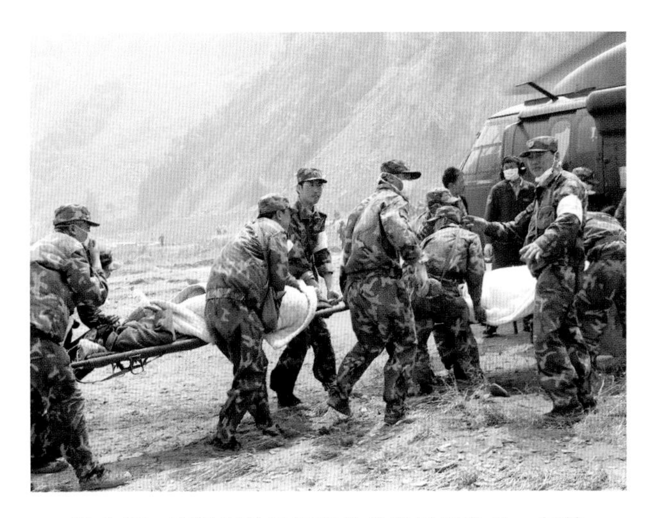

图 4-38　唐佩福教授与其他救灾医疗队员一起转运重伤员

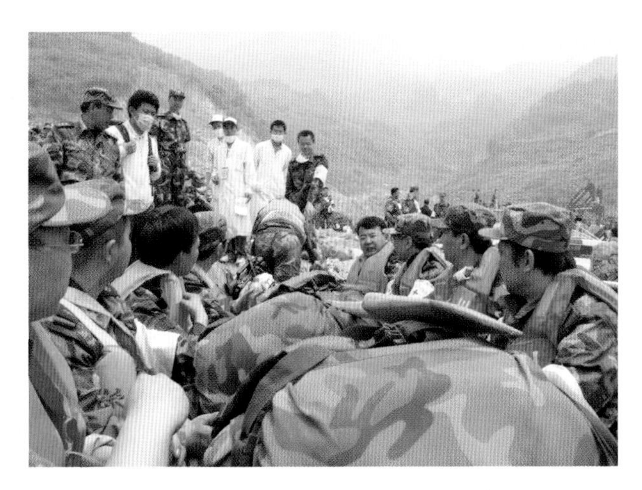

图 4-41　中国人民解放军总医院救援队赶往汶川地震重灾区途中

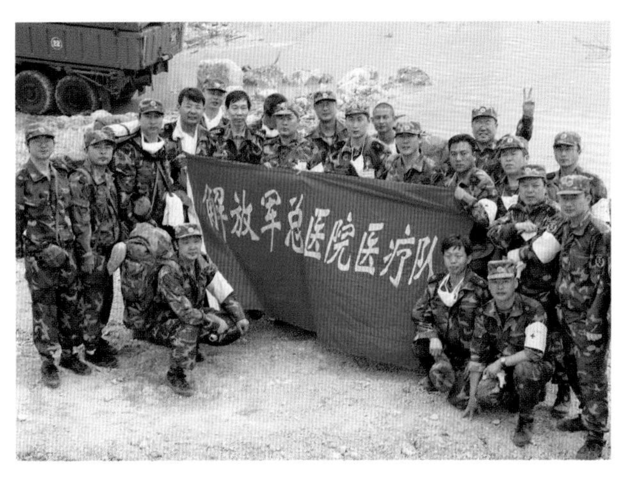
解放军总医院医疗队

图 4-39　中国人民解放军总医院汶川救灾医疗队合影

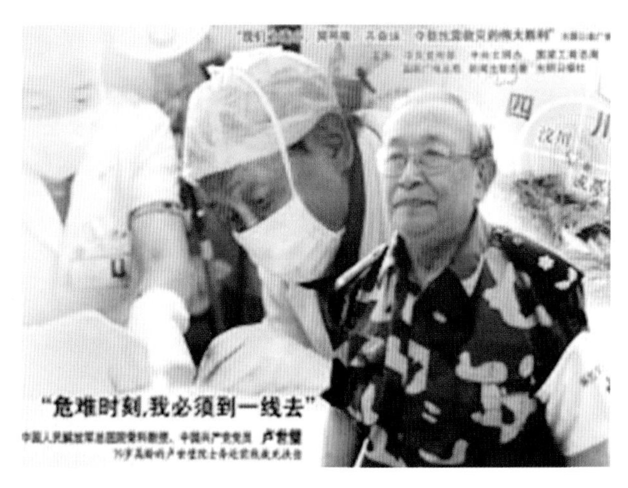
"危难时刻,我必须到一线去"

图 4-42　卢世璧院士赴汶川地震灾区救援

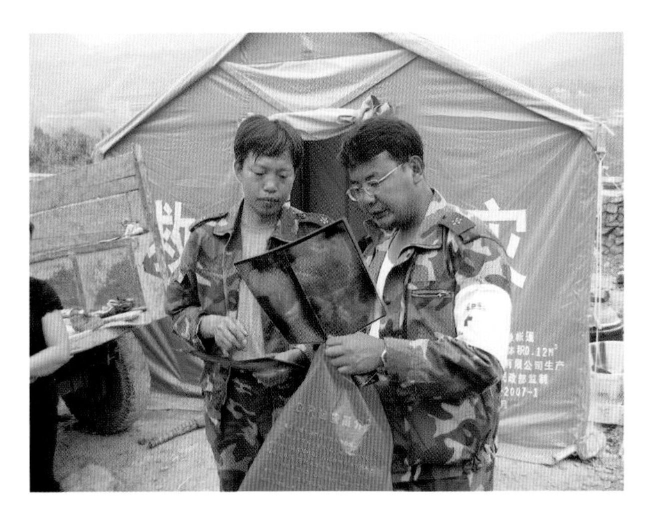

图 4-40　骨科王志刚教授、崔赓副教授在抗震救灾前线会诊

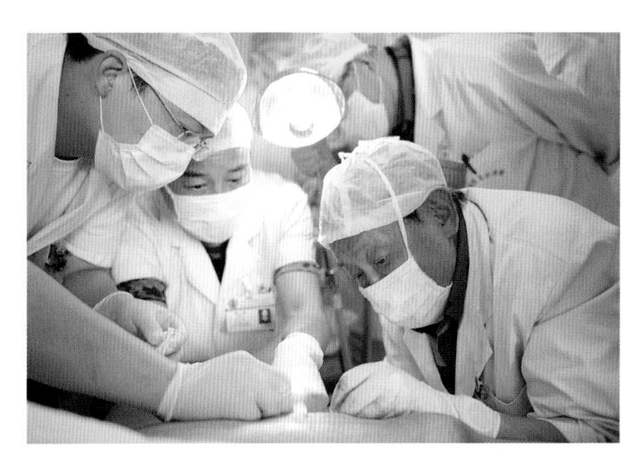

图 4-43　2008 年 5 月卢世璧院士在成都军区总医院与医疗队员共同救治地震伤员

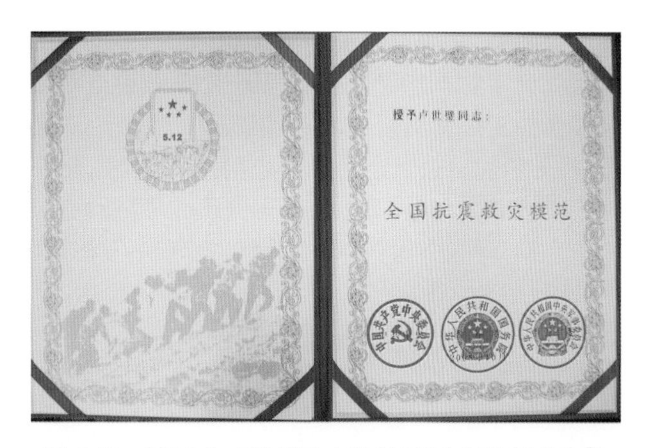

图 4-44　2008 年卢世璧院士被授予“全国抗震救灾模范”荣誉证书

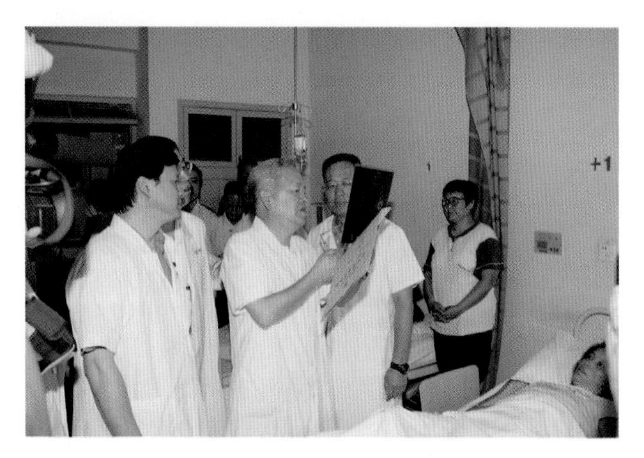

图 4-45　2008 年四川汶川地震，邱贵兴院士到绵阳医院会诊

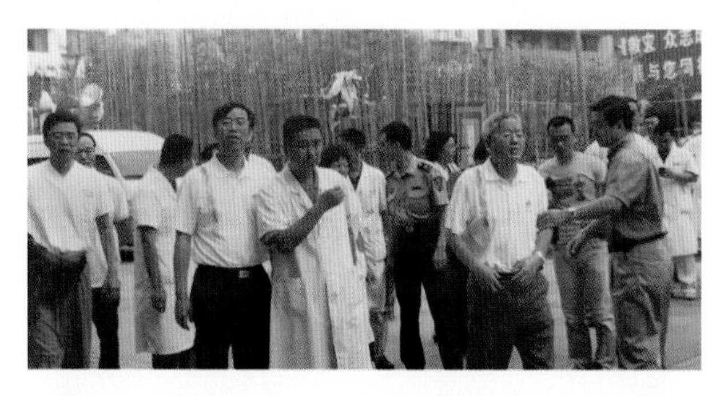

图 4-46　邱贵兴院士、姜保国教授带领中华医学会骨科学分会医疗团队参与汶川地震的救灾工作

原第三军医大学第二附属医院（新桥医院）周跃教授所带领的新桥医院骨科团队共派出 8 名医护人员前往一线救灾现场参与抗震救灾，成功救出被掩埋近 179 小时的幸存者马元江、成功救出幸存者代国宏，积极治疗，恢复残肢功能。代国宏在新桥医院骨科接受治疗后残肢恢复良好，一年学习游泳成为残疾运动员，2010 年参加全国残疾人游泳锦标赛，就获得百米蛙泳冠军，随后在大大小小的赛事中，先后获得九次冠军，被称为“无腿蛙王”。

武汉协和医院在地震发生第二天便派出第一批骨科医护人员段德宇副教授、刘建湘医生、陈慧芬护士等人，随医院救援队奔赴灾区第一线救治伤员。同时，杨述华教授在得知地震消息后，马上取消国外讲学行程，宣布骨科全体医护人员取消外出讲学、开会、会诊、休假，全力以赴投入到地震受伤人员救治行动中。杨述华教授亲自担任伤员救治专家组组长，73 岁高龄的杜靖远教授担任顾问，郑启新教授踝关节骨折仍坚持要求到一线抢救汶川地震伤员。武汉协和医院骨科为此次地震受伤人员提供了国内一流的诊治，受到患者和媒体的一致好评。

苏州大学附属第一院骨科唐天驷教授被任命为四川地震伤员救治江苏省医疗专家组组长，杨惠林教授被任命为江苏省抗震救灾苏南地区专家组组长、苏州市抗震救灾医疗专家组组长。专家组成员对全市部分病危及病重伤员进行整体检查、会诊，并制定具体治疗方案。当无锡、南通的地震伤员病情发生变化后，他们又放下其他所有工作前往进行会诊。就这样，往返在位于不同城市的各个大医院之间，忙碌于救治灾区伤员（图 4-47、图 4-48）。

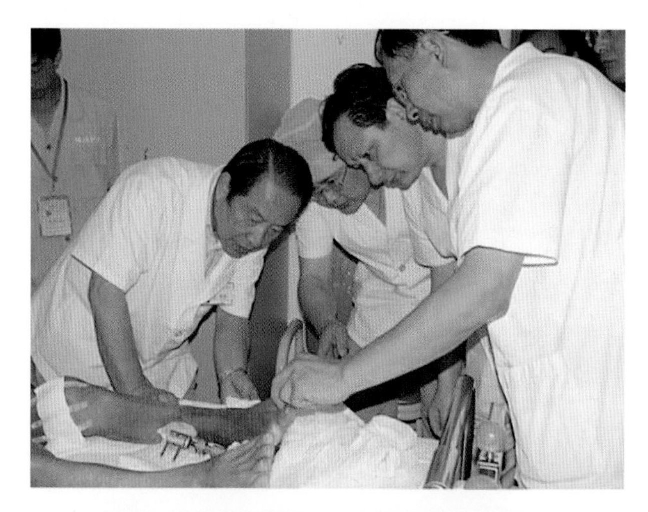

图 4-47　唐天驷教授对危重伤员进行查体

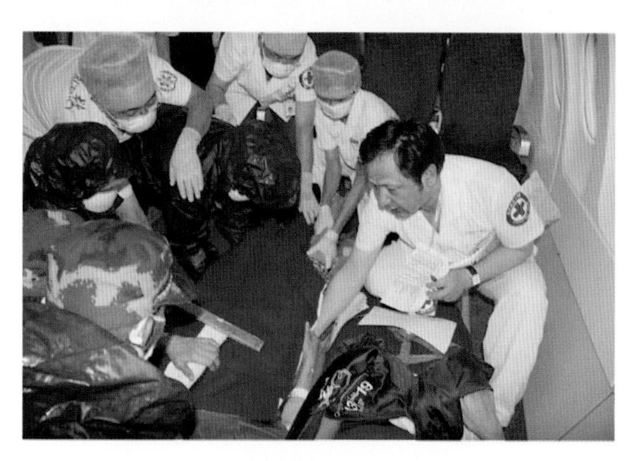

图 4-48　杨惠林教授紧急救治转运伤员

地震发生后第2天，吉林省骨科派出了吉林大学中日联谊医院骨科医生朱庆三主任、赵长福、刘鹏、吕佳音，护士赵琪珩以及吉林大学第二医院骨科的医生白云深、王亚军、程杰平、邵国喜、张延哲、黄岚峰，护士陈雪等10名骨科医生，5名麻醉医师及5名护士人员组成的20人医疗队即刻从吉林省长春市出发进行了一场为期20天的医护抗震救灾行动。工作及生活条件艰苦，他们连续工作，甚至忘记休息，往返行程过千里，为了减少上厕所的时间，他们甚至不能多喝水，就这样，每天穿梭于灾区、救治点、医院、火车站、机场之间，搬运、抢救、包扎、清创……以高度的政治责任感和职业精神，怀着对灾区伤员的关爱与尊重，靠坚强的意志战胜了各种困难和所有的辛劳疲备疲惫，出色地完成了任务。朱庆三被授予全国抗震救灾英雄模范，多次受到了以胡锦涛总书记为首的国家领导人的接见和表彰。

时任河南省洛阳正骨医院（河南省骨科医院）副院长李无阴同志，在“汶川5.12”抗震救灾前线的十几天内，完成手术64台次、外固定器械固定和手法整复等200余人次，伤员得到了及时、准确、有效的救治。2008年，李无阴被洛阳市委授予“抗震救灾优秀共产党员”荣誉称号。

上海市第一人民医院骨科陶杰主任医师在当天下午第一时间报名参加抗震救灾医疗队，5月14日在许迅副院长带领下，陶杰作为副队长奔赴四川绵阳市中医院开展医疗救缓和手术，管理和救治3个病区伤员，获得了上海市卫生局先进个人。

广西医科大学附属第一医院创伤手外科苏伟教授率医疗队开赴汶川，不顾余震频发危险日夜抢救、转运伤员，圆满完成救灾任务，获得教育部“抗震救灾先进个人”称号，是广西省唯一获此殊荣的先进个人。

天津医科大学总医院骨科冯世庆医生任天津市援川救灾医疗队的第9分队队长，抵达重灾区青川后立即带领救援队开展救援工作，为了及时抢救患者，队员们自己动手搭建手术帐篷。一位患者被余震落石砸断右腿，需要立即进行手术止血，否则将危及生命，而做手术，又没电。队员们就用手电筒做无影灯，成功进行了手术，这台手术的主刀大夫就是冯世庆队长。青川抗震救灾进入的第10天，第9分队累计救治患者100余名，发现漏诊患者20余例。救援队在救援过程中发现有伤者的患者中感染率高达80%，在总领队申长虹副局长的领导下，冯世庆队长果断地将当时的临时救援帐篷分为内、外两科，以及输液室和治疗室；内科又分成为隔离及感染病房，外科分成感染、非感染及清洁区。该方案有效地避免了交叉感染，特别是恶性传染病和气性坏疽的发生和传播。该模式为后期的救灾医疗队提供了很好的救援经验，对青川县灾区疫情的预防意义深远。2008年5月25日下午4时许，青川县发生6.4级强烈余震。冯世庆教授在本次余震中造成腰椎骨折，但他仍然坚守岗位，导致时至今日，过度劳累后腰部仍会隐隐作痛。轻伤不下火线，这是骨科医生乃至整个抗震医疗队中普遍存在的感人景象。

5月14日福州市卫生局组建福州市援川应急救援队，5月16日成都第三人民医院、成都石油总医院骨科主任医师郑明任医疗队队长，率领骨科医生林焱斌、吴建军、王海兵、陈斌、陈发、李珠华等赴川参加救援任务，救治了大批患者，圆满完成救援任务（图4-49、图4-50）。

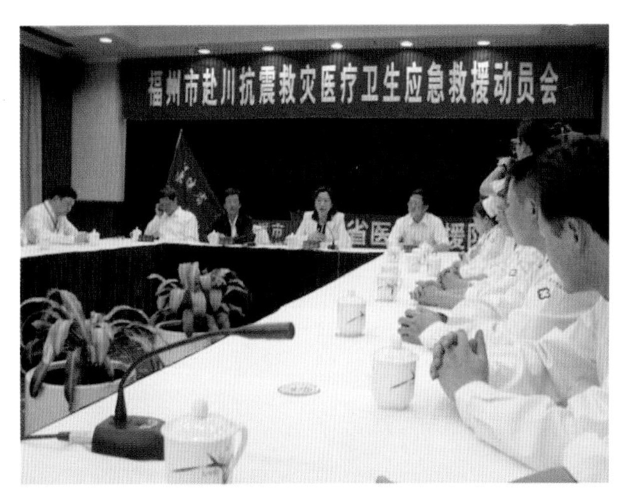

图4-49　福州市召开赴川抗震救灾医疗卫生应急救援动员会

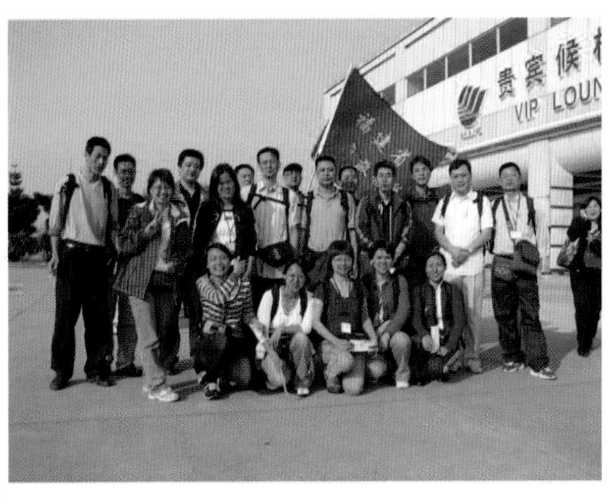

图4-50　福建省医疗救援队员全体在灾区合影

由南昌大学第一附属医院段满生教授带领的江西省第一批赴四川抗震救灾医疗队，驻点在重灾区青川县木鱼镇，为时半个月，住帐篷，帐篷内或室外露天就地抢救伤员，完成大小手术100余台（图4-51）。

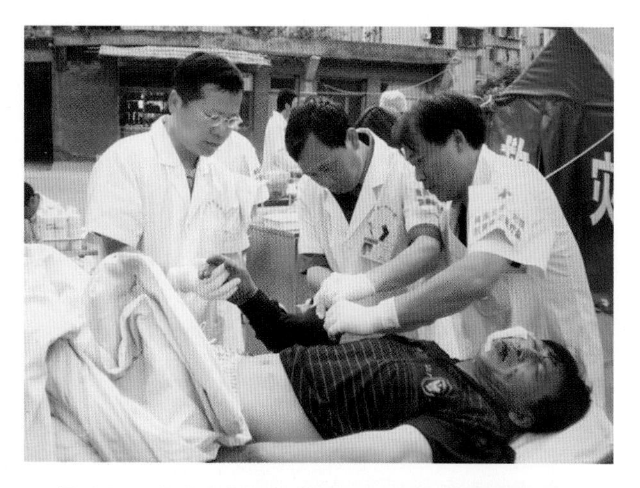

图4-51　段满生教授与其医疗队检查、处理伤员伤口

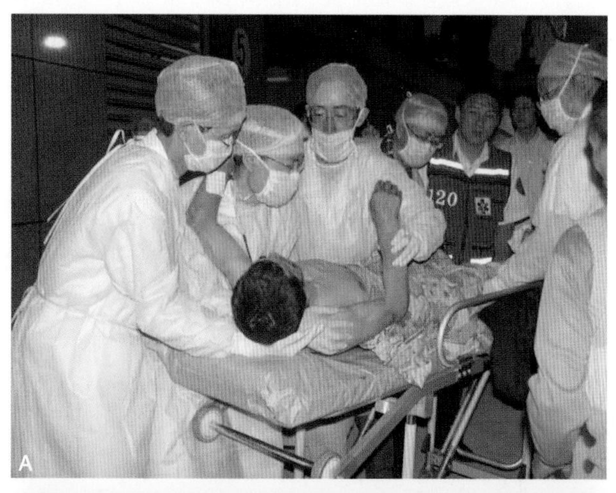

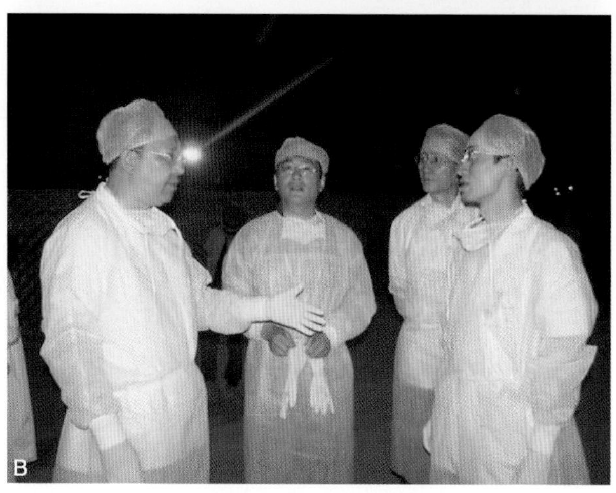

图4-52　蒋电明教授组织救援队转运伤员

重庆先后派了6批次医务人员现场救灾，其中骨科医师近100人次。共收治来自北川、绵竹、安县、平武等地的四川20个县市伤员2 289例，占全国总收治伤员96 449例的2.37%，占四川转出省外伤员的20%，是除四川省外全国收治伤员最多的省市。原第三军医大学与重庆医科大学的7所附属医院、市属10所三甲医院承担了主要的收治任务；以重庆医科大学附属第一医院蒋电明为医疗组长的重庆骨科、外科医疗团队奋战了3个月余，使绝大部分伤员顺利康复，真正做到了“零死亡”“零截肢”“零院内感染”（图4-52）。

陕西省西安市红会医院迅速组建抗震救灾医疗队开展救援工作，在短短一周内、在震区简陋的条件下，诊治伤员200余人，实施手术54例，转运伤员400余名（图4-53～图4-57）。

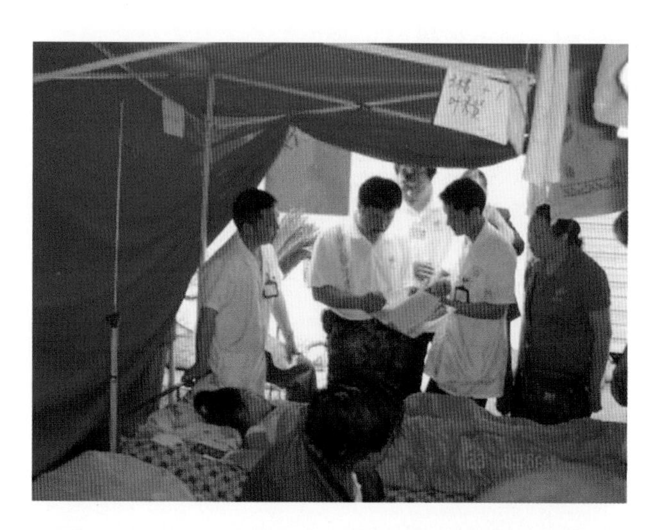

图4-53　西安红会医院巡诊医师为患者制定治疗方案

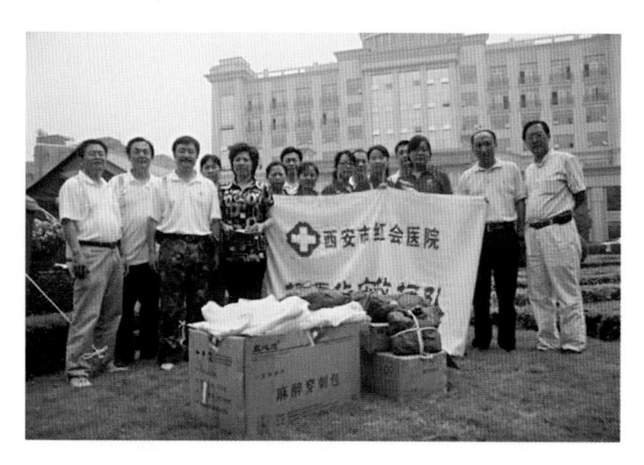

图4-54　西安红会医院为灾区捐助医疗用品

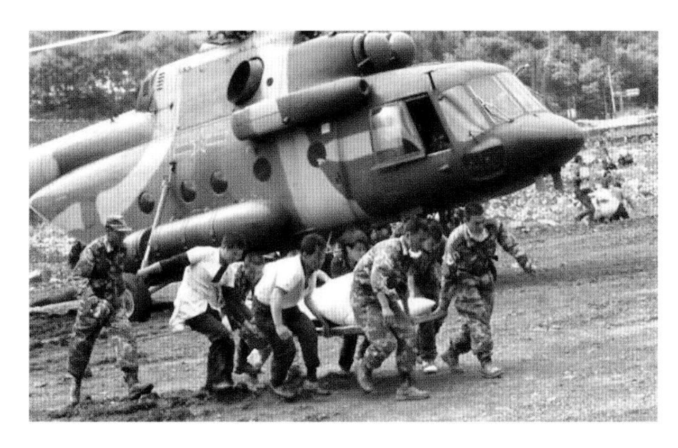

图 4-55　汶川地震后直升机转运重伤员

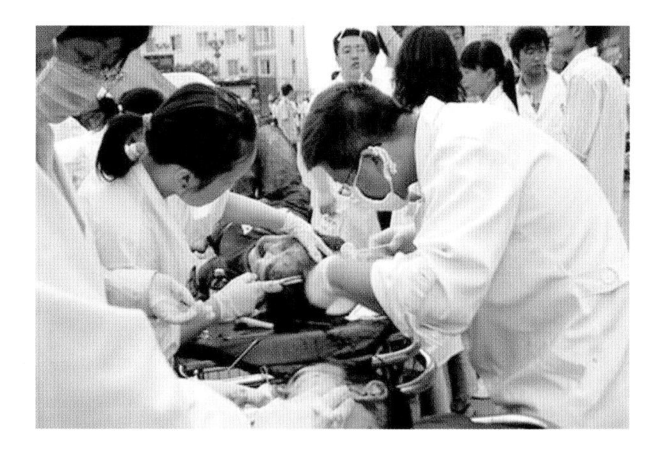

图 4-56　成都军区总医院医务人员为伤员处理伤口

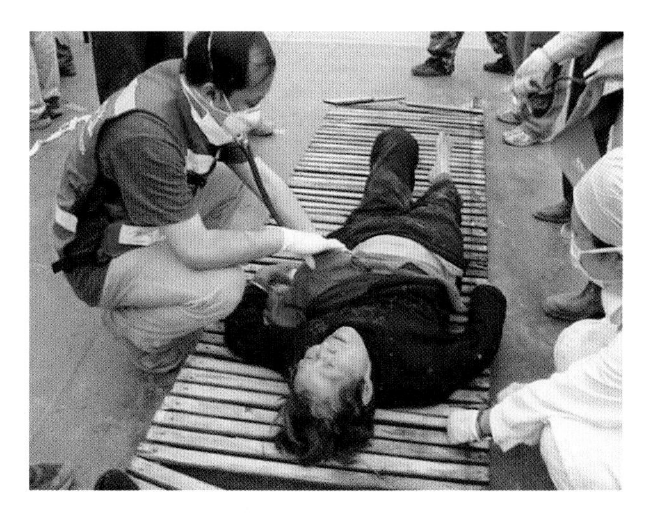

图 4-57　医务人员在现场为伤员进行检查

五、青海玉树地震

2010 年 4 月 14 日，青海省玉树藏族自治州玉树市发生六次地震最高震级 7.1 级，造成巨大的人员伤亡，地震发生后，中国骨科人又在第一时间出现在灾区现场。

在玉树强烈地震的危急关头，青海大学附属医院刘红星院长等院领导精心组织，由杜玉雄和崔森两位副院长分别带领两组专家救援小队迅速乘飞机奔赴救灾前线。他们克服各种困难，发扬连续作战的精神，在一周的连续奋战中，两支应急医疗队接诊伤病员达 2 600 余人次，进行骨复位固定、清创缝合、胸腹腔穿刺引流等外科治疗 830 余例，处理和转运重症伤员 540 余例，到周边乡村、寺院等巡诊 17 257 人次，受到了胡锦涛总书记和温家宝总理的亲切接见。同年，中共中央、国务院授予青海大学附属医院荣获“全国抗震救灾英雄集体”荣誉称号，杜玉雄副院长荣获“全国抗震救灾英雄”个人称号（图 4-58～图 4-60）。

武汉协和医院在震后第一天立即组织医疗救援队赶赴抗震救灾一线。该救援队由协和医院骨科叶哲伟教授担任救援队队长，另有骨科王建桥护士、徐瑞锦护士和医院其他科室部门共 7 位医护人员。在前线奋战的 15 个日夜里，他们克服高原反应、地势险峻、余震险情等困难，将个人生死置之度外，在

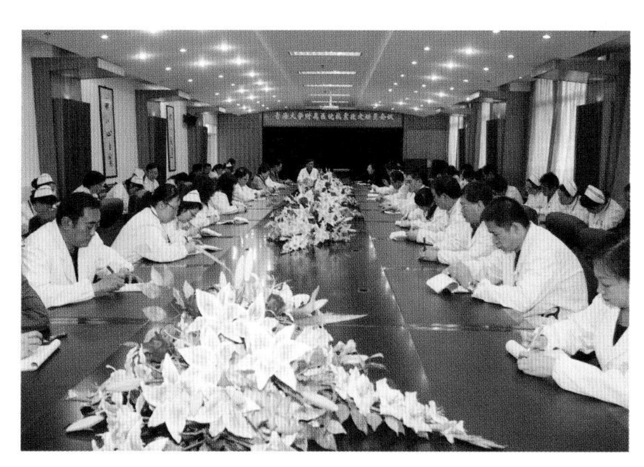

图 4-58　青海大学附属医院紧急组织玉树抗震救灾动员工作

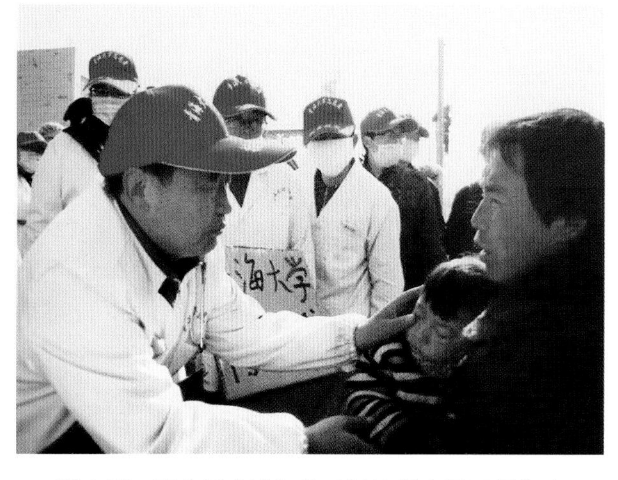

图 4-59　青大医疗队赶赴玉树地震灾区开展伤病员救治工作

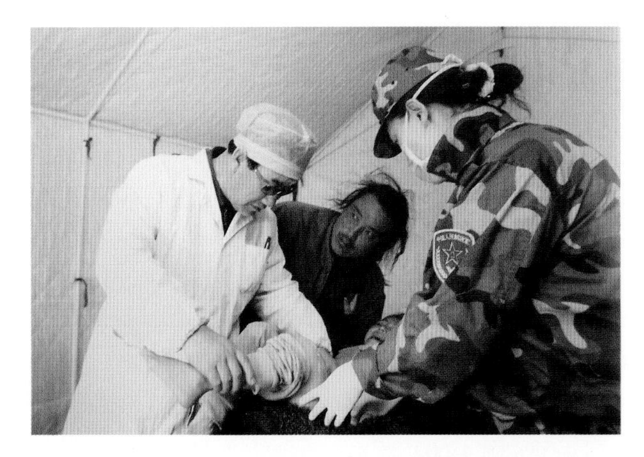

图 4-60　青海大学附属医院杜玉雄副院长诊治伤者

转运救治伤员中曾连续奋战 30 多个小时，持续高烧 39℃也不下火线。其事迹多次被中央电视台、人民日报等媒体报道，并荣获国家最高级别表彰，被中共中央、国务院、中央军委联合表彰授予“全国抗震救灾模范”称号。

中国人民解放军总医院闻讯后，迅速组织医疗队前往灾区救援，出发前王岩教授做救灾前动员讲话，王岩教授任医疗队队长，医疗队即刻就位开展救援工作。圆满完成任务后，荣获“全国抗震救灾模范”称号（图 4-61～图 4-64）。

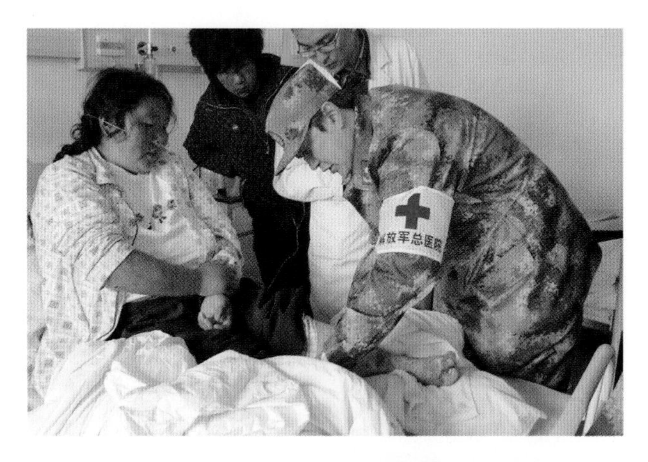

图 4-62　王岩教授在玉树抗震现场救治伤员

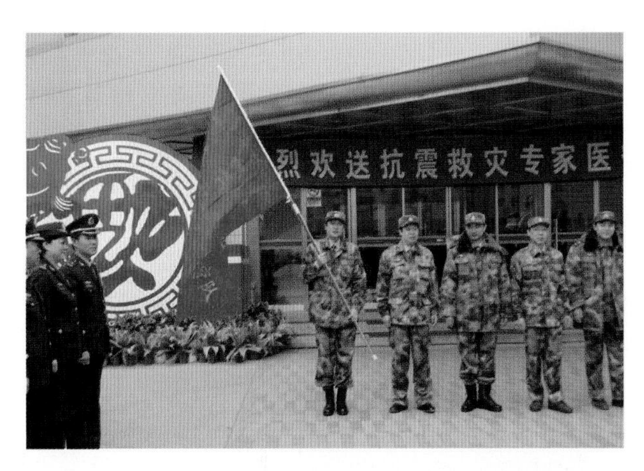

图 4-61　玉树抗震出发前动员-王岩主任医疗队队长

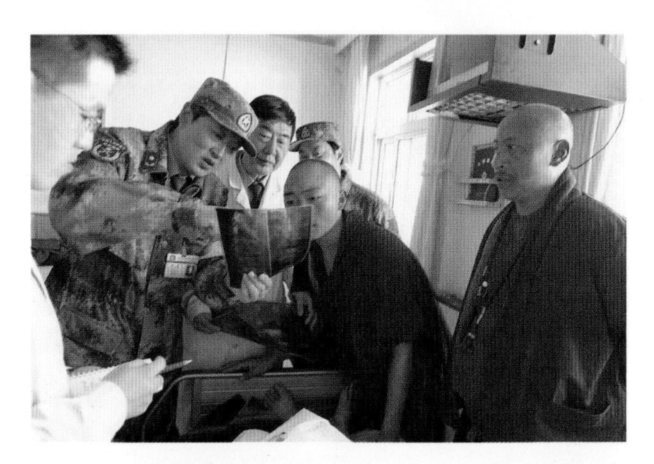

图 4-63　王岩教授在玉树抗震现场给患者家属讲解伤员病情

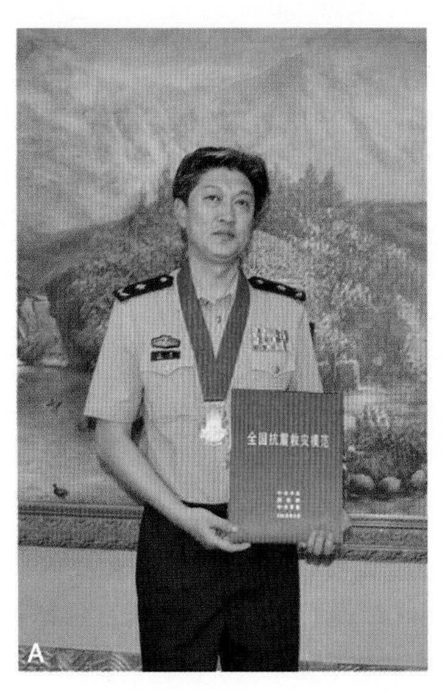

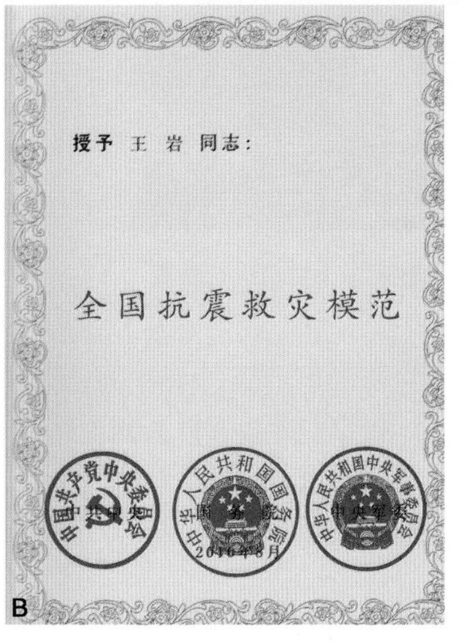

授予 王 岩 同志：

全国抗震救灾模范

图 4-64　2010 年 8 月王岩教授被授予“全国抗震救灾模范”并获得荣誉证书

原第四军医大学西京骨科医院派出军医丛锐教授、王茜护士长、王林、刘艳武医生以及王林娟护士，积极参与青海玉树抗震救灾并圆满完成任务。北京大学人民医院姜保国教授也亲自率队前往玉树灾区组织救援工作(图4-65)。

北京积水潭医院创伤骨科专家蒋协远副院长带领8名医疗队员两上玉树，17小时穿越了5 264米无人区，长途跋涉上千公里，诊治2 000余名病人，完成了5例重大手术。重庆市派出180余名医疗队成员(其中20余名骨科医师)、30余台救助车前往救灾，顺利完成救助任务(图4-66、图4-67)。

此外，陕西省西安市红会医院立即组织医疗队赶赴灾区展开救援工作，并做好了转运伤员的接收准备，转运救治了大量灾区伤员。荣获“全国抗震救灾重建家园工人先锋号”“陕西省抗震救灾先进单位”等荣誉称号(图4-68、图4-69)。

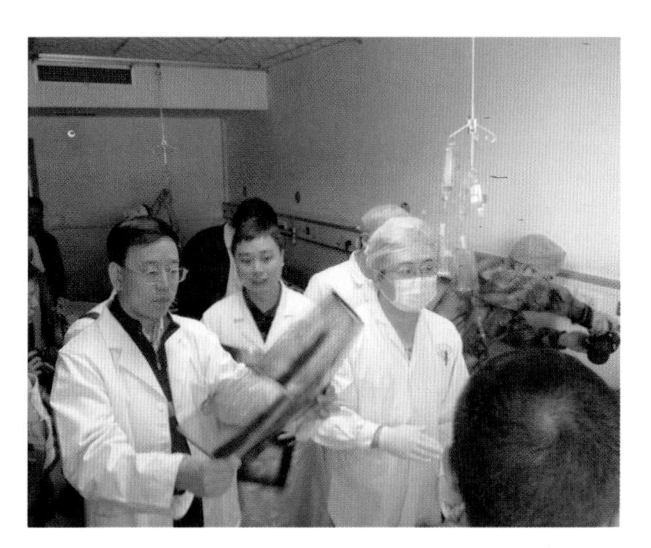

图4-65　姜保国教授在玉树灾区诊治伤员

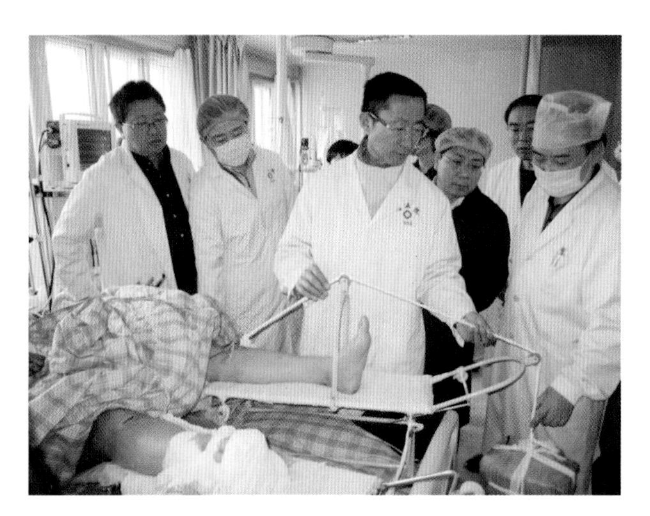

图4-66　北京积水潭医院创伤骨科专家蒋协远副院长带领医疗队为地震伤员诊治

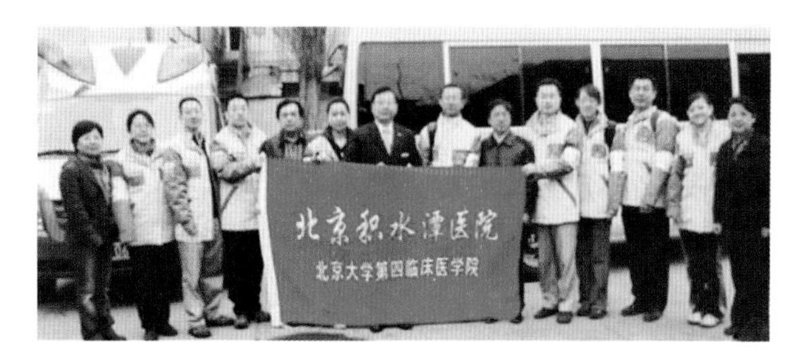

图4-67　2010年北京积水潭医院玉树地震救援队合影

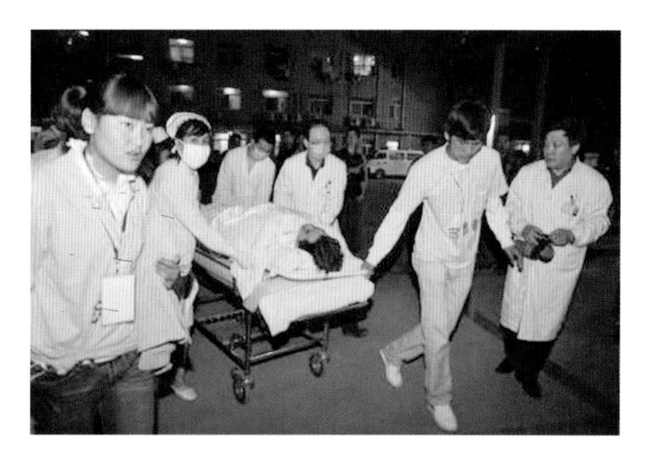

图4-68　西安市红会医院组织医疗队转运伤员

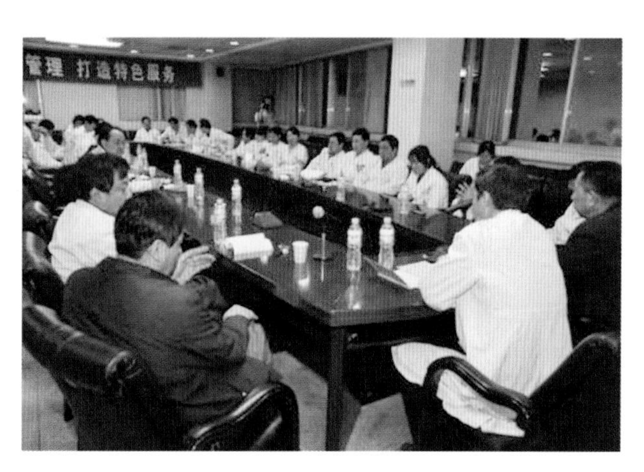

图4-69　西安市红会医院连夜组织专家组对青海玉树地震伤员病情进行会诊

六、雅安地震

2013年4月20日四川省雅安市芦山县发生7.0级地震，震中芦山县龙门乡99%以上房屋垮塌，卫生院、住院部停止工作，停水停电，造成196人死亡，失踪21人，11 000人受伤。中央各级政府立即采取救援措施，全国各省迅速组成以骨科为主的救援先锋队紧急赶赴震中，他们与解放军战士一起冒着余震频发的危险在抢险一线救治、转运伤员。

重庆市第一时间派出210名医疗队成员，其中骨科医师近 50 人，赶赴雅安开展抗震救灾任务。北京大学人民医院张殿英教授、解放军总医院唐佩福教授等北京骨科医生受命赶赴灾区，参与一线救灾工作。同时，其他各地也派出以骨科为主的精英医疗队赶赴灾区进行救治。根据统一安排，各省市医院即刻组织医疗队收治从灾区转运来的伤员，确保伤员得到最佳的医疗救助（图 4-70、图 4-71）。

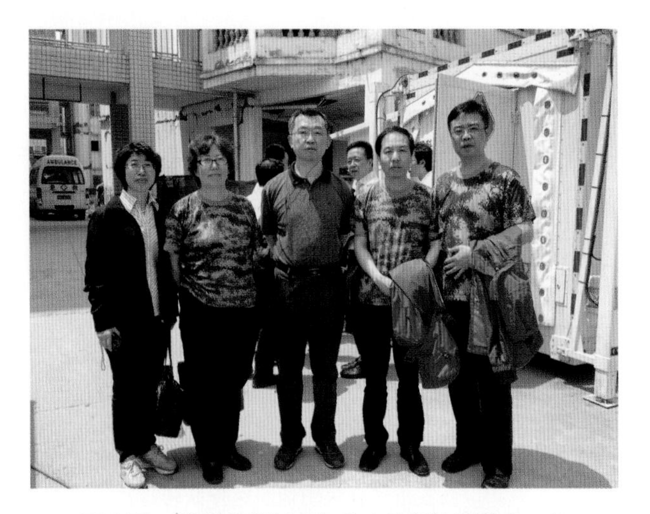

图 4-70　张殿英教授参与芦山地震抗震救灾工作

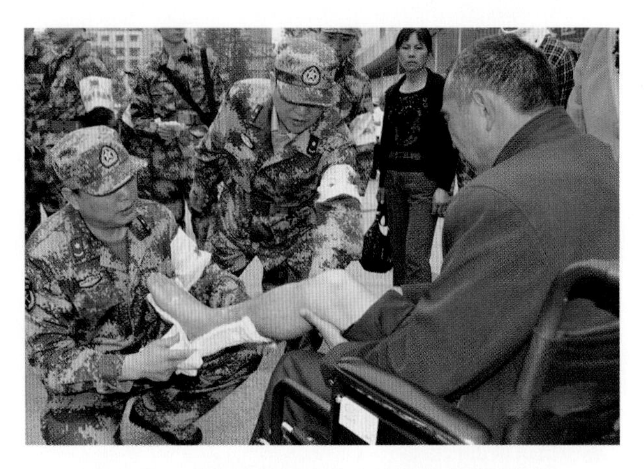

图 4-71　唐佩福教授在芦山地震前线救治伤员

七、其他地震

1996 年 2 月 3 日，云南省丽江地区发生 7.0 级地震，造成严重破坏和损失，受灾乡镇 51 个，受灾人口达 107.5 万，重灾民有 30 多万，人员伤亡人数为 17 221 人，其中 309 人丧生，3 925 人重伤。全国各级政府迅速开展了救灾工作，各地区医院纷纷派出以骨科为主的紧急医疗救援队。

中国人民解放军联勤保障部队第九二〇医院（原成都军区昆明总医院）全军骨科中心主任、附属骨科医院徐永清教授积极响应号召，亲率医疗救援队赶赴灾区，参与伤员的救治、转运，应用自己的专业知识与技能救治了大批患者，贡献自己的全部力量，任务圆满结束后获得嘉奖。（图 4-72）。

1998 年 1 月 10 日河北省张北县发生里氏 6.2 级直下型地震，共造成 49 人死亡，11 439 人受伤。住在张北县医院、县中医院、县妇幼保健院、张北镇医院的 160 例各类伤员中，骨科病人共 73 例，占 45.6%。全国各地纷纷组织医疗队赶往受灾地区展开救援工作。

河北医科大学第三医院也迅速成立应急救援队，张英泽教授亲自率队，孔志刚、邵新中、柳顺锁、孙春瑞等骨科专家即刻赶往前线展开救援任务，并与当地医护人员一起为伤员做急诊手术，挽救重伤员的生命，最大程度降低患者致残率（图 4-73）。

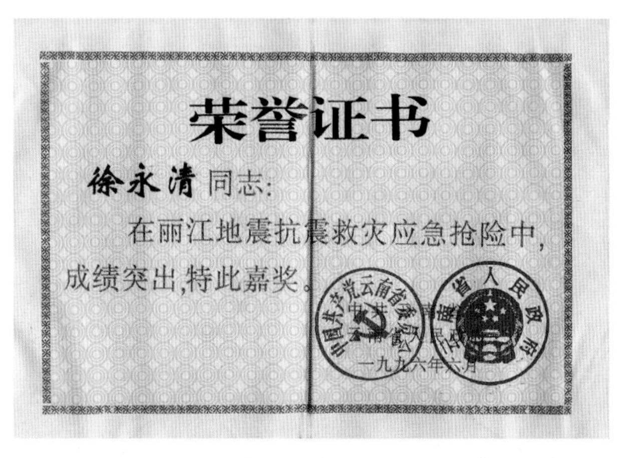

荣誉证书

徐永清同志：

在丽江地震抗震救灾应急抢险中，成绩突出，特此嘉奖。

一九九六年六月

图 4-72　原成都军区昆明总医院全军骨科中心主任、附属骨科医院徐永清教授获丽江抗震救灾荣誉证书

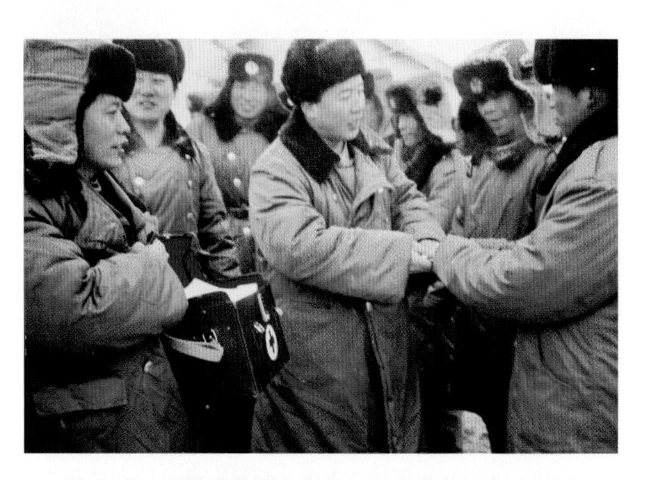

图 4-73　张英泽教授在张北灾区巡诊慰问受灾群众

第四节　其他援助及救灾

一、援外

1964 年，中国同刚果（布）建交时派出了第一批援外医疗队，天津医疗卫生作为援外医疗的中坚力量，就开始派出医生参加。于 1967 年受当时国家卫生部的委托开始独立组队，向位于非洲西部的刚果共和国派遣第一批援外医疗队。50 年来，天津市向刚果共和国派遣医疗队 24 批，派出医疗队员 774 人次，接诊 766 万例病人，完成手术 16 万例，抢救危重病人 1. 3 万例，收治住院病人 53 万人次。天津市援外医疗队不仅得到受援国医疗同行的高度称赞，还多次荣获受援国政府官方勋章，其中刚果总统授予我援刚果（布）第一批医疗队、第十七批医疗队独立勋章和骑士勋章，加蓬总统授予我援加蓬第八批医疗队队长骑士勋章。

1965 年北京协和医院骨科叶启彬教授赴抗美越南战场考察现代战争中伤员的救治（图 4-74）。

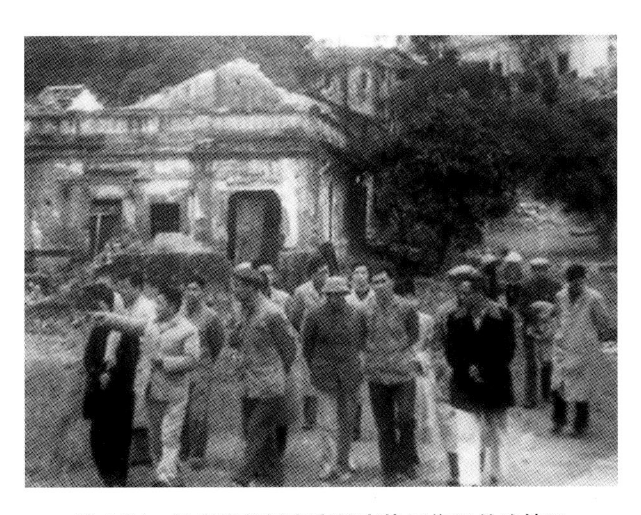

图 4-74　叶启彬教授考察越南战场伤员救治情况

天津市援外医疗队先后有老一代骨科专家邸永祥，刘润田、朱任东及马宝通等人都曾在援刚果医疗工作中做出贡献，天津医院派遣的援外医疗队员受到天津市政府和天津市卫生局领导的高度褒奖。目前为止援非医疗队工作仍在继续。

1983—1990 年，北京积水潭医院先后有翟桂华、陈展辉、门振武、谢明等参加援助非洲利比亚医疗队，1988 年门振武医生不幸在利比亚因车祸逝世。

在 2003—2016 年间，联合国在利比里亚绥德鲁地区持续开展了 13 年维和行动，中国派出 18 批工程兵和医疗分队，参与联合国在绥德鲁的维和行动，为利比里亚战后重建和维持和平作出了重要贡献。中国第 4 批赴利比里亚维和部队医疗分队队长孙天胜，原北京军区总医院（现解放军总医院第七医学中心）孙天胜副院长率领 43 名中国人民解放军医疗队队员，历经 18 个小时，从春暖花开的北京经乌鲁木齐、巴黎飞抵利比里亚首都蒙罗维亚，是北京军区派出的首批医疗队，他们为驻扎在当地的 58 个联合国成员国的 4 000 多人提供医疗服务和保健，同时为当地民众实施人道主义救治（图 4-75）。

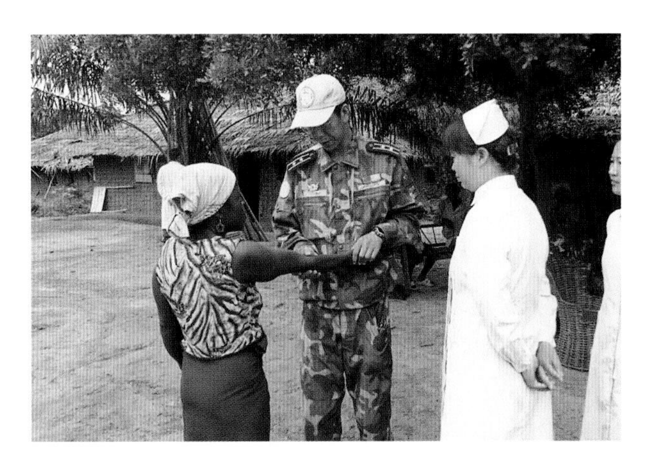

图 4-75　原北京军区总医院孙天胜副院长在维和行动中为非洲同胞诊治疾病

2015 年“4. 25”尼泊尔大地震，重庆市代表国家派出了第二支中国医疗队共 56 人，以重庆医科大学附属第一医院骨科罗小辑副教授为代表的骨科团队完成了院前诊疗 289 人次、体检 62 人次、实验室检查 587 人次、病区巡诊查房 294 人次、发药 464 人次、清创 15 人次、大换药处置 45 人次、骨折固定术 11 人次；罗教授还担任了国家慰问团队的翻译和外交使者，获得重庆市个人二等功和青年五四奖章（图 4-76、图 4-77）。

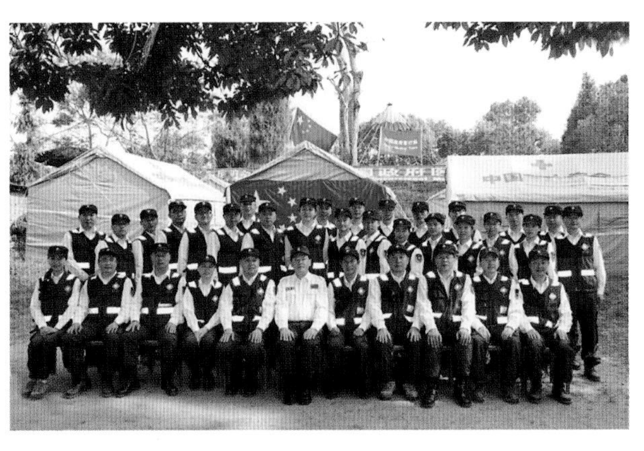

图 4-76　重庆市代表国家派出了第二支中国医疗队 56 人合影

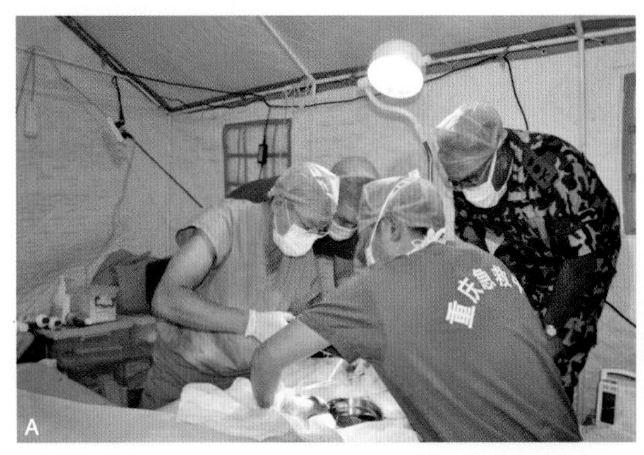

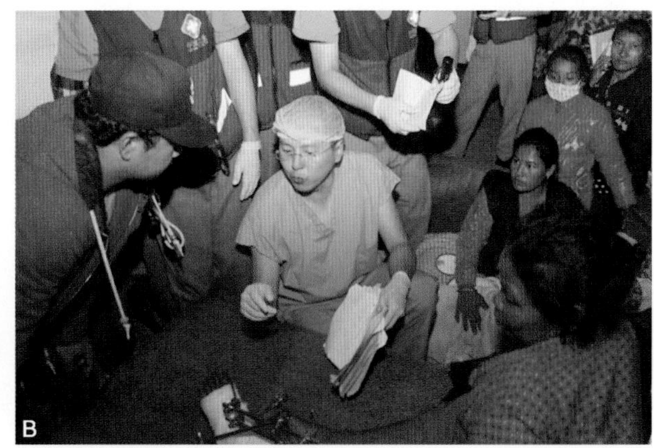

图 4-77　罗小辑教授骨科团队为尼泊尔患者进行诊治

2015年冀中能源邢台矿业集团总医院骨科游小军医生出征赴非洲刚果（金）执行为期两年的医疗援外任务（图4-78、图4-79）。

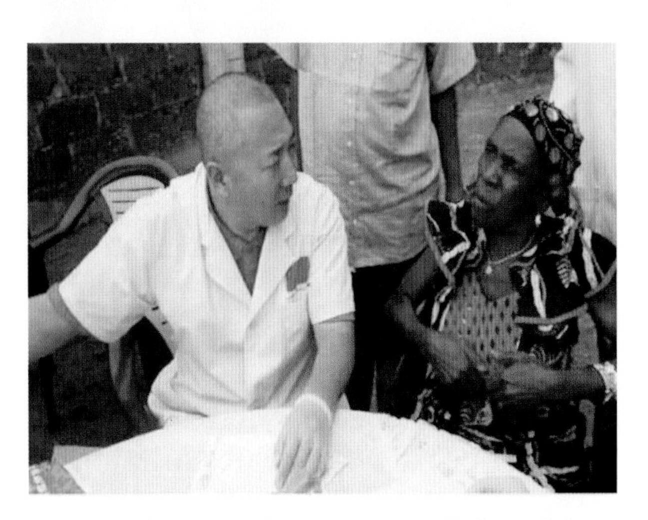

图 4-78　冀中能源邢台矿业集团总医院骨科医生游小军在非洲刚果（金）执行医疗援外任务

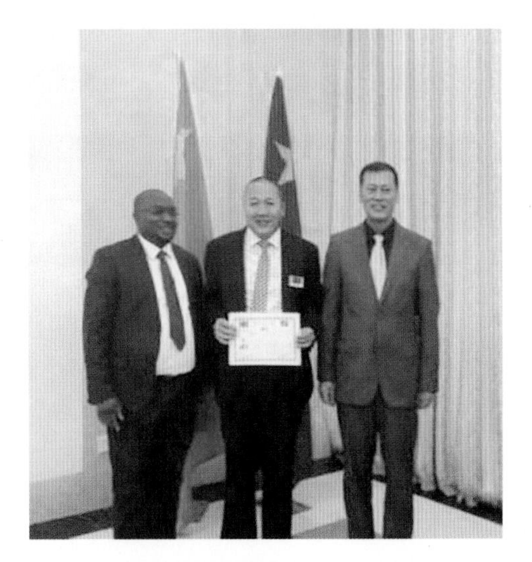

图 4-79　冀中能源邢台矿业集团总医院骨科医生游小军在非洲刚果（金）受到刚果领导人接见

近几年来，重庆医科大学附属第一医院还进行了多项医疗援外：①圣多美和普林西比：重庆医科大学附属第一医院骨科李肇健教授援助该国2年；②巴布亚新几内亚：重庆医科大学附属永川医院骨科何盛江主任援非2年；③巴巴多斯：重庆医科大学附属第一医院骨科黄伟、罗小辑、胡宁教授分别援巴，开展了大量填补该国空缺的医疗新技术并进行了学术交流，该院还接受2名巴巴多斯骨科医师进修学习。获得当地政府和媒体好评（图4-80）。

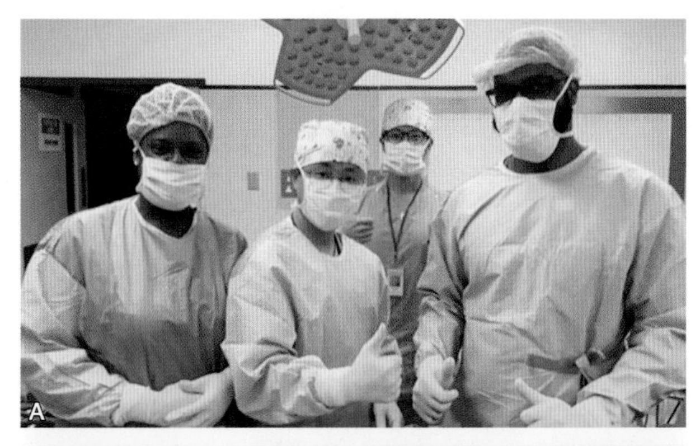

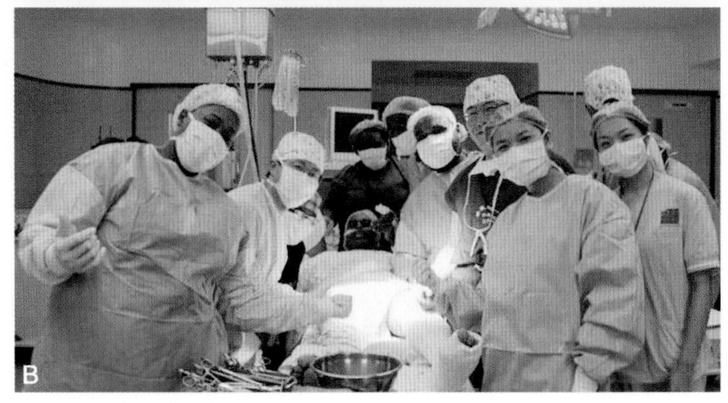

图 4-80　重庆医科大学附属第一医院骨科援外团队在手术室为当地患者做手术

二、扶贫

为体现服务于民、走向基层的思想，我国骨科医生多次深入贫困地区以及西部落后地区，按照“带好一家医院、服务一方群众、培训一批人才、给当地人民留下一支不走的医疗队”的方针，通过开展专家门诊、查房、手术指导、讲座授课、巡回义诊、访贫扶困等多种形式对老少边穷地区的广大人民群众进行医疗帮扶活动。这些专家们高尚的医德医风和精湛的技术得到了广大群众的高度评价。众多的骨科医生以自身良好的医德医风、不怕苦、不怕累、乐于奉献的精神树立了中国骨科医生的良好形象(图 4-81)。

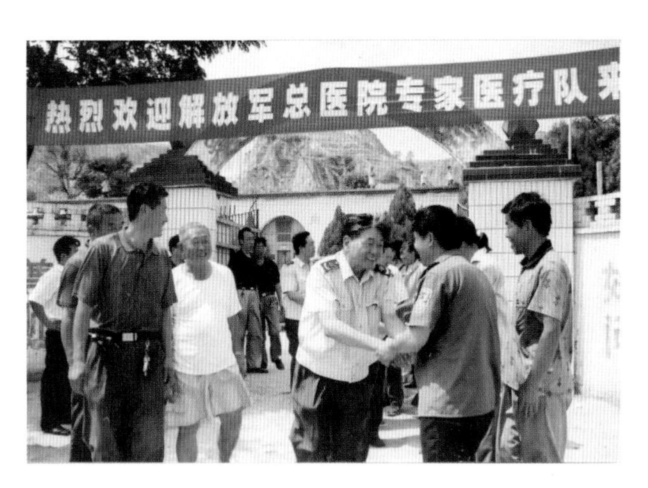

图 4-81　中国解放军总医院王继芳教授下乡义诊

云南地处我国西南边陲，为少数民族聚居地，经济发展落后、欠发达地区分布多。“看病难、看病贵”对边远地区人民来说尤为困扰。中国人民解放军联勤保障部队第九二〇医院(原成都军区昆明总医院)骨科紧紧围绕“重救助，促和谐”的民族团结目标来开展工作，积极开展“三好一满意”活动，工作以边疆人民群众满意为目标，深得群众好评。在全国第六次民族团结进步表彰大会上，附属骨科医院被评为“全国民族团结进步模范集体”，受到党中央、国务院领导的亲切接见和表彰(图 4-82)。

按照天津市卫健委要求，天津市天津医院领导高度重视对口援助工作，帮扶区域包括援助西藏昌都、新疆和田地区，先后帮扶甘肃省庄浪县、甘肃省天祝县、甘南州合作市、甘肃省陇西县。积极推动援助天津市“120”及雄安新区安新县等工作，2016 年天津医院开展对口帮扶工作，共派出 6 批次临床医技医师，共计 18 人次。2018 年 10 月天津医院马信龙院长同市卫健委领导前往甘肃省甘南州人民医院签署天津医院对口帮扶协议。天津医院开展的对口帮扶工作受到当地人民及帮扶医院的认可与好评(图 4-83)。

2019 年 5 月解放军第九二〇医院骨科丁晶同志在西双版纳傣族自治州参加由国务院扶贫办政策法规司、国家卫健委财务司指导的贫困人口骨关节

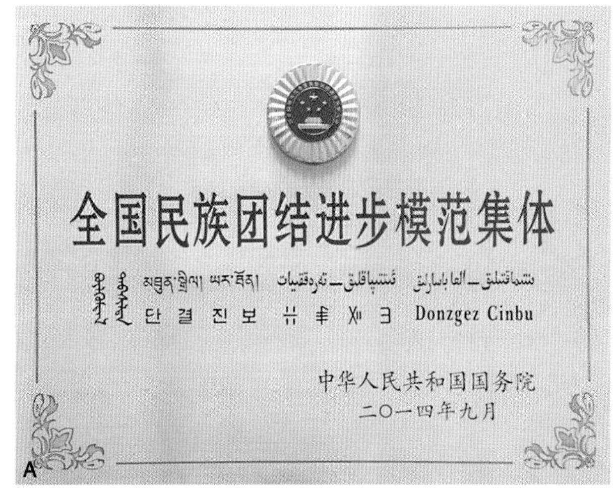
全国民族团结进步模范集体

단결 진보　Donzgez Cinbu

中华人民共和国国务院
二〇一四年九月

A

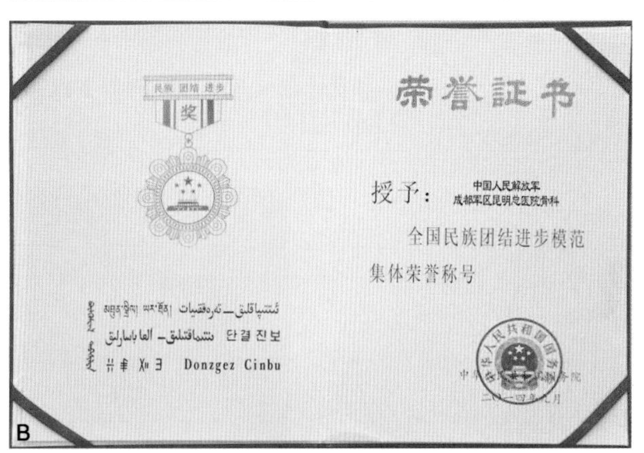
荣誉证书

授予：中国人民解放军成都军区昆明总医院骨科

全国民族团结进步模范集体荣誉称号

단결 진보　Donzgez Cinbu

B

图 4-82　原成都军区昆明总医院附属骨科医院被评为“全国民族团结进步模范集体”荣誉称号

康复公益项目健康扶贫行动启动仪式期间，突发疾病医治无效不幸逝世(图 4-84)。

三、抗击“非典”

2003 年春天，一场突如其来的考验，摆在了全国人民，特别是医务人员的面前。面对“非典”疫情，全国各地涌现出一批具有职业素养、奉献精神的杰出骨科医务工作者代表，用奉献和大无畏精神谱写了一曲可歌可泣的生命赞歌！

上海长征医院骨科主治医生宋滇文临危受命，参加海军军医大学(原第二军医大学)抗非典医疗队赶赴北京小汤山医院，除了医疗工作，还负责为东方电视台拍摄小汤山医院内部病房视频资料，对外播报“抗非”实况。经历了两个月生死考验，到 2003 年 7 月，最终战胜了非典。在此期间，宋滇文同志因表现特别突出，荣获小汤山医院“优秀共产党员”的称号(图 4-85)。

2003 年 4 月 19 日，辽宁省发现首例输入的传染性非典型肺炎(简称“非典”)，全省人民立即投入抗击“非典”的战斗中。大连铁道有限责任公司委派大连大学附属中山医院骨科赵德伟教授为铁路现场排查总指挥。主要检测旅客及车站工作人员的发热

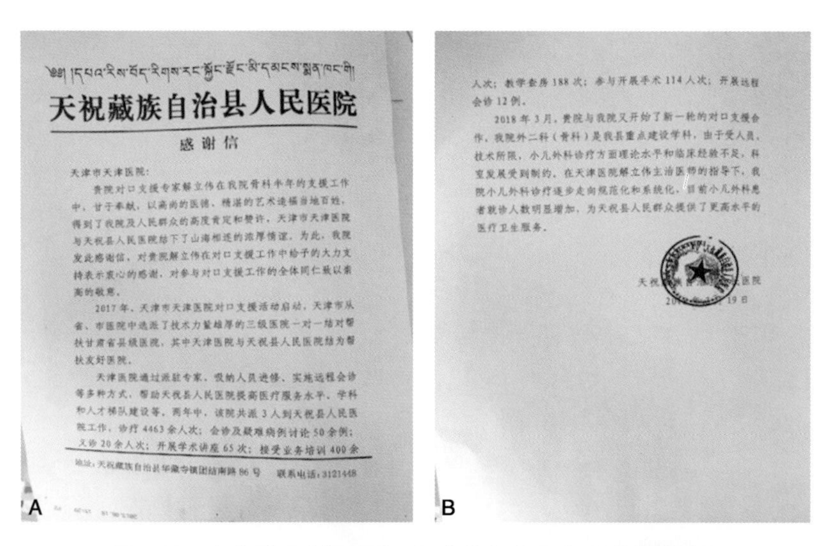

天祝藏族自治县人民医院

感谢信

天津市天津医院：

贵院对口支援专家解立伟在我院骨科半年的支援工作中，甘于奉献，以高尚的医德、精湛的艺术造福当地百姓，得到了我院及人民群众的高度肯定和赞许，天津市天津医院与天祝县人民医院结下了山海相连的浓厚情谊，为此，我院发此感谢信，对贵院解立伟在对口支援工作中给予的大力支持表示衷心的感谢，对参与对口支援工作的全体同仁致以崇高的敬意。

2017年，天津市天津医院对口支援活动启动，天津市从省、市医院中选派了技术力量雄厚的三级医院一对一结对帮扶甘肃省县级医院，其中天津医院与天祝县人民医院结为帮扶友好医院。

天津医院通过派驻专家、吸纳人员进修、实施远程会诊等多种方式，帮助天祝县人民医院提高医疗服务水平、学科和人才梯队建设等。两年中，该院共派3人到天祝县人民医院工作，诊疗4463余人次；会诊及疑难病例讨论50余例；义诊20余人次；开展学术讲座65次；接受业务培训400余

地址：天祝藏族自治县华藏寺镇团结南路86号　联系电话：3121448

人次；教学查房188次；参与开展手术114人次；开展远程会诊12例。

2018年3月，贵院与我院又开始了新一轮的对口支援合作，我院外二科（骨科）是我县重点建设学科，由于受人员、技术所限，小儿外科诊疗方面理论水平和临床经验不足，科室发展受到制约，在天津医院解立伟主治医师的指导下，我院小儿外科诊疗逐步走向规范化和系统化，目前小儿外科患者就诊人数明显增加，为天祝县人民群众提供了更高水平的医疗卫生服务。

图 4-83　来自对口支援医院天祝藏族自治县人民医院感谢信

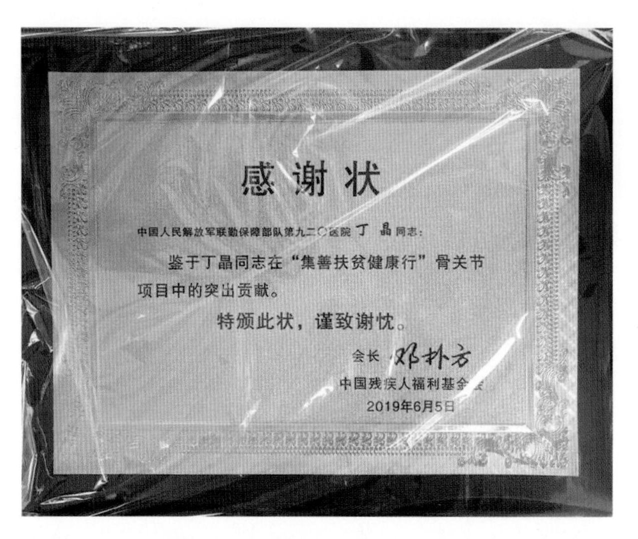
感谢状
中国人民解放军联勤保障部队第九二〇医院 丁晶 同志：
鉴于丁晶同志在“集善扶贫健康行”骨关节项目中的突出贡献。
特颁此状，谨致谢忱。
会长 邓朴方
中国残疾人福利基金会
2019年6月5日

图 4-84　中国残疾人福利基金会为丁晶同志颁发感谢状

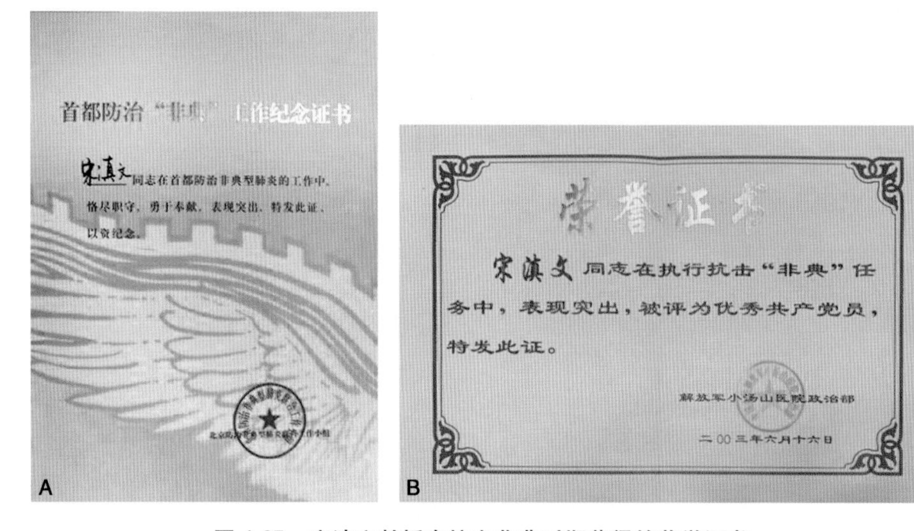
首都防治“非典”工作纪念证书
宋滇文同志在首都防治非典型肺炎的工作中，恪尽职守，勇于奉献，表现突出，特发此证，以资纪念。
荣誉证书
宋滇文 同志在执行抗击“非典”任务中，表现突出，被评为优秀共产党员，特发此证。
解放军小汤山医院政治部
二〇〇三年六月十六日

图 4-85　宋滇文教授在抗击非典时期获得的荣誉证书

情况，把住铁路这道重要关口。在抗击“非典”过程中，医院有320名医务人员参加了排查，添乘列车580列，排查旅客30余万人次，发现发热旅客301人，送到发热门诊患者60余人，高度怀疑患者4人，为列车乘务人员体检1 060人次。由于排查工作严格周密，无一从铁路输入市内的“非典”病人，保证了大连市人民的安全。同年9月，院长赵德伟被授予大连市卫生系统抗击“非典”先进个人；11月，被授予辽宁省抗“非典”先进个人。

北京积水潭医院田伟院长2003年多次走进SARS病房视察工作、慰问医务人员，出色领导完成抗击“非典”战役，圆满完成抗击非典的任务（图4-86）。

2003年5~7月，北京抗击非典型肺炎，解放军总医院第七医学中心（原陆军总医院）骨科派出张志成医师，护士殷飒、张晶、刘剑华，后期护士长梁瑛琳进驻小汤山医院，为期2个月。

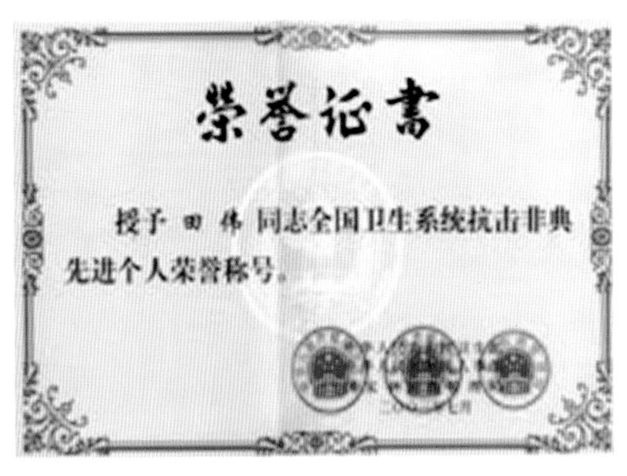
荣誉证书

授予 田伟 同志全国卫生系统抗击非典先进个人荣誉称号。

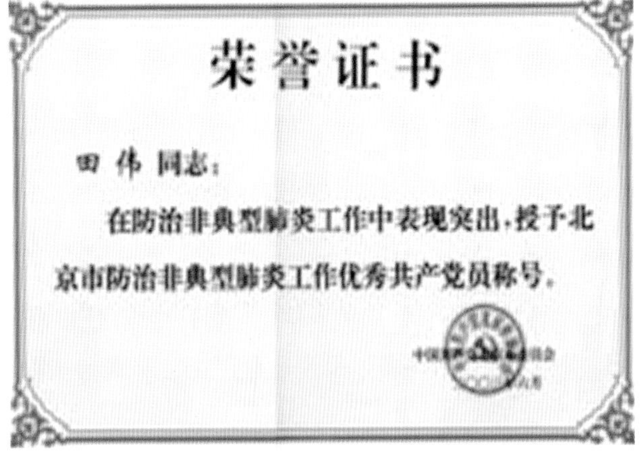
荣誉证书

田伟同志：

在防治非典型肺炎工作中表现突出，授予北京市防治非典型肺炎工作优秀共产党员称号。

图4-86　田伟院长在抗击非典时期获得的荣誉证书

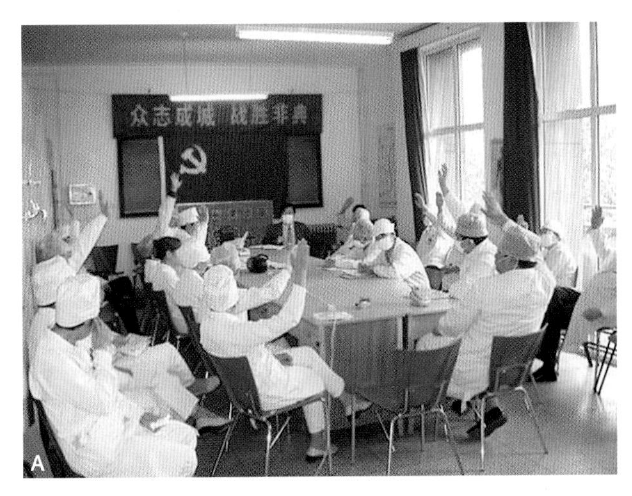

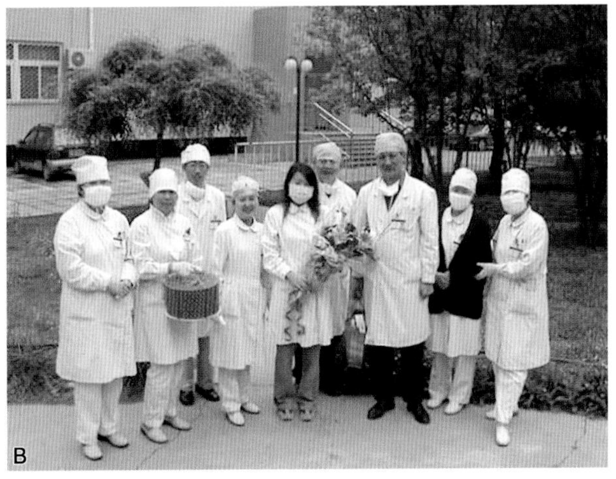

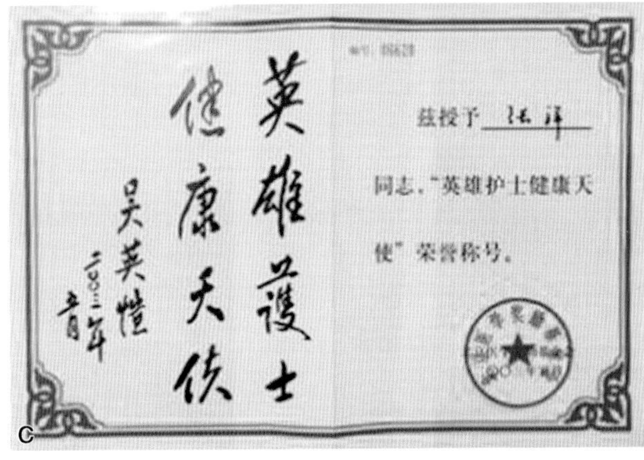
英雄护士
健康天使
吴英恺

兹授予 同志，“英雄护士健康天使”荣誉称号。

C

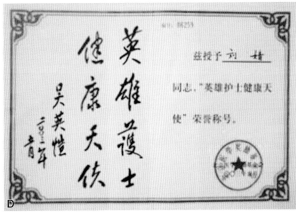
英雄护士
健康天使
吴英恺

兹授予 同志，“英雄护士健康天使”荣誉称号。

D

图4-87　北京各医院医务工作者在抗非典时期奋斗在一线及获得的荣誉证书

在2003年非典疫情的博弈中，北京协和医院、北京大学人民医院、北京大学第三医院义无反顾地冲在抗击非典的最前沿，为北京市取得抗击非典斗争阶段性重大胜利争取了时间，创伤骨科的全体医务人员用积极实际行动与非典疫情战斗，用生命维护着自己的职业尊严。在抗击非典的过程中，来自骨科的护士们也同样表现出色，同全国的医务工作者一道，奋斗在抗击疫情的第一线，为最终赢得这场没有硝烟的战争做出了突出贡献（图4-87）！

四、其他救灾

1. 河南抗洪救灾　1975年8月上旬，河南中原地区发生历史上罕见的特大洪水。解放军总医院第七医学中心（原陆军总医院）时述山主任担任医疗队队长，于8月19日赴河南郾城和舞阳县灾区，执行抗洪救灾医疗保障任务。

2. 大兴安岭火灾　1987年，北京积水潭医院李锦涛参加大兴安岭火灾北京市医疗队，任副队长，历时3个月，受到北京市表彰。

3. 南斯拉夫大使馆袭击事件　1999年北京时间8日早5时45分，以美国为首的北约使用3枚导弹悍然袭击我驻南斯拉夫大使馆，造成数十人受伤，馆舍严重毁坏。北京医院薛庆云教授积极响应国家号召，主动请缨赴南斯拉夫组织抢险救援工作（图4-88）。

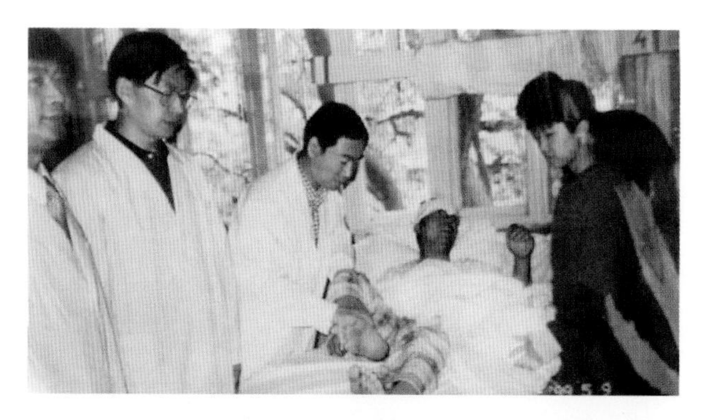

图4-88　北京医院薛庆云教授参加1999年驻南斯拉夫大使馆遭轰炸后抢救工作

4. 河南义马大爆炸　2019年7月19日17时45分，河南省三门峡义马市义马气化工厂发生爆炸事故，截至20日17时，事故造成15人死亡，15人重伤，部分群众受轻微伤，伤者多为爆震伤。爆炸事故发生

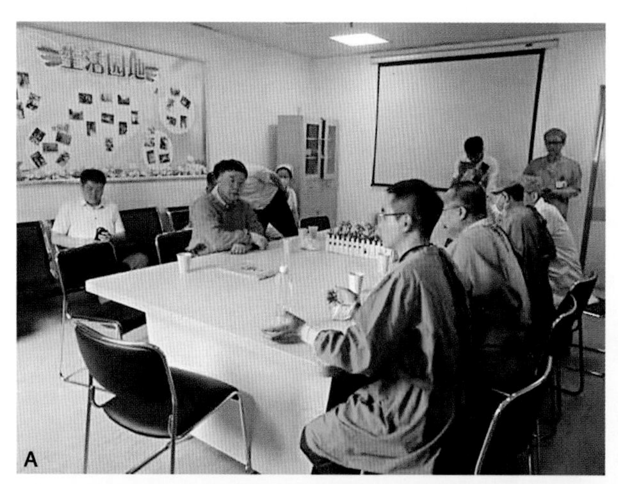

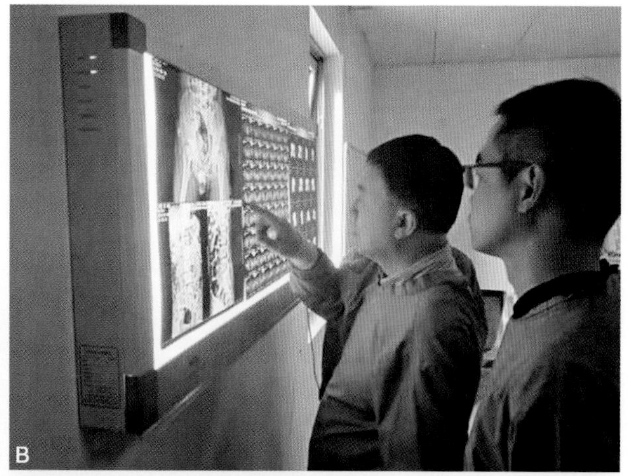

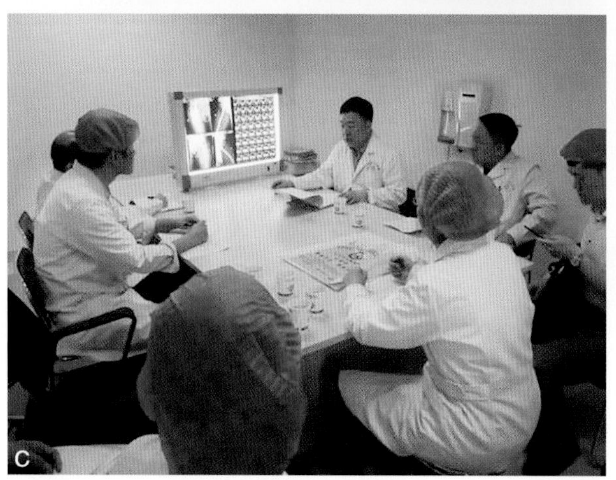

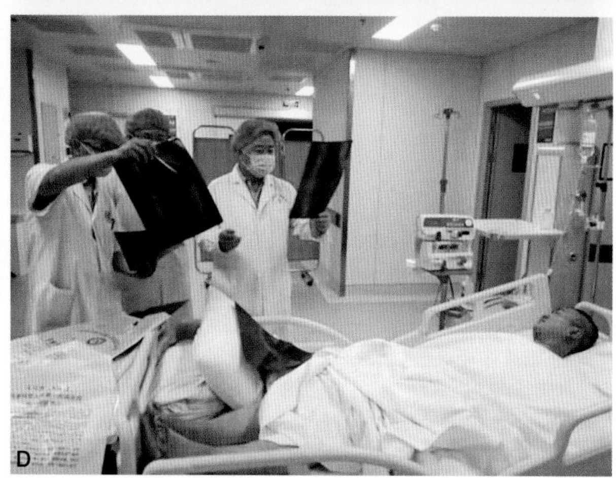

图4-89　张英泽院士在河南组织专家探讨伤员的病情并指导制订治疗方案

后，国家卫健委快速派出卫生应急办公室有关负责人和两批国家医疗卫生应急专家赶赴当地，加强救治力量。河北医科大学第三医院张英泽院士，积极响应国家号召，在爆炸发生后即刻赶往河南，组织当地医生一起探讨伤员的病情、制定最终治疗方案，对伤员逐一会诊评估，实施一人一策，全力救治（图4-89）。

（杨惠林　宋朝晖　沈慧勇）

参考文献

[1] 周总理与邢台地震——视察邢台地震灾区纪实. 邢台地震信息网. 2009-6-11[引用日期2013-06-7]. http://www.xt.eq-he.ac.cn/dzxc/zzlyxt2_1.html.

[2] 芦山7.0级地震已致196人遇难21人失踪. 腾讯[引用日期2013-04-25]. http://news.qq.com/a/20130424/001119.htm.

[3] 1996年：丽江发生7级地震. 腾讯网[引用日期2015-04-21]. http://news.qq.com/a/20090727/000576.htm.

[4] 河北张北县余震区发生5级以上地震可能性不大. 中国新闻网[引用日期2012-03-05]. http://news.qq.com/a/20120305/001239.htm.

[5] 河南三门峡义马气化厂爆炸事故已造成12人死亡. 新华网[引用日期2019-07-20]. http://xhpfmapi.zhongguowangshi.com/vh512/share/6346713? channel = weixin.

[6] 河南义马气化厂爆炸事故已致10死19重伤5人失联. 新浪[引用日期2019-07-20]. https://news.sina.com.cn/c/2019-07-20/doc-ihytcerm4927539.shtml

第五章

中国港澳台地区骨科发展及海峡两岸骨科学术交流

第一节　中国香港地区骨科发展简史及成果

中国香港地区背靠祖国，一直担当超级联系人的角色；在骨科临床及研究方面，不单很早就与国际接轨，而且还积极参与国际骨科学术组织的领导层，推动中国香港地区及内地骨科医生和研究人员走向世界。

一、中国香港地区骨科发展概述

1951 年，Hodgson 从英国抵达中国香港，开始在香港大学普外科内的骨科单位工作，打开了中国香港地区骨科历程的第一页。当时香港地区的骨结核比较普遍，Hodgson 致力发展前路脊柱清创及融合术，治愈许多患者，1960 年在 JBJS 发表研究成果，前路融合术被雅称为“香港手术”，中国香港地区的骨科水平在国际骨科界崭露头角。脊髓灰质炎（小儿麻痹症）是香港地区当时另一主要病种，Hodgson 四处游说筹款，1955 年在大口环开办儿童复康院，1968 年扩充及加建手术套间，后易名根德公爵夫人儿童骨科医院。小儿骨科手术治疗和康复在此发扬光大，加上脊柱结核手术，多年来吸引了世界各地过百名的医生前来进修半年至一年，当中不乏后来在英、美等地成为骨科名人的教授。之后香港大学的邱明才等发明了一种新的治疗骨结核脊柱畸形的方法，具体是在畸形处截骨松解，然后用颅环骨盘外固定架慢慢牵引作矫形，成功矫正严重脊柱畸形。邱明才又采用钛网内植物前路脊柱固定，目前已经成为常用的内植物。20 世纪 70 年代中国香港地区工业腾飞，手外伤频发，邱明才积极发展手外科。早在 1975 年，梁秉中进行了中国香港地区首例手部再植手术，并发表了许多关于脚趾转移到手的应用和烧伤的手部重建的论文。周肇平在海外受训后回香港地区从事手外科，1977 年，成功进行首例拇指断指再植，后再创全球成功吻合最细血管纪录。熊良俭在 1987 年将再植服务发展成“手外科团队”，后来由何百昌发扬光大，并成为国际上肢内窥镜和关节镜手术的先驱。

20 世纪 90 年代中国香港地区经济高速增长，医疗拨款也相应增加，培育了许多研究生及协助做出许多基础科研成果。21 世纪初中国香港地区骨科的亚专业分科更加详细，腔镜和关节镜发展进入高速阶段，骨科得到了进一步发展。香港中文大学的梁国穗参与设计亚洲型伽马钉，近年来积极发展微创手术，即计算机导航与自动化辅助创伤骨科手术，取得了很大进展。许多前来学习的骨科医生在梁国穗教授的培训下大有裨益，至今已有 6 000 余名各地人士参加过梁教授的研习班和工作坊。

在运动医学方面，陈启明先后建立了亚洲运动医学联会（AFSM）（1990）、亚太骨科运动医学学会（APOSSM，后更名为 APKASS）（1995），并担任了国际运动医学联会（FIMS）的第一位亚裔会长（2002），为中国以至亚洲运动医学的发展奠定了坚实的基础。容树恒继续团结亚太地区膝关节外科、关节镜及运动医学学术界，拓展 APKASS 与欧洲美洲等地运动医学及关节镜联会合作，推动国际骨科运动医学与关节镜外科论坛（IFOSMA）在中国各地举行。

华裔骨科学会（CSOS）和国际华人骨研学会（ICMRS）的创立（1994），全球华裔骨科医生、科学家以及其他骨科相关人员在国际舞台上渐领风骚。陈启明和秦岭曾分别就任 CSOS（2006）和 ICMRS（2009）轮任主席，并在 2013 年推动两个学会创办第一份有关转化医学的国际学术期刊 *Journal of Ortho-*

paedic Translation（JOT）。JOT 成功在 2017 年登录于科学引文索引（SCI）上，翌年跃升至期刊引证报告（JCR）骨科类别前列，是中国骨科国际学术期刊的翘楚。与此同时，香港中文大学和多家国际知名大学如美国斯坦福大学、瑞典卡罗林斯卡学院等创立了肌肉骨骼再生研究网络学会（MRN），进一步推广国际研究合作的发展。秦岭在镁制固定物方面的跨学科研究得到不少国际奖项，黄国全在骨肿瘤外科与计算器导航手术方面开创先河；梁国穗引入和进一步开发震动治疗预防老年脆性骨折，郑振耀在青少年脊柱侧弯方面与南京和加拿大团队的综合研究也开拓了新的领域。随着再生医学专家段崇智出任香港中文大学校长（2018），再生医学在骨科的应用得到更全面的支持，李刚、李光申等兼具骨科医生和干细胞科学家资历的专家开展了干细胞在骨科临床应用的研究。

二、中国香港地区骨科医学会（HKOA）

中国香港骨科医学会的前身——香港骨科俱乐部，成立于 1962 年 9 月，由 7 位杰出的香港地区专职骨科医生建立。1965 年 11 月 4 日，中国香港骨科医学会正式成立，召开第一次会议。自 1981 年以来，中国香港医学会定期举办年会，学术交流和培训活动，提供研究基金，推动中国香港骨科医学的发展。同时，为亚太各地区优秀骨科医生及学者提供交流机会及奖学金，促进本地与亚太各地区的骨科协会进行交流。中国香港骨科医学会也为学会成员（和其家庭成员）组织社交活动，例如赛龙舟、家庭与运动日、高尔夫球日，及组队参与中国香港乐施毅徒步活动。

三、中国香港骨科医学院（HKCOS）

1987 年 4 月 30 日，中国香港骨科医学院成立。1993 年，中国香港骨科医学院随香港医学专科学院成立，成为专科学院下的 12 个分学科之一，也是中国香港地区首批成立的专科学院之一。

中国香港骨科医学院是一个负责设置骨科培训标准，授权骨科教育课程及主持专业技术考核的官方法定机构。除此之外，中国香港骨科医学院与中国香港骨科医学会携手，在全球范围内，竭诚致力于促进中国香港地区骨科事业的繁荣发展。

为了保证教学质量，学院坚持不断创新，追求卓越。随着全球骨科医学概念与技术不断创新，例如专科分项、微创技术和计算机辅助手术等，学院亦与时俱进，不断更新课程内容。

骨科发展日新月异，中国香港骨科医学院深感继续教育和知识技术更新对骨科医生的重要性。为此，学院为所有在港执业的注册骨科医生提供专业的深造教育。

四、骨科医生培训项目

中国香港地区最初的骨科专科培训沿用英国体制，无论是在培训内容还是在专业资格认证方面。医生不仅要具有丰富的海外临床经验，而且要通过严格的考核。

自 1960—1984 年，中国香港骨科培训课程需符合英国皇家外科医学院原始的考试要求。1984—1991 年，澳洲皇家医学院取代了英国皇家外科医学院举办专业资质考试的角色。1991—1996 年，中国香港骨科医学院取代了澳洲皇家医学院。1997 年至今，中国香港骨科医学院与英国爱丁堡皇家外科学院携手，共同主持中国香港骨科专业资质考试。

五、服务社会

中国香港地区的骨科医生除了门诊和手术之外，还积极走进小区，服务市民。

在 20 世纪 90 年代，中国内地仍处于快速发展的初期，许多地区都缺乏骨科护理。中国香港地区骨科医生，在对同胞的热情驱使下，义务组成“关怀行动”到贫困地区为患者提供骨科护理，并且培训当地医护人员，令当地医护水平得到可持续的发展（图 5-1、图 5-2）。

中国香港地区骨科医护人员一直为国内许多

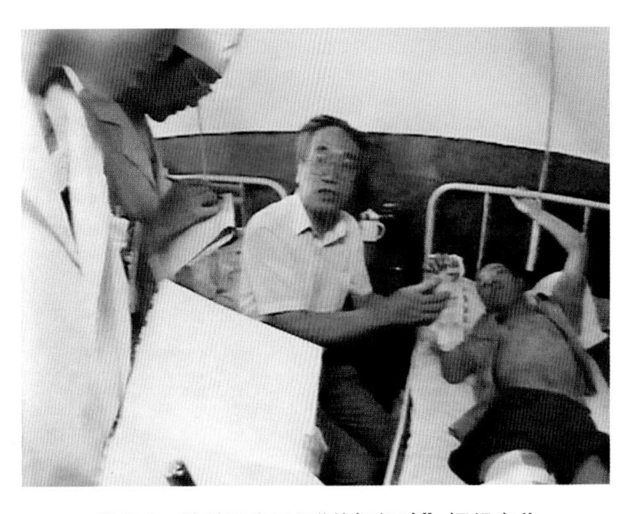

图 5-1　骨科医生开展“关怀行动”，探望患儿

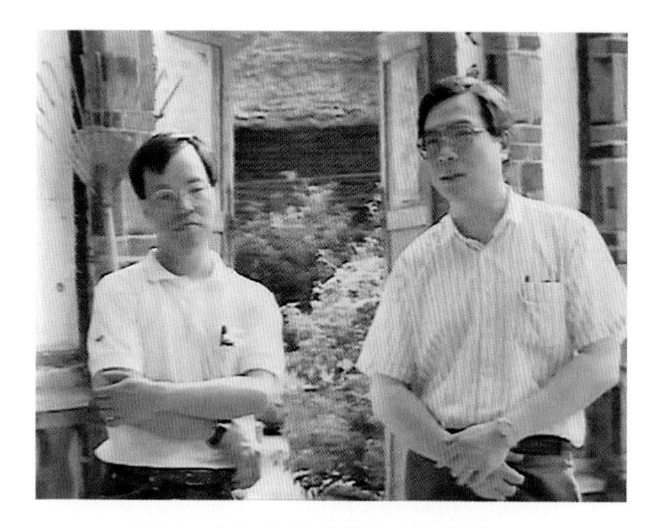

图 5-2　参加残疾“关怀行动”的骨科医生

人道救援工作提供支持。在四川汶川大地震后组成的“站起来”计划就是其中之一，为伤者提供复康器材和疗程，并促进骨科护理的进一步发展（图 5-3、图 5-4）。

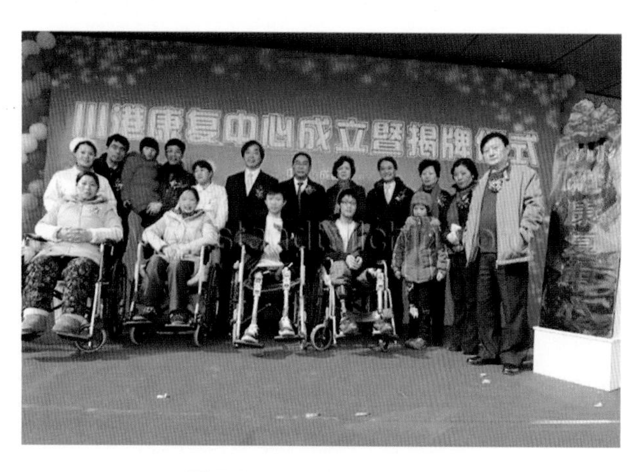

图 5-3　川港康复中心成立

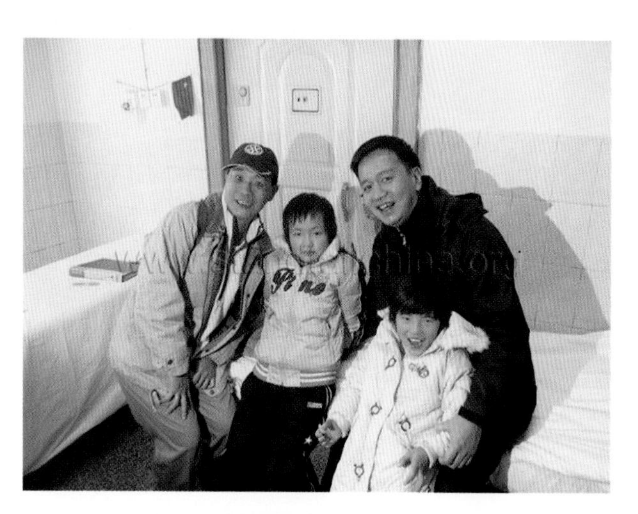

图 5-4　骨科容树恒医生与患儿合影

在小区保健工作方面，中国香港骨科医生也是义不容辞，提供包括健康教育、义诊、驻场医疗支持等服务，又捐赠医疗设备予社福机构，积极回馈社会造福人群（图 5-5~图 5-8）。

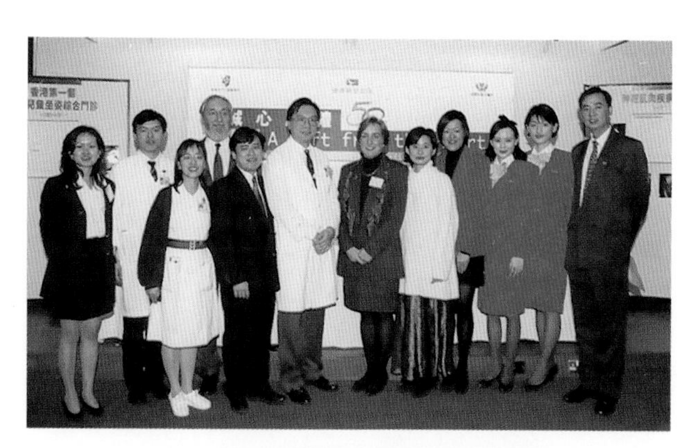

图 5-5　Wheelchair Bank 成立合影

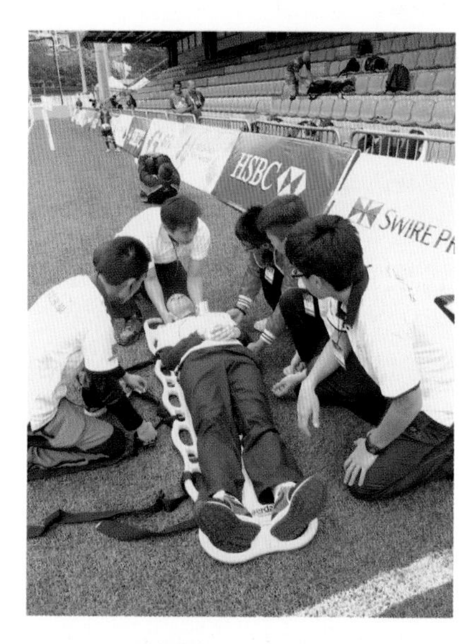

图 5-6　骨科医生进行驻场医疗服务

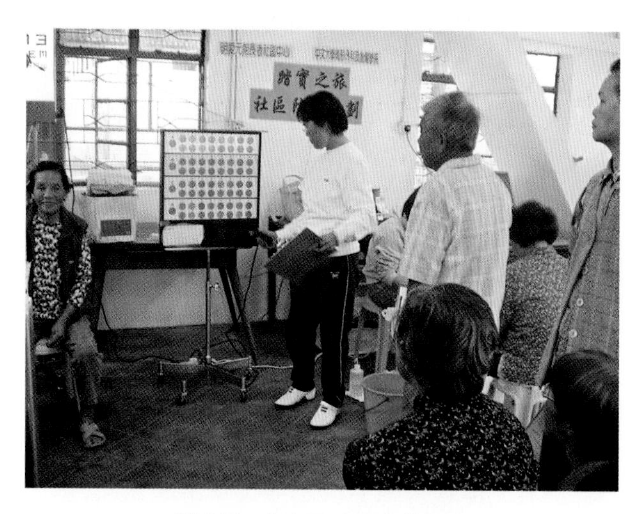

图 5-7　在小区开展宣传教育

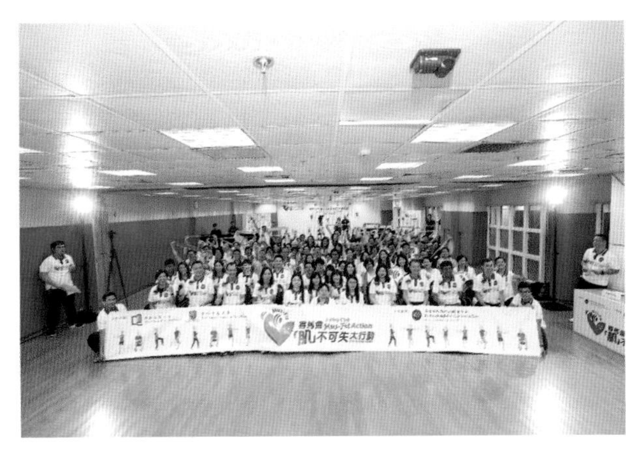

图 5-8　骨科医生进行公众教育

六、高影响因子文章

1. *Ihh* 点突变使 IHH 信号作用强度和范围改变而导致指型异常　A1 型短指(趾)症(BDA1)是第一种被发现的符合孟德尔遗传规律的常染色体显性遗传病，主要表现为患者的中间指(趾)节缩短，甚至与远端指(趾)节融合。科研人员通过对短指(趾)小鼠模型的“体内”和细胞的“体外”研究，发现了 A1 型短指(趾)症致病基因 *IHH* 的点突变，造成骨骼组织中 Hedgehog 信号能力和信号范围发生改变，最终导致中间指(趾)节的严重缩短甚至消失。该研究成果不仅清晰地阐述了 A1 型短指(趾)症发生的分子机制，而且发现 *IHH* 基因可能参与指骨的早期发育调控，开拓了 *IHH* 基因在骨骼生长发育中新的角色，为现代遗传发育生物学增添新的内容，对肢体和骨骼发育生物学有着重要的意义，也为相关骨骼疾病的科学研究和临床诊断提供了有力依据。该研究于 2009 年发表于 *Nature*(图 5-9)。

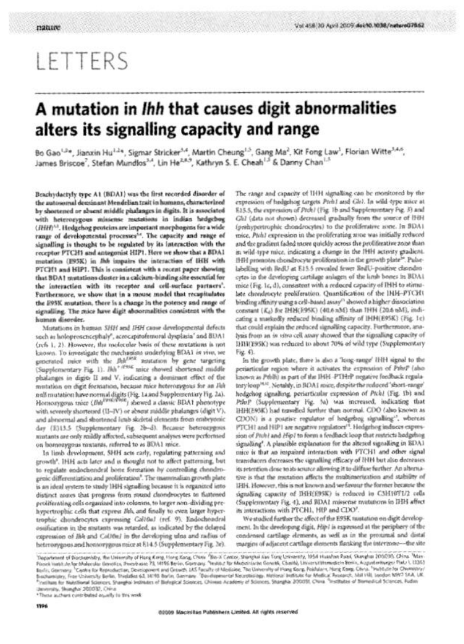

nature　Vol 458|30 April 2009|doi:10.1038/nature07862

LETTERS

A mutation in *Ihh* that causes digit abnormalities alters its signalling capacity and range

Bo Gao[1,2*], Jianxin Hu[1,2*], Sigmar Stricker[3,4], Martin Cheung[1,5], Gang Ma[2], Kit Fong Law[1], Florian Witte[3,4,6], James Briscoe[7], Stefan Mundlos[3,4], Lin He[2,8,9], Kathryn S. E. Cheah[1,5] & Danny Chan[1,5]

图 5-9　“A mutation in Ihh that causes digit abnormalities alters its signalling capacity and range”发表于 2009 年 *Nature*

2. 一种靶向骨形成面的递送系统，有利于基于 RNAi 的合成代谢治疗　20 世纪 80 年代以来，中国传统医药在拥有大量临床实践和丰富诊疗经验的基础上，开展了一系列有关骨质疏松的理论和临床研究，并取得重大进展。香港中文大学秦岭教授团队多年来潜心于研究传统中医药淫羊藿对骨质疏松症的防治作用，为传统中医药的临床应用提供了坚实的科学理论基础。此研究论文阐述了较传统的口服方式而言，承载植物分子淫羊藿素的新型骨靶向递送系统可有效地将有效物质淫羊藿素靶至骨表面。该研究从表征及机制方面证实了淫羊藿素骨靶向递送系统可以通过抑制骨吸收和促进骨形成的方式，有效地维持雌激素缺损型小鼠松质骨的质量。该研究为此新型淫羊藿素骨靶向递送系统作为预防骨质疏松症的辅助疗法提供了坚实的依据，同时为将来的淫羊藿素以及靶向治疗在骨骼肌疾病中的研究及应用提供相关参考。该研究于 2012 年发表于 *Nature Medicine*(图 5-10)。

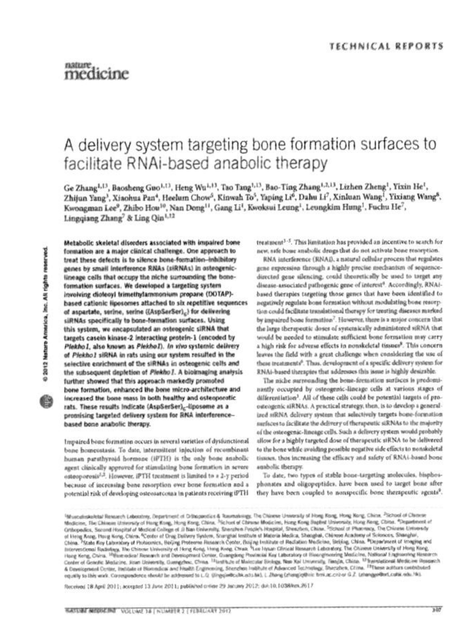

TECHNICAL REPORTS

nature medicine

A delivery system targeting bone formation surfaces to facilitate RNAi-based anabolic therapy

Ge Zhang[1,13], Baosheng Guo[1,13], Heng Wu[1,13], Tao Tang[1,13], Bao-Ting Zhang[1,2,13], Lizhen Zheng[1], Yixin He[1], Zhijun Yang[3], Xiaohua Pan[4], Heelum Chow[5], Kinwah To[5], Yaping Li[6], Dahu Li[7], Xinluan Wang[1], Yixiang Wang[8], Kwongman Lee[9], Zhibo Hou[10], Nan Dong[11], Gang Li[1], Kwoksui Leung[1], Leungkim Hung[1], Fuchu He[7], Lingqiang Zhang[7] & Ling Qin[1,12]

图 5-10　“A delivery system targeting bone formation surfaces to facilitate RNAi-based anabolic therapy”于 2012 年发表于 *Nat Med* 18 卷第 2 期

3. 椎间盘退化与碳水化合物磺基转移酶 3 相关　腰椎间盘退变(LDD)与遗传和环境因素有关，影响着全世界许多人。LDD 的一个特征是椎间盘髓核中蛋白质多糖和水分的丢失。虽然已有一些遗传决定因素被报道，但 LDD 的病因还不清楚。研究报告了共有 32 642 名受试者，包括 4 043 例 LDD 病例和 28 599 名对照者的连锁和关联研究的结果。研究发现糖硫转移酶 3(*CHST 3*)是一种催化蛋白多糖硫酸化的酶，是 LDD 的易感基因。华南家庭数据集显示全基因组连锁峰的最强值出现在 *CHST 3* 附近，而在使用多种族群体队列进行的 Meta 分析中，在 rs 4148941 上观察到了全基因组的关联。rs4148941 位于潜在的 microRNA-513a-5p(miR-513a-5p)结合位点。rs4148941 易感等位基因(A 等位基因)转录的 miR-513a-5p 与其他等位基因转录本的相互作用在体外增强。此外，携带 rs 4148941 A 等位基因的人椎间盘细胞 CHST 3 mRNA 的表达明显降低。总之，该研究数据为 LDD 的病因学提供了新的见解，暗示了遗传风险因子和 miRNA 之间的相互作用。该研究于 2013 年发表于 *J Clin Invest*(图 5-11)。

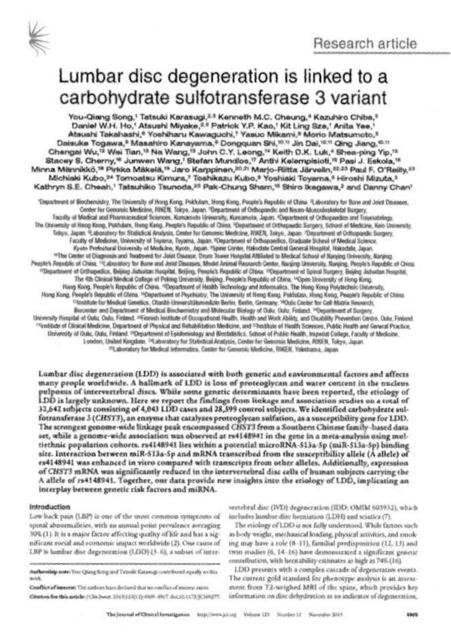
Research article

Lumbar disc degeneration is linked to a carbohydrate sulfotransferase 3 variant

You-Qiang Song,[1] Tatsuki Karasugi,[2,3] Kenneth M.C. Cheung,[4] Kazuhiro Chiba,[5] Daniel W.H. Ho,[1] Atsushi Miyake,[2,6] Patrick Y.P. Kao,[1] Kit Ling Sze,[1] Anita Yee,[1] Atsushi Takahashi,[6] Yoshiharu Kawaguchi,[7] Yasuo Mikami,[8] Morio Matsumoto,[5] Daisuke Togawa,[9] Masahiro Kanayama,[9] Dongquan Shi,[10,11] Jin Dai,[10,11] Qing Jiang,[10,11] Chengai Wu,[12] Wei Tian,[13] Na Wang,[13] John C.Y. Leong,[14] Keith D.K. Luk,[4] Shea-ping Yip,[15] Stacey S. Cherny,[16] Junwen Wang,[1] Stefan Mundlos,[17] Anthi Kelempisioti,[18] Pasi J. Eskola,[18] Minna Männikkö,[18] Pirkka Mäkelä,[19] Jaro Karppinen,[20,21] Marjo-Riitta Järvelin,[22,23] Paul F. O'Reilly,[23] Michiaki Kubo,[24] Tomoatsu Kimura,[7] Toshikazu Kubo,[8] Yoshiaki Toyama,[5] Hiroshi Mizuta,[3] Kathryn S.E. Cheah,[1] Tatsuhiko Tsunoda,[25] Pak-Chung Sham,[16] Shiro Ikegawa,[2] and Danny Chan[1]

[1]Department of Biochemistry, The University of Hong Kong, Pokfulam, Hong Kong, People's Republic of China. [2]Laboratory for Bone and Joint Diseases, Center for Genomic Medicine, RIKEN, Tokyo, Japan. [3]Department of Orthopaedic and Neuro-Musculoskeletal Surgery, Faculty of Medical and Pharmaceutical Sciences, Kumamoto University, Kumamoto, Japan. [4]Department of Orthopaedics and Traumatology, The University of Hong Kong, Pokfulam, Hong Kong, People's Republic of China. [5]Department of Orthopaedic Surgery, School of Medicine, Keio University, Tokyo, Japan. [6]Laboratory for Statistical Analysis, Center for Genomic Medicine, RIKEN, Tokyo, Japan. [7]Department of Orthopaedic Surgery, Faculty of Medicine, University of Toyama, Toyama, Japan. [8]Department of Orthopaedics, Graduate School of Medical Science, Kyoto Prefectural University of Medicine, Kyoto, Japan. [9]Spine Center, Hakodate Central General Hospital, Hakodate, Japan. [10]The Center of Diagnosis and Treatment for Joint Disease, Drum Tower Hospital Affiliated to Medical School of Nanjing University, Nanjing, People's Republic of China. [11]Laboratory for Bone and Joint Diseases, Model Animal Research Center, Nanjing University, Nanjing, People's Republic of China. [12]Department of Orthopedics, Beijing Jishuitan Hospital, Beijing, People's Republic of China. [13]Department of Spinal Surgery, Beijing Jishuitan Hospital, The 4th Clinical Medical College of Peking University, Beijing, People's Republic of China. [14]Open University of Hong Kong, Hong Kong, People's Republic of China. [15]Department of Health Technology and Informatics, The Hong Kong Polytechnic University, Hong Kong, People's Republic of China. [16]Department of Psychiatry, The University of Hong Kong, Pokfulam, Hong Kong, People's Republic of China. [17]Institute for Medical Genetics, Charité-Universitätsmedizin Berlin, Berlin, Germany. [18]Oulu Center for Cell-Matrix Research, Biocenter and Department of Medical Biochemistry and Molecular Biology of Oulu, Oulu, Finland. [19]Department of Surgery, University Hospital of Oulu, Oulu, Finland. [20]Finnish Institute of Occupational Health, Health and Work Ability, and Disability Prevention Centre, Oulu, Finland. [21]Institute of Clinical Medicine, Department of Physical and Rehabilitation Medicine, and [22]Institute of Health Sciences, Public Health and General Practice, University of Oulu, Oulu, Finland. [23]Department of Epidemiology and Biostatistics, School of Public Health, Imperial College, Faculty of Medicine, London, United Kingdom. [24]Laboratory for Statistical Analysis, Center for Genomic Medicine, RIKEN, Tokyo, Japan. [25]Laboratory for Medical Informatics, Center for Genomic Medicine, RIKEN, Yokohama, Japan.

Lumbar disc degeneration (LDD) is associated with both genetic and environmental factors and affects many people worldwide. A hallmark of LDD is loss of proteoglycan and water content in the nucleus pulposus of intervertebral discs. While some genetic determinants have been reported, the etiology of LDD is largely unknown. Here we report the findings from linkage and association studies on a total of 32,642 subjects consisting of 4,043 LDD cases and 28,599 control subjects. We identified carbohydrate sulfotransferase 3 (*CHST3*), an enzyme that catalyzes proteoglycan sulfation, as a susceptibility gene for LDD. The strongest genome-wide linkage peak encompassed *CHST3* from a Southern Chinese family-based data set, while a genome-wide association was observed at rs4148941 in the gene in a meta-analysis using multiethnic population cohorts. rs4148941 lies within a potential microRNA-513a-5p (miR-513a-5p) binding site. Interaction between miR-513a-5p and mRNA transcribed from the susceptibility allele (A allele) of rs4148941 was enhanced in vitro compared with transcripts from other alleles. Additionally, expression of *CHST3* mRNA was significantly reduced in the intervertebral disc cells of human subjects carrying the A allele of rs4148941. Together, our data provide new insights into the etiology of LDD, implicating an interplay between genetic risk factors and miRNA.

Introduction

Low back pain (LBP) is one of the most common symptoms of spinal abnormalities, with an annual point prevalence averaging 30% (1). It is a major factor affecting quality of life and has a significant social and economic impact worldwide (2). One cause of LBP is lumbar disc degeneration (LDD) (3–6), a subset of intervertebral disc (IVD) degeneration (IDD; OMIM 603932), which includes lumbar disc herniation (LDH) and sciatica (7).

The etiology of LDD is not fully understood. While factors such as body weight, mechanical loading, physical activities, and smoking may have a role (8–11), familial predisposition (12, 13) and twin studies (6, 14–16) have demonstrated a significant genetic contribution, with heritability estimates as high as 74% (16).

LDD presents with a complex cascade of degenerative events. The current gold standard for phenotype analysis is an assessment from T2-weighed MRI of the spine, which provides key information on disc dehydration as an indicator of degeneration,

Authorship note: You-Qiang Song and Tatsuki Karasugi contributed equally to this work.

Conflict of interest: The authors have declared that no conflict of interest exists.

Citation for this article: *J Clin Invest*. 2013;123(11):4909–4917. doi:10.1172/JCI69277.

The Journal of Clinical Investigation　http://www.jci.org　Volume 123　Number 11　November 2013　4909

图 5-11 "Lumbar disc degeneration is linked to a carbohydrate sulfotransferase 3 variant"发表于 2013 年 *J Clin Invest*

4. 在肌源性分化和肌肉再生过程中，lncRNA Dum 与 Dnmts 相互作用调节 Dppa2 的表达　研究显示长链非编码 RNA (lncRNA)在染色质水平调控基因表达，但对其如何调控 DNA 甲基化还知之甚少。该研究在骨骼肌成肌细胞中鉴定到了一个 lncRNA，Dum[developmental pluripotency-associated 2 (Dppa2) Upstream binding Muscle lncRNA]，其表达在体内/体外肌肉生成过程中受到紧密调控。在肌肉分化过程中 Dum 启动子被 MyoD 结合并且其转录被激活。功能学实验结果显示 Dum 能够促进成肌细胞分化及损伤诱导的肌肉再生。分子机制方面，研究发现 Dum 通过反式调控招募 Dnmt1、Dnmt3a 和 Dnmt3b 到其附近的 Dppa2 基因位点并沉默 Dppa2 的表达，并且 Dum/Dppa2 的相互作用依赖于 Dum 位点和 Dppa2 启动子区域的染色体折叠。总而言之该研究鉴定到一个新的和 Dnmts 相互作用的 lncRNA，并发现它在肌肉生成中的调控作用(图 5-12)。

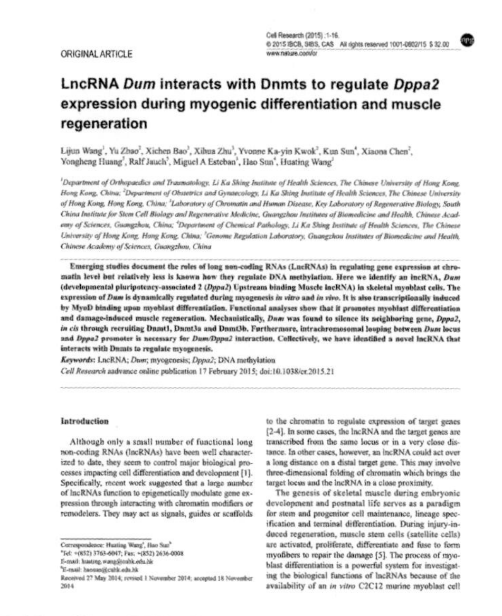
Cell Research (2015) :1-16.
© 2015 IBCB, SIBS, CAS　All rights reserved 1001-0602/15 $ 32.00
www.nature.com/cr

ORIGINAL ARTICLE

LncRNA *Dum* interacts with Dnmts to regulate *Dppa2* expression during myogenic differentiation and muscle regeneration

Lijun Wang[1], Yu Zhao[2], Xichen Bao[3], Xihua Zhu[3], Yvonne Ka-yin Kwok[2], Kun Sun[4], Xiaona Chen[2], Yongheng Huang[2], Ralf Jauch[5], Miguel A Esteban[3], Hao Sun[4], Huating Wang[1]

[1]Department of Orthopaedics and Traumatology, Li Ka Shing Institute of Health Sciences, The Chinese University of Hong Kong, Hong Kong, China; [2]Department of Obstetrics and Gynaecology, Li Ka Shing Institute of Health Sciences, The Chinese University of Hong Kong, Hong Kong, China; [3]Laboratory of Chromatin and Human Disease, Key Laboratory of Regenerative Biology, South China Institute for Stem Cell Biology and Regenerative Medicine, Guangzhou Institutes of Biomedicine and Health, Chinese Academy of Sciences, Guangzhou, China; [4]Department of Chemical Pathology, Li Ka Shing Institute of Health Sciences, The Chinese University of Hong Kong, Hong Kong, China; [5]Genome Regulation Laboratory, Guangzhou Institutes of Biomedicine and Health, Chinese Academy of Sciences, Guangzhou, China

Emerging studies document the roles of long non-coding RNAs (LncRNAs) in regulating gene expression at chromatin level but relatively less is known how they regulate DNA methylation. Here we identify an lncRNA, *Dum* (developmental pluripotency-associated 2 (*Dppa2*) Upstream binding Muscle lncRNA) in skeletal myoblast cells. The expression of *Dum* is dynamically regulated during myogenesis *in vitro* and *in vivo*. It is also transcriptionally induced by MyoD binding upon myoblast differentiation. Functional analyses show that it promotes myoblast differentiation and damage-induced muscle regeneration. Mechanistically, *Dum* was found to silence its neighboring gene, *Dppa2*, *in cis* through recruiting Dnmt1, Dnmt3a and Dnmt3b. Furthermore, intrachromosomal looping between *Dum* locus and *Dppa2* promoter is necessary for *Dum*/*Dppa2* interaction. Collectively, we have identified a novel lncRNA that interacts with Dnmts to regulate myogenesis.

Keywords: LncRNA; *Dum*; myogenesis; *Dppa2*; DNA methylation

Cell Research aadvance online publication 17 February 2015; doi:10.1038/cr.2015.21

Introduction

Although only a small number of functional long non-coding RNAs (lncRNAs) have been well characterized to date, they seem to control major biological processes impacting cell differentiation and development [1]. Specifically, recent work suggested that a large number of lncRNAs function to epigenetically modulate gene expression through interacting with chromatin modifiers or remodelers. They may act as signals, guides or scaffolds to the chromatin to regulate expression of target genes [2-4]. In some cases, the lncRNA and the target genes are transcribed from the same locus or in a very close distance. In other cases, however, an lncRNA could act over a long distance on a distal target gene. This may involve three-dimensional folding of chromatin which brings the target locus and the lncRNA in a close proximity.

The genesis of skeletal muscle during embryonic development and postnatal life serves as a paradigm for stem and progenitor cell maintenance, lineage specification and terminal differentiation. During injury-induced regeneration, muscle stem cells (satellite cells) are activated, proliferate, differentiate and fuse to form myofibers to repair the damage [5]. The process of myoblast differentiation is a powerful system for investigating the biological functions of lncRNAs because of the availability of an *in vitro* C2C12 murine myoblast cell

Correspondence: Huating Wang[a], Hao Sun[b]
[a]Tel: +(852) 3763-6047; Fax: +(852) 2636-0008
E-mail: huating.wang@cuhk.edu.hk
[b]E-mail: haosun@cuhk.edu.hk
Received 27 May 2014; revised 1 November 2014; accepted 18 November 2014

图 5-12 "LncRNA Dum interacts with Dnmts to regulate Dppa2 expression during myogenic differentiation and muscle regeneration"于 2015 年发表于 *Cell Res* 25 卷第 3 期

5. LINC-YY1 通过与转录因子 YY1 相互作用促进肌源性分化和肌肉再生　目前学术界对骨骼肌生成过程中长链非编码 RNA 的功能及相关机制的认知还十分有限。在小鼠成肌细胞中我们发现在转录因子 Yin Yang1(YY1)的启动子区域能够转录生成一个长链非编码 RNA Linc-YY1 并且 Linc-YY1 在体内/体外肌肉生成过程中受到紧密调控。在 C2C12 成肌细胞及原代肌肉卫星细胞中的功能缺失或获得实验显示 Linc-YY1 能够调控肌肉分化及损伤诱导的肌肉再生。Linc-YY1 通过其中间的结构域与 YY1 相互作用并阻止 YY1/PRC2 抑制复合物结合到 YY1 靶标基因的启动子区域，从而通过顺式调控激活靶标基因的表达。同时 Linc-YY1 也能调控不依赖于 PRC2 的 YY1 功能。研究团队在人成肌细胞中鉴定到了 Linc-YY1 的同源基因并且其功能也具有保守性，同时有许多人及小鼠的转录因子能够和长链非编码 RNA 结合并受其调控。总而言之，该研究鉴定到了一个新的调控骨骼肌生成的长链非编码 RNA Linc-YY1 并揭示了一个全新的 lincRNA 调控基因表达的分子机理(图 5-13)。

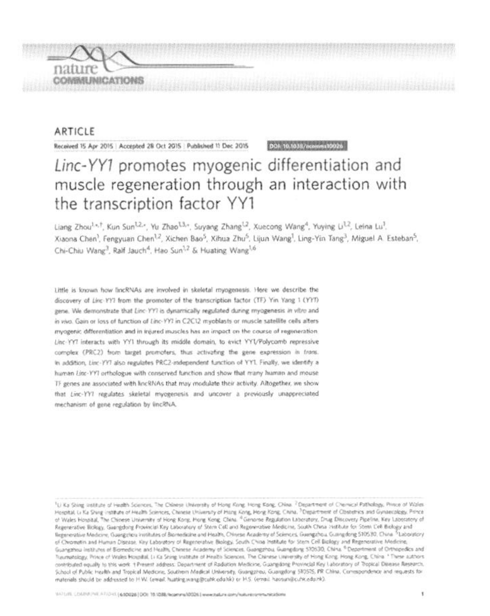
nature COMMUNICATIONS

ARTICLE

Received 15 Apr 2015 | Accepted 28 Oct 2015 | Published 11 Dec 2015

Linc-YY1 promotes myogenic differentiation and muscle regeneration through an interaction with the transcription factor YY1

Liang Zhou[1,*,†], Kun Sun[1,2,*], Yu Zhao[1,3,*], Suyang Zhang[1,2], Xuecong Wang[4], Yuying Li[1,2], Leina Lu[1], Xiaona Chen[1], Fengyuan Chen[1,2], Xichen Bao[5], Xihua Zhu[5], Lijun Wang[1], Ling-Yin Tang[3], Miguel A. Esteban[5], Chi-Chiu Wang[3], Ralf Jauch[4], Hao Sun[1,2] & Huating Wang[1,6]

Little is known how lincRNAs are involved in skeletal myogenesis. Here we describe the discovery of *Linc-YY1* from the promoter of the transcription factor (TF) Yin Yang 1 (YY1) gene. We demonstrate that *Linc-YY1* is dynamically regulated during myogenesis *in vitro* and *in vivo*. Gain or loss of function of *Linc-YY1* in C2C12 myoblasts or muscle satellite cells alters myogenic differentiation and in injured muscles has an impact on the course of regeneration. *Linc-YY1* interacts with YY1 through its middle domain, to evict YY1/Polycomb repressive complex (PRC2) from target promoters, thus activating the gene expression *in trans*. In addition, *Linc-YY1* also regulates PRC2-independent function of YY1. Finally, we identify a human *Linc-YY1* orthologue with conserved function and show that many human and mouse TF genes are associated with lincRNAs that may modulate their activity. Altogether, we show that *Linc-YY1* regulates skeletal myogenesis and uncover a previously unappreciated mechanism of gene regulation by lincRNA.

图 5-13　“Linc-YY1 promotes myogenic differentiation and muscle regeneration through an interaction with the transcription factor YY1”于 2015 年发表于 *Nat Commun* 6 卷

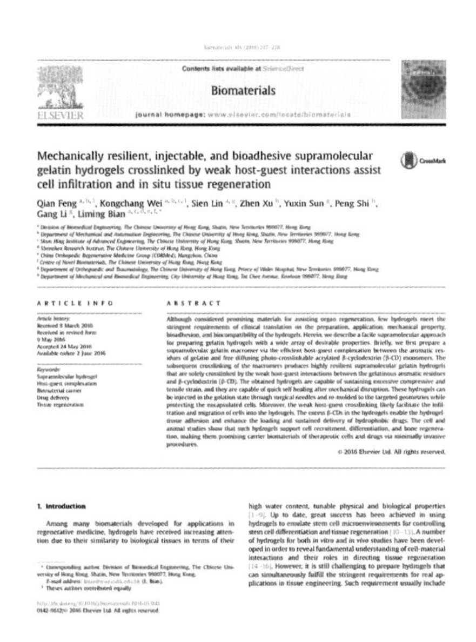
Contents lists available at ScienceDirect

Biomaterials

journal homepage: www.elsevier.com/locate/biomaterials

ELSEVIER

Mechanically resilient, injectable, and bioadhesive supramolecular gelatin hydrogels crosslinked by weak host-guest interactions assist cell infiltration and in situ tissue regeneration

Qian Feng, Kongchang Wei, Sien Lin, Zhen Xu, Yuxin Sun, Peng Shi, Gang Li, Liming Bian

ARTICLE INFO

Article history:
Received 8 March 2016
Received in revised form 9 May 2016
Accepted 24 May 2016
Available online 2 June 2016

Keywords:
Supramolecular hydrogel
Host-guest complexation
Biomaterial carrier
Drug delivery
Tissue regeneration

ABSTRACT

Although considered promising materials for assisting organ regeneration, few hydrogels meet the stringent requirements of clinical translation on the preparation, application, mechanical property, bioadhesion, and biocompatibility of the hydrogels. Herein, we describe a facile supramolecular approach for preparing gelatin hydrogels with a wide array of desirable properties. Briefly, we first prepare a supramolecular gelatin macromer via the efficient host-guest complexation between the aromatic residues of gelatin and free diffusing photo-crosslinkable acrylated β-cyclodextrin (β-CD) monomers. The subsequent crosslinking of the macromers produces highly resilient supramolecular gelatin hydrogels that are solely crosslinked by the weak host-guest interactions between the gelatinous aromatic residues and β-cyclodextrin (β-CD). The obtained hydrogels are capable of sustaining excessive compressive and tensile strain, and they are capable of quick self healing after mechanical disruption. These hydrogels can be injected in the gelation state through surgical needles and re-molded to the targeted geometries while protecting the encapsulated cells. Moreover, the weak host-guest crosslinking likely facilitate the infiltration and migration of cells into the hydrogels. The excess β-CDs in the hydrogels enable the hydrogel-tissue adhesion and enhance the loading and sustained delivery of hydrophobic drugs. The cell and animal studies show that such hydrogels support cell recruitment, differentiation, and bone regeneration, making them promising carrier biomaterials of therapeutic cells and drugs via minimally invasive procedures.

© 2016 Elsevier Ltd. All rights reserved.

1. Introduction

Among many biomaterials developed for applications in regenerative medicine, hydrogels have received increasing attention due to their similarity to biological tissues in terms of their high water content, tunable physical and biological properties [1–9]. Up to date, great success has been achieved in using hydrogels to emulate stem cell microenvironments for controlling stem cell differentiation and tissue regeneration [10–13]. A number of hydrogels for both *in vitro* and *in vivo* studies have been developed in order to reveal fundamental understanding of cell-material interactions and their roles in directing tissue regeneration [14–16]. However, it is still challenging to prepare hydrogels that

图 5-14　“Mechanically resilient, injectable, and bioadhesive supramolecular gelatin hydrogels crosslinked by weak host-guest interactions assist cell infiltration and in situ tissue regeneration”发表于 2016 年 *Biomaterials*

6. 通过弱-主客体相互作用交联的具有机械弹性、可注射和生物粘附的超分子明胶水凝胶有助于细胞浸润和原位组织再生　在市面上很少有水凝胶可以满足临床转化中对水凝胶的制备、应用、机械性能、生物黏附和生物兼容性的严格要求。该研究描述了一种简便的超分子途径，用于制备具有多种上述性质的明胶水凝胶。简而言之，首先通过明胶的芳香族残基与自由扩散的可光交联的丙烯酸化 β-环糊精（β-CD）单体之间的有效主客体络合来制备超分子明胶大分子单体。随后的大分子单体的交联产生高弹性的超分子明胶水凝胶，其仅通过凝胶芳族残基与 β-环糊精（β-CD）之间的弱主-客体相互作用而交联。所获得的水凝胶能够承受过度的压缩和拉伸应变，并且它们在机械破碎后能够快速自愈。这些水凝胶可以通过外科手术针以胶凝状态注射，并重新模塑成目标几何形状，同时保护包封的细胞。此外，弱的主-客体交联可能促进细胞穿透和迁移到水凝胶中。水凝胶中过量的 β-CD 能够促使水凝胶-组织黏附并增强疏水性药物的负载和持续递送。细胞和动物研究表明，这种水凝胶支持细胞募集、分化和骨再生，使其可通过微创手术成为负载治疗性细胞和药物的有希望的载体生物材料。该研究于 2016 年发表于 *Biomaterials*（图 5-14）。

7. 近红外光触发释放小分子用于转换纳米颗粒体内干细胞的受控分化和长期跟踪　人间充质干细胞（hMSCs）具有相当大的再生医学潜力，但其应用受到缺乏控制分化和跟踪体内植入细胞迁移的有效方法的限制。该项研究开发了一种基于上转换纳米粒子（UCNPs）的多功能纳米载体，用于控制 hMSCs 的分化和长期跟踪。UCNP 通过表面上的光笼连接体与肽（Cys-Arg-Gly-Asp，CRGD）和诱导分化的 kartogenin（KGN）缀合，并且所获得的 UCNP 纳米载体可以被 hMSC 有效地摄取。在近红外（NIR）光的照射下，来自 UCNP 纳米载体的上转换的 UV 发射导致光接头的光裂解和 KGN 的细胞内释放。与在培养基中直接补充 KGN 的常规方案相比，由 UCNP 纳米载体介导的 NIR 触发的 KGN 释放有效诱导体外 hMSC 的软骨形成分化，同时降低 KGN 剂量。此外，通过活体动物皮肤的 NIR 照射诱导用载有 KGN 的 UCNP 纳米载体处理的皮下植入的 hMSC 的软骨形成分化，从而增强体内新细胞的形成。最后，发光 UCNP 纳米载体使得能够在体内长期跟踪标记的 hMSC。UCNP 纳米载体是一种有前途的工具，用于在规定的时间点远程控制诱导剂向干细胞的触发递送，并阐明体内移植干细胞的功能和命运（图 5-15）。

8. 经 N-钙黏蛋白模拟肽功能化的水凝胶通过模拟骨内膜空间中的促成骨生态位促进人间充质干细胞（hMSC）的成骨　N-钙黏蛋白被认为是在间充质聚集过程中指导细胞-细胞相互作用的关键因素，这对于骨生成是必需的。本研究报道了透明质酸（HA）水凝胶用 N-钙黏蛋白模拟肽生物功能化，以模拟骨内膜空间中的促成骨生态位，以促进人间充

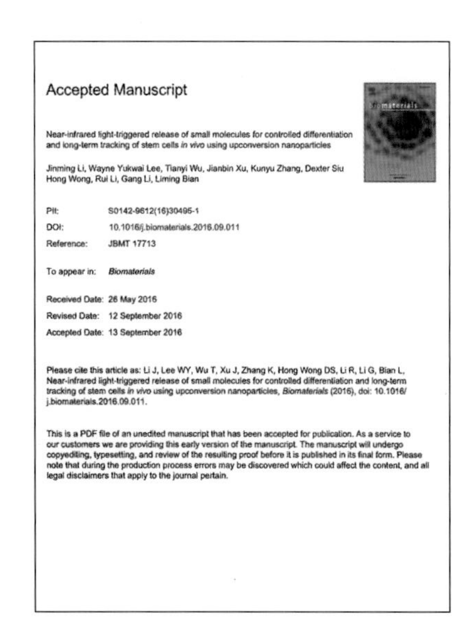
Accepted Manuscript

Near-infrared light-triggered release of small molecules for controlled differentiation and long-term tracking of stem cells *in vivo* using upconversion nanoparticles

Jinming Li, Wayne Yukwai Lee, Tianyi Wu, Jianbin Xu, Kunyu Zhang, Dexter Siu Hong Wong, Rui Li, Gang Li, Liming Bian

PII: S0142-9612(16)30495-1
DOI: 10.1016/j.biomaterials.2016.09.011
Reference: JBMT 17713

To appear in: *Biomaterials*

Received Date: 26 May 2016
Revised Date: 12 September 2016
Accepted Date: 13 September 2016

Please cite this article as: Li J, Lee WY, Wu T, Xu J, Zhang K, Hong Wong DS, Li R, Li G, Bian L, Near-infrared light-triggered release of small molecules for controlled differentiation and long-term tracking of stem cells *in vivo* using upconversion nanoparticles, *Biomaterials* (2016), doi: 10.1016/j.biomaterials.2016.09.011.

This is a PDF file of an unedited manuscript that has been accepted for publication. As a service to our customers we are providing this early version of the manuscript. The manuscript will undergo copyediting, typesetting, and review of the resulting proof before it is published in its final form. Please note that during the production process errors may be discovered which could affect the content, and all legal disclaimers that apply to the journal pertain.

图 5-15 "Near-infrared light-triggered release of small molecules for controlled differentiation and long-term tracking of stem cells in vivo using upconversion nanoparticles"于 2016 年发表于 *Biomaterials* 110 卷

质干细胞(hMSC)的成骨。结果显示,HA 水凝胶中 N-钙黏蛋白肽的缀合增强了成骨基因在种子 hMSC 中的表达。生物功能化的 HA 水凝胶在体外和体内条件下通过接种的 hMSC 促进碱性磷酸酶活性、I 型胶原形成和基质矿化。研究假设生物功能化水凝胶模拟 N-钙黏蛋白介导的 MSC 直接同型细胞—细胞黏附,以及成骨细胞与 MSC 之间的"同种属"相互作用。这些发现表明,生物功能化的 HA 水凝胶为 hMSC 的成骨提供了支持性的生态微环境。该研究发表于 2016 年 *Biomaterials*(图 5-16)。

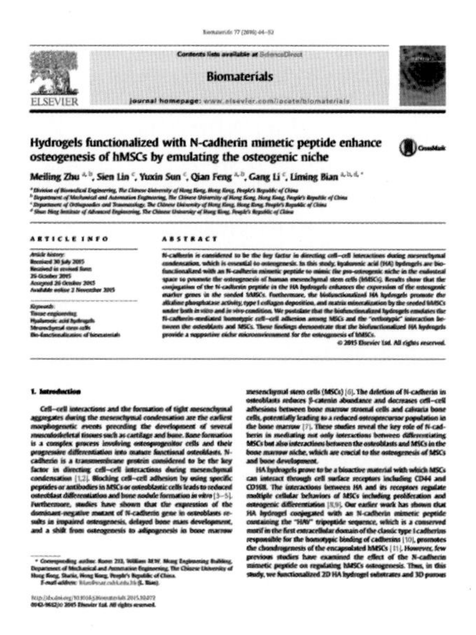
Biomaterials

Hydrogels functionalized with N-cadherin mimetic peptide enhance osteogenesis of hMSCs by emulating the osteogenic niche

Meiling Zhu, Sien Lin, Yuxin Sun, Qian Feng, Gang Li, Liming Bian

ARTICLE INFO

ABSTRACT

图 5-16 "Hydrogels functionalized with N-cadherin mimetic peptide enhance osteogenesis of hMSCs by emulating the osteogenic niche"发表于 2016 年 *Biomaterials*

9. 纳米层杂交体介导配体和配体激动剂的协同共递作用以诱导干细胞分化及组织愈合 作者提出了一种新型的层状双氢氧化物(LDH)基纳米混合物(MgFe-Ado-LDH),由层状的 MgFe 氢氧化物纳米载体组成,夹持腺苷载体分子,通过静电平衡维持,通过 MgFe 纳米载体本身的溶解,共传递来自层间距的腺苷(Ado)配体和 Mg^{2+} 离子(连接活化剂)。该研究结果表明,MgFe-Ado-LDH 纳米混合物通过腺苷和 Mg^{2+} 离子的双重递送协同激活腺苷 A2b 受体(A2bR)促进干细胞的成骨分化,优于单独直接补充腺苷。此外,注入 MgFe-Ado-LDH 纳米混合物和嵌入水凝胶中的干细胞通过激活 A2bR 快速形成完全整合的新骨组织,促进大鼠胫骨缺损的愈合。新形成的骨组织显示出天然骨的关键特征,包括钙化、成熟组织形态和血管形成。该研究证明了双功能纳米载体介导的配体(货物分子)递送和纳米载体本身对受体的连接活化的新颖有效策略,可协同诱导体内干细胞分化和组织愈合,从而为生物材料提供新颖的生物材料设计。该研究发表于 2017 年 *Biomaterials*(图 5-17)。

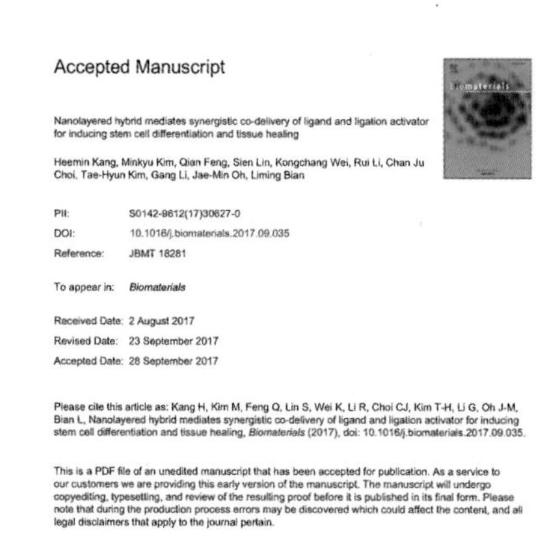
Accepted Manuscript

Nanolayered hybrid mediates synergistic co-delivery of ligand and ligation activator for inducing stem cell differentiation and tissue healing

Heemin Kang, Minkyu Kim, Qian Feng, Sien Lin, Kongchang Wei, Rui Li, Chan Ju Choi, Tae-Hyun Kim, Gang Li, Jae-Min Oh, Liming Bian

PII: S0142-9612(17)30627-0
DOI: 10.1016/j.biomaterials.2017.09.035
Reference: JBMT 18281

To appear in: *Biomaterials*

Received Date: 2 August 2017
Revised Date: 23 September 2017
Accepted Date: 28 September 2017

Please cite this article as: Kang H, Kim M, Feng Q, Lin S, Wei K, Li R, Choi CJ, Kim T-H, Li G, Oh J-M, Bian L, Nanolayered hybrid mediates synergistic co-delivery of ligand and ligation activator for inducing stem cell differentiation and tissue healing, *Biomaterials* (2017), doi: 10.1016/j.biomaterials.2017.09.035.

This is a PDF file of an unedited manuscript that has been accepted for publication. As a service to our customers we are providing this early version of the manuscript. The manuscript will undergo copyediting, typesetting, and review of the resulting proof before it is published in its final form. Please note that during the production process errors may be discovered which could affect the content, and all legal disclaimers that apply to the journal pertain.

图 5-17 "Nanolayered hybrid mediates synergistic co-delivery of ligand and ligation activator for inducing stem cell differentiation and tissue healing"发表于 2017 年 *Biomaterials*

10. 从临床转化角度综述镁基骨科植入物的临床应用现状 针对目前镁基骨科材料的研发热潮,该文对镁金属材料的演变过程、现阶段最新的研究成果、材料的局限性及相应改良策略、以及未来发展前景进行了严谨的评估和总结。本文与其他同类文章相比,更注重临床转化,从临床的思维和角度去探索转化前期的工作,转化后材料可能应用的范围等,为镁材料研究者们提供一种新的思路。尤为重要的是,镁金属材料的转化应用涉及多个学科,因此未来有必要搭建大学、科研院所、医院和企业之间的合作平台,以完善临床前期实验研究和临床应用研究,从而促进具有更加优良特性的新型镁金属内植材料的后续研发,最终将科研成果推向市场。作者也会在未来的文章中更加细化临床转化过程,从实验动物选择,预期应用部位选择,材料的重新设计等进行更细致完善的介绍,为材料研发和临床医生们提供更加全面细致的介绍,共同分享经验。该研究发表于 2017 年 *Biomaterials*(图 5-18)。

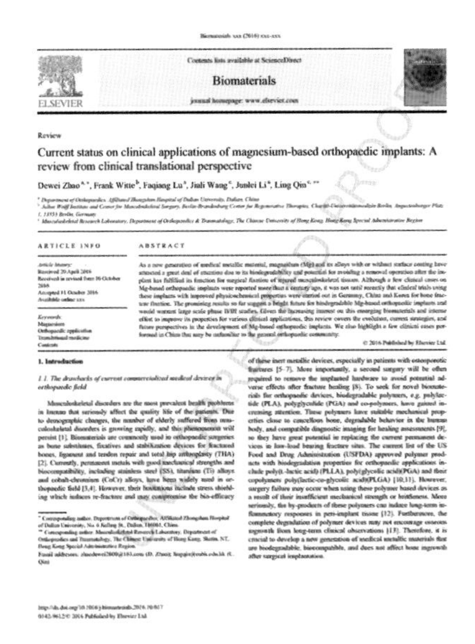

Contents lists available at ScienceDirect

Biomaterials

journal homepage: www.elsevier.com

ELSEVIER

Review

Current status on clinical applications of magnesium-based orthopaedic implants: A review from clinical translational perspective

Dewei Zhao, Frank Witte, Faqiang Lu, Jiali Wang, Junlei Li, Ling Qin

ARTICLE INFO

ABSTRACT

© 2016 Published by Elsevier Ltd.

1. Introduction

图 5-18　"Current status on clinical applications of magnesium-based orthopaedic implants: A review from clinical translational perspective." 发表于 2017 年 *Biomaterials*

11. 磁力操纵可逆纳米化控制巨噬细胞在体内的黏附和极化　巨噬细胞是执行各种生理功能的关键免疫细胞,例如维持体内平衡,宿主防御,疾病进展和组织再生。巨噬细胞依赖其极化的表型,例如促炎 M1 表型或抗炎(促愈合)M2 表型,以执行不同的动态的功能。生物活性配体,例如 Arg-Gly-Asp(RGD)肽,可远程控制巨噬细胞于种植体上的黏附以及后续的体内极化,是一种引人注目的方法。通过利用组织穿透的磁场利用 RGD 的物理和可逆解笼锁,首先将带有 RGD 的金纳米颗粒(GNP)缀合到基底上,然后通过柔性接头将磁性纳米笼(MNC)缀合到 GNP 以形成异二聚体纳米结构,通过磁力操纵 MNC 的纳米级位移,从而接近 GNP,可逆地解笼和笼养 RGD,RGD 的解笼锁暂时促进巨噬细胞的黏附和随后的 M2 极化,同时在体外和体内抑制它们的 M1 极化,RGD 解笼锁介导的巨噬细胞黏附和 M2 极化涉及 rho 相关蛋白激酶信号传导。该研究证明了 RGD 的物理和可逆解笼锁以调节体内宿主巨噬细胞的黏附和极化,这种磁性调节异二聚体构象以实现 RGD 的物理和可逆解笼锁的方法提供了在体内操纵对植入物的炎症或组织再生免疫应答的潜力(图 5-19)。

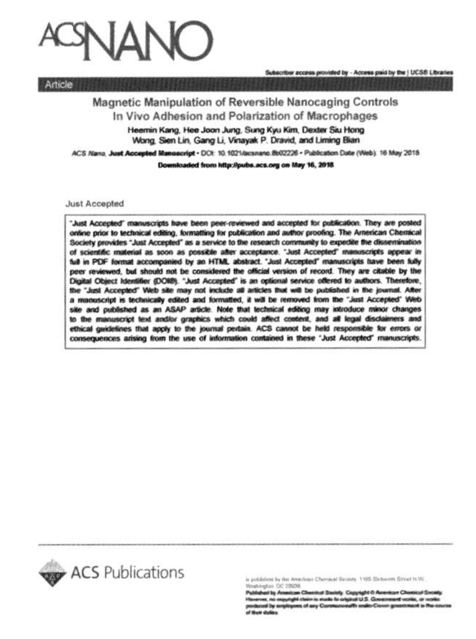

ACS NANO

Subscriber access provided by - Access paid by the | UCSB Libraries

Article

Magnetic Manipulation of Reversible Nanocaging Controls In Vivo Adhesion and Polarization of Macrophages

Heemin Kang, Hee Joon Jung, Sung Kyu Kim, Dexter Siu Hong Wong, Sien Lin, Gang Li, Vinayak P. Dravid, and Liming Bian

ACS Nano, Just Accepted Manuscript • DOI: 10.1021/acsnano.8b02226 • Publication Date (Web): 16 May 2018

Downloaded from http://pubs.acs.org on May 16, 2018

Just Accepted

"Just Accepted" manuscripts have been peer-reviewed and accepted for publication. They are posted online prior to technical editing, formatting for publication and author proofing. The American Chemical Society provides "Just Accepted" as a service to the research community to expedite the dissemination of scientific material as soon as possible after acceptance. "Just Accepted" manuscripts appear in full in PDF format accompanied by an HTML abstract. "Just Accepted" manuscripts have been fully peer reviewed, but should not be considered the official version of record. They are citable by the Digital Object Identifier (DOI®). "Just Accepted" is an optional service offered to authors. Therefore, the "Just Accepted" Web site may not include all articles that will be published in the journal. After a manuscript is technically edited and formatted, it will be removed from the "Just Accepted" Web site and published as an ASAP article. Note that technical editing may introduce minor changes to the manuscript text and/or graphics which could affect content, and all legal disclaimers and ethical guidelines that apply to the journal pertain. ACS cannot be held responsible for errors or consequences arising from the use of information contained in these "Just Accepted" manuscripts.

ACS Publications

图 5-19　"Magnetic manipulation of reversible nanocaging controls in vivo adhesion and polarization of macrophages." 于 2018 年发表于 *ACS Nano* 12 卷第 6 期

12. 远程异二聚体磁性纳米开关可调节干细胞的粘附和分化　对生物活性配体(例如 Arg-Gly-Asp(RGD)肽)的纳米级表现的远程,非侵入性和可逆控制对于临时调节体内细胞功能是非常需要的。在这里提出了一种新的策略,使用磁场物理解开 RGD,允许安全和深层组织穿透。研究开发了一种异二聚体纳米开关,其由磁性纳米笼(MNC)通过长柔性接头与下面的 RGD 涂覆的金纳米粒子(AuNP)偶联。MNC 相对于 AuNP 的磁控运动允许 RGD 的可逆的解笼锁和锁定,其调节 RGD 对整联蛋白结合的物理可及性,从而在体外和体内调节干细胞黏附。磁性纳米开关的可逆 RGD 解笼锁允许干细胞黏附,分化和机械传感的时间调节。利用异二聚体磁性纳米开关的这种物理和可逆的 RGD 解笼锁是前所未有的,并且在远程控制体内细胞行为方面具有应用前景(图 5-20)。

13. 由金属离子配位调控的原位可逆异二聚体纳米开关调控干细胞的机械敏感和分化　通过外部刺激进行的原位和细胞兼容性纳米开关对于可逆地调节细胞黏附和体内功能具有重要意义。该研究中,异二聚体纳米开关被设计为促进整合素结合细胞—黏附部分(例如纳米结构中的 Mg^{2+} 和 Arg-Gly-

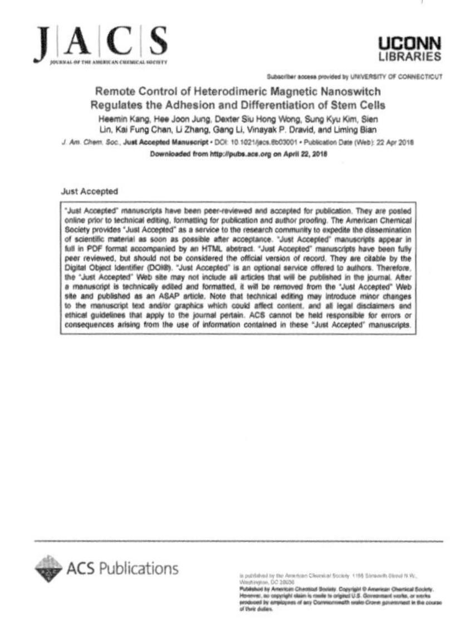

J|A|C|S
JOURNAL OF THE AMERICAN CHEMICAL SOCIETY

UCONN LIBRARIES

Subscriber access provided by UNIVERSITY OF CONNECTICUT

Remote Control of Heterodimeric Magnetic Nanoswitch Regulates the Adhesion and Differentiation of Stem Cells

Heemin Kang, Hee Joon Jung, Dexter Siu Hong Wong, Sung Kyu Kim, Sien Lin, Kai Fung Chan, Li Zhang, Gang Li, Vinayak P. Dravid, and Liming Bian

J. Am. Chem. Soc., Just Accepted Manuscript • DOI: 10.1021/jacs.8b03001 • Publication Date (Web): 22 Apr 2018

Downloaded from http://pubs.acs.org on April 22, 2018

Just Accepted

"Just Accepted" manuscripts have been peer-reviewed and accepted for publication. They are posted online prior to technical editing, formatting for publication and author proofing. The American Chemical Society provides "Just Accepted" as a service to the research community to expedite the dissemination of scientific material as soon as possible after acceptance. "Just Accepted" manuscripts appear in full in PDF format accompanied by an HTML abstract. "Just Accepted" manuscripts have been fully peer reviewed, but should not be considered the official version of record. They are citable by the Digital Object Identifier (DOI®). "Just Accepted" is an optional service offered to authors. Therefore, the "Just Accepted" Web site may not include all articles that will be published in the journal. After a manuscript is technically edited and formatted, it will be removed from the "Just Accepted" Web site and published as an ASAP article. Note that technical editing may introduce minor changes to the manuscript text and/or graphics which could affect content, and all legal disclaimers and ethical guidelines that apply to the journal pertain. ACS cannot be held responsible for errors or consequences arising from the use of information contained in these "Just Accepted" manuscripts.

ACS Publications

图 5-20　"Remote control of heterodimeric magnetic nanoswitch regulates the adhesion and differentiation of stem cells."于 2018 年发表于 *J Am Chem Soc* 140 卷第 18 期

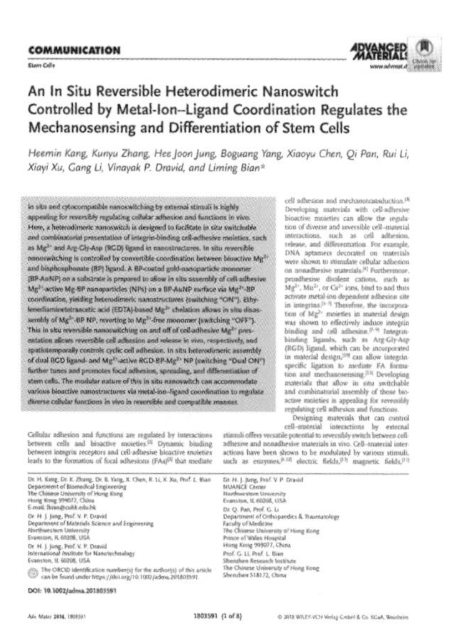

COMMUNICATION　ADVANCED MATERIALS

Stem Cells

An In Situ Reversible Heterodimeric Nanoswitch Controlled by Metal-Ion–Ligand Coordination Regulates the Mechanosensing and Differentiation of Stem Cells

Heemin Kang, Kunyu Zhang, Hee Joon Jung, Boguang Yang, Xiaoyu Chen, Qi Pan, Rui Li, Xiayi Xu, Gang Li, Vinayak P. Dravid, and Liming Bian*

图 5-21　"An in situ reversible heterodimeric nanoswitch controlled by metal-ion-ligand coordination regulates the mechanosensing and differentiation of stem cells"于 2018 年发表于 Adv Mater

Asp(RGD)配体)的原位可切换和组合呈递。原位可逆纳米开关受生物活性 Mg^{2+} 和二膦酸盐(BP)配体之间的可转换配位控制。制备在基底上的 BP 涂覆的金纳米颗粒单体(BP-AuNP),以允许通过 Mg^{2+}-BP 配位在 BP-AuNP 表面上原位组装细胞黏附的 Mg^{2+}-活性 Mg-BP 纳米颗粒(NP),产生异二聚体纳米结构(切换"ON")。基于乙二胺四乙酸(EDTA)的 Mg^{2+} 螯合允许原位分解 Mg^{2+}-BP NP,恢复为不含 Mg^{2+} 的单体(切换"OFF")。这种原位可逆纳米开关在细胞粘附性 Mg^{2+} 呈递上和下的分别允许可逆细胞黏附和体内释放,并且时空控制循环细胞黏附。双 RGD 配体和 Mg^{2+} 活性 RGD-BP-Mg^{2+} NP 的原位异二聚体装配(切换"双重 ON")进一步调节和促进干细胞的黏附、扩散和分化。该原位纳米开关的模块化特性可通过金属—离子—配体配位适应各种生物活性纳米结构,以可逆和兼容的方式调节体内多种细胞功能。该研究于 2018 年发表于 *Adv Mater*(图 5-21)。

14. 一种创新的 Mg/Ti 混合固定系统,用于骨折固定和增强承重骨骼部位的愈合　香港中文大学秦岭教授团队证实了研发出的新型镁/钛混合固定系统可以克服镁金属自身强度不足的缺点,与如今临床广泛使用的钛钉板固定系统在承重骨骨折处具有同等的固定效果。同时,该系统具备更好地促进成骨作用,加速骨折的愈合。镁的可降解性还会进一步降低内植入物二次取出手术的难度,减少并发症。这个新研发出的混合固定系统具有良好的力学支撑性能和生物活性,在骨科创伤领域具有广阔的临床应用前景。该研究于 2018 年发表于 *Biomaterials*(图 5-22)。

15. 用于光声标记和干细胞跟踪的第二近红外窗口中的有机半导体聚合物纳米颗粒　光声(PA)成像和追踪干细胞在基于细胞的疗法的实时评估中起重要作用。然而,常规无机 PA 造影剂的局限性和第一近红外(NIR-Ⅰ)窗口中的激发波长的窄范

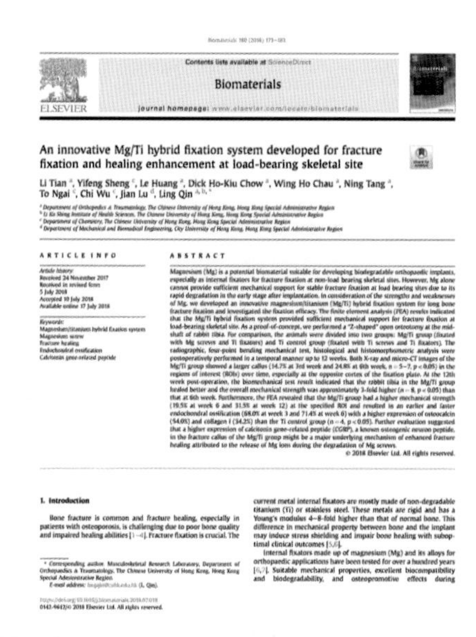

Contents lists available at ScienceDirect

Biomaterials

ELSEVIER　journal homepage: www.elsevier.com/locate/biomaterials

An innovative Mg/Ti hybrid fixation system developed for fracture fixation and healing enhancement at load-bearing skeletal site

Li Tian [a], Yifeng Sheng [c], Le Huang [a], Dick Ho-Kiu Chow [a], Wing Ho Chau [a], Ning Tang [a], To Ngai [c], Chi Wu [c], Jian Lu [d], Ling Qin [a,b,*]

ARTICLE INFO

ABSTRACT

图 5-22　"An innovative Mg/Ti hybrid fixation system developed for fracture fixation and healing enhancement at load-bearing skeletal site."于 2018 年发表于 *Biomaterials* 第 180 卷

围妨碍了 PA 成像在活体中的应用。本研究报告了用于 PA 成像和跟踪干细胞的第二种近红外（NIR-Ⅱ）吸收性有机半导体聚合物（OSP）基纳米探针（OSPN⁺）的设计和合成。生物组织的比较研究表明，OSPN +的 NIR-Ⅱ光激发 PA 成像具有比 NIR-Ⅰ光激发 PA 成像显着更高的信噪比，从而证明了 OSPN+对深部组织成像的优越性。OSPN⁺具有良好的生物兼容性，适当的大小和优化的表面特性，显示出增强的细胞摄取，可高效地对干细胞进行 PA 标记。体内研究显示，与未标记的病例相比，移植的 OSPN⁺标记的人间充质干细胞在皮下和脑成像中的 NIR-Ⅱ PA 对比显着增强，分别为 40.6 倍和 21.7 倍。我们的工作展示了一类基于 OSP 的纳米材料，用于 NIR-Ⅱ PA 干细胞成像，以便更好地理解和评估基于干细胞的疗法。该研究于 2018 年发表于 *ACS Nano*（图 5-23）。

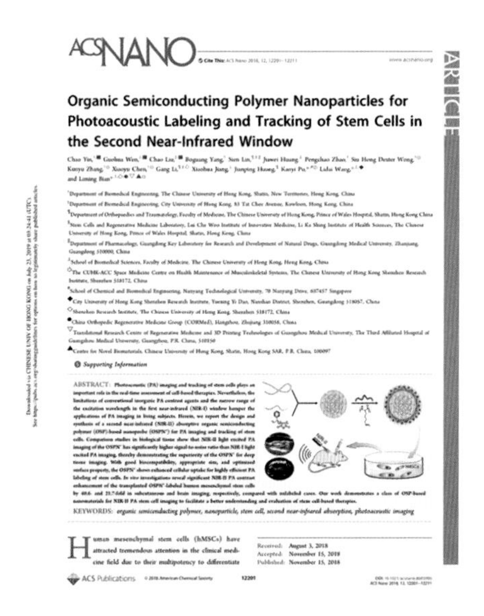
ACSNANO

Organic Semiconducting Polymer Nanoparticles for Photoacoustic Labeling and Tracking of Stem Cells in the Second Near-Infrared Window

图 5-23　"Organic semiconducting polymer nanoparticles for photoacoustic labeling and Tracking of Stem Cells in the second near-infrared window"于 2018 年发表于 *ACS Nano* 12 卷第 12 期

16. 生物黏附聚合物通过超分子主—客体络合在催化和流动的病理部位进行局部持续的药物释放　由于体内苛刻的环境因素，其中体液交换和分解代谢活性的影响，使药物快速清洁和降解，因此靶向和持续地向患病组织/器官递送药物具有挑战性。本文中，开发了多官能和生物黏附的聚己内酯-β-环糊精（PCL-CD）聚合物组，用于亲水和疏水药物分子的局部和持续共递送。该 PCL-CD 聚合物组通过表面 CD 介导的主客体相互作用提供多价交联作用，以产生表现出明显剪切稀化和有效自愈合行为的超分子水凝胶。通过包封的 PCL-CD 聚合物组共同递送小分子和蛋白质试剂增强了接种在水凝胶中的干细胞的分化。此外，PCL-CD 聚合物囊泡能够通过体外和体内表面 CD 与组织基质中的天然客体之间的宿主—客体络合原位接枝到生物组织，从而有效地延长种植组织中装载药物的保留。进一步研究证明，通过 PCL-CD 聚合物组的小分子和蛋白质药物的共同递送避免了动物骨关节炎（OA）膝关节中的软骨退化。关节炎内环境被认为是具有苛刻的生物化学和流体动力学环境（图 5-24）。

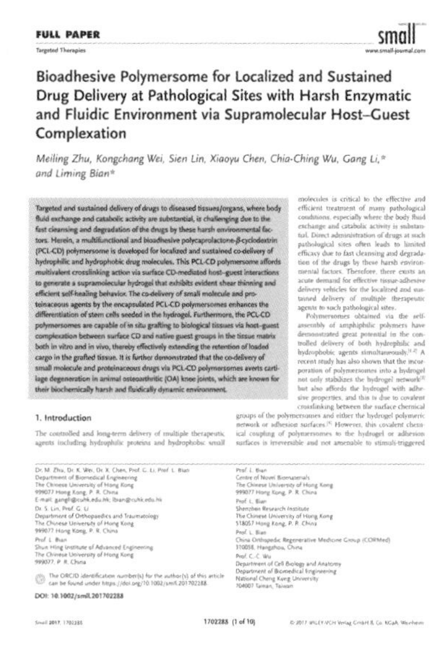
FULL PAPER　small

Targeted Therapies　www.small-journal.com

Bioadhesive Polymersome for Localized and Sustained Drug Delivery at Pathological Sites with Harsh Enzymatic and Fluidic Environment via Supramolecular Host–Guest Complexation

Meiling Zhu, Kongchang Wei, Sien Lin, Xiaoyu Chen, Chia-Ching Wu, Gang Li,* and Liming Bian*

图 5-24　"Bioadhesivepolymersome for localized and sustained drug delivery at pathological Sites with harsh enzymatic and fluidic environment via supramolecular host-guest complexation."于 2018 年发表于 *Small* 14 卷第 7 期

17. 放大制备单链聚合物纳米凝胶的构象处理可用于细胞多维调节　折叠单链聚合物纳米物体是具有超小尺寸的分子级软质材料，研究应用一种简单且可扩展的方法，用于制备具有更高效率的单链纳米凝胶（SCNG），得出 SCNGs 的动态分子构象变化对从分子到体积尺度的细胞相互作用的影响。首先，超分子可展开的 SCNG 以构象依赖性方式有效地将 siRNA 作为分子药物载体递送到干细胞中，此外 SCNG 的构象变化使得能够动态且精确地操纵 2D 生物材料界面上的配体系链结构，以调节细胞的配体-受体连接和机械传感，最后，作为构建块的动态 SCNG 为诸如水凝胶的大量生物材料提供有效的能量耗散，从而保护封装的干细胞免受 3D 矩阵中的有害机械冲击，这种自下而上的分子剪裁策略将激发单链纳米物体在生物医学领域的进一步应用（图 5-25）。

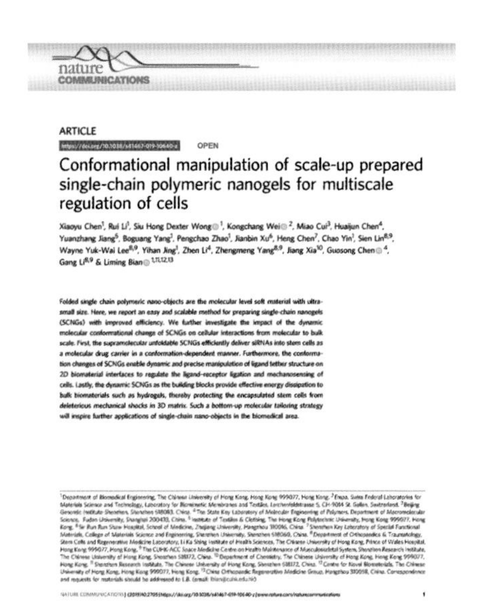

nature COMMUNICATIONS

ARTICLE

https://doi.org/10.1038/s41467-019-10640-z　OPEN

Conformational manipulation of scale-up prepared single-chain polymeric nanogels for multiscale regulation of cells

Xiaoyu Chen[1], Rui Li[1], Siu Hong Dexter Wong[1], Kongchang Wei[2], Miao Cui[3], Huaijun Chen[4], Yuanzhang Jiang[5], Boguang Yang[1], Pengchao Zhao[1], Jianbin Xu[6], Heng Chen[7], Chao Yin[1], Sien Lin[8,9], Wayne Yuk-Wai Lee[8,9], Yihan Jing[1], Zhen Li[4], Zhengmeng Yang[8,9], Jiang Xia[10], Guosong Chen[4], Gang Li[8,9] & Liming Bian[1,11,12,13]

Folded single chain polymeric nano-objects are the molecular level soft material with ultra-small size. Here, we report an easy and scalable method for preparing single-chain nanogels (SCNGs) with improved efficiency. We further investigate the impact of the dynamic molecular conformational change of SCNGs on cellular interactions from molecular to bulk scale. First, the supramolecular unfoldable SCNGs efficiently deliver siRNAs into stem cells as a molecular drug carrier in a conformation-dependent manner. Furthermore, the conformation changes of SCNGs enable dynamic and precise manipulation of ligand tether structure on 2D biomaterial interfaces to regulate the ligand-receptor ligation and mechanosensing of cells. Lastly, the dynamic SCNGs as the building blocks provide effective energy dissipation to bulk biomaterials such as hydrogels, thereby protecting the encapsulated stem cells from deleterious mechanical shocks in 3D matrix. Such a bottom-up molecular tailoring strategy will inspire further applications of single-chain nano-objects in the biomedical area.

图 5-25　“Conformational manipulation of scale-up prepared single-chain polymeric nanogels for multiscale regulation of cells.”于 2019 年发表于 *Nat Commun* 10 卷第 1 期

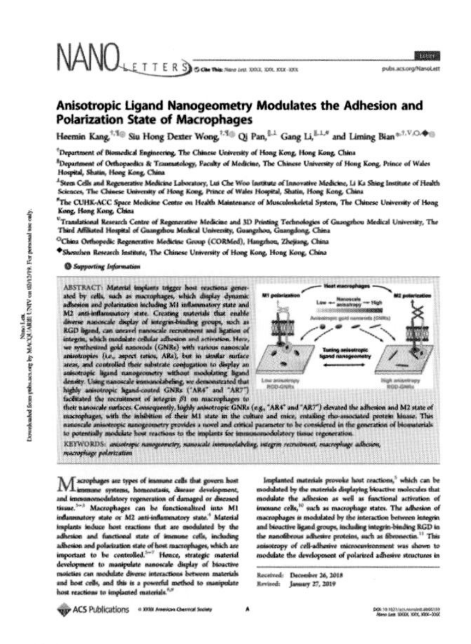

NANO LETTERS　Letter

Cite This: Nano Lett. XXXX, XXX, XXX−XXX　pubs.acs.org/NanoLett

Anisotropic Ligand Nanogeometry Modulates the Adhesion and Polarization State of Macrophages

Heemin Kang, Siu Hong Dexter Wong, Qi Pan, Gang Li, and Liming Bian

Department of Biomedical Engineering, The Chinese University of Hong Kong, Hong Kong, China
Department of Orthopaedics & Traumatology, Faculty of Medicine, The Chinese University of Hong Kong, Prince of Wales Hospital, Shatin, Hong Kong, China
Stem Cells and Regenerative Medicine Laboratory, Lui Che Woo Institute of Innovative Medicine, Li Ka Shing Institute of Health Sciences, The Chinese University of Hong Kong, Prince of Wales Hospital, Shatin, Hong Kong, China
The CUHK-ACC Space Medicine Centre on Health Maintenance of Musculoskeletal System, The Chinese University of Hong Kong, Hong Kong, China
Translational Research Centre of Regenerative Medicine and 3D Printing Technologies of Guangzhou Medical University, The Third Affiliated Hospital of Guangzhou Medical University, Guangzhou, Guangdong, China
China Orthopedic Regenerative Medicine Group (CORMed), Hangzhou, Zhejiang, China
Shenzhen Research Institute, The Chinese University of Hong Kong, Hong Kong, China

Supporting Information

ABSTRACT: Material implants trigger host reactions generated by cells, such as macrophages, which display dynamic adhesion and polarization including M1 inflammatory state and M2 anti-inflammatory state. Creating materials that enable diverse nanoscale display of integrin-binding groups, such as RGD ligand, can unravel nanoscale recruitment and ligation of integrin, which modulate cellular adhesion and activation. Here, we synthesized gold nanorods (GNRs) with various nanoscale anisotropies (i.e., aspect ratios, ARs), but in similar surface areas, and controlled their substrate conjugation to display an anisotropic ligand nanogeometry without modulating ligand

图 5-26　“Anisotropic ligand nanogeometry modulates the adhesion and polarization state of macrophages”于 2019 年发表于 *Nano Lett* 13 卷第 19 期

18. 各向异性配体纳米几何调控巨噬细胞的黏附和极化状态　生物材料植入物触发细胞产生的宿主反应，例如巨噬细胞，其显示动态黏附和极化，包括 M1 炎症状态和 M2 抗炎状态。创建能够实现整合素结合基团（例如 RGD 配体）的多种纳米级显示的材料可以解开整合素的纳米级募集和连接，整联蛋白调节细胞黏附和活化。在这里，作者合成了具有各种纳米级各向异性（即纵横比，AR）的金纳米棒（GNR），但是在相似的表面区域中，并且控制它们的底物缀合以显示各向异性配体纳米几何，而不调节配体密度。使用纳米级免疫标记，证明高度各向异性配体包被的 GNR（“AR4”和“AR7”）促进整合素 β1 在巨噬细胞上的募集到它们的纳米级表面。因此，高度各向异性的 GNR（例如“AR4”和“AR7”）提高了巨噬细胞的黏附和 M2 状态，抑制了它们在培养物和小鼠中的 M1 状态，引起 rho 相关蛋白激酶。这种纳米级各向异性纳米几何学提供了一种新的和关键的参数，可用于生成生物材料，以潜在地调节宿主对免疫调节组织再生的植入物的反应（图 5-26）。

19. 通过配体-阳离子配位的动态配体提呈对巨噬细胞进行免疫调节　巨噬细胞通过动态黏附，释放和激活来调节宿主对植入物的反应。在此，采用双膦酸盐（BP）涂覆的金纳米粒子模板（BNP），通过可逆的 Mg^{2+}-BP 配位，在 BP-AuNP 表面上引导 Mg^{2+} 功能性 Mg^{2+}-BP 纳米粒子（NP）的快速和可转换形成，从而产生 Mg^{2+}-BP-Au 二聚体（MgBNP）。基于乙二胺四乙酸的 Mg^{2+} 螯合促进 Mg^{2+}-BP NP 的溶解，从而使 MgBNP 能够回复到 BNP。这种包含细胞黏附性 Mg^{2+} 部分的可转换纳米组件通过 BP 和 EDTA 引导巨噬细胞的可逆附着和分离，而不需使用可能损伤细胞的物理刮擦或胰蛋白酶。产生 RGD-Mg^{2+}-BP-Au 二聚体（RGDBNP）的 RGD 配体和 Mg^{2+} 双功能 RGD-Mg^{2+}-BP NP 的快速形成进一步刺激体外和体内巨噬细胞的粘附和促再生 M2 型极化，rho 相关蛋白激酶参与其中过程。这种快速且无毒的二聚体形成可包括多种生物功能部分以调节宿主对植入物的反应（图 5-27）。

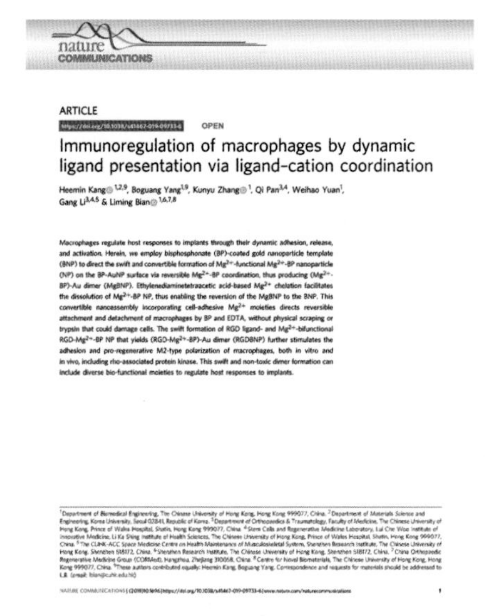

nature COMMUNICATIONS

ARTICLE

https://doi.org/10.1038/s41467-019-09733-6　OPEN

Immunoregulation of macrophages by dynamic ligand presentation via ligand–cation coordination

Heemin Kang[1,2,9], Boguang Yang[1,9], Kunyu Zhang[1], Qi Pan[3,4], Weihao Yuan[1], Gang Li[3,4,5] & Liming Bian[1,6,7,8]

Macrophages regulate host responses to implants through their dynamic adhesion, release, and activation. Herein, we employ bisphosphonate (BP)-coated gold nanoparticle template (BNP) to direct the swift and convertible formation of Mg^{2+}-functional Mg^{2+}-BP nanoparticle (NP) on the BP-AuNP surface via reversible Mg^{2+}-BP coordination, thus producing (Mg^{2+}-BP)-Au dimer (MgBNP). Ethylenediaminetetraacetic acid-based Mg^{2+} chelation facilitates the dissolution of Mg^{2+}-BP NP, thus enabling the reversion of the MgBNP to the BNP. This convertible nanoassembly incorporating cell-adhesive Mg^{2+} moieties directs reversible attachment and detachment of macrophages by BP and EDTA, without physical scraping or trypsin that could damage cells. The swift formation of RGD ligand- and Mg^{2+}-bifunctional RGD-Mg^{2+}-BP NP that yields (RGD-Mg^{2+}-BP)-Au dimer (RGDBNP) further stimulates the adhesion and pro-regenerative M2-type polarization of macrophages, both in vitro and in vivo, including rho-associated protein kinase. This swift and non-toxic dimer formation can include diverse bio-functional moieties to regulate host responses to implants.

图 5-27　“Immunoregulation of macrophages by dynamic ligand presentation via ligand-cation coordination”于 2019 年发表于 *Nat Commun* 12 卷第 10 期

20. 可注射用含有干细胞的超分子水凝胶通过持续的亲水性和疏水性软骨合成分子的共同传递增强原位骨软骨再生　水凝胶已被广泛用作治疗细胞和用于关节软骨修复的药物载体材料，有研究应用一种独特的主客体大分子（HGM）方法，用于制备无化学交联的，具有机械弹性、自我修复和可注射的超分子明胶水凝胶，此项研究表明，与传统水凝胶相比，超分子明胶水凝胶介导促软骨形成剂，包括小分子（kartogenin）和蛋白质（TGF-β1）的持续释放，增强水凝胶包裹的人类骨髓间充质干细胞（hBMSCs）的体外和体内软骨形成。更重要的是水凝胶的超分子性质允许注射含有包封的 hBMSC 和软骨形成剂的预制水凝胶，数据显示注射过程对包封细胞的活力和软骨形成以及随后的新软骨发育几乎没有负面影响，此外通过针注射施用的负载干细胞的超分子水凝胶有效地促进大鼠骨软骨缺损模型中透明软骨和软骨下骨的再生。这些结果表明，超分子 HGM 水凝胶是有希望通过微创手术递送治疗剂和细胞用于软骨修复的生物材料，这种将负载细胞的水凝胶注射到靶位点的独特能力将极大地促进干细胞疗法（图 5-28）。

Accepted Manuscript

Injectable stem cell-laden supramolecular hydrogels enhance in situ osteochondral regeneration via the sustained co-delivery of hydrophilic and hydrophobic chondrogenic molecules

Jianbin Xu, Qian Feng, Sien Lin, Weihao Yuan, Rui Li, Jinming Li, Kongchang Wei, Xiaoyu Chen, Kunyu Zhang, Yanhua Yang, Tianyi Wu, Bin Wang, Meiling Zhu, Rui Guo, Gang Li, Liming Bian

PII: S0142-9612(19)30254-6
DOI: https://doi.org/10.1016/j.biomaterials.2019.04.031
Reference: JBMT 19186

To appear in: *Biomaterials*

Received Date: 20 January 2019
Revised Date: 22 April 2019
Accepted Date: 26 April 2019

Please cite this article as: Xu J, Feng Q, Lin S, Yuan W, Li R, Li J, Wei K, Chen X, Zhang K, Yang Y, Wu T, Wang B, Zhu M, Guo R, Li G, Bian L, Injectable stem cell-laden supramolecular hydrogels enhance in situ osteochondral regeneration via the sustained co-delivery of hydrophilic and hydrophobic chondrogenic molecules, *Biomaterials* (2019), doi: https://doi.org/10.1016/j.biomaterials.2019.04.031.

This is a PDF file of an unedited manuscript that has been accepted for publication. As a service to our customers we are providing this early version of the manuscript. The manuscript will undergo copyediting, typesetting, and review of the resulting proof before it is published in its final form. Please note that during the production process errors may be discovered which could affect the content, and all legal disclaimers that apply to the journal pertain.

图 5-28　"Injectable stem cell-laden supramolecular hydrogels enhance in situ osteochondral regeneration via the sustained co-delivery of hydrophilic and hydrophobic chondrogenic molecules."于 2019 年发表于 *Biomaterials* 210 卷

七、获奖及国际专利情况

中国香港地区骨科专家与内地骨科专家合作，在股骨头缺血坏死、可吸收材料、四肢创伤的诊治、骨质疏松机制研究与治疗等方面取得重要成果，获得多项省部级奖励（表 5-1）和国际专利（表 5-2），出版 30 余部著作（表 5-3）。

表 5-1　香港地区骨科专家获得科技奖励清单列表

序号	基本信息	简　介
秦岭教授		
1	股骨头坏死的基础、临床及转化应用-中华医学科技奖二等奖，排名：第三，2018 年获得	与大连医科大学中山医院赵德伟教授合作，率先在国内临床上应用可降解高纯度镁螺钉固定带血管蒂骨瓣以治疗早期股骨头缺血性坏死，长期疗效显著
2	生物可降解金属镁骨科内植物-瑞士日内瓦发明奖，排名：第一。2015 年银奖；2016 年及 2018 年分别获得金奖	根据老年和激素性骨质基质干细胞和骨膜干细胞缺乏导致的骨质疏松骨折愈合困难的机理，通过实验科学和临床案例研发了创新型生物可降解金属镁钉和混合型髓内钉有效固定和通过刺激骨膜处神经递质释放促进骨折或骨瓣愈合
3	抗骨质疏松传统中药现代化研究及其应用，省部级二等奖，排名：第一，2013 年，证书号码：2013-310	在基础研究成果的坚实基础上，发起、主持设计随机双盲验证中药复方防治骨质疏松症药效的国际多中心临床试验，主编相关中药研发指南和评价标准及技术手册，为防治骨质疏松中药新药开发和国际化进行开拓
4	蛋白质泛素化修饰的调控机制及其在骨质疏松促骨形成治疗中的应用-中华医学科技奖二等奖，排名：第五，2014 年，证书号码：201402069P1005，主要合作者：张令强	作为研究作用机理和疗效方面的主持者和研究方案设计者，参与项目选题数据总结和论文撰写全过程。突出贡献体现在泛素连接酶激活因子在骨质疏松促骨形成治疗中的应用
5	蛋白质泛素连接酶的功能与调控机制及其疾病相关性研究-北京市科技进步奖一等奖，排名：第五，2013 年，主要合作者：张令强	作为研究项目作用机理和疗效方面的主持者和研究方案设计者，参与项目选题数据总结和论文撰写全过程。突出贡献体现在泛素连接酶激活因子与骨质疏松症相关研究中

续表

序号	基本信息	简　介
6	华沙国际产品金奖,排名:第一,2011 年,主要合作者:王新峦	通过激素性骨坏死病理生理和特异性成骨障碍的机理研究,发明有缓释和替代特点的携载具有促进干细胞向成骨和抑制向脂肪细胞分化的脱水淫羊藿素的创新型多孔骨科植入支架材料
7	首届中国药学发展奖-康辰骨质疏松医药研究奖,省部级三等奖,排名:个人奖,2001 年,证书号码:2001-10-20	表彰个人发挥其骨科重大代谢疾病基础研究和药物验证的成果,推动中国骨质疏松新药研发和中医药研发的标准化和国际化进程所做出的杰出贡献
李刚		
8	2018 年华夏医学科技奖,一等奖,“肢体复杂组织缺损修复重建关键技术的创新及用”。排名:第三	与上海交通大学第六人民医院的柴益民、张长青教授合作,阐述了利用牵拉成组织技术和带血管的皮瓣和腓骨移植技术进行肢体重建的理论,并用于临床推广和应用,取得良好的效果
9	2017 年中国医学科技奖二等奖:“血管神经组织工程骨的构建与转化研究” 排名:第三	与原第四军医大学、上海交通大学医学院及南方医科大学南方医院携手合作,成功构建血管化组织工程骨,并用于临床的应用,取得优良效果
10	2015 年国家教育部高等学校科学研究优秀成果奖自然科学奖,一等奖,“血管神经化组织工程骨构建及其成骨相关机制研究” 排名:第三	与原第四军医大学、上海交通大学医学院及南方医科大学南方医院携手合作,成功构建血管化组织工程骨,可促进灵长类动物的骨质生长。研究团队亦首次证实植入血管和感觉神经能促进骨质生长和神经结合。有关研究成果为构建组织工程骨制订标准流程,并为临床实验和应用奠定了全面的基础
梁国穗/张颖恺		
11	通用型骨科导航手术机器人系统关键技术研发与临床应用-北京市科学技术奖一等奖,2018 年,主要合作者:田伟	与北京积水潭医院院长田伟教授合作,研发具有混合被动/主动控制及具有七个自由度的外科机械人。这设计允许机械人有效地围绕病人身体的轴线移动,从而为手术室中的外科手术操作提供足够的工作空间。对推动机械人在国内临床上应用很有帮助
张颖恺		
12	低强度脉冲超声可以加速骨质疏松性骨折愈合吗?-BertonRahn Research Fund Prize Award,瑞士国际骨折内固定研究所(AO Foundation),2013 年	表彰个人在 AO 基金资助下,成功利用低强度脉冲超声在大鼠模型上证实可加速骨质疏松性骨折愈合大约三份一时间,相比正常骨折反应更好。推动低强度脉冲超声临床上的应用

表 5-2　中国香港地区骨科医生获得的国际专利列表

序号	专利号	标　题	发　明　者	出版日期
1	US7387801(B2)	Organic extract of Geum Japonicum Thunb variant and use thereof	Ming Li, JaoYiu Sung, Ping Chung Leung, Hui Dong, Kai Ming Chan.	Jun 17,2008.
2	US20090297615(A1)	Nanoparticles, methods of making same and cell labeling using same	Yi-Xiang Wang, Cham-Fai Leung, Ling Qin	Dec 3,2009.
3	US20120330432(A1)	Finger prosthesis	Tik-Pui Daniel Fong	Dec 27,2012.
4	US8301258(B2)	Methods and devices for preventing ankle sprain injuries	Kai-Ming Chan, Pui Daniel Fong, Shu Hang Patrick Yung	Oct 30,2012.

续表

序号	专利号	标　　题	发　明　者	出版日期
5	US20130102661(A1)	Irrigation solutions containing ascorbic acid or its salts and use thereof	Kai Ming Chan	Apr 25,2013.
6	US8360999(B2)	Magnetic levitationvibration systems and methods for treating or preventing musculoskeletal indications using the same	Kwok-Sui Leung, Wing-Hoi Cheung, Kam-Fai Tam, Wai-Kin Ng.	Jan 29,2013.
7	US8945536(B2)	Stem cell sheet for tissue repair	Po Yee Pauline Lui, Ming Ni, Yunfeng Rui	Feb 3,2015.
8	US8961537(B2)	Surgical robot with hybrid passive/active control	Kwok-sui Leung, Shao-Long Kuang, Yu Wang, Wing-Hoi Cheung, Pak-Leung Tsang, Wai-Kin Ng.	Feb 24,2015.
9	US9008784(B2)	Device and methods for preventing knee sprain injuries	Kai-Ming Chan, Tik-Pui Daniel Fong, Shu-Hang Patrick Yung.	Apr 14,2015.
10	US9889086(B2)	Bioadhesive and injectable hydrogel	Liming Bian, Qian Feng, Kongchang-Wei, Gang Li, Sien Lin	Feb 13,2018.
11	US20180207327(A1)	Hybrid implant system and manufacturing method therefor	Ling Qin, Yuk Sun Cheng, Ning Tang, Wing Ho Chau.	Jul 26,2018.
12	US20180298973(A1)	Magneto-rheological series elastic actuator	Wei-Hsin Liao, Bing Chen, Ling Qin, Xuan Zhao, Hao Ma.	Oct 18,2018.
13	US10357369(B2)	Method for producing knee replacement implant for knee replacement	Kwok-sui Leung, Wing-Hoi Cheung, Jianghui Qin, Chung-Sing Chui, Kwoon-Ho Chow, Dufang Shi, Ling Qin, Wanfu Kou, Chenglin Lu.	Jul 23,2019.

表 5-3　中国香港地区骨科医生主编和参编的著作和指南

序号	题　　目	年份	著　　者	出版机构及 ISBN 号
1	Principles, Techniques and Applications in Microsurgery	1986	梁秉中译	World Scientific ISBN:978-981-4578-26-4
2	Current Practice of Fracture Treatment	1994	梁秉中	Springer ISBN 978-3-642-78603-7
3	Burns-Treatment and Research	1994	梁秉中	World Scientific, Singapore.
4	Biodegradable Implants in Fracture Fixation	1994	梁国穗,梁秉中,熊良俭	World Scientific, Singapore. ISBN:978-981-4550-76-5
5	手术室随笔	1994	梁秉中	八方文化企业 ISBN13:9785556611108
6	运动医学与科学	1995	陈启明	中文大学出版社 ISBN:9789622016224
7	Sports Injuries of the Hand and Upper Extremity	1995	陈启明	Churchill Livingstone ISBN-10:0443077800
8	Microsurgery in OrthopaedicParctice	1995	梁秉中	World Scientific ISBN:978-9971-5-0860-9

续表

序号	题　　目	年份	著　　者	出版机构及 ISBN 号
9	Principles and Practice of Isokinetics in Sports Medicine and Rehabilitation	1996	陈启明	Human Kinetics (December 29,1999) ISBN-13:978-9623560160 ISBN-10:9623560168
10	Current Trends in Bone Grafting	1996	梁秉中	Springer Berlin Heidelberg ISBN:3540501398,9783540501398
11	Osteoporosis in Asia—Crossing the Frontiers	1997	梁秉中	World Scientific,1997 ISBN:9810227302,9789810227302
12	Sports and Children	1998	Kai-Ming Chan,Lyle J. Micheli	WHO Collaborating Centre for Sports Medicine and Health Promotion,Chinese University Of Hong Kong,1998. ISBN:9628378015,9789628378012
13	Controversies in Orthopedic Sports Medicine	1998	Kai-Ming Chan, Freddie Fu, Nicola Maffuli,Christer Rolf,M. Kurosaka.	Lippincott Williams & Wilkins ISBN-10:9623560257 ISBN-13:978-9623560252
14	医德漫谈	1998	梁秉中	八方文化企业公司 ISBN9781879771253
15	体育解剖学	2000	主编:胡声宇 科研顾问:秦岭	人民体育出版社 ISBN7-5009-1939-5
16	骨科基础科学	2001	主译:陈启明、梁国穗、秦岭、胡蕴玉、王澍寰、钟世镇、戴尅戎	人民卫生出版社 ISBN7-117-04727-5
17	Team Physician Manual	2001	Ed. by L Micheli, A Smith, N Bachl,C Rolf,KM Chan	Lippincott Williams & Wilkins Asia, 2001. ISBN 962 356 029 X
18	Sports Medicine for Specific Ages and Abilities	2001	Eds Nicola MaVulli, Kai Ming Chan, Rose Macdonald, Robert M Malina,Anthony W Parker.	Edinburgh:Churchill Livingstone. ISBN 0-443-06128-9.
19	体育生物医学基础研究与进展	2001	主编:秦岭、胡声宇、陈启明	人民体育出版社 ISBN7-5009-2059-8
20	Practice of Intramedullary Locked Nails-Scientific Basis and Standard Techniques	2002	Chief Editors: I. Kempf, K. S. Leung Co-Editors:A. Grosse,H. J. T. M. Haarman,H. Seidel,G. Taglang	Springer-Verlag Berlin Heidelberg New York (ISBN 3-540-64079-7)
21	Practical Manual for Musculoskeletal Trauma(Volume Ⅰ)	2001	Editors:Kwok Sui LEUNG, Put Shui KO	Springer-Verlag Singapore Pte Ltd ISBN 9814021628
22	Practical Manual for Musculoskeletal Trauma(Volume Ⅱ)	2001	Editors:Kwok Sui LEUNG, Put Shui KO	Springer-Verlag Singapore Pte Ltd ISBN 9814021628
23	Active Aging	2002	Ed. by K-M Chan, W Chodzko-Zajko,W Frontera,A Parker.	Lippincott Williams & Wilkins Asia, 2002. ISBN 962 356 031 1
24	Practice of Intramedullary Locked Nails-Advanced Techniques & Special Applications	2002	Chief Editors: I. Kempf, K. S. Leung Co-Editors:A. Grosse,H. J. T. M. Haarman,H. Seidel,G. Taglang	Springer-Verlag Berlin Heidelberg New York ISBN 3-540-64080-0

续表

序号	题 目	年份	著 者	出版机构及 ISBN 号
25	实用骨科针灸推拿学	2002	梁秉中、卢达生	香港中文大学中医中药研究所 ISBN:9789889723217
26	迎向风暴 再探非典型肺炎	2003	梁秉中	World Scientific ISBN:978-981-238-562-8
27	神秘风暴 SARS—非典型肺炎初探	2003	梁秉中	世界科技出版社 ISBN:9789812384409
28	SARS War:Combating the Disease	2003	Leung Ping Chung,OoiEngEong	World Scientific Publishing Co. Singapore;River Edge,New Jersey,USA ISBN:9-812-38433-2
29	Bone Grafts and Bone Substitutes: Basic Science and Clinical Applications	2005	Editor:Aziz Nather. SM Kumta, PC Leung and LK Fu.	World Scientific ISBN:9812560890
30	中药防治骨质疏松症及其骨折的临床前和临床评价指导原则	2006	秦岭	香港中文大学出版社 人民卫生出版社 ISBN 7-117-07879-0
31	Advanced Bioimaging Technologies in Assessment of the Quality of Bone and Scaffold Materials	2006	Qin Ling,HK Genant,J Griffith,KS Leung	Springer ISBN 978-3-540-45456-4
32	骨矿与临床	2006	刘忠厚,秦岭	中国科学技术出版社 ISBN:504643149 ISBN:9787504643148
33	骨质疏松症药效研究-方法与技术	2009	王洪复（主编),秦岭,石印玉,赵燕玲(副主编)	人民卫生出版社 ISBN-978-7-117-12087-6
34	骨质疏松诊断	2011	刘忠厚（主编),秦岭等(副主编)	中国现代文艺出版社
35	中华骨科学创伤骨科卷	2013	曾炳芳教授,梁国穗教授	人民卫生出版社 ISBN-978-7-117-15351-5/R · 15352
36	骨内科学	2013	秦岭（主编）	人民卫生出版社 ISBN 978-7-117-18088-7/R · 18089
37	可降解金属(下)	2016	郑玉峰,秦岭,杨柯	科学出版社 ISBN13:9787030503947
38	可降解金属(下)	2016	郑玉峰,秦岭,杨柯	科学出版社 ISBN13:9787030503930
39	中国老年骨质疏松症诊疗指南(2018)	2018	《中国老年骨质疏松症诊疗指南》(2018）工作组;中国老年学和老年医学学会骨质疏松分会;马远征,王以朋,刘强,李春霖,马迅,王拥军,邓廉夫,贺良,杨乃龙,陈伯华,邱贵兴,朱汉民,陶天遵,秦岭,王亮,程晓光	中国骨质疏松杂志 2018 年 12 月第 24 卷第 12 期

第二节　中国澳门地区骨科发展历史简介

16世纪，回归前澳门地区第一任主教加利诺（D. Melchior Carneiro）在澳门建立了中国最早的欧洲式医院，该医院最初被命名为“救贫医院”，之后改名为“白马行（São Rafael）医院”。17~18世纪，圣保禄（São Paulo）修院内设有一间拥有60张病床的医疗所，帮助修院内的信徒及外来病人，并由只有若干对轻伤、小病、药物、外科有点基本认识的修士主理，而这个情况维持了很长一段时间。19世纪中叶，回归澳门地区设有三间葡萄牙人的医院，分别为仁慈堂医院（后被称为“白马行医院”）、疯堂医院和军人医院。其后，澳门的华人社团自发进行各种社会救济活动，1868年同善堂慈善会成立。1872年，第一所华人医院“镜湖医院”创立；1874年，成立了一间军人医院“山顶医院”，即后来的仁伯爵综合医院。仁伯爵综合医院和镜湖医院是目前中国澳门地区两所主要的医院。

一、仁伯爵综合医院

仁伯爵综合医院前身是一间军人医院，1874年1月6日落成，医院是参照比利时一间著名医院的模式设计而成，共设有病床100张，包括60张普通病床，以及为囚犯及军官而设的独立病房。1937年，为纪念医院的创建人—圣若宪伯爵（São Januário），医院改名为仁伯爵医院。

1953年6月10日，仁伯爵医院新院区第一期落成启用，而第二期于1958年完成。第二代医院外貌彻底改变，设施焕然一新，极具现代规模。1979年，回归前澳门当局通过第4/79/M号法令设立“澳门卫生司”以取代“卫生救济厅”，自始澳门地区卫生系统正式进入现代化的架构（图5-29、图5-30）。

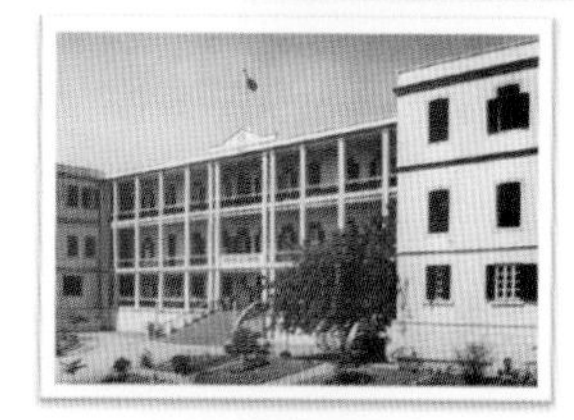

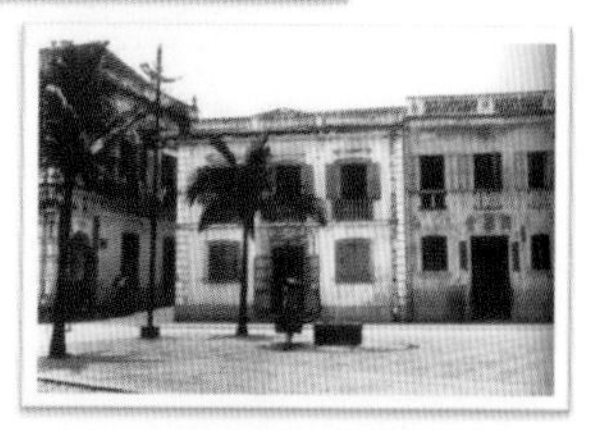

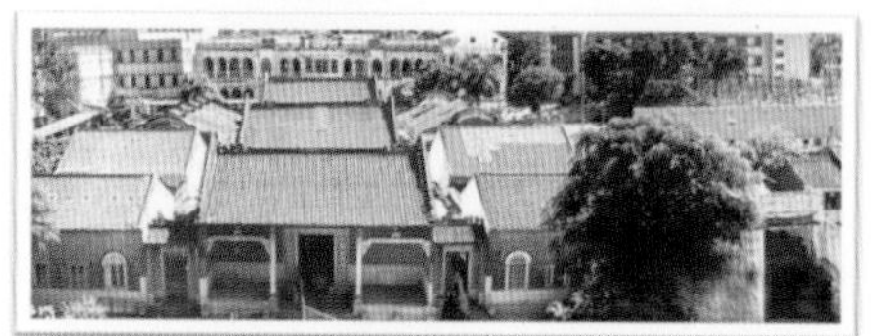

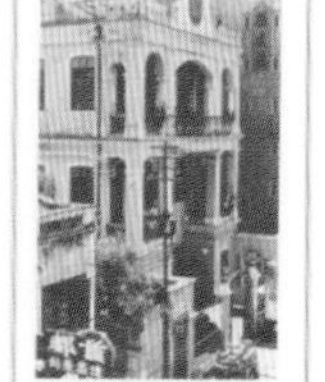

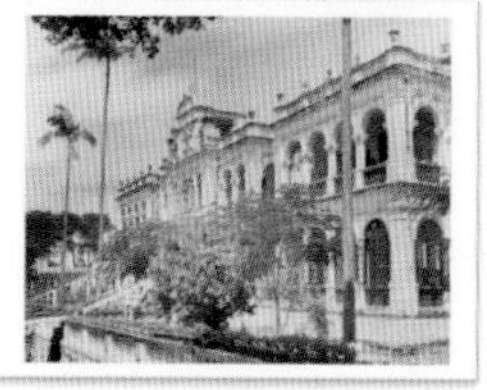

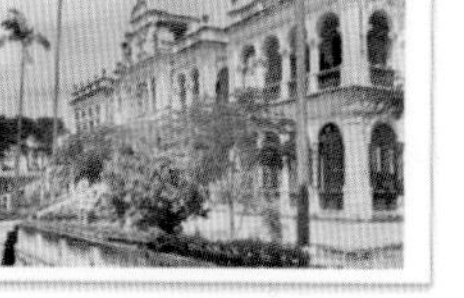

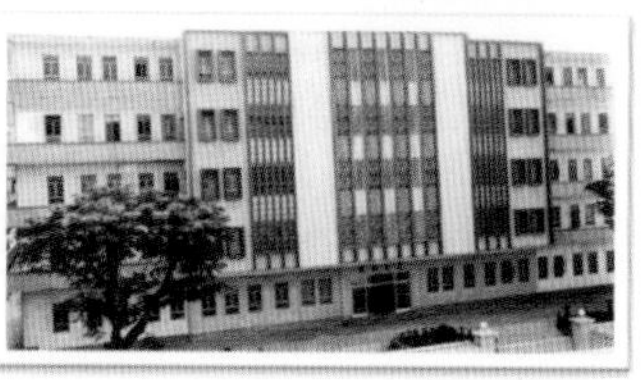

图5-29　中国澳门地区20世纪80年代以前医院的图片集

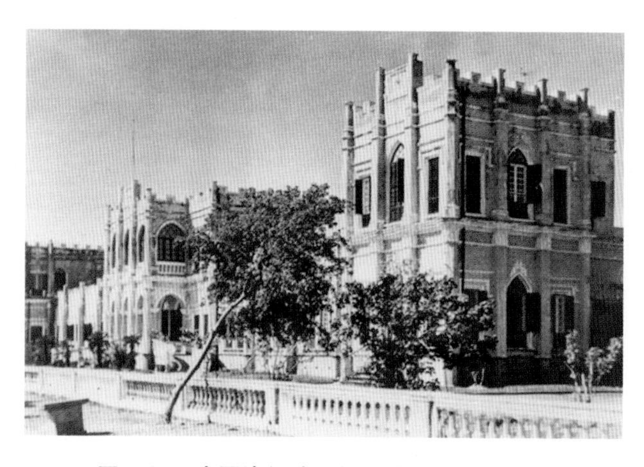

图5-30　中国澳门地区仁伯爵医院（旧院区）

20世纪70年代末至80年代初期仁伯爵医院并没有骨科医生，骨科方面工作交给普通骨科主理，80年代Dr Mendes是一名军医，由葡萄牙来澳开展骨科及使用AO系列Osteo骨科手术器械，正式开展仁伯爵医院的骨科服务。80年代后期更多葡萄牙的骨科医生加入到仁伯爵医院，在Dr. Carlos Pereira的带领下成立骨科部门。但是当时并没有独立骨科病区，80年代后期，仁伯爵医院完成第三次扩建及新一代医院建立。骨科主任Dr. Joao Neves建立拥有独立病区的骨科部门。80年代后期和90年代初期因应医院发展开始本地区骨科医生培训，派出医生前往葡萄牙培训及本地区培训工作。1993年在仁伯爵医院培训医生委员会的指导下开始招收本地华人医生作为骨科医生培训。

进入20世纪90年代，中国澳门地区的卫生相关部门不断发展完善、壮大。仁伯爵综合医院于1989年11月启用第一期的内外科大楼和门诊大楼，矫形及创伤科。随后，第二期妇儿科大楼及行政大楼等亦相继落成，并通过科室的重新规划，大大改善了医院环境及诊疗系统。直至1993年，仁伯爵综合医院已成为拥有四座主体大楼，400多张病床的现代化医院，设有17个部门及32个科室，配备了多个现代化的医疗设备，完善了应诊能力和运作模式。90年代初期在创伤骨科的基础上，开展全髋关节水泥及非水泥的人工关节置换手术，1994年开始全膝人工关节手术。1996年开始脊柱侧弯，脊椎手术、脊椎肿瘤人工椎体置换手术，开展关节镜手术。逐渐形成以创伤骨科为基础上开展关节外科，脊椎外科及小儿外科的骨科团体。在Dr. Joao Neves离任返回葡萄牙后，骨科李锦聪医生成为第一位华人骨科主任，继续支持及完善上述分科工作。并在2000年开始筹组两院骨科会议及中国澳门地区骨科学会工作，2003年李锦聪医生退休后，陈惟蒨医生接任骨科部门工作，开始骨科导航系统辅助手术的开展，巩固两院骨科会议并加入私人执业的骨科医生，发展常规化的澳门骨科学术临床会议，每月轮流在仁伯爵综合医院和镜湖医院之间举行。在这个基础上，2005年成立中国澳门骨科学会，标志着澳门骨科正式与世界接轨。2008年刘怀烈医生接任骨科部门工作，继续推动仁伯爵综合医院骨科事业发展，在原有基础上精益求精，提高骨科质量并培养更多新的有活力梯队建设队伍。在不断进步和发展之下，现在仁伯爵综合医院共有99个专科门诊服务，为市民提供住院、门诊、急诊、手术、深切治疗及各项专科治疗服务，其服务水平于2012年及2016年亦获得澳洲医疗服务标准委员会（ACHS）评审认可。2018年成功医治在澳门格兰披治大赛车F3中颈部受伤的女赛车手，她于2019年中重新返回赛车运动（图5-31、图5-32）。

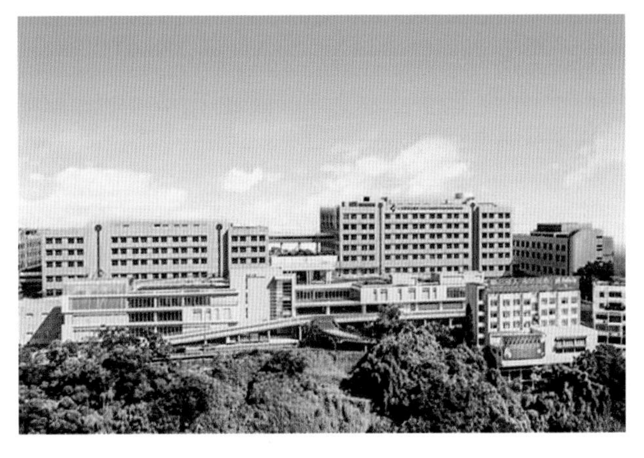

图5-31　新建的中国澳门地区仁伯爵综合医院

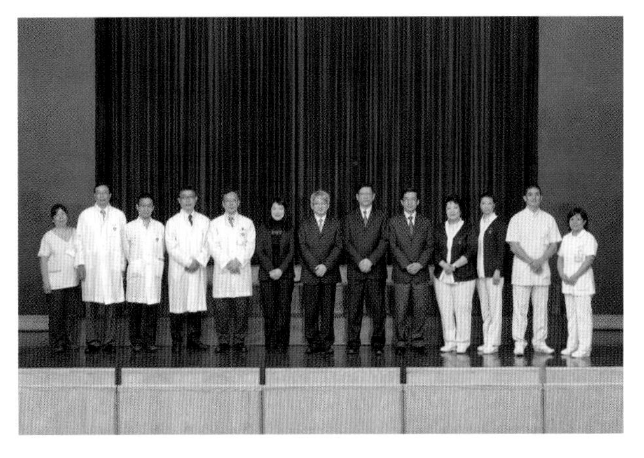

图5-32　仁伯爵综合医院骨科医护人员合影

二、镜湖医院骨科发展

镜湖医院骨科在20世纪70年代末至80年代初期只有一位医生，由李俊仁主理，期间偶有一、二位客座医生，例如朱家恺等教授到该院指导工作。80年代中期，骨科由中山医科大学郭瑞涵医生主理，当时设有一位学员程观森跟随学习骨科。80年代末，则由郭民修（广西医科大学教授）及丘东中（广州红会医院）医生主理，之后得到黎秉衡（暨南大学医学院教授）加入及逐渐壮大。90年代初至中期，则加入了中山医科大学客座杨忠汉教授。同时亦加入了李卫平、祁斌时及朱向辉3位骨干医生。镜湖骨科发展起来后，开展了创伤骨科系统的治疗，腰椎间盘疾患的手术治疗，及开展腰椎内固定手术治疗。期间镜湖医院骨科灵魂人物陈子杰医生在1985年加入外科体系，至1990年投入骨科怀抱，伴随及支撑起骨科的发展。在90年代末，镜湖医院骨科加入了来自广西医学院的刘荣秀客座医生，其开展了腰椎椎弓根螺钉内固定术。其后各位骨科客座医生先后离开镜湖骨科大家庭，镜湖骨科形成以陈子杰、李卫平、朱向辉及祁斌时等骨干组成的队伍开展工作。进入2000年，陈子杰医生作为镜湖骨科微创带头人，开展了经皮穿刺椎间盘切吸手术治疗椎间盘疾患。同年，在香港顾问刘俊杰医生带领下，正式规范了四肢骨折创伤的内固定治疗及膝关节镜下治疗半月板损伤的手术，与国际接轨。至2000年末，中国香港地区许子石顾问医生加入镜湖医院骨科，全面开展颈、胸、腰椎及脊柱侧弯手术。在2000年，符丹医生也加入了镜湖医院骨科，符丹医生在2002年开展了椎间盘镜下椎间盘摘除手术，为椎间盘疾患提供了微创治疗的选择（图5-33、图5-34）。

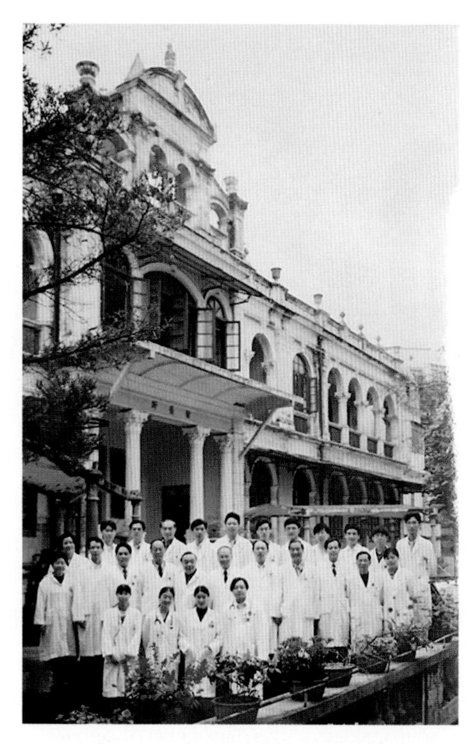

图 5-33 镜湖医院骨科医护合影

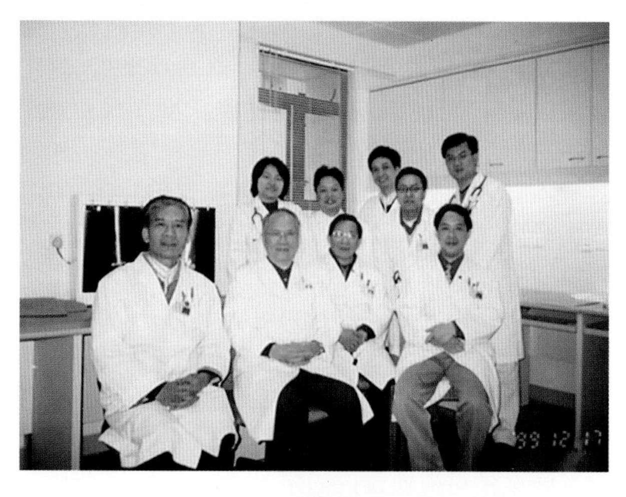

图 5-34 1999 年镜湖医院骨科医生合影

进入 21 世纪，镜湖医院骨科迎来了高速发展时期，期间在脊柱方面开展脊柱的全方面手术治疗，分类如下：①椎体成形术；②椎弓根钉内固定术、微创 SPINE JACK 支撑内固定术、经皮椎弓根钉内固定术等；③内镜下手术，包括椎间盘镜下椎间盘摘除术、椎间孔镜下椎间盘摘除术及椎管减压及成形术；④椎间融合术，包括 TLIF、MIS-TLIF、PLIF 及 OLIF 等手术；⑤颈椎方面开展了颈前路椎间盘切除椎间融合内固定术、颈后路单开门或双开门及微形钢板内固定术、颈椎间盘置换术、颈后路融合及椎弓根钉内固定术。在运动创伤医学方面，镜湖医院骨科分别开展了肩关节镜、腕关节镜、髋关节镜、膝关节镜及踝关节镜各项损伤的修复与重建手术，为各类运动爱好者提供坚实的支持。面对人口老龄化加剧，各类关节疾病逐渐增加，而镜湖医院骨科亦适时提供了各类关节置换手术，包括全髋关节置换手术、半髋关节置换手术、全膝关节置换手术、半肩关节置换手术等，在各类退行性关节炎等痛症的治疗上，还可以提供 PRP 注射。

中国澳门地区骨科发展至今，已分别在脊柱疾患、运动创伤、骨关节疾患、四肢创伤、显微损伤修复与重建、甚至在老年性骨质疏松症等治疗上百花齐放，在各骨科病种的诊断及治疗的领域上与时俱进，与国际接轨，有能力面对本地区人民对骨科的各项需求。

第三节 中国台湾地区骨科发展及海峡两岸骨科学术交流

谈起中国台湾地区骨科发展历程，不得不从台湾医学历程说起。20 世纪 50 年代之前因受日治时代的影响，台湾地区近代医疗主要源自日本，自从国防医学院迁台后才渐渐转向英美医疗。早年因为台湾地区经济环境不佳，医学生及住院医师都没有能力购买教科书及订阅医学期刊，所以当年所接受的是师徒传授式的教育与训练。后来有一些美军骨科军医在“国军 801 总院”开办“骨科训练班”，台湾地区骨科医师才开始接受欧美骨科训练。20 世纪 50 年代初期，台湾地区骨科医师藉“医药援华会”之资助才有机会去国际上进修，最早到美国哈佛大学进修的是邓述微教授。他也是台湾地区的骨科医学会第一任理事长。20 世纪 60 年代台湾经济起飞，当局才有能力陆续派医师到国际上进修。

早年所有的外科科别都纳入大外科，当年的住院医师都要接受普通外科、泌尿外科、心脏外科、胸腔外科、整形外科、直肠外科及骨科的训练。完成住院医师训练后再挑选某一专科工作。

1977 年骨科医学会成立，宗旨之一便是要建立骨科专科制度，自始各医院相继成立骨科部，骨科才从外科另增设出来，并分设次专科。

1981 年实施骨科专科医师甄审制度，自始建立台湾地区骨科专科医师制度，1983 年开始骨科专科医师考试，骨科住院医师接受 3～6 年临床训练，取得专科医师资格才能从事临床工作。专科医师每 6 年换照一次。每年必须接受 10 个学分以上之再教育，才能延续专科医师资格。1990 年实施骨科专科医师训练医院评鉴标准。骨科医学会组织下设当局教育委员会，专科医师训练医院评鉴委员会及专科医师甄审委员会负责骨科医师教育培训相关事务。台湾地区骨科医学会截至 2019 年会员人数共计 1 979 位。

学术交流可以提升学术及临床水平，20 世纪 60 年代以后台湾经济起飞，骨科医师有能力到世界各国参加会议，去作长短期进修，唯独只有一水之隔的祖国大陆，到 1990 年才正式有学术交流。1990 年秋，时值北京举办亚洲运动会，同时会前举办国际运动科技会议，罗惠熙教授率领中国台湾地区三十余位骨科医师赴京参加，藉此难得机会海峡两岸骨科医师举办了首次学术交流会议，开启了海峡两岸骨科学术交流的先河。中国台湾与祖国大陆是同文同种且只有一水之隔，海峡两岸交流是迟早之事。罗惠熙教授担任骨科医学会理事长期间，1993 年 10 月 20 日首次邀请 15 位祖国大陆教授赴台湾地区参加骨科医学会学术研讨会。之后陆续在重庆、武汉、新疆、长春、佛山、汕头、广州、昆明、大连等地进行骨科学术交流，1994 年在中国香港地区成立了华裔骨科学会。2000 年罗惠熙教授邀请十余位祖国大陆骨科专家赴台北市参加骨科学术研讨会。为深化海峡两岸骨科学术交流，“中华骨科交流学会”于 2001 年在台北市成立，罗惠熙教授担任当时创会的理事长，现任理事长是刘建麟教授，“中华骨科交流学会”成为海峡两岸骨科学术交流的联系窗口。2006 年与 2011 年分别在台中市及台北市举办“中华骨科学术交流会议”，不仅骨科学术交流会议盛大开展，透过海峡两岸骨科同道的努力，骨科青年医师临床技术交流更是频繁不已，二十年来已有二百多位骨科青年医师赴台湾地区交流。海峡两岸医药卫生交流协会骨科专家委员会在主任委员陈仲强教授领导下，在杭州、青岛、成都、青岛、南宁、北京、天津等各地盛大举办海峡两岸暨香港地区、澳门地区骨科学术论坛；也多次组织祖国大陆骨科专家赴台湾地区参与 2013 至 2015 年在台北市、台中市、嘉义市举行的海峡两岸青年骨科学术论坛暨中国台湾地区骨科年会。二十多年来共同努力，不仅扩大了海峡两岸骨科同仁交流层面，深耕海峡两岸骨科学术交流内涵，也实实在在丰硕了骨科交流成果。近年来祖国大陆各方面的快速发展，包括医疗专业有目共睹，海峡两岸的骨科医师能互相交流合作，有重大的意义。期望全球十数亿人口的华人社会能藉海峡两岸的交流与合作，在国际舞台上发光发热（图 5-35 ~ 图 5-50）。

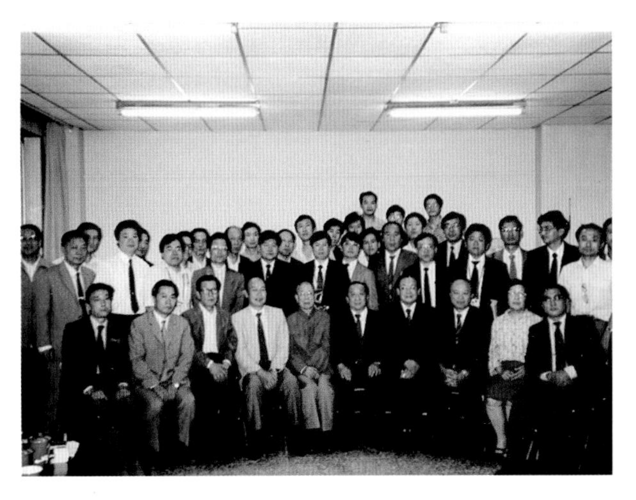

图 5-35　1990 年 11 月，首次海峡两岸学术交流参会人员合影

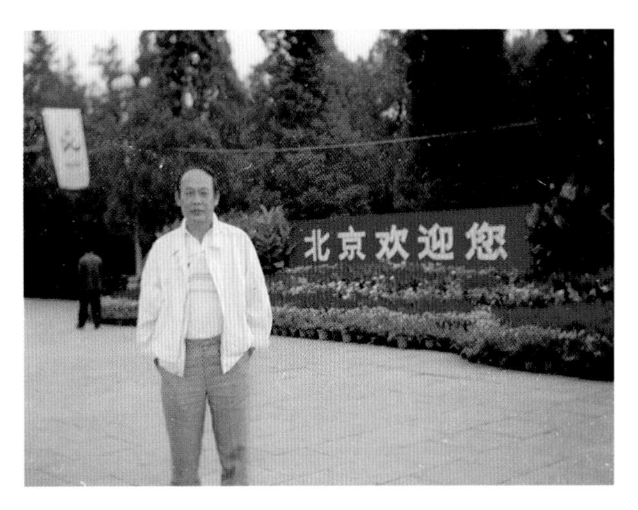

图 5-36　1990 年中国台湾地区罗惠熙教授首次来祖国大陆进行学术交流

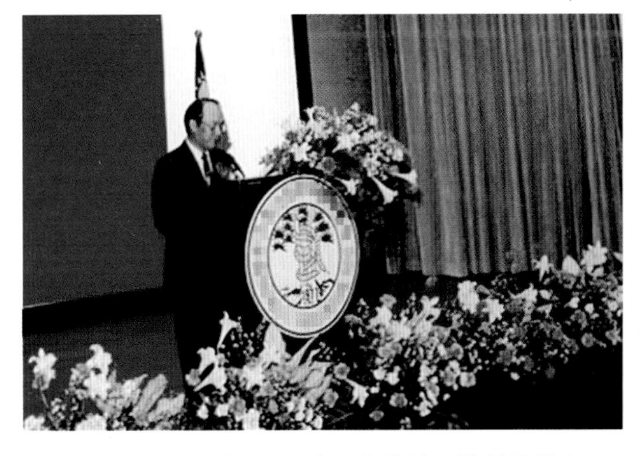

图 5-37　1993 年 10 月中国台湾地区骨科医学会首次邀请 15 位祖国大陆教授赴中国台湾地区参加骨科医学学术研讨会

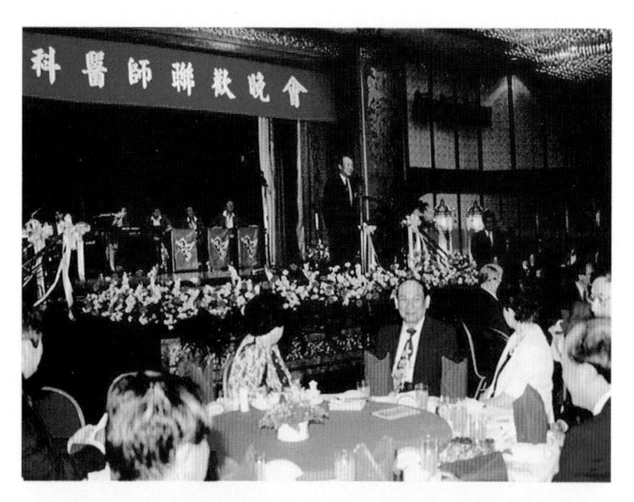

图 5-38　1993 年 10 月 22 日，祖国大陆骨科同道赴中国台湾地区参加学术研讨会及联欢晚会留影

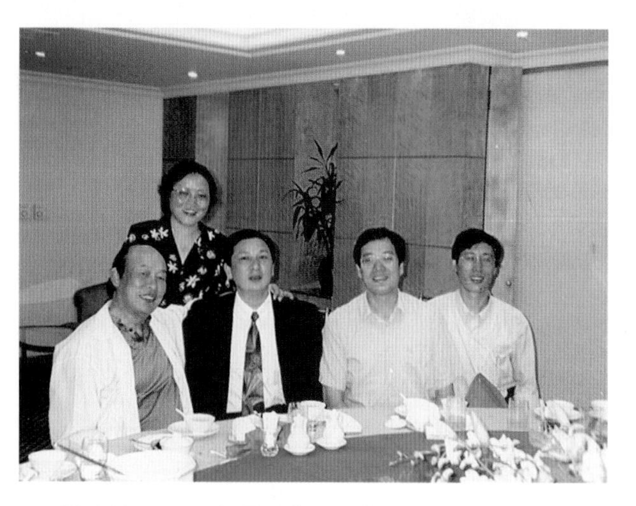

图 5-39　1998 年骨科专家杨惠林医师赴中国台湾地区作短期访问合影留念

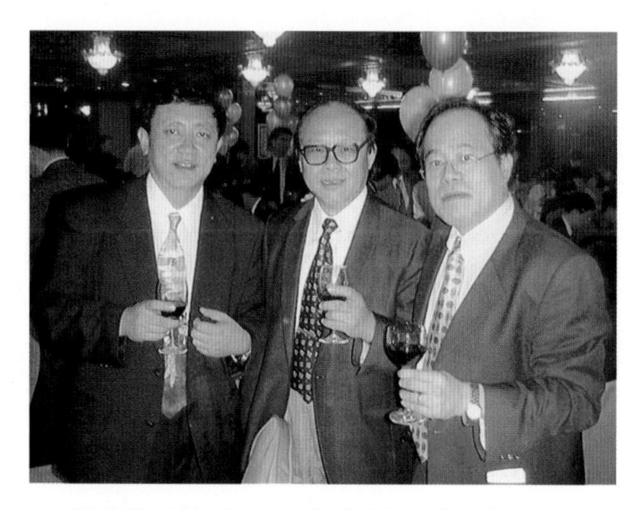

图 5-40　2000 年 10 月华裔骨科医学会第三届学术会议参会代表合影

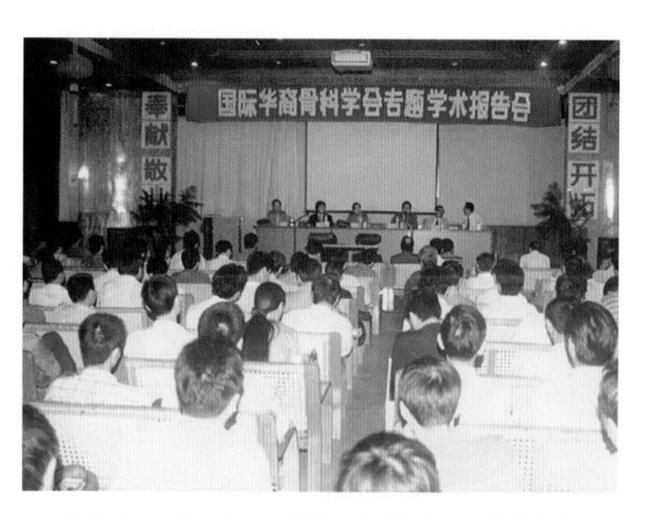

图 5-41　2001 年 9 月大连市国际华裔骨科学会专题学术报告会参会合影

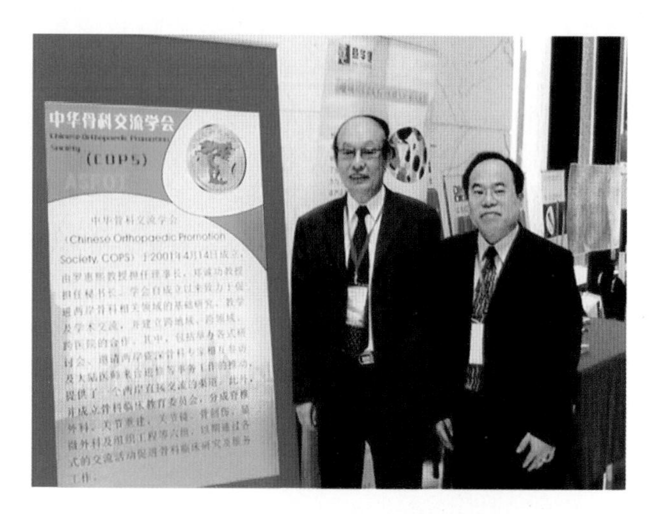

图 5-42　2005 年中国台湾地区罗惠熙教授和郑诚功教授在广州参加首届亚洲创伤骨科高峰论坛

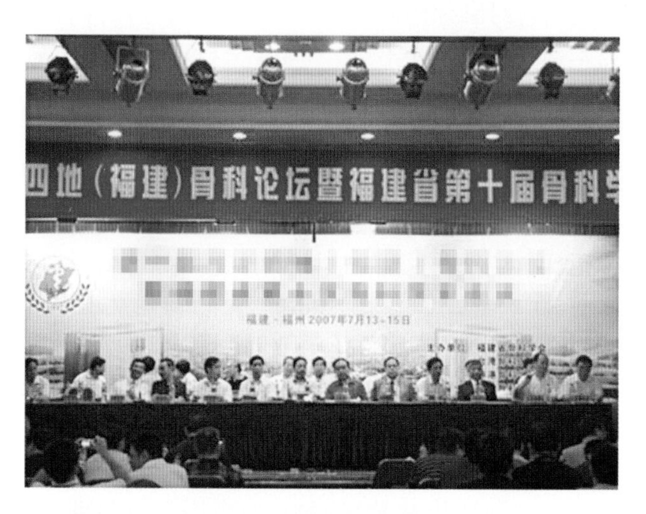

图 5-43　2007 年 5 月福建省骨科学会举办的第一届海峡两岸暨香港地区、澳门地区、福建骨科论坛

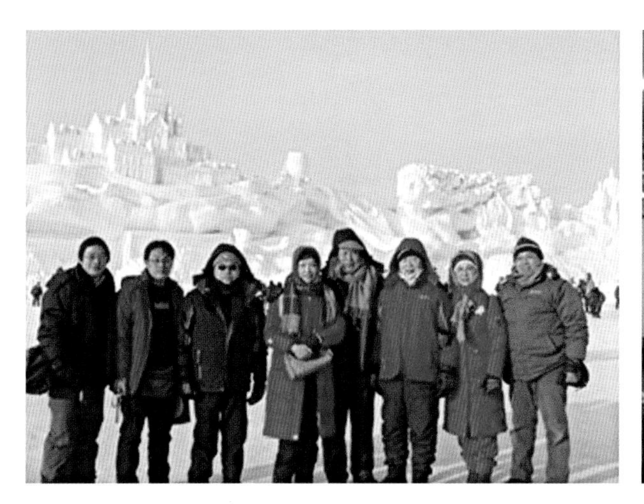
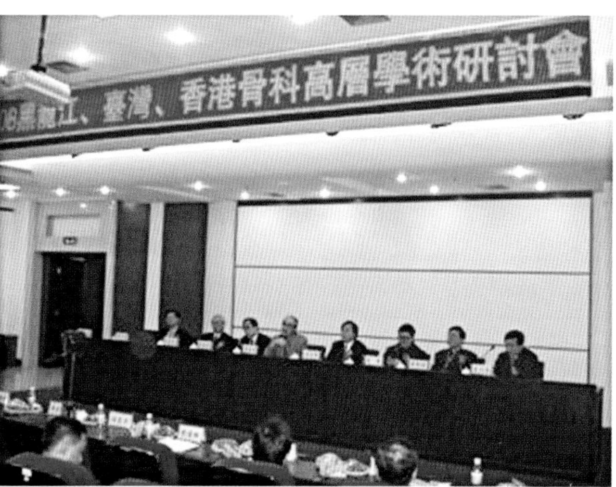

图 5-44 2008 年 1 月在哈尔滨举办的黑龙江、台湾地区、香港地区骨科高层学术研讨会

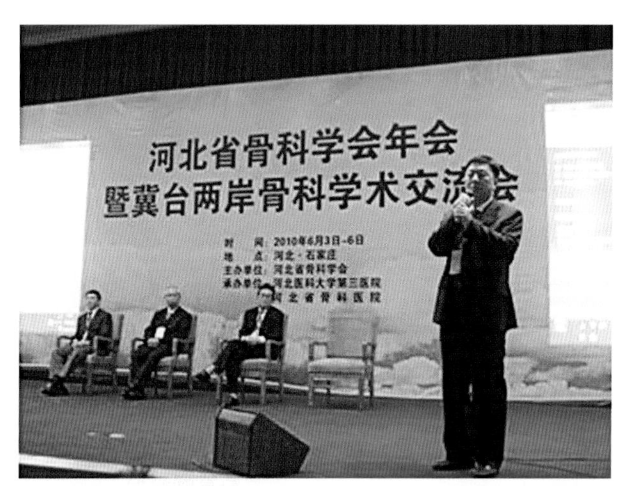

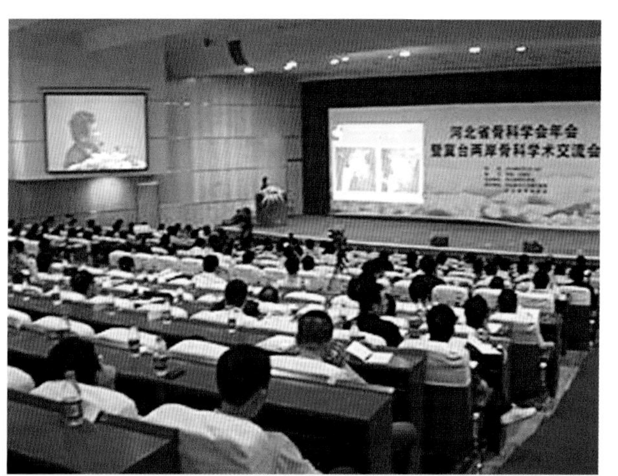

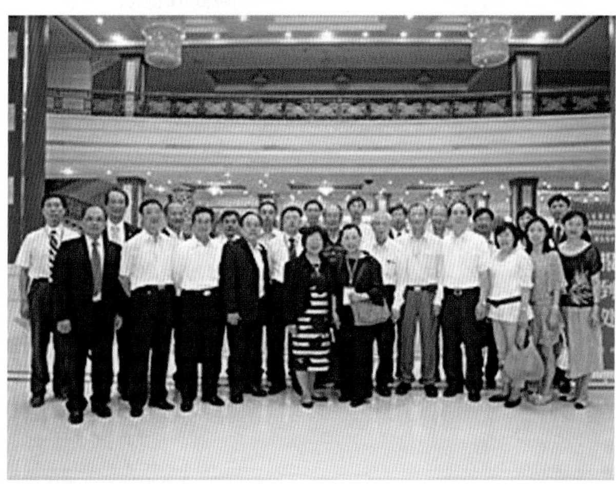
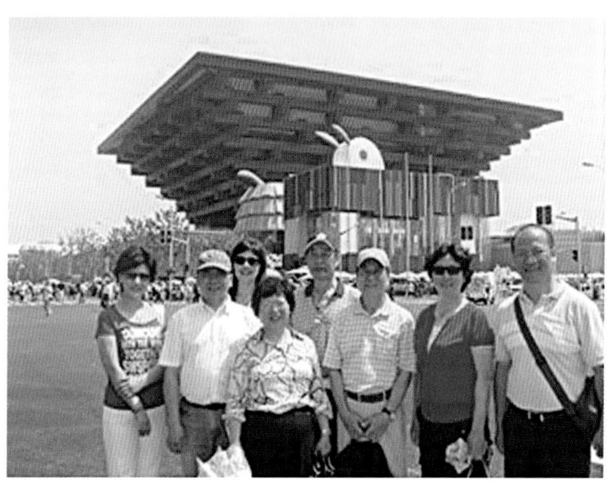

图 5-45 2010 年 6 月河北省骨科学会在石家庄举办的骨科学术交流会

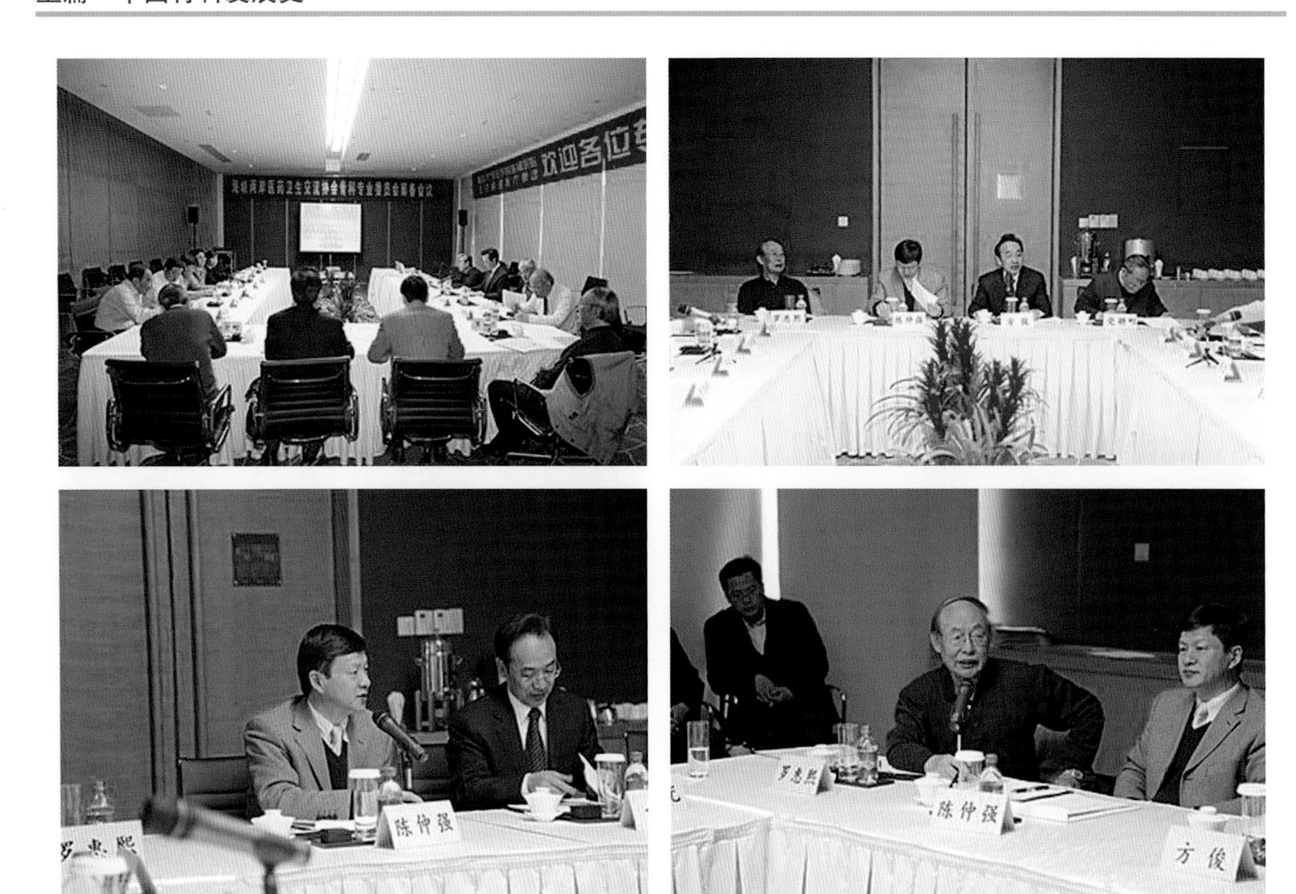

图 5-46　2010 年在青岛召开的海峡两岸医药卫生交流协会骨科专家委员会筹备会议

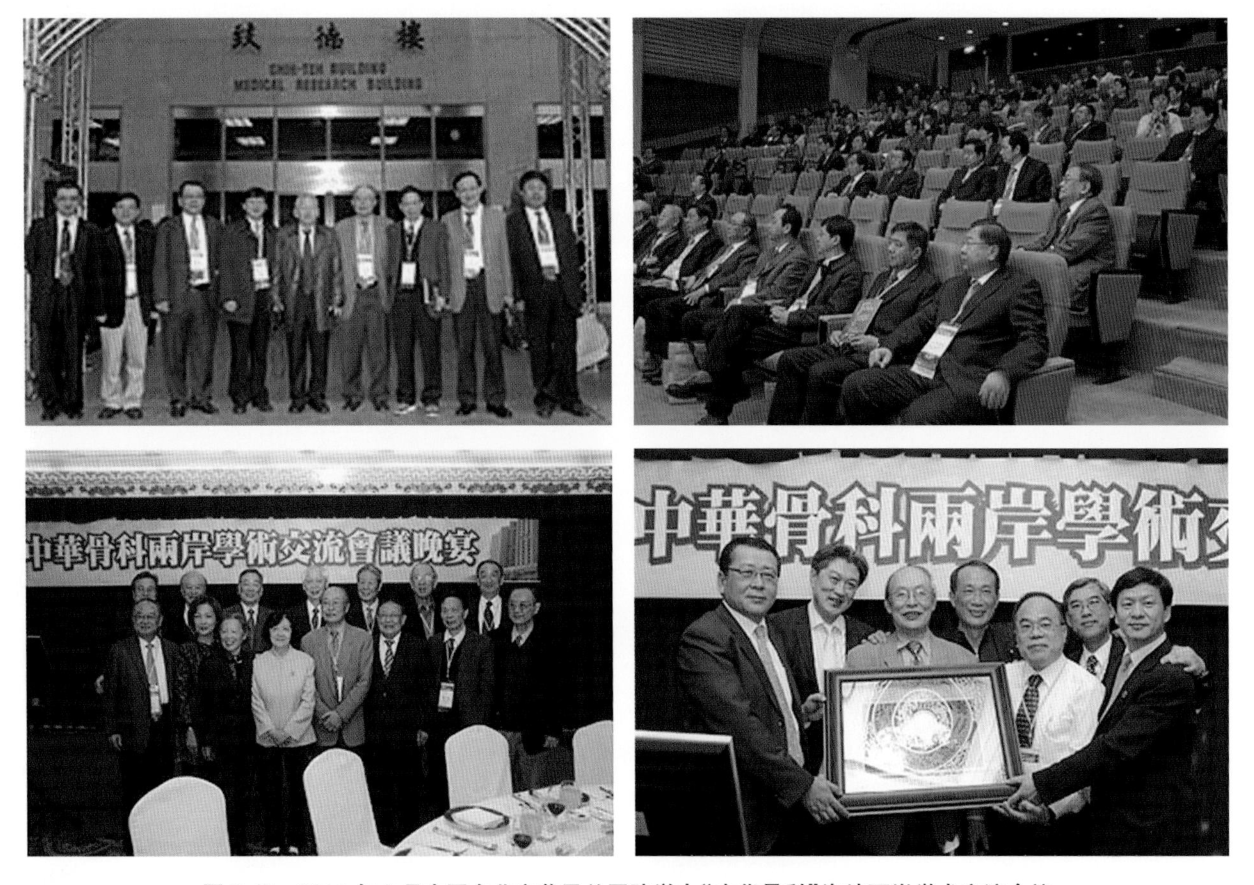

图 5-47　2011 年 3 月中国台北市荣民总医院举办“中华骨科”海峡两岸学术交流会议

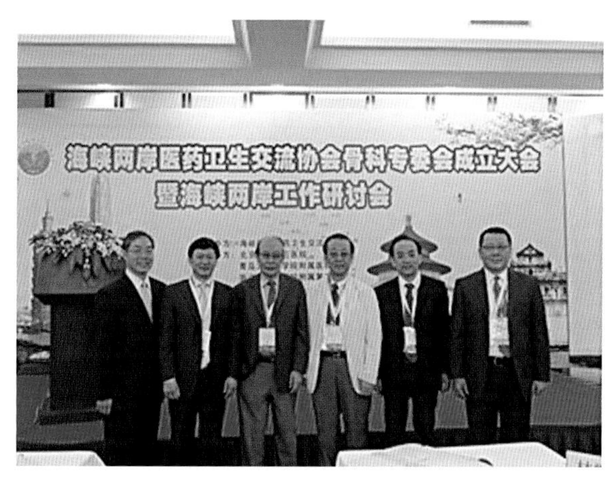

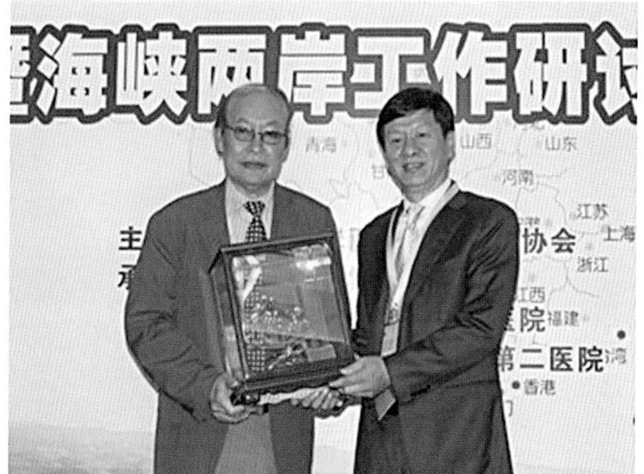

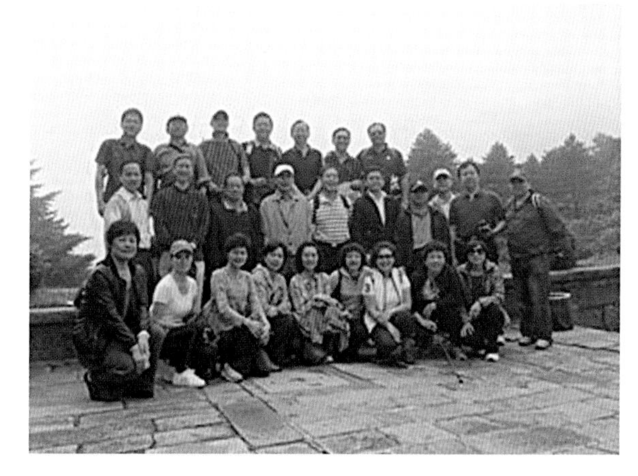

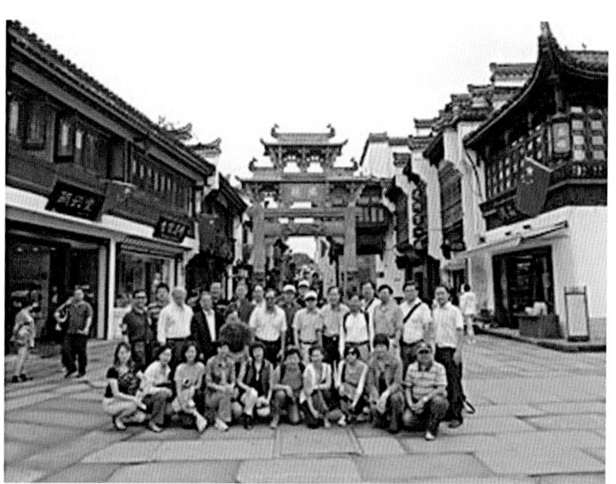

图 5-48　2011 年 9 月在杭州举办海峡两岸医药卫生交流协会骨科专家委员会成立大会

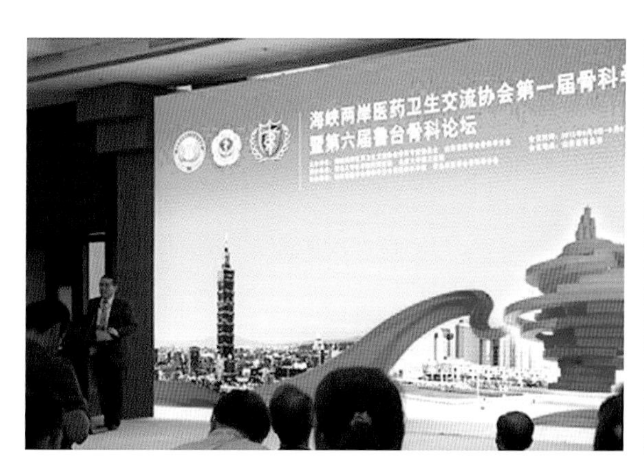

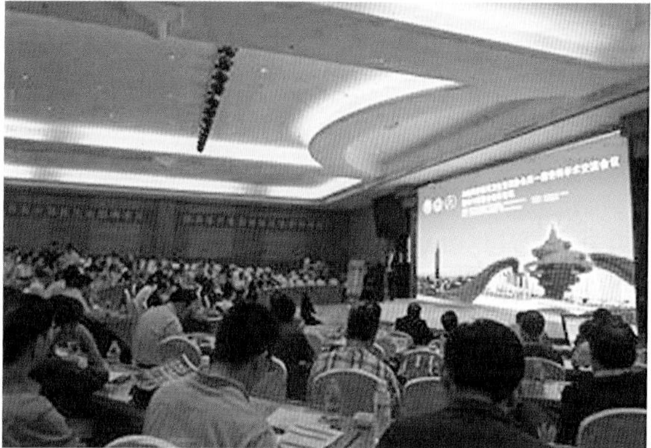

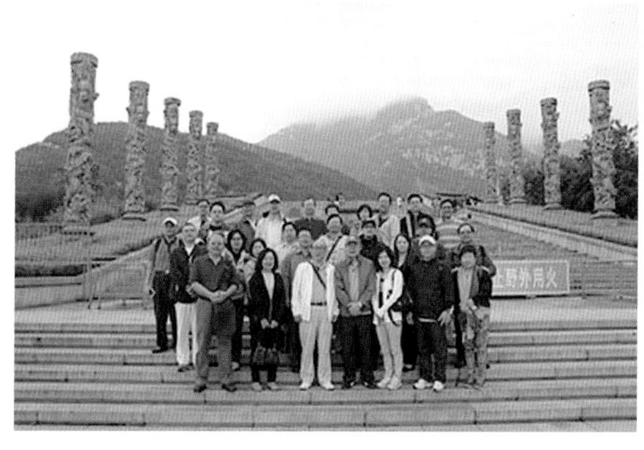

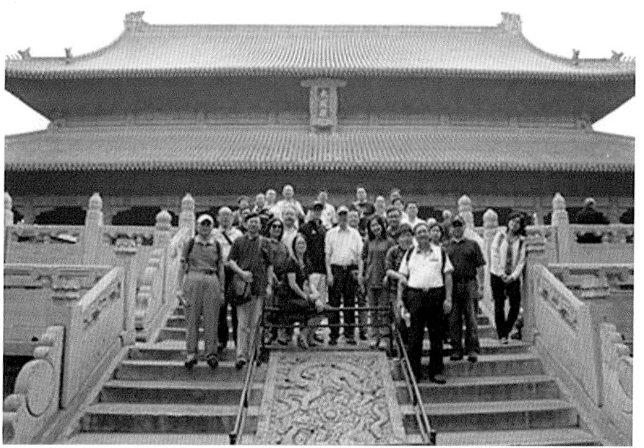

图 5-49　2012 年 9 月在青岛举办海峡两岸医药卫生交流协会第一届骨科学术交流会议

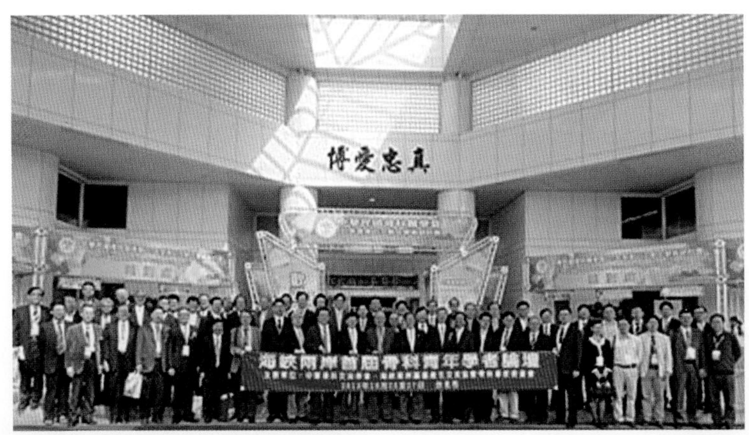

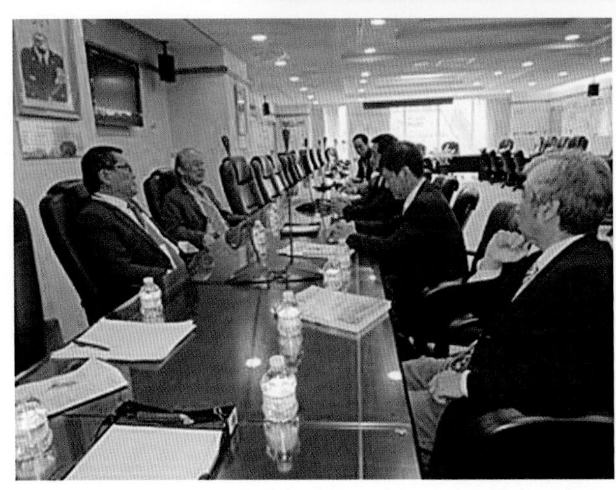

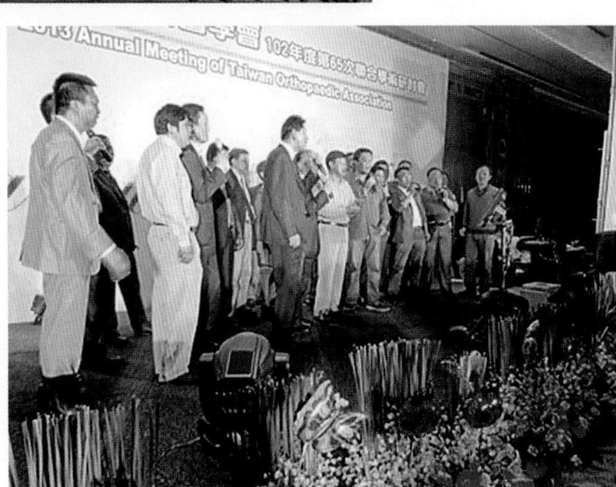

图 5-50 2013 年 10 月中国台北市国防医学院举办的海峡两岸首届骨科青年学者论坛暨中国台湾地区骨科医学会 2013 年联合学术研讨会

（容树恒 陈维蒨 刘建麟）

参 考 文 献

[1] GAO B, HU J, STRICKER S, et al. A mutation in Ihh that causes digit abnormalities alters its signalling capacity and range[J]. Nature, 2009, 458(7242): 1196-1200.

[2] ZHANG G, GUO B, WU H, et al. A delivery system targeting bone formation surfaces to facilitate RNAi-based anabolic therapy[J]. Nature medicine, 2012, 18(2): 307-314.

[3] SONG YQ, KARASUGI T, CHEUNG KM, et al. Lumbar disc degeneration is linked to a carbohydrate sulfotransferase 3 variant[J]. J Clin Invest, 2013, 123(11): 4909-4917.

[4] WANG L, ZHAO Y, BAO X, et al. LncRNA Dum interacts with Dnmts to regulate Dppa2 expression during myogenic differentiation and muscle regeneration[J]. Cell research, 2015, 25(3): 335-350.

[5] ZHOU L, SUN K, ZHAO Y, et al. Linc-YY1 promotes myogenic differentiation and muscle regeneration through an interaction with the transcription factor YY1[J]. Nature communications, 2015, 6: 10026.

[6] FENG Q, WEI K, LIN S, et al. Mechanically resilient, injectable, and bioadhesive supramolecular gelatin hydrogels crosslinked by weak host-guest interactions assist cell infiltration and in situ tissue regeneration[J]. Biomaterials, 2016, 101: 217-228.

[7] LI J, LEE WY, WU T, et al. Near-infrared light-triggered release of small molecules for controlled differentiation and long-term tracking of stem cells in vivo using upconversion nanoparticles[J]. Biomaterials, 2016, 110: 1-10.

[8] ZHU M, LIN S, SUN Y, et al. Hydrogels functionalized with N-cadherin mimetic peptide enhance osteogenesis of hMSCs by emulating the osteogenic niche[J]. Biomaterials, 2016, 77: 44-52.

[9] KANG H, KIM M, FENG Q, et al. Nanolayered hybrid mediates synergistic co-delivery of ligand and ligation activator for inducing stem cell differentiation and tissue healing[J]. Biomaterials, 2017, 149: 12-28.

[10] ZHAO D, WITTE F, LU F, et al. Current status on clinical applications of magnesium-based orthopaedic implants: A review from clinical translational perspective[J]. Biomate-

rials,2017,112:287-302.

[11] KANG H,JUNG HJ,KIM SK,et al. Magnetic Manipulation of Reversible Nanocaging Controls In Vivo Adhesion and Polarization of Macrophages[J]. ACS nano,2018,12(6):5978-94.

[12] KANG H,JUNG HJ,WONG DSH,et al. Remote Control of Heterodimeric Magnetic Nanoswitch Regulates the Adhesion and Differentiation of Stem Cells[J]. Journal of the American Chemical Society,2018,140(18):5909-5913.

[13] KANG H,ZHANG K,JUNG HJ,et al. An In Situ Reversible Heterodimeric Nanoswitch Controlled by Metal-Ion-Ligand Coordination Regulates the Mechanosensing and Differentiation of Stem Cells [J]. Advanced materials (Deerfield Beach,Fla),2018,30(44):e1803591.

[14] TIAN L,SHENG Y,HUANG L,et al. An innovative Mg/Ti hybrid fixation system developed for fracture fixation and healing enhancement at load-bearing skeletal site[J]. Biomaterials,2018,180:173-183.

[15] YIN C, WEN G, LIU C, et al. Organic Semiconducting Polymer Nanoparticles for Photoacoustic Labeling and Tracking of Stem Cells in the Second Near-Infrared Window[J]. ACS nano,2018;12(12):12201-12211.

[16] ZHU M,WEI K,LIN S,et al. BioadhesivePolymersome for Localized and Sustained Drug Delivery at Pathological Sites with Harsh Enzymatic and Fluidic Environment via Supramolecular Host-Guest Complexation [J]. Small, 2018,14(7).

[17] CHEN X,Li R,WONG SHD,et al. Conformational manipulation of scale-up prepared single-chain polymeric nanogels for multiscale regulation of cells[J]. Nature communications,2019,10(1):2705.

[18] KANG H,WONG SHD,PAN Q,et al. Anisotropic Ligand Nanogeometry Modulates the Adhesion and Polarization State of Macrophages [J]. Nano letters, 2019, 19 (3): 1963-1975.

[19] KANG H,YANG B,ZHANG K,et al. Immunoregulation of macrophages by dynamic ligand presentation via ligand-cation coordination[J]. Nature communications,2019,10(1):1696.

[20] XU J,FENG Q,LIN S,et al. Injectable stem cell-laden supramolecular hydrogels enhance in situ osteochondral regeneration via the sustained co-delivery of hydrophilic and hydrophobic chondrogenic molecules [J]. Biomaterials, 2019,210:51-61.

下　篇

中国骨科七十年成果

第六章

创伤骨科成果

创伤骨科是一门古老且蓬勃发展的学科，它是骨科所有亚专业的基础。自新中国成立以来，我国创伤骨科领域诸多专家将传统中医骨伤科学和西医骨科创伤学相结合，在前人的基础上不断开拓创新，大大提高了我国创伤骨科领域的诊治水平。创伤骨科学术组织及学术期刊也经历了从无到有，逐渐细化的过程。我国幅员辽阔，创伤骨科患者基数大、病种全；且我国拥有一支强大的创伤骨科专业技术队伍，为中国创伤骨科事业腾飞发展打下了坚实基础。随着对创伤骨科疾病的认识逐渐加深，我国创伤骨科的诊治水平已经从最初的全面照搬欧美的“跟跑”，发展为“并跑”，部分领域甚至实现了“领跑”，相关专家发表了颇具影响力的SCI论文、出版多部国际专著、获得多项国际专利授权、提出多项符合国人标准的治疗指南，在国际上发出中国声音。

第一节　理论与技术发展成果

创伤骨折是临床常见损伤，中国骨折流行病学调查显示中国创伤骨折的发病率为3.21‰。由于创伤骨折致伤原因多样，骨折类型各异，创伤骨折的诊治一直是骨科关注的重点，包含了患者的院前急救、精准诊断、骨折闭合复位、微创固定及早期功能锻炼等一系列热点问题。这对创伤骨科医师而言，充满着各种机遇与挑战，我国创伤骨科医生以医者仁心、大医精诚的情怀，针对临床棘手问题，开展系列研究，取得了重要成果。现将创伤骨科所取得的重要进展作一简要回顾。

传统时期，中医以按摩、正骨等方式治疗骨折。西医进入中国后，上肢骨折以整复石膏固定为主，股骨骨折多采用牵引治疗，随着骨科器械、固定物和手术技术的进步，现多采用切开固定等疗法。下肢长骨骨折采用切开整复内固定，1927年我国已有报道，1940年方先之将此法规范并引进钼合金制作的Sherman型固定板。当时由于缺医少药，不少大关节脱位成为陈旧性损伤，常需切开整复。孟继懋及Miltner曾发表陈旧性肩脱位的手术报告。中华人民共和国成立后，方先之、尚天裕等学者结合传统中医的正骨经验，采用中西医结合的方法治疗骨折，与保守治疗相比，骨折不愈合率低，该项疗法在全国得到推广。

创伤骨科的外科治疗始于20世纪40年代，马大夫纪念医院、中央医院对新鲜股骨颈骨折采用手法复位和三翼钉固定治疗。从1958年开始，天津医院（原天津人民医院）骨科医务人员，组成中西医结合治疗骨折研究小组，应用现代科学技术和现代医学方法对传统中医正骨进行发掘整理，先后研究整理出手法复位的“十大手法”，发明了用“夹板”固定治疗四肢骨折，于1965年获国家科委成果证书。经过30多年30余万例的临床实践，总结出一套以手法整复、小夹板局部外固定及患者自觉功能锻炼为特点的中西医结合治疗骨折的新方法。

1963年9月，方先之教授以中国医学代表团团员名义出席在意大利罗马召开的第20届国际外科年会，用英语首次宣读了《中西医结合治疗前臂双骨折》的学术论文，介绍了中国骨科的最新成就。引起了与会62个国家的2 000余名学者的兴趣和赞赏，会后收到许多国家学者索取学术资料的信件。

1964年，原国家科学技术委员会组织全国中西医专家在天津对“中西医结合治疗骨折新疗法”进行鉴定，一致认为这是一项重大的科研成果，建议向全国推广。此后，开始举办全国性的中西医结合治疗骨折学习班。方先之的专著有《骨关节结核病灶清除疗法》和《中西医结合治疗骨折》，分别于1956年和1966年由人民卫生出版社出版。1964年，方先之又随中国医学代表团参加在埃及开罗召开的第一届亚非医学会议，同样在会议上对中西医结合治疗骨折技术取得的成果进行汇报。

进入20世纪60年代后期至80年代，工农业生产和交通建筑等行业蓬勃发展，随之导致更多的创伤。骨科创伤约占创伤总数的2/3，这就要求医学特别是创伤骨科进步的步伐，要赶上人民生活水平提高的速度，对中国创伤骨科的发展提出了更高的要求。北京积水潭医院在孟继懋、王澍寰、王亦璁、荣国威、王满宜等几代人的努力下，在骨关节损伤的诊断、治疗方面做出了卓著的成就，并在国内率先成立创伤骨科研究所、创办《创伤骨科学报》，长年举办创伤骨科新技术学习班，培训进修生，有力推动了中国创伤骨科的发展(图6-1)。

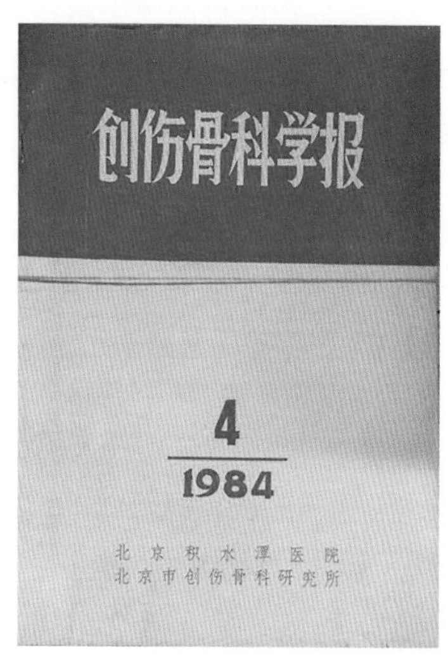

图6-1　《创伤骨科学报》1984年第四期封面

1976年左右，北京积水潭医院创伤骨科主要进行了膝关节交叉韧带对膝关节稳定性的尸体解剖实验研究与临床观察。荣国威、王亦璁开展了膝关节功能解剖膝关节旋转不稳定和踝关节骨折分型、下胫腓分离等方面的研究工作。

浙江大学医学院附属第二医院骨科于20世纪70年代初对一例双下肢被压断的患者施行断肢左右足移位再植成功，为国内首创，获1978年全国科学大会奖。

1978年，北京积水潭医院荣国威教授首先在全国介绍推广Lauge-Hanson踝关节骨折分型，刊登在北京积水潭医院创伤骨科参考资料上。

1980年，北京积水潭医院创伤骨科翟桂华主任首先从国外引进膝关节镜技术，在尸体上进行操作，后进入临床开展工作。

骨折的内固定技术是这一阶段骨科领域发展最快的技术。20世纪80年代初期，北京积水潭医院创伤骨科引进了国际上先进的创伤救治理念和技术，即AO治疗原则，并举办了多期AO学习班、研修班，培养了数以千计的骨科医生。此外，国内有些医院还自行设计了梯形加压钢板等内固定器材，用于治疗骨折，以减少术后接骨板断裂等并发症，并对骨折接骨板取板后的再骨折机制进行了研究。

中国改革开放以后，创伤骨科的发展一直深受AO理念的影响。医生们把骨折治疗的AO原则、AO内固定操作技术视为经典，而无数的病患由此获得了裨益。其主要原因是AO组织重视创伤骨科的基础教育，在中国培养了众多的AO讲师。

国内最早接触AO的是北京积水潭医院的宋献文教授，他在1981年开始了和AO的联系。1983积水潭医院创伤骨科主任蔡汝宾教授成为第一位AO Fellowship，在美国西雅图进修。正是他们，让AO看到了在中国做骨科教育的需求和可能性。

1989年，国内的第一个AO创伤学习班在北京积水潭医院成功举办，由此拉开了AO创伤在中国的序幕，并在千禧年之后飞速发展：2001年，AOAA-AO中国校友会成立；2002年，上海市第六人民医院成为首个AO创伤培训中心；在两位中国第一任AO理事，荣国威教授及戴尅戎院士的组织下，《骨折治疗的AO原则》的第一版中文译本完成；2006年，中国加入AO亚太区组织；2010年，以王满宜教授为主席的第一届AO创伤中国委员会在成都成立；2014年，积水潭医院及西安红会医院相继成为AO创伤培训中心，2017年，AO创伤中国各省委员会成立(图6-2~图6-4)。

AO创伤在中国的蓬勃发展，也从侧面印证了国内创伤骨科的不懈前进，看到了中国骨科一步步与国际接轨，走向世界舞台的奋斗历程！

由于AO追求骨折的坚强内固定，特别是粉碎和复杂骨折，为达到骨折端间的坚强固定，有时不得不进行广泛剥离，破坏周围血供，而致固定端骨质疏松，骨折延迟愈合或不愈合，甚至发生感染。AO组织针对AO出现的缺点加以修正、改进、发挥，发展了骨折治疗的BO理念，即“骨折的治疗必须着重与寻求骨折稳固和软组织完整之间一种平衡”。BO理念强调骨折治疗要重视骨的生物学特性，不破坏骨生长发育的正常生理环境。我国很多学者也认识到保护骨折周围软组织、微创手术的重要性。河北医科大学第三医院创伤骨科在长期临床实践中对骨折治疗的理念与技术不断总结，在系列研究的基础上进行完善与创新，提出了骨折顺势复位理论，发展了更为完善的骨折治疗理念与原则，即“顺势复位、智微固定、个体化康复”。

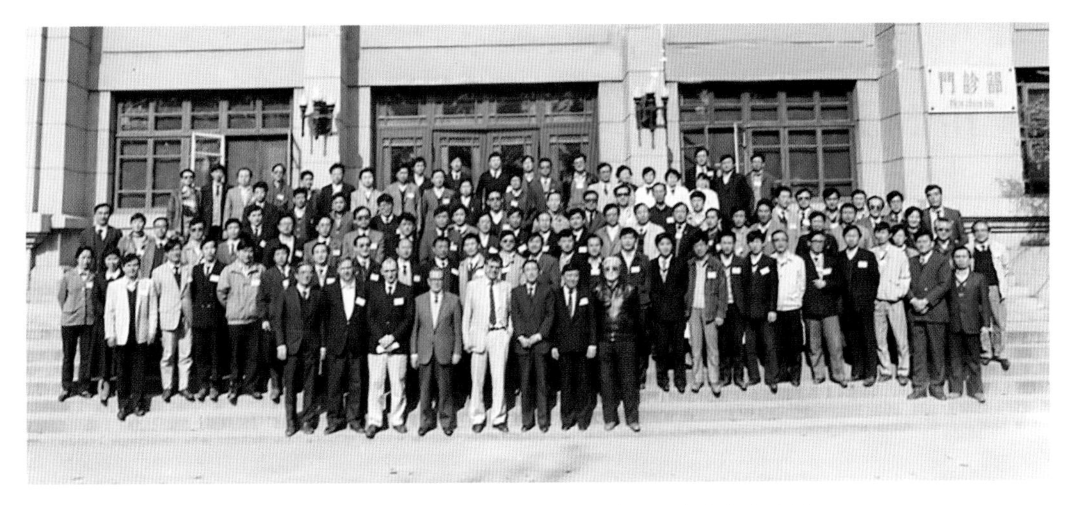

图 6-2　1989 年，第一个 AO 中国学习班参会代表合影

第一届AO创伤中国区域委员会成立大会

2010.11.11.成都

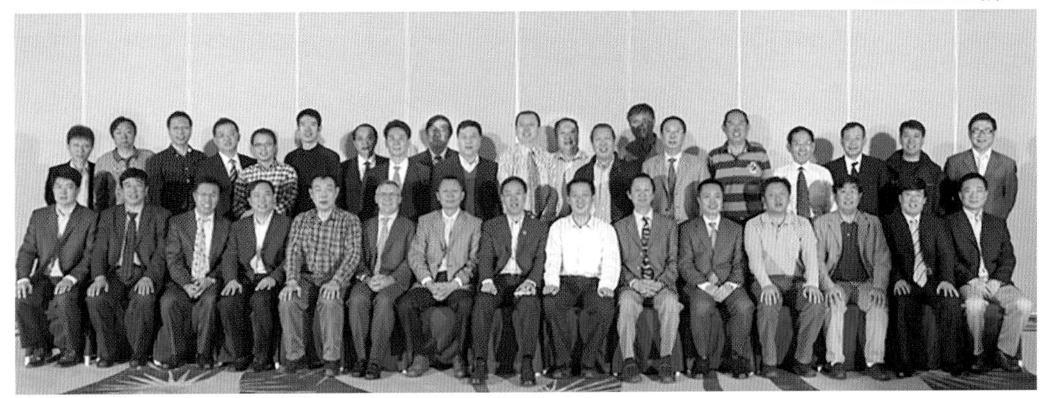

图 6-3　第一届 AO 创伤中国委员会合影

AOTRAUMA

2017年AO创伤中国全国委员会

2017年10月27日 北京

AOTRAUMA

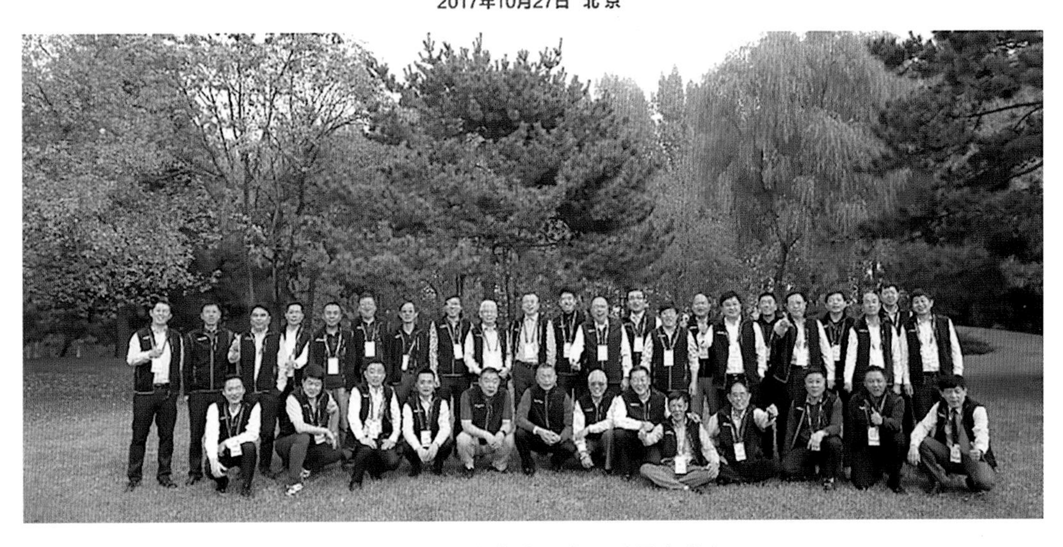

图 6-4　AO 创伤中国全国委员会成立

1. 骨折顺势复位理论 骨折顺势复位理论中，顺势复位的核心是顺应机体的自然生理特性，保护骨折断端及其周围软组织，最大程度减少干预性次生损伤，对骨折进行有效复位。

2. 骨折智微固定理论 智微固定是使骨折固定手术实现智能化和微创化的固定方式。应用各种智能技术和设备，将微创手术方案的制订和实施做到个体化、精准化和规范化。智能微创手术可实现骨折更高质量的固定，同时能减少对骨折周围软组织的激惹和破坏，从而降低次生损伤的风险，以利于骨折愈合和早期康复锻炼，提高手术效果。智能决策系统是建立在流行病学和大数据支持的基础之上，将创伤骨折患者的各项数据，例如性别、年龄、骨折部位、损伤机制、骨折类型、局部软组织情况、骨质状况和基础疾病状况等参数输入智能系统中，而该系统可根据患者各项数据制订个体化的治疗方案，提供最佳的手术入路和适宜的固定物，选择最优固定方式。智能术前规划系统是通过应用X线、CT和MRI等骨科相关影像学检查详细了解骨折的具体细节，借助3D打印技术、计算机辅助设计和虚拟现实技术等先进技术，在骨折固定术之前可以更加直观地显示出骨折细节，制订详细的手术计划。骨折复位后，利用术中影像导航系统建立骨骼三维模型，测量骨折断端周围骨块的复位位置、骨骼宽度、厚度和弧度等参数，再次评估术前制订的手术方案；利用智能决策系统再次验证内固定物的尺寸、形状和弧度。利用虚拟现实系统进行手术预演，在模拟手术中反复尝试总结相关技术要点，确定最佳的切口位置、手术复位顺序、内固定物置入位置和角度、螺钉位置、固定效果，以及手术区域内神经血管的位置和走行，从而避免神经血管损伤。骨科术中导航系统和定位系统的快速发展，使得手术从被动到主动，从半自动化迈向自动化，逐步完成向高端智能化的转变，为智微固定提供了实现的平台。

3. 个体化康复 个体化康复是采用一系列适合患者个体病情的围手术期管理措施用于减少骨科手术应激、缩短术后康复时间，从而达到在最短时间内最大程度恢复受伤肢体功能的目的。具体包括：①个体化麻醉方式的选择；②个体化术后镇痛；③围手术期营养管理；④术后个体化肢体康复锻炼。

顺势复位、智微固定、个体化康复理论体现了人体的生理和生物学特性。该理论体系顺应肢体的机械轴线、软组织和骨关节的运行轨迹及四肢长骨应力分布分布规律，并以此来治疗骨折，利用软组织张力进行顺势复位及智微固定，提高复位固定的效率和效果，同时最大程度保护骨折断端及其周围软组织的生物学活性，减少次生损伤，有助于骨折愈合，术后结合个体化康复，可以使患者更好更快地恢复肢体功能。

第二节 高影响因子文章

一、中国骨折流行病学调查及危险因素分析

英美日德等均有本国的骨折大数据，对骨折防治及相关研究具有重要作用。我国GDP水平已跃居世界第二，但没有自己的骨折大数据，无法有针对性地制定国家层面的防治政策或开展研究。我国人口高居世界第一，国土幅员辽阔，地形复杂，且各级医院均未联网，全国性流行病学调查难以开展。针对这一空白，河北医科大学第三医院张英泽院士团队历经13年，先后有280余人参与，完成了首次中国居民骨折流行病学调查，采集100.9万份数据，建立了世界上样本量最大的骨折流行病学数据库。主要成果包括：

1. 根据第六次全国人口普查数据，采用多阶段分层整群随机抽样和概率比例规模抽样（PPS）的方法抽取有全国代表性的人群，进行现场流调和严格质控，收集有效问卷51.2万份。按照性别、年龄、民族、职业、教育程度和致伤原因等因素加权计算，首次获得了不同人群骨折发病率及致伤因素的全国权威数据。

2. 采用五个基于抽样设计且相互独立的多因素logistic回归模型对全国骨折大数据加权分析，首次确定了不同人群骨折危险因素的整体特征，为骨折防治提供了科学数据。

3. 根据各级医院收治骨折情况，采用多阶段整群随机抽样方法随机抽取有代表性的医院83所，采集49.7万例骨折资料，根据广泛应用的AO/OTA分型和其他常用分型分析，阐明了不同部位骨折损伤类型和流行病学特点，研发了新型器械和内植物。

该研究成果在*Lancet Global Health*等杂志发表135篇论文（最高IF 18.705），出版《临床创伤骨科流行病学》（目前已出版第3版）专著，该专著译成英文在Thieme出版社发行英文版《Clinical Epidemiology Of Orthopaedic Trauma》（目前已出版第3版）。该成果37处数据被全国本科规划教材《外科学》引用（图6-5）。

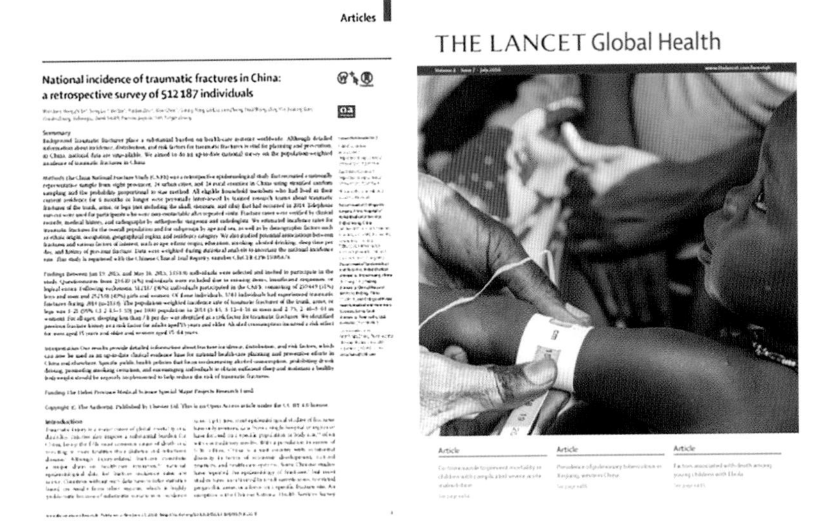
Articles

National incidence of traumatic fractures in China: a retrospective survey of 512 187 individuals

图 6-5　“National incidence of traumatic fractures in China：a retrospective survey of 512187 individuals”论文首页及 *Lancet Global Health* 封面

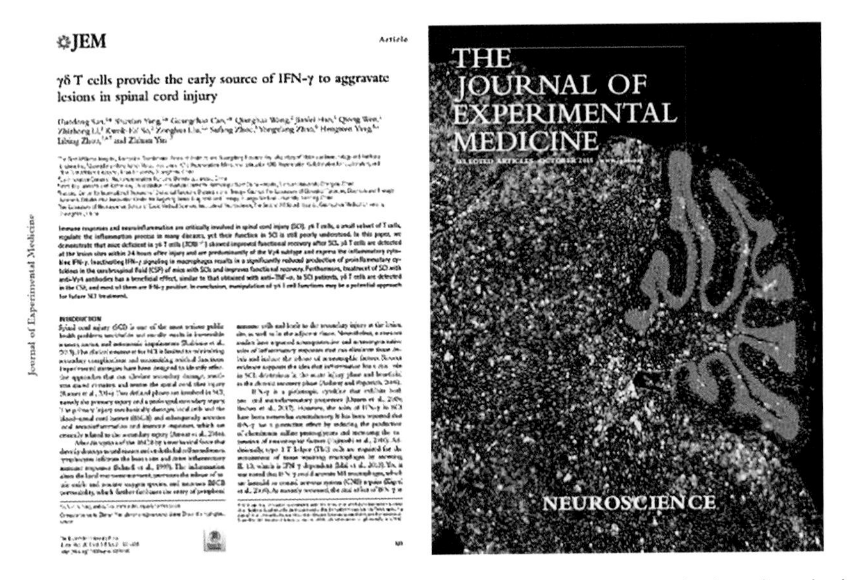
JEM

Article

γδ T cells provide the early source of IFN-γ to aggravate lesions in spinal cord injury

图 6-6　“γσT cells provide the early source of IFN-r to aggravatclesions in spinal cord injury”论文首页及 *Journal of Experimental Medicine* 封面

二、首次阐明 Gamma Delta T 细胞介导的炎症加重脊髓损伤的分子机制

脊髓损伤是指对脊髓造成暂时性或永久性伤害，导致脊髓功能受损或丧失的疾病，其主要病因是脊柱损伤的并发损伤。脊髓损伤往往导致损伤节段以下支配区域的肢体出现严重功能障碍，这会给患者带来严重的心理伤害，还给患者家庭及社会带来沉重的经济负担。暨南大学附属第一医院/生物医学转化研究院尹芝南教授和粤港澳中枢神经再生研究院周立兵教授研究团队首次揭示了 gamma delta T 细胞对脊髓损伤的有害作用，阐明了 gamma delta T 细胞介导的炎症加重脊髓损伤的分子机制。该研究表明 gamma delta T 细胞、IFN-γ 信号通路、TNF-a 可以作为脊髓损伤治疗的重要潜在靶点。这些研究对于脊髓损伤的治疗具有重要的指导价值和参考意义，相关研究发表于 *Journal of Experimental Medicine*（图 6-6）。

三、乙酰化葡聚糖微球有助于促进脊髓损伤修复

脊髓损伤的临床治疗极为棘手，神经节苷脂及甲泼尼松龙是仅有的两个被临床证实有效的药物。但由于血-脑脊液屏障的存在，药物的有效成分根本

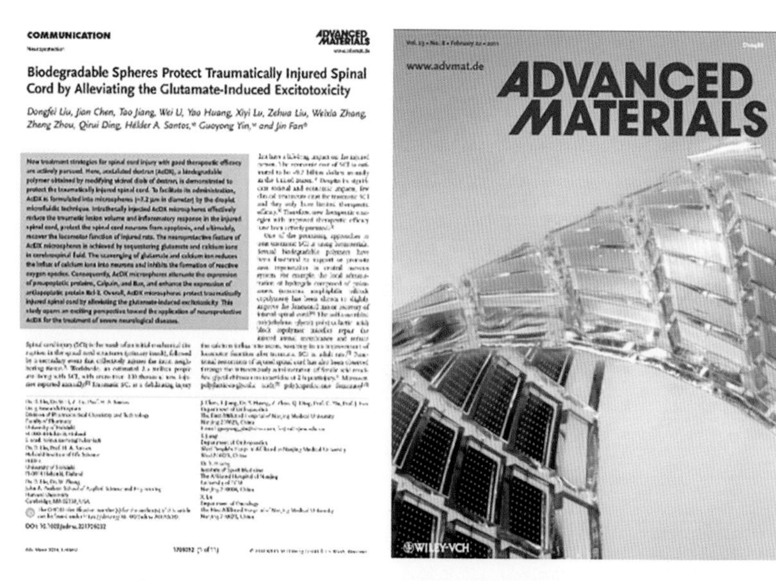
COMMUNICATION

Biodegradable Spheres Protect Traumatically Injured Spinal Cord by Alleviating the Glutamate-Induced Excitotoxicity

Dongfei Liu, Jian Chen, Tao Jiang, Wei Li, Yao Huang, Xiyi Lu, Zehua Liu, Weixia Zhang, Zheng Zhou, Qirui Ding, Hélder A. Santos,* Guoyong Yin,* and Jin Fan*

图 6-7 “Biodegradable Spheres Protect Traumatically Injured Spinal Cord by Alleviating the Glutamate-Induced Excitotoxicity”论文首页及 *Advanced Materials* 封面

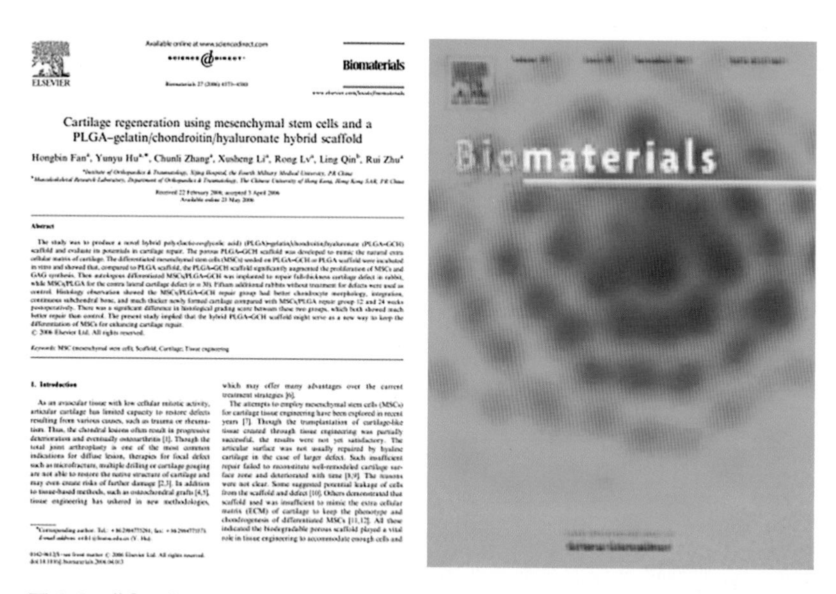
Biomaterials

Cartilage regeneration using mesenchymal stem cells and a PLGA–gelatin/chondroitin/hyaluronate hybrid scaffold

Hongbin Fan, Yunyu Hu, Chunli Zhang, Xusheng Li, Rong Lv, Ling Qin, Rui Zhu

图 6-8 “Cartilage regeneration using mesenchymal stem cells and a PLGA-gelatin/chondroitin/hyaluronate hybrid scaffold”论文首页及 *Biomaterials* 封面

无法穿透血-脑脊液屏障、达到损伤区域，而一味地加大剂量又存在诸多副作用。江苏省人民医院骨科殷国勇教授团队发现乙酰化葡聚糖（AcDX）微球可通过物理吸附作用，快速地（数分钟之内）在脊髓损伤急性期显著降低脑脊液中过量有害的谷氨酸盐和钙离子，从而发挥保护神经元、促进损伤脊髓的修复作用，相关研究发表于 *Advanced Materials*（图 6-7）。

四、PLGA-GCH 支架新材料修复软骨

空军军医大学（原第四军医大学）骨科创伤中心范洪斌研究表明混合 PLGA-GCH 支架可以通过保持 MSCs 分化的方式来作为增强软骨修复的新途径。该研究成果在 *Biomaterials*（IF = 10.273）刊出（图 6-8）。

第三节 国家科学技术奖

一、胫腓骨骨折的系列研究及其临床应用

胫腓骨骨折是骨科最常见的一种损伤，占四肢

及躯干骨折的19%。漏诊、误诊以及延误诊治易致下肢功能障碍。骨折延迟愈合或不愈合等并发症发生率高,影响患肢功能恢复。针对胫腓骨骨折诊治的重点和难点,在国家863计划和省市10余项科研项目资助下,河北医科大学第三医院张英泽院士团队经过系统的、创新的研究和临床应用,取得了如下成果。

1. 在国内外首次发现了一种特殊的、有规律性的骨折类型——“胫骨螺旋骨折合并后踝骨折”,总结了这种有规律性骨折的“三高”特征,制定了其分型标准、诊断程序和治疗原则。

(1) 总结了“胫骨螺旋骨折合并后踝骨折”,这种有规律性骨折的“三高”特征:①占全部胫骨螺旋骨折的比例高(89%);②后踝骨折中隐匿性骨折发生率高,占全部后踝骨折的80%;③临床漏诊率高。

(2) 制定了这种特殊类型骨折的分型标准。

(3) 制定了这种特殊类型骨折的诊断程序。首次证实CT和MRI检查可极大提高后踝骨折检出率。X线片上的“交通线”是提示后踝骨折的重要影像学特征。

(4) 制定了这种特殊损伤的治疗原则。

(5) 试验证实了这种损伤的发病机制。

2. 在国内外首次提出胫骨平台骨折的三柱分型,并应用三柱固定理论指导复杂胫骨平台骨折的治疗。

3. 在国内外首次利用腓动脉皮支行逆行岛状皮瓣,改良了小腿内侧筋膜蒂皮瓣和腓动脉终末穿支腓肠神经皮瓣,提高了治疗效果。

4. 开发了多项微创技术治疗胫腓骨骨折,促进骨折愈合和患肢功能康复,减少了感染、骨折不愈合等并发症。本研究成果得到了骨科同行的认可,在全国各级医院应用,取得了良好的社会效益,对推动骨外科创伤领域的发展具有重要作用。该项目获得2011年国家科学技术进步奖二等奖(图6-9)。

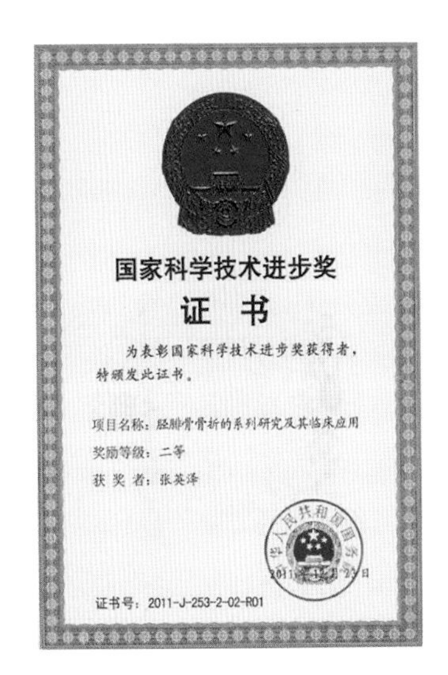
国家科学技术进步奖
证　书
为表彰国家科学技术进步奖获得者,特颁发此证书。
项目名称:胫腓骨骨折的系列研究及其临床应用
奖励等级:二等
获 奖 者:张英泽
证书号:2011-J-253-2-02-R01

图6-9 “胫腓骨骨折的系列研究及其临床应用”获国家科学技术进步奖二等奖

二、骨折微创复位固定核心技术体系的创建与临床应用

国人骨折年发病率为3.21‰(441万例),其中四肢及跟骨骨折占60%,多数需行切开复位固定。采用切开复位固定手术治疗,创伤大,失血量多,感染和骨折不愈合等并发症发生率高,严重者致残甚至截肢,给患者和社会带来沉重的生理和经济负担。微创手术创伤小、并发症少、康复快,医疗费用低。怎样有效实现闭合复位微创固定是困扰骨科医生多年的难题。针对上述微创手术存在的局限性和难点,河北医科大学第三医院张英泽院士团队针对四肢及跟骨进行了细致系统的解剖学、影像学、生物力学和临床研究,研发了符合四肢及跟骨解剖和生物力学功能特点的系列新器械和新技术,取得了3项原创成果。

1. 原创发明了长骨骨折微创复位器,获授权专利22项(发明专利16项)、注册证5项。

2. 股骨颈骨折微创复位、精准截骨技术取得新突破,获授权专利3项(发明专利2项)、注册证1项。

3. 提出跟骨骨折微创内加压理论,研发系列微创内固定系统及关键技术,获专利4项(发明专利1项)、注册证1项。

跟骨微创内加压理论及手术相关研究发表在骨科、创伤领域顶级杂志 *JBJS am*、*J Trauma*、*BMC Surgery* 等;在人民卫生出版社出版专著《跟骨骨折微创治疗》。

上述成果写入全国本科统编教材《外科学》(第8版,701页)和长学制教材《外科学》(第3版,904页)。“骨折微创复位固定核心技术体系的创建与临床应用”荣获2016年度国家技术发明二等奖(图6-10、图6-11)。

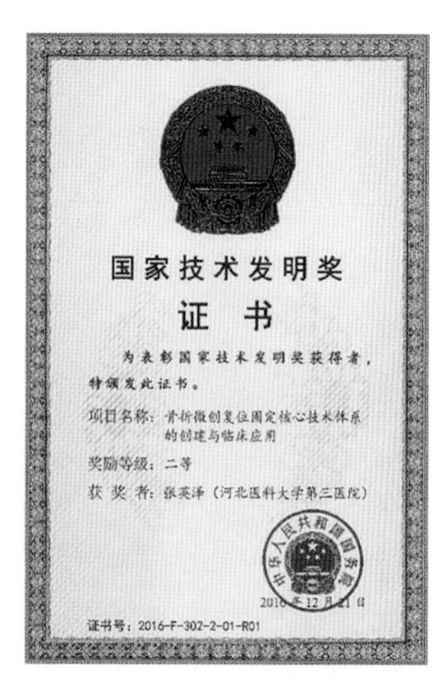

国家技术发明奖

证　书

为表彰国家技术发明奖获得者，
特颁发此证书。

项目名称：骨折微创复位固定核心技术体系的创建与临床应用

奖励等级：二等

获 奖 者：张英泽（河北医科大学第三医院）

2016年12月21日

证书号：2016-F-302-2-01-R01

图 6-10　“骨折微创复位固定核心技术体系的创建与临床应用”获国家技术发明奖二等奖

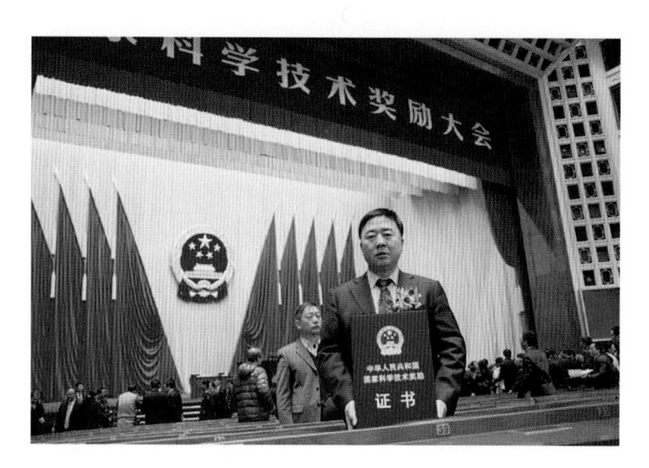

图 6-11　张英泽院士参加 2016 年国家科学技术奖励大会

三、骨盆髋臼骨折原创微创技术及其临床应用

骨盆、髋臼骨折通常由高能量损伤所致，占全身骨折发病率的 2.3%～3.9%，致残率、致死率较高。骨盆与髋臼周围神经血管结构复杂。手术风险高、难度大，术中需反复透视 X 线以确定骨折复位质量并调整螺钉方向。有文献报道，血管、神经和盆腔脏器损伤发生率高达 2%～15%，螺钉误入髋关节的发生率达 4.3%。针对上述问题，河北医科大学第三医院张英泽院士团队进行了系统的解剖、影像、生物力学以及临床研究，取得了 4 项原创成果。

1. 在国内外首次提出骶 1 椎弓根轴位 X 线投照技术，发现了更安全的骶髂螺钉置钉通道，较常规通道增宽 1.5～3.7 倍，极大地提高了置钉安全性，杜绝了神经血管损伤；无须反复行 X 线透视，降低了手术操作难度，学习曲线短，便于在基层医院推广。与常规置钉技术相比，透视时间缩短、手术时间显著缩短，出血量明显减少。该技术在国际创伤领域顶级杂志 *J Trauma* 发表，主编 Pruitt 博士高度评价，认为这是一“终结”投照角度，是一个魔幻式通道。

2. 在国内外首次研制匹配骨盆后环解剖、具有复位和固定作用的微创可调式接骨板。该板微创置入，与常用张力接骨板相比，适应证更加广泛，提高了骨盆整体生物力学稳定性，降低手术时间和并发症发生率，显著提高了治疗效果。该接骨板是首个兼具复位和固定的作用骶骨骨折固定装置，大大降低了骶骨Ⅱ区骨折的治疗难度。

3. 在国内外首次发现并提出了骶髂关节前脱位这一新的骨盆损伤类型，并将其分为两个亚型。Tile 分型、Young-Burgess 分型等各种分型均未包括此类型。课题组明确了其损伤机制，制定了微创治疗方案，填补了国际空白，被国内外骨科医生采纳和引用。

4. 原创性提出在 CT 图像中测量髋臼后方（壁/柱）置钉安全角度的新方案。并根据研究结果研制与髋臼后方解剖外形相匹配的 W 型安全角度接骨板和导向器，有 4 种型号，术中无须预弯，避免螺钉误入髋臼，提高了置钉安全性。该板可固定各种后壁/后柱骨折，提高了固定稳定性，降低了并发症发生率（图 6-12、图 6-13）。

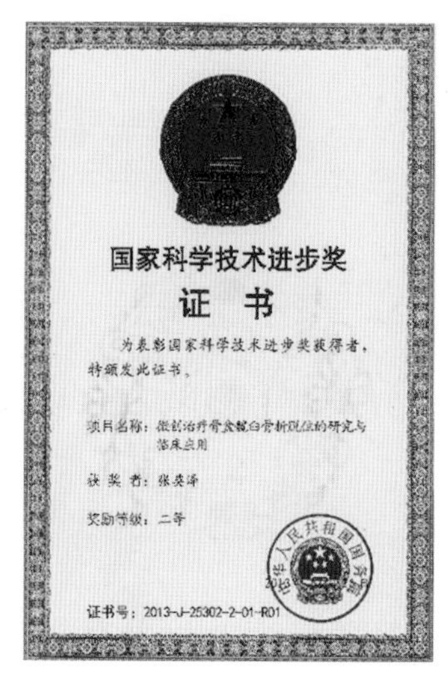

国家科学技术进步奖

证　书

为表彰国家科学技术进步奖获得者，
特颁发此证书。

项目名称：微创治疗骨盆髋臼骨折脱位的研究与临床应用

获 奖 者：张英泽

奖励等级：二等

证书号：2013-J-25302-2-01-R01

图 6-12　“微创治疗骨盆髋臼骨折脱位的研究与临床应用”获国家科学技术进步奖二等奖

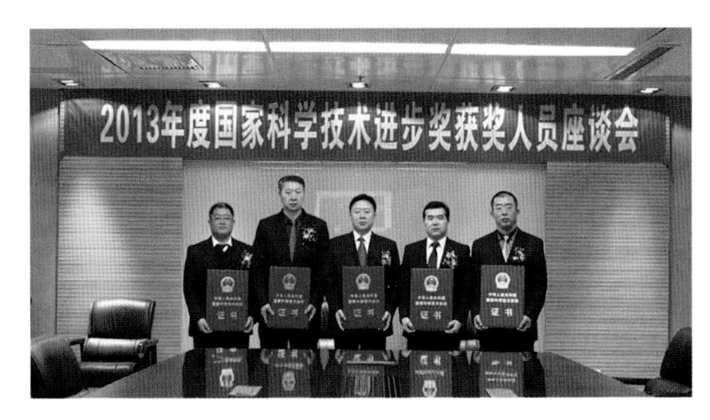

图 6-13　张英泽院士领衔的“国家科学技术进步奖二等奖”团队

该成果得到广大骨科同行认可，部分成果收录进骨科经典著作《实用骨科学》，创新点 1、3、4 被第 8 版全国高等学校五年制本科教材《外科学》收录。荣获中华医学科技奖一等奖 1 项、河北省科技进步奖一等奖 2 项，相关系列研究获得 2013 年国家科学技术进步奖二等奖（图 6-12、图 6-13）。

四、建立智能骨科手术体系

张英泽院士团队基于 11.8 万例临床数据研究，建立骨科智能手术基础数据库，自主研发内固定钉道自动规划软件，实现骨科手术个性化设计。创新计算机辅助微创脊柱手术理念，创立 4 种基于三维导航的智能骨科新术式，将高风险的上颈椎内固定术准确率由国际报道的 55%～71% 提升至 95%，相关成果发表于 *Spine* 等骨科国际权威杂志，并被国际脊柱创新学会收入《脊柱微创教程》。北京积水潭医院田伟教授团队主持制定国家卫生行业标准《脊柱外科计算机导航技术》，明确不同导航模式的适应证和操作规范。组建“产、学、研、医”协同创新团队，研制首台基于实时导航和力反馈的脊柱机器人，研发手术机器人操作的复合振动超声骨刀，获得国内唯一医疗机器人Ⅲ类器械注册证，突破国际垄断。该项目“基于影像导航和机器人技术的智能骨科手术体系建立及临床应用”荣获 2015 年国家科学技术进步奖二等奖（图 6-14）。

五、中国严重创伤救治规范的建立与推广

创伤尤其是交通事故伤是当今世界各国普遍面临的一个重大医疗及公共卫生问题。道路交通事故和高处坠落是当今我国发生创伤的最主要原因，往往会导致严重创伤，而且最容易累及社会劳动力的主体——青壮年人群，由此导致的死亡和残疾对社会经济的影响呈明显上升趋势，给社会、家庭带来沉重的负担。

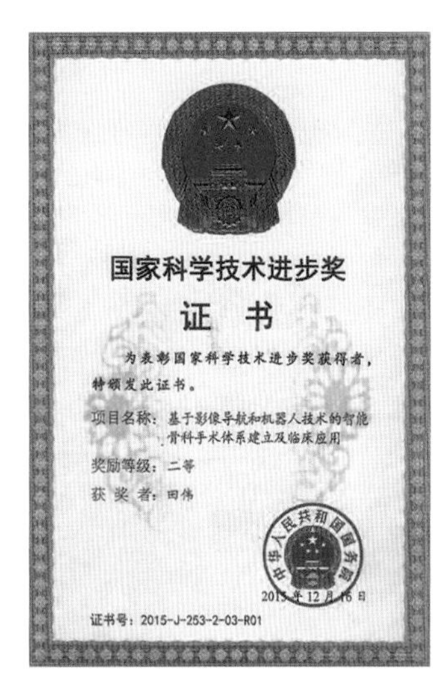

图 6-14　“基于影像导航和机器人技术的智能骨科手术体系建立及临床应用”项目获国家科学技术进步二等奖

作为中国严重创伤救治体系的设计者与实践者，全国著名创伤领域权威专家姜保国教授及其带领的科研团队在国际上开创性提出建立“以综合医院为核心的闭环式区域性创伤救治体系”的核心理念，并首次提出在综合医院建立创伤救治团队替代独立的创伤救治中心的新模式，该模式被国际同行评为“发展中国家创伤体系建设的有效模式”。

项目组经过 10 余年的研究与实践，开展一系列创新工作——率先开展全国范围创伤数据采集及流程监测。并自主研发了中国第一款“创伤数据库”系统软件，完成了 670 余万例创伤患者数据采集，形成目前我国最大数据量的城市院前急救和创伤院内救治数据库，填补了我国严重创伤大样本数据库的空白。其研究成果“中国严重创伤救治规范的建立与推广”荣获 2016 年度国家科学技术进步奖二等奖。该研究通过大样本数据分析，首次详细地描述了我国严重创伤死亡率持续高居不下的整体现状，并系统地总结出我国严重创伤救治的整体影响因素和亟须解决的问题，研究成果在国际权威医学期刊《柳叶刀》（*The Lancet*）上发表，得到了国际同行的关注和认可（图 6-15、图 6-16）。

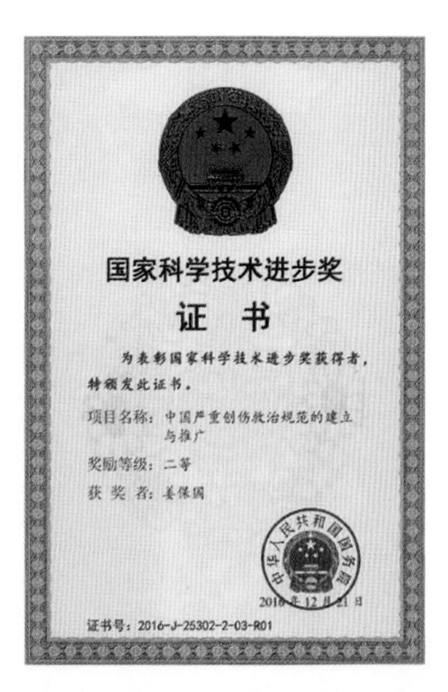
国家科学技术进步奖

证　书

为表彰国家科学技术进步奖获得者，特颁发此证书。

项目名称：中国严重创伤救治规范的建立与推广

奖励等级：二等

获 奖 者：姜保国

中华人民共和国国务院

2016年12月21日

证书号：2016-J-25302-2-03-R01

图 6-15　“中国严重创伤救治规范的建立与推广”获国家科学技术进步奖二等奖

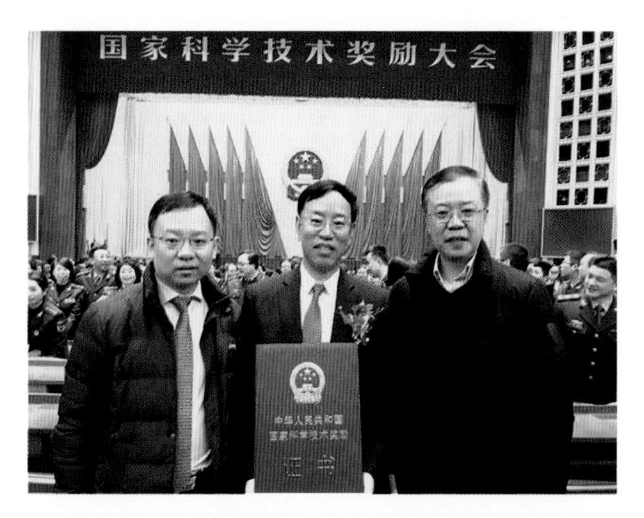

图 6-16　姜保国教授及其科研团队获国家科学技术进步奖二等奖

六、动态记忆应力促进战创伤骨愈合的关键技术研究与临床转化

创伤后骨愈合不良一直是世界医学难题。原第二军医大学上海长海医院急诊科许硕贵主任领衔的课题组在长期的战创伤临床实践中，发现了导致骨愈合不良的关键科学问题“应力缺失”。为此，许硕贵课题组团队提出了“动态记忆应力促进骨愈合”这一科学假说，历时 19 年，展开系列基础研究与临床转化，建立了系列治疗关键技术，形成了全新治疗体系。该体系共完成 4 项创新。

1. 阐明了动态记忆应力促进战创伤骨愈合的机制。发现了动态记忆应力调控成骨细胞增殖的分子机制，为国际首次报道。

2. 构建了保证动态记忆应力完整传递的骨缺损修复新策略。发明了具有精准匹配、促进骨生长及抗感染特性的人工骨，为治愈难治性感染性骨缺损提供了可能。

3. 探索了可实施动态记忆应力的合金表面改性与新型合金研制。

4. 实施了动态记忆应力促进战创伤骨愈合的临床转化。使骨不连的治愈率从国外最高报道的 90%提高到 99.3%，使并发症与致残率较高的髋臼骨折的解剖复位率由传统的 62%提高到 92.7%，功能优良率由 80%提高到 92.69%。该系列研究成果获 SFDA 批件 9 项；获欧洲应用许可证欧盟 CE 认证。

该团队主编专著 5 部。推广应用到 2 167 家医院，实施病例 140 206 例。获得巨大社会和经济效益，为解决战创伤骨愈合不良这一世界难题做出贡献，该研究荣获国家科学技术进步奖二等奖（图 6-17）。

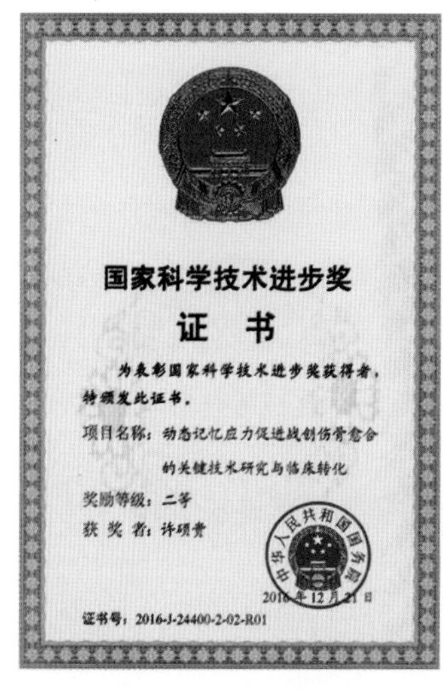
国家科学技术进步奖

证　书

为表彰国家科学技术进步奖获得者，特颁发此证书。

项目名称：动态记忆应力促进战创伤骨愈合的关键技术研究与临床转化

奖励等级：二等

获 奖 者：许硕贵

中华人民共和国国务院

2016年12月21日

证书号：2016-J-24400-2-02-R01

图 6-17　“动态记忆应力促进战创伤骨愈合的关键技术研究与临床转化”获国家科学技术进步奖二等奖

七、骨质疏松性椎体骨折微创治疗体系的建立及应用

随着人口老龄化，骨质疏松症已成为全球公共健康问题。骨质疏松症最严重的并发症是骨折，其中最常见的骨折为骨质疏松性椎体骨折（osteoporotic vertebral compression fracture，OVCF）。苏州大学附属第一医院杨惠林教授团队在 2000 年与国际同步开展微创椎体后凸成形术（kyphoplasty，KP）治疗

OVCF，创伤小，即刻缓解疼痛，显示出良好的应用前景。然而，KP 技术作为一项新兴技术，穿刺可能损伤脊髓或大血管，灌注骨水泥渗漏可引起脊髓损伤或肺动脉栓塞，严重者将导致患者瘫痪甚至死亡。该团队建立了 OVCF 微创治疗体系，取得了 3 项创新。

1. 提出“疼痛责任椎体”概念和判定标准，制定了基于“疼痛责任椎体”行微创治疗的原则，使以往分次或放弃治疗的多节段 OVCF 患者得到了更为合理有效的治疗，改变了 OVCF 的治疗理念。

2. 提出“OVCF 骨不愈合”概念和诊断标准，并建立了二次调制灌注封堵和骨水泥-骨锚合技术治疗 OVCF 骨不愈合，既实现了缺损封堵，又保证了骨水泥在椎体内的弥散锚合，使以往未被认识或放弃治疗的患者得到了安全有效治疗。

3. 建立椎体精准穿刺关键技术，实现穿刺点、穿刺方向、穿刺深度的精确控制；建立骨折椎体初始高度估算数学模型，实现骨折椎体量化、有效复位；建立基于“时间、温度、压强”三要素的骨水泥梯度灌注系列关键技术，实现安全灌注。

该研究成果已在我国大多数省市得到广泛应用，治疗后可迅速缓解疼痛症状，提高生活质量，降低死亡率，显示出良好的临床疗效，社会效益显著。其与中山大学附属第一医院、江苏省人民医院、香港大学共同完成的《骨质疏松性椎体骨折微创治疗体系的建立及应用》荣获 2017 年国家科学技术进步奖二等奖（图 6-18、图 6-19）。

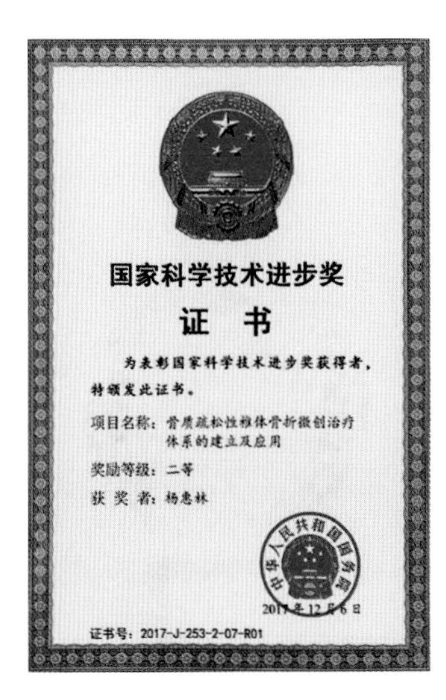

国家科学技术进步奖

证　书

为表彰国家科学技术进步奖获得者，特颁发此证书。

项目名称：骨质疏松性椎体骨折微创治疗体系的建立及应用

奖励等级：二等

获 奖 者：杨惠林

中华人民共和国国务院

2017年12月6日

证书号：2017-J-253-2-07-R01

图 6-18　“骨质疏松性椎体骨折微创治疗体系的建立及应用”获国家科学技术进步奖二等奖证书

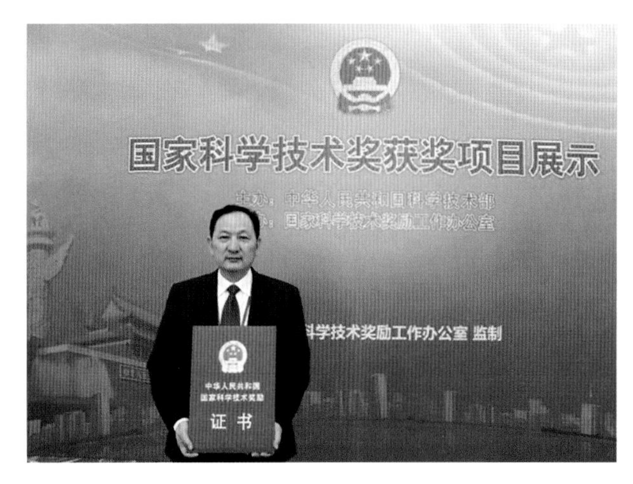

图 6-19　杨惠林教授获”国家科学技术进步奖二等奖”的项目展示

八、寰枢椎脱位中西医结合治疗技术体系的创建与临床应用

寰枢椎脱位的外科治疗一直是医学领域的“禁区”，该病是由创伤、先天性畸形、肿瘤、类风湿关节炎、结核等常见疾病造成寰枢关节失稳的病理转归结果，属于中医“骨错缝”范畴。中日友好医院谭明生教授科研团队完成了“寰枢椎脱位中西医结合治疗技术体系的创建与临床应用”项目。该课题组技术创新包括以下 3 项。

1. 首创“寰椎椎弓根钉技术”：通过解剖学和影像学研究，将寰椎后弓类比椎弓根，侧块类比椎体，首先发现“寰椎椎弓根”解剖学新结构，结合小夹板“动静结合，筋骨并重”的原理，为临床提供了安全可靠的寰枢椎复位固定和脊髓减压的关键技术，解决了“严重寰枢椎脱位压迫延髓，危及生命的临床难题”。

2. 率先提出“脊髓减压，疏通督脉”的新观点：经过实验和纳入 1218 例患者的多中心临床研究发现寰枢椎脱位术前压迫脊髓，伴随督脉瘀阻症状；脊髓减压术后，督脉瘀阻症状缓解，其症候积分较术前明显改善。解决了中西医结合骨科治疗“寰枢椎脱位压迫脊髓，督脉瘀阻”的临床难题。第三，创建“中西医结合诊治技术体系”：制定了寰枢椎脱位的诊断标准、TOI 分型方案、诊疗策略、手术适应证和技术操作标准。创建了寰枢椎脱位中西医结合诊疗技术体系，显著提高临床疗效，大幅降低了死亡率，获得 2017 年度国家科技进步二等奖（图 6-20、图 6-21）。

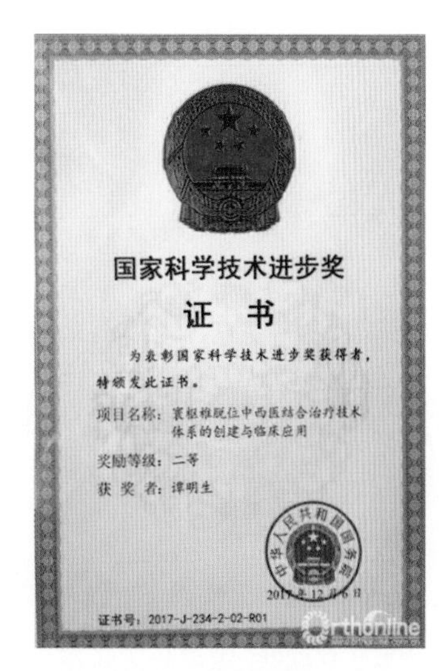

国家科学技术进步奖
证　书
为表彰国家科学技术进步奖获得者，特颁发此证书。
项目名称：寰枢椎脱位中西医结合治疗技术体系的创建与临床应用
奖励等级：二等
获 奖 者：谭明生
证书号：2017-J-234-2-02-R01

图 6-20　“寰枢椎脱位中西医结合治疗技术体系的创建与临床应用”获国家科学技术进步奖二等奖

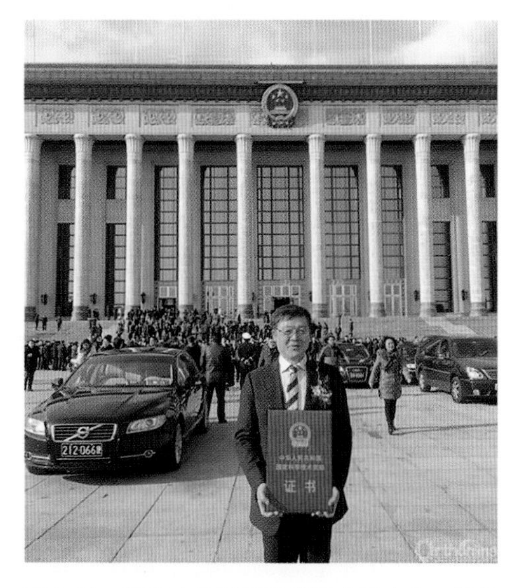

图 6-21　谭明生教授获科学技术进步奖二等奖

九、严重特殊类型肢体创伤修复新技术应用研究

裴国献教授团队完成了“严重特殊类型肢体创伤修复新技术应用研究”。该成果属于军事医学领域。现代战争高能高爆武器广泛使用，四肢战伤发生率高达 65%，其中骨折及骨缺损发生率可高达 27%。全世界每年创伤人数高达 5 000 万，我国每年因创伤造成的骨损伤人数达 300 万。严重战创伤性骨缺损具有缺损范围大、污染重、易感染的特点，传统救治方法时间长、感染率高、并发症多、成功率低，截肢率高达 77%，导致严重心理、社会问题，极大危害我军战斗力，已成为亟待解决的世界性难题及军事医学领域重大课题。

该项目在 21 项国家、军队重大重点课题资助下，历时 20 年，创立了严重骨缺损分类新标准，提出了“移植变再生、替代变仿生、延期变同期、分步变同步”救治新理念，建立了骨缺损救治新技术，研发出骨修复新材料，由此形成了严重战创伤骨缺损修复救治新体系，使保肢率由 23. 0%上升至 91. 1%，显著提高了我军战创伤救治水平。荣获 2002 年国家科学技术进步奖二等奖（图 6-22）。

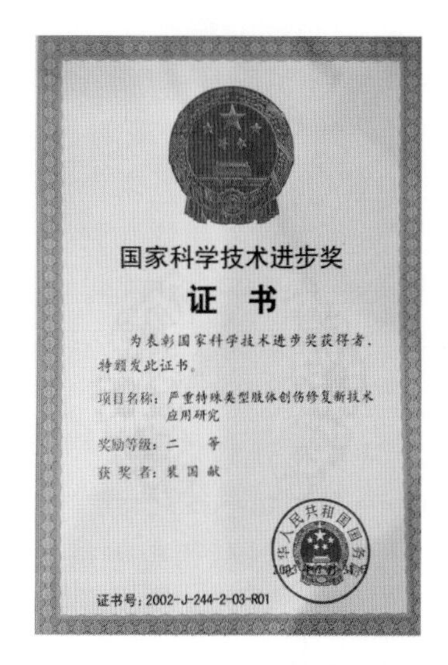

国家科学技术进步奖
证　书
为表彰国家科学技术进步奖获得者，特颁发此证书。
项目名称：严重特殊类型肢体创伤修复新技术应用研究
奖励等级：二　等
获 奖 者：裴国献
证书号：2002-J-244-2-03-R01

图 6-22　裴国献教授完成的“严重特殊类型肢体创伤修复新技术应用研究”获国家科学技术进步奖二等奖

十、战、创伤后股骨头缺血性坏死治疗的系列研究

王岩教授团队完成的“战、创伤后股骨头缺血性坏死治疗的系列研究”荣获 2005 年国家科学技术进步一等奖（图 6-23）。

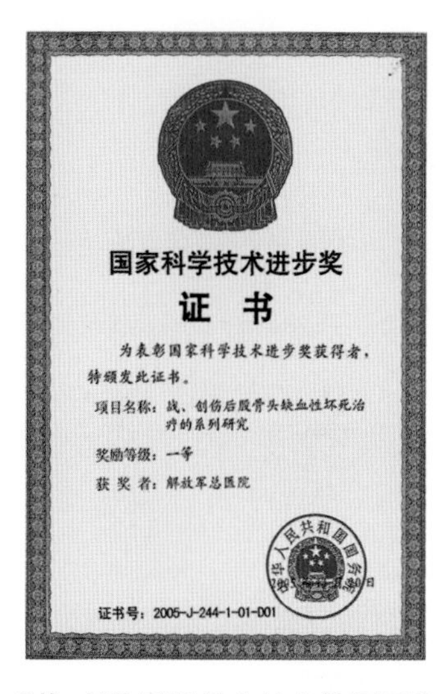

国家科学技术进步奖
证　书
为表彰国家科学技术进步奖获得者，特颁发此证书。
项目名称：战、创伤后股骨头缺血性坏死治疗的系列研究
奖励等级：一等
获 奖 者：解放军总医院
证书号：2005-J-244-1-01-D01

图 6-23　“战、创伤后股骨头缺血性坏死治疗的系列研究”获国家科学技术进步奖一等奖

十一、战创伤脊髓神经损伤救治及晚期功能重建的系列研究

王岩教授团队完成的成果“战创伤脊髓神经损伤救治及晚期功能重建的系列研究”荣获2008年国家科学技术进步奖一等奖(图6-24)。

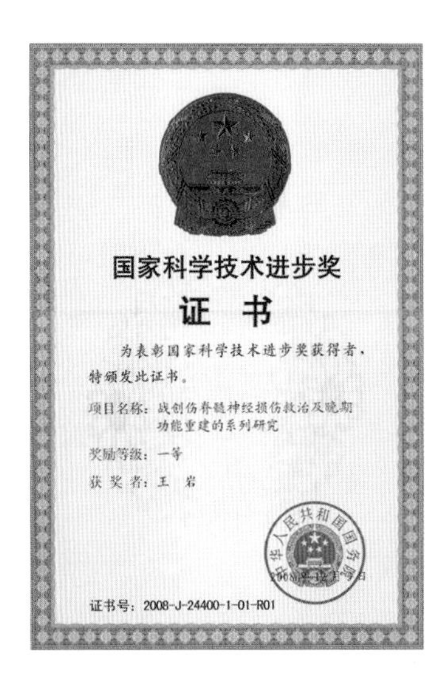

国家科学技术进步奖

证　书

为表彰国家科学技术进步奖获得者，特颁发此证书。

项目名称：战创伤脊髓神经损伤救治及晚期功能重建的系列研究

奖励等级：一等

获 奖 者：王　岩

证书号：2008-J-24400-1-01-R01

图6-24　王岩教授团队“战创伤脊髓神经损伤救治及晚期功能重建的系列研究”获国家科学技术进步奖一等奖

十二、严重战创伤多器官障碍与损伤修复的创新理论及关键技术

严重(战)创伤以多器官、多系统、复杂性损伤为主,致死率、致残率高,临床救治极其困难,是国际医学难题。针对这一现状,中国人民解放军总医院骨科唐佩福、姚咏明、张立海等科研团队历时20余年系统研究,在军队指令性课题、国家863计划、973计划、国家杰出青年基金等多项课题的支持下,在严重(战)创伤多器官损害控制理论策略、预警筛查评估、肢体损伤修复关键技术与器材研发应用等方面创立了行之有效的综合救治体系。

项目组在国际上率先揭示了多器官损害发病的免疫负向调控机制,研发出具有抗炎、调节免疫双功效,防治多器官损害的新药;建立了新的多器官损害诊断标准、病情严重程度分级、预后评估系统;研发出用于复杂骨折固定的新型内固定器材,并创新了微创治疗的术式;建立了骨感染软组织与骨同步修复新技术,解决了顽固性骨感染修复的重大难题;提出了新的神经损伤分类与分级标准,并创新了复杂神经损伤的修复与功能重建方法。

研究成果在国内外学术界产生了广泛影响,获省部级科技一等奖4项;发表学术论文562篇,其中SCI收录254篇,SCI他引3 580次;成果写入5部指南。课题组主编高等学校教材2部、专著7部,其中3部著作被指定为全军培训教材。获发明专利36项,产品注册证3项、新药证书1个。成果在军内外1 000余家单位推广,受益患者50余万人,取得了良好效果。尤其在汶川、玉树、雅安等地震灾害救援中得到广泛应用,对提高严重(战)创伤救治整体水平、提高部队战斗力具有重大意义(图6-25)。

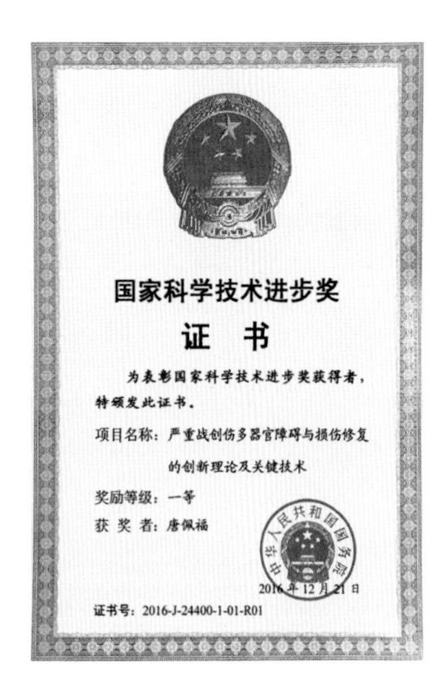

国家科学技术进步奖

证　书

为表彰国家科学技术进步奖获得者，特颁发此证书。

项目名称：严重战创伤多器官障碍与损伤修复的创新理论及关键技术

奖励等级：一等

获 奖 者：唐佩福

2016年12月21日

证书号：2016-J-24400-1-01-R01

图6-25　唐佩福教授团队“严重战创伤多器官障碍与损伤修复的创新理论及关键技术”获国家科学技术进步奖一等奖

十三、四肢战创伤防救治技术和装备

本项目为军事医学研究与应用技术。第一完成人侯树勋是中国人民解放军原总后勤部卫生部委任的该指令性课题首席科学家。本项目研究历时13年。根据部队的卫勤需求,研究开发先进的救治技术,通过卫生装备制式化转化为适宜部队携行的实用装备。本项目研制出四肢战创伤骨外固定器,多功能牵引支具、卷式夹板和折叠式夹板等四肢战创伤救治技术和装备。从战创伤的初期处理、伤员后送和专科治疗等方面全面适应现代战争的需要,能够满足现在乃至将来相当一段时间我军进行现代化战争的需要。真正从实际上(而不仅仅从理论上)切实提高我军战创伤实际医疗水平和保障能力。项目组将研究的专利技术转化为战创伤骨外固定器等医疗器械,获得国家医疗器械注册证。已在全国28个省份、140多个城市、230余家医院开展临床应用,创造直接经济效益1 540万元。临床总有效率95%。在汶川地震的批量伤员救治中,发挥了重要

作用。俄罗斯、德国、瑞典、智利、塞黑和印度等十余个国家的军事医学代表团参观后认为本项目技术装备达到世界领先水平，并要求选派人员到我国学习和引进该装备。原总后勤部卫生部举行的“四肢战创伤救治技术和装备”论证会结果显示：本项目形成了四肢战创伤从现场急救到后方医院全程救治中完整的系列技术装备，可显著提高我军四肢战创伤救治水平（图 6-26）。

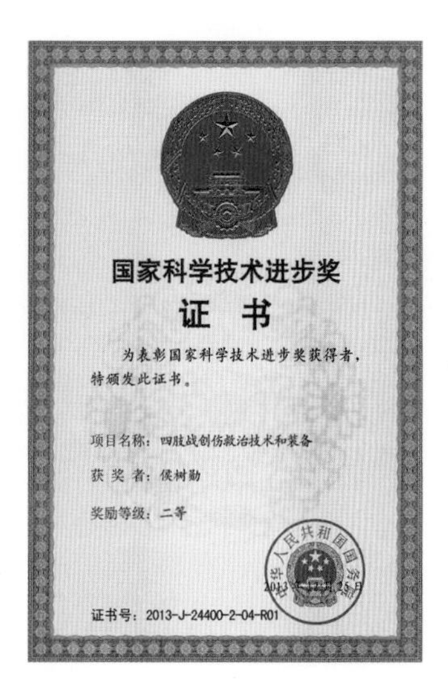
国家科学技术进步奖

证　书

为表彰国家科学技术进步奖获得者，特颁发此证书。

项目名称：四肢战创伤救治技术和装备

获 奖 者：侯树勋

奖励等级：二等

证书号：2013-J-24400-2-04-R01

图 6-26　侯树勋教授团队“四肢战创伤防救治技术和装备”获国家科学技术进步奖二等奖

第四节　国 际 专 利

一、一种万向型膨胀式椎弓根螺钉及其膨胀方法

骨质疏松患者在接受内固定手术时常常面临两方面难题：一是现有脊柱螺钉不能满足骨质疏松脊柱手术的固定要求，往往需要二次翻修手术，患者痛苦大、医疗费用高；二是严重骨质疏松患者的螺钉松动率极高。中国人民解放军空军军医大学（原第四军医大学）西京医院骨科雷伟、吴子祥研发的“一种万向型膨胀式椎弓根螺钉及其膨胀方法”，其根据脊椎解剖特点首创压棒式简化工艺流程、降低制造成本，简化手术操作步骤、缩短手术时间，解决了脊柱外科脊柱螺钉松动的世界医学难题，获得了美国专利授权（US8911484B2）（图 6-27）。

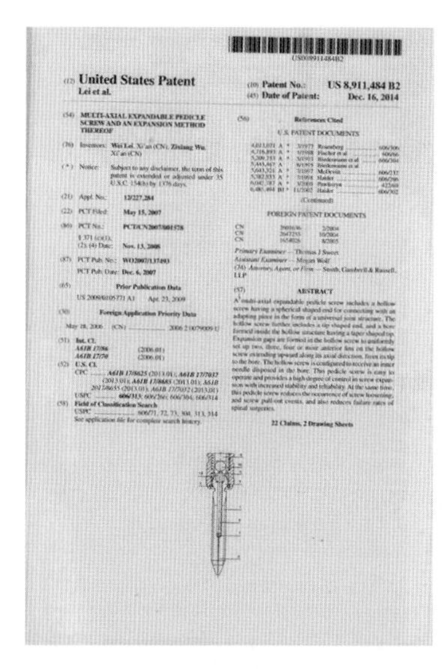
(12) United States Patent
Lei et al.

(10) Patent No.: US 8,911,484 B2
(45) Date of Patent: Dec. 16, 2014

(54) MULTI-AXIAL EXPANDABLE PEDICLE SCREW AND AN EXPANSION METHOD THEREOF

(76) Inventors: Wei Lei, Xi'an (CN); Zixiang Wu, Xi'an (CN)

(21) Appl. No.: 12/227,284

(22) PCT Filed: May 15, 2007

(87) PCT Pub. Date: Dec. 6, 2007

(65) Prior Publication Data

(30) Foreign Application Priority Data

(51) Int. Cl.

(52) U.S. Cl.

(58) Field of Classification Search

(56) References Cited

U.S. PATENT DOCUMENTS

FOREIGN PATENT DOCUMENTS

(57) ABSTRACT

22 Claims, 2 Drawing Sheets

图 6-27　“一种万向型膨胀式椎弓根螺钉及其膨胀方法”获美国专利授权书

二、一种可自动送丝的四肢长骨骨折髓内复位器

闭合复位髓内钉固定是治疗股骨、胫骨等长骨骨折最常用的手术方法，在髓内钉固定前需置入导丝，如果残留骨折移位，会增加置入导丝难度，延长手术时间，增加医患双方 X 线暴露量，张英泽院士针对传统髓内钉置入方法的弊端，发明了一种可自动送丝的四肢长骨骨折髓内复位器（automatic wire-feeding intramedullary repositor for limb long bone fracture）获得了美国专利（PCT 专利号：PCT/CN2015/073268；美国专利号：US14/894，763），有效提高了闭合置入导丝和髓内钉的成功率（图 6-28）。

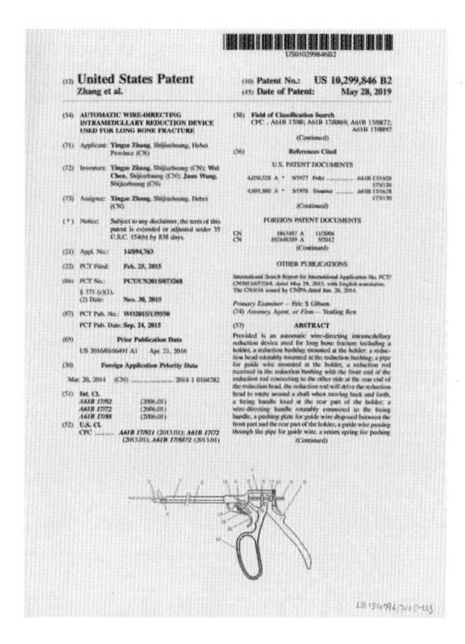
(12) United States Patent
Zhang et al.

(10) Patent No.: US 10,299,846 B2
(45) Date of Patent: May 28, 2019

(54) AUTOMATIC WIRE-DIRECTING INTRAMEDULLARY REDUCTION DEVICE USED FOR LONG BONE FRACTURE

(71) Applicant: Yingze Zhang, Shijiazhuang, Hebei Province (CN)

(72) Inventors: Yingze Zhang, Shijiazhuang (CN); Wei Chen, Shijiazhuang (CN); Juan Wang, Shijiazhuang (CN)

(73) Assignee: Yingze Zhang, Shijiazhuang, Hebei (CN)

(21) Appl. No.: 14/894,763

(22) PCT Filed: Feb. 25, 2015

(86) PCT No.: PCT/CN2015/073268

(87) PCT Pub. No.: WO2015/139550

PCT Pub. Date: Sep. 24, 2015

(65) Prior Publication Data

(30) Foreign Application Priority Data

(51) Int. Cl.

(52) U.S. Cl.

(58) Field of Classification Search

(56) References Cited

U.S. PATENT DOCUMENTS

FOREIGN PATENT DOCUMENTS

OTHER PUBLICATIONS

(57) ABSTRACT

Provided is an automatic wire-directing intramedullary reduction device used for long bone fracture including a holder, a reduction bushing mounted at the holder; a reduction head rotatably mounted at the reduction bushing; a pipe for guide wire mounted at the holder, a reduction rod received in the reduction bushing with the front end of the reduction rod connecting to the other side at the rear end of the reduction head, the reduction rod will drive the reduction head to rotate around a shaft when moving back and forth, a fixing handle fixed at the rear part of the holder; a wire-directing handle rotatably connected to the fixing handle, a pushing plate for guide wire disposed between the front part and the rear part of the holder, a guide wire passing through the pipe for guide wire, a return spring for pushing

(Continued)

图 6-28　“一种可自动送丝的四肢长骨骨折髓内复位器”获美国专利授权证书

三、具有牵引复位功能的骨科病床及手术床

传统的牵引床仅可应用于股骨骨折，作为一种皮肤牵引装置，其牵引力量小，且其牵引力线与下肢机械轴线存在一定程度的夹角，导致术中骨折断端复位不良，增加手术的难度。针对传统牵引床的弊端，张英泽院士根据顺势复位理论发明了一种具有牵引复位功能的骨科病床及手术床（orthopedic hospital bed and surgical table with the functions of traction and reduction）获得了美国专利（PCT专利号：PCT/CN2015/073157；美国专利号：US14/893，974）。用于四肢长骨骨折的微创复位固定，该复位装置操作简单、携带方便、可应用于四肢长骨骨折，作为一种骨牵引，其牵引力量大，牵引力线与长骨机械轴线平行，为骨折断端的解剖复位奠定了良好的基础，显著提高了治疗效果，降低了并发症发生风险（图6-29）。

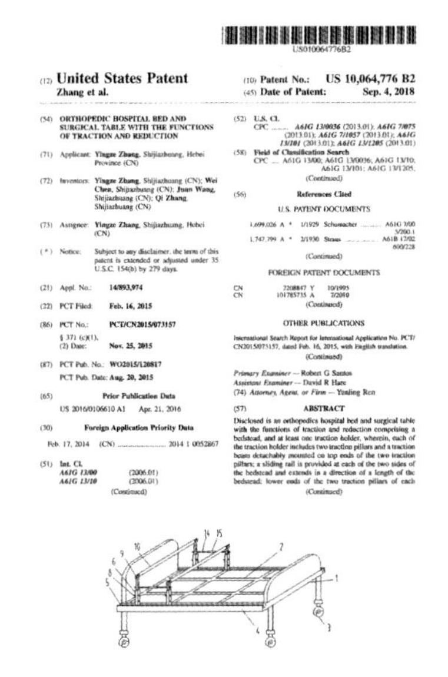
US010064776B2

(12) United States Patent
Zhang et al.

(10) Patent No.: US 10,064,776 B2
(45) Date of Patent: Sep. 4, 2018

(54) ORTHOPEDIC HOSPITAL BED AND SURGICAL TABLE WITH THE FUNCTIONS OF TRACTION AND REDUCTION

(71) Applicant: Yingze Zhang, Shijiazhuang, Hebei Province (CN)

(72) Inventors: Yingze Zhang, Shijiazhuang (CN); Wei Chen, Shijiazhuang (CN); Juan Wang, Shijiazhuang (CN); Qi Zhang, Shijiazhuang (CN)

(73) Assignee: Yingze Zhang, Shijiazhuang, Hebei (CN)

(*) Notice: Subject to any disclaimer, the term of this patent is extended or adjusted under 35 U.S.C. 154(b) by 279 days.

(21) Appl. No.: 14/893,974

(22) PCT Filed: Feb. 16, 2015

(86) PCT No.: PCT/CN2015/073157
§ 371 (c)(1),
(2) Date: Nov. 25, 2015

(87) PCT Pub. No.: WO2015/120817
PCT Pub. Date: Aug. 20, 2015

(65) Prior Publication Data
US 2016/0106610 A1 Apr. 21, 2016

(30) Foreign Application Priority Data
Feb. 17, 2014 (CN) 2014 1 0052867

(51) Int. Cl.
A61G 13/00 (2006.01)
A61G 13/10 (2006.01)
(Continued)

(52) U.S. Cl.
CPC A61G 13/0036 (2013.01); A61G 7/075 (2013.01); A61G 7/1057 (2013.01); A61G 13/101 (2013.01); A61G 13/1205 (2013.01)

(58) Field of Classification Search
CPC ... A61G 13/00; A61G 13/0036; A61G 13/10; A61G 13/101; A61G 13/1205;
(Continued)

(56) References Cited
U.S. PATENT DOCUMENTS
1,699,026 A * 1/1929 Schumacher A61G 7/00 5/200.1
1,747,799 A * 2/1930 Straus A61B 17/02 600/228
(Continued)

FOREIGN PATENT DOCUMENTS
CN 2208847 Y 10/1995
CN 101785735 A 7/2010
(Continued)

OTHER PUBLICATIONS
International Search Report for International Application No. PCT/CN2015/073157, dated Feb. 16, 2015, with English translation.
(Continued)

Primary Examiner — Robert G Santos
Assistant Examiner — David R Hare
(74) Attorney, Agent, or Firm — Yunling Ren

(57) ABSTRACT
Disclosed is an orthopedics hospital bed and surgical table with the functions of traction and reduction comprising a bedstead, and at least one traction holder, wherein, each of the traction holder includes two traction pillars and a traction beam detachably mounted on top ends of the two traction pillars; a sliding rail is provided at each of the two sides of the bedstead and extends in a direction of a length of the bedstead; lower ends of the two traction pillars of each
(Continued)

图6-29　“具有牵引复位功能的骨科病床及手术床”获美国专利授权书

四、一种能分散应力的髂前上棘及髂嵴适形固定连接装置

张英泽院士发明了一种能分散应力的髂前上棘及髂嵴适形固定连接装置（stress-dispersing fixing and connecting apparatus for anterior superior iliac spine and iliac crest），该发明亦获得美国获得专利授权（PCT专利号：PCT/CN2015/073267、美国专利号：14/896，720），本发明可以有效分散牵引固定时髂前上棘及髂嵴所受到的应力，使复位器能够在术中对股骨骨折部位实施足够的牵引力，同时不会造成髂前上棘及髂嵴损坏，本发明结构简单、使用方便，解决了长期没有解决的髂前上棘及髂嵴牵引时发生损坏的问题（图6-30）。

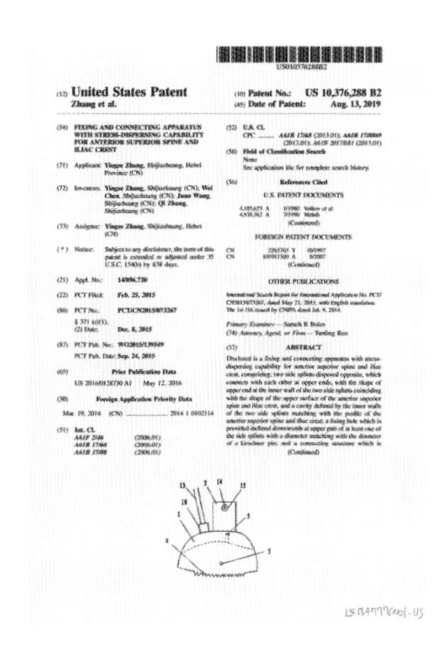
(12) United States Patent
Zhang et al.

(10) Patent No.: US 10,376,288 B2
(45) Date of Patent: Aug. 13, 2019

(54) FIXING AND CONNECTING APPARATUS WITH STRESS-DISPERSING CAPABILITY FOR ANTERIOR SUPERIOR SPINE AND ILIAC CREST

(71) Applicant: Yingze Zhang, Shijiazhuang, Hebei Province (CN)

(72) Inventors: Yingze Zhang, Shijiazhuang (CN); Wei Chen, Shijiazhuang (CN); Juan Wang, Shijiazhuang (CN); Qi Zhang, Shijiazhuang (CN)

(73) Assignee: Yingze Zhang, Shijiazhuang, Hebei (CN)

(21) Appl. No.: 14/896,720

(22) PCT Filed: Feb. 25, 2015

(86) PCT No.: PCT/CN2015/073267

(2) Date: Dec. 8, 2015

(87) PCT Pub. No.: WO2015/139549
PCT Pub. Date: Sep. 24, 2015

(65) Prior Publication Data
US 2016/0128730 A1 May 12, 2016

(30) Foreign Application Priority Data

(51) Int. Cl.

(52) U.S. Cl.

(58) Field of Classification Search
None
See application file for complete search history.

(56) References Cited
U.S. PATENT DOCUMENTS
(Continued)
FOREIGN PATENT DOCUMENTS
(Continued)

OTHER PUBLICATIONS

(57) ABSTRACT
Disclosed is a fixing and connecting apparatus with stress-dispersing capability for anterior superior spine and iliac crest, comprising: two side splints disposed opposite, which connects with each other at upper ends, with the shape of upper end at the inner wall of the two side splints coinciding with the shape of the upper surface of the anterior superior spine and iliac crest, and a cavity defined by the inner walls of the two side splints matching with the profile of the anterior superior spine and iliac crest; a fixing hole which is provided inclined downwards at upper part of at least one of the side splints with a diameter matching with the diameter of a Kirschner pin, and a connecting structure which is
(Continued)

图6-30　“一种能分散应力的髂前上棘及髂嵴适形固定连接装置”获美国专利授权通知

五、促进骨折愈合的多孔仿生内固定装置

张英泽院士发明了一种促进骨折愈合的多孔仿生内固定装置（porous bionic internal fixation device for promoting healing of fractured bone），该发明亦获得美国获得专利授权（PCT专利号：PCT/CN2015/073267、美国专利号：US 10，363，075）。该内固定装置在连接骨折部位两侧的内固定钉上分别设计了孔隙和密布的微孔，孔隙的轴向与张力骨小梁或压力骨小梁方向一致，在孔隙之间有密布的微孔，在孔隙和微孔中填充有可促进骨折愈合的镁合金。这种结构可以允许骨小梁沿内固定钉上的孔隙及微孔长入，达到髓内外骨痂同时生长，缩短骨折愈合时间，减少骨折及手术的各种并发症。该发明利用了仿生内固定理论，采用更加符合骨骼解剖结构尤其是生物力学结构特性的仿生内固定物，使骨折恢复遵循骨折自身的传导和负荷特点，能够使骨折治疗达到满意的复位和愈合效果（图6-31）。

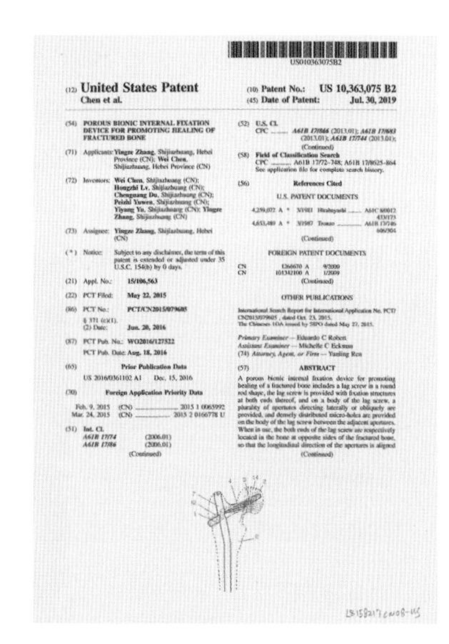

US010363075B2

(12) **United States Patent**
Chen et al.

(10) **Patent No.: US 10,363,075 B2**
(45) **Date of Patent: Jul. 30, 2019**

(54) POROUS BIONIC INTERNAL FIXATION DEVICE FOR PROMOTING HEALING OF FRACTURED BONE

(71) Applicants: Yingze Zhang, Shijiazhuang, Hebei Province (CN); Wei Chen, Shijiazhuang, Hebei Province (CN)

(72) Inventors: Wei Chen, Shijiazhuang (CN); Hongzhi Lv, Shijiazhuang (CN); Chenguang Du, Shijiazhuang (CN); Peizhi Yuwen, Shijiazhuang (CN); Yiyang Yu, Shijiazhuang (CN); Yingze Zhang, Shijiazhuang (CN)

(73) Assignee: Yingze Zhang, Shijiazhuang, Hebei (CN)

(*) Notice: Subject to any disclaimer, the term of this patent is extended or adjusted under 35 U.S.C. 154(b) by 0 days.

(21) Appl. No.: 15/106,563

(22) PCT Filed: May 22, 2015

(86) PCT No.: PCT/CN2015/079605
§ 371 (c)(1),
(2) Date: Jun. 20, 2016

(87) PCT Pub. No.: WO2016/127522
PCT Pub. Date: Aug. 18, 2016

(65) Prior Publication Data
US 2016/0361102 A1　Dec. 15, 2016

(30) Foreign Application Priority Data
Feb. 9, 2015　(CN) 2015 1 0065992
Mar. 24, 2015　(CN) .... 2015 2 0166778 U

(51) Int. Cl.
A61B 17/74　(2006.01)
A61B 17/86　(2006.01)
(Continued)

(52) U.S. Cl.
CPC A61B 17/846 (2013.01); A61B 17/683 (2013.01); A61B 17/744 (2013.01);
(Continued)

(58) Field of Classification Search
CPC A61B 17/72-748; A61B 17/8625-864
See application file for complete search history.

(56) References Cited
U.S. PATENT DOCUMENTS
(Continued)
FOREIGN PATENT DOCUMENTS
(Continued)

OTHER PUBLICATIONS
International Search Report for International Application No. PCT/CN2015/079605, dated Oct. 23, 2015.
The Chinese 1OA issued by SIPO dated May 27, 2015.

Primary Examiner — Eduardo C Robert
Assistant Examiner — Michelle C Eckman
(74) Attorney, Agent, or Firm — Yunling Ren

(57) ABSTRACT
A porous bionic internal fixation device for promoting healing of a fractured bone includes a lag screw in a round rod shape, the lag screw is provided with fixation structures at both ends thereof, and on a body of the lag screw, a plurality of apertures directing laterally or obliquely are provided, and densely distributed micro-holes are provided on the body of the lag screw between the adjacent apertures. When in use, the both ends of the lag screw are respectively located in the bone at opposite sides of the fractured bone, so that the longitudinal direction of the apertures is aligned
(Continued)

图6-31　“促进骨折愈合的多孔仿生内固定装置”获美国专利授权的通知

六、锁骨骨折三维复位器

张英泽院士发明了锁骨骨折三维复位器(3D repositor for clavicular fracture),该发明亦获得美国获得专利授权(美国专利号:15/104,595)。该三维复位器包括支撑杆、立柱、横杆、纵向复位装置,两根支撑杆的一端由转轴相连接,在两根支撑杆的杆体上分别有垂直向下的定位孔,定位螺钉穿过定位孔与骨折锁骨固定连接,在两根支撑杆上分别安装一个垂直立柱,两个立柱的上端分别与横杆的两端由横杆转轴相连接,横杆上有多个复位孔,复位孔中穿有克氏针,在两根支撑杆之间安装有纵向复位装置。本发明设计巧妙、结构简单、使用非常方便,两段骨折锁骨拉开的距离可以由纵向复位装置控制,骨折锁骨在上、下、左、右多个方向的复位可以通过两根横杆上的克氏针进行,可以有效地对锁骨骨折进行三维空间稳定复位(图6-32)。

七、一种髋臼前后柱及四方区骨折内固定装置

复杂髋臼骨折常涉及髋臼前后柱及方形区,传统的内固定物往往难以实现复杂髋臼骨折的减轻固定,在康复过程中易出现骨折再次移位、内固定物松动等并发症。手术过程中术者需要多个重建钢板才能实现前后柱及方形区骨块的固定,操作过程复杂。华中科技大学同济医学院附属协和医院骨科医院郭晓东教授发明了一种髋臼前后柱及四方区骨折固定内固定物装置,并对其使用方法做了详细的阐述。该装置解决了复杂髋臼骨折复位固定过程中的操作复杂、固定不牢等弊端,缩短了手术时间,大大改善了患者的预后,相关装置获得国际发明专利(PCT/CN2016/073179)

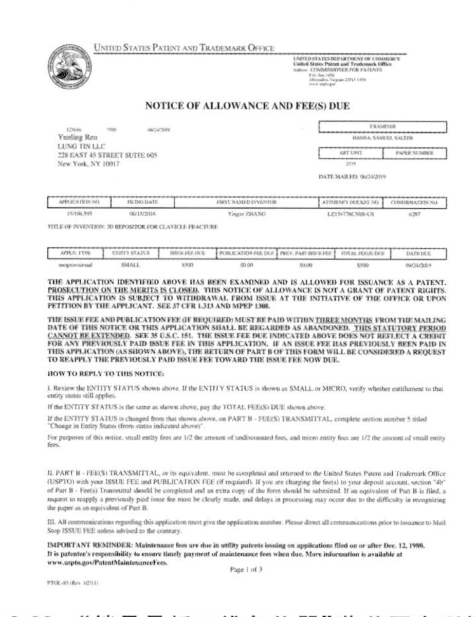

UNITED STATES PATENT AND TRADEMARK OFFICE

UNITED STATES DEPARTMENT OF COMMERCE
United States Patent and Trademark Office
Address: COMMISSIONER FOR PATENTS

NOTICE OF ALLOWANCE AND FEE(S) DUE

Yunling Ren
LUNG TIN LLC
228 EAST 45 STREET SUITE 605
New York, NY 10017

EXAMINER	
HANNA, SAMUEL SALEEB	
ART UNIT	PAPER NUMBER
3775	

DATE MAILED: 06/24/2019

APPLICATION NO.	FILING DATE	FIRST NAMED INVENTOR	ATTORNEY DOCKET NO.	CONFIRMATION NO.
15/104,595	06/15/2016	Yingze ZHANG	LZ154778CN08-US	6287

TITLE OF INVENTION: 3D REPOSITOR FOR CLAVICLE FRACTURE

APPLN. TYPE	ENTITY STATUS	ISSUE FEE DUE	PUBLICATION FEE DUE	PREV. PAID ISSUE FEE	TOTAL FEE(S) DUE	DATE DUE
nonprovisional	SMALL	$500	$0.00	$0.00	$500	09/24/2019

THE APPLICATION IDENTIFIED ABOVE HAS BEEN EXAMINED AND IS ALLOWED FOR ISSUANCE AS A PATENT. PROSECUTION ON THE MERITS IS CLOSED. THIS NOTICE OF ALLOWANCE IS NOT A GRANT OF PATENT RIGHTS. THIS APPLICATION IS SUBJECT TO WITHDRAWAL FROM ISSUE AT THE INITIATIVE OF THE OFFICE OR UPON PETITION BY THE APPLICANT. SEE 37 CFR 1.313 AND MPEP 1308.

THE ISSUE FEE AND PUBLICATION FEE (IF REQUIRED) MUST BE PAID WITHIN THREE MONTHS FROM THE MAILING DATE OF THIS NOTICE OR THIS APPLICATION SHALL BE REGARDED AS ABANDONED. THIS STATUTORY PERIOD CANNOT BE EXTENDED. SEE 35 U.S.C. 151. THE ISSUE FEE DUE INDICATED ABOVE DOES NOT REFLECT A CREDIT FOR ANY PREVIOUSLY PAID ISSUE FEE IN THIS APPLICATION. IF AN ISSUE FEE HAS PREVIOUSLY BEEN PAID IN THIS APPLICATION (AS SHOWN ABOVE), THE RETURN OF PART B OF THIS FORM WILL BE CONSIDERED A REQUEST TO REAPPLY THE PREVIOUSLY PAID ISSUE FEE TOWARD THE ISSUE FEE NOW DUE.

HOW TO REPLY TO THIS NOTICE:

I. Review the ENTITY STATUS shown above. If the ENTITY STATUS is shown as SMALL or MICRO, verify whether entitlement to that entity status still applies.

If the ENTITY STATUS is the same as shown above, pay the TOTAL FEE(S) DUE shown above.

If the ENTITY STATUS is changed from that shown above, on PART B - FEE(S) TRANSMITTAL, complete section number 5 titled "Change in Entity Status (from status indicated above)".

For purposes of this notice, small entity fees are 1/2 the amount of undiscounted fees, and micro entity fees are 1/2 the amount of small entity fees.

II. PART B - FEE(S) TRANSMITTAL, or its equivalent, must be completed and returned to the United States Patent and Trademark Office (USPTO) with your ISSUE FEE and PUBLICATION FEE (if required). If you are charging the fee(s) to your deposit account, section "4b" of Part B - Fee(s) Transmittal should be completed and an extra copy of the form should be submitted. If an equivalent of Part B is filed, a request to reapply a previously paid issue fee must be clearly made, and delays in processing may occur due to the difficulty in recognizing the paper as an equivalent of Part B.

III. All communications regarding this application must give the application number. Please direct all communications prior to issuance to Mail Stop ISSUE FEE unless advised to the contrary.

IMPORTANT REMINDER: Maintenance fees are due in utility patents issuing on applications filed on or after Dec. 12, 1980. It is patentee's responsibility to ensure timely payment of maintenance fees when due. More information is available at www.uspto.gov/PatentMaintenanceFees.

Page 1 of 3

PTOL-85 (Rev. 02/11)

图6-32　“锁骨骨折三维复位器”获美国专利授权的通知

八、半反螺纹取出螺钉

一般骨折患者在术后一年骨骼愈合后,会来医院取钢板和螺钉,因为人的骨骼在自我修复过程中会越长越紧密,所以很多医生在取螺钉的时候会遇打滑的情况。对此,海南医学院第二附属医院李超艺发明了“半反螺纹取出螺钉”。该螺帽的顶部增加了反螺纹结构,在旋入时用普通内六角螺丝刀旋入;在取出时,用和它相匹配的反螺纹螺丝刀反向旋入螺帽部位的反螺纹结构,使得螺钉与螺丝刀成为一个整体,从而继续反向旋转螺丝刀,即可轻易旋出该螺钉,有效地顺利取出螺钉,防止螺钉在取出时出现螺帽扭力失效而打滑引发的螺钉取出困难,无经验门槛,大大降低了螺钉取出的困难,该装置目前已取得中国实用新型专利(204921608U)、日本发明专利、欧洲发明专利(EP16185675.2)(图6-33)、美国发明专利授权(US10260550B2)。

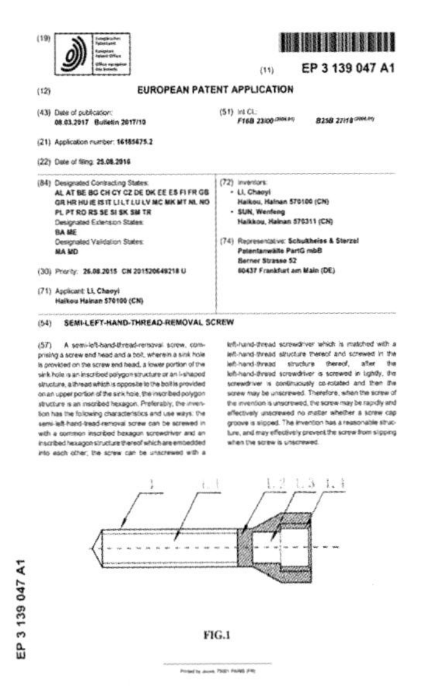
(19) European Patent Office

(11) EP 3 139 047 A1

(12) EUROPEAN PATENT APPLICATION

(43) Date of publication: 08.03.2017 Bulletin 2017/10

(51) Int Cl.: F16B 23/00 B25B 27/18

(21) Application number: 16185475.2

(22) Date of filing: 25.08.2016

(84) Designated Contracting States: AL AT BE BG CH CY CZ DE DK EE ES FI FR GB GR HR HU IE IS IT LI LT LU LV MC MK MT NL NO PL PT RO RS SE SI SK SM TR
Designated Extension States: BA ME
Designated Validation States: MA MD

(30) Priority: 26.08.2015 CN 201520649218 U

(71) Applicant: LI, Chaoyi
Haikou Hainan 570100 (CN)

(72) Inventors:
- LI, Chaoyi
Haikou, Hainan 570100 (CN)
- SUN, Wenfeng
Haikou, Hainan 570311 (CN)

(74) Representative: Schulthess & Sterzel
Patentanwälte PartG mbB
Berner Strasse 52
60437 Frankfurt am Main (DE)

(54) SEMI-LEFT-HAND-THREAD-REMOVAL SCREW

(57) A semi-left-hand-thread-removal screw, comprising a screw end head and a bolt, wherein a sink hole is provided on the screw end head, a lower portion of the sink hole is an inscribed polygon structure or an I-shaped structure, a thread which is opposite to the bolt is provided on an upper portion of the sink hole, the inscribed polygon structure is an inscribed hexagon. Preferably, the invention has the following characteristics and use ways: the semi-left-hand-tread-removal screw can be screwed in with a common inscribed hexagon screwdriver and an inscribed hexagon structure thereof which are embedded into each other; the screw can be unscrewed with a left-hand-thread screwdriver which is matched with a left-hand-thread structure thereof and screwed in the left-hand-thread structure thereof, after the left-hand-thread screwdriver is screwed in tightly, the screwdriver is continuously co-rotated and then the screw may be unscrewed. Therefore, when the screw of the invention is unscrewed, the screw may be rapidly and effectively unscrewed no matter whether a screw cap groove is slipped. The invention has a reasonable structure, and may effectively prevent the screw from slipping when the screw is unscrewed.

FIG.1

EP 3 139 047 A1

图 6-33　“半反螺纹取出螺钉”获欧洲发明专利书

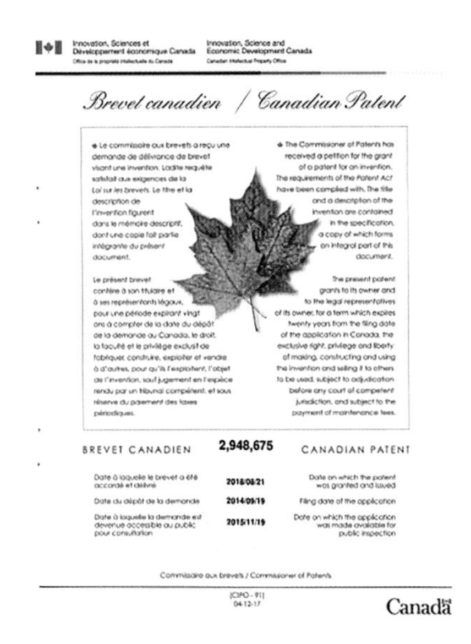
Innovation, Sciences et Développement économique Canada
Office de la propriété intellectuelle du Canada
Innovation, Science and Economic Development Canada
Canadian Intellectual Property Office

Brevet canadien / Canadian Patent

Le commissaire aux brevets a reçu une demande de délivrance de brevet visant une invention. Ladite requête satisfait aux exigences de la Loi sur les brevets. Le titre et la description de l'invention figurent dans le mémoire descriptif, dont une copie fait partie intégrante du présent document.

Le présent brevet confère à son titulaire et à ses représentants légaux, pour une période expirant vingt ans à compter de la date du dépôt de la demande au Canada, le droit, la faculté et le privilège exclusif de fabriquer, construire, exploiter et vendre à d'autres, pour qu'ils l'exploitent, l'objet de l'invention, sauf jugement en l'espèce rendu par un tribunal compétent, et sous réserve du paiement des taxes périodiques.

The Commissioner of Patents has received a petition for the grant of a patent for an invention. The requirements of the Patent Act have been complied with. The title and a description of the invention are contained in the specification, a copy of which forms an integral part of this document.

The present patent grants to its owner and to the legal representatives of its owner, for a term which expires twenty years from the filing date of the application in Canada, the exclusive right, privilege and liberty of making, constructing and using the invention and selling it to others to be used, subject to adjudication before any court of competent jurisdiction, and subject to the payment of maintenance fees.

BREVET CANADIEN	2,948,675	CANADIAN PATENT
Date à laquelle le brevet a été accordé et délivré	2018/08/21	Date on which the patent was granted and issued
Date du dépôt de la demande	2014/09/19	Filing date of the application
Date à laquelle la demande est devenue accessible au public pour consultation	2015/11/19	Date on which the application was made available for public inspection

Commissaire aux brevets / Commissioner of Patents

(CIPO - 91)
04-12-17

Canada

图 6-35　唐佩福“主从同构遥操作骨折复位机构”专利获加拿大发明专利书

九、长骨骨折顺势双反牵引复位器(图 6-34)

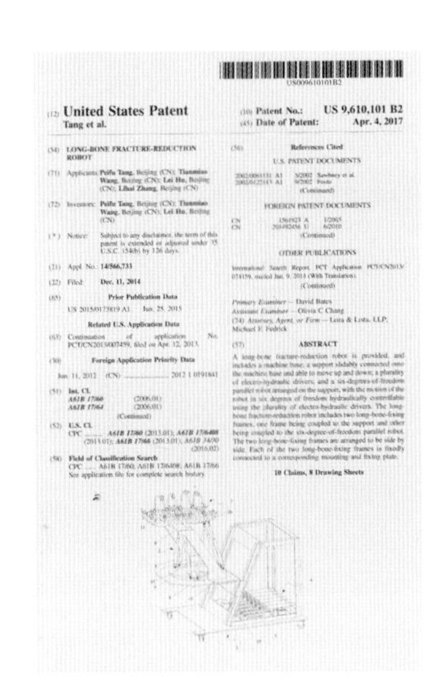
US009610101B2

(12) United States Patent
Tang et al.

(10) Patent No.: US 9,610,101 B2
(45) Date of Patent: Apr. 4, 2017

(54) LONG-BONE FRACTURE-REDUCTION ROBOT

(71) Applicants: Peifu Tang, Beijing (CN); Tianmiao Wang, Beijing (CN); Lei Hu, Beijing (CN); Lihai Zhang, Beijing (CN)

(72) Inventors: Peifu Tang, Beijing (CN); Tianmiao Wang, Beijing (CN); Lei Hu, Beijing (CN)

(*) Notice: Subject to any disclaimer, the term of this patent is extended or adjusted under 35 U.S.C. 154(b) by 126 days.

(21) Appl. No.: 14/566,733

(22) Filed: Dec. 11, 2014

(65) Prior Publication Data

Related U.S. Application Data

(30) Foreign Application Priority Data

(51) Int. Cl.

(52) U.S. Cl.

(58) Field of Classification Search

See application file for complete search history.

(56) References Cited

U.S. PATENT DOCUMENTS

FOREIGN PATENT DOCUMENTS

OTHER PUBLICATIONS

Primary Examiner — David Bates

Assistant Examiner — Olivia C Chang

(57) ABSTRACT

A long-bone fracture-reduction robot is provided, and includes a machine base; a support slidably connected onto the machine base and able to move up and down; a plurality of electro-hydraulic drivers; and a six-degrees-of-freedom parallel robot arranged on the support, with the motion of the robot in six degrees of freedom hydraulically controllable using the plurality of electro-hydraulic drivers. The long-bone fracture-reduction robot includes two long-bone-fixing frames, one frame being coupled to the support and other being coupled to the six-degree-of-freedom parallel robot. The two long-bone-fixing frames are arranged to be side by side. Each of the two long-bone-fixing frames is fixedly connected to a corresponding mounting and fixing plate.

10 Claims, 8 Drawing Sheets

图 6-34　“长骨骨折顺势双反牵引复位器”获美国发明专利书

十、主从同构遥操作骨折复位机构

目前的骨折复位系统存在着不够智慧、可操作性不强等问题,针对这些问题,唐佩福等发明了一种主从同构遥操作骨折复位机构(图 6-35)。

这种主从同构遥操作骨折复位机构包括框架组件、2 个并联平台组件、上平台连接板、操作手柄组件、2 个固定组件、控制器、6 个运动组件和 24 条液压管组成;操作手柄组件位于一并联平台组件的上平台中部,2 个固定组件位于另一并联平台组件的上部,2 个并联平台组件置于框架组件上平面,控制器和 6 个运动组件置于框架组件的中部平面,上平台连接板与一并联平台组件的上平台固连,液压管与运动组件中的液压缸和并联平台组件中的液压缸相连通。

本发明提出的主从同构遥操作骨折复位机构,能辅助医生实现骨折复位的功能。它在外科医疗器械领域里具有较好的实用价值和广阔地应用前景。

十一、跟腱用缝合器

针对跟腱断裂微创治疗腓肠神经损伤等问题,发明基于改良 Bunnel 缝合法的通道辅助缝合系统,主要包括三部分:①特殊设计辅助通道,穿过皮肤、皮下、跟腱腱鞘达跟腱,腓肠神经位于通道外;②中心和偏心导向器,可引导缝线缝合,避免缝线交叉引起缝线切割;③特殊设计的尖锥,尖端侧面有一 30°角、1.5cm 长的横刃,在穿过深筋膜后可以完成腱鞘切割,实现通道和 CAMIR 一起在跟腱表面移动,类似“缝纫机”样缝合断裂的跟腱。在全国 200 家医院推广应用,治愈患者上千人,手术并发症率由传统 34.1%减少至 0,手术时间由超过 1 小时减少到 15~20 分钟,切口由 7~16cm 减少到 1.5~2cm,术后功能随访均为优。已经获得产品注册证 2 个(图 6-36)。

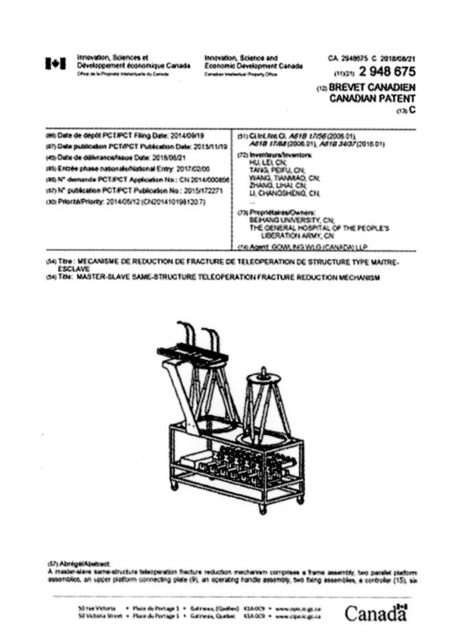
Innovation, Sciences et Développement économique Canada
Innovation, Science and Economic Development Canada
CA 2948675 C 2018/08/21
(11)(21) 2 948 675
(12) BREVET CANADIEN
CANADIAN PATENT
(13) C

(86) Date de dépôt PCT/PCT Filing Date: 2014/09/19
(87) Date publication PCT/PCT Publication Date: 2015/11/19
(45) Date de délivrance/Issue Date: 2018/08/21
(85) Entrée phase nationale/National Entry: 2017/02/06
(86) N° demande PCT/PCT Application No.: CN 2014/000856
(87) N° publication PCT/PCT Publication No.: 2015/172271
(30) Priorité/Priority: 2014/05/12 (CN201410198120.7)

(51) Cl.Int./Int.Cl. A61B 17/56 (2006.01), A61B 17/88 (2006.01), A61B 34/37 (2016.01)
(72) Inventeurs/Inventors: HU, LEI, CN; TANG, PEIFU, CN; WANG, TIANMAO, CN; ZHANG, LIHAI, CN; LI, CHANGSHENG, CN
(73) Propriétaires/Owners: BEIHANG UNIVERSITY, CN; THE GENERAL HOSPITAL OF THE PEOPLE'S LIBERATION ARMY, CN
(74) Agent: GOWLING WLG (CANADA) LLP

(54) Titre: MECANISME DE REDUCTION DE FRACTURE DE TELEOPERATION DE STRUCTURE TYPE MAITRE-ESCLAVE
(54) Title: MASTER-SLAVE SAME-STRUCTURE TELEOPERATION FRACTURE REDUCTION MECHANISM

(57) Abrégé/Abstract:
A master-slave same-structure teleoperation fracture reduction mechanism comprises a frame assembly, two parallel platform assemblies, an upper platform connecting plate (9), an operating handle assembly, two fixing assemblies, a controller (15), six

Canadä

图 6-36　“跟腱用缝合器”专利获加拿大发明专利书

十二、腕骨近端的固定装置(图 6-37)

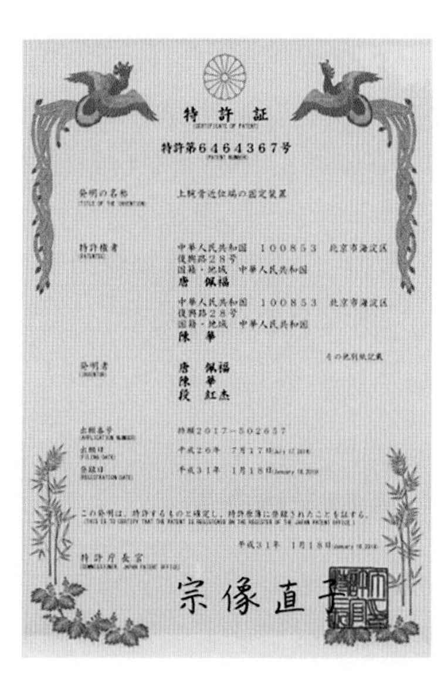
特許証
特許第6464367号
発明の名称　上腕骨近位端の固定装置
特許権者　中華人民共和国　100853　北京市海淀区復興路28号
国籍・地域　中華人民共和国
唐　佩福
中華人民共和国　100853　北京市海淀区復興路28号
国籍・地域　中華人民共和国
陳　華
発明者　唐　佩福
陳　華
段　紅杰
出願番号　特願2017-502657
出願日　平成26年　7月17日
登録日　平成31年　1月18日
この発明は、特許するものと確定し、特許原簿に登録されたことを証する。
平成31年　1月18日
特許庁長官
宗像直子

图 6-37　“腕骨近端的固定装置”专利获日本发明专利书

第五节　国际专著

一、*Clinical Classification in Orthopaedics Trauma*

统一的骨折分型有利于国内外学者间的交流、比较治疗效果等。目前不同部位创伤骨折均存在纷繁多样的骨折分型，有些分型年代较早使用仍较普遍，有些分型则逐渐被其他更适合临床评价的分型所替代，但一般骨科医生或科研工作者，则难以全面掌握不同部位骨折分型的种类及临床使用状况。目前虽有骨折分型方面的书，但经查阅大量文献发现目前这方面的著述不够全面。针对这一情况，张英泽院士带领团队检索、总结了各部位骨折的常用分型，编写了专著《临床骨折分型》，2013 年由人民卫生出版社出版。在此基础上，张英泽院士带领团队完成了英文版 *Clinical Classification in Orthopaedics Trauma*，2018 年由 Springer 出版社出版。该书旨在为骨科医生、影像科医生及相关临床、科研工作者提供一部内容全面、系统、准确，示意图精美，配有相应影像图片的骨折分型工具书，便于骨科医生掌握常用分型，了解不同分型的使用特点，不同分型间的差异，便于国内外的学术交流。本书共分为十四章，按解剖部位排序，包含了成人骨折分型、关节脱位分型、儿童骨折分型，包含内容比较全面，且各种骨折的常用分型都配有精美准确的示意图，对于临床、科研工作者有很直观的感性认识(图 6-38)。

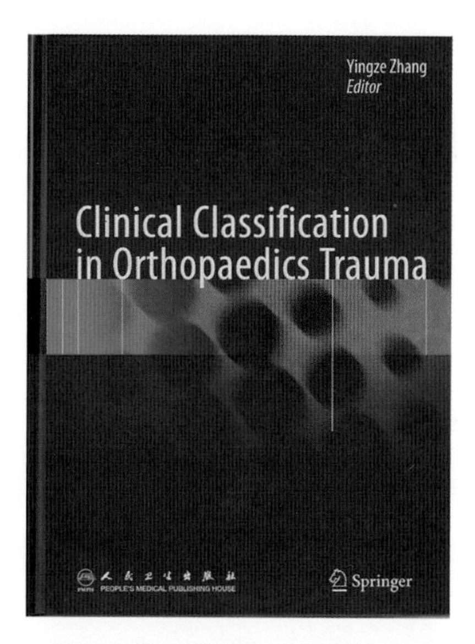

图 6-38　*Clinical Classification in Orthopaedics Trauma* 封面

二、*Clinical Epidemiology of Orthopaedic Trauma* 第 1 版

英国、美国、日本、德国等均有自己国家的骨折大数据，为骨折防治政策的制定和相关研究的开展提供了重要参考。我国没有自己的大数据，往往需要参考国外数据，无法有针对性地制定骨折诊治和预防政策或开展研究。我国人口世界第一，幅员辽阔，而且各级医院均未联网，全国骨折流行病学调查很难开展。针对我国骨折流行病学调查领域空白，张英泽院士带领团队历时 13 年完成了全国骨折流

行病学调查。该团队首先对河北医科大学第三医院2003—2007年65 267例骨折资料，按照AO/OTA骨折分类系统和各部位常用的、公认的分类方法进行了系统分析，并于2009年由人民卫生出版社出版了我国第一部临床创伤骨折流行病学专著。该书被德国Thieme出版社购买版权，2012年出版了英文版，面向全世界发行，使我国的骨折流行病学研究成果走向了世界。《临床创伤骨科流行病学》内容丰富、文词严谨、素材详实、图文并茂，且富有较好的启迪性，是骨科医生、研究生和医学生学习的重要工具书、进行科研的重要参考书（图6-39）。

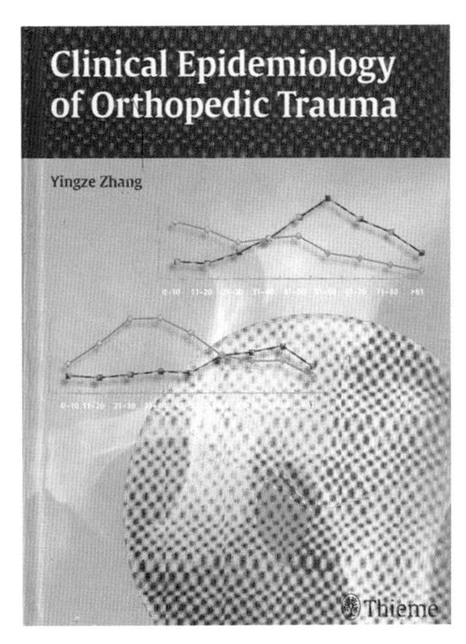

图6-39　*Clinical Epidemiology of Orthopaedic Trauma* 第1版封面

三、*Clinical Epidemiology of Orthopaedic Trauma* 第2版

张英泽院士在出版第一部《临床创伤骨科流行病学》中英文专著的基础上，带领团队将骨折流行病学调查范围延及全国31个省市自治区，对其中83所医院414 935位患者、431 822例骨折资料进行系统分析，创建了迄今世界上样本量最大的创伤骨科流行病学数据库，撰写了第2版《临床创伤骨科流行病学》。该书在全面系统地阐述我国四肢及躯干骨折的流行病学特点的同时，兼顾骨折的诊疗技术，在每章均有对各部位骨折诊断和治疗要点的概述，并附有诊疗技术的最新进展，有助于年轻骨科医生学习各部位骨折的损伤特点、诊断和治疗要点。再版在风格和形式上与第一版保持一致，仍以图片和数字为主，通过图表显示各个部位骨折的年龄、性别和类型分布特点；通过彩色示意图和X线图相结合的形式，向读者直接呈现不同类型骨折的损伤特点。《临床创伤骨科流行病学》（第2版）在人民卫生出版社出版，发表了这部分成果。在此基础上，我们开展了2011—2012年全国骨折损伤特点的流行病学调查。课题组对全国83所各级医院、431 822例骨折按照AO/OTA骨折分类系统进行了分类和统计。本次骨折损伤特点的流行病学调查所纳入的样本量是国内外文献报道最多的，能够在一定程度上反映我国骨折损伤特点的流行病学特征。*Clinical Epidemiology of Orthopaedic Trauma* 第2版2016年由德国Thieme出版社发行（图6-40）。

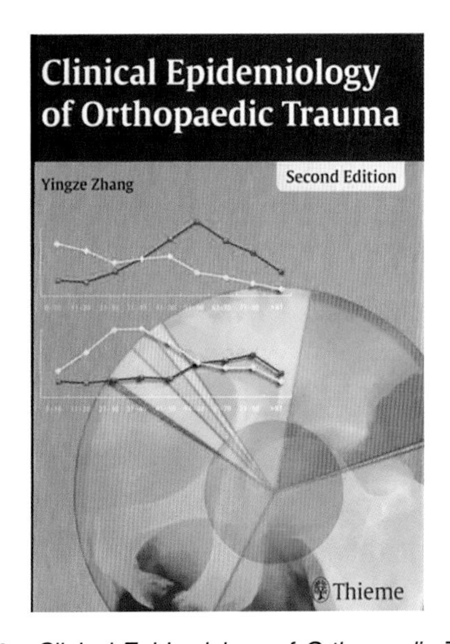

图6-40　*Clinical Epidemiology of Orthopaedic Trauma* 第2版封面

四、*Digital Orthopedics*

Digital Orthopedics（《数字骨科学》）一书由裴国献教授主编，本书向广大骨科医师系统地介绍了数字骨科学的基础及前沿知识。数字骨科学是计算机科学与骨科学相结合的一门新兴交叉学科。它涉及人体解剖学、立体几何学、生物力学、材料学、信息学、电子学及机械工程学等领域。具体包括骨科有限元分析、骨科数字解剖（三维重建）、骨科虚拟仿真手术、骨科快速成型技术、骨科逆向工程技术、计算机辅助设计与制造（CAD/CAM）技术、术前规划、计算机辅助骨科导航手术、骨科远程手术及骨科机器人手术等。数字骨科的发展让骨科手术更为精确，有力提升了骨科技术水平，已逐步在骨科临床应用和拓展。

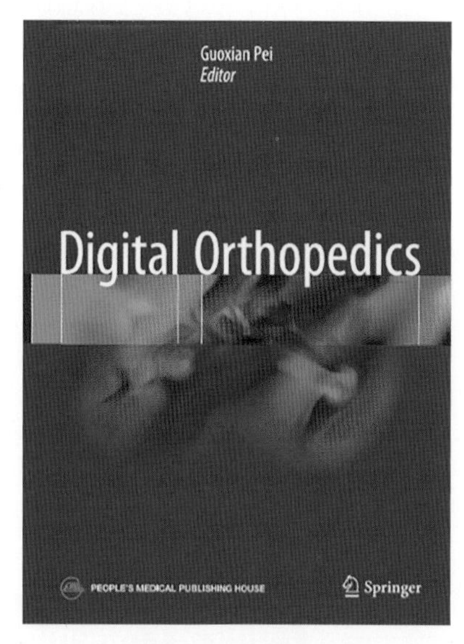

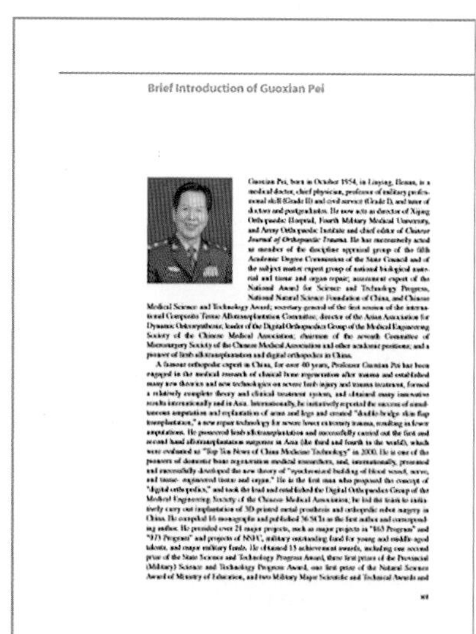
Brief Introduction of Guoxian Pei

图 6-41　*Digital Orthopedics* 封面及裴国献教授主编的简介

空军军医大学(原第四军医大学)附属西京骨科医院院长裴国献教授提出“数字骨科学”概念,并经中华医学会批准牵头成立了中华医学会医学工程学分会数字骨科学组,为我国数字骨科学的开拓者。几年来带领全国数字骨科学组,先后召开四届全国数字骨科学术会议、四期数字骨科临床技术高级培训班,出版《数字骨科学》《数字化骨折分类》等多部数字骨科学专著以及外文版,推进数字化技术在骨科临床上的应用(图 6-41)。

五、*A Practical Manual For Musculoskeletal Research*

A Practical Manual for Musculoskeletal Research 由梁国穗教授等学者主编,向广大医务工作者提供了肌肉骨骼研究的技术指导,包括细胞培养和分子生物学、组织学和组织形态计量学、显微镜和生物成像、实验动物模型、基于 CT 和 MRI 的密度测量和显微结构分析、骨科运动学的生物力学和功能分析等。这本书提供了一个独特的多学科平台,为各种专业不仅仅是骨科,而且涉及生物医学和生物材料学以及基础医学。居于国内创伤骨科领域的前沿水平,在国际上享有极高的学术地位(图 6-42)。

六、*Advanced Bioimaging Technologies in Assessments of the Quality of Bone and Scaffold Materials*

Advanced Bioimaging Technologies in Assessments of the Quality of Bone and Scaffold Materials 一书由秦岭教授等人主编,向广大读者详尽地介绍了生物成像技术的发展现状,以评估肌肉骨骼组织的质量。这些生物成像技术包括微 CT、纳米 CT、pQCT/QCT、MRI 和超声,它们不仅提供了相关器官或组织的二维和三维图像,而且还提供了相关参数的量化。为上述应用开发的先进生物成像技术也通过加入成像对比度增强材料而得到扩展。因此,本书将为包括生物医学工程、生物材料、基础医学和临床医学在内的多学科教育合作和联合研发提供一个独特的平台(图 6-43)。

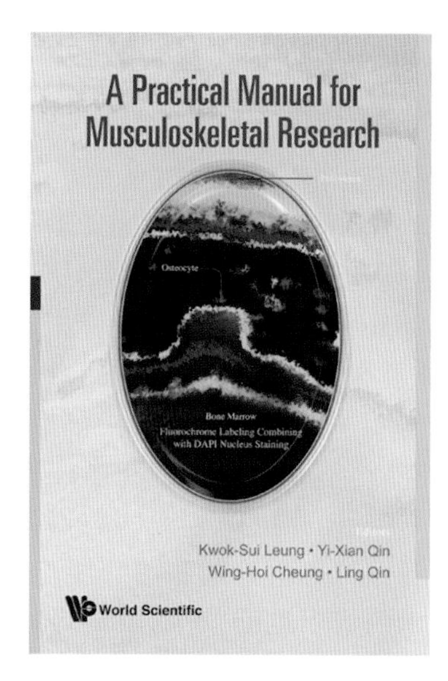

图 6-42　*A Practical Manual for Musculoskeletal Research* 封面

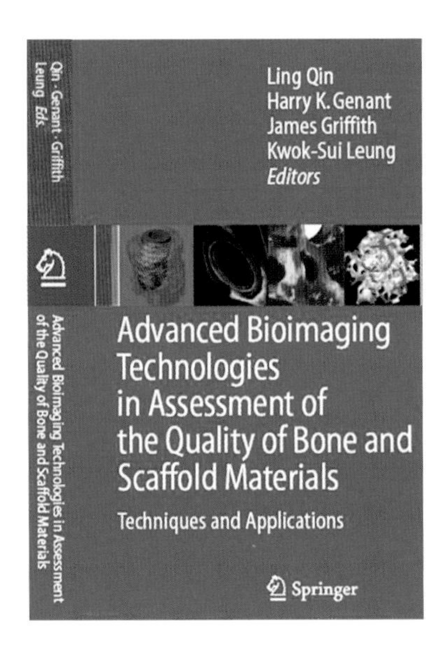

图 6-43　*Advanced Bioimaging Technologies in Assessments of the Quality of Bone and Scaffold Materials* 封面

七、*Transoral Atlantoaxial Reduction and Plate Fixation*

Transoral Atlantoaxial Reduction and Plate Fixation 一书系统阐述了以尹庆水教授为主的中国人民解放军南部战区总医院(原广州军区广州总医院)骨科医院专家团队自行研发的经口寰枢椎复位钢板(TARP)系统的组成、作用、工作原理和改良,以及TARP手术的适应证、禁忌证、并发症、围手术期患者管理及其他相关问题,全面总结了该院骨科三代人的研究成果和临床经验。内容新颖独特,描述细致具体,资料翔实可靠,是一部极具创新价值,具有国际先进水平的著作,适合骨科医师及相关科研人员参考阅读(图 6-44)。

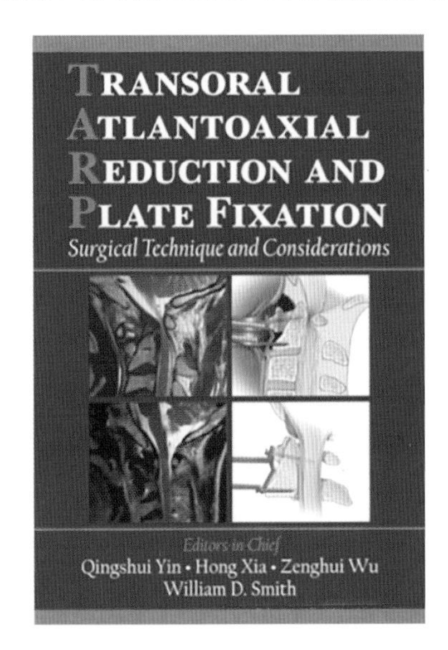

图 6-44　*Transoral Atlantoaxial Reduction and Plate Fixation* 封面

八、*Advances in Experimental Medicine and Biology*

北京积水潭医院田伟教授与瑞士伯尼尔大学计算机辅助骨科手术主任郑国焱教授、复旦大数据学院庄吓海教授共同主编,编写了 *Advances in Experimental Medicine and Biology* 系列重点图书分册 *Intelligent Orthopaedics*,2018 年在 Springer 出版(图 6-45)。

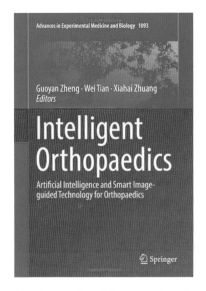

图 6-45　*Intelligent Orthopaedics* 封面

第六节　指南及专家共识

一、四肢及躯干主要动脉损伤诊治指南

动脉损伤约占创伤总数的 1%,近年其发生率呈上升趋势。为了更好指导动脉损伤的诊治,中国医师协会骨科医师分会及《中华创伤骨科杂志》编辑部制定了《四肢及躯干主要动脉损伤诊治指南》。该指南从临床表现、症状体征、影像学检查、鉴别诊断、损伤分类,尤其是重点介绍了四肢及躯干主要动脉编码和损伤分型系统。该系统应用三级数字编码定位血管,两级字母数字编码代表损伤程度;根据损伤不同部位及严重程度制定有针对性的治疗原则和方案。

二、骨质疏松性骨折围手术期干预指南

骨质疏松性骨折是指患者在受到轻微外力或常规不会引起骨折的外力时发生的骨折,亦称脆性骨

折(fragility fracture)。中华医学会骨质疏松与骨矿盐疾病分会骨与关节学组和中国医师协会骨科医师分会骨质疏松工作委员会,针对骨质疏松性骨折围手术期相关的临床评估、药物干预等常见临床问题,组织相关领域专家,结合我国骨质疏松性骨折围手术期治疗的现状,于2018年编写了《骨质疏松性骨折围手术期干预指南》。该指南详细介绍了骨质疏松的诊断、鉴别诊断、危险因素、风险评估、围手术期干预以及临床抗骨松药物的选择等,为临床医务工作人员选择诊治方案提供了一定的参考。

三、成人股骨颈骨折诊治指南

股骨颈骨折是临床较常见的骨折,然而在临床诊治中还存在诸多问题,如当前常用的骨折分型系统虽然能够从不同角度区分骨折特征,可以一定程度上指导治疗,但仍然存在明显的局限。股骨颈骨折的治疗方案多种多样,但如何形成规范并推广应用,仍需努力。为有效地指导国内成人股骨颈骨折的诊断和治疗,中华医学会骨科学分会创伤骨科学组和中国医师协会骨科医师分会创伤专家工作委员会组织专家共同商议于2018年制定了《成人股骨颈骨折诊治指南》。该指南对股骨颈骨折的分型、诊断、治疗均做出详细的阐述,并提示临床医师目选择内固定手术治疗或关节置换手术治疗应选择合适的适应证。

四、中国骨质疏松性骨折围手术期处理专家共识(2018)

骨质疏松性骨折通常发生于骨质疏松症患者,是由低能量暴力导致的骨折。围手术期处理是骨质疏松性骨折手术治疗的最重要环节,决定着手术治疗的成败,虽然其处理原则、处理方法与其他常见骨折有共同之处,但其也有特殊治疗特点,推动骨质疏松性骨折打规范化治疗是当下临床工作中急需解决的问题。为此,中华医学会骨科学分会青年骨质疏松学组召集了国内骨质疏松性骨折相关研究领域的专家,结合国内外最新的循证医学证据和临床经验,于2018年撰写了《中国骨质疏松性骨折围手术期处理专家共识(2018)》。为骨质疏松性骨折围手术期的处理提供一个适用于临床、容易操作的治疗方案,有效提升脆性骨折的治疗效果,降低医疗资源不必要的浪费。

五、中国骨折内固定术后感染诊断与治疗专家共识(2018版)

各类创伤导致的四肢骨折患者日趋增多,行内固定治疗的患者也逐年增加。由于患者伤情复杂多变,加上临床医生对患者罹患感染的高危因素认识不足,导致骨折内固定术后感染发生率有升高趋势。目前,国内仍缺乏相应的诊疗共识,本着遵循科学性、先进性及实用性的原则,经中华医学会骨科学分会创伤骨科学组、中华医学会骨科学分会外固定与肢体重建学组、中国医师协会创伤外科医师分会创伤感染专家委员会和中国医师协会骨科医师分会创伤专家工作委员会成员讨论一致通过,于2018年制定《中国骨折内固定术后感染诊断与治疗专家共识(2018版)》。该指南对骨折内固定术后感染进行概述、分类、诊断及治疗进行阐述,有效规范了骨折内固定术后感染的治疗。

六、骨质疏松性椎体压缩性骨折诊疗与管理专家共识

骨质疏松性椎体压缩骨折是指由骨质疏松症导致椎体骨密度和骨质量下降、骨强度整体减低,在轻微外力甚至没有明显外力的作用下即发生的骨折,是最常见的脆性骨折类型。为规范该疾病的诊治,中华医学会骨质疏松和骨矿盐疾病分会于2018年推出《骨质疏松性椎体压缩性骨折诊疗与管理专家共识》。该共识倡导国内骨质疏松领域的临床工作者积极筛查椎体骨折高危患者,开展骨折联络互通服务,探索适合我国国情的骨质疏松疾病管理模式,如内外科转诊制度的规范化建设、多学科联合(MDT)治疗中心的建设等,旨在提高骨质疏松症的诊疗率,减少脆性骨折所致致残率、病死率和由此造成的巨额医疗费用。

七、成人急性寰椎骨折循证临床诊疗指南

急性寰椎骨折占脊柱骨折的1%~2%,占颈椎骨折的2%~13%。对于稳定型的寰椎骨折,其治疗意见较为统一,但对于不稳定骨折的治疗却存在争议。2016年中国医师协会骨科医师分会通过对现有文献证据的系统性回顾得出几点推荐意见。推荐1:寰椎骨折治疗的选择视骨折的稳定性而定(推荐强度:3级)。推荐2:寰椎骨折的稳定性通过张口位X线片、CT检查及MRI检查进行评估(推荐强度:3级)。推荐3:对于稳定的寰椎骨折,推荐采用硬颈围或头颈胸支具对颈部进行制动(推荐强度:3级)。推荐4:对于不伴横韧带断裂的不稳定寰椎骨折,推荐采用头颈胸支具或Halo外固定支架对颈部进行制动(推荐强度:3级)。推荐5:对于伴有横韧带断裂的不稳定寰椎骨折,推荐采用Halo外固定支架对

颈部进行制动或进行手术固定融合(推荐强度:3级)。

八、胫骨骨缺损循证临床诊疗指南(2016版)

胫骨是下肢的主要承重骨之一,各种原因导致的胫骨骨缺损常合并软组织缺损、窦道形成、畸形、双下肢不等长及多重细菌感染等问题,临床处理较为棘手。中国医师协会骨科医师分会显微修复工作委员会通过对现有文献证据的系统性回顾得出几点推荐意见,主要涉及胫骨骨缺损诊断和治疗,目前常用的治疗方法包括骨移植术、Masquelet技术、Ilizarov技术、骨短缩-延长术、胫腓关节融合联合胫腓间植骨术,对于感染性骨缺损的治疗和骨缺损合并软组织缺损的治疗也进行了综述,该指南还对组织工程骨等方法和技术、相关伦理等亟待解决问题进行了深入的探讨。

九、胫骨平台骨折诊断与治疗的专家共识

胫骨平台骨折是指骨折线累及胫骨近端关节面的骨折,为关节内骨折。目前对于胫骨平台骨折的诊断和治疗还存在诸多争议。《中华创伤骨科杂志》编辑委员会基于多中心研究结果和国内外研究进展,针对我国胫骨平台骨折的流行病学特点、致伤机制、胫骨平台骨折的诊断、骨折分型、治疗、围手术期处理与术后康复等方面进行了详细的阐述,为我国胫骨平台骨折的规范化治疗提供了参考。

十、老年髋部骨折诊疗专家共识(2017)

老年髋部骨折是骨质疏松性骨折中的一种常见且严重类型,致死、致残率高,医疗花费大,而我国目前的诊疗现状并不乐观,缺乏相应的规范和共识。以吴新宝教授为代表的中国老年医学会骨与关节分会创伤骨科学术工作委员会针对我国低能量损伤造成的髋部骨折的流行病学、患者的早期诊断和处理、治疗原则、手术时机、手术方案、麻醉与围手术期管理、术后康复及并发症预防方面提出了符合国人标准的专家共识,为我国老年患者髋部骨折的治疗提供了理论支持。

十一、血流动力学不稳定骨盆骨折急诊处理专家共识

血流动力学不稳定骨盆骨折是各种高能量损伤导致死亡的主要原因之一,伤后24小时内的主要死亡原因是急性失血。随着损伤程度的加重,死亡率不断升高,可达40%~65%。处理的关键在于迅速明确出血部位并尽快控制出血。血流动力学不稳定骨盆骨折的急诊处理充满挑战,当前在国内也存在着较多的争议。中华医学会急诊医学分会、中华医学会创伤学分会等提出对于血流动力学不稳定骨盆骨折患者在多学科团队诊治流程、急伤情评估与处理、损伤控制复苏、骨盆固定、膜外填塞/剖腹探查手术等方面提出了相应的专家共识,为血流动力学不稳定骨盆骨折患者的急诊处理提供了理论支持。

十二、居家老年人跌倒干预指南

老年人跌倒发生率高,后果严重。在世界范围内,跌倒都是老年人伤残和死亡的重要原因。2014年全国疾病监测系统死因监测数据显示,我国65岁及以上老年人的跌倒死亡率为50.02/10万,且随着年龄的增长跌倒死亡率呈急剧上升趋势,跌倒死亡是65岁以上老年人群因伤害致死的第一位死因。为了减少居家养护老年人跌倒的次数,减轻居家养护老年人跌倒所致的伤害程度,北京医院、国家老年医学中心、中国老年保健医学研究会老龄健康服务与标准化分会和《中国老年保健医学》杂志编辑委员会于2018年制定了《居家养护老年人跌倒干预指南》。该指南将跌倒的危险因素分为内在和外在危险因素,以及跌倒风险的评估,并从自我干预、养护者干预和专业医护人员的培训等方面提出具体的指导措施。

(姜保国 唐佩福 侯志勇)

参考文献

[1] SUN G,YANG S,CAO G. Gamma delta T cells provide the early source of IFN-gamma to aggravate lesions in spinal cord injury[J]. The Journal of experimental medicine, 2018,215:521-535.

[2] LIU D,CHEN J,JIANG T,et al. Biodegradable Spheres Protect Traumatically Injured Spinal Cord by Alleviating the Glutamate-Induced Excitotoxicity[J]. Advanced Materials, 2018,30:e1706032.

[3] CHEN W,LV H,LIU S,et al. National incidence of traumatic fractures in China:a retrospective survey of 512 187 individuals[J]. The Lancet Global health,2017,5:e807-e817.

[4] JIANG B,LIANG S,PENG ZR,et al. Transport and public health in China:the road to a healthy future[J]. Lancet (London,England),2017,390:1781-1791.

[5] HOU Z,ZHANG Q,CHEN W,et al. The application of the axial view projection of the S1 pedicel for sacroiliac screw[J]. The Journal of trauma. 2010,69,122-127.

[6] CHEN W, HOU Z, SU Y, et al. Treatment of posterior pelvic ring disruptions using a minimally invasive adjustable plate [J]. Injury, 2013, 44: 975-980.
[7] ZHANG Q, CHEN W, LIU H, et al. The anterior dislocation of the sacroiliac joint: a report of four cases and review of the literature and treatment algorism[J]. Archives of orthopaedic and trauma surgery, 2009, 129: 941-947.
[8] ZHANG Q, CHEN W, WU X, et al. Comparative study of W-shaped angular plate and reconstruction plate in treating posterior wall fractures of the acetabulum [J]. PloS one, 2014, 9: e92210.
[9] ZHANG T, SU Y, CHEN W, et al. Displaced intra-articular calcaneal fractures treated in a minimally invasive fashion: longitudinal approach versus sinus tarsi approach[J]. The Journal of bone and joint surgery American volume, 2014, 96: 302-309.
[10] WU Z, SU Y, CHEN W, et al. Functional outcome of displaced intra-articular calcaneal fractures: a comparison between open reduction/internal fixation and a minimally invasive approach featured an anatomical plate and compression bolts[J]. The journal of trauma and acute care surgery, 2012, 73: 743-751.
[11] SU Y, CHEN W, ZHANG Q, et al. Bony destructive injuries of the calcaneus: long-term results of a minimally invasive procedure followed by early functional exercise: a retrospective study[J]. BMC surgery, 2014, 14: 19.
[12] CHEN W, LI Z, SU Y, er al. Garden type I fractures myth or reality? A prospective study comparing CT scans with X-ray findings in Garden type I femoral neck fractures [J]. Bone, 2012, 51: 929-932.
[13] SU Y, CHEN W, ZHANG Q, et al. An irreducible variant of femoral neck fracture: a minimally traumatic reduction technique[J]. Injury, 2011, 42: 140-145.
[14] LI Z, CHEN W, SU Y, et al. The application of closed reduction internal fixation and iliac bone block grafting in the treatment of acute displaced femoral neck fractures [J]. PloS one, 2013, 8: e75479.
[15] HOU Z, MOORE B, BOWEN TR, et al. Treatment of interprosthetic fractures of the femur[J]. The Journal of trauma, 2011, 71: 1715-1719.
[16] HOU Z, BOWEN TR, IRGIT K, et al. Locked plating of periprosthetic femur fractures above total knee arthroplasty [J]. Journal of orthopaedic trauma, 2012, 26: 427-432.
[17] CHEN W, ZHU Y, LIU S, et al. Demographic and socioeconomic factors influencing the incidence of clavicle fractures, a national population-based survey of five hundred and twelve thousand, one hundred and eighty seven individuals[J]. International Orthopaedics, 2018, 42(3), 651-658.
[18] ZHU Y, LIU S, CHEN W, et al. Epidemiology of low-energy fracture in Chinese postmenopausal women: changing trend of incidence since menopause and associated risk factors, a national population-based survey[J]. Menopause. 2018 Oct 15. doi: 10. 1097/GME. 0000000000001211. [Epub ahead of print]
[19] LIU S, ZHU Y, CHEN W, et al. Demographic and socioeconomic factors influencing the incidence of ankle fractures, a national population-based survey of 512187 individuals[J]. Sci Rep, 2018 Jul 11, 8(1): 10443. doi: 10. 1038/s41598-018-28722-1.
[20] LIU G, LI Y, ZHU Y, et al. Unhealthy lifestyles are associated with the increased risk of low-energy fracture in Chinesemen ≥50 years, a population-based survey[J]. Arch Osteoporos, 2019 May 29, 14(1): 57. doi: 10. 1007/s11657-019-0600-7.
[21] 骨质疏松性骨折围手术期干预指南[J]. 中华骨质疏松和骨矿盐疾病杂志, 2018, 11(05): 21-31.
[22] 中华医学会骨科学分会创伤骨科学组, 中国医师协会骨科医师分会创伤专家工作委员会. 成人股骨颈骨折诊治指南[J]. 中华创伤骨科杂志, 2018, 20(11): 921-928.
[23] 中国骨质疏松性骨折围手术期处理专家共识(2018)[J]. 中国临床医学, 2018, 25(05): 174-181.
[24] 中华医学会骨科学分会创伤骨科学组, 中华医学会骨科学分会外固定与肢体重建学组, 中国医师协会创伤外科医师分会创伤感染专家委员会. 中国骨折内固定术后感染诊断与治疗专家共识(2018版)[J]. 中华创伤骨科杂志, 2018, 20(11): 929.
[25] 丁悦, 张嘉, 岳华, 等. 骨质疏松性椎体压缩性骨折诊疗与管理专家共识[J]. 中华骨质疏松和骨矿盐疾病杂志, 2018, 11(05): 8-20.
[26] 中国医师协会骨科医师分会, 中国医师协会骨科医师分会《成人急性寰推骨折循证临床诊疗指南》编辑委员会. 成人急性寰椎骨折循证临床诊疗指南[J]. 中华创伤杂志, 2016, 32(7): 595-601.
[27] 中国医师协会骨科医师分会显微修复工作委员会, 中国康复医学会修复重建外科专业委员会骨缺损及骨坏死学组. 胫骨骨缺损循证临床诊疗指南(2016年版)[J]. 中华显微外科杂志, 2016, 39(6): 521-523.
[28] 中华创伤骨科杂志编辑委员会. 胫骨平台骨折诊断与治疗的专家共识[J]. 中华创伤骨科杂志, 2015, 17(1): 3-7.
[29] 中国老年医学学会骨与关节分会创伤骨科学术工作委员会. 老年髋部骨折诊疗专家共识(2017)[J]. 中华创伤骨科杂志, 2017, 19(11): 921-927.
[30] 中华医学会急诊医学分会. 血流动力学不稳定骨盆骨折急诊处理专家共识[J]. 中华急诊医学杂志, 2015, 24(12): 1314-1318.
[31] 北京医院. 居家(养护)老年人跌倒干预指南[J]. 中国老年保健医学杂志, 2018, 16(3): 32-34.

第七章

脊柱外科成果

中华人民共和国成立70年以来，脊柱外科的发展可以大致分为三个阶段：第一阶段为1949—1978年，是中国脊柱外科的初步发展阶段。中华人民共和国成立初期，国内总体医疗处于较低的水平，我国骨科基本没有专业的脊柱外科队伍，常见的脊柱脊髓创伤、脊柱畸形、腰椎间盘突出症等危及人类健康的常见病、多发症等均未得到很好的解决，多数脊柱疾病采用保守治疗。在这一阶段，脊柱手术仅占骨科手术的一小部分。第二阶段为1979—1999年，是脊柱外科的快速发展阶段。我国脊柱外科取得了快速发展，许多过去认为的“禁区”被打破，许多过去不能治疗的疾病，如强直性脊柱炎的后凸畸形等，都得到了较好的治疗。由于脊柱节段性及三维空间的多维运动生理功能特性和与脊髓紧密相连的解剖复杂性，客观上需要更专业的医生队伍和精确的专科手术对其进行矫治，这就使脊柱外科逐渐发展成为一个独立的专业。1985年，在吴之康教授的倡导和努力下，中华医学会骨科学分会脊柱外科学组成立，标志着我国脊柱外科进入一个新的发展阶段。在这一阶段，特别是随着哈氏棒矫正脊柱侧凸畸形成功，开创了利用内植物治疗脊柱畸形的新时代。第三阶段为2000年至今，是脊柱外科发展的飞跃阶段。脊柱内植入物的广泛应用、融合与非融合技术的发展使我国脊柱外科事业取得了长足进步；计算机导航手术的推广与应用标志着脊柱外科的智能化水平进一步提升；微创脊柱外科的遍地开花预示着医患双方对于脊柱外科手术的微创化、精细化提出了新的要求。

基础方面，我国脊柱外科发扬求真务实、勇于创新的科学精神，不断提高自主创新能力，取得了重要成果。脊柱外科疾病的发病机制与治疗研究是脊柱外科领域的研究热点，先天性脊柱侧凸的发病机制、椎间盘退变的治疗、骨科导航机器人、脊柱疾病微创治疗、脊柱脊髓损伤修复技术的研究均取得了丰硕的成果。

中华人民共和国成立后中国脊柱外科事业经历了从无到有，从学习仿制到引领创新的发展历程，至今呈现百花齐放、百家争鸣的发展势头，无论基础还是临床方面均已与国际前沿接轨，并在部分领域引领世界潮流。

第一节　理论与技术发展成果

20世纪60年代末70年代初，解放军总医院骨科卢世璧等医师开始尝试应用镍钛记忆合金棒对脊柱侧弯进行矫正。

1974—1975年，上海市第六人民医院引进国外的哈氏棒系统，尝试对脊柱侧弯患者进行矫正。上海手术器械六厂与医院合作，开始仿制生产该系统。然而由于当时国际交流不畅，专业技术水平较低，内固定物设计上存在许多明显的缺陷，比如当时用于支撑的棒较多，而用于治疗侧弯的拉力棒较少，而且没有解决应力集中部位的设计和制造，故临床断棒率较高。

“文革”结束后，骨科事业与其他行业一样重获春天，基础和临床研究得到快速发展。

1976年徐印坎教授、赵定麟教授和贾连顺教授分别在临床上开展了颈椎病和颈椎外伤手术，设计出新的颈椎环锯系统。

随着颈椎手术经验的不断积累，1981年由北京大学第三医院杨克勤教授主编出版了国内第一部颈椎病专著《颈椎病》。

20世纪80年代初期，以北京协和医院骨科吴之康教授为首的老一辈脊柱外科专家，以极大的勇气，邀请当时的世界脊柱外科学会主席Armstrong（加拿大）来华讲学，举办了国内首届脊柱畸形学习班，系统地介绍了当时最先进的脊柱外科矫形技术，即Harrington、Luque、Zielke技术等。此后吴之康教授与张家港医疗器械厂密切合作，制造生产了国产的 Harrington、Luque 及 Zielk 等脊柱外科器械和内植物，并广泛应用于临床，收到了良好的效果。

苏州大学附属第一医院唐天驷教授于 1986 年引进了 Roy-Camille 和 Steffee 椎弓根螺钉技术，在国内率先开展了脊柱椎弓根螺钉内固定手术。

1986 年，北京大学第三医院的蔡钦林教授从日本引进了平林氏单开门手术，因为简单易行，在国内得到广泛开展。

1995 年，北京积水潭医院田伟教授回国，在国内首先引进了常规使用全身麻醉肌松法、危险颈椎纤维支气管镜引导气管插管、手术放大镜、显微镜、手术光纤头灯、微型高速磨钻、颈椎手术颅骨固定支架、防食道损伤的颈椎前路手术自动拉钩等安全实施脊柱外科手术的先进技术和理念，现在已经在国内得到广泛推广。并在 1995 年开展使用珊瑚人工骨固定的棘突纵割式颈部椎管扩大成形术（SLAC 手术），是单开门手术之外的起源于日本的广泛开展的手术的改良术式。

1999 年北京朝阳医院等医院在国内首先开展腰椎人工椎间置换手术，在我国开始尝试腰椎非融合固定手术。

先进技术的引入和推广为我国脊柱外科事业的发展奠定了坚实的基础。随着改革开放的不断深入，国内广大骨科医生不仅注重临床研究，还非常重视相关基础研究。尤其在骨折愈合机制、骨形态发生蛋白、骨科生物力学和骨质疏松、腰椎间盘突出症等方面进行了较为深入的研究并取得了一系列研究成果。

微创技术是外科手术发展的趋势和潮流，20 世纪 90 年代中期，在经皮穿刺腰椎间盘介入切吸技术的基础上，国内先后引进和开展了侧后路经皮椎间孔镜（PEID）手术和经皮后路镜（MED）手术治疗腰椎间盘突出症和腰椎管狭窄症。也相继开展了各种类型的经皮椎体成形术和后凸成形术，各种类型脊柱骨折的经皮内固定术，腰椎退变性疾病的微创外科手术。

2002 年北京积水潭医院田伟教授在国内率先开展可计算机导航辅助脊柱外科手术，先后应用于从腰骶椎到颅椎等各类手术，从引导螺钉固定，到引导各种骨减压和截骨，大幅提高了手术精准性，以及提出 CAMISS 理念，确定导航引导可以有效克服微创手术难以精准定位的问题，导航辅助脊柱外科技术得到国内的逐渐开展。从这一时期开始，田伟教授领导的北京积水潭医院团队先后和北航、天智航公司、中科院合作开展手术机器人研究，研发成功具有世界先进指标，完全拥有自主知识产权的国产天玑手术机器人，并在 2016 年成为我国首个正式被国家批准上市的医用机器人产品。同年，田伟教授使用天玑机器人在世界上首次实现机器人辅助高难度上颈椎畸形内固定手术，国家工信部和卫健委联合成立了国家骨科手术机器人应用中心技术指导委员会。天玑机器人在国内骨科机器人占有率超过三分之二。

2003 年北京积水潭医院，解放军总医院，北京大学第三医院率先在国内开展了颈椎人工椎间盘置换术，并在国内得到广泛推广，开启了国内颈椎非融合脊椎手术的新时代。

2003 年原广州军区总院尹庆水教授团队国际上自主研发上颈椎 TARP 钢板用于上颈椎前路固定手术，开拓了上颈椎固定的新方法。

作为近年来最新兴的材料之一，3D 打印技术在骨科领域有了迅猛的发展。2016 年，北京大学第三医院骨科刘忠军教授和北京爱康宜诚合作研发的金属 3D 打印人工椎体和椎间融合器已获得中国 CFDA 的批准，这为 3D 打印脊柱植入物在国内获得市场准入打开了良好的局面。2017 年，上海长征医院骨科开展世界首例颈椎巨大肿瘤切除与 3D 打印全颈椎人工椎体置换术，为 3D 打印在脊柱外科的应用书写了新的一页。

5G 远程脊柱外科手术是面向未来的先进技术。2019 年 6 月田伟教授和中国电信及华为公司合作，在世界上首次成功实现远程操控机器人的 one to many 手术，在几十家媒体公开观摩和见证下，同时从北京积水潭医院远程控制分别在烟台山医院和嘉兴市第二医院的两台天玑机器人成功实施了两台胸腰椎固定手术，在 8 月又成功实施了同时控制分别在天津中心医院，张家口市第二医院和新疆克拉玛依市中心医院的三台异地机器人进行异地脊柱固定手术，在 8 月召开的世界机器人大会上受到国内外同行的高度关注，走在了世界前列。

第二节 高影响因子文章

一、完全 C3/4 前脱位的病例

杨惠林教授汇报了一例 C3～C4 前脱位的病例，通过颈椎牵引下进行保守治疗，19 年后随访，发现患者的身体和神经系统正常，该研究强调了颈椎牵引和固定的适当保护治疗在稳定脊柱，恢复神经功能和挽救患者生命方面所发挥的关键作用。该汇报发表在了 *JAMA Neurology*（IF=11.46）（图 7-1）。

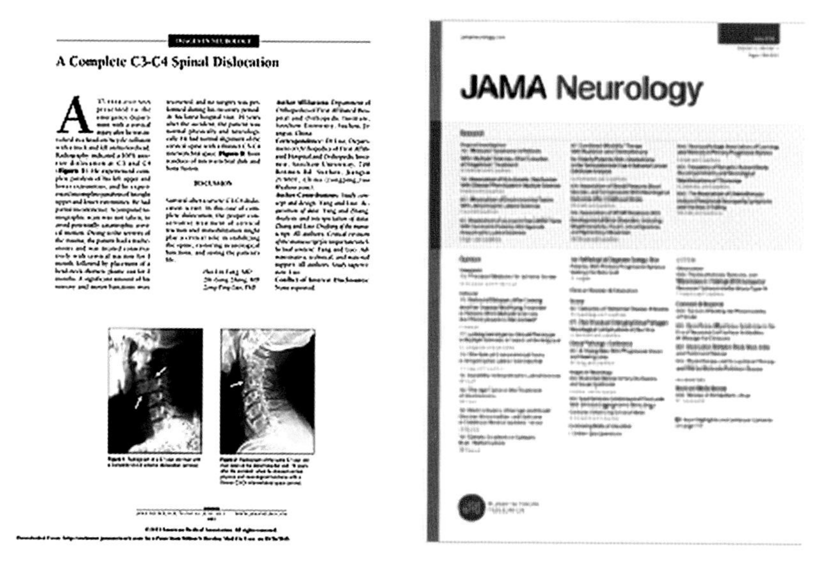

图 7-1　完全 C3～C4 前脱位的病例报道(*JAMA Neurology*)

二、TBX6:先天性脊柱侧凸致病基因的发现

先天性脊柱侧凸是由于胚胎期脊柱发育异常导致的三维畸形,目前该病的确切病因尚不明确。协和医院骨科团队采用先进的“比较基因组杂交芯片”技术对 161 名汉族散发性先天性脊柱侧凸患者、166 名汉族对照组成员以及家庭成员存在 16p11.2 缺失的 2 个家系进行了研究。同时对 76 名患有先天性脊柱侧凸的汉族中国人和来自多中心携带 16p11.2 缺失的 42 名研究对象作为重复验证。研究揭示 TBX6 是迄今最重要的先天性脊柱侧凸致病基因,发现高达 7.5% 的先天性脊柱侧凸患者存在 16p11.2 区域罕见变异(正常人群为 3/万),为揭示其他复杂疾病的病因提供了新的思路。这一导致先天性脊柱侧凸的全新遗传学致病机制的发现,完善了人类遗传因素变异对致病原因的解释,使人们认识到除了基因功能完全丧失或 50% 丧失,还有介于这之间的基因剂量变化也可能导致疾病产生,这是一项有望改变教科书的重大发现。研究成果以“TBX6 Null Variants and a Common Hypomorphic Allele in Congenital Scoliosis.”为题发表于 *The New England Journal of Medicine*(IF=70.67)(图 7-2)。

三、通过全基因关联研究识别中国先天性脊柱侧凸女孩的易感基因

青少年特发性脊柱侧弯(AIS)是一种影响数百万青少年的脊柱结构畸形。作为一种复杂的疾病,AIS 的遗传病因至今仍不清楚。邱勇教授团队通过研究对 4 317 名 AIS 患者和 6 016 名对照组的全基因组关联研究(GWAS)结果,确定了三个新的易感基因。这是国内首次通过 GWAS 调查中国人群中与 AIS 相关的基因变异,其结果为研究青少年特发性脊柱侧凸的病因机制提供新的见解。其研究成果“Genome-wide association study identifies new susceptibility loci for adolescent idiopathic scoliosis in Chinese girls”发表于 *Nature Communications*(IF = 12.353)(图 7-3)。

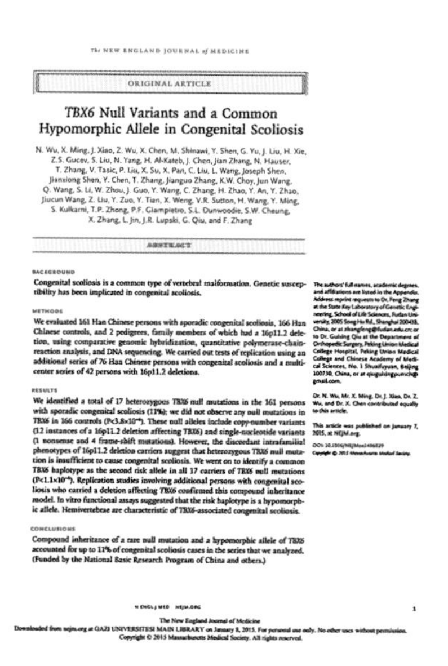
The NEW ENGLAND JOURNAL of MEDICINE

ORIGINAL ARTICLE

TBX6 Null Variants and a Common Hypomorphic Allele in Congenital Scoliosis

N. Wu, X. Ming, J. Xiao, Z. Wu, X. Chen, M. Shinawi, Y. Shen, G. Yu, J. Liu, H. Xie, Z.S. Gucev, S. Liu, N. Yang, H. Al-Kateb, J. Chen, Jian Zhang, N. Hauser, T. Zhang, V. Tasic, P. Liu, X. Su, X. Pan, C. Liu, L. Wang, Joseph Shen, Jianxiong Shen, Y. Chen, T. Zhang, Jianguo Zhang, K.W. Choy, Jun Wang, Q. Wang, S. Li, W. Zhou, J. Guo, Y. Wang, C. Zhang, H. Zhao, Y. An, Y. Zhao, Jiucun Wang, Z. Liu, Y. Zuo, Y. Tian, X. Weng, V.R. Sutton, H. Wang, Y. Ming, S. Kulkarni, T.P. Zhong, P.F. Giampietro, S.L. Dunwoodie, S.W. Cheung, X. Zhang, L. Jin, J.R. Lupski, G. Qiu, and F. Zhang

ABSTRACT

BACKGROUND

Congenital scoliosis is a common type of vertebral malformation. Genetic susceptibility has been implicated in congenital scoliosis.

METHODS

We evaluated 161 Han Chinese persons with sporadic congenital scoliosis, 166 Han Chinese controls, and 2 pedigrees, family members of which had a 16p11.2 deletion, using comparative genomic hybridization, quantitative polymerase-chain-reaction analysis, and DNA sequencing. We carried out tests of replication using an additional series of 76 Han Chinese persons with congenital scoliosis and a multicenter series of 42 persons with 16p11.2 deletions.

RESULTS

We identified a total of 17 heterozygous *TBX6* null mutations in the 161 persons with sporadic congenital scoliosis (11%); we did not observe any null mutations in *TBX6* in 166 controls ($P<3.8\times10^{-6}$). These null alleles include copy-number variants (12 instances of a 16p11.2 deletion affecting *TBX6*) and single-nucleotide variants (1 nonsense and 4 frame-shift mutations). However, the discordant intrafamilial phenotypes of 16p11.2 deletion carriers suggest that heterozygous *TBX6* null mutation is insufficient to cause congenital scoliosis. We went on to identify a common *TBX6* haplotype as the second risk allele in all 17 carriers of *TBX6* null mutations ($P<1.1\times10^{-6}$). Replication studies involving additional persons with congenital scoliosis who carried a deletion affecting *TBX6* confirmed this compound inheritance model. In vitro functional assays suggested that the risk haplotype is a hypomorphic allele. Hemivertebrae are characteristic of *TBX6*-associated congenital scoliosis.

CONCLUSIONS

Compound inheritance of a rare null mutation and a hypomorphic allele of *TBX6* accounted for up to 11% of congenital scoliosis cases in the series that we analyzed. (Funded by the National Basic Research Program of China and others.)

The authors' full names, academic degrees, and affiliations are listed in the Appendix. Address reprint requests to Dr. Feng Zhang at the State Key Laboratory of Genetic Engineering, School of Life Sciences, Fudan University, 2005 Song Hu Rd., Shanghai 200438, China, or at zhangfeng@fudan.edu.cn; or to Dr. Guixing Qiu at the Department of Orthopedic Surgery, Peking Union Medical College Hospital, Peking Union Medical College and Chinese Academy of Medical Sciences, No. 1 Shuaifuyuan, Beijing 100730, China, or at qiuguixingpumch@gmail.com.

Dr. N. Wu, Mr. X. Ming, Dr. J. Xiao, Dr. Z. Wu, and Dr. X. Chen contributed equally to this article.

This article was published on January 7, 2015, at NEJM.org.

N ENGL J MED　NEJM.ORG　1

The New England Journal of Medicine

Downloaded from nejm.org at GAZI UNIVERSITESI MAIN LIBRARY on January 8, 2015. For personal use only. No other uses without permission.

Copyright © 2015 Massachusetts Medical Society. All rights reserved.

图 7-2　先天性脊柱侧凸致病基因 TBX6 的发现(*The New England Journal of Medicine*)

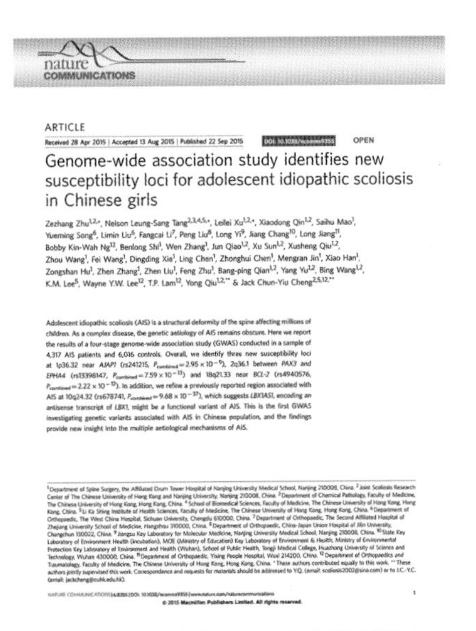

nature COMMUNICATIONS

ARTICLE

Received 28 Apr 2015 | Accepted 13 Aug 2015 | Published 22 Sep 2015 OPEN

Genome-wide association study identifies new susceptibility loci for adolescent idiopathic scoliosis in Chinese girls

Zezhang Zhu[1,2,*], Nelson Leung-Sang Tang[2,3,4,5,*], Leilei Xu[1,2,*], Xiaodong Qin[1,2], Saihu Mao[1], Yueming Song[6], Limin Liu[6], Fangcai Li[7], Peng Liu[8], Long Yi[9], Jiang Chang[10], Long Jiang[11], Bobby Kin-Wah Ng[12], Benlong Shi[1], Wen Zhang[1], Jun Qiao[1,2], Xu Sun[1,2], Xusheng Qiu[1,2], Zhou Wang[1], Fei Wang[1], Dingding Xie[1], Ling Chen[1], Zhonghui Chen[1], Mengran Jin[1], Xiao Han[1], Zongshan Hu[1], Zhen Zhang[1], Zhen Liu[1], Feng Zhu[1], Bang-ping Qian[1,2], Yang Yu[1,2], Bing Wang[1,2], K.M. Lee[5], Wayne Y.W. Lee[12], T.P. Lam[12], Yong Qiu[1,2,**] & Jack Chun-Yiu Cheng[2,5,12,**]

Adolescent idiopathic scoliosis (AIS) is a structural deformity of the spine affecting millions of children. As a complex disease, the genetic aetiology of AIS remains obscure. Here we report the results of a four-stage genome-wide association study (GWAS) conducted in a sample of 4,317 AIS patients and 6,016 controls. Overall, we identify three new susceptibility loci at 1p36.32 near *AJAP1* (rs241215, $P_{combined}=2.95\times10^{-9}$), 2q36.1 between *PAX3* and *EPHA4* (rs13398147, $P_{combined}=7.59\times10^{-13}$) and 18q21.33 near *BCL-2* (rs4940576, $P_{combined}=2.22\times10^{-12}$). In addition, we refine a previously reported region associated with AIS at 10q24.32 (rs678741, $P_{combined}=9.68\times10^{-37}$), which suggests *LBX1AS1*, encoding an antisense transcript of *LBX1*, might be a functional variant of AIS. This is the first GWAS investigating genetic variants associated with AIS in Chinese population, and the findings provide new insight into the multiple aetiological mechanisms of AIS.

[1] Department of Spine Surgery, the Affiliated Drum Tower Hospital of Nanjing University Medical School, Nanjing 210008, China. [2] Joint Scoliosis Research Center of The Chinese University of Hong Kong and Nanjing University, Nanjing 210008, China. [3] Department of Chemical Pathology, Faculty of Medicine, The Chinese University of Hong Kong, Hong Kong, China. [4] School of Biomedical Sciences, Faculty of Medicine, The Chinese University of Hong Kong, Hong Kong, China. [5] Li Ka Shing Institute of Health Sciences, Faculty of Medicine, The Chinese University of Hong Kong, Hong Kong, China. [6] Department of Orthopaedic, The West China Hospital, Sichuan University, Chengdu 610000, China. [7] Department of Orthopaedic, The Second Affiliated Hospital of Zhejiang University School of Medicine, Hangzhou 310000, China. [8] Department of Orthopaedic, China-Japan Union Hospital of Jilin University, Changchun 130022, China. [9] Jiangsu Key Laboratory for Molecular Medicine, Nanjing University Medical School, Nanjing 210008, China. [10] State Key Laboratory of Environment Health (Incubation), MOE (Ministry of Education) Key Laboratory of Environment & Health, Ministry of Environmental Protection Key Laboratory of Environment and Health (Wuhan), School of Public Health, Tongji Medical College, Huazhong University of Science and Technology, Wuhan 430000, China. [11] Department of Orthopaedic, Yixing People Hospital, Wuxi 214200, China. [12] Department of Orthopaedics and Traumatology, Faculty of Medicine, The Chinese University of Hong Kong, Hong Kong, China. * These authors contributed equally to this work. ** These authors jointly supervised this work. Correspondence and requests for materials should be addressed to Y.Q. (email: scoliosis2002@sina.com) or to J.C.-Y.C. (email: jackcheng@cuhk.edu.hk).

NATURE COMMUNICATIONS 1

© 2015 Macmillan Publishers Limited. All rights reserved.

图 7-3 国人先天性脊柱侧凸易感基因的研究(*Nature Communications*)

四、褪黑素通过调控髓核细胞增殖和细胞外基质表达抑制椎间盘退变

下腰痛是最常见的肌肉骨骼系统疾病,年平均发病率可高达 30%,据报道大于 70% 的人在一生中会有下腰痛的症状。椎间盘退行性变是导致下腰痛以及急性椎间盘源性放射痛的最常见病因。而椎间盘退变的病因及发病机制目前尚不清楚。松果体切除后的脊椎动物椎间盘退变加速。北京大学协和医院沈建雄团队对褪黑素的研究证实褪黑素受体 1(MT1)和褪黑素受体 2(MT2)均在人椎间盘组织和髓核细胞中表达。褪黑素对髓核细胞增殖具有剂量依赖性抑制作用,并调控细胞外基质的表达。该研究为褪黑素预防椎间盘退变提供了新的思路。研究成果"Melatonin inhibits nucleus pulposus(NP)cell proliferation and extracellular matrix(ECM)remodeling via the melatonin membrane receptors mediated PI3K-Akt pathway."发表于 *J Pineal Res* 杂志(IF = 15.221)(图 7-4)。

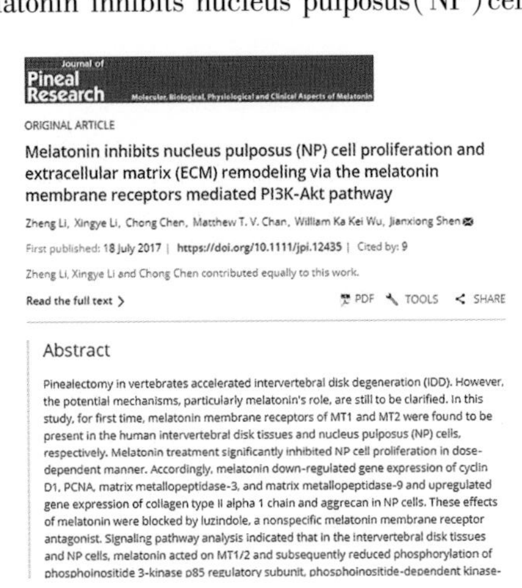

Journal of Pineal Research Molecular, Biological, Physiological and Clinical Aspects of Melatonin

ORIGINAL ARTICLE

Melatonin inhibits nucleus pulposus (NP) cell proliferation and extracellular matrix (ECM) remodeling via the melatonin membrane receptors mediated PI3K-Akt pathway

Zheng Li, Xingye Li, Chong Chen, Matthew T. V. Chan, William Ka Kei Wu, Jianxiong Shen

First published: 18 July 2017 | https://doi.org/10.1111/jpi.12435 | Cited by: 9

Zheng Li, Xingye Li and Chong Chen contributed equally to this work.

Read the full text › PDF TOOLS SHARE

Abstract

Pinealectomy in vertebrates accelerated intervertebral disk degeneration (IDD). However, the potential mechanisms, particularly melatonin's role, are still to be clarified. In this study, for first time, melatonin membrane receptors of MT1 and MT2 were found to be present in the human intervertebral disk tissues and nucleus pulposus (NP) cells, respectively. Melatonin treatment significantly inhibited NP cell proliferation in dose-dependent manner. Accordingly, melatonin down-regulated gene expression of cyclin D1, PCNA, matrix metallopeptidase-3, and matrix metallopeptidase-9 and upregulated gene expression of collagen type II alpha 1 chain and aggrecan in NP cells. These effects of melatonin were blocked by luzindole, a nonspecific melatonin membrane receptor antagonist. Signaling pathway analysis indicated that in the intervertebral disk tissues and NP cells, melatonin acted on MT1/2 and subsequently reduced phosphorylation of phosphoinositide 3-kinase p85 regulatory subunit, phosphoinositide-dependent kinase-

图 7-4 褪黑素预防椎间盘退变的研究(*J Pineal Res*)

五、不同的锻炼方式在缓解疼痛和改善下腰痛患者的功能方面的差异

下腰痛的发生在人群中非常普遍,在中国是一个主要的健康问题。功能锻炼被普遍推荐作为一种核心的治疗方法来减少症状,但不同锻炼方式的治疗效果差异尚未得到完善评估,因此如何选择一项最合适的锻炼方式仍有争议。大连大学附属中山医院赵德伟团队通过 meta 分析比较了不同的锻炼方式在缓解疼痛和改善下腰痛患者的功能方面的差异,认为固定与加强锻炼结合是最有效的治疗下腰痛的方式。相关成果"Comparative effectiveness of exercise interventions for low back pain: a systematic review and network meta-analysis of 41 randomised controlled trials."发表于 *Lancet* 杂志(IF = 45.217)(图 7-5)。

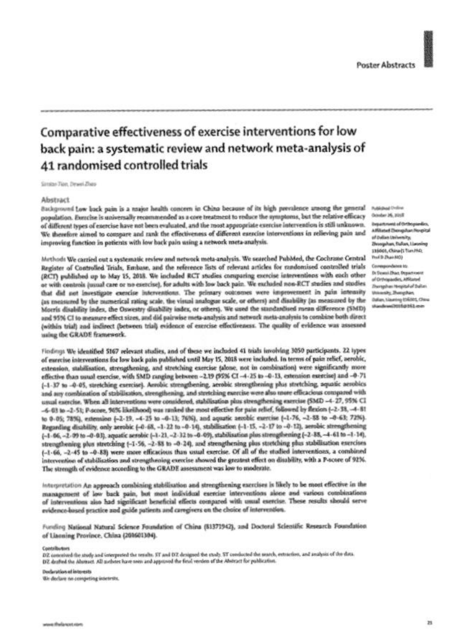

Poster Abstracts

Comparative effectiveness of exercise interventions for low back pain: a systematic review and network meta-analysis of 41 randomised controlled trials

Abstract

Background Low back pain is a major health concern in China because of its high prevalence among the general population. Exercise is universally recommended as a core treatment to reduce the symptoms, but the relative efficacy of different types of exercise have not been evaluated, and the most appropriate exercise intervention is still unknown. We therefore aimed to compare and rank the effectiveness of different exercise interventions in relieving pain and improving function in patients with low back pain using a network meta-analysis.

Methods We carried out a systematic review and network meta-analysis. We searched PubMed, the Cochrane Central Register of Controlled Trials, Embase, and the reference lists of relevant articles for randomised controlled trials (RCT) published up to May 15, 2018. We included RCT studies comparing exercise interventions with each other or with controls (usual care or no exercise), for adults with low back pain. We excluded non-RCT studies and studies that did not investigate exercise interventions. The primary outcomes were improvement in pain intensity (as measured by the numerical rating scale, the visual analogue scale, or others) and disability (as measured by the Morris disability index, the Oswestry disability index, or others). We used the standardised mean difference (SMD) and 95% CI to measure effect sizes, and did pairwise meta-analysis and network meta-analysis to combine both direct (within trial) and indirect (between trial) evidence of exercise effectiveness. The quality of evidence was assessed using the GRADE framework.

Findings We identified 5167 relevant studies, and of these we included 41 trials involving 3050 participants. 22 types of exercise interventions for low back pain published until May 15, 2018 were included. In terms of pain relief, aerobic, extension, stabilisation, strengthening, and stretching exercise (alone, not in combination) were significantly more effective than usual exercise, with SMD ranging between –2·19 (95% CI –4·25 to –0·13, extension exercise) and –0·71 (–1·37 to –0·05, stretching exercise). Aerobic strengthening, aerobic strengthening plus stretching, aquatic aerobics and any combination of stabilisation, strengthening, and stretching exercise were also more efficacious compared with usual exercise. When all interventions were considered, stabilisation plus strengthening exercise (SMD –4·27, 95% CI –6·03 to –2·51; P-score, 96% likelihood) was ranked the most effective for pain relief, followed by flexion (–2·38, –4·81 to 0·05; 78%), extension (–2·19, –4·25 to –0·13; 76%), and aquatic aerobic exercise (–1·76, –2·88 to –0·63; 72%). Regarding disability, only aerobic (–0·68, –1·22 to –0·14), stabilisation (–1·15, –2·17 to –0·12), aerobic strengthening (–1·06, –2·09 to –0·03), aquatic aerobic (–1·21, –2·32 to –0·09), stabilisation plus strengthening (–2·88, –4·61 to –1·14), strengthening plus stretching (–1·56, –2·88 to –0·24), and strengthening plus stretching plus stabilisation exercises (–1·66, –2·45 to –0·88) were more efficacious than usual exercise. Of all of the studied interventions, a combined intervention of stabilisation and strengthening exercise showed the greatest effect on disability, with a P-score of 92%. The strength of evidence according to the GRADE assessment was low to moderate.

Interpretation An approach combining stabilisation and strengthening exercises is likely to be most effective in the management of low back pain, but most individual exercise interventions alone and various combinations of interventions also had significant beneficial effects compared with usual exercise. These results should serve evidence-based practice and guide patients and caregivers on the choice of intervention.

Funding National Natural Science Foundation of China (81371942), and Doctoral Scientific Research Foundation of Liaoning Province, China (201601304).

Contributors
DZ conceived the study and interpreted the results. ST and DZ designed the study. ST conducted the search, extraction, and analysis of the data. DZ drafted the Abstract. All authors have seen and approved the final version of the Abstract for publication.

Declaration of interests
We declare no competing interests.

Published Online October 26, 2018

Department of Orthopaedics, Affiliated Zhongshan Hospital of Dalian University, Zhongshan, Dalian, Liaoning 116001, China (S Tian PhD, Prof D Zhao MD)
Correspondence to: Dr Dewei Zhao, Department of Orthopaedics, Affiliated Zhongshan Hospital of Dalian University, Zhongshan, Dalian, Liaoning 116001, China

图 7-5 不同的锻炼方式在缓解疼痛和改善下腰痛患者的功能方面的差异(*Lancet*)

六、软导电高分子水凝胶交联单宁酸掺杂用于脊髓损伤修复

目前生物支架水凝胶在脊髓损伤领域的运用多注重模拟 ECM 成分及力学特性,而忽视了神经组织细胞外环境独特的信号传导作用,使得其促进脊髓损伤修复的能力受到一定限制。神经组织通过结构

及功能不同的突触连接，完成神经细胞间复杂的电信号传导。电信号是维持中枢神经系统的发育、稳态和功能的基础。脊髓组织更是以高导电的神经纤维为载体快速传导生物电信号。神经组织和细胞在生理过程中均会产生或发生生物电。越来越多研究发现生物电信号是调节神经细胞增殖、凋亡、迁移及分化等行为的关键因素。因此我们合成高电活性水凝胶系统模拟脊髓组织高电活性导体特性。研究表明高电活性水凝胶可以在体内外促进神经干细胞神经元分化，加速脊髓损伤修复，为临床治疗脊髓损伤提供新的思路。研究成果"Soft Conducting Polymer Hydrogels Cross-Linked and Doped by Tannic Acid for Spinal Cord Injury Repair."发表于 *ACS Nano* 杂志（IF=13.903）（图 7-6）。

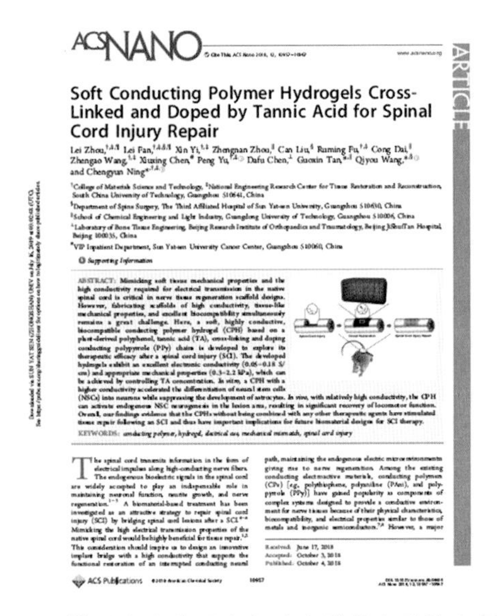
ACS NANO

ARTICLE

Soft Conducting Polymer Hydrogels Cross-Linked and Doped by Tannic Acid for Spinal Cord Injury Repair

Lei Zhou, Lei Fan, Xin Yi, Zhengnan Zhou, Can Liu, Ruming Fu, Cong Dai, Zhengao Wang, Xiuxing Chen, Peng Yu, Dafu Chen, Guoxin Tan, Qiyou Wang, and Chengyun Ning

College of Materials Science and Technology, National Engineering Research Center for Tissue Restoration and Reconstruction, South China University of Technology, Guangzhou 510641, China

Department of Spine Surgery, The Third Affiliated Hospital of Sun Yat-sen University, Guangzhou 510630, China

School of Chemical Engineering and Light Industry, Guangdong University of Technology, Guangzhou 510006, China

Laboratory of Bone Tissue Engineering, Beijing Research Institute of Orthopaedics and Traumatology, Beijing JiShuiTan Hospital, Beijing 100035, China

VIP Inpatient Department, Sun Yat-sen University Cancer Center, Guangzhou 510060, China

Supporting Information

ABSTRACT: Mimicking soft tissue mechanical properties and the high conductivity required for electrical transmission in the native spinal cord is critical in nerve tissue regeneration scaffold designs. However, fabricating scaffolds of high conductivity, tissue-like mechanical properties, and excellent biocompatibility simultaneously remains a great challenge. Here, a soft, highly conductive, biocompatible conducting polymer hydrogel (CPH) based on a plant-derived polyphenol, tannic acid (TA), cross-linking and doping conducting polypyrrole (PPy) chains is developed to explore its therapeutic efficacy after a spinal cord injury (SCI). The developed hydrogels exhibit an excellent electronic conductivity (0.05–0.18 S/cm) and appropriate mechanical properties (0.3–2.2 kPa), which can be achieved by controlling TA concentration.

ACS Publications

图 7-6　软导电高分子水凝胶交联单宁酸掺杂用于脊髓损伤修复（*ACS Nano*）

七、褪黑素通过抑制 MiR-363 的表达治疗先天性脊柱侧凸

先天性脊柱侧凸是由于体节发育障碍所导致，与孕期维生素 A 缺乏有关。孕期维生素 A 缺乏在全球范围内较为常见，是导致许多先天性疾病的原因之一。而孕期维生素 A 缺乏导致先天性脊柱侧凸的原因及机制尚不明确。北京协和医院沈建雄团队研究发现 miR-363 在 VAD 处理的胚胎中表达上调，进一步研究证实 miR-363 过表达抑制神经干细胞的增殖和向神经元的分化，并下调 Notch1 的表达，而褪黑素能够抑制 miR-363 的表达而挽救了 miR-363 对神经干细胞增殖和神经元分化的影响，同时上调 Notch1 的表达。该研究为 VAD 致脊柱侧凸发生的机制和褪黑激素的治疗作用提供了新的思路。研究成果"Melatonin protected against the detrimental effects of microRNA-363 in a rat model of vitamin A-associated congenital spinal deformities: Involvement of Notch signaling."发表于 *J Pineal Res* 杂志（IF=15.221）（图 7-7）。

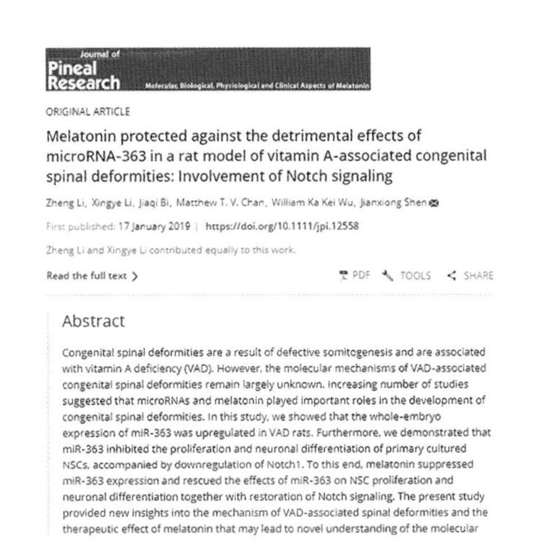
Journal of Pineal Research

Molecular, Biological, Physiological and Clinical Aspects of Melatonin

ORIGINAL ARTICLE

Melatonin protected against the detrimental effects of microRNA-363 in a rat model of vitamin A-associated congenital spinal deformities: Involvement of Notch signaling

Zheng Li, Xingye Li, Jiaqi Bi, Matthew T. V. Chan, William Ka Kei Wu, Jianxiong Shen

First published: 17 January 2019 | https://doi.org/10.1111/jpi.12558

Zheng Li and Xingye Li contributed equally to this work.

Read the full text >　　PDF　TOOLS　SHARE

Abstract

Congenital spinal deformities are a result of defective somitogenesis and are associated with vitamin A deficiency (VAD). However, the molecular mechanisms of VAD-associated congenital spinal deformities remain largely unknown. Increasing number of studies suggested that microRNAs and melatonin played important roles in the development of congenital spinal deformities. In this study, we showed that the whole-embryo expression of miR-363 was upregulated in VAD rats. Furthermore, we demonstrated that miR-363 inhibited the proliferation and neuronal differentiation of primary cultured NSCs, accompanied by downregulation of Notch1. To this end, melatonin suppressed miR-363 expression and rescued the effects of miR-363 on NSC proliferation and neuronal differentiation together with restoration of Notch signaling. The present study provided new insights into the mechanism of VAD-associated spinal deformities and the therapeutic effect of melatonin that may lead to novel understanding of the molecular

图 7-7　褪黑素通过抑制 MiR-363 的表达治疗先天性脊柱侧凸（*J Pineal Res*）

八、前路松解和后路固定融合治疗难复位性寰枢椎脱位

王超进行了该项研究，通过对 33 例难复位型寰枢椎脱位（IAAD）患者手术结果的回顾性调查，评估了一期前路松解和后路固定融合的安全性，最终得出一期阶段性后路松解和后路融合是安全可靠的操作，研究结果发表于 *Spine*（图 7-8）。

九、微创术式和传统术式行单节段后路腰椎融合术后多裂肌变化和临床疗效的对比研究

该文对微创术式是否可减少腰椎后路术后多裂肌的变化进行了探索性研究，同时对早期多裂肌的损伤和远期多裂肌萎缩以及临床疗效之间的相关性进行了分析。得出结论：相比传统开放术式，微创术式多裂肌变化较小，术后腰背痛和功能障碍程度更轻。术中多裂肌的损伤与远期多裂肌的萎缩和脂肪浸润密切相关，而其这些多裂肌的变化与临床疗效密切相关。"Multifidus muscle changes and clinical effects of one-level posterior lumbar interbody fusion: minimally invasive procedure versus conventional open approach."发表于 *European Spine journal*（图 7-9）。

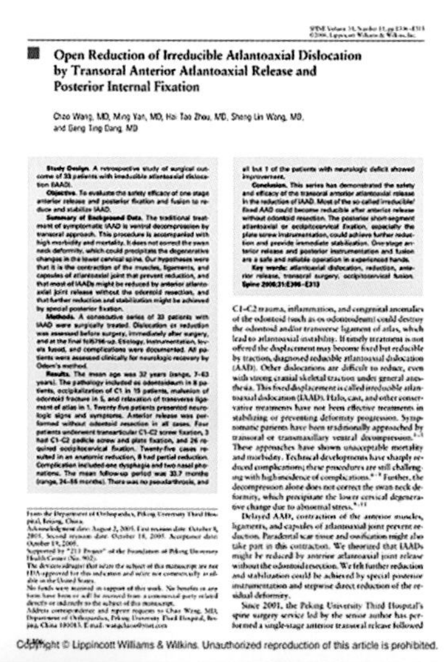

Open Reduction of Irreducible Atlantoaxial Dislocation by Transoral Anterior Atlantoaxial Release and Posterior Internal Fixation

Chao Wang, MD, Ming Yan, MD, Hai Tao Zhou, MD, Sheng Lin Wang, MD, and Geng Ting Dang, MD

Copyright © Lippincott Williams & Wilkins. Unauthorized reproduction of this article is prohibited.

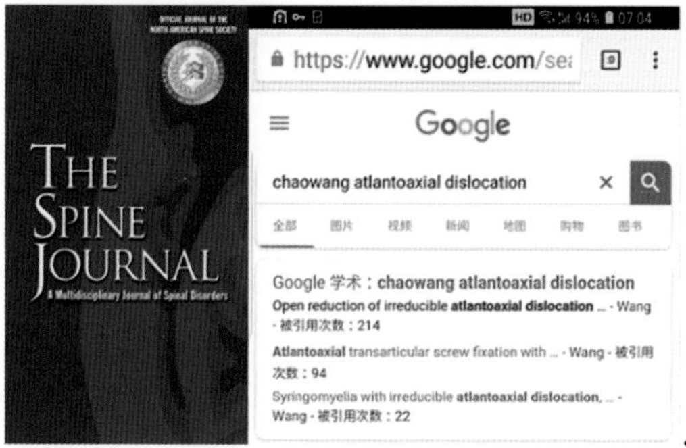

图 7-8　前路松解和后路固定融合治疗难复位性寰枢椎脱位（*Spine*）

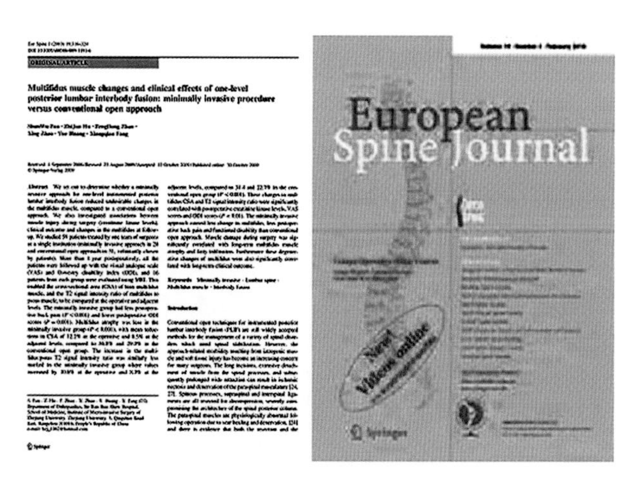

ORIGINAL ARTICLE

Multifidus muscle changes and clinical effects of one-level posterior lumbar interbody fusion: minimally invasive procedure versus conventional open approach

《SCI-EXPANDED》引用证明

经检索《Web of Science》，下述论文被《Science Citation Index Expanded (SCI-EXPANDED)》收录论文引用情况：1 篇论文共被引用 101 次，其中他引 96 次。（检索时间：2019 年 6 月 17 日）

1 标题:Multifidus muscle changes and clinical effects of one-level posterior lumbar interbody fusion: minimally invasive procedure versus conventional open approach

作者:Fan, SW(Fan, ShunWu);Hu, ZJ(Hu, ZhiJun);Zhao, FD(Zhao, FengDong);Zhao, X(Zhao, Xing);Huang, Y(Huang, Yue);Fang, XQ(Fang, Xiangqian);

来源出版物:EUROPEAN SPINE JOURNAL 卷:19 期:2 页:316-324DOI:10.1007/s00586-009-1191-6 出版年:FEB 2010

该文共被引用 101 次，其中他引 96 次。

图 7-9　微创术式和传统术式行单节段后路腰椎融合术后多裂肌变化和临床疗效的对比研究（*European Spine journal*）

十、微创 TLIF 治疗腰椎退行性疾病

应用通道辅助下的微创后路腰椎融合术已有文献报道。与传统手术比较，微创手术可以减少软组织损伤、出血、手术以后疼痛、输血和住院周期。本研究观察了通道下的微创 TLIF 是否可以减少手术相关的并发症，认为在术后疼痛、出血、输血、下地时间和住院时间、软组织损伤、功能恢复等方面，单节段微创 TLIF 优于开放组。“Minimally Invasive Transforaminal Lumbar Interbody Fusion for the Treatment of Degenerative Lumbar Diseases”发表于 *Spine*（图 7-10）

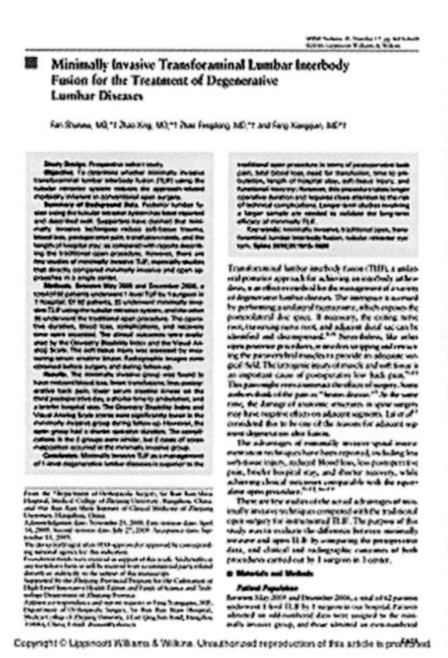

Minimally Invasive Transforaminal Lumbar Interbody Fusion for the Treatment of Degenerative Lumbar Diseases

Copyright © Lippincott Williams & Wilkins. Unauthorized reproduction of this article is prohibited.

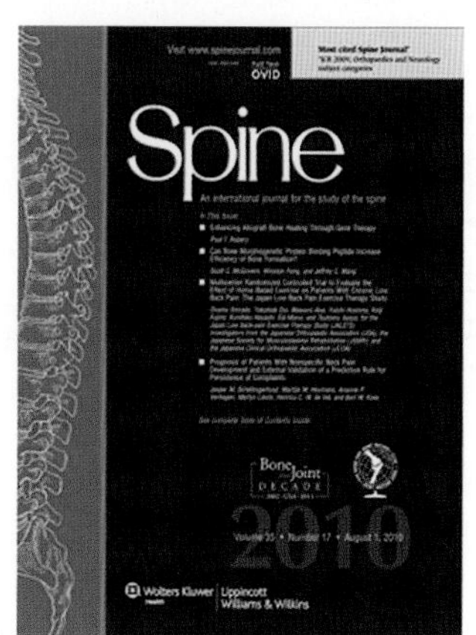

经检索《Web of Science》的《Science Citation Index Expanded (SCI-EXPANDED)》收录 1 篇。

经检索《Web of Science 核心合集》被引用文献 1 篇，累计被他人引用 128 次。

（检索时间 2019 年 6 月 19 日）

序号	文献信息	SCI 收录	WOS-E-R 全部引用	WOS-E-R 他引
1	Minimally Invasive Transforaminal Lumbar Interbody Fusion for the Treatment of Degenerative Lumbar Diseases Fan Shunwu;Zhao Xing;Zhao Fengdong;Fang Xiangqian SPINE Year:2010Volume:35Issue:17Page:1615-1620Doi:10.1097/BRS.0b013e3181c70fe3	收录	129	128

图 7-10　微创 TLIF 治疗腰椎退行性疾病（*Spine*）

十一、人群中黄韧带（OLF）骨化的患病率、形态和分布

该文献评估人群中黄韧带（OLF）骨化的患病率、形态和分布，并综合关于 OLF 患病率的科学文献以及与其发生相关的一些因素。结论：对于接受手术减压治疗 1 级 OLF 骨化的患者，应定期对整个脊柱进行其他狭窄段的筛查。如果不这样做，可能会导致非严重程度的截瘫。该文献“Prevalence, Distribution, and Morphology of OssIFication of the Ligamentum Flavum.”发表于 *The Spine Journal*（图 7-11）。

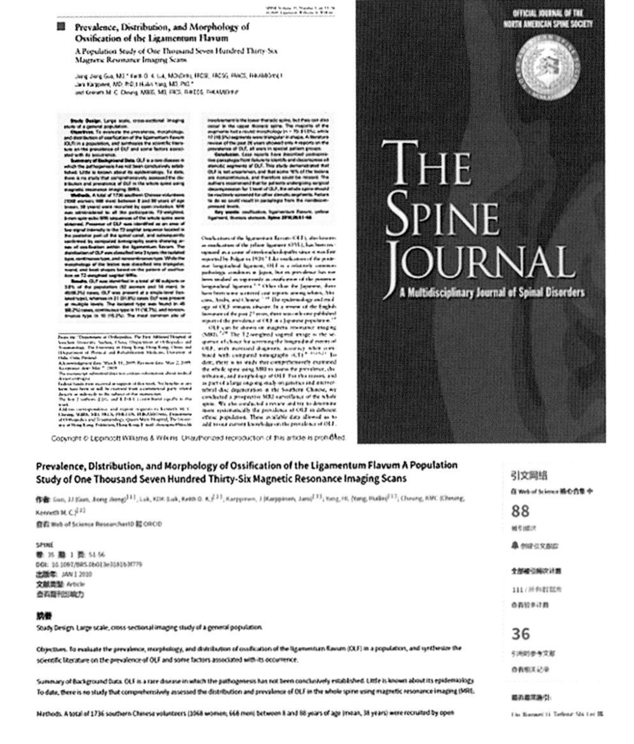

图 7-11 人群中黄韧带(OLF)骨化的患病率、形态和分布(*The Spine Journal*)

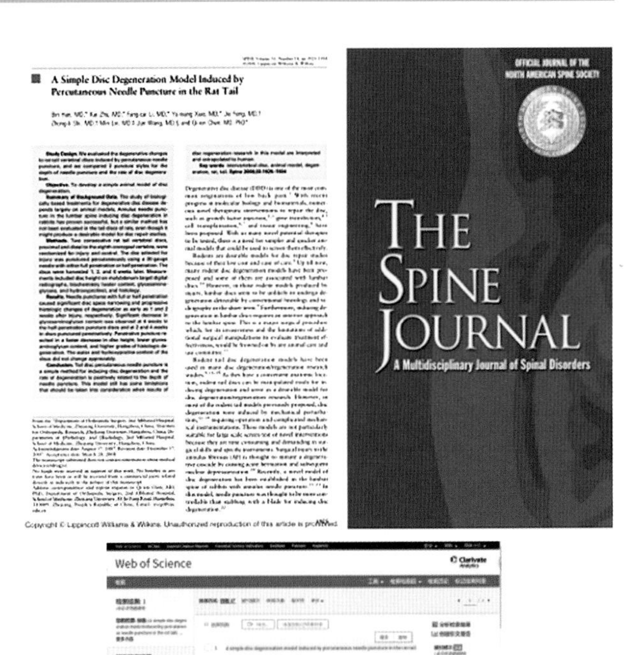

图 7-12 一种简易的通过经皮穿刺制作大鼠尾椎间盘退变模型的方法(*The Spine Journal*)

十二、一种简易的通过经皮穿刺制作大鼠尾椎间盘退变模型的方法

该研究旨在开发一种简单的椎间盘退变动物模型,最终确定尾椎间盘经皮穿刺针是一种诱导椎间盘退变的简单方法,退变率与针刺深度呈正相关,但仍有局限性,该研究"A Simple Disc Degeneration Model Induced by Percutaneous Needle Puncture in the Rat Tail."发表在 *The Spine Journal*(图 7-12)。

十三、MicroRNA-10b 通过靶向作用于 HOXD10 抑制 RhoC-Akt 信号通路促进髓核细胞增殖

该研究发现了椎间盘退变中异常的 mRNA-10b 上调可能通过靶向 HOXD10 去抑制 Rho C-Akt 途径而导致异常髓核细胞增殖。该研究"MicroRNA-10b Promotes Nucleus Pulposus Cell Proliferation through RhoC-Akt Pathway by Targeting HOXD10 in Intervetebral Disc Degeneration."发表在 *Plos One*(图 7-13)。

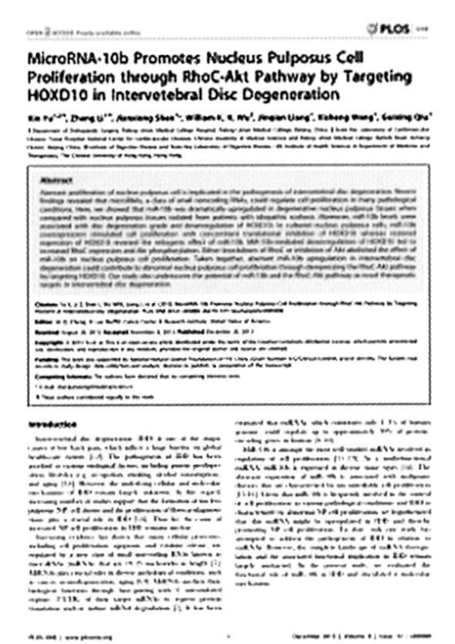

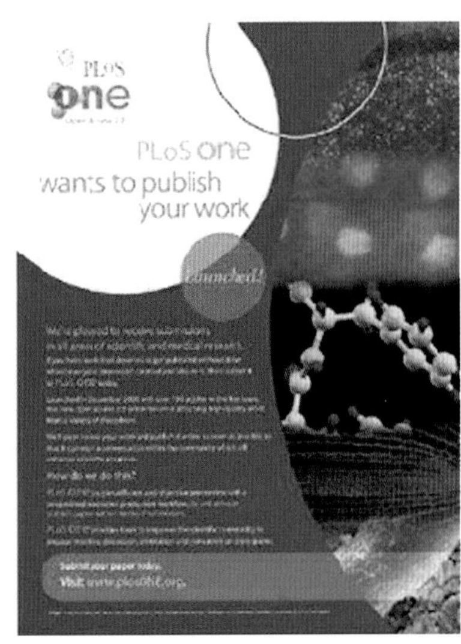

图 7-13 MicroRNA-10b 通过靶向作用于 HOXD10 抑制 RhoC-Akt 信号通路促进髓核细胞增殖(*Plos One*)

十四、一种新的特发性脊柱侧凸的手术分类(协和分类)

该文献通过手术治疗的特发性脊柱侧凸类型的回顾性放射学研究,归类确定了 3 种主要类型和 13 种亚型,该文献“A New Operative Classification of Idiopathic Scoliosis: A Peking Union Medical College Method.”发表于 *Spine*(图 7-14)。

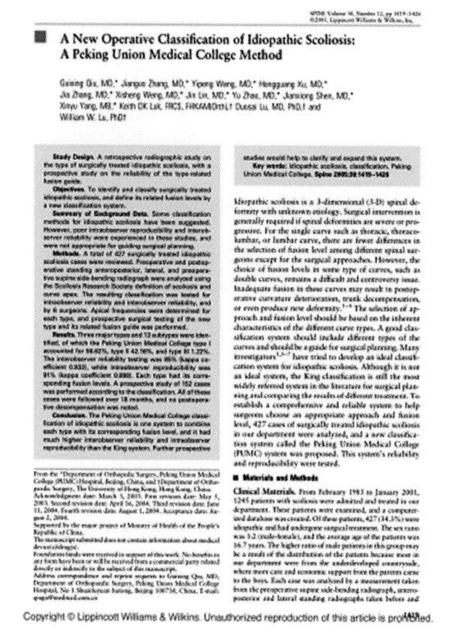

A New Operative Classification of Idiopathic Scoliosis: A Peking Union Medical College Method

Guixing Qiu, MD,* Jianguo Zhang, MD,* Yipeng Wang, MD,* Hongguang Xu, MD,* Jia Zhang, MD,* Xisheng Weng, MD,* Jin Lin, MD,* Yu Zhao, MD,* Jianxiong Shen, MD,* Xinyu Yang, MB,* Keith DK Luk, FRCS, FHKAM(Orth),† Dussai Lu, MD, PhD,† and William W. Lu, PhD†

Key words: idiopathic scoliosis, classification, Peking Union Medical College. Spine 2005;30:1419–1426

Idiopathic scoliosis is a 3-dimensional (3-D) spinal deformity with unknown etiology. Surgical intervention is generally required if spinal deformities are severe or progressive. For the single curve such as thoracic, thoracolumbar, or lumbar curve, there are fewer differences in the selection of fusion level among different spinal surgeons...

Copyright © Lippincott Williams & Wilkins. Unauthorized reproduction of this article is prohibited.

图 7-14　一种新的特发性脊柱侧凸的手术分类(协和分类)(*Spine*)

十五、屠呦呦获诺贝尔奖:评中国科研评价体系

2015 年屠呦呦凭借发现青蒿素治疗疟疾荣获诺贝尔奖,然而,她在国内仍然未被充分了解。屠呦呦虽然没有发表高分值的论文,但是她的成果挽救了千家万户疟疾患者的生命。因此,在科研评价的过程中,我们不仅要考虑研究发表论文的数量,还要衡量研究的社会价值。其次,屠呦呦的研究是从基础到临床,是转化医学的成功案例,值得我们效仿。并且,青蒿素来源于中医中药,我们需要重新审视中医的价值,将祖国的瑰宝发扬光大。文章中也呼吁医务工作人员勇于担当创新文化中的重要组成部分,在医疗创新的过程中更好地实现精神追求和自身价值。论文“Tu Youyou's Nobel Prize and the academic evaluation system in China.”发表于 *Lancet* 杂志(IF=45.22)(图 7-15)。

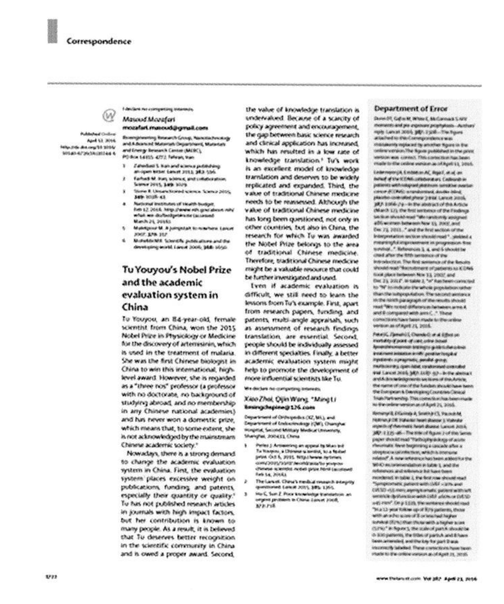

Correspondence

Department of Error

Tu Youyou's Nobel Prize and the academic evaluation system in China

Tu Youyou, an 84-year-old, female scientist from China, won the 2015 Nobel Prize in Physiology or Medicine for the discovery of artemisinin, which is used in the treatment of malaria. She was the first Chinese biologist in China to win this international, high-level award. However, she is regarded as a "three nos" professor (a professor with no doctorate, no background of studying abroad, and no membership in any Chinese national academies) and has never won a domestic prize, which means that, to some extent, she is not acknowledged by the mainstream Chinese academic society.[1]

Nowadays, there is a strong demand to change the academic evaluation system in China. First, the evaluation system places excessive weight on publications, funding, and patents, especially their quantity or quality.[2] Tu has not published research articles in journals with high impact factors, but her contribution is known to many people. As a result, it is believed that Tu deserves better recognition in the scientific community in China and is owed a proper award. Second, the value of knowledge translation is undervalued. Because of a scarcity of policy agreement and encouragement, the gap between basic science research and clinical application has increased, which has resulted in a low rate of knowledge translation.[3] Tu's work is an excellent model of knowledge translation and deserves to be widely replicated and expanded. Third, the value of traditional Chinese medicine needs to be reassessed. Although the value of traditional Chinese medicine has long been questioned, not only in other countries, but also in China, the research for which Tu was awarded the Nobel Prize belongs to the area of traditional Chinese medicine. Therefore, traditional Chinese medicine might be a valuable resource that could be further investigated and used.

Even if academic evaluation is difficult, we still need to learn the lessons from Tu's example. First, apart from research papers, funding, and patents, multi-angle appraisals, such as assessment of research findings translation, are essential. Second, people should be individually assessed in different specialties. Finally, a better academic evaluation system might help to promote the development of more influential scientists like Tu.

图 7-15　屠呦呦获诺贝尔奖:评中国科研评价体系(*Lancet*)

近年脊柱外科研究高分文章见表 7-1。

表 7-1　近年脊柱外科研究高分文章(IF>10)

年份	文献名称	发表期刊	发表单位
2013	A complete C3-C4 spinal dislocation	JAMA neurology	苏州大学附属第一医院
2015	TBX6 Null Variants and a Common Hypomorphic Allele in Congenital Scoliosis.	The New England Journal of Medicine	复旦大学,北京协和医院
2015	Genome-wide association study identifies new susceptibility loci for adolescent idiopathic scoliosis in Chinese girls	Nature Communications	南京大学医学院附属鼓楼医院
2017	Melatonin inhibits nucleus pulposus (NP) cell proliferation and extracellular matrix (ECM) remodeling via the melatonin membrane receptors mediated PI3K-Akt pathway.	J Pineal Res	北京协和医院,香港中文大学

续表

年份	文献名称	发表期刊	发表单位
2018	Comparative effectiveness of exercise interventions for low back pain: a systematic review and network meta-analysis of 41 randomised controlled trials.	Lancet	大连大学附属中山医院
2018	Soft Conducting Polymer Hydrogels Cross-Linked and Doped by Tannic Acid for Spinal Cord Injury Repair.	ACS Nano	中山大学附属第三医院
2019	Melatonin protected against the detrimental effects of microRNA-363 in a rat model of vitamin A-associated congenital spinal deformities: Involvement of Notch signaling.	J Pineal Res	北京协和医院,积水潭医院,香港中文大学

第三节 国家科学技术奖

一、脊髓损伤的研究

在抗美援朝时,许多志愿军战士因骨髓损伤导致瘫痪。唐山大地震造成大批截瘫伤员,当时国外脊髓损伤治疗效果不佳,国内脊髓损伤实验及临床研究基本空白。面对这个世界性难题,胥少汀教授团队着手研究脊髓损伤的病例,根据临床脊髓损伤病例的临床体征、影像及病理改变,总结出人体脊髓损伤病理改变,作为临床治疗的依据,提出了伤后6小时为治疗黄金期的精辟论断,进行了长达30年的实验及临床研究,总结出脊髓损伤病理改变规律,明确了脊髓火器损伤的病理,脊椎伤部位、弹速与脊髓损伤程度的关系,提出了脊髓火器损伤的分类及临床处理原则,填补了国际空白。他发现了创伤上升性脊髓损伤疾患,确定了脊髓损伤患者早期用药、早期手术、早期康复三个重要环节,为治疗脊髓损伤提供了临床遵循,填补了国际空白。其研究成果获1987年国家科学技术进步奖二等奖(图7-16)。

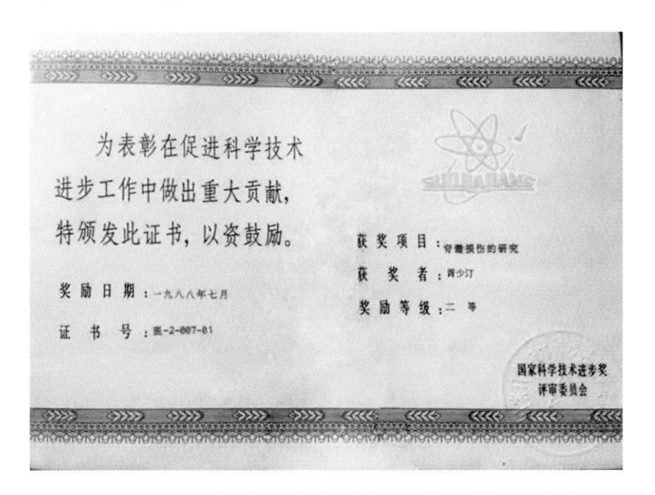
为表彰在促进科学技术
进步工作中做出重大贡献,
特颁发此证书,以资鼓励。
获奖项目:脊髓损伤的研究
获奖者:胥少汀
奖励等级:二等
奖励日期:一九八八年七月
证书号:医-2-007-01
国家科学技术进步奖
评审委员会

图7-16 胥少汀教授完成的"脊髓损伤的研究"获国家科学技术进步奖二等奖证书

二、脊柱侧凸症的研究

北京协和医院骨科自1981年9月开始对脊柱侧凸症进行了研究:①采用Harrington, Lugue和Zielke等方法,对脊柱侧凸弯度超过40°以上患者,施行手术治疗。6年间进行院内、外总数超过400例,平均弯度达89°,平均手术矫正率为45%,最好校正率达70%。其中有一组更严重的病例,平均弯度为120.2°,畸形严重,呼吸困难,肺活量减少,心律不齐,手术矫正率为35.5%,且无截瘫及死亡发生,成绩比法国Stagnara 5.6%死亡率为好。全组中有15例合并痉挛性截瘫,经手术减压,矫形和稳定脊柱手术,术后全部恢复了步行。全组有一例死亡,死于麻醉意外,死亡率为0.25%,低于国际死亡率。②开展支具和电刺激疗法治疗轻症病例(弯度小于40°者),支具是用轻质塑料、一般不超过1公斤;年轻、弯度小的病例比较适用,350例患儿已用此疗法,防止畸形加重,避免了手术治疗,取得较好效果。另一种方法是用平流电、双向脉冲刺激凸侧的肌肉,用体表电极使弯度减少。电刺激器是与医科院基础所协作研制,初步看起来效果较好,但病例较少,需进一步观察。以上两项治疗,都引进国外,在国内为首创。③对脊柱侧弯真实发病率流行病学调查,调查了北京市区郊区山区21 759名中小学8~14岁学生,用自制弧形平尺检查,发现10°以上的侧弯为1.06%,X线比较证明该尺简单易造,灵敏、准确与

X线的结果相符合,可作为大规模普查的工具。1.06%的发病率与美国1.1%结果非常接近。在人口众多的中国,1.06%绝非一个小问题,应予重视。④与工厂协作,生产了成套的Harrington,Lugue Zielke器械,供全国推广用之。此外改进创造了手术床架,哈氏棒尾端板子,套管等,便于手术进行。⑤创办了学习班,1983年邀请国外专家来京讲学,组织各医科大学讲师以上人员56人参加,目前全国有30个单位开展了这方面的工作,从而使大量病人不必来京求治。研究成果获1989年国家科学技术进步奖三等奖(图7-17)。

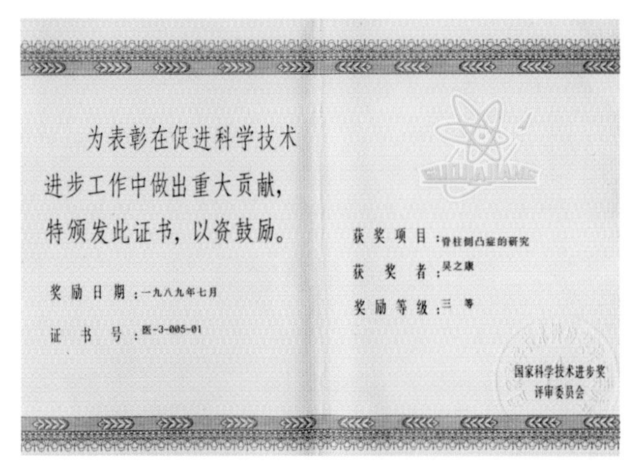

为表彰在促进科学技术进步工作中做出重大贡献,特颁发此证书,以资鼓励。

奖励日期:一九八九年七月

证 书 号:医-3-005-01

获奖项目:脊柱侧凸症的研究

获 奖 者:吴之康

奖励等级:三 等

国家科学技术进步奖评审委员会

图7-17 吴之康教授获1989年国家科学技术进步奖三等奖

三、严重性寰枢椎脱位合并四肢瘫痪的新术式研究

原广州军区广州总医院刘景发团队经对15具国人尸体解剖实验观察,发现在寰枢椎平面椎管与椎管内容之间的关系,可分为宽大型和窄小型,在模拟实验寰椎前脱位时,宽大型脊髓前面先受压,窄小型则使脊髓前后都受压。过去采用后方入路切除寰椎后弓减压术,只能解除其后方的压迫,不能解除脊髓前方的压迫,更不能使寰枢椎复位。根据实验结果,设计采用经口前路行寰椎前弓和枢椎齿状突切除及寰枢椎前方的骨性纤维瘢痕切除术,术后用头颈双向牵引,既达到了寰椎复位,又解除了脊髓前、后方双向的压迫。自1984年5月—1989年6月共施手术16例,经1~5年随访观察,神经症状及体征完全恢复者10例,大部分恢复者4例,2例部分恢复,X线照片复查寰枢关节均已骨性融合,术中及术后均无死亡和严重并发症病例。在这一手术研究过程中,为保证手术顺利进行,还研制了一种既能作头颈双向牵引,又能在牵引状态下行头颈、胸石膏固定和在牵引的同时做手术用的"脊柱外科多用床";此外还改进了术野照明,自制深部创缘撑开器,腭垂拉钩和开口器压舌板等配套器械,使该项新手术方法顺利进行。研究成果获1990年国家科学技术进步奖二等奖(图7-18)。

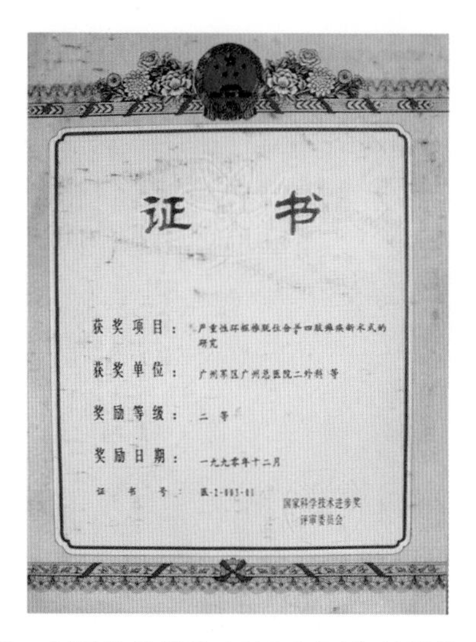

证 书

获奖项目:

获奖单位:

奖励等级:二 等

奖励日期:

证 书 号:

国家科学技术进步奖评审委员会

图7-18 刘景发教授获1990年国家科学技术进步奖二等奖

四、环锯、环锯法颈椎前路手术

1976年12月,徐印坎、贾连顺教授团队应用自行研发的颈前路环钻系统成功实施了颈椎前路环钻减压植骨融合手术,其后不断改进优化,大大提高了颈前路手术效率及疗效。1991年获国家发明奖四等奖(图7-19)。

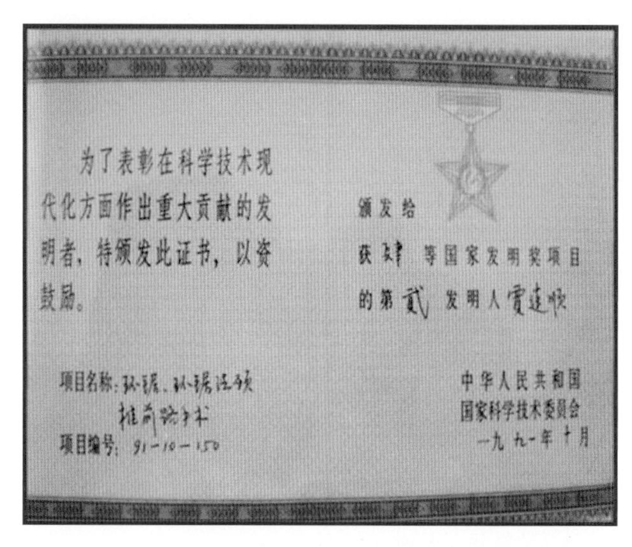

为了表彰在科学技术现代化方面作出重大贡献的发明者,特颁发此证书,以资鼓励。

颁发给

获肆等国家发明奖项目

的第贰发明人贾连顺

项目名称:

项目编号:

中华人民共和国国家科学技术委员会

图7-19 贾连顺教授获1991年国家发明奖四等奖

五、上颈椎损伤、畸形及其不稳的临床研究(图 7-20)

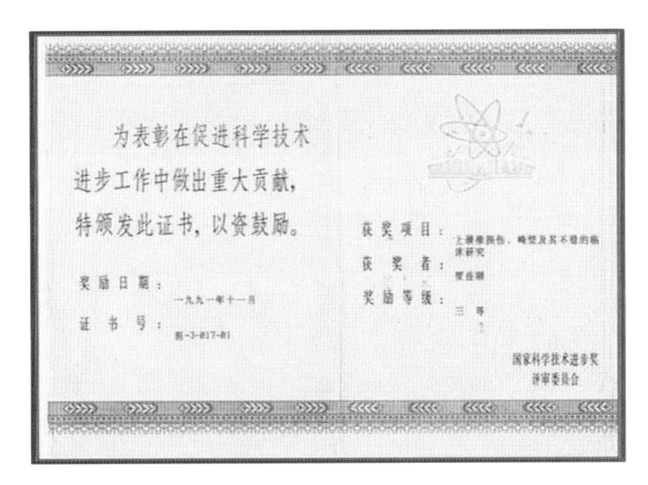
为表彰在促进科学技术
进步工作中做出重大贡献，
特颁发此证书，以资鼓励。
奖励日期：一九九一年十一月
证书号：
获奖项目：上颈椎损伤、畸形及其不稳的临床研究
获奖者：贾连顺
奖励等级：三等
国家科学技术进步奖
评审委员会

图 7-20　贾连顺教授获 1991 年国家科学技术进步奖三等奖

六、颈椎损伤的基础与临床研究

本项研究是在治疗了大量颈椎病和颈椎外伤的病例基础上，深入研究其发病机制，在进行临床研究过程中，研究和掌握国内外关于颈椎生物力学研究和临床研究进展状况，以便随时调整和改进研究条件和研究方法，选择最佳治疗方法，本系统分二部分进行有针对性的实验和临床研究。第一，颈椎椎管，硬膜囊，椎间盘和黄韧带的动态研究；通过实验研究表明，颈椎椎管，硬膜囊和椎间盘，黄韧带在伸屈动态条件下，均有变化，而这种变化都与椎管矢径和椎管容量变化有直接关系。从椎体间，椎间隙水平研究了这些结构的变化。提供了国人关于此种动态变化的数据。对进一步研究颈椎病和颈椎外伤的病理变化提供了理论基础，尤其黄韧带的长度和厚度变化在颈椎伤病发病有相当的重要意义。第二，颈椎外伤的临床系列研究：①颈椎外伤的临床系列研究；②不合并下颈椎严重骨折脱位的研究；③创伤与颈椎病发病之间关系研究；④小儿颈椎损伤的研究；⑤关于颈椎外伤治疗的研究；⑥老年人颈椎手术的研究。发现过伸性颈椎损伤可合并中央脊髓综合征和前脊髓综合征，还发现不完全脊髓损伤和非典型 Brown-Sequard 综合征。提出不能把中央脊髓综合征与颈椎过伸性损伤等同的新看法，同时提出一系列颈椎损伤的诊断程序(图 7-21)。

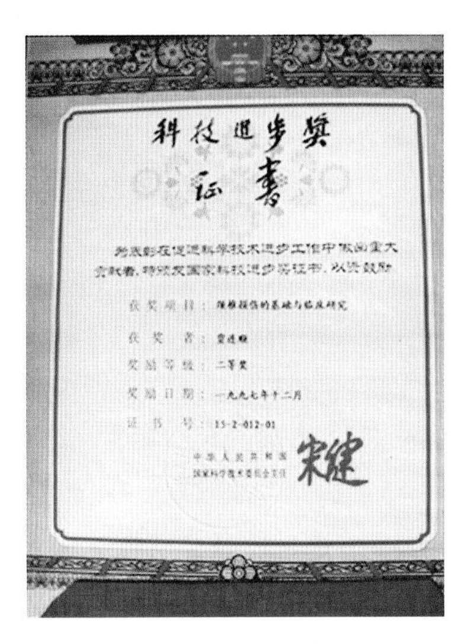
科技進步奬
証書
为表彰在促进科学技术进步工作中做出重大贡献者，特颁发国家科技进步奖证书，以资鼓励
获奖项目：颈椎损伤的基础与临床研究
获奖者：贾连顺
奖励等级：二等奖
奖励日期：一九九七年十二月
证书号：15-2-012-01
中华人民共和国
国家科学技术委员会主任　宋健

图 7-21　贾连顺教授获国家科技进步奖二等奖

七、颈椎病与腰椎椎管狭窄症发病机制及诊治技术的研究

本成果包括腰椎生物力学及椎管狭窄症实验与临床研究二大部分。其关键技术和创造点：①腰椎

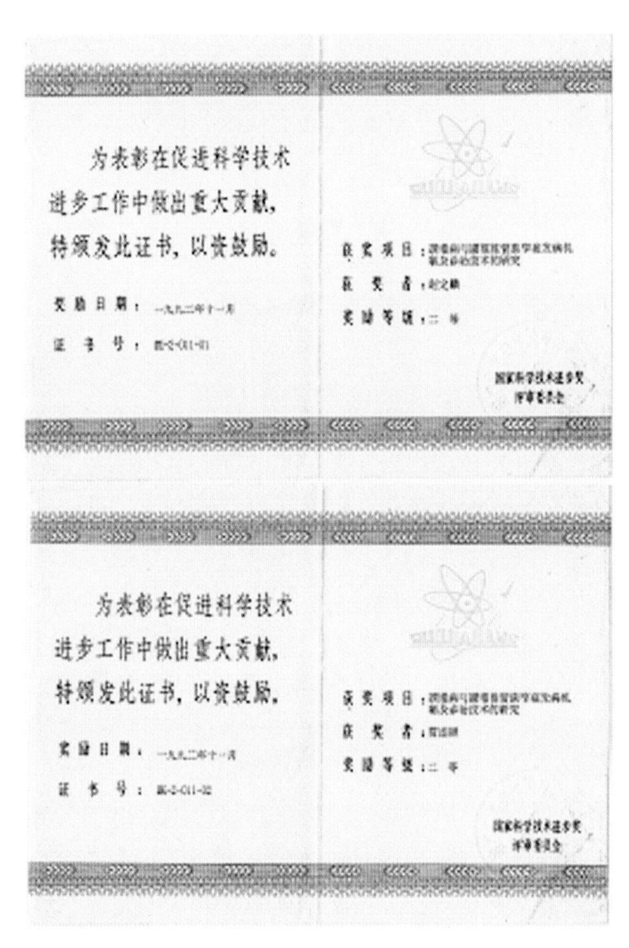
为表彰在促进科学技术
进步工作中做出重大贡献，
特颁发此证书，以资鼓励。
奖励日期：一九九二年十一月
证书号：
获奖项目：
获奖者：
奖励等级：
国家科学技术进步奖
评审委员会

为表彰在促进科学技术
进步工作中做出重大贡献，
特颁发此证书，以资鼓励。
奖励日期：一九九二年十一月
证书号：
获奖项目：
获奖者：
奖励等级：
国家科学技术进步奖
评审委员会

图 7-22　赵定麟、贾连顺获 1992 年国家科学技术进步奖三等奖

生物力学研究：动态条件下椎管矢状径、容量、硬膜囊位置、黄韧带和椎间盘高度等变化及其对马尾神经根的影响；椎管狭窄症发病机制；②提出椎管狭窄症 MRI、CT 和造影等影像变化规律和特点及其诊断根据；③提出腰骶神经根压迫症因素，包括黄韧带、侧隐窝、椎间孔、退变滑脱和椎间盘吸收症的理论依据和诊断程序，设计了三种手术技术旨在神经根充分减压和术后的稳定性，优良率 93%；④提出完全阻塞性椎管狭窄症的新概念（图 7-22）。

八、脊髓继发性损伤神经生化机制的研究（图 7-23）

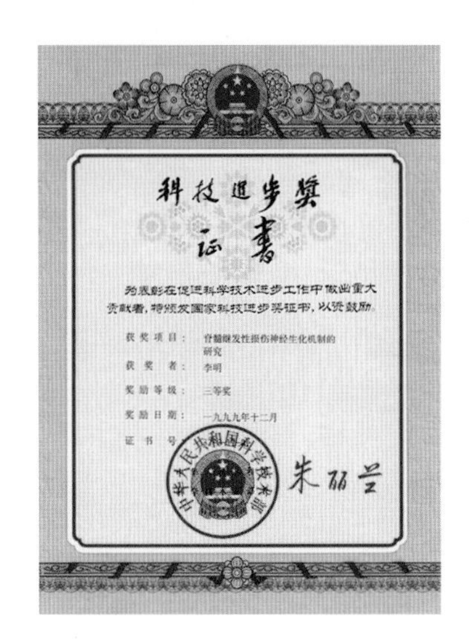
科技進步獎
証書
为表彰在促进科学技术进步工作中做出重大贡献者，特颁发国家科技进步奖证书，以资鼓励。
获奖项目：脊髓继发性损伤神经生化机制的研究
获奖者：李明
奖励等级：三等奖
奖励日期：一九九九年十二月
证书号：
中华人民共和国科学技术部
朱丽兰

图 7-23　李明教授获国家科技进步奖三等奖

九、颈椎病诊断与治疗研究

本研究在国内首先提出了颈椎病分型及各型的诊断标准和治疗原则。证实了发育性颈椎管狭窄是国人脊髓型颈椎病发病的重要因素之一；确定了国人颈椎管狭窄的诊断标准，在国内最早提出颈椎病手术术式选择标准。在国内率先报告了颈椎病后纵韧带骨化的病因、病理、临床表现、诊断和治疗方法。该成果标志着我国颈椎病研究工作达到了国际先进水平。

北京大学第三医院蔡钦林教授首先提出了颈椎病分型及各型的诊断标准和治疗原则，证实了发育性颈椎管狭窄是国人脊髓型颈椎病发病的重要因素之一；确定了国人颈椎管狭窄的诊断标准，提出颈椎病手术术式选择标准（图 7-24）。

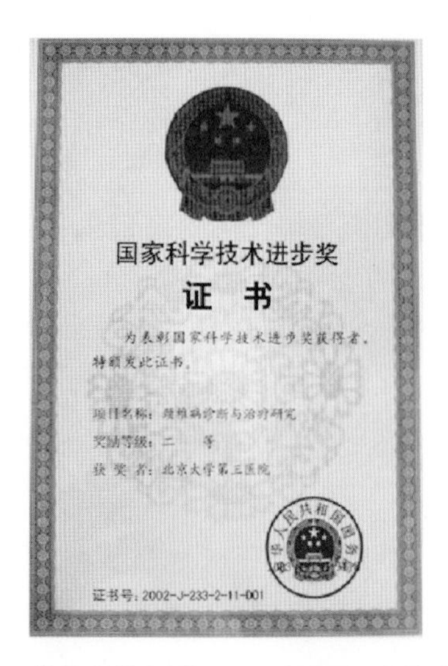
国家科学技术进步奖
证　书
为表彰国家科学技术进步奖获得者，特颁发此证书。
项目名称：颈椎病诊断与治疗研究
奖励等级：二　等
获奖者：北京大学第三医院
证书号：2002-J-233-2-11-001

图 7-24　蔡钦林教授获 2002 年国家科学技术进步奖二等奖

十、颈椎病诊断与治疗的系列研究

2002 年“颈椎病诊断与治疗的系列研究”获得国家科学技术进步奖二等奖，党耕町教授多年来从事颈椎病临床与研究，骨科手术治疗颈椎病近 6 000 例，对颈椎病发病机制、临床分型、手术治疗及并发症的防治等方面在国内首先提出过一些理论与经验，有较大影响，对国内颈椎病外科的发展起了带动作用。曾做过“国人颈椎管发育状况的流行病学调查”，①确定了国人发育性颈椎管狭窄的判定标准；②揭示了国人发育性颈椎管狭窄是脊髓型颈椎病发病的重要因素；③提出了颈椎病减压手术方式选择的指导原则；④发现发育性颈椎管狭窄与脊髓损伤的关系，提出无骨折脱位型脊髓损伤的原因，临床特点，治疗原则，这些意见都是国内首先提出的，并通过论文，学术报告在国内、外交流。先后发表有关论文十余篇。

十一、脊柱后路经椎弓根内固定的基础和临床研究

邱勇教授课题组结合国人与西方人种差异的现状，分别依次对国人腰椎、胸椎、颈椎的解剖学资料进行了收集和分析，并对患者进行随访，进行了大量的总结和研究，最后，在极为扎实的数据分析基础上，根据大量的科研数据确定下来沿着脊柱两侧分布的“十四个点”，沿着这十四个点进行固定，就可以在丝毫不损伤患者神经血管的情况下，使手术的效果达到最佳，与传统的脊椎钩固定法相比，这种方法的稳

固性坚强性要高出数倍。现在,这种先进的方法已经大量应用在脊椎骨折、脊柱肿瘤和脊柱侧弯矫形患者身上,并在国内进行了推广和发布(图7-25)。

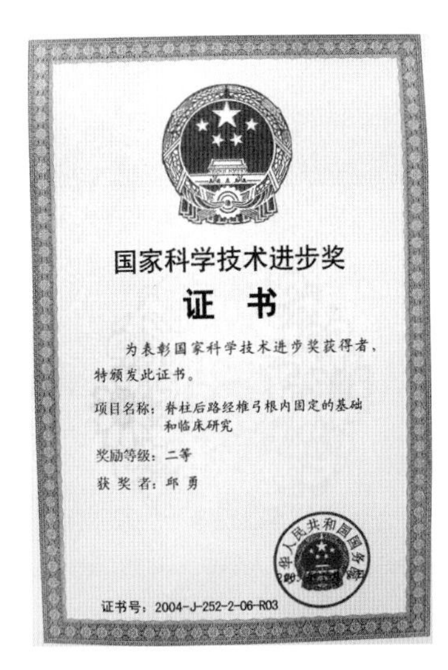
国家科学技术进步奖

证　书

为表彰国家科学技术进步奖获得者,特颁发此证书。

项目名称:脊柱后路经椎弓根内固定的基础和临床研究

奖励等级:二等

获 奖 者:邱勇

证书号:2004-J-252-2-06-R03

图7-25　邱勇教授获2004年国家科学技术进步奖二等奖

十二、特发性脊柱侧凸系列研究

特发性脊柱侧凸是严重危害青少年身心健康的常见脊柱畸形,临床治疗比较棘手,由于患者大多数处于生长发育期,手术矫形不当将影响脊柱的发育,甚至加重畸形。为解决这一医学难题,邱贵兴教授团队开展了长达14年的"特发性脊柱侧凸系列研究",在世界范围内首次提出了目前最为全面、适合脊柱畸形特点的分型系统,即特发性脊柱侧凸的中国分型—协和(PUMC)分型,可以很好地指导临床诊治。该分型应用于临床后使手术平均矫正率达67%,失代偿率0.2%,明显优于国际通用的King及Lenke分型。另外,该研究在国内外首次发现了特发性脊柱侧凸患者椎间盘、椎旁肌内Ⅸ型胶原、Bcl-2蛋白、nNOS的基因表达异常可能与发病有关;不对称应力可增加凹侧X型胶原表达,加重畸形。该成果于获2005年获国家科学技术进步奖二等奖。

十三、部队指战员腰痛的病因学调查、防治及相关研究

本项目属于军事医学中流行病学与创伤外科领域。课题历时20余年,对腰痛进行了系统研究。基础研究中,突破了脱出髓核是产生腰腿痛唯一原因的经典理论。首次提出腰椎间盘突出病人的腰腿痛严重程度与椎间盘突出大小无关,而与神经根炎症显著相关的理论。建立了真实模拟人体椎间盘突出的动物模型,证实了炎症介质在神经根疼痛中的作用,为有效治疗腰痛提供了理论根据。上述观点在国内外权威杂志发表,得到广泛认可。1997年在我军第一次进行了多兵种腰痛普查及对高原部队驾驶员的前瞻性、大样本流行病学调查,报告腰痛患病率为72.84%。通过测定腰部震动频率和强度,检测腰背肌中值频谱变化,提出了腰背部肌肉疲劳和痉挛是驾驶员腰痛的主要病因,并提出了防护措施,取得了腰痛患病率下降58%的显著效果。在国内首次报告了腰椎管侧隐窝狭窄症,首次提出"神经根逃逸现象"是无症状型侧隐窝狭窄症的病理基础。该项目发表论文71篇,被各种文献引用268次,该成果在全国20个省市23届骨科新技术学习班推广,听课人数达5 453人,军内外35家医疗单位应用本课题报告的理论和方法治疗腰痛患者6 707例,近期疗效的平均优良率达93.25%。本研究在相关学术领域产生了重大影响,取得了非常显著的军事和经济效益(图7-26)。

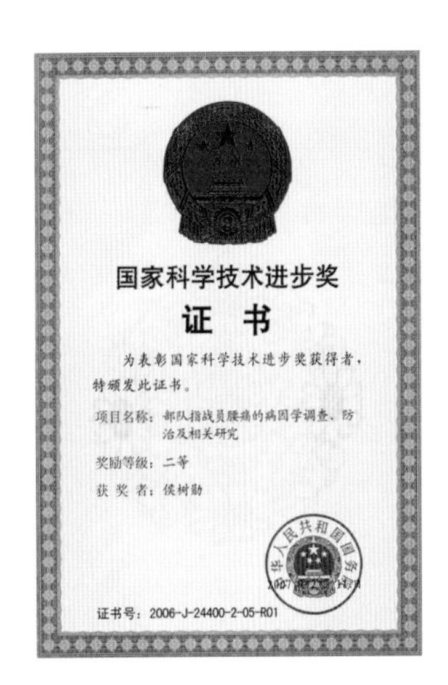
国家科学技术进步奖

证　书

为表彰国家科学技术进步奖获得者,特颁发此证书。

项目名称:部队指战员腰痛的病因学调查、防治及相关研究

奖励等级:二等

获 奖 者:侯树勋

证书号:2006-J-24400-2-05-R01

图7-26　侯树勋教授团队获国家科学技术进步奖二等奖

十四、退变性颈脊髓压迫症的病理机制与临床诊治

本研究主要技术内容包括:颈椎病的基础研究,颈椎病的疾病学研究和颈椎病手术的相关研究三个方面,取得了以下创新性成果:慢性脊髓压迫实验模型的研究发现脊髓损害与脊髓受压时间、程度呈正相关,通过生物力学实验研究发现脊髓受力特点,为临床上早期手术及手术方式提供了理论依据;大样

本的颈椎病自然史回顾分析袁文教授研究归纳了颈椎病自然史演变规律，建立了新的 X 线、CT 评价指标，研究了颈椎病的电生理改变，确定了颈椎病早期诊断指标，首次确定了脊髓型颈椎病自然史的 5 种演变方式，为临床诊治奠定了理论基础；通过大宗病例长期随访研究，提出了颈椎病最佳手术时机是伴有脊髓压迫症且临床发病 6 个月内，受压脊髓发生不可逆损害之前，为提高手术疗效提供了有效保障；根据临床实践确定了手术减压范围，特别强调切除后纵韧带及其粘连物，并设计了特殊的手术器械，明显提高了手术疗效（图 7-27）。

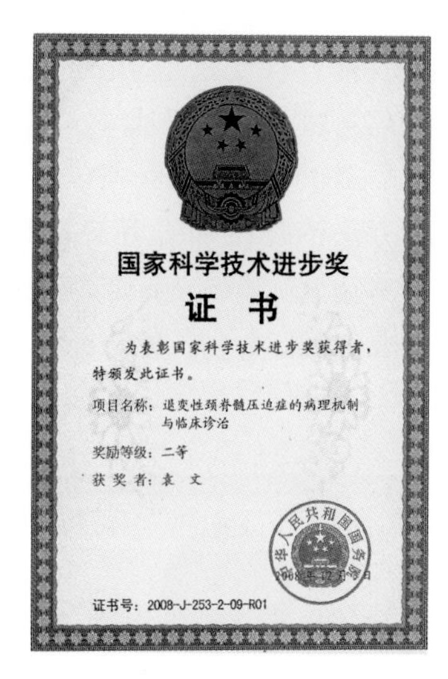
国家科学技术进步奖
证　书
为表彰国家科学技术进步奖获得者，特颁发此证书。
项目名称：退变性颈脊髓压迫症的病理机制与临床诊治
奖励等级：二等
获 奖 者：袁　文
证书号：2008-J-253-2-09-R01

图 7-27　**袁文教授获 2008 年国家科学技术进步奖二等奖**

十五、脊柱畸形的临床治疗和相关基础研究

我国脊柱畸形流行病学显示，脊柱畸形的发病率为 1%~2%，罹患人数为 300 余万，其患者病情复杂严重。邱勇教授团队自 20 世纪 90 年代，即针对国人脊柱畸形严重复杂的特点，建立了多项疗效显著且并发症少的矫治技术；与此同时对脊柱侧凸的病因学和发病机制进行了较为深入的研究，取得了重要进展。创立后路多棒分段矫正技术治疗严重复杂脊柱侧凸，采用此技术共治疗约 300 余例患者，效果显著，并发症低；根据 Chiari 畸形（小脑扁桃体下疝）或/和脊髓空洞伴脊柱侧凸患者神经系统病变和影像学特征进行临床分类，并制定个体化的治疗方案，提高此类疾病外科矫治性，获得良好的矫治效果；对脊柱侧凸患者主动脉和脊柱脊髓的病理解剖学进行研究，提供了整套前路矫形安全置钉的方案；在国际上首次提出了 SEP 潜伏期延长和波幅降低可作为前路节段性血管结扎导致脊髓缺血性损伤的预警标识，目前已成功应用于 200 余例前路矫形患者，获得满意的临床结果，尚未发现神经并发症。青少年特发性脊柱侧凸（adolescent idiopathic scoliosis，AIS）病因复杂，目前公认为多因素致病且具有明显的遗传特性，课题组已发现了 3 个 AIS 易感基因并首次证实 AIS 患者存在脊柱前后柱生长发育异常，从而得以对 AIS 患者进行早期筛查、早期诊断及早期治疗。首次在国际上了提出脊髓空洞导致脊柱侧凸的机制：即早期的椎旁肌失神经支配可导致脊柱侧凸（图 7-28）。

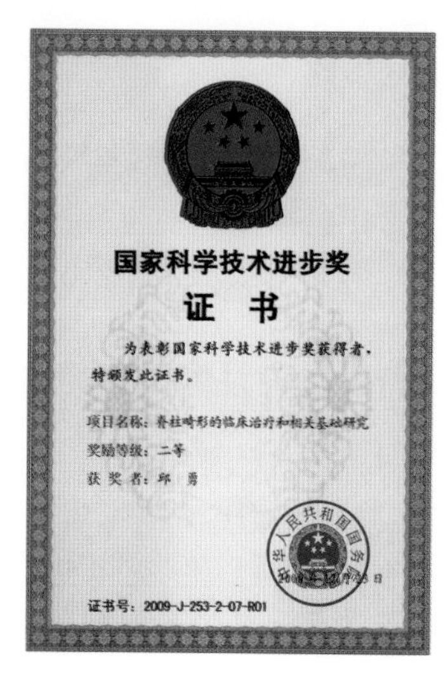
国家科学技术进步奖
证　书
为表彰国家科学技术进步奖获得者，特颁发此证书。
项目名称：脊柱畸形的临床治疗和相关基础研究
奖励等级：二等
获 奖 者：邱　勇
证书号：2009-J-253-2-07-R01

图 7-28　**邱勇教授获 2009 年国家科学技术进步奖二等奖**

十六、脊柱畸形三维矫形创新理论与技术及其临床应用

本项目属于骨外科学领域，针对脊柱侧凸治疗这一世界性难题，先后在国家、军队和上海市等 11 项基金资助下，对脊柱侧凸三维矫形理论和技术进行了系统研究，提出了许多富有创见性的理论和新的治疗策略：①在国际上首先提出稀疏椎体螺钉和关键椎体置钉的新理论和新技术，在取得与全节段椎弓根螺钉相同优良手术效果的同时，降低了并发症，使平均治疗费用降低 43%。②首次对 Lenke5/6 型青少年特发性脊柱侧凸提出了客观的选择性融合评判指标，建立 AIS 选择性融合标准，完善了手术策略。③在国际上率先制定了脊柱侧凸 SRS-22 的简体中文版评定标准，创立了适合中国国情的脊柱侧凸患者生存质量评价体系，开创了中国内地脊柱侧

凸主观评价的先河。④制定了多种难治性、非特发性脊柱侧凸的手术治疗策略，如在国际上首次对神经纤维瘤病性脊柱侧凸采用单纯后路全椎弓根螺钉延长融合固定术取代前后路联合手术；对重度僵硬脊柱侧凸患者采用一期前路松解、椎间植骨融合、后路固定的策略，克服了分期手术的缺点，获得了满意的疗效。⑤在国际上首次发现胸椎右侧凸患者三尖瓣反流现象，揭示了侧凸形态和患者心肺功能受损的相关性，为术前评估提供了科学依据(图 7-29)。

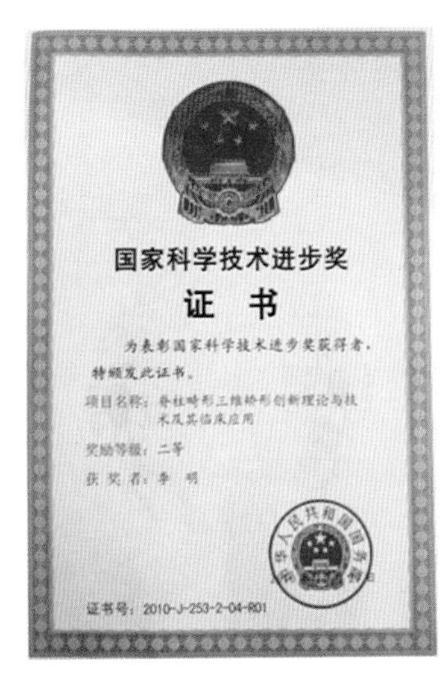
国家科学技术进步奖
证　书
为表彰国家科学技术进步奖获得者，
特颁发此证书。
项目名称：脊柱畸形三维矫形创新理论与技术及其临床应用
奖励等级：二等
获 奖 者：李　明
证书号：2010-J-253-2-04-R01

图 7-29　**李明教授获 2010 年国家科学技术进步奖二等奖**

十七、微创脊柱外科新技术的研究与临床应用

温州医学院附属第二医院池永龙教授带领的团队在脊椎上做起“微雕”的文章，并于 1997 年率先在国内提出脊柱外科的微创理念和技术，被公认为我国脊柱微创外科的开拓者之一。而长期致力于骨科研究的池永龙还有另一里程碑式的研究成果，是他于 1987 年在国际上率先提出的中、上胸椎椎弓根螺钉置钉理念和技术，打破了世界上对中、上胸椎椎弓根螺钉固定“禁区”的认识，目前，国内外的脊柱畸形矫正手术方式均以他的理论为基础(图 7-30)。

十八、脊髓与周围神经损伤关键修复机制及临床救治新策略

中国人民解放军空军军医大学(原第四军医大学)第一附属医院的罗卓荆教授带领课题组在 20 项课题的资助下，围绕脊髓与周围神经损伤的临床难题，历时 16 年，第四军医大学第一附属医院的

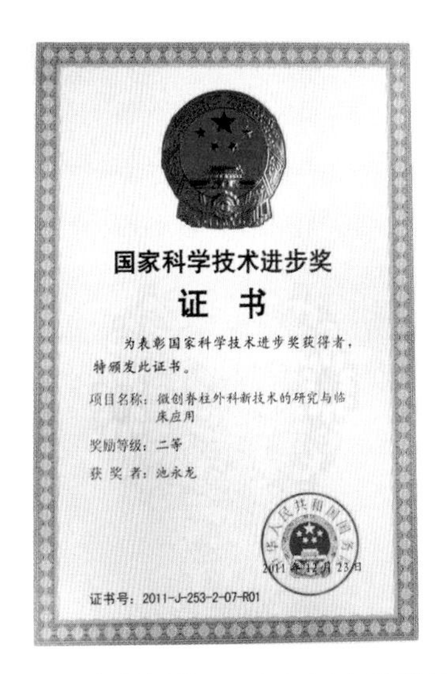
国家科学技术进步奖
证　书
为表彰国家科学技术进步奖获得者，
特颁发此证书。
项目名称：微创脊柱外科新技术的研究与临床应用
奖励等级：二等
获 奖 者：池永龙
2011 年 12 月 23 日
证书号：2011-J-253-2-07-R01

图 7-30　**池永龙教授获 2011 年国家科学技术进步奖二等奖**

罗卓荆教授发现了脊髓与周围神经损伤关键修复机制，围绕“神经信号传递功能”的保护、恢复及重建，首创了“现场有效固定、早期髓内髓外减压、个体化康复训练”为核心的严重脊髓损伤治疗新策略，创建了“重建神经结构，促进神经生长”为核心的周围神经损伤治疗新策略。其中，脊髓与神经伤员个体化现场固定和转运新装备在汶川地震、湖南雪灾等重大自然灾害中成功应用，现已装备 120 急救系统；急救搬运毯在我国驻黎巴嫩维和部队中应用，深受部队官兵以及其他国家维和部队的好评(图 7-31)。

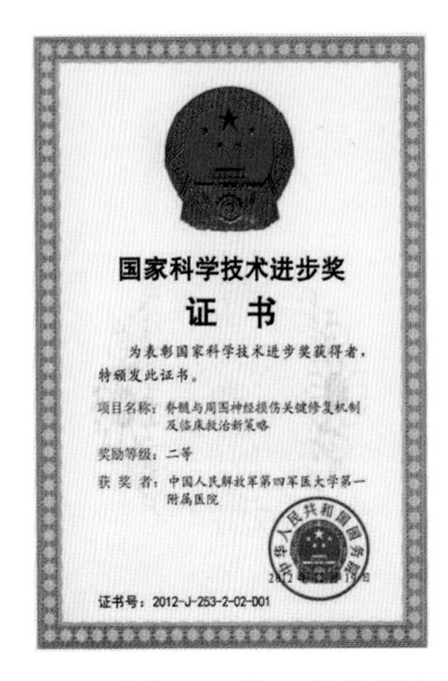
国家科学技术进步奖
证　书
为表彰国家科学技术进步奖获得者，
特颁发此证书。
项目名称：脊髓与周围神经损伤关键修复机制及临床救治新策略
奖励等级：二等
获 奖 者：中国人民解放军第四军医大学第一附属医院
证书号：2012-J-253-2-02-D01

图 7-31　**罗卓荆教授团队获 2012 年国家科学技术进步奖二等奖**

十九、专家解答腰椎间盘突出症

腰椎间盘突出症是骨科常见病，据统计我国患

者已达 4 000 万。其前期症状——腰痛的发生率仅次于感冒，人群中高达 18%。腰椎间盘突出症呈年轻化趋势，门诊甚至可见中学生患者，成为严重影响现代人健康的重要疾病之一。由于腰椎间盘突出症是一种生活方式疾病，这更显出腰椎间盘突出症科普的重要性。复旦大学附属中山医院骨科董健教授团队在诊治了数万例腰椎疾病患者的基础上，总结经验，以患者问题为写作导向，采用多级标题创作手法，用图文并茂的组织形式，2005 年出版了科普读物《专家解答腰椎间盘突出症》。项目拥有五大创新点。一是创作新颖化：科学性、原创性及实用性并重；二是书籍系列化：更新及时，专家写科普，内容权威；三是科普社会化：深入社区，加强基层机构培训，书籍影响辐射到华东地区甚至全国周边省份；四是推广多元化：利用报纸杂志、广播电视、网站博客及网络视频进行全方位科普宣教，产生叠加效应；五是科研大众化：科普、临床与科研三者良性互动。研究成果《专家解答腰椎间盘突出症》荣获 2014 年度国家科学技术进步奖二等奖（图 7-32）。

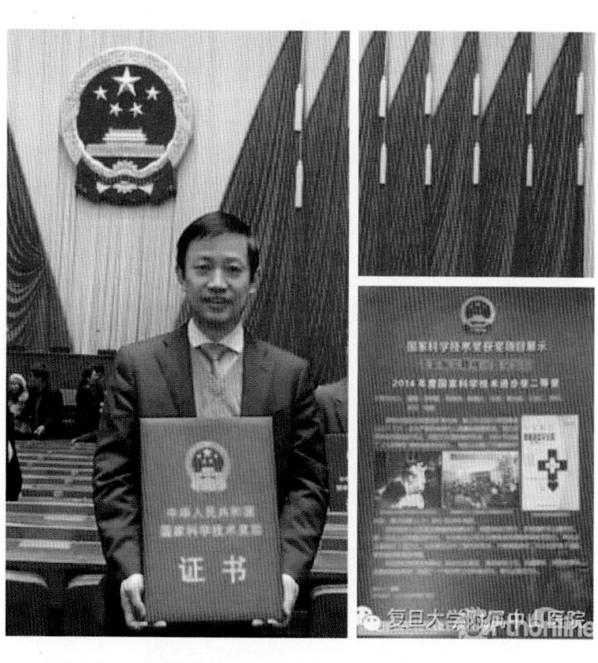

图 7-32　董健教授荣获 2014 年度国家科学技术进步奖二等奖

二十、基于影像导航和机器人技术的智能骨科手术体系建立及临床应用

骨科手术治疗仍存在的微创理念不完善、复杂术式难普及、智能设备匮乏等问题，田伟教授团队基于 11.8 万例临床数据研究，建立骨科智能手术基础数据库，自主研发内固定钉道自动规划软件，实现骨科手术个性化设计。创新计算机辅助微创脊柱手术理念，创立四种基于三维导航的智能骨科新术式，将高风险的上颈椎内固定术准确率由国际报道的 55%～71% 提升至 95%，相关成果发表于 *Spine* 等骨科国际权威杂志，并被国际脊柱创新学会收入《脊柱微创教程》。北京积水潭医院田伟教授团队主持制定国家卫生行业标准《脊柱外科计算机导航技术》，明确不同导航模式的适应证和操作规范。组建“产、学、研、医”协同创新团队，研制首台基于实时导航和力反馈的脊柱机器人，研发手术机器人操作的复合振动超声骨刀，获得国内唯一医疗机器人Ⅲ类器械注册证，突破国际垄断。建立国内首家骨科机器人手术中心，形成了完全拥有自主知识产权的智能骨科整套技术成果。研究成果获 2014 年北京市科技进步奖一等奖，并获 2015 年度国家科学技术进步奖二等奖（图 7-33）。

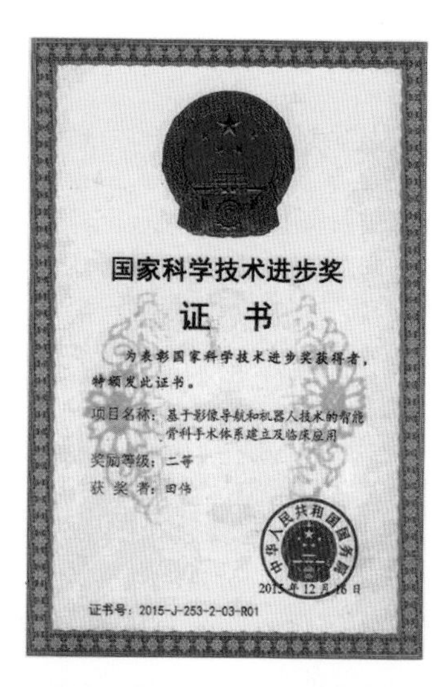
国家科学技术进步奖

证　书

为表彰国家科学技术进步奖获得者，特颁发此证书。

项目名称：基于影像导航和机器人技术的智能骨科手术体系建立及临床应用

奖励等级：二等

获 奖 者：田伟

中华人民共和国国务院

2015 年 12 月 16 日

证书号：2015-J-253-2-03-R01

图 7-33　田伟教授荣获 2015 年度国家科学技术进步奖二等奖

二十一、神经根型颈椎病中医综合方案与手法评价系统

目前我国颈椎病发病率约为 17.6%，其中神经根型颈椎病占 60%～70%，神经根型颈椎病具有发病率高、复发率高、医疗费用高、生活质量低“三高一低”的特点，成为威胁国民健康的主要顽疾之一。因此，神经根型颈椎病的防治工作具有非常重大的社会意义。中国中医科学院望京医院朱立国教授团队针对神经根型颈椎病的特点，制定了基于“内外兼治、筋骨并重、医患配合”理念的中医综合方案（旋提手法+颈痛

颗粒+颈椎康复操）。经多中心随机对照试验及临床再验证，证实了中医综合方案疗效显著，具有见效快、愈显率高、复发率低的优势，且安全性高。研究成果《神经根型颈椎病中医综合方案与手法评价系统》荣获2017年度国家科学技术进步奖二等奖（图7-34）。

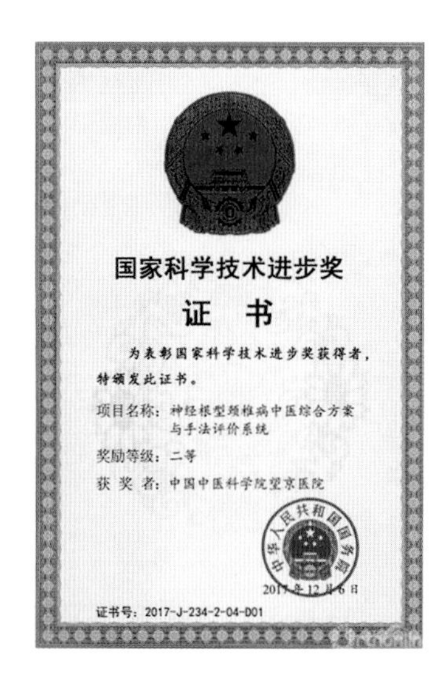
国家科学技术进步奖

证　书

为表彰国家科学技术进步奖获得者，特颁发此证书。

项目名称：神经根型颈椎病中医综合方案与手法评价系统

奖励等级：二等

获 奖 者：中国中医科学院望京医院

中华人民共和国国务院

2017年12月6日

证书号：2017-J-234-2-04-D01

图7-34　朱立国教授荣获2017年度国家科学技术进步奖二等奖

二十二、严重脊柱创伤修复关键技术的创新与推广

我国是脊柱损伤大国，每年约有1 800万重度损伤患者，截瘫高达35.8%。其修复过程中，由于复杂性、治疗方案出现偏差、缺乏技术规范；高位颈椎损伤后死亡率、致残率高，难度大，胸腰椎骨折发病率高，对损伤病理认识不清，如何精准治疗是治疗难点。西安市红会医院郝定均团队围绕严重脊柱创伤治疗面临的诸多难题，历经25年持续攻关，建立了“动态理念—坚强固定—功能重建”治疗的新方法，提出上颈椎损伤动态固定新疗法，实现了上颈椎运动功能的最大保留，解决了上颈椎功能重建的难题；提出下颈椎复合固定方法，解决了下颈椎严重创伤固定后的稳定性差、手术复杂、创伤大的难题；发明了严重胸腰椎骨折Kuma复位方法以及Kumafix内固定器械和纳米脊柱支撑材料，揭示了“创伤性马尾神经硬膜疝”的病理机制，实现了严重胸腰椎骨折脱位的精准复位，并有效降低并发症和继发性神经损伤的出现。建立了脊柱损伤精准修复的关键体系。其研究成果《严重脊柱创伤修复关键技术的创新与推广》于2015年获陕西省科学技术奖一等奖，于2018年获国家科学技术进步奖二等奖（图7-35）。

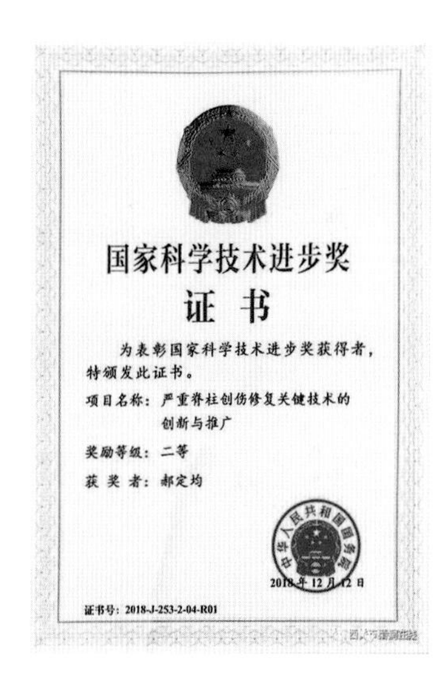
国家科学技术进步奖

证　书

为表彰国家科学技术进步奖获得者，特颁发此证书。

项目名称：严重脊柱创伤修复关键技术的创新与推广

奖励等级：二等

获 奖 者：郝定均

中华人民共和国国务院

2018年12月12日

证书号：2018-J-253-2-04-R01

图7-35　郝定均教授荣获国家科学技术进步奖二等奖

二十三、脊髓损伤流行病学特征及微环境理论的创立与临床应用

脊髓损伤患者逐年增多，而当前脊髓损伤的治疗并不规范，对于脊髓损伤的基础研究尚不深入，天津医科大学总医院骨科冯世庆团队通过建立地区性脊髓损伤注册登记系统，对天津市脊髓损伤发病情况进行了系统调研，发现50岁以上的脊髓损伤患者中跌倒成为主要病因，因此需关注该人群并做好预防工作。此外，脊髓损伤并发症发生率高，主要死亡原因为呼吸功能衰竭和电解质紊乱，以上研究内容引起世界卫生组织（WHO）关注并引用。针对性地建立了脊髓损伤规范化诊疗体系，包括：如何急救、选择哪种药物、选择哪种手术方式及如何进行康复减少并发症等，保证了治疗效果，提高了脊髓损伤诊疗水平。相关研究成果《脊髓损伤流行病学特征及微环境理论的创立与临床应用》项目荣获2017年度天津市科学技术进步一等奖，目前已获2019年度国家科学技术进步奖二等奖初审通过。

第四节　国际专利

一、颈椎人工椎间盘

颈椎前路椎间盘切除减压融合手术（ACDF）手术是治疗颈椎病的有效手段之一，一直以来被认为是颈椎病手术治疗的金标准，但同时诸如相邻节段退变的手术并发症等问题也不容忽视。随着非融合技术的发展，颈椎人工椎间盘置换的概念逐步提出

并发展起来。第四军医大学西京骨科医院雷伟团队设计了一种颈椎人工椎间盘，申请了美国专利，专利号为：US8613770B2（图7-36）。

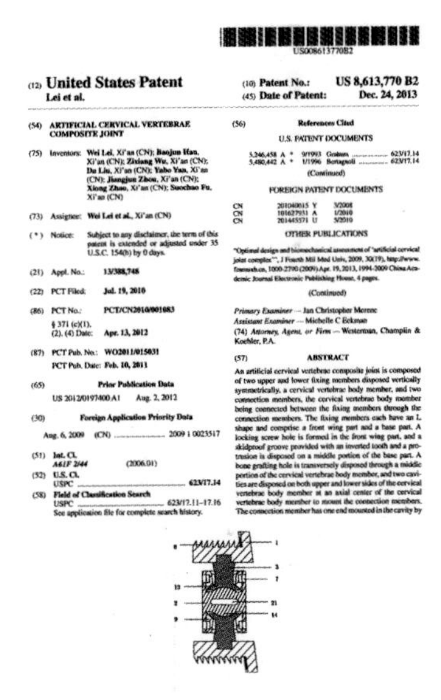

US008613770B2

(12) United States Patent
Lei et al.

(10) Patent No.: US 8,613,770 B2
(45) Date of Patent: Dec. 24, 2013

(54) ARTIFICIAL CERVICAL VERTEBRAE COMPOSITE JOINT

(75) Inventors: Wei Lei, Xi'an (CN); Baojun Han, Xi'an (CN); Zixiang Wu, Xi'an (CN); Da Liu, Xi'an (CN); Yabo Yan, Xi'an (CN); Jiangjun Zhou, Xi'an (CN); Xiong Zhao, Xi'an (CN); Suochao Fu, Xi'an (CN)

(73) Assignee: Wei Lei et al., Xi'an (CN)

(*) Notice: Subject to any disclaimer, the term of this patent is extended or adjusted under 35 U.S.C. 154(b) by 0 days.

(21) Appl. No.: 13/388,748

(22) PCT Filed: Jul. 19, 2010

(86) PCT No.: PCT/CN2010/001083
§ 371 (c)(1), (2), (4) Date: Apr. 13, 2012

(87) PCT Pub. No.: WO2011/015031
PCT Pub. Date: Feb. 10, 2011

(65) Prior Publication Data
US 2012/0197400 A1 Aug. 2, 2012

(30) Foreign Application Priority Data
Aug. 6, 2009 (CN) 2009 1 0023517

(51) Int. Cl.
A61F 2/44 (2006.01)

(52) U.S. Cl.
USPC 623/17.14

(58) Field of Classification Search
USPC 623/17.11–17.16
See application file for complete search history.

(56) References Cited

U.S. PATENT DOCUMENTS

5,246,458 A * 9/1993 Graham 623/17.14
5,480,442 A * 1/1996 Bertagnoli 623/17.14
(Continued)

FOREIGN PATENT DOCUMENTS

CN 201040015 Y 3/2008
CN 101627931 A 1/2010
CN 201445571 U 5/2010

OTHER PUBLICATIONS

"Optimal design and biomechanical assessment of 'artificial cervical joint complex'", J Fourth Mil Med Univ, 2009, 30(19), http://www.fmmsuh.cn, 1000-2790 (2009) Apr. 19, 2013, 1994-2009 China Academic Journal Electronic Publishing House, 4 pages.

(Continued)

Primary Examiner — Jan Christopher Merene
Assistant Examiner — Michelle C Eckman
(74) Attorney, Agent, or Firm — Westerman, Champlin & Koehler, P.A.

(57) ABSTRACT

An artificial cervical vertebrae composite joint is composed of two upper and lower fixing members disposed vertically symmetrically, a cervical vertebrae body member, and two connection members, the cervical vertebrae body member being connected between the fixing members through the connection members. The fixing members each have an L shape and comprise a front wing part and a base part. A locking screw hole is formed in the front wing part, and a skidproof groove provided with an inverted tooth and a protrusion is disposed on a middle portion of the base part. A bone grafting hole is transversely disposed through a middle portion of the cervical vertebrae body member, and two cavities are disposed on both upper and lower sides of the cervical vertebrae body member at an axial center of the cervical vertebrae body member to mount the connection members. The connection member has one end mounted in the cavity by

图7-36　雷伟教授团队颈椎人工椎间盘获国际专利

二、半反螺纹取出螺钉

一般骨折患者在术后1年骨折完全愈合后，会来医院就诊取钢板和螺钉，但由于骨折在自我修复过程中会越长越紧密，导致很多医生在取螺钉时会滑扣。对此，海南医学院第二附属医院李超艺教授发明了“半反螺纹取出螺钉”。该螺帽的顶部增加了反螺纹结构，在旋入时用普通内六角螺丝刀旋入；在取出时，用和它相匹配的反螺纹螺丝刀反向旋入螺帽部位的反螺纹结构，使得螺钉与螺丝刀成为一个整体，从而继续反向旋转螺丝刀，即可轻易旋出该螺钉，防止螺钉在取出时出现螺帽扭力失效、打滑引发螺钉取出困难，该发明无经验门槛，大大降低了螺钉取出的困难，目前已取得中国实用新型专利（204921608U）、日本发明专利、欧洲发明专利（EP16185675.2）以及美国发明专利授权（US10260550B2）。

三、先天性脊柱侧凸的诊断

协和医院骨科团队采用先进的“比较基因组杂交芯片”技术对161名汉族散发性先天性脊柱侧凸患者、166名汉族对照组成员以及家庭成员存在16p11.2缺失的2个家系进行了研究。同时对76名患有先天性脊柱侧凸的汉族中国人和来自多中心携带16p11.2缺失的42名研究对象作为重复验证。研究揭示TBX6是迄今最重要的先天性脊柱侧凸致病基因，发现高达7.5%的先天性脊柱侧凸患者存在16p11.2区域罕见变异（正常人群为3/10 000），为揭示其他复杂疾病的病因提供了新的思路。该研究为我国骨科界学者首次在*NEJM*发表原创性工作，不仅推动了我国脊柱畸形研究的深入及转化应用，更将促使我国骨科研究的国际地位得到提升。该成果在先天性脊柱侧凸疾病的诊断与应用已获美国专利（US 20170226584A1）（图7-37）。

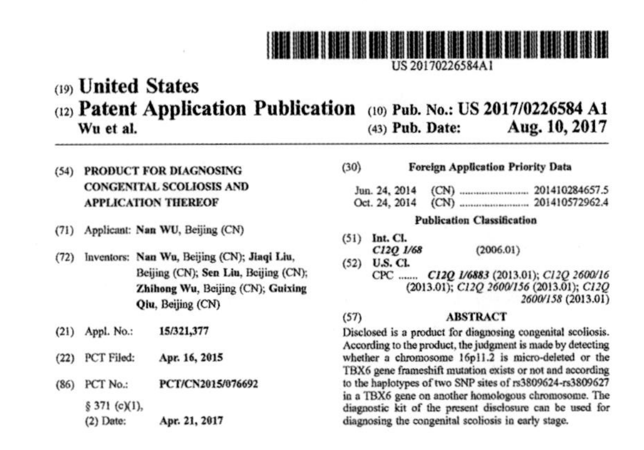

US 20170226584A1

(19) United States
(12) Patent Application Publication
Wu et al.

(10) Pub. No.: US 2017/0226584 A1
(43) Pub. Date: Aug. 10, 2017

(54) PRODUCT FOR DIAGNOSING CONGENITAL SCOLIOSIS AND APPLICATION THEREOF

(71) Applicant: Nan WU, Beijing (CN)

(72) Inventors: Nan Wu, Beijing (CN); Jiaqi Liu, Beijing (CN); Sen Liu, Beijing (CN); Zhihong Wu, Beijing (CN); Guixing Qiu, Beijing (CN)

(21) Appl. No.: 15/321,377

(22) PCT Filed: Apr. 16, 2015

(86) PCT No.: PCT/CN2015/076692
§ 371 (c)(1), (2) Date: Apr. 21, 2017

(30) Foreign Application Priority Data

Jun. 24, 2014 (CN) 201410284657.5
Oct. 24, 2014 (CN) 201410572962.4

Publication Classification

(51) Int. Cl.
C12Q 1/68 (2006.01)

(52) U.S. Cl.
CPC C12Q 1/6883 (2013.01); C12Q 2600/16 (2013.01); C12Q 2600/156 (2013.01); C12Q 2600/158 (2013.01)

(57) ABSTRACT

Disclosed is a product for diagnosing congenital scoliosis. According to the product, the judgment is made by detecting whether a chromosome 16p11.2 is micro-deleted or the TBX6 gene frameshift mutation exists or not and according to the haplotypes of two SNP sites of rs3809624-rs3809627 in a TBX6 gene on another homologous chromosome. The diagnostic kit of the present disclosure can be used for diagnosing the congenital scoliosis in early stage.

图7-37　TBX6应用于先天性脊柱侧凸的诊断获美国专利授权

四、人工颈椎复合关节

本实用新型涉及一种颈椎椎体次全切除后进行颈椎生理性重建的装置，尤其是可以模拟正常颈椎恢复颈椎稳定性和活动度的人工颈椎复合关节装置，其特征是：它是上下对称结构，在上下两个对称的固定部件（1）之间连接有椎体部件（2），固定部件前翼部（4）有固定孔，固定部件基底部（5）在

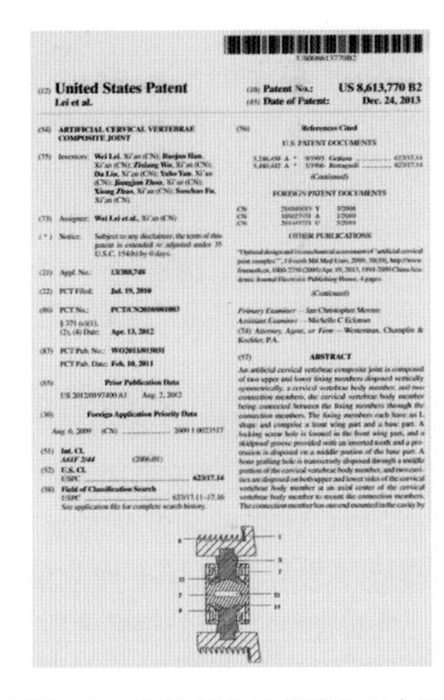

US008613770B2

(12) United States Patent
Lei et al.

(10) Patent No.: US 8,613,770 B2
(45) Date of Patent: Dec. 24, 2013

(54) ARTIFICIAL CERVICAL VERTEBRAE COMPOSITE JOINT

(75) Inventors: Wei Lei, Xi'an (CN); Baojun Han, Xi'an (CN); Zixiang Wu, Xi'an (CN); Da Liu, Xi'an (CN); Yabo Yan, Xi'an (CN); Jiangjun Zhou, Xi'an (CN); Xiong Zhao, Xi'an (CN); Suochao Fu, Xi'an (CN)

(73) Assignee: Wei Lei et al., Xi'an (CN)

(*) Notice: Subject to any disclaimer, the term of this patent is extended or adjusted under 35 U.S.C. 154(b) by 0 days.

(21) Appl. No.: 13/388,748

(22) PCT Filed: Jul. 19, 2010

(86) PCT No.: PCT/CN2010/001083
§ 371 (c)(1), (2), (4) Date: Apr. 13, 2012

(87) PCT Pub. No.: WO2011/015031
PCT Pub. Date: Feb. 10, 2011

(65) Prior Publication Data
US 2012/0197400 A1 Aug. 2, 2012

(30) Foreign Application Priority Data
Aug. 6, 2009 (CN) 2009 1 0023517

(51) Int. Cl.
A61F 2/44 (2006.01)

(52) U.S. Cl.
USPC 623/17.14

(58) Field of Classification Search
USPC 623/17.11–17.16
See application file for complete search history.

(56) References Cited

U.S. PATENT DOCUMENTS

5,246,458 A * 9/1993 Graham 623/17.14
5,480,442 A * 1/1996 Bertagnoli 623/17.14
(Continued)

FOREIGN PATENT DOCUMENTS

CN 201040015 Y 3/2008
CN 101627931 A 1/2010
CN 201445571 U 5/2010

OTHER PUBLICATIONS

"Optimal design and biomechanical assessment of 'artificial cervical joint complex'", J Fourth Mil Med Univ, 2009, 30(19), http://www.fmmsuh.cn, 1000-2790 (2009) Apr. 19, 2013, 1994-2009 China Academic Journal Electronic Publishing House, 4 pages.

(Continued)

Primary Examiner — Jan Christopher Merene
Assistant Examiner — Michelle C Eckman
(74) Attorney, Agent, or Firm — Westerman, Champlin & Koehler, P.A.

(57) ABSTRACT

An artificial cervical vertebrae composite joint is composed of two upper and lower fixing members disposed vertically symmetrically, a cervical vertebrae body member, and two connection members, the cervical vertebrae body member being connected between the fixing members through the connection members. The fixing members each have an L shape and comprise a front wing part and a base part. A locking screw hole is formed in the front wing part, and a skidproof groove provided with an inverted tooth and a protrusion is disposed on a middle portion of the base part. A bone grafting hole is transversely disposed through a middle portion of the cervical vertebrae body member, and two cavities are disposed on both upper and lower sides of the cervical vertebrae body member at an axial center of the cervical vertebrae body member to mount the connection members. The connection member has one end mounted in the cavity by

图7-38　人工颈椎复合关节获美国专利授权

与固定部件前翼部(4)相对一侧的中心有球头结构(6);椎体部件(2)为上下对称结构,其上下两个面有弧形凹腔(7);椎体部件(2)两端分别通过弧形凹腔(7)与固定部件(1)球头结构(6)活动套接形成球窝关节。它能使颈椎椎体次全切除的患者恢复颈椎的稳定性和活动度,实现真正意义上的生理性重建(图 7-38)。

五、多轴可膨胀椎弓根螺钉及其扩张方法

一种多轴可膨胀椎弓根螺钉,包括具有球形端部的中空螺钉,用于以万向节结构的形式与连接件连接。空心螺钉还包括端部形状的端部,以及形成在具有锥形端部的空心结构内部的孔。在空心螺钉中形成膨胀间隙,以便在空心螺钉上均匀地设置两个、三个、四个或更多的前翼,从其尖端向上沿其轴向延伸至孔。中空螺钉配置成接收设置在孔中的内针。该椎弓根螺钉易于操作,在螺钉扩张过程中提供高度控制,提高了稳定性和可靠性。同时,这种椎弓根螺钉减少了螺钉松动的发生,以及螺钉拔出事件,也降低了脊柱手术的失败率(图 7-39)。

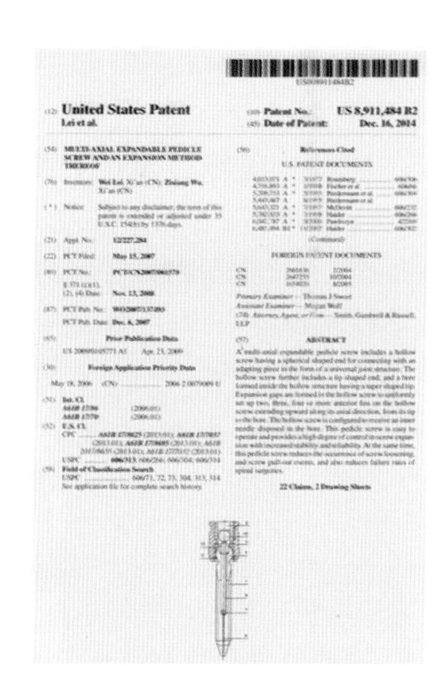
United States Patent
Lei et al.
Patent No.: US 8,911,484 B2
Date of Patent: Dec. 16, 2014
References Cited
U.S. PATENT DOCUMENTS
FOREIGN PATENT DOCUMENTS
Prior Publication Data
Foreign Application Priority Data
Field of Classification Search
ABSTRACT
22 Claims, 2 Drawing Sheets

图 7-39　多轴可膨胀椎弓根螺钉获美国专利授权

第五节　国际专著

一、强直性脊柱炎畸形的外科治疗

解放军总医院王岩教授及其团队编撰了 *Surgical treatment of ankylosing spondylitis deformit*(图 7-40),内容包含强直性脊柱炎的基础研究、外科截骨治疗史、强直性脊柱炎患者心肺和胃肠表现、临床和影像学评估,重点叙述了强直性脊柱炎治疗策略和当前的外科技术,以及对强直性脊柱炎术后并发症和患者的护理等内容,是脊柱医生的一本重要参考书籍。

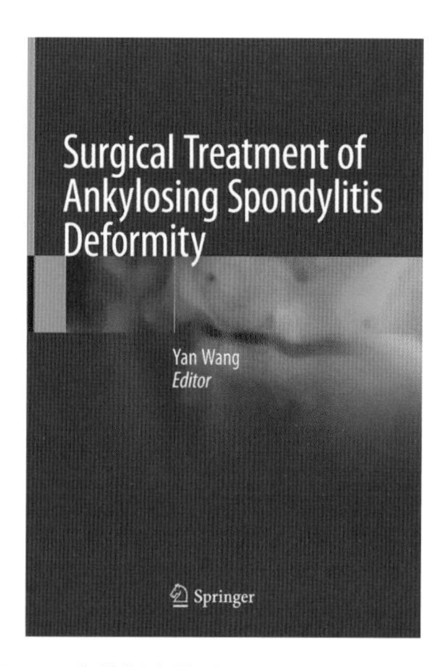

图 7-40　王岩教授主编 *Surgical treatment of ankylosing spondylitis deformity*

二、脊柱截骨

解放军总医院王岩教授及其团队编撰了 *Spinal Osteotomy* 一书(图 7-41),对脊柱截骨的历史进行了回顾,对临床和影像学评估、截骨的节段、麻醉、入路以及当前的几种截骨方式进行了归纳总结。

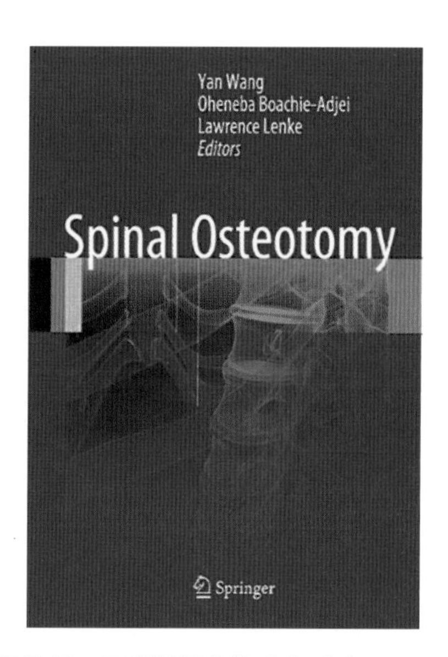

图 7-41　王岩教授主编 *Spinal Osteotomy*

三、智能骨科

北京积水潭医院田伟教授担任主编的 *Intelligent Orthopaedics* 智能骨科主要包括计算机导航和机器人辅助脊柱外科手术的最新进展等内容（图 7-42）。

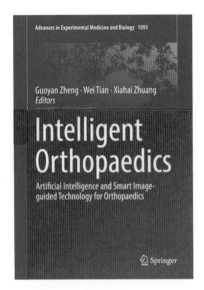

图 7-42　田伟教授担任主编的 Intelligent Orthopaedics

第六节　指南及专家共识

一、计算机导航辅助脊柱外科手术国际指南（国际计算机辅助骨科学会）(Guidelines for Navigation Assisted Spine Surgery)

由田伟教授主持，17 个国家专家共同制定的 Guidelines for Navigation Assisted Spine Surgery 是按照严格国际指南步骤，由计算机辅助骨科学会委托制定的，经过该学会执委会批准，在 2018 年的第十八届国际计算机辅助骨科学术大会上正式发布。

二、骨科机器人辅助胸腰椎内固定指南 (Guideline for thoracolumbar pedicle screw placement assisted by orthopaedic surgical robot)

随着骨科手术机器人在国内的逐步推广，急需对手术方法，造作流程进行规范。这项指南是由国家两部委骨科手术机器人应用中心技术指导委员会严格按照国际指南制定流程的指南。为了让国际同行便于参考，发表在 SCI 杂志 Orthop Surg. 2019；11 (2)：153-9.

三、骨科机器人辅助寰枢椎后路内固定指南 (Guideline for posterior atlantoaxial internal fixation assisted by orthopaedic surgical robot)

随着骨科手术机器人在国内的逐步推广，急需对手术方法，造作流程进行规范。特别是风险度较高的上颈椎固定手术。这项指南是由国家两部委骨科手术机器人应用中心技术指导委员会严格按照国际指南制定流程的指南。为了让国际同行便于参考，发表在 SCI 杂志 Orthop Surg. 2019；11 (2)：153-9.

四、腰椎管狭窄症手术治疗规范中国专家共识

近年来，国内外腰椎学术会议针对腰椎管狭窄症手术适应证、方式及疗效进行了系统的研究及探讨，形成了一些初步的临床指导意见。其中，北美脊柱协会于 2011 年制定的腰椎管狭窄症诊治指南获得了较为广泛的认同。在国内，中华医学会骨科学分会学术年会（COA）、中华医学会骨科学分会北京学术年会（BOA）等会议针对腰椎管狭窄症手术治疗亦达成了部分专家共识，但缺乏较为系统的阐述。2014 年腰椎管狭窄症手术治疗规范中国专家共识组将相关内容系统整合，形成腰椎管狭窄症手术治疗规范中国专家共识（2014 年），相关内容发表于中华医学杂志。

五、成人急性枢椎骨折循证临床诊疗指南

随着交通的发展和交通事故的增加，枢椎骨折的发生率也逐年增加。枢椎因其特殊的解剖结构和力学性能要求，给脊柱外科医师带来了不小的挑战。枢椎骨折在急性颈椎骨折脱位损伤中约占 20%。枢椎骨折分为三种损伤类型：齿突骨折、Hangman 骨折、枢椎椎体骨折。这三种骨折又根据其骨折类型和骨折线的位置进一步细分。为了给中国的骨科医师提供关于枢椎骨折治疗方面最有效的信息，中国医师协会骨科医师分会脊柱创伤工作组组织相关专家耗时 11 个月，在学习美国神经外科医师大会 2002 年发布的《成人急性枢椎骨折处理指南》和 2013 年修订版《成人急性枢椎骨折处理指南》的基础上，借

鉴其制定方法，基于对已发表的有关成人枢椎骨折治疗的中英文文献的系统性回顾分析，于 2016 年制定了成人急性枢椎骨折循证临床诊疗指南。

六、颈椎病的分型、诊断及非手术治疗专家共识

颈椎外科是脊柱外科领域十分活跃的临床学科，同时也是焦点、热点比较突出的临床学科，颈椎病的外科治疗目前已在各级医院得到较广泛开展。为了进一步规范颈椎病的诊断及临床治疗，中华外科杂志编辑部组织有关专家，在《中华外科杂志》分别于 1984 年、1992 年和 2008 年发表的颈椎病专题座谈会纪要有关内容的基础上，根据近年来国内外相关研究的进展并结合具体临床实际，对于颈椎病的分型、诊断及非手术治疗问题进行了深入讨论。经过对基本共识的归纳和争议问题的梳理，形成了《颈椎病的分型、诊断及非手术治疗专家共识》。这一共识进一步明确了颈椎病的定义及诊断原则，对颈椎病的分型及诊断标准进行了修订和完善，提出了颈椎病非手术治疗的基本原则和基本疗法，本共识仅作为学术性指导意见。

七、颈椎病的手术治疗及围手术期管理专家共识

为了进一步规范颈椎病的手术治疗，加强围手术期管理，有效预防和处理手术并发症，保障手术安全，提高手术疗效，中华外科杂志编辑部组织有关专家，围绕颈椎病手术治疗的若干热点问题，结合临床实际及国内外相关研究的进展进行了深入研讨。经过 2 年时间的多次专题讨论并在较大范围内反复征求意见，形成了本共识。这一共识提出了颈椎病手术治疗应当遵循的基本原则、各分型颈椎病及特殊类型颈椎病的手术适应证，概述了颈椎病手术治疗的基本技术（包括不同手术入路的主要特点、选择依据及常用术式），推荐了颈椎病的病情评估及疗效评价标准，较为具体地阐述了颈椎病手术治疗的术前管理、术中管理、术后管理及并发症预防与处理的一般原则和方法。对于颈椎病手术治疗及相关临床情况中尚存在较大争议的若干问题，本共识提出了原则性、方向性的建议。

八、成人急性下颈段脊柱脊髓损伤循证临床诊疗指南

为了给中国的骨科医师提供关于急性下颈段脊柱脊髓损伤的临床诊疗指南，中国医师协会骨科医师分会脊柱创伤工作组组织相关专家撰写了“成人急性下颈段脊柱脊髓损伤循证临床诊疗指南”。本指南适用于 3 周内的成人外伤性下颈段（颈 3～颈 7）椎体的骨折和（或）脱位，伴或不伴有脊髓、神经根损伤。工作组通过设置问题、确定检索词来检索中英文文献，按照纳入和排除标准筛选文献；然后详细分析最终纳入的证据文献，确定证据等级，并给出相应的推荐建议。相关内容于 2018 年 1 月发表于中华外科杂志。

九、骨质疏松性椎体压缩性骨折患者抗骨质疏松规范治疗专家共识

骨质疏松性椎体压缩骨折是指由骨质疏松症导致椎体骨密度和骨质量下降、骨强度整体减低，在轻微外力甚至没有明显外力的作用下即发生的骨折，是最常见的脆性骨折类型。为规范该疾病的诊治，中华医学会骨质疏松和骨矿盐疾病分会于 2018 年推出《骨质疏松性椎体压缩性骨折诊疗与管理专家共识》。该共识倡导国内骨质疏松领域的临床工作者积极筛查椎体骨折高危患者，开展骨折联络互通服务，探索适合我国国情的骨质疏松疾病管理模式，如内外科转诊制度的规范化建设、多学科联合（MDT）治疗中心的建设等，旨在提高骨质疏松症的诊疗率，减少脆性骨折所致致残率、病死率和由此造成的巨额医疗费用。

十、成人急性胸腰段脊柱脊髓损伤循证临床诊疗指南

为了给中国的骨科医师提供急性胸腰段脊柱脊髓损伤的循证临床诊疗建议，中国医师协会骨科医师分会脊柱创伤工作组组织相关专家撰写了《成人急性胸腰段脊柱脊髓损伤循证临床诊疗指南》。本指南适用于 3 周内的成人外伤性胸腰段脊柱骨折和（或）脱位，合并或不合并脊髓、马尾神经、神经根损伤，不包括未成年患者、低能量损伤、无骨折脱位胸腰段脊髓损伤、病理性及合并强直性脊柱炎的骨折脱位。工作组通过设置问题、确定检索词来检索中英文文献，按照纳入和排除标准筛选文献，详细分析最终纳入的证据文献，确定证据等级，给出相应的推荐建议。本指南最终纳入 247 篇文献，其中中文 35 篇，英文 212 篇；设置了 20 个问题，分为院前急救、诊断与评估、治疗和并发症防治四大部分，共 39 个推荐条目。

十一、脊髓损伤水疗康复中国专家共识

脊髓损伤是由于各种原因引起的脊髓结构和功能损害,可造成不同程度的四肢瘫或截瘫,是一种严重致残性损伤,给患者、家庭和社会带来了巨大负担。脊髓损伤后几乎累及人体的每一个系统,并发症多,因此,治疗具有复杂、困难、时间长、费用高和效率低等特点。目前,脊髓损伤尚无特效治疗方法,主要采用多学科团队综合治疗模式,其中,水疗康复是一种独具特色的物理治疗项目,兼具物理因子治疗和运动治疗的特点,对于脊髓损伤患者有诸多益处。2019 年 5 月,中国医师协会康复医师分会将相关共识《脊髓损伤水疗康复中国专家共识》发表于中国康复理论与实践。

十二、成人急性寰椎骨折循证临床诊疗指南

中国医师协会骨科医师分会脊柱创伤工作组的《成人急性寰椎骨折循证临床诊疗指南》经过委员会查证、分析文献,外围评阅专家组对内容进行严格审核,编辑审核秘书组半年多的共同努力,而得以完成。该指南通过对国内外文献系统全面的回顾,提出了成人急性寰椎骨折诊疗基本原则。指南主要基于病例系列和个案报道的 3 级证据支持几种急性寰椎骨折的治疗方法。该指南科学客观的分析成人急性寰椎骨折的治疗方法和临床效果,通俗易懂、表达清晰、语句精练,有较好的临床意义,适合在临床工作中推广使用。

十三、老年骨质疏松性脊柱内固定术中专家共识

中国已进入老龄化社会,老年常见的脊柱疾病多合并骨质疏松,而骨质疏松导致的内固定失败等问题给临床带来巨大挑战。在骨质疏松患者脊柱内固定手术方面,国内尚无相关共识。中国健康促进基金会组织脊柱及骨质疏松专家,制定本共识,供临床参考。对于择期脊柱手术患者,若骨质疏松较严重,可先行规范抗骨质疏松治疗后再次评估病情,选择手术。大多数骨质疏松患者,通过采取选用特殊设计螺钉,改进置钉技术等提高螺钉稳定性的方案能够满足内固定的需要。当需要行骨水泥强化时,不必强化每一枚螺钉,可选择强化近、远端螺钉及依据术中情况。当患者合并躯干明显失衡,腰骶部畸形及翻修手术时,需行长节段腰骶固定。同时骨质疏松患者术后应规范抗骨质疏松治疗,定期规律复查。

(田伟 袁文 高延征)

参考文献

[1] YANG HL,ZHANG ZG,LUO ZP. A complete C3-C4 spinal dislocation[J]. JAMA neurology,2013,70(6):802.

[2] WU N,MING X,XIAO J,et al. TBX6 null variants and a common hypomorphic allele in congenital scoliosis[J]. The New England journal of medicine,2015,372(4):341-350.

[3] ZHU Z,TANG NL,XU L,et al. Genome-wide association study identifies new susceptibility loci for adolescent idiopathic scoliosis in Chinese girls[J]. Nature communications,2015,6:8355.

[4] LI Z,LI X,CHEN C,et al. Melatonin inhibits nucleus pulposus (NP) cell proliferation and extracellular matrix (ECM) remodeling via the melatonin membrane receptors mediated PI3K-Akt pathway[J]. Journal of pineal research,2017,63(3).

[5] TIAN S,ZHAO D. Comparative effectiveness of exercise interventions for low back pain:a systematic review and network meta-analysis of 41 randomised controlled trials[J]. Lancet,2018.

[6] ZHOU L,FAN L,YI X,et al. Soft Conducting Polymer Hydrogels Cross-Linked and Doped by Tannic Acid for Spinal Cord Injury Repair[J]. ACS nano, 2018, 12(11): 10957-10967.

[7] LI Z,LI X,BI J,et al. Melatonin protected against the detrimental effects of microRNA-363 in a rat model of vitamin A-associated congenital spinal deformities: Involvement of Notch signaling[J]. Journal of pineal research, 2019, 66(3):e12558.

[8] 腰椎管狭窄症手术治疗规范中国专家共识组. 腰椎管狭窄症手术治疗规范中国专家共识(2014 年)[J]. 中华医学杂志,2014,94(35):2724-2725.

[9] 中国医师协会骨科医师分会,中国医师协会骨科医师分会《成人急性枢椎骨折循证临床诊疗指南》编辑委员会. 中国医师协会骨科医师分会循证临床诊疗指南:成人急性枢椎骨折循证临床诊疗指南[J]. 中华外科杂志,2016,54(10):721-733.

[10] 中华外科杂志编辑部. 颈椎病的分型、诊断及非手术治疗专家共识(2018)[J]. 中华外科杂志,2018;56(6):401-402.

[11] 中华外科杂志编辑部. 颈椎病的手术治疗及围手术期管理专家共识(2018)[J]. 中华外科杂志,2018;56(12):881-884.

[12] 中国医师协会骨科医师分会,中国医师协会骨科医师分会《成人急性下颈段脊柱脊髓损伤循证临床诊疗指

南》编辑委员会. 中国医师协会骨科医师分会骨科循证临床诊疗指南:成人急性下颈段脊柱脊髓损伤循证临床诊疗指南[J]. 中华外科杂志,2018;56(1):5-9.

[13] 杨惠林,刘强,唐海. 骨质疏松性椎体压缩性骨折患者抗骨质疏松规范治疗专家共识[J]. 中华医学杂志,2018,98(11):803-807.

[14] 王俊,王维,王璐,et al. 脊髓损伤水疗康复中国专家共识[J]. 中国康复理论与实践,2019,25(1):34-43.

[15] 中国医师协会骨科医师分会,中国医师协会骨科医师分会《成人急性胸腰段脊柱脊髓损伤循证临床诊疗指南》编辑委员会. 中国医师协会骨科医师分会骨科循证临床诊疗指南:成人急性胸腰段脊柱脊髓损伤循证临床诊疗指南[J]. 中华外科杂志,2019,57(3):161-165.

第八章

关节外科成果

中华人民共和国成立以来我国骨科事业迎来了发展的黄金时期,其中,关节外科更是实现了跨越式的发展。国内的人工关节置换经历了从无到有、从小到大、从少到多的稳步发展,完成了质的飞跃。随着骨科基础研究的不断深入,为关节外科的发展注入了新鲜血液,给困扰关节外科医生多年的技术难题,如关节软骨修复、关节内外软组织重建及骨关节炎防治等问题的解决提供了新的思路。同时,国际发明专利也如雨后春笋一般,其临床应用价值更是得到海内外同行的广泛赞誉,也为饱受关节疾病折磨的患者带来了福音。尤其是近5年来,在广大关节外科工作者的辛勤努力下,我国关节外科工作取得了丰硕的研究成果。据不完全统计,仅2014—2019年间,我国关节外科工作者(通讯作者或第一作者)在影响因子10分以上的SCI期刊发表文章共82篇(包含关节基础研究),获得省级科学技术奖励一等奖10项。

第一节　理论与技术发展成果

在19世纪初期,骨性关节炎或类风湿关节炎较少采用外科手术治疗,偶有患者因持续疼痛而行关节融合术及筋膜成型术。过去人们认为跟骨骨膜炎近似类风湿关节炎,方先之于1941年开始该领域研究,其研究成果1948年刊于*Chinese Medical Journal*。50年代,郭巨灵对类风湿性关节炎的病因和发病机制进行了文献回顾,刘润田则在60年代发表了针对脊柱类风湿性关节炎及其所致驼背的治疗方法及体会。

20世纪70年代中国开始进行仿制人工关节的研制,此后,国内的人工关节置换经历了从无到有、从小到大、从少到多的稳步发展,完成了质的飞跃。

1970—1971年,上海市第六人民医院骨科王琰、陈中伟等医生为治疗一位膝关节肿瘤患者,与上海手术器械六厂合作,定制了膝关节假体。该团队接着采用上海钢研所提供的TC4钛合金原材料,又开发了头、颈分离的直柄型人工股骨头,在一年多时间内,临床应用于百余例患者。

20世纪70年代初,在上海市政府和市卫生局领导下,上海市成立了以陈中伟为组长的人工关节协作组,他们用TC4钛合金制造了Moore弯柄型人工股骨头,得到很多医院的推广应用,并逐渐取代了直柄型股骨头。同时人工关节种类也发展到肩关节、肘关节、指关节和人工掌骨等。

1971年,北京钢铁研究总院与北京积水潭医院骨科郭兴唐等医师合作,开始选择材料试制人工关节。然而,由于当时信息闭塞、资料缺乏,最初用316L不锈钢仿制了轴心式膝关节和钛及钛合金人工股骨头,临床实验发现前者强度低、易弯曲,后者易磨损、致使关节周围组织变黑。为此,该团队从1978年开始研制铸造钴铬钼合金关节假体,先后为北京积水潭医院仿制出新Muller型全髋假体,为解放军总医院研制出自行设计的Jm2型髋关节。其中新Muller型髋关节由于质量可靠,疗效稳定,一直沿用到20世纪90年代末,后被新型骨水泥固定髋关节假体取代。

20世纪70年代中期,上海手术器械六厂、上海钢研所在上海第九人民医院骨科戴尅戎主持下,对镍钛记忆合金植入器械进行了研制,先后研制了髋关节表面置换杯和小型加压接骨钢板。

1975年,北京积水潭医院贾佑民主任和王金城主任东渡日本进行学术交流,并第一次向国内引进"髋臼旋转截骨技术",此手术经股外侧切口入路,可直视下旋转髋臼角度,他们成为用手术方法治疗髋臼发育不良的第一科研团队。

1978年解放军总医院骨科卢世璧教授团队研制的国产医用骨水泥"TJ骨粘固剂",于当年3月首次应用到人工肘关节置换手术中,取得了满意的效果。

1983年，由王桂生教授牵头组织北京协和医院、解放军总医院、北京积水潭医院与钢铁研究总院合作，签订科研协议，共同研制生物固定型钴铬铝合金人工髋关节，即珍珠面髋关节系列假体。由于该假体质量稳定可靠，术中可不用骨水泥，植入过程简单方便，从其问世以来，国内一直沿用至今，各个厂家竞相仿制生产，截至2005年，估计在中国总植入数量超过10万余例。这一成果使我国拥有了自行设计的第一代生物固定型髋关节，提高了我国人工关节的研究水平，对于我国人工关节发展的影响意义重大。

1981年北京协和医院吴之康教授引进Depuy公司的人工全膝关节系统，并与北京的器械厂家合作，仿制生产了国产人工全膝关节置换器械和人工假体，于1983年将其成功用于国内严重膝关节关节炎患者的治疗，并于1989年在重庆召开的第三次全国骨科年会上做了全膝关节置换术的大会报告，引起较大反响。

20世纪80年代初期，北京大学人民医院成立了国内首个关节炎诊疗中心，开始系统开展人工关节的临床和基础研究。上海光华医院也在国内率先开展了人工肘关节置换术。

进入新世纪以来，关节外科在软骨修复、膝关节炎致病机制研究和保膝治疗、关节镜创新技术等方面取得巨大突破。蒋青发现通过紫外线照射2-([1,1-联苯]-4-基氨基甲酰)苯甲酸(Kartogenin)纳米粒子快速交联，募集骨髓间充质干细胞和滑膜源间充质干细胞产生类关节软骨的再生组织。敖英芳通过3D打印技术，以蚕丝蛋白凝胶与骨髓间充质干细胞符合材料为原料，成功修复了动物兔膝关节软骨缺损。王金成团队研发出一种分级功能机构的干细胞载体支架，用于修复关节软骨缺损。研究发现了YAP在骨关节炎病程中对关节软骨蜕变的保护作用，而敲除软骨细胞中Kdm6b基因会抑制关节软骨代谢，加速膝关节骨关节炎(knee osteoarthritis，KOA)进展。张英泽团队提出胫骨平台“不均匀沉降”理论，指出骨质疏松导致的微骨折在KOA发生发展中具有关键作用，设计了腓骨截骨术和胫腓骨近端截骨联合可吸收垫片植入术，微创治疗KOA。范宏斌团队制备了三相丝基移植物，模拟原生韧带-骨界面的分层结构来修复关节周围软组织。侯春林团队发明了水溶性医用几丁糖制备技术，其具有防治退变性骨关节炎的作用。

在改革开放的号角声中，中国运动医学迎来了历史性发展机遇。为加入国际运动医学联合会，由原国家卫生部和国家体育运动委员会联合向国务院申报，由邓小平、纪登奎、李先念等批准成立中国运动医学学会，隶属于中国体育科学学会。经过近40年的发展，我国关节镜技术发展跻身世界前列。

翟桂华引进膝关节镜技术并在全国推广。钱不凡、蒋尧、黄煌渊等开展关节镜手术。田得祥、于长隆等在运动创伤、运动营养和运动康复开展工作。1989年，陈百成教授率先开展了关节镜半月板损伤手术治疗，避免了传统方法“关节切开半月板全切除术”治疗半月板损伤的严重并发症，开创了半月板损伤微创治疗的时代。我国运动医学事业经过近40年的飞速发展，目前已开展关节镜下前后交叉韧带重建、多韧带重建、髌股关节稳定术、半月板成形/修补/移植术、关节软骨成形/微骨折/骨软骨移植/软骨细胞移植术、关节内游离体摘除术、腘窝囊肿切除术、滑膜切除术等。在肩关节疾病治疗方面，目前已开展关节镜下各种肩袖撕裂修补术、肩关节单向和多向不稳稳定术、冻结肩粘连松解术、肩峰下减压与肩峰成形术、上关节囊重建(SLAP)、损伤盂唇修补术、肱二头肌长头腱切断/固定术等。在髋关节疾病治疗方面，上海运动医学专家已开展关节镜下髋关节盂唇成形/修补、股髋撞击症股骨头颈成形/髋臼成形术、髋关节滑膜软骨瘤游离体摘除术和滑膜切除术等手术。在踝关节疾病治疗方面，以慢性踝关节外侧不稳为例，华山医院运动医学科已由早期切开距腓前韧带修补/重建发展到现在的全关节镜下韧带修补/重建术，术后患者创伤小、恢复快；在距下关节镜手术和踝关节软骨损伤修复治疗等方面也基本保持与国际同步水平。在肘关节疾病治疗方面，目前已开展关节镜下肘关节僵硬粘连松解术、肘关节游离体摘除术和滑膜切除术等手术。在腕关节疾病治疗方面，以华山医院徐文东为代表，已开展关节镜下三角纤维软骨复合体(TFCC)成形/修补术等手术，其技术水平已达到国内领先、国际先进水平。

手术技术的革新方面同样成绩斐然，以前交叉韧带(ACL)重建为例，传统的过顶位技术已被解剖单束或双束重建技术所替代。近来，陈世益教授率先提出了“类等长重建”的概念，从独特的视角出发，对运动医学领域长期争议不断的话题进行了全新的阐释，在国内外同行间引起极大反响。在移植物选择上，自体、异体肌腱和人工韧带等多种移植物可供临床应用，其中陈世益教授在人工韧带的研究与应用方面积累了丰富的经验，在数量和成功率方面达到国际领先水平。陈百成教授率先采用干细胞生长因子对软骨缺损进行修复，临床疗效显著，开创了生物治疗软骨损伤的新时代。敖英芳在膝关节运动损伤的治疗、膝关节交叉韧带损伤的修复与重建方面取得多项原创成果。陈世益教授在前交叉韧带重建术方面提出"类等长重建"的概念，从独特的视角出发，对运动医学领域长期争议不断的话题进行了全新的阐释，在国内外同行间引起极大反响。此外，陈世益教授在人工韧带的研究与应用方面进行了深入而细致的研究，在数量和成功率方面达到国际领先水平。刘玉杰教授创新应用关节镜下骨栓自体肌腱结嵌入挤压固定重建膝关节前、后交叉韧带损伤，采用生物固定，替代了传统的固定方法，免用内固定材料，生物相容性好，避免了机械固定并发症。在治疗囤积挛缩症方面，刘玉杰教授率先设计并开展局麻关节镜下射频汽化治疗臀肌挛缩症，疗效确切。

我国关节外科事业经过七十年的发展，取得了重大成果，特别是在骨关节炎治疗与运动损伤方面，涌现出了一系列创新技术产品与创新理论，极大的丰富了关节外科的内涵，实现了从无到有的跨越式发展。

第二节　高影响因子论文

一、关节软骨损伤修复

关节软骨在关节的运动中发挥着重要的作用。由于不健康的运动方式和创伤所致的骨软骨受损等相关疾病严重威胁患者的健康。但是，由于关节软骨内缺少神经和血管，且内部软骨细胞数量较少，因而关节软骨几乎不具有自我修复的能力，这给关节外科的软骨修复带来巨大的难题。南京鼓楼医院蒋青教授团队发现了一种叫做 KGN 的小分子化合物，具有促进骨髓间充质干细胞向软骨细胞分化的作用。其团队通过紫外线照射 KGN 纳米粒子快速交联，在动物体内修复关节软骨可以募集骨髓间充质干细胞和滑膜源间充质干细胞，产生类关节软骨的自然明胶样、具有关节软骨的组织学与生物力学特性的再生组织，该研究于发表于 *ACS Nano*（IF：13.709）（图 8-1）。北京大学第三医院的敖英芳教授及其团队通过 3D 打印技术，以蚕丝蛋白凝胶与骨髓间充质干细胞符合材料为原料，成功修复动物了兔膝关节软骨缺损，该研究于 2017 年发表于 *Adv Mater.*（IF：21.95）（图 8-2）。吉林大学第二医院的王金成教授及其团队开发出一种分级功能机构的干细胞载体支架，可用于类风湿关节炎造成的关节软骨缺损治疗，此支架由外部硬性结构、3D 打印钛合金孔隙支架和软性复合功能材料及多聚糖水凝胶组合而成，外部 3D 打印支架用以支撑骨组织负荷后的力学要求，软性水凝胶材料则模拟了细胞外基质结构，促进了骨髓间充质干细胞植入后的生物相容性，该研究于 2019 年发表于 *AdvFunct Mater*（IF：15.62）（图 8-3）。这些创新性的软骨修复方式为关节软骨修复工作提供了新的思路。

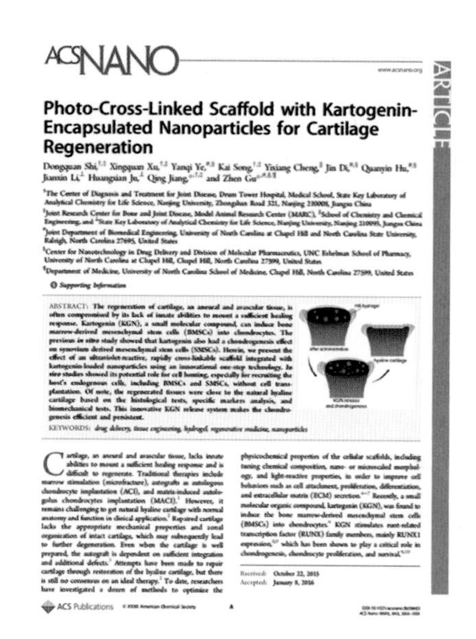
ACS NANO
www.acsnano.org
ARTICLE

Photo-Cross-Linked Scaffold with Kartogenin-Encapsulated Nanoparticles for Cartilage Regeneration

Dongquan Shi, Xingquan Xu, Yanqi Ye, Kai Song, Yixiang Cheng, Jin Di, Quanyin Hu, Jianxin Li, Huangxian Ju, Qing Jiang, and Zhen Gu

图 8-1　南京鼓楼医院蒋青教授团队成果发表于 *ACS Nano*

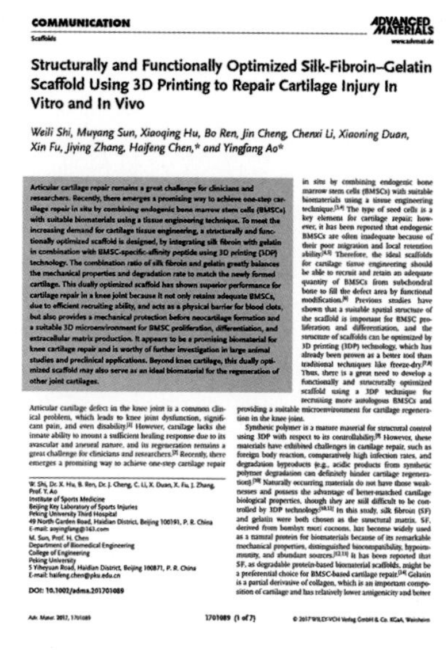
COMMUNICATION
Scaffolds
ADVANCED MATERIALS
www.advmat.de

Structurally and Functionally Optimized Silk-Fibroin–Gelatin Scaffold Using 3D Printing to Repair Cartilage Injury In Vitro and In Vivo

Weili Shi, Muyang Sun, Xiaoqing Hu, Bo Ren, Jin Cheng, Chenxi Li, Xiaoning Duan, Xin Fu, Jiying Zhang, Haifeng Chen, and Yingfang Ao**

图 8-2　北京大学第三医院的敖英芳教授及其团队成果发表于 *Adv Mater.*

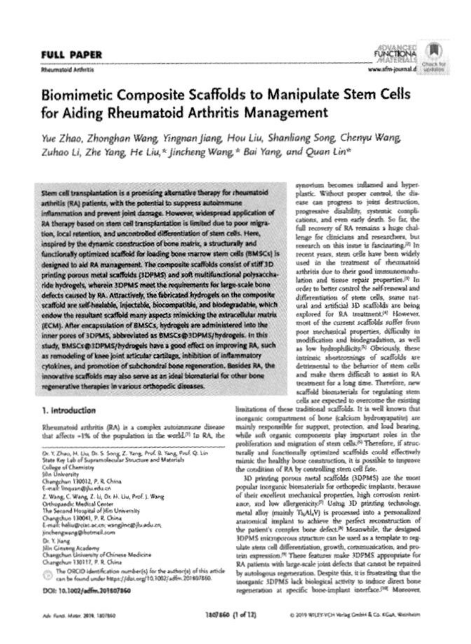

FULL PAPER

Rheumatoid Arthritis

ADVANCED FUNCTIONAL MATERIALS www.afm-journal.de

Biomimetic Composite Scaffolds to Manipulate Stem Cells for Aiding Rheumatoid Arthritis Management

Yue Zhao, Zhonghan Wang, Yingnan Jiang, Hou Liu, Shanliang Song, Chenyu Wang, Zuhao Li, Zhe Yang, He Liu, Jincheng Wang,* Bai Yang, and Quan Lin**

Stem cell transplantation is a promising alternative therapy for rheumatoid arthritis (RA) patients, with the potential to suppress autoimmune inflammation and prevent joint damage. However, widespread application of RA therapy based on stem cell transplantation is limited due to poor migration, local retention, and uncontrolled differentiation of stem cells. Here, inspired by the dynamic construction of bone matrix, a structurally and functionally optimized scaffold for loading bone marrow stem cells (BMSCs) is designed to aid RA management. The composite scaffolds consist of stiff 3D printing porous metal scaffolds (3DPMS) and soft multifunctional polysaccharide hydrogels, wherein 3DPMS meet the requirements for large-scale bone defects caused by RA. Attractively, the fabricated hydrogels on the composite scaffold are self-healable, injectable, biocompatible, and biodegradable, which endow the resultant scaffold many aspects mimicking the extracellular matrix (ECM). After encapsulation of BMSCs, hydrogels are administered into the inner pores of 3DPMS, abbreviated as BMSCs@3DPMS/hydrogels. In this study, BMSCs@3DPMS/hydrogels have a good effect on improving RA, such as remodeling of knee joint articular cartilage, inhibition of inflammatory cytokines, and promotion of subchondral bone regeneration. Besides RA, the innovative scaffolds may also serve as an ideal biomaterial for other bone regenerative therapies in various orthopedic diseases.

1. Introduction

Rheumatoid arthritis (RA) is a complex autoimmune disease that affects ~1% of the population in the world.[1] In RA, the synovium becomes inflamed and hyperplastic. Without proper control, the disease can progress to joint destruction, progressive disability, systemic complications, and even early death. So far, the full recovery of RA remains a huge challenge for clinicians and researchers, but research on this issue is fascinating.[2] In recent years, stem cells have been widely used in the treatment of rheumatoid arthritis due to their good immunomodulation and tissue repair properties.[3] In order to better control the self-renewal and differentiation of stem cells, some natural and artificial 3D scaffolds are being explored for RA treatment.[4] However, most of the current scaffolds suffer from poor mechanical properties, difficulty in modification and biodegradation, as well as low hydrophilicity.[5] Obviously, these intrinsic shortcomings of scaffolds are detrimental to the behavior of stem cells and make them difficult to assist in RA treatment for a long time. Therefore, new scaffold biomaterials for regulating stem cells are expected to overcome the existing limitations of these traditional scaffolds. It is well known that inorganic compartment of bone (calcium hydroxyapatite) are mainly responsible for support, protection, and load bearing, while soft organic components play important roles in the proliferation and migration of stem cells.[6] Therefore, if structurally and functionally optimized scaffolds could effectively mimic the healthy bone construction, it is possible to improve the condition of RA by controlling stem cell fate.

3D printing porous metal scaffolds (3DPMS) are the most popular inorganic biomaterials for orthopedic implants, because of their excellent mechanical properties, high corrosion resistance, and low allergenicity.[7] Using 3D printing technology, metal alloy (mainly Ti_6Al_4V) is processed into a personalized anatomical implant to achieve the perfect reconstruction of the patient's complex bone defect.[8] Meanwhile, the designed 3DPMS microporous structure can be used as a template to regulate stem cell differentiation, growth, communication, and protein expression.[9] These features make 3DPMS appropriate for RA patients with large-scale joint defects that cannot be repaired by autologous regeneration. Despite this, it is frustrating that the inorganic 3DPMS lack biological activity to induce direct bone regeneration at specific bone-implant interface.[10] Moreover,

Dr. Y. Zhao, H. Liu, Dr. S. Song, Z. Yang, Prof. B. Yang, Prof. Q. Lin
State Key Lab of Supramolecular Structure and Materials
College of Chemistry
Jilin University
Changchun 130012, P. R. China
E-mail: linquan@jlu.edu.cn
Z. Wang, C. Wang, Z. Li, Dr. H. Liu, Prof. J. Wang
Orthopaedic Medical Center
The Second Hospital of Jilin University
Changchun 130041, P. R. China
E-mail: heliu@ciac.ac.cn; wangjinc@jlu.edu.cn, jinchengwang@hotmail.com
Dr. Y. Jiang
Jilin Ginseng Academy
Changchun University of Chinese Medicine
Changchun 130117, P. R. China

The ORCID identification number(s) for the author(s) of this article can be found under https://doi.org/10.1002/adfm.201807860.

DOI: 10.1002/adfm.201807860

Adv. Funct. Mater. 2019, 1807860 1807860 (1 of 12) © 2019 WILEY-VCH Verlag GmbH & Co. KGaA, Weinheim

图 8-3 吉林大学第二医院的王金成教授及其团队成果发表于 *AdvFunct Mater*

二、骨关节炎防治

膝关节骨关节炎(KOA)是膝关节最常见的退行性疾病,长期的膝关节疼痛与活动受限对患者生活造成巨大的影响,并给家庭和社会带来巨大的经济负担。在骨关节炎机制研究方面,浙江大学宋海教授团队与香港中文大学 Kinglun Kingston Mak 团队在小鼠模型中发现,通过转基因过表达或通过敲除 YAP 上游抑制激酶 Mst1/2 激活 YAP 可以保持关节软骨完整性,而在软骨细胞中敲除 YAP 会促进软骨破坏,该研究揭示了 YAP 在骨关节炎病程中对关节软骨蜕变的保护作用(图 8-4)。浙江大学欧阳宏伟教授团队发现敲除软骨细胞中 Kdm6b 基因会抑制关节软骨代谢,进而加速骨关节炎的进展(图 8-5)。此外,河北医科大学第三医院张英泽院士团队通过影像学研究、临床研究和生物力学研究发现,胫骨平台不均匀沉降在膝关节骨关节炎的发生和进展中具有关键作用。该团队通过影像学研究还发现,随年龄增长,胫骨内侧平台沉降和膝内侧翻逐渐加重,腓骨近段的弯曲度随之逐渐增大。根据膝关节不均匀沉降理论,开展了腓骨截骨术治疗内侧间室骨关节炎,该手术技术通过单纯截除腓骨近端骨段以矫正胫骨平台不均匀沉降所导致的下肢负重力线内移,缓解膝关节疼痛,该方法适用于内翻<10°的内侧间室型膝关节骨关节炎患者,短期随访显示视觉模拟评分法、膝关节评分法评分有显著提高。为进一步提高治疗效果,尤其是对于内翻严重(>10°)的患者,张英泽院士团队发明了胫腓骨近端截骨联合可吸收垫片植入手术治疗内侧间室骨关节炎,取得了良好的治疗效果(图 8-6)。

三、关节内外软组织损伤修复

关节的解剖结构复杂,除三大基本结构关节面、关节囊与关节腔外,关节内软组织对关节结构的稳

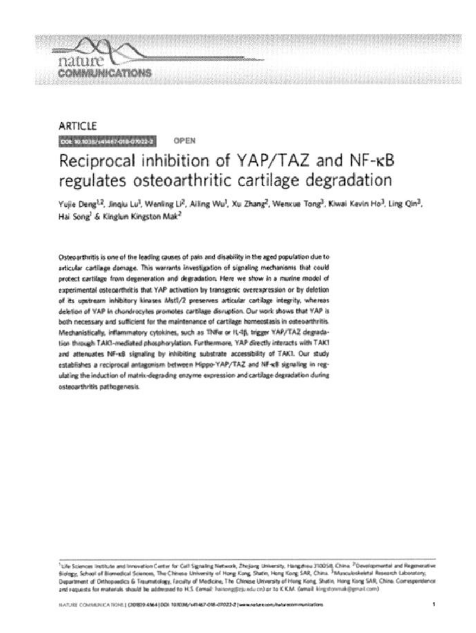

nature COMMUNICATIONS

ARTICLE

DOI: 10.1038/s41467-018-07022-2 OPEN

Reciprocal inhibition of YAP/TAZ and NF-κB regulates osteoarthritic cartilage degradation

Yujie Deng[1,2], Jinqiu Lu[1], Wenling Li[2], Ailing Wu[1], Xu Zhang[2], Wenxue Tong[3], Kiwai Kevin Ho[3], Ling Qin[3], Hai Song[1] & Kinglun Kingston Mak[2]

Osteoarthritis is one of the leading causes of pain and disability in the aged population due to articular cartilage damage. This warrants investigation of signaling mechanisms that could protect cartilage from degeneration and degradation. Here we show in a murine model of experimental osteoarthritis that YAP activation by transgenic overexpression or by deletion of its upstream inhibitory kinases Mst1/2 preserves articular cartilage integrity, whereas deletion of YAP in chondrocytes promotes cartilage disruption. Our work shows that YAP is both necessary and sufficient for the maintenance of cartilage homeostasis in osteoarthritis. Mechanistically, inflammatory cytokines, such as TNFα or IL-1β, trigger YAP/TAZ degradation through TAK1-mediated phosphorylation. Furthermore, YAP directly interacts with TAK1 and attenuates NF-κB signaling by inhibiting substrate accessibility of TAK1. Our study establishes a reciprocal antagonism between Hippo-YAP/TAZ and NF-κB signaling in regulating the induction of matrix-degrading enzyme expression and cartilage degradation during osteoarthritis pathogenesis.

[1] Life Sciences Institute and Innovation Center for Cell Signaling Network, Zhejiang University, Hangzhou 310058, China. [2] Developmental and Regenerative Biology, School of Biomedical Sciences, The Chinese University of Hong Kong, Shatin, Hong Kong SAR, China. [3] Musculoskeletal Research Laboratory, Department of Orthopaedics & Traumatology, Faculty of Medicine, The Chinese University of Hong Kong, Shatin, Hong Kong SAR, China. Correspondence and requests for materials should be addressed to H.S. (email: haisong@zju.edu.cn) or to K.K.M. (email: kingstonmak@gmail.com)

NATURE COMMUNICATIONS | (2018)9:4564 | DOI: 10.1038/s41467-018-07022-2 | www.nature.com/naturecommunications 1

图 8-4 浙江大学宋海教授团队与香港中文大学 Kinglun Kingston Mak 团队揭示了 YAP 在骨关节炎病程中对关节软骨蜕变的保护作用

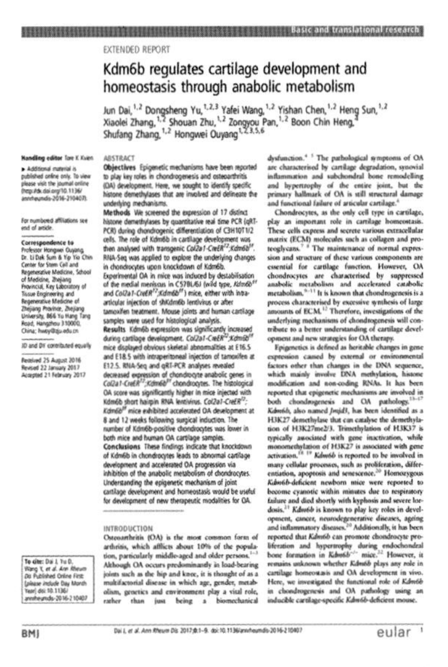

Basic and translational research

EXTENDED REPORT

Kdm6b regulates cartilage development and homeostasis through anabolic metabolism

Jun Dai,[1,2] Dongsheng Yu,[1,2,3] Yafei Wang,[1,2] Yishan Chen,[1,2] Heng Sun,[1,2] Xiaolei Zhang,[1,2] Shouan Zhu,[1,2] Zongyou Pan,[1,2] Boon Chin Heng,[4] Shufang Zhang,[1,2] Hongwei Ouyang[1,2,3,5,6]

Handling editor Tore K Kvien

▸ Additional material is published online only. To view please visit the journal online (http://dx.doi.org/10.1136/annrheumdis-2016-210407).

For numbered affiliations see end of article.

Correspondence to Professor Hongwei Ouyang, Dr. Li Dak Sum & Yip Yio Chin Center for Stem Cell and Regenerative Medicine, School of Medicine, Zhejiang Provincial Key Laboratory of Tissue Engineering and Regenerative Medicine of Zhejiang Province, Zhejiang University, 866 Yu Hang Tang Road, Hangzhou 310000, China; hwoy@zju.edu.cn

JD and DY contributed equally.

Received 25 August 2016
Revised 22 January 2017
Accepted 21 February 2017

ABSTRACT

Objectives Epigenetic mechanisms have been reported to play key roles in chondrogenesis and osteoarthritis (OA) development. Here, we sought to identify specific histone demethylases that are involved and delineate the underlying mechanisms.

Methods We screened the expression of 17 distinct histone demethylases by quantitative real time PCR (qRT-PCR) during chondrogenic differentiation of C3H10T1/2 cells. The role of Kdm6b in cartilage development was then analysed with transgenic *Col2a1-CreER*[T2];*Kdm6b*[f/f]. RNA-Seq was applied to explore the underlying changes in chondrocytes upon knockdown of Kdm6b. Experimental OA in mice was induced by destabilisation of the medial meniscus in C57BL/6J (wild type, *Kdm6b*[f/f] and *Col2a1-CreER*[T2];*Kdm6b*[f/f]) mice, either with intra-articular injection of shKdm6b lentivirus or after tamoxifen treatment. Mouse joints and human cartilage samples were used for histological analysis.

Results Kdm6b expression was significantly increased during cartilage development. *Col2a1-CreER*[T2];*Kdm6b*[f/f] mice displayed obvious skeletal abnormalities at E16.5 and E18.5 with intraperitoneal injection of tamoxifen at E12.5. RNA-Seq and qRT-PCR analyses revealed decreased expression of chondrocyte anabolic genes in *Col2a1-CreER*[T2];*Kdm6b*[f/f] chondrocytes. The histological OA score was significantly higher in mice injected with Kdm6b short hairpin RNA lentivirus. *Col2a1-CreER*[T2];*Kdm6b*[f/f] mice exhibited accelerated OA development at 8 and 12 weeks following surgical induction. The number of Kdm6b-positive chondrocytes was lower in both mice and human OA cartilage samples.

Conclusions These findings indicate that knockdown of Kdm6b in chondrocytes leads to abnormal cartilage development and accelerated OA progression via inhibition of the anabolic metabolism of chondrocytes. Understanding the epigenetic mechanism of joint cartilage development and homeostasis would be useful for development of new therapeutic modalities for OA.

INTRODUCTION

Osteoarthritis (OA) is the most common form of arthritis, which afflicts about 10% of the population, particularly middle-aged and older persons.[1-3] Although OA occurs predominantly in load-bearing joints such as the hip and knee, it is thought of as a multifactorial disease in which age, gender, metabolism, genetics and environment play a vital role, rather than just being a biomechanical dysfunction.[4 5] The pathological symptoms of OA are characterised by cartilage degradation, synovial inflammation and subchondral bone remodelling and hypertrophy of the entire joint, but the primary hallmark of OA is still structural damage and functional failure of articular cartilage.[6]

Chondrocytes, as the only cell type in cartilage, play an important role in cartilage homeostasis. These cells express and secrete various extracellular matrix (ECM) molecules such as collagen and proteoglycans.[7 8] The maintenance of normal expression and structure of these various components are essential for cartilage function. However, OA chondrocytes are characterised by suppressed anabolic metabolism and accelerated catabolic metabolism.[9-11] It is known that chondrogenesis is a process characterised by excessive synthesis of large amounts of ECM.[12] Therefore, investigations of the underlying mechanisms of chondrogenesis will contribute to a better understanding of cartilage development and new strategies for OA therapy.

Epigenetics is defined as heritable changes in gene expression caused by external or environmental factors other than changes in the DNA sequence, which mainly involve DNA methylation, histone modification and non-coding RNAs. It has been reported that epigenetic mechanisms are involved in both chondrogenesis and OA pathology.[13-17] *Kdm6b*, also named *Jmjd3*, has been identified as a H3K27 demethylase that can catalyse the demethylation of H3K27me2/3. Trimethylation of H3K27 is typically associated with gene inactivation, while monomethylation of H3K27 is associated with gene activation.[18 19] *Kdm6b* is reported to be involved in many cellular processes, such as proliferation, differentiation, apoptosis and senescence.[20] Homozygous *Kdm6b*-deficient newborn mice were reported to become cyanotic within minutes due to respiratory failure and died shortly with kyphosis and severe lordosis.[21] *Kdm6b* is known to play key roles in development, cancer, neurodegenerative diseases, ageing and inflammatory diseases.[20] Additionally, it has been reported that *Kdm6b* can promote chondrocyte proliferation and hypertrophy during endochondral bone formation in *Kdm6b*[-/-] mice.[22] However, it remains unknown whether *Kdm6b* plays any role in cartilage homeostasis and OA development in vivo. Here, we investigated the functional role of *Kdm6b* in chondrogenesis and OA pathology using an inducible cartilage-specific *Kdm6b*-deficient mouse.

To cite: Dai J, Yu D, Wang Y, et al. Ann Rheum Dis Published Online First: [please include Day Month Year] doi:10.1136/annrheumdis-2016-210407

BMJ Dai J, et al. Ann Rheum Dis 2017;0:1–9. doi:10.1136/annrheumdis-2016-210407 eular 1

图 8-5 浙江大学欧阳宏伟教授团队发现敲除软骨细胞中 Kdm6b 基因会抑制关节软骨代谢,进而加速骨关节炎的进展

■ Feature Article

Medial Compartment Decompression by Fibular Osteotomy to Treat Medial Compartment Knee Osteoarthritis: A Pilot Study

ZONG-YOU YANG, MD; WEI CHEN, MD; CUN-XIANG LI, MD; JUAN WANG, MD; DE-CHENG SHAO, MD; ZHI-YONG HOU, MD; SHI-JUN GAO, MD; FEI WANG, MD; JI-DONG LI, MD; JIAN-DONG HAO, MD; BAI-CHENG CHEN, MD; YING-ZE ZHANG, MD

abstract

Compared with high tibial osteotomy and total knee arthroplasty, the authors found a simpler surgical procedure, partial fibular osteotomy, could effectively relieve knee pain and also correct the varus deformity for patients with medial compartment knee osteoarthritis (OA). From January 1996 to April 2012, a total of 156 patients with medial compartment OA were treated by proximal fibular osteotomy in the authors' hospital. A 2-cm-long section of fibula was resected 6 to 10 cm below the fibular head. A total of 110 patients with follow-up of more than 2 years were included in the study, including 34 males and 76 females with an average age of 59.2 years.

图 8-6　张英泽院士团队发明了胫腓骨近端截骨联合可吸收垫片植入手术治疗内侧间室骨关节炎

定性亦至关重要；但是，由于关节内软组织血供与神经分布较少，自愈能力较差，给外科修复工作带来巨大的困难。韧带重建完成后，腱骨愈合延迟是影响患者预后的重要难题，空军军医大学（原第四军医大学）西京医院范宏斌教授团队对传统蚕丝支架进行改进，对各向同性丝进行顺序修饰，形成一种三相丝基移植物，其中三个区域分别是韧带、软骨和骨界面层，然后分别是生物材料涂层。该研究将骨髓间充质干细胞（BMSCs）、软骨细胞和成骨细胞分别接种于三相丝移植体的韧带、软骨和骨区，并将细胞-支架复合体卷起成多层移植物，模拟了原生韧带-骨界面的分层结构。该团队在体外实验中发现，负载于三相丝支架上的三系细胞表现出较高的增殖能力和向相应细胞谱系分化的能力，在兔前交叉韧带损伤模型中，术后 24 周通过组织学和显微 CT 观察发现，该材料具有明显的促进细胞成骨的能力，显著增强了移植物抗拔出力，此外在腱-骨界面可以形成自然地的三层结构，为提高关节内韧带重建手术成功率提供了新的思路，该研究结果发表于 *Biomaterials*（IF：10. 273）（图 8-7）。膝关节半月板形态呈现出外侧“O”型，内侧“C”的结构，其不同部位侧微观结构和功能也存在差异，常规的半月板修复方式生成的新生组织微观结构单一，不能满足半月板不同部位的功能特性，因此北京大学第三医院余家阔教授与江东教授团队通过特定的动态拉力压力负载系统，并结合生长因子成功诱导出组织工程半月板组织。该组织在不同区域和层次与自体半月板微观形态相似，对关节软骨具有显著的保护作用，该研究发表于 *SCIENCE TRANSLATIONAL MEDICINE*（IF：17. 161）（图 8-8）。

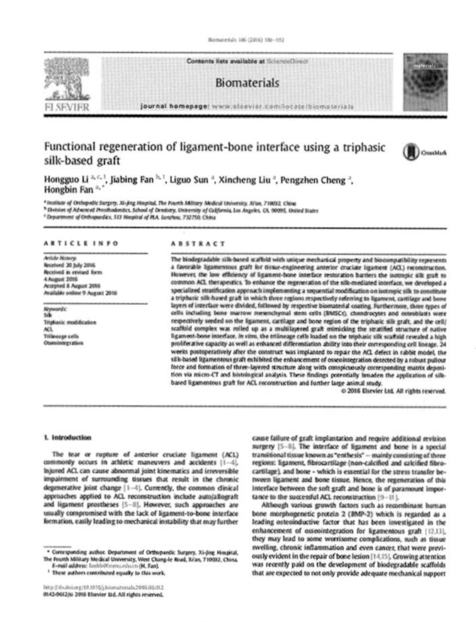

Contents lists available at ScienceDirect

Biomaterials

journal homepage: www.elsevier.com/locate/biomaterials

Functional regeneration of ligament-bone interface using a triphasic silk-based graft

Hongguo Li [a,c,1], Jiabing Fan [b,1], Liguo Sun [a], Xincheng Liu [a], Pengzhen Cheng [a], Hongbin Fan [a,*]

[a] Institute of Orthopedic Surgery, Xi-jing Hospital, The Fourth Military Medical University, Xi'an, 710032, China
[b] Division of Advanced Prosthodontics, School of Dentistry, University of California, Los Angeles, CA, 90095, United States
[c] Department of Orthopaedics, 513 Hospital of PLA, Lanzhou, 732750, China

ARTICLE INFO

Article history:
Received 20 July 2016
Received in revised form
4 August 2016
Accepted 8 August 2016
Available online 9 August 2016

Keywords:
Silk
Triphasic modification

ABSTRACT

The biodegradable silk-based scaffold with unique mechanical property and biocompatibility represents a favorable ligamentous graft for tissue-engineering anterior cruciate ligament (ACL) reconstruction. However, the low efficiency of ligament-bone interface restoration barriers the isotropic silk graft to common ACL therapeutics. To enhance the regeneration of the silk-mediated interface, we developed a specialized stratification approach implementing a sequential modification on isotropic silk to constitute a triphasic silk-based graft in which three regions respectively referring to ligament, cartilage and bone layers of interface were divided, followed by respective biomaterial coating. Furthermore, three types of cells including bone marrow mesenchymal stem cells (BMSCs), chondrocytes and osteoblasts were respectively seeded on the ligament, cartilage and bone region of the triphasic silk graft, and the cell/

图 8-7　空军军医大学西京医院范宏斌教授团队成果发表于 *Biomaterials*

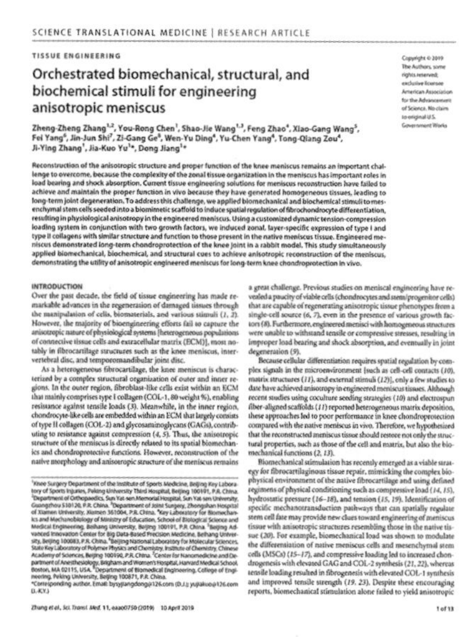

SCIENCE TRANSLATIONAL MEDICINE | RESEARCH ARTICLE

TISSUE ENGINEERING

Orchestrated biomechanical, structural, and biochemical stimuli for engineering anisotropic meniscus

Copyright © 2019 The Authors, some rights reserved; exclusive licensee American Association for the Advancement of Science. No claim to original U.S. Government Works

Zheng-Zheng Zhang[1,2], You-Rong Chen[1], Shao-Jie Wang[1,3], Feng Zhao[4], Xiao-Gang Wang[5], Fei Yang[6], Jin-Jun Shi[7], Zi-Gang Ge[8], Wen-Yu Ding[4], Yu-Chen Yang[4], Tong-Qiang Zou[4], Ji-Ying Zhang[1], Jia-Kuo Yu[1]*, Dong Jiang[1]*

Reconstruction of the anisotropic structure and proper function of the knee meniscus remains an important challenge to overcome, because the complexity of the zonal tissue organization in the meniscus has important roles in load bearing and shock absorption. Current tissue engineering solutions for meniscus reconstruction have failed to achieve and maintain the proper function in vivo because they have generated homogeneous tissues, leading to long-term joint degeneration. To address this challenge, we applied biomechanical and biochemical stimuli to mesenchymal stem cells seeded into a biomimetic scaffold to induce spatial regulation of fibrochondrocyte differentiation, resulting in physiological anisotropy in the engineered meniscus. Using a customized dynamic tension-compression loading system in conjunction with two growth factors, we induced zonal, layer-specific expression of type I and type II collagens with similar structure and function to those present in the native meniscus tissue. Engineered meniscus demonstrated long-term chondroprotection of the knee joint in a rabbit model. This study simultaneously applied biomechanical, biochemical, and structural cues to achieve anisotropic reconstruction of the meniscus,

图 8-8　北京大学第三医院余家阔教授与江东教授团队成果发表于 *SCIENCE TRANSLATIONAL MEDICINE*

近年关节外科部分高分文章见表 8-1。

表 8-1　近年关节外科部分高分文章(IF>10)

年份	文献名称	发表期刊	发表单位
软骨损伤修复			
2016	Photo-Cross-Linked Scaffold with Kartogenin-Encapsulated Nanoparticles for Cartilage Regeneration	*ACS Nano*	南京鼓楼医院
2017	Structurally and Functionally Optimized Silk-Fibroin-Gelatin Scaffold Using 3D Printing to Repair Cartilage Injury In Vitro and In Vivo	*Advanced Materials*	北京大学第三医院
2019	Biomimetic Composite Scaffolds to Manipulate Stem Cells for Aiding Rheumatoid Arthritis Management.	*Advanced Functional Materials*	吉林大学第二医院
骨关节炎防治			
2018	Reciprocal inhibition of YAP/TAZ and NF-κB regulates osteoarthritic cartilage degradation	*Nature Communications*	浙江大学与香港中文大学
2017	Kdm6b regulates cartilage development and homeostasis through anabolic metabolism	*Annals of the Rheumatic Diseases*	浙江大学
关节内外软组织修复			
2016	Functional regeneration of ligament-bone interface using a triphasic silk-based graft	*Biomaterials*	第四军医大学西京医院
2017	Orchestrated biomechanical, structural, and biochemical stimuli for engineering anisotropic meniscus	*Science Translational Medicine*	北京大学第三医院

第三节　国家科学技术奖

一、水溶性几丁糖医用制品的研制与临床应用

外科手术的改进并不能完全解决临床上所遇到的问题,而新的医用生物材料的研制,有望提高和改善外科治疗效果。几丁糖(壳聚糖)是从海洋生物虾蟹外壳中提纯的天然多糖类物质,但传统工艺制备的几丁糖不溶于水,无法用于人体内。上海长征医院侯春林教授团队历时20年,发明了水溶性医用几丁糖制备技术,通过在几丁糖分子上引入羧甲基基团和采用乙醇分级分离提纯、过滤除菌等制备工艺,使几丁糖从酸溶性变为水溶性,并保留其生物活性,在国际上首次将几丁糖研制成体内应用的医用生物材料。该团队通过基础研究,在国内最先报道几丁糖具有广谱的抑菌、促进上皮细胞和血管内皮细胞增长、抑制成纤维细胞生长的生物学特性,且其具有预防组织粘连、防治退变性骨关节炎的临床作用,进而开发了国际上第一个用于体内的医用几丁糖制品,用于预防外科手术后组织粘连、防治退变性骨关节炎及作为粘弹剂用于眼内手术,该项目"水溶性几丁糖医用制品的研制与临床应用"荣获2009年国家科学技术进步奖二等奖(图8-9)。

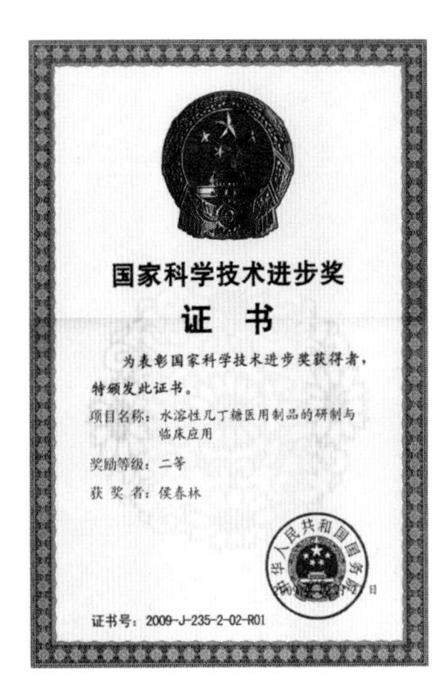
国家科学技术进步奖
证　书
为表彰国家科学技术进步奖获得者,
特颁发此证书。
项目名称:水溶性几丁糖医用制品的研制与临床应用
奖励等级:二等
获 奖 者:侯春林
证书号:2009-J-235-2-02-R01

图8-9　上海长征医院侯春林教授团队荣获2009年国家科学技术进步二等奖

二、骨水泥固定及珍珠面无骨水泥固定人工关节的实验及临床的系列研究

解放军总医院骨科卢世璧院士团队在国产化人工关节领域开展了二十年的研究，填补了国内骨水泥研制及临床应用的空白，其在国内首先设计及制造了珍珠面无骨水泥固定人工髋关节，并进行系列实验研究。主要成果包括：①国内首先开展了带金属原位不脱钙切片，证实了珍珠面骨内生长良好；②国内外首先采用带金属原位不脱钙的同位素检查；③首先进行了分段金属假体与骨结合强度生物力学测定，证实了珍珠面假体在术后一个月即超过骨水泥的结合强度；④首创了加压螺栓固定髋臼假体的方法；⑤首次证明珍珠面金属髋臼表面植骨组强度高于非植骨组，达到骨水泥固定 3 倍；⑥首次证实假体与金属之间可发生骨性结合，适当负重刺激有利于骨性结合；⑦首次将 BMP 用于假体邻近骨缺损的修复；⑧发明了肿瘤切除后进行珍珠面假体加髂骨及骨泥移植复合固定方法，增强了骨段与假体的固定强度，结果优于同期国外的报道。上述系列研究中的设计理念和试验方法的先进性、实验结果及临床应用疗效在当时均达到国际先进水平。两项研究“珍珠面钴铬钼合金人工髋关节的研制动物实验及临床应用”与“骨水泥固定及珍珠面无骨水泥固定人工关节的实验及临床的系列研究”分别荣获 1990 年度中国人民解放军科学技术进步奖一等奖（图 8-10）与 1991 年度国家科学技术进步奖一等奖（图 8-11）。

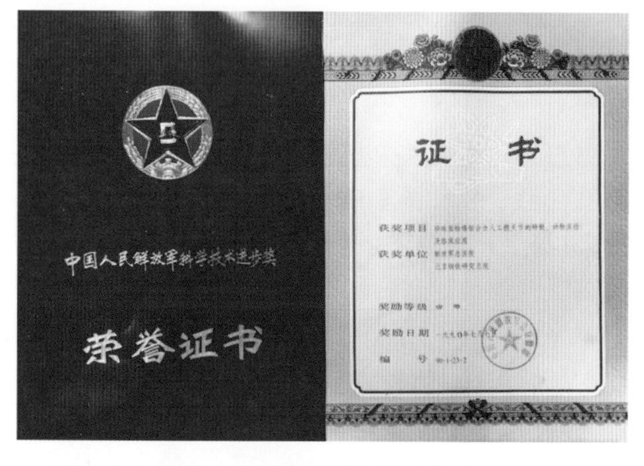

图 8-10　解放军总医院骨科卢世璧院士团队“珍珠面钴铬钼合金人工髋关节的研制动物实验及临床应用”荣获 1990 年度中国人民解放军科学技术进步奖一等奖

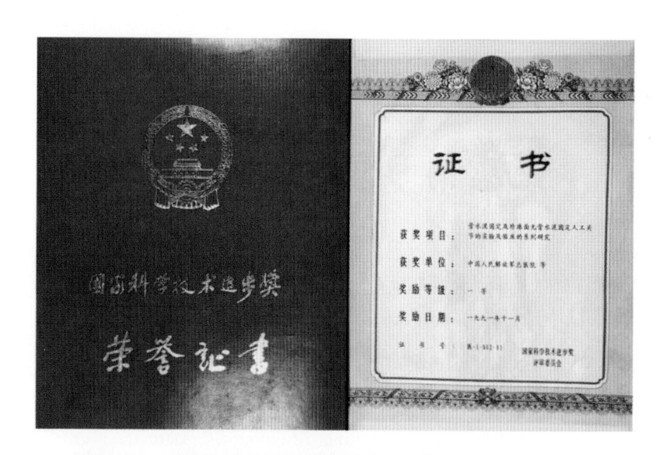

图 8-11　解放军总医院骨科卢世璧院士团队“骨水泥固定及珍珠面无骨水泥固定人工关节的实验及临床的系列研究”荣获 1991 年度国家科学技术进步奖一等奖

三、形状记忆加压骑缝钉

上海交通大学医学院附属第九人民医院的戴尅戎院士于 20 世纪 80 年代末与上海钢铁研究所合作在国际上首先将形状记忆合金制品用于人体内部。该团队相继发明形状记忆加压骑缝钉、锯齿臂环抱器等四种内植物，在全国多家医院中推广应用，在国际会议上被授予形状记忆合金医学应用奠基人金杯，并于 1989 年 12 月获得国家发明奖二等奖和首届上海市发明家称号（图 8-12）。

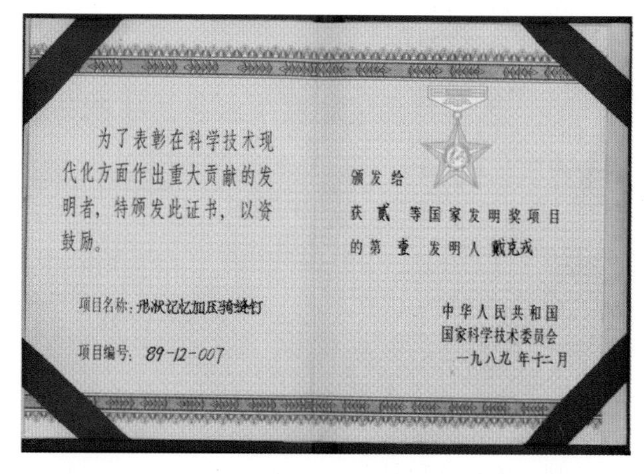

图 8-12　上海交通大学医学院附属第九人民医院戴尅戎院士于 1989 年 12 月获得国家发明二等奖

四、应用生物学固定原理提高人工关节长期稳定性的实验与临床研究

上海交通大学医学院附属第九人民医院戴尅戎院士率先将生物力学固定原理应用于人工关节长期稳

定性的研究中，该研究项目“应用生物学固定原理提高人工关节长期稳定性的实验与临床研究”荣获1996年国家科学技术进步奖三等奖(图8-13)。

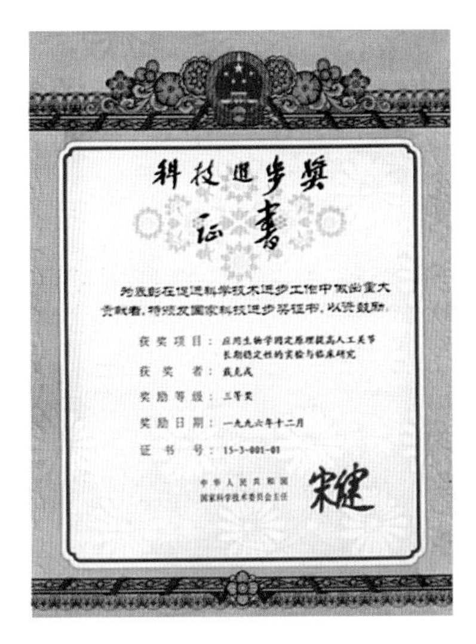
科技进步奖

证书

为表彰在促进科学技术进步工作中做出重大贡献者，特颁发国家科技进步奖证书，以资鼓励。

获奖项目：应用生物学固定原理提高人工关节长期稳定性的实验与临床研究

获奖者：戴尅戎

奖励等级：三等奖

奖励日期：一九九六年十二月

证书号：15-3-001-01

中华人民共和国

国家科学技术委员会主任　宋健

图8-13　上海交通大学医学院附属第九人民医院戴尅戎院士荣获1996年国家科学技术进步奖三等奖

第四节　国际专利

一、一种可注射型组织工程骨外构建装置

关节软骨属于透明软骨，缺乏神经血管营养，损伤后自身难以修复。临床现有治疗措施存在明显缺陷，保守治疗和关节清理术只能暂时缓解疼痛，而不能阻止病程的发展；自体骨软骨移植术可造成供区损伤，且来源有限，难以修复较大面积的缺损；异体骨软骨移植术存在免疫排斥反应及传播疾病的风险；人工关节置换术则费用昂贵、并发症较多、翻修率较高，特别是对年轻患者的身心影响大、经济负担重。中国人民解放军陆军军医大学(原第三军医大学)第一附属医院王富友团队发明了一种可注射型组织工程骨外构建装置，获得了美国专利(PCT专利号PCT/CN2014/082599)(图8-14)。

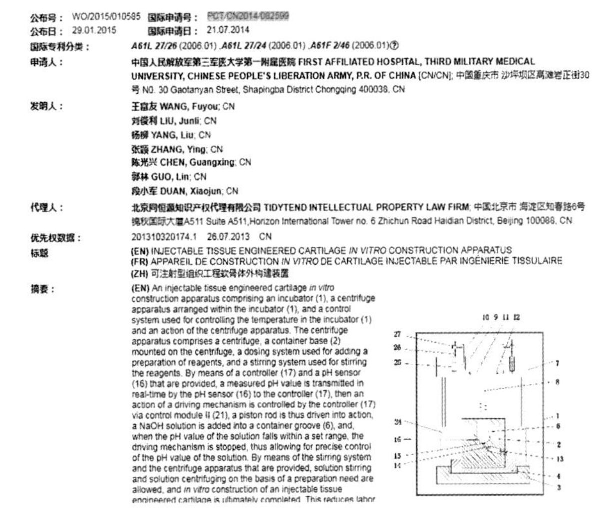
公布号：WO/2015/010585　国际申请号：PCT/CN2014/082599

公布日：29.01.2015　国际申请日：21.07.2014

国际专利分类：*A61L 27/26* (2006.01) ,*A61L 27/24* (2006.01) ,*A61F 2/46* (2006.01)

申请人：中国人民解放军第三军医大学第一附属医院 FIRST AFFILIATED HOSPITAL, THIRD MILITARY MEDICAL UNIVERSITY, CHINESE PEOPLE'S LIBERATION ARMY, P.R. OF CHINA [CN/CN]; 中国重庆市 沙坪坝区高滩岩正街30号 NO. 30 Gaotanyan Street, Shapingba District Chongqing 400038, CN

发明人：王富友 WANG, Fuyou; CN
刘俊利 LIU, Junli; CN
杨柳 YANG, Liu; CN
张颖 ZHANG, Ying; CN
陈光兴 CHEN, Guangxing; CN
郭林 GUO, Lin; CN
段小军 DUAN, Xiaojun; CN

代理人：北京同恒源知识产权代理有限公司 TIDYTEND INTELLECTUAL PROPERTY LAW FIRM; 中国北京市 海淀区知春路6号锦秋国际大厦A511 Suite A511,Horizon International Tower no. 6 Zhichun Road Haidian District, Beijing 100088, CN

优先权数据：201310320174.1　26.07.2013　CN

标题
(EN) INJECTABLE TISSUE ENGINEERED CARTILAGE *IN VITRO* CONSTRUCTION APPARATUS
(FR) APPAREIL DE CONSTRUCTION *IN VITRO* DE CARTILAGE INJECTABLE PAR INGÉNIERIE TISSULAIRE
(ZH) 可注射型组织工程软骨体外构建装置

摘要：(EN) An injectable tissue engineered cartilage *in vitro* construction apparatus comprising an incubator (1), a centrifuge apparatus arranged within the incubator (1), and a control system used for controlling the temperature in the incubator (1) and an action of the centrifuge apparatus. The centrifuge apparatus comprises a centrifuge, a container base (2) mounted on the centrifuge, a dosing system used for adding a preparation of reagents, and a stirring system used for stirring the reagents. By means of a controller (17) and a pH sensor (16) that are provided, a measured pH value is transmitted in real-time by the pH sensor (16) to the controller (17), then an action of a driving mechanism is controlled by the controller (17) via control module II (21), a piston rod is thus driven into action, a NaOH solution is added into a container groove (6), and, when the pH value of the solution falls within a set range, the driving mechanism is stopped, thus allowing for precise control of the pH value of the solution. By means of the stirring system and the centrifuge apparatus that are provided, solution stirring and solution centrifuging on the basis of a preparation need are allowed, and *in vitro* construction of an injectable tissue engineered cartilage is ultimately completed. This reduces labor

图8-14　王富友团队发明一种可注射型组织工程骨外构建装置，获得美国专利

二、生物3D打印设备及方法

生物3D打印技术是利用3D打印离散/堆积成型的基本原理和方法，对生物材料(包括天然生物材料和人工合成生物材料)或细胞悬浮液进行受控打印，形成所需的具有生物活性的植入物、细胞三维结构或人工组织器官等。生物3D打印作为生命科学与现代制造科学交叉的新兴技术，有利于构建组织工程中所需的各种三维仿生结构。目前生物3D打印技术主要分为两大类：喷墨成型技术和挤压成型技术。其中，气动式活塞挤出喷头利用压缩气体提供持续气压动力推动活塞挤出喷头内的生物材料使生物材料连续从微喷管中挤出成型。气动挤压成型具有成型材料范围广、柔性高、控制方便等优点。现有的生物3D打印设备只能先在体外完成植入物、组织工程支架、组织器官等生物三维结构的打印，无法在动物或人体内实时地完成所需组织或器官的打印与修复。现有生物3D打印设备的喷头只能依靠三维运动装置进行运动，不适用于各类组织器官的微创手术实施。因此，南京鼓楼医院蒋青教授团队发明了一种生物3D打印设备，包括：打印机架、运动控制系统、3D生物打印笔装置、气泵和气压控制器。该发明实施方案没有固定的打印平台，医生可以将患者的手臂、腿部、关节等大尺寸身体组织器官置于生物3D打印机成形空间内，实现骨、软骨、肌肉、皮肤等组织器官的实时、直接打印修复；可拆卸的3D生物打印笔装置，医生在手术时可以根据实时影像数据，采用手持方式完成受损组织器官的打印及修复，操作简单、灵活性高、创伤小；可以打印多种高分子材料和/或生物材料，采用可选的光固化或交联成形方式，可实现常温成形，固化速度快、细胞成活率高、适用范围广泛，该发明获得美国专利(PCT专利号PCT/CN2017/075018)(图8-15)。

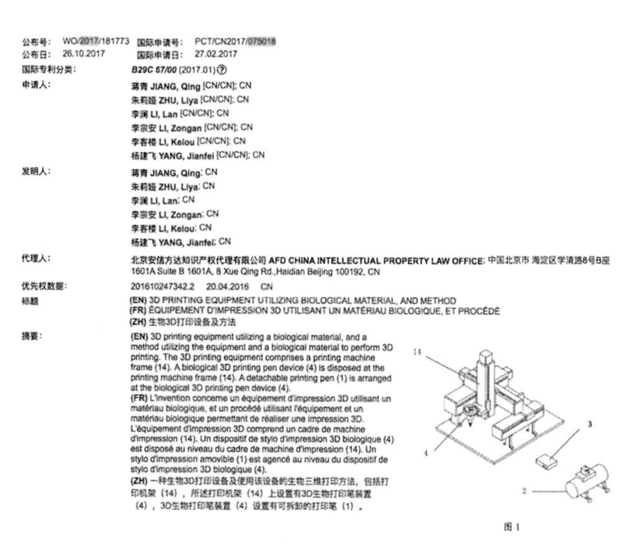

公布号: WO/2017/181773 国际申请号: PCT/CN2017/075018
公布日: 26.10.2017 国际申请日: 27.02.2017
国际专利分类: B29C 67/00 (2017.01)
申请人: 蒋青 JIANG, Qing [CN/CN]; CN
朱莉娅 ZHU, Liya [CN/CN]; CN
李澜 LI, Lan [CN/CN]; CN
李宗安 LI, Zongan [CN/CN]; CN
李客楼 LI, Kelou [CN/CN]; CN
杨建飞 YANG, Jianfei [CN/CN]; CN
发明人: 蒋青 JIANG, Qing; CN
朱莉娅 ZHU, Liya; CN
李澜 LI, Lan; CN
李宗安 LI, Zongan; CN
李客楼 LI, Kelou; CN
杨建飞 YANG, Jianfei; CN
代理人: 北京安信方达知识产权代理有限公司 AFD CHINA INTELLECTUAL PROPERTY LAW OFFICE; 中国北京市 海淀区学清路8号B座 1601A Suite B 1601A, 8 Xue Qing Rd.,Haidian Beijing 100192, CN
优先权数据: 201610247342.2 20.04.2016 CN
标题 (EN) 3D PRINTING EQUIPMENT UTILIZING BIOLOGICAL MATERIAL, AND METHOD
(FR) ÉQUIPEMENT D'IMPRESSION 3D UTILISANT UN MATÉRIAU BIOLOGIQUE, ET PROCÉDÉ
(ZH) 生物3D打印设备及方法
摘要: (EN) 3D printing equipment utilizing a biological material, and a method utilizing the equipment and a biological material to perform 3D printing. The 3D printing equipment comprises a printing machine frame (14). A biological 3D printing pen device (4) is disposed at the printing machine frame (14). A detachable printing pen (1) is arranged at the biological 3D printing pen device (4).
(FR) L'invention concerne un équipement d'impression 3D utilisant un matériau biologique, et un procédé utilisant l'équipement et un matériau biologique permettant de réaliser une impression 3D. L'équipement d'impression 3D comprend un cadre de machine d'impression (14). Un dispositif de stylo d'impression 3D biologique (4) est disposé au niveau du cadre de machine d'impression (14). Un stylo d'impression amovible (1) est agencé au niveau du dispositif de stylo d'impression 3D biologique (4).
(ZH) 一种生物3D打印设备及使用该设备的生物三维打印方法，包括打印机架（14），所述打印机架（14）上设置有3D生物打印笔装置（4），3D生物打印笔装置（4）设置有可拆卸的打印笔（1）。

图 8-15 蒋青团队发明的新型 3D 打印设备与方法获得美国专利

三、一种人工关节假体

由于肌肉和软骨组织的损伤，很多患者的膝关节无法正常行走和屈伸，在这种情况下，需要植入假体来替代膝关节，以帮助患者再次正常站立、行走、屈曲和伸展。虽然人工膝关节已经得到了广泛的应用，但是传统的人工膝关节在模拟自然膝关节的动作时不够细致，因此人体在使用假体时不能很好地在位置上活动，往往不能很好地发挥作用。特别是对屈曲膝关节的模拟，传统的人工膝关节只注重屈伸膝关节股骨与胫骨之间的弯曲但忽略了外部旋转过程中相对于胫骨股骨弯曲。因此，假体在体位上实现适当的屈曲在本质上是非常困难的，甚至由于动作不符合人体的生理特性而损伤假体；此外，病人的股骨和胫骨也可能受到损伤，因此病人的预后情况可能会更糟。首都医科大学北京朝阳医院曲铁兵教授克服上述技术的不足，发明了一种能够满足患者屈曲运动也实现外部旋转股骨与胫骨在膝关节的弯曲和扩展的人工关节假体，该发明获得美国专利（PCT 专利号 PCT/CN20170007412）（图 8-16）。

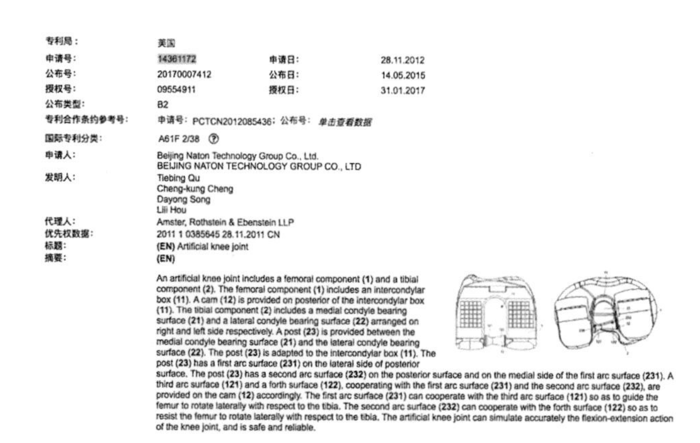

专利局: 美国
申请号: 14361172 申请日: 28.11.2012
公布号: 20170007412 公布日: 14.05.2015
授权号: 09554911 授权日: 31.01.2017
公布类型: B2
专利合作条约参考号: 申请号: PCTCN2012085436; 公布号: 单击查看数据
国际专利分类: A61F 2/38
申请人: Beijing Naton Technology Group Co., Ltd.
BEIJING NATON TECHNOLOGY GROUP CO., LTD
发明人: Tiebing Qu
Cheng-kung Cheng
Dayong Song
Lili Hou
代理人: Amster, Rothstein & Ebenstein LLP
优先权数据: 2011 1 0385645 28.11.2011 CN
标题: (EN) Artificial knee joint
摘要: (EN)
An artificial knee joint includes a femoral component (1) and a tibial component (2). The femoral component (1) includes an intercondylar box (11). A cam (12) is provided on posterior of the intercondylar box (11). The tibial component (2) includes a medial condyle bearing surface (21) and a lateral condyle bearing surface (22) arranged on right and left side respectively. A post (23) is provided between the medial condyle bearing surface (21) and the lateral condyle bearing surface (22). The post (23) is adapted to the intercondylar box (11). The post (23) has a first arc surface (231) on the lateral side of posterior surface. The post (23) has a second arc surface (232) on the posterior surface and on the medial side of the first arc surface (231). A third arc surface (121) and a forth surface (122), cooperating with the first arc surface (231) and the second arc surface (232), are provided on the cam (12) accordingly. The first arc surface (231) can cooperate with the third arc surface (121) so as to guide the femur to rotate laterally with respect to the tibia. The second arc surface (232) can cooperate with the forth surface (122) so as to resist the femur to rotate laterally with respect to the tibia. The artificial knee joint can simulate accurately the flexion-extension action of the knee joint, and is safe and reliable.

图 8-16 曲铁兵教授发明一种人工膝关节假体获美国专利

四、一种防卷防脱无菌手套

在临床上，无菌手套是手术等无菌操作的必备物品。无菌手套分为手指手部区和腕部区，包装好的无菌手套的腕部区折叠，折叠后外露的内表面作为穿戴时的手持部分，手部区穿戴好后再将腕部区回折并套住无菌手术衣的袖口区。目前的无菌手套使用时存在两个问题：一是穿戴手部区的过程中，折叠部分容易卷曲，使得原本无菌的区域存在细菌污染风险；二是对于身材高大或者手臂纤细的操作者，在手术过程中无菌手套的腕部区容易从无菌手术衣袖口区滑脱，造成皮肤外露，也存在细菌污染风险。浙江大学医学院附属邵逸夫医院王强发明了一种防卷防脱无菌手套，包括无菌手套和防卷支撑板；在无菌手套腕部区的部分或全部设有防卷支撑板，防卷支撑板表面具有粘性，黏性表面设有覆盖物；避免穿戴无菌手套时卷曲，防止污染；避免无菌操作时无菌手套腕部区滑脱，从而避免感染风险的增加。同时，使操作更加顺畅、省时省力、减少浪费、减少手术时间。该发明获得美国专利（PCT 专利号 PCT/CN2018/090774）（图 8-17）。

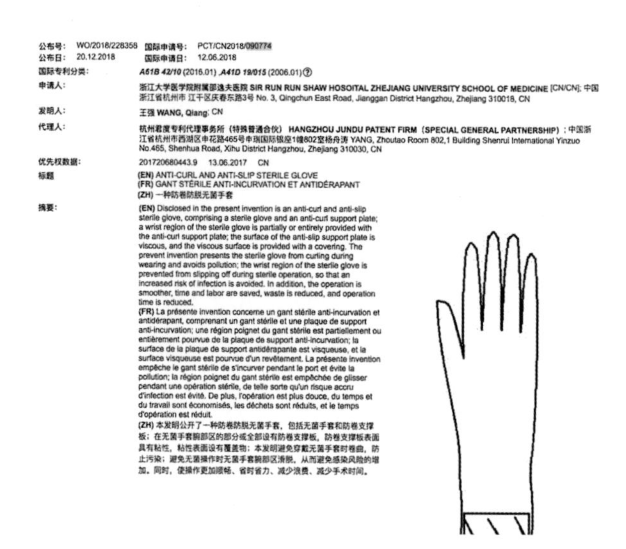

公布号: WO/2018/228358 国际申请号: PCT/CN2018/090774
公布日: 20.12.2018 国际申请日: 12.06.2018
国际专利分类: A61B 42/10 (2016.01) ,A41D 19/015 (2006.01)
申请人: 浙江大学医学院附属邵逸夫医院 SIR RUN RUN SHAW HOSOITAL ZHEJIANG UNIVERSITY SCHOOL OF MEDICINE [CN/CN]; 中国浙江省杭州市江干区庆春东路3号 No. 3, Qingchun East Road, Jianggan District Hangzhou, Zhejiang 310016, CN
发明人: 王强 WANG, Qiang; CN
代理人: 杭州君度专利代理事务所（特殊普通合伙） HANGZHOU JUNDU PATENT FIRM (SPECIAL GENERAL PARTNERSHIP); 中国浙江省杭州市西湖区申花路465号申瑞国际银座1幢802室杨舟涛 YANG, Zhoutao Room 802,1 Building Shenrui International Yinzuo No.465, Shenhua Road, Xihu District Hangzhou, Zhejiang 310030, CN
优先权数据: 201720680443.9 13.06.2017 CN
标题 (EN) ANTI-CURL AND ANTI-SLIP STERILE GLOVE
(FR) GANT STÉRILE ANTI-INCURVATION ET ANTIDÉRAPANT
(ZH) 一种防卷防脱无菌手套
摘要: (EN) Disclosed in the present invention is an anti-curl and anti-slip sterile glove, comprising a sterile glove and an anti-curl support plate; a wrist region of the sterile glove is partially or entirely provided with the anti-curl support plate; the surface of the anti-slip support plate is viscous, and the viscous surface is provided with a covering. The prevent invention presents the sterile glove from curling during wearing and avoids pollution; the wrist region of the sterile glove is prevented from slipping off during sterile operation, so that an increased risk of infection is avoided. In addition, the operation is smoother, time and labor are saved, waste is reduced, and operation time is reduced.
(FR) La présente invention concerne un gant stérile anti-incurvation et antidérapant, comprenant un gant stérile et une plaque de support anti-incurvation; une région poignet du gant stérile est partiellement ou entièrement pourvue de la plaque de support anti-incurvation; la surface de la plaque de support antidérapante est visqueuse, et la surface visqueuse est pourvue d'un revêtement. La présente invention empêche le gant stérile de s'incurver pendant le port et évite la pollution; la région poignet du gant stérile est empêchée de glisser pendant une opération stérile, de telle sorte qu'un risque accru d'infection est évité. De plus, l'opération est plus douce, du temps et du travail sont économisés, les déchets sont réduits, et le temps d'opération est réduit.
(ZH) 本发明公开了一种防卷防脱无菌手套，包括无菌手套和防卷支撑板；在无菌手套腕部区的部分或全部设有防卷支撑板，防卷支撑板表面具有粘性，粘性表面设有覆盖物；本发明避免穿戴无菌手套时卷曲，防止污染；避免无菌操作时无菌手套腕部区滑脱，从而避免感染风险的增加。同时，使操作更加顺畅、省时省力、减少浪费、减少手术时间。

图 8-17 王强发明一种防卷脱无菌手套获美国专利

第五节　指南及专家共识

一、骨关节炎诊疗指南(2018 年版)

历时 10 年的不懈探索与研究,2017 年中华医学会骨科学分会关节外科学组将广大关节外科专家的及相关领域的专家的最新研究成果和包会经验进行总结,制定了属于我国自己的、系统而全面的《骨关节炎诊疗指南(2018 年版)》。与旧版指南相比,新一版指南介绍了我国骨关节炎的流行病学特点,进一步优化了骨关节炎的诊断和评估流程,基于循证医学的证据更为全面的评估了骨关节炎的治疗方案。

二、玻璃酸钠在骨科和运动医学相关疾病中的应用专家共识

2017 年 11 月 14 日,由中国医师协会骨科医师分会运动医学专业委员会和人民卫生出版社《中国医学前沿杂志(电子版)》编辑部联合主办的"《玻璃酸钠在骨科和运动医学相关疾病中的应用专家共识》修订版发布会"在珠海隆重举行。修订版共识旨在使更多骨科、运动医学科医师和相关疾病患者获益。该共识进一步规范玻璃酸钠(hyaluronan, HA)在骨科和运动医学相关疾病治疗中的合理应用,为临床医生提供较为详实、准确、实用的 HA 临床应用指导意见。

三、股骨头坏死临床诊疗规范

为更规范股骨头坏死的诊疗技术,提高疗效,合理使用医疗资源,中华医学会骨科学分会关节外科学组召集国内骨坏死研究及诊疗专家讨论,制定了《股骨头坏死临床诊疗规范》。

四、中国骨科手术加速康复切口管理指南

近年来,加速康复外科理念已在骨外科迅速推广应用,取得了显著成效。手术切口并发症常常影响加速康复进程。为了进一步加强切口科学化管理与减少切口并发症,《中华骨与关节外科杂志》联合中国研究型医院学会关节外科学专业委员会伤口管理研究学组和中国医疗保健国际交流促进会关节疾病防治分会伤口管理学组与部分专家起草了《中国骨科手术加速康复切口管理指南》。

五、膝骨关节炎阶梯治疗专家共识

吴阶平医学基金会骨科学专家委员会依据中华医学会骨科分会关节外科学组制定的《骨关节炎诊疗指南(2018 年版)》,汇聚全国关节外科学、中医学、康复医学等相关学科的专家们的专业经验和学识,聚焦对膝关节关节炎的治疗,经过多轮充分细致、广泛深入、独立客观、科学循证的专题探讨,积聚共识,制定了《膝骨关节炎阶梯治疗专家共识》。本共识针对膝关节关节炎的流行病学、诊断标准、治疗方法进行了系统的简化总结,着重结合其病理机制特点、提出了膝关节关节炎分期标准、阶梯化分级治疗策略和参考性临床路径。本共识为医疗管理机构和各级医务人员对膝关节关节炎的治疗工作提供科学、规范、有效的参考和指导。

六、富血小板血浆在骨关节外科临床应用专家共识(2018 年版)

富血小板血浆(platelet-rich plasma, PRP)是通过离心的方法从自体血中提取出来的血小板浓缩物。PRP 来源于自体、无免疫排斥、制作简单,临床应用安全。研究报道,应用 PRP 可以促进骨折愈合,加快创面修复,减少术后并发症,促进术后功能恢复等。中国医疗保健国际交流促进会骨科分会汇集国内外 PRP 领域及相关领域专家共识,制定了《富血小板血浆在骨关节外科临床应用专家共识(2018 年版)》。

七、膝骨关节炎中医诊疗专家共识(2015 年版)

膝骨关节炎是一种常见病,属中医"痹证"范畴,也是中医骨伤科治疗的优势病种。目前我国骨关节炎的临床常用治疗方法包括:中药、玻璃酸钠、关节镜术、针灸、针刀、关节置换术、推拿按摩、截骨术、关节冲洗、理疗等。中国中医药研究促进会骨科专业委员会联合中国中西医结合学会骨伤科专业委员会关节工作委员会制定了《膝骨关节炎中医诊疗专家共识(2015 年版)》。

八、骨质疏松性骨折患者抗骨质疏松治疗与管理专家共识

骨质疏松性骨折是再发骨折最主要的危险因素,因此,加强骨质疏松性骨折的管理,特别是重视骨质疏松症的诊断与合理干预将有事半功倍之效。

为此,中华医学会骨质疏松和骨矿盐疾病分会与中华医学会骨科学分会骨质疏松学组拟此共识,旨在倡导多科协作模式,加强骨质疏松骨折后患者的综合管理,降低再发骨折发生率,实现国际骨质疏松基金会提出的“让第一次骨折成为最后一次(Stop at one,make your first break your last)”的目标,制定了《骨质疏松性骨折患者抗骨质疏松治疗与管理专家共识》。

(翁习生　吕国华　程方岩)

参考文献

[1] SHI D,XU X,YE Y,et al. Photo-Cross-Linked Scaffold with Kartogenin-Encapsulated Nanoparticles for Cartilage Regeneration[J]. ACS nano,2016,10(1):1292-1299.

[2] SHI W,SUN M,HU X,et al. Structurally and Functionally Optimized Silk-Fibroin-Gelatin Scaffold Using 3D Printing to Repair Cartilage Injury In Vitro and In Vivo[J]. Advanced materials,2017,29(29).

[3] ZHAO Y,WANG Z,JIANG Y. Biomimetic Composite Scaffolds to Manipulate Stem Cells for Aiding Rheumatoid Arthritis Management[J]. Advanced Functional Materials,2019,29(30).

[4] DENG Y,LU J,LI W,et al. Reciprocal inhibition of YAP/TAZ and NF-kappaB regulates osteoarthritic cartilage degradation[J]. Nature communications,2018,9(1):4564.

[5] DAI J,YU D,WANG Y,et al. Kdm6b regulates cartilage development and homeostasis through anabolic metabolism[J]. Annals of the rheumatic diseases,2017,76(7):1295-1303.

[6] YANG ZY,CHEN W,LI CX,et al. Medial Compartment Decompression by Fibular Osteotomy to Treat Medial Compartment Knee Osteoarthritis:A Pilot Study[J]. Orthopedics,2015,38(12):e1110-1114.

[7] LI H,FAN J,SUN L,et al. Functional regeneration of ligament-bone interface using a triphasic silk-based graft[J]. Biomaterials,2016,106:180-192.

[8] ZHANG ZZ,CHEN YR,WANG SJ,et al. Orchestrated biomechanical,structural,and biochemical stimuli for engineering anisotropic meniscus[J]. Science translational medicine,2019,11(487).

[9] 中华医学会骨科学分会关节外科学组. 骨关节炎诊疗指南(2018年版)[J]. 中华骨科杂志,2018,38(12):705-715.

[10] 中国医师协会骨科医师分会运动医学专业委员会. 玻璃酸钠在骨科和运动医学相关疾病中的应用专家共识(2017年修订版)[J]. 中国医学前沿杂志(电子版),2017,9(11):前插1-8.

[11] 李子荣. 股骨头坏死临床诊疗规范(2015年版)[J]. 中华关节外科杂志(电子版),2015,9(01):133-138.

[12] 康焱,周宗科,杨惠林,等. 中国骨科手术加速康复切口管理指南[J]. 中华骨与关节外科杂志. 2018;11(1):3-10.

[13] 中华医学会骨科分会关节外科学组,吴阶平医学基金会骨科学专家委员会. 膝骨关节炎阶梯治疗专家共识(2018年版)[J]. 中华关节外科杂志(电子版),2019,13(1):124-130.

[14] 中国医疗保健国际交流促进会骨科分会. 富血小板血浆在骨关节外科临床应用专家共识(2018年版)[J]. 中华关节外科杂志(电子版,2018,112(5):596-600.

[15] 中国中医药研究促进会骨科专业委员会,中国中西医结合学会骨伤科专业委员会关节工作委员会. 膝骨关节炎中医诊疗专家共识(2015年版)[J],中医正骨,2015(7):4-5.

[16] 中华医学会骨质疏松和骨矿盐疾病分会,中华医学会骨科学分会骨质疏松学组. 骨质疏松性骨折患者抗骨质疏松治疗与管理专家共识[J]. 中华骨质疏松和骨矿盐疾病杂志,2015(3),189-195.

第九章

骨肿瘤和骨病外科成果

1985年，中华医学会骨科学分会骨肿瘤学组成立，标志着我国骨肿瘤骨病专业的形成，自此国内骨肿瘤骨病规范化治疗的理念获得大范围推广。多种保肢技术、脊柱肿瘤整块切除术、人工骨盆置换术、骶骨肿瘤的规范化治疗以及术中出血控制措施等方面的进展，明显提高了骨肿瘤骨病治疗的手术效果和安全性。近年来，分子生物学和免疫学诊疗水平不断提高，立体定向放疗技术快速发展，新材料、3D打印技术与骨科学紧密结合。这些诊疗技术的进步与诊治规范的完善使骨肿瘤、骨病的诊治进入一个全新的个体化治疗的新时期。本章从理论与技术发展、高影响因子文章、国家级科技奖励、国际专利和专家共识等五方面，回顾近年来骨肿瘤、股骨头坏死等骨病的诊疗突破以及3D打印技术发展的主要成就。

第一节　理论与技术发展成果

中华人民共和国成立前，四肢骨结核在当时多以石膏管型固定，脊柱结核则严格卧床。成人四肢关节结核多采用关节外固定。1945年，方先之总结出病灶清除术，更新了骨结核治疗方法。1955年，方先之总结1 000例临床病例，汇集成书。在方先之的影响和推动下，20世纪60年代，张伯良、狄勋元、刘春生、王浩然、吴德贤、陈惠民等人讨论了有关胸椎结核、颈椎结核等病灶的清除方法。

1975年积水潭医院郭兴唐为1例股骨远端骨巨细胞瘤患者实施了中国第一例肿瘤型人工膝关节置换术，人工假体采用不锈钢材料制作。1977年，宋献文在北京积水潭医院创建国内第一个骨肿瘤专业组。1985年，中华医学会骨科学分会成立了骨肿瘤学组，标志着我国骨肿瘤专业的形成。宋献文、孙燕等在北京积水潭医院应用国产VCR、氨甲蝶呤等化疗药物为骨肉瘤患者进行治疗，是我国早期开展骨肿瘤化疗的单位之一。

20世纪80年代初期，为了提高生存率，对于四肢骨肿瘤的治疗多数以截肢为主。但是，患者术后的生存率并没有显著提高。为此，北京协和医院骨科王桂生等采用体外循环，对患肢进行氮芥肢体灌注再结合截肢，使肢体恶性肿瘤患者的术后生存率有了一定的提高。同一时期的国内学者开展国产铰链型肿瘤膝关节假体（钴铬钼合金）的研制。上海交通大学附属瑞金医院过邦辅、中山医学院附属第一医院黄承达等在肢体肿瘤的保肢治疗、骨肿瘤病理学切片与临床影像对照研究等方面积累了丰富的经验。

1983年，北京积水潭医院骨肿瘤科宋献文主任首次报道乙醇灭活瘤骨再植治疗恶性骨肿瘤。其方法为瘤骨段完整切下后，肉眼下刮除肿瘤组织，放入95%乙醇内浸泡30分钟，再原位回植，缺损较大的用骨水泥充填，在宋献文教授的指导下，积水潭医院骨肿瘤科对乙醇灭活瘤骨的机制进行了深入的研究，该研究成果为我国广泛采用乙醇灭活再植术治疗骨肿瘤并保留肢体，提供了坚实的理论基础，在之后近20年的时间内，灭活再植治疗肢体骨肿瘤因设备条件要求简单、费用低廉而被国内各省市广泛采用，成为最主要的既经济又有效的保肢治疗方法，在特定的年代及条件限制下，使广大恶性骨肿瘤青少年患者得以保留肢体。即使在今天，灭活骨由于其在免疫学及生物结构上与宿主骨十分匹配，仍存在一定的使用价值。

2014—2019年，我国在骨肿瘤、骨病和3D打印领域的理论与技术发展成果丰富。

在骨盆恶性肿瘤的外科治疗方面，北京大学人民医院郭卫团队原创地提出切除和重塑恶性肿瘤累及骨盆不同区域的规范方法，他们设计使用的组配式半骨盆假体置换术被国际同行公认为髋臼周围肿瘤切除后功能重建的最佳方案。

在脊柱转移瘤的微创新技术方向，中国人民解放军原成都军区昆明总医院的徐永清团队研究的放射治疗计划系统（TPS）引导下经皮椎体成形术（percutaneous vertebroplasty，PVP）联合 I^{125} 粒子植入术治疗脊柱转移瘤。PVP 术中联合 I^{125} 粒子植入能增强抗肿瘤作用。该技术在欧洲进行临床应用交流，并在欧洲获国际青年学者奖。

在骨肉瘤的化疗和保肢技术方面，上海市第一人民医院的蔡郑东教授等在国内最早将射频消融应用于骨肿瘤的微创治疗，并成功实施了国内首例磁共振引导超声聚焦治疗转移性骨肿瘤，使骨肿瘤治疗逐步向微创甚至无创转变。中国人民解放军原济南军区总医院的于秀淳团队应用 MMIA 方案（HD-MTX、ADR、IFO）和 DIA 方案（DDP、IFO、ADR），发现化疗反应优良率（肿瘤细胞坏死率 > 90%）为 67.7%。他们应用瘤段骨灭活再植术修复肿瘤性骨缺损，并发症发生率明显减少。该团队还提出了保留自身关节的保肢术（保留骨骺的灭活再植术、保留骨骺的复合异体骨移植术、保留关节的灭活再植术和保留关节的自体骨移植术）的概念和手术操作技术，该保肢术被欧洲骨肿瘤学会委员、西班牙 Navarra 大学医学院 San Julian 教授编著的 *Pediatric Bone Sarcoma* 所收录。

在股骨头坏死的诊疗方面，华中科技大学同济医学院附属协和医院杨述华团队研究同种异体骨支架植入治疗股骨头坏死的技术。该团队设计出中空圆柱体带螺纹的同种异体冻干辐照骨支架，结合自体骨松质颗粒移植，有利于坏死区域血管再生及坏死骨的修复。该技术的创新点为骨支架的爬行替代与吸收的过程类似于新骨的形成，使骨支架始终保持其力学特性和强度，为坏死股骨头软骨下骨板提供足够的力学支撑，巧妙地解决了股骨头内减压和支撑软骨及成骨修复这两个难题。大连大学附属中山医院赵德伟团队首次提出早期骨坏死静脉淤滞期进行髓芯减压有效的理论和显微修复与再造理论，建立了多种带血运骨瓣转移重建动脉缺血型股骨头坏死的系列治疗方案，使青壮年中晚期骨坏死得到有效治疗。

在 3D 打印钛合金骨科植入物技术领域，西安交通大学第二附属医院的贺西京教授团队完成世界首例经口咽寰枢椎松解复位并 3D 打印钛板内固定融合手术。空军军医大学（原第四军医大学）西京医院裴国献教授团队在国际上率先开展了 3D 打印钛合金假体重建锁骨、3D 打印钛合金假体重建肩胛骨，完成了亚洲首例 3D 打印钛合金假体重建半骨盆。北京大学第三医院张克教授团队首次实现了人工髋关节 3D 打印植入物的产业化，该项目获得国家食品药品监督管理总局批准。北京大学第三医院刘忠军教授团队研发了世界首例应用 3D 打印的人工定制枢椎作为脊椎外科内植物，进行脊椎肿瘤治疗后的稳定性重建，这次治疗是国内首次将 3D 打印的枢椎应用于恶性肿瘤治疗。上海长征医院肖建如教授团队在脊柱肿瘤相关领域展开了系列攻关，首创了经乳突下—颌下入路行寰椎侧块肿瘤切除术等多项脊柱肿瘤外科新技术，提出了颈胸角的概念并指导颈胸段脊柱肿瘤的手术入路、肿瘤切除与重建术；开展了世界首例颈椎巨大肿瘤切除与 3D 打印全颈椎人工椎体置换术、寰枢椎肿瘤切除及 3D 寰枢椎人工假体置换术等新技术；并且自主研发了系列脊柱肿瘤 en bloc 整块切除术手术工具，优化了手术技术，缩短了手术时间，提高了脊柱肿瘤切除率及疗效。

在骨科 3D 打印虚拟现实技术方面，原成都军区昆明总医院的徐永清团队将“虚拟中国人”、现代影像学与计算机辅助技术相结合，把皮瓣的血管重建出来，完成皮瓣结构的三维重建，制定最佳个性化的手术方案，实现由平面向立体解剖、由组织解剖向数字解剖、由静态解剖向动态解剖的模式转变。他们还创建了 3D 打印骨科手术导板体系，开拓性地建立了骨科手术导航的一种新方法。该技术已广泛应用于脊柱椎弓根螺钉的植入、髋膝关节置换、肩关节置换、骨盆截骨、各种畸形的截骨手术中，制定了国内首个企业标准。该团队的创新性成果“个体化导航模板在颈椎椎弓根螺钉的植入研究”获比利时 Mimics 创新一等奖。

第二节　高影响因子文章

一、骶骨肿瘤的手术治疗

北京积水潭医院宋献文教授从 20 世纪 70 年代起开始探索骶骨肿瘤的手术治疗。他在手术切口、入路、止血技术等方面进行了详细的研究，骶骨肿瘤切除术相关的研究于 1978 年获“全国医药卫生科学大会奖”。宋献文教授关于骶骨肿瘤手术治疗的学术论文于 1987 年发表在世界著名的骨科杂志 *Clinical Orthopaedics and Related Research*（图 9-1）。

Surgical Treatment of Primary Tumors of the Sacrum

H. W. SUNG, M.D.,* W. P. SHU, M.D.,** H. M. WANG, M.D., M.S.,** S. Y. YUAI, M.D.,† AND Y. B. TSAI, M.D.†

Fifty-four patients were surgically treated for primary tumors of the sacrum. The ratio of men to women was 2:1, and most patients were from 30–50 years of age. Nearly half the tumors were chordomas, and the others were mostly giant cell tumors and neurofibromas. Proven malignancy was present in less than 10%. The operative and postoperative mortality was 11%, wound infection 11%, delayed wound healing 11%, and the immediate success rate 89%. A follow-up study of 33 cases for more than two years showed that 25 patients were living and well, providing a survival rate of 75.7%. Except for malignant tumors, preservation of upper sacral nerve roots was possible and necessary in the majority of low grade and benign tumors. Ligation of both internal iliac arteries and a temporary block of the common iliac arteries or aorta minimized bleeding. Injury to veins must be carefully avoided. Postoperative X-ray treatment appeared helpful in reducing recurrences, especially in upper sacral tumors where nerve root compression had to be relieved.

Primary tumors of the sacrum are rare. The incidence of these tumors among all bone tumors reported from hospitals throughout the world varied from 1%–3.5%.[1,4] The sacrum can develop caudal nerve root and neurogenic tumors that always invade bone. Therefore, these tumors are also included in this series of primary sacral tumors. The most frequent tumor, chordoma, which has its origin from residual notochord cells, is not strictly speaking a primary bone tumor. Consequently, primary tumors of the sacrum include all tumors that are not of metastatic origin.

From 1956–1984, 69 cases of primary tumors of the sacrum were treated. In the same period, about 1600 bone tumors were registered. The incidence of sacral tumors was 4.3%, the highest of all reported series in the world literature. Among the 69 cases, 54 were treated surgically and were analyzed to determine the indications for operative treatment. In addition, the technique for removal of various size tumors situated at different levels and the results of surgery were analyzed. There was a postoperative follow-up period of at least two years.

MATERIALS AND METHODS

During the 26 years from 1959–1984, 54 cases of primary tumors of the sacrum were treated surgically. There were 36 men and 18 women, and the ratio was 2:1. The predominance of men in this series was probably because of the higher percentage of chordoma in men. The age of patients, ranging from 11–66 years, was divided as follows: age 11–20, five cases; 21–30, 15 cases; 31–40, 11 cases; 41–50, 13 cases; 51–60, four cases; and 61–70, six cases.

The exact duration of the tumor is often difficult to determine. If pain is the chief symptom, it may well correspond with the beginning of the tumor.

From the Department of Musculoskeletal Oncology, Beijing Ji Shui Tan Hospital, Beijing, People's Republic of China.

* Chief Surgeon of Department of Musculoskeletal Oncology, and Professor of Orthopedic Surgery, Beijing Medical College.

** Visiting Surgeon, Department of Musculoskeletal Oncology, and Lecturer of Orthopedic Surgery.

† Visiting Surgeon of Department of Musculoskeletal Oncology.

Reprint requests to H. W. Sung, M.D., Shriners Hospital, 12501 North Pine Dr., Tampa, Florida 33612.

Received: March 7, 1986.

91

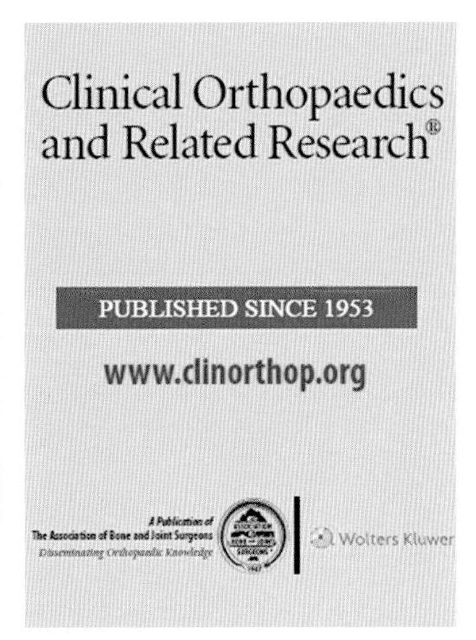

图 9-1　“Surgical Treatment of Primary Tumors of the Sacrum”的论文首页及其发表的期刊封面

二、诊断卵巢癌术后的多发溶骨性病变

该研究发现有卵巢癌病史的患者可能因甲状旁腺瘤而出现褐色肿瘤，仅用单一的方法诊断时可能被误诊为转移性骨肿瘤，强调了应运用多种临床手段来评估此类骨骼病变的重要性。该研究成果“Multiple osteolytic bone lesions 3 years after ovarian cancer: benign or malignant?”在 2018 年 *Journal of Clinical Oncology*（IF = 28. 245）上发表（图 9-2）。

三、一种促进骨合成代谢的特异性 siRNA 靶向系统

在骨合成代谢受损类疾病的研究中，作者以大鼠为实验对象开发了一种将 siRNA 特异性地递送到骨合成表面的靶向系统，并且生物成像分析表明，该方法显著促进了大鼠的骨代谢合成，有望作为骨合成代谢疗法的新方法。该研究成果“A delivery system targeting bone formation surfaces to facilitate RNAi-based anabolic therapy”在 *Nature Medicine*（IF = 30. 641）上发表（图 9-3）。

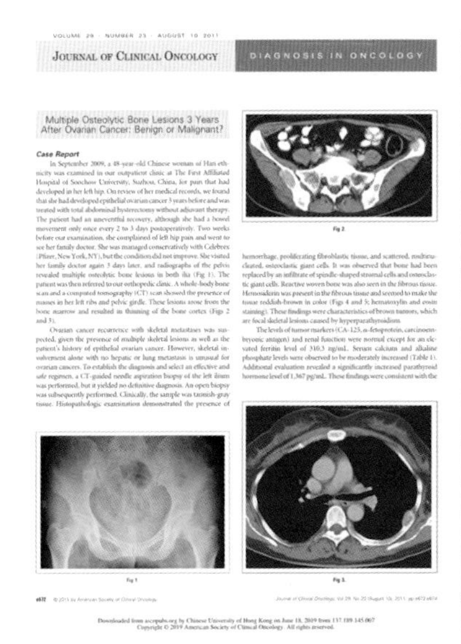

JOURNAL OF CLINICAL ONCOLOGY　DIAGNOSIS IN ONCOLOGY

Multiple Osteolytic Bone Lesions 3 Years After Ovarian Cancer: Benign or Malignant?

Case Report

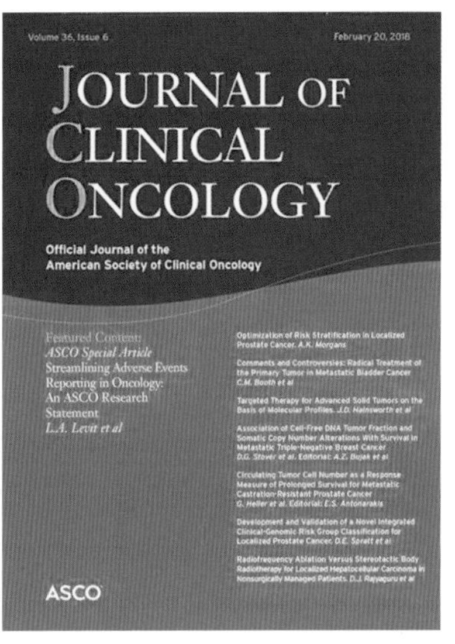

图 9-2　“Multiple osteolytic bone lesions 3 years after ovarian cancer: benign or malignant?”的论文首页及其发表的期刊封面

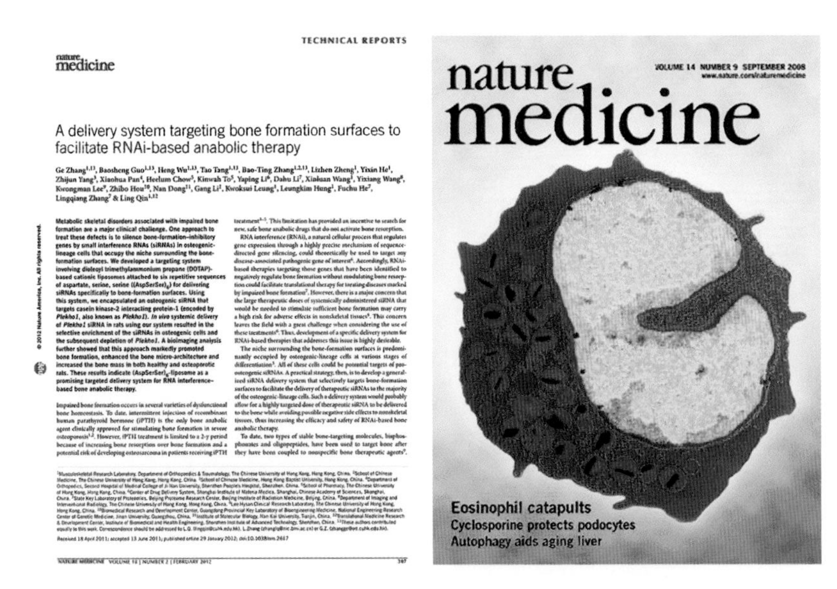
TECHNICAL REPORTS

nature medicine

A delivery system targeting bone formation surfaces to facilitate RNAi-based anabolic therapy

Ge Zhang[1,13], Baosheng Guo[1,13], Heng Wu[1,13], Tao Tang[1,13], Bao-Ting Zhang[1,2,13], Lizhen Zheng[1], Yixin He[1], Zhijun Yang[3], Xiaohua Pan[4], Heelum Chow[5], Kinwah To[5], Yaping Li[6], Dahu Li[7], Xinluan Wang[1], Yixiang Wang[8], Kwongman Lee[9], Zhibo Hou[10], Nan Dong[11], Gang Li[1], Kwoksui Leung[1], Leungkim Hung[1], Fuchu He[7], Lingqiang Zhang[7] & Ling Qin[1,12]

图 9-3　“A delivery system targeting bone formation surfaces to facilitate RNAi-based anabolic therapy”的论文首页及其发表的期刊封面

四、GSK-3β、NF-κB 信号和人类骨肉瘤的发生

该研究尝试在骨肉瘤的治疗中寻找到新的治疗靶点，最终结果表明 GSK-3β 活性可以促进骨肉瘤肿瘤生长，并且 GSK-3b 和/或 NF-κB 途径的治疗靶向性能成为增强抗癌药物对骨肉瘤的治疗效果的有效方法。该研究成果“Glycogen synthase kinase-3β, NF-κB signaling, and tumorigenesis of human osteosarcoma”在 *Journal of the National Cancer Institute*（IF = 14.69）上发表（图 9-4）。

五、一种带有 RGDS 肽印迹的热响应水凝胶层的细胞片收集系统

该研究运用细胞片技术（cell sheet technology）非侵入性的收获了完整的细胞单层，在细胞层面上的再生医学有极大的前景。该研究“Thermo-responsive hydrogel layers imprinted with RGDS peptide: a system for harvesting cell sheets”发表于 *Angewandte Chemie-international Edition*（IF = 11.33）（图 9-5）。

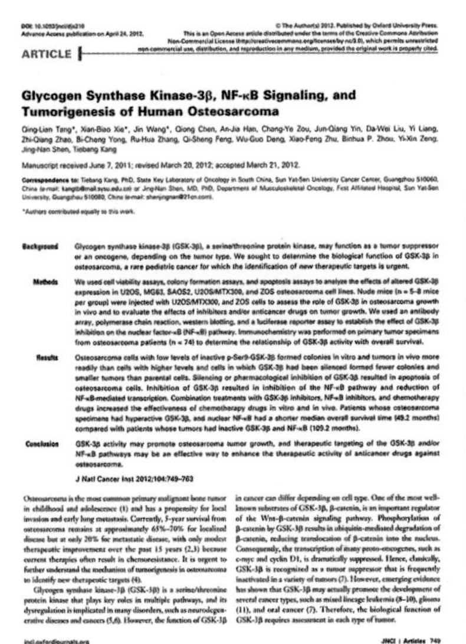
DOI: 10.1093/jnci/djs210
Advance Access publication on April 24, 2012.

ARTICLE

Glycogen Synthase Kinase-3β, NF-κB Signaling, and Tumorigenesis of Human Osteosarcoma

Qing-Lian Tang*, Xian-Biao Xie*, Jin Wang*, Qiong Chen, An-Jia Han, Chang-Ye Zou, Jun-Qiang Yin, Da-Wei Liu, Yi Liang, Zhi-Qiang Zhao, Bi-Chang Yong, Ru-Hua Zhang, Qi-Sheng Feng, Wu-Guo Deng, Xiao-Feng Zhu, Binhua P. Zhou, Yi-Xin Zeng, Jing-Nan Shen, Tiebang Kang

Manuscript received June 7, 2011; revised March 20, 2012; accepted March 21, 2012.

*Authors contributed equally to this work.

Background　Glycogen synthase kinase-3β (GSK-3β), a serine/threonine protein kinase, may function as a tumor suppressor or an oncogene, depending on the tumor type. We sought to determine the biological function of GSK-3β in osteosarcoma, a rare pediatric cancer for which the identification of new therapeutic targets is urgent.

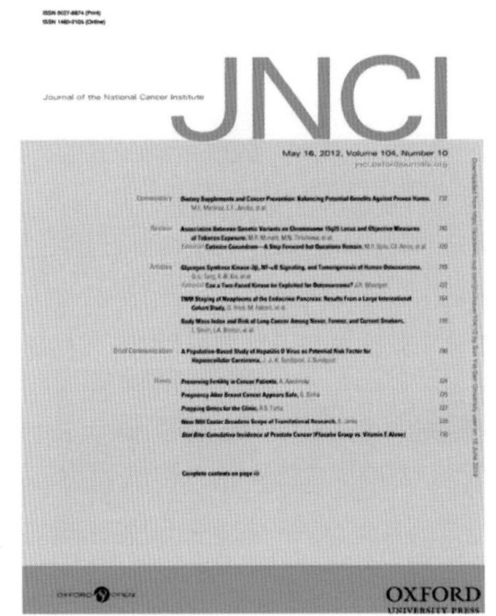

图 9-4　“Glycogen synthase kinase-3β, NF-κB signaling, and tumorigenesis of human osteosarcoma”的论文首页及其发表的期刊封面

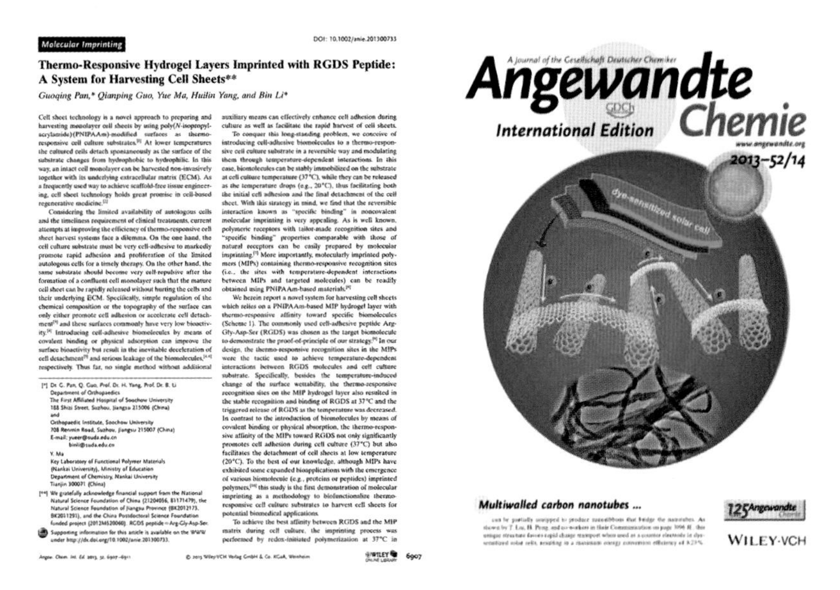

Molecular Imprinting

DOI: 10.1002/anie.201300733

Thermo-Responsive Hydrogel Layers Imprinted with RGDS Peptide: A System for Harvesting Cell Sheets****

Guoqing Pan, Qianping Guo, Yue Ma, Huilin Yang, and Bin Li**

Cell sheet technology is a novel approach to preparing and harvesting monolayer cell sheets by using poly(*N*-isopropylacrylamide)(PNIPAAm)-modified surfaces as thermo-responsive cell culture substrates.[1] At lower temperatures the cultured cells detach spontaneously as the surface of the substrate changes from hydrophobic to hydrophilic. In this way, an intact cell monolayer can be harvested non-invasively together with its underlying extracellular matrix (ECM). As a frequently used way to achieve scaffold-free tissue engineering, cell sheet technology holds great promise in cell-based regenerative medicine.[2]

Considering the limited availability of autologous cells and the timeliness requirement of clinical treatments, current attempts at improving the efficiency of thermo-responsive cell sheet harvest systems face a dilemma. On the one hand, the cell culture substrate must be very cell-adhesive to markedly promote rapid adhesion and proliferation of the limited autologous cells for a timely therapy. On the other hand, the same substrate should become very cell-repulsive after the formation of a confluent cell monolayer such that the mature cell sheet can be rapidly released without hurting the cells and their underlying ECM. Specifically, simple regulation of the chemical composition or the topography of the surface can only either promote cell adhesion or accelerate cell detachment[3] and these surfaces commonly have very low bioactivity.[4] Introducing cell-adhesive biomolecules by means of covalent binding or physical adsorption can improve the surface bioactivity but result in the inevitable deceleration of cell detachment[5] and serious leakage of the biomolecules,[4,6] respectively. Thus far, no single method without additional auxiliary means can effectively enhance cell adhesion during culture as well as facilitate the rapid harvest of cell sheets.

To conquer this long-standing problem, we conceive of introducing cell-adhesive biomolecules to a thermo-responsive cell culture substrate in a reversible way and modulating them through temperature-dependent interactions. In this case, biomolecules can be stably immobilized on the substrate at cell culture temperature (37 °C), while they can be released as the temperature drops (e.g., 20 °C), thus facilitating both the initial cell adhesion and the final detachment of the cell sheet. With this strategy in mind, we find that the reversible interaction known as "specific binding" in noncovalent molecular imprinting is very appealing. As is well known, polymeric receptors with tailor-made recognition sites and "specific binding" properties comparable with those of natural receptors can be easily prepared by molecular imprinting.[7] More importantly, molecularly imprinted polymers (MIPs) containing thermo-responsive recognition sites (i.e., the sites with temperature-dependent interactions between MIPs and targeted molecules) can be readily obtained using PNIPAAm-based materials.[8]

We herein report a novel system for harvesting cell sheets which relies on a PNIPAAm-based MIP hydrogel layer with thermo-responsive affinity toward specific biomolecules (Scheme 1). The commonly used cell-adhesive peptide Arg-Gly-Asp-Ser (RGDS) was chosen as the target biomolecule to demonstrate the proof-of-principle of our strategy.[9] In our design, the thermo-responsive recognition sites in the MIPs were the tactic used to achieve temperature-dependent interactions between RGDS molecules and cell culture substrate. Specifically, besides the temperature-induced change of the surface wettability, the thermo-responsive recognition sites on the MIP hydrogel layer also resulted in the stable recognition and binding of RGDS at 37 °C and the triggered release of RGDS as the temperature was decreased. In contrast to the introduction of biomolecules by means of covalent binding or physical absorption, the thermo-responsive affinity of the MIPs toward RGDS not only significantly promotes cell adhesion during cell culture (37 °C) but also facilitates the detachment of cell sheets at low temperature (20 °C). To the best of our knowledge, although MIPs have exhibited some expanded bioapplications with the emergence of various biomolecule (e.g., proteins or peptides) imprinted polymers,[10] this study is the first demonstration of molecular imprinting as a methodology to biofunctionalize thermo-responsive cell culture substrates to harvest cell sheets for potential biomedical applications.

To achieve the best affinity between RGDS and the MIP matrix during cell culture, the imprinting process was performed by redox-initiated polymerization at 37 °C in

[*] Dr. G. Pan, Q. Guo, Prof. Dr. H. Yang, Prof. Dr. B. Li
Department of Orthopaedics
The First Affiliated Hospital of Soochow University
188 Shizi Street, Suzhou, Jiangsu 215006 (China)
and
Orthopaedic Institute, Soochow University
708 Renmin Road, Suzhou, Jiangsu 215007 (China)
E-mail: yueer@suda.edu.cn
binli@suda.edu.cn
Y. Ma
Key Laboratory of Functional Polymer Materials
(Nankai University), Ministry of Education
Department of Chemistry, Nankai University
Tianjin 300071 (China)

[**] We gratefully acknowledge financial support from the National Natural Science Foundation of China (21204056, 81171479), the Natural Science Foundation of Jiangsu Province (BK2012173, BK2011291), and the China Postdoctoral Science Foundation funded project (2012M520060). RGDS peptide = Arg-Gly-Asp-Ser.

Supporting information for this article is available on the WWW under http://dx.doi.org/10.1002/anie.201300733.

Angew. Chem. Int. Ed. 2013, 52, 6907–6911 © 2013 Wiley-VCH Verlag GmbH & Co. KGaA, Weinheim WILEY ONLINE LIBRARY 6907

图 9-5 “Thermo-responsive hydrogel layers imprinted with RGDS peptide: a system for harvesting cell sheets”的论文首页及其发表的期刊封面

第三节 国家级科技奖励

一、“中西医结合治疗股骨头坏死临床研究”获得 2000 年国家科学技术进步奖二等奖

广州中医药大学第一附属医院的袁浩教授团队完成的“中西医结合治疗股骨头坏死临床研究”获得 2000 年国家科学技术进步奖二等奖。该方法建立在中医“瘀血”理论和改进的股骨头坏死分期分型基础上，运用中医“瘀去新生”传统理论与方法，同时结合多条血管束植入术，形成了整体与局部、保守与手术相结合的中西医结合治疗方法。中药不仅有传统应用方法（口服、外敷、熏洗），而且有现代应用方法（介入）；手术不仅包括纠正“缺血”的多条血管束植入，而且有纠正和防止“塌陷”的各种骨瓣移植方法。根据不同分期分型特点，对于早期患者单纯采用中药治疗，对于中晚期患者采用中药配合多种针对性的手术治疗，较好地解决了“缺血”与“塌陷”的问题，提高了保留自身髋关节治疗方法的效果。袁浩教授创立了股骨头坏死中西医结合诊断、分型方法及股骨头坏死中西医结合保髋治疗体系。他还应用原创的股骨颈重建术，解决了中青年股骨颈骨折不连、颈吸收，伴头坏死的治疗难题。1994 年袁浩教授主动提出救治患双侧股骨头坏死的好军嫂韩素云，在海内外引起很大影响，受到党和国家领导人的表彰，为中医赢得了荣誉。

二、“脊柱肿瘤外科关键技术及临床应用”获得 2011 年国家科学技术进步奖二等奖

海军军医大学（原第二军医大学）附属上海长征医院的肖建如教授团队完成的“脊柱肿瘤外科关键技术的相关研究及临床应用”获得 2011 年国家科学技术进步奖二等奖（证书号：2011-J-253-2-05-R01）（图 9-6）。该课题针对脊柱肿瘤这一国际上挑战性临床难题，以如何实现脊柱肿瘤完全切除或广泛切除为立足点，提高疗效为目标，展开了系列研究。系统探讨了各节段脊柱肿瘤临床特点、特殊节段的手术入路、切除方式及重建策略，并对特殊瘤种治疗策略、预后评估进行了积极探索。主要创新点在于国内外首次：①探讨了经乳突下-颌下联合入路行寰椎侧块肿瘤切除技术。②提出了颈胸段肿瘤的颈胸角分型，根据其分型指导颈胸段脊柱肿瘤外科治疗策略的选择。③系统探讨了儿童及青少年脊柱肿瘤的临床特点、外科治疗策略。国内首次：①探讨了神经纤维瘤病合并严重颈椎后凸畸形的手术治疗策略，提出 PAP 矫形方案。②首次开展并改进了胸椎肿瘤三椎体 en bloc 整块切除重建术。③建立了保留腰椎神经根前提下腰椎肿瘤后外侧入路 en bloc 整块切除技术。主编国内第一部《脊柱肿瘤外科学》专著。临床收治患者例次居国内单个治疗中心首位。肿瘤复发率明显降低，手术疗效显著提高。该课题先后在 *Spine*、*Neurosurgery*、*Cancer*、《中华骨科杂志》等国内外期刊上发表论文 79 篇。主编及参编专著 5 部。

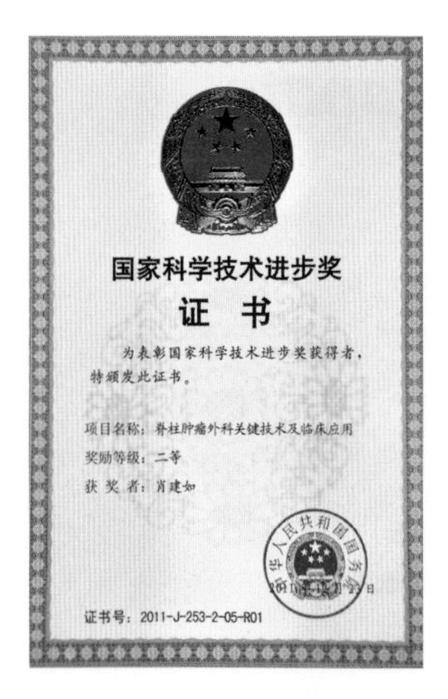

国家科学技术进步奖

证　书

为表彰国家科学技术进步奖获得者，特颁发此证书。

项目名称：脊柱肿瘤外科关键技术及临床应用

奖励等级：二等

获 奖 者：肖建如

证书号：2011-J-253-2-05-R01

图 9-6　“脊柱肿瘤外科关键技术及临床应用”2011 年获得国家科学技术进步奖二等奖证书

三、“原发恶性骨肿瘤的规范化切除及功能重建的系列研究”获得 2014 年国家科学技术进步奖二等奖

2014 年，北京大学人民医院的郭卫教授团队主持的“原发恶性骨肿瘤的规范化切除及功能重建的系列研究”项目获得 2014 年国家科学技术进步二等奖（证书号：2014-J-25302-2-04-R01）（图 9-7）。郭卫团队在国内率先设计和创新恶性骨肿瘤保肢手术方法。他们首创了全肩胛带、全肱骨、全股骨、全肘关节等高难度假体置换手术；原创了“高渗盐水灭活肿瘤骨回植”技术；设计了针对儿童的半关节假体、保留骨骺的半限制型肿瘤假体。恶性骨肿瘤的保肢率提高到 90%，治愈率大幅提高到 70%。

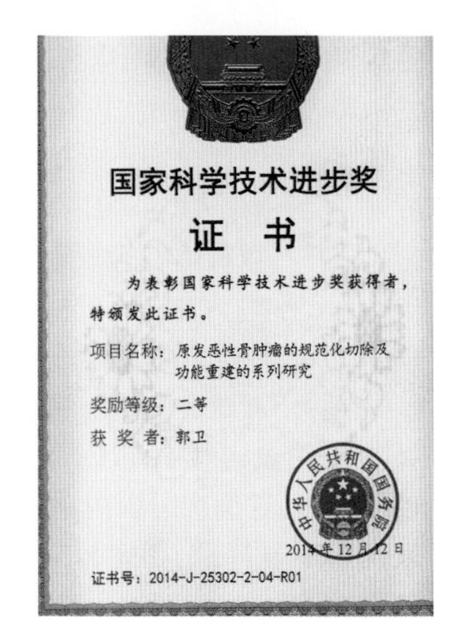

国家科学技术进步奖

证　书

为表彰国家科学技术进步奖获得者，特颁发此证书。

项目名称：原发恶性骨肿瘤的规范化切除及功能重建的系列研究

奖励等级：二等

获 奖 者：郭卫

证书号：2014-J-25302-2-04-R01

图 9-7　“原发恶性骨肿瘤的规范化切除及功能重建的系列研究”获 2014 年国家科学技术进步奖二等奖

在骨盆恶性肿瘤的外科治疗方面，郭卫团队原创地提出切除和重塑恶性肿瘤累及骨盆不同区域的规范方法，应用于 3 000 余例的骨盆肿瘤患者，疗效居国际领先。他们设计使用的组配式半骨盆假体置换术被国际同行公认为髋臼周围肿瘤切除后功能重建的最佳方案，他们发表的论文被美国 NCCN《骨肿瘤治疗指南》引用。郭卫主编的《骨盆肿瘤学》是国际上唯一一部有关骨盆肿瘤切除和功能重建的技术专著。

在脊柱肿瘤的外科治疗方面，郭卫团队首创了骶骨肿瘤外科分区和常见骶骨肿瘤分型，并报道了一期新术式——线锯法后路全骶骨切除术。此外，该团队还联合应用腹主动脉球囊阻断技术完成骶骨肿瘤切除的最大宗病例研究，获得了国际赞誉。

第四节　国 际 专 利

一、3D 打印钛合金骨科植入物系列产品

北京大学第三医院刘忠军教授团队牵头开发了具有完全独立自主知识产权的 3D 打印钛合金骨科植入物系列产品并获得 2018 年北京市科学技术奖一等奖（图 9-8、图 9-9）。

1. 一种融合型脊柱内固定螺钉（图 9-10）　本发明的目的在于提供一种防止螺钉的松动和退行的融合型脊柱内固定螺钉。骨结合段的孔隙融合部设计为孔隙结构，该孔隙结构在融合型脊柱内固定螺钉植入到骨质中后有利于骨细胞向孔隙结构内部长入而形成骨质与螺钉的融合，最终形成的骨融合状

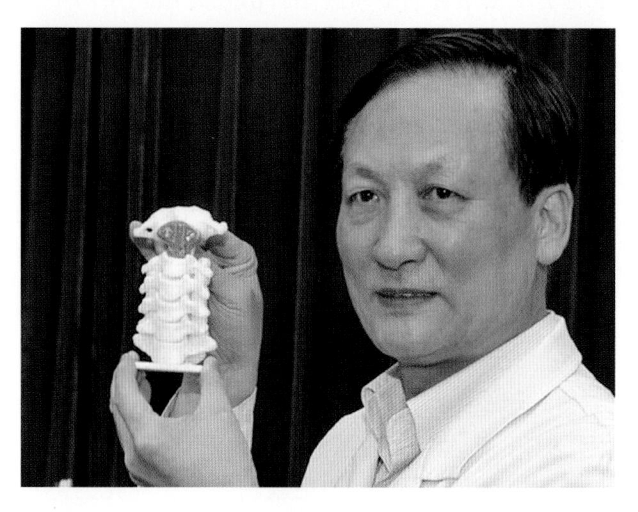

图 9-8　北京大学第三医院刘忠军教授展示 3D 打印钛合金骨科植入物产品

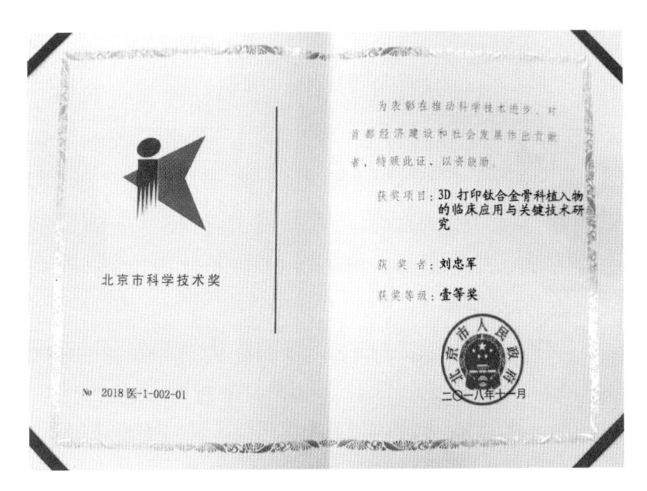
北京市科学技术奖

№ 2018医-1-002-01

为表彰在推动科学技术进步、对首都经济建设和社会发展作出贡献者，特颁此证，以资鼓励。

获奖项目：3D打印钛合金骨科植入物的临床应用与关键技术研究

获 奖 者：刘忠军

获奖等级：壹等奖

北京市人民政府

二〇一八年十一月

图 9-9　“3D 打印钛合金骨科植入物的临床应用与关键技术研究”获得 2018 年北京市科学技术奖一等奖

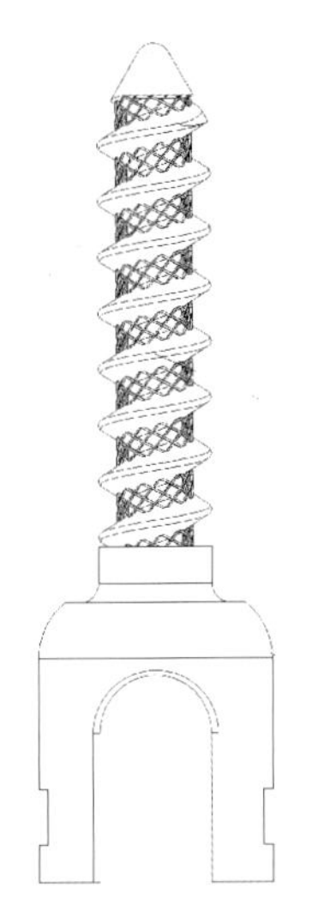

图 9-10　一种融合型脊柱内固定螺钉专利产品示意图

态可达到长久有效地防止该融合型脊柱内固定螺钉发生松动退行脱位的作用［欧洲专利局（EPO）18.06.2014，国际申请号：PCT/CN2012/080474］。

2. 骶骨人工假体（图 9-11）　本发明提供一种骶骨人工假体，以解决现有的钉棒重建术或植骨重建术的术后松动、断裂、排异与融合不良等治疗效果不佳的问题。本发明的主要优点是骶骨人工假体的上部和两侧具有关节融合面，分别与生理腰椎和髂骨连接融合以替代生理骶骨，可以快速促成骨细胞生成，促进骨融合，恢复骶骨的功能，达到重建腰骶髂关节稳定的目的（国际申请号：PCT/CN2013/072361）。

3. 融合假体（图 9-12）　本发明目的在于提供一种能够替代人体的骨结构从而可以植入人体的融合假体。根据本发明的融合假体，设置在第一骨结构和第二骨结构之间以替代第一骨结构和第二骨结构之间的骨结构，融合假体包括假体主体和设置在假体主体上的假体融合面，假体融合面与第一骨结构和第二骨结构之中的至少一个相贴合，假体融合面的表面具有微孔结构。其假体主体是根据患者的CT/MRI/UCT 等断层扫描数据制作的等尺寸金属植入物，该融合假体上设有假体融合面，假体融合面依据被替代的骨结构建造，并与第一骨结构以及第二骨结构之中的至少一个良好吻合。假体融合面表面为便于骨细胞长入的微孔结构，该微孔结构是一种相互连通的多向微孔隙结构，该孔隙有利于骨细胞爬行长入，术后融合假体的假体融合面将与第一骨结构和第二骨结构之中的至少一个的骨关节面发生骨融合以达到远期稳定（国际申请号：PCT/CN2012/078528）。

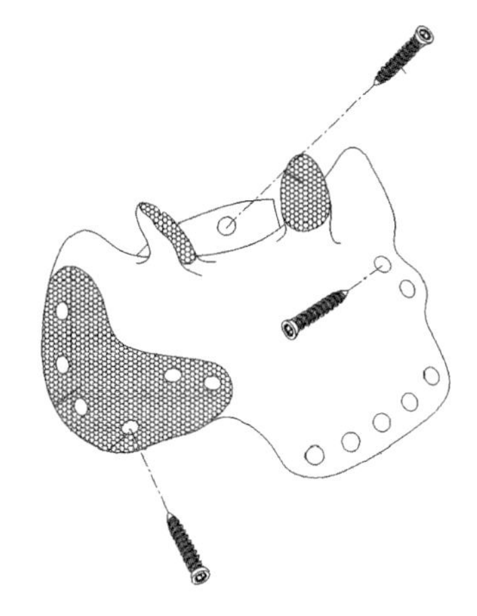

图 9-11　骶骨人工假体专利产品示意图

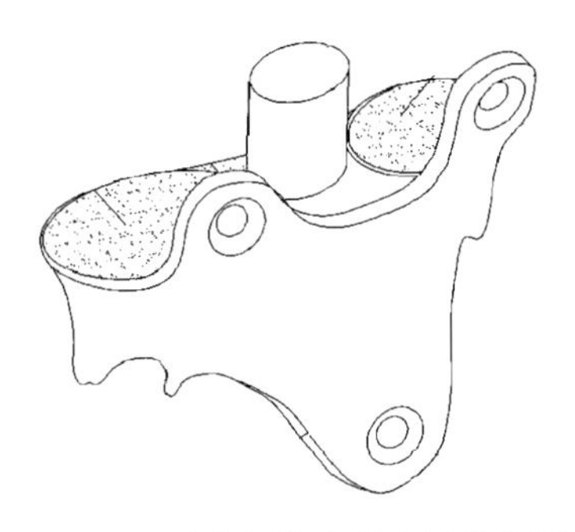

图 9-12　融合假体专利产品示意图

二、一种预防激素性骨坏死作用机制新颖的草药淫羊藿来源的黄酮馏分

香港中文大学秦岭教授用先进的生物影像技术评定涉及血管内外发病机制的激素性骨坏死家兔模

型；创新性地提出同时针对血管内外发病机制的新药研发的概念；确定馏分的质控成分和评价馏分效能。国际 PCT 专利：WO2008/089669（图 9-13）。

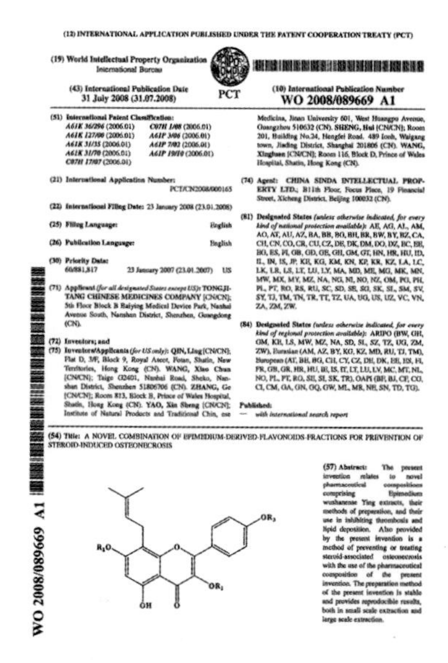

(12) INTERNATIONAL APPLICATION PUBLISHED UNDER THE PATENT COOPERATION TREATY (PCT)

(19) World Intellectual Property Organization
International Bureau

(43) International Publication Date
31 July 2008 (31.07.2008)

PCT

(10) International Publication Number
WO 2008/089669 A1

(51) International Patent Classification:
A61K 36/296 (2006.01) C07H 1/08 (2006.01)
A61K 127/00 (2006.01) A61P 3/06 (2006.01)
A61K 31/35 (2006.01) A61P 7/02 (2006.01)
A61K 31/70 (2006.01) A61P 19/10 (2006.01)
C07H 17/07 (2006.01)

(21) International Application Number: PCT/CN2008/000165

(22) International Filing Date: 23 January 2008 (23.01.2008)

(25) Filing Language: English

(26) Publication Language: English

(30) Priority Data:
60/881,817 23 January 2007 (23.01.2007) US

(71) Applicant (for all designated States except US): TONGJITANG CHINESE MEDICINES COMPANY [CN/CN]; 5th Floor Block B Baiying Medical Device Park, Nanhai Avenue South, Nanshan District, Shenzhen, Guangdong (CN).

(72) Inventors; and
(75) Inventors/Applicants (for US only): QIN, Ling [CN/CN]; Flat D, 3/F, Block 9, Royal Ascot, Fotan, Shatin, New Territories, Hong Kong (CN). WANG, Xiao Chun [CN/CN]; Taige G2401, Nanhai Road, Sheko, Nanshan District, Shenzhen 51806706 (CN). ZHANG, Ge [CN/CN]; Room 813, Block B, Prince of Wales Hospital, Shatin, Hong Kong (CN). YAO, Xin Sheng [CN/CN]; Institute of Natural Products and Traditional Chin. ese Medicina, Jinan University 601, West Huangpo Avenue, Guangzhou 510632 (CN). SHENG, Hui [CN/CN]; Room 201, Building No.24, Hengfei Road. 489 Ionh, Waigang town, Jiading District, Shanghai 201806 (CN). WANG, Xinghuan [CN/CN]; Room 116, Block D, Prince of Wales Hospital, Shatin, Hong Kong (CN).

(74) Agent: CHINA SINDA INTELLECTUAL PROPERTY LTD.; B11th Floor, Focus Place, 19 Financial Street, Xicheng District, Beijing 100032 (CN).

(81) Designated States (unless otherwise indicated, for every kind of national protection available): AE, AG, AL, AM, AO, AT, AU, AZ, BA, BB, BG, BH, BR, BW, BY, BZ, CA, CH, CN, CO, CR, CU, CZ, DE, DK, DM, DO, DZ, EC, EE, EG, ES, FI, GB, GD, GE, GH, GM, GT, HN, HR, HU, ID, IL, IN, IS, JP, KE, KG, KM, KN, KP, KR, KZ, LA, LC, LK, LR, LS, LT, LU, LY, MA, MD, ME, MG, MK, MN, MW, MX, MY, MZ, NA, NG, NI, NO, NZ, OM, PG, PH, PL, PT, RO, RS, RU, SC, SD, SE, SG, SK, SL, SM, SV, SY, TJ, TM, TN, TR, TT, TZ, UA, UG, US, UZ, VC, VN, ZA, ZM, ZW.

(84) Designated States (unless otherwise indicated, for every kind of regional protection available): ARIPO (BW, GH, GM, KE, LS, MW, MZ, NA, SD, SL, SZ, TZ, UG, ZM, ZW), Eurasian (AM, AZ, BY, KG, KZ, MD, RU, TJ, TM), European (AT, BE, BG, CH, CY, CZ, DE, DK, EE, ES, FI, FR, GB, GR, HR, HU, IE, IS, IT, LT, LU, LV, MC, MT, NL, NO, PL, PT, RO, SE, SI, SK, TR), OAPI (BF, BJ, CF, CG, CI, CM, GA, GN, GQ, GW, ML, MR, NE, SN, TD, TG).

Published:
— with international search report

(54) Title: A NOVEL COMBINATION OF EPIMEDIUM-DERIVED-FLAVONOIDS-FRACTIONS FOR PREVENTION OF STEROID-INDUCED OSTEONECROSIS

(57) Abstract: The present invention relates to novel pharmaceutical compositions comprising Epimedium wushanense Ying extracts, their methods of preparation, and their use in inhibiting thrombosis and lipid deposition. Also provided by the present invention is a method of preventing or treating steroid-associated osteonecrosis with the use of the pharmaceutical composition of the present invention. The preparation method of the present invention is stable and provides reproducible results, both in small scale extraction and large scale extraction.

WO 2008/089669 A1

图 9-13 “一种预防激素性骨坏死作用机制新颖的草药淫羊藿来源的黄酮馏分”的国际发明专利证书

第五节 指南与专家共识

一、骨肿瘤编写的指南和专家共识

2016 年 2 月，我国目前缺少针对多发性骨髓瘤骨病（multiple myeloma bone disease，MMBD）的外科诊疗标准，国际骨髓瘤基金会中国多发性骨髓瘤工作组外科治疗专家委员会制定了《多发性骨髓瘤骨病外科治疗中国专家共识》。多发性骨髓瘤（multiple myeloma，MM）因顽固性疼痛、病理性骨折、脊柱不稳定、脊髓与神经根压迫症以及巨大软组织肿块等原因需要的手术治疗，该共识从 MM 骨病的临床特点与诊断、外科治疗、术后随访方面给予指导。

2018 年 4 月，为了指导骨肿瘤医师执行有效、规范的循证临床诊疗，使患者达到最佳的治疗效果。中国医师协会骨科医师分会骨肿瘤专业委员会讨论出了《软骨肉瘤循证临床诊疗指南》《尤文肉瘤肿瘤家族（ESFT）临床循证诊疗指南》《骨巨细胞瘤临床循证诊疗指南》、《骨肉瘤临床循证诊疗指南》《多发性骨髓瘤骨病外科治疗循证医学指南》。这一系列诊疗指南针对相关骨肿瘤的诊断流程、不同部位的手术方式、放疗和挽救性治疗等临床问题进行汇总，依据文献证据等级给出相应的推荐等级。

2019 年 1 月，为了规范我国骨肉瘤的保肢治疗标准治疗方法，平衡各地技术发展，中华医学会骨科学分会骨肿瘤学组制定了《四肢骨肉瘤保肢治疗指南》。该指南理论涵盖充分、技术指导性强且适用于骨肉瘤治疗领域的保肢治疗。本指南从保肢治疗定义、手术方法、疗效评价、术后处理与并发症防治、康复指导与随访建议等方面系统介绍四肢骨肉瘤保肢治疗方法，从而规范和推进保肢手术技术发展，提高保肢治疗成功率。

2019 年 5 月，为推动加速康复外科（enhanced recovery after surgery，ERAS）理念在骨肿瘤外科的应用，促进骨肿瘤大手术患者术后康复、改善患者预后，中华医学会骨科学分会骨肿瘤学组制定了《中国骨肿瘤大手术加速康复围手术期管理专家共识》，供广大骨肿瘤外科医师在临床工作中参考应用。本共识主要内容包括：心理教育和干预、营养状况评估和管理、预防性抗菌药物使用、麻醉、围术期血液管理、疼痛管理、血栓预防、切口及引流管管理和术后康复锻炼等。

二、成人股骨头坏死等骨病编写的指南和专家共识

股骨头坏死又称缺血性股骨头坏死，它是骨科常见且难治性疾病。2015 年 2 月，为了进一步规范股骨头坏死的诊疗技术，提高疗效，合理分配医疗资源，中华医学会骨科学分会关节外科学组召集国内骨坏死研究及诊疗专家进行讨论，制订了《股骨头坏死临床诊疗规范》。

2015 年 3 月，中国医师协会骨科医师分会显微修复工作委员会、中国修复重建外科专业委员会骨缺损及骨坏死学组联合中华医学会骨科学分会显微修复学组研究讨论了近几年的研究进展，制定了《成人股骨头坏死临床诊疗指南》。

对于股骨头坏死的治疗，虽然目前人工髋关节置换术为骨科学领域最成功的手术之一，但是关节假体寿命有限、费用昂贵等问题限制了其广泛应用。因此，为了规范对青壮年股骨头坏死患者进行合理有效的保髋治疗，《中华老年骨科与康复电子杂志》编辑委员会制定了《股骨头坏死保髋治疗指南（2016 版）》，该指南从股骨头坏死的诊断和分期着手，重点介绍股骨头坏死的保髋治疗方法。

三、骨科 3D 打印领域编写的指南和专家共识

随着数字化技术及医学科技的迅速发展，3D 打

印技术目前已在临床上得到了广泛应用。然而，目前在数据获取、模型设计、打印及应用等方面还缺乏具有参考价值的技术指导与标准。为指导、规范3D打印骨科模型在临床的应用，中华医学会医学工程学分会数字骨科学组于2017年制定了3D打印骨科模型技术标准专家共识。

2018年1月，为了解决3D打印应用于矫形器的制作和规范相关标准，上海交通大学医学院附属第九人民医院王金武等教授制定了《3D打印矫形器设计、制造、使用标准与全流程监管的专家共识》。该共识定义和分类了3D打印矫形器，规范了设计、制备及应用基本流程，制定了质量控制的相关技术规范和全流程监管。

2019年1月，针对3D打印骨科手术导板在数据获取、导板设计、打印及应用等方面的问题，制定3D打印骨科手术导板技术标准。中华医学会医学工程学分会数字骨科学组和国际矫形与创伤外科学会（SICOT）中国部数字骨科学组的专家共识制定了《3D打印骨科手术导板技术标准专家共识》。该共识旨在指导、规范3D打印骨科手术导板在临床的应用，推动3D打印骨科手术导板技术科学、有序的发展。

综上所述，骨肿瘤、骨病患者的大宗随访及诊疗方法的成果不断出现。中国由于人口众多，因而在骨肿瘤这种发病率相对少见病种方面，不论是在治疗经验，还是科学研究方面，理论上相对于其他国家都具有优势。特别是脊柱、骶骨、骨盆肿瘤的外科治疗方面已经走在了国际前列。未来需要努力加强的方面，主要包括骨肉瘤、骨病的多中心的临床药物试验，多中心大宗病例的前瞻性临床研究，大数据及人工智能、数字化及3D打印等新技术的临床应用等。中国骨肿瘤、骨病专业的发展进步必将为世界做出应有的贡献。

（蒋电明　蒋协远　刘斌）

参考文献

[1] 国际骨髓瘤基金会中国多发性骨髓瘤工作组外科治疗专家. 多发性骨髓瘤骨病外科治疗中国专家共识[J]. 中华骨科杂志，2016，36(4)：193-199.

[2] 郭卫，邵增务，张伟滨，叶招明. 软骨肉瘤临床循证诊疗指南[J]. 中华骨与关节外科杂志，2018，11(04)：302-311.

[3] 郭卫，王臻，郭征，董扬. 尤文肉瘤肿瘤家族(ESFT)临床循证诊疗指南[J]. 中华骨与关节外科杂志，2018，11(04)：260-275.

[4] 郭卫，李建民，沈靖南，屠重棋. 骨巨细胞瘤临床循证诊疗指南[J]. 中华骨与关节外科杂志，2018，11(04)：276-287.

[5] 郭卫，牛晓辉，肖建如，蔡郑东. 骨肉瘤临床循证诊疗指南[J]. 中华骨与关节外科杂志，2018，11(04)：288-301.

[6] 中国医师协会骨科医师分会骨肿瘤工作委员会，郭卫，牛晓辉，等. 多发性骨髓瘤骨病外科治疗循证医学指南[J]. 中华骨与关节外科杂志，2018，11(4)：252-259，275.

[7] 中华医学会骨科学分会骨肿瘤学组. 四肢骨肉瘤保肢治疗指南[J]. 中华骨科杂志，2019，39(1)：1-9.

[8] 张闻力，毕文志，董扬，郭卫，郭世炳，胡永成，李浩淼，曲国蕃，沈靖南，王国文，吴苏稼，叶招明，于秀淳，于胜吉，张伟滨，张晓晶，邵增务，李建民，肖建如，牛晓辉，屠重棋，林建华. 中国骨肿瘤大手术加速康复围手术期管理专家共识[J]. 中华骨与关节外科杂志，2019，12(05)：321-327.

[9] 中华医学会骨科学分会关节外科学组. 股骨头坏死临床诊疗规范[J].《中华骨与关节外科杂志》，2015，8(2)：1-6.

[10] 中国医师协会骨科医师分会显微修复工作委员会，中国修复重建外科专业委员会骨缺损及骨坏死学组，中华医学会骨科分会显微修复学组. 成人股骨头坏死临床诊疗指南(2016)[J]. 中华骨科杂志，2016，36(8)：945-954.

[11] 中华老年骨科与康复电子杂志编辑委员会. 股骨头坏死保髋治疗指南(2016版)[J]. 中华老年骨科与康复电子杂志，2016，2(2)：65-70.

[12] 中华医学会医学工程学分会数字骨科学组. 3D打印骨科模型技术标准专家共识[J]. 中华创伤骨科杂志，2017，19(1)：61-64.

[13] 王金武，王黎明，左建强，等. 3D打印矫形器设计、制造、使用标准与全流程监管的专家共识[J]. 中华创伤骨科杂志，2018，20(1)：5-9.

[14] 中华医学会医学工程学分会数字骨科学组，国际矫形与创伤外科学会(SICOT)中国部数字骨科学组. 3D打印骨科手术导板技术标准专家共识[J]. 中华创伤骨科杂志，2019，21(1)：6-9.

第十章

手外科成果

自中华人民共和国成立以来，我国工业得到迅速发展，大量手外创伤和疾病发病率随之增高，同时也涌现出一大批优秀的手外科专家，如王澍寰、陈中伟、杨东岳、顾玉东、于仲嘉、凌彤等，他们在断肢再植、手指再造、皮瓣移植及周围神经损伤等领域取得了多项世界首创的辉煌成果。我国手外科诊疗技术和相关研究在较高的平台上阔步前进，保持国际领先水平。近年来，手外科在颈神经移位、新型神经修复材料、负压封闭引流、拇手指再造、肢体缺损修复重建、组织工程骨构建等方面新技术、新方法、新器械取得重大进展，同时诊疗标准、规范不断发展、完善。现将中华人民共和国成立以来手外科取得的部分成果简要概述如下。

第一节　理论与技术发展成果

中华人民共和国成立后，伴随工农业的蓬勃发展，我国手外科从无到有，并进入到初步发展阶段（1949—1978 年），我国手外科事业的开拓者和奠基人——王澍寰院士首先创建了手外科专业，他不断创新技术，并培养了一批手外科人才。之后，京、津、沪三地相继建立手外科专业。1963 年，陈中伟等首次报道了 1 例前臂完全离断再植的临床经验，树立了医学史上的一个里程碑。1966 年杨东岳等首次在临床上成功开展游离第二足趾移植再造拇手指，进一步奠定了我国手外科的世界领先地位。1978 年以后的中国大地迎来了手外科医学的春天，并步入快速发展阶段（1979—1999 年），出版了中国第一部手外科专业经典——《手外科学》。其后的临床工作中，我国断肢（指）再植成活率不断提高。在断肢再植、足趾移植及皮瓣移植之后，又出现了前臂皮瓣（杨果凡）、手再造（于仲嘉）及健侧颈 7 移位（顾玉东）手术。新千年后，我国手外科开启了飞跃发展阶段（2000 年至今），在治疗复杂损伤、穿支皮瓣技术、神经修复方面取得新突破，开展了诸如颈神经移位后脑功能重塑、健侧 S1 神经根用于骶丛损伤后肢体功能重建等引领世界的研究。中国手外科的历史进程虽然不长，但理论与技术成果斐然。

一、断肢（指）再植

1960 年，原第二军医大学屠开元、山东省立医院王志先分别在世界上首次开展断肢再植动物实验，他们是我国断肢再植的先驱者。

1963 年，上海市第六人民医院陈中伟、钱允庆、鲍约瑟成功实施世界首例断肢再植，从而开创了世界显微外科新纪元，陈中伟被誉为“世界断肢再植之父”。

1964 年，北京积水潭医院王澍寰在兔耳再植研究基础上，首次成功实施了断指再植。

1965 年，河北医科大学第三医院凌彤成功完成了 1 例“右手中指离断再植术”。

1972 年，北京积水潭医院创伤骨科韦加宁、李良平与同仁医院协作成功地进行了国内外首例“同体异位断足移植术”。《人民日报》于同年 10 月 5 日头版头条报道此消息。

1973 年，河北医科大学第三医院凌彤成功完成了世界首例“同体断腿异位再植术”。

1974 年，上海手术器械二厂与上海市第六人民医院陈中伟研制成首套显微外科手术刀包，安全医疗器械厂亦配合研制多种规格的无损伤缝合针，推动了断肢及断指再植手术的发展，并在国内外享有盛誉。

1975 年，北京积水潭医院手外科韦加宁在我国首次成功完成了“同体拇指移植术”。同年北京积水潭医院手外科开展手部硅胶人工关节置换术，取得了较好效果。

1980 年，中国人民解放军第 89 医院王成琪、蔡锦方成功完成了 2 岁患儿断指再植。

1980年,中国人民解放军401医院程国良采用血管、神经、肌腱移位方法进行再植;对于腕掌部毁损伤的断肢,程国良首次开展断指异位再植,重建了对指功能;1981年北京积水潭医院杨克非针对双上肢严重毁损伤患者,首次实施肢体异位再植。将右手肢体远端移位于左上肢重建了手功能。

1986年,第四军医大学西京医院葛竞在国际上最早进行十指离断再植。

1988年,沈阳中心医院辛畅泰将下肢伤肢残段移位至上肢,重建手功能。

1989年,马钢医院孙雪亮采用静脉皮瓣实施伴有皮肤缺损的断指再植。

1990年,济南军区总医院蔡锦方完成的手掌组织块再植,解放军第401医院开展的手部小组织块再植,均为多平面离断组织再植。

1990年,中国人民解放军第153医院裴国献等完成了世界首例四肢离断再植。

1991年,上海市第九人民医院曹谊林在国内最早实施全头皮撕脱再植。

对于全身条件不允许再植的患者,1992年,中国人民解放军第89医院苗开喜首次开展残肢寄养再植。

随着显微吻合血管技术的提高,济南军区第147医院田万成在国内首次报道指尖再植,使断指再植提高到新的水平。

2007年,郑州仁济创伤显微外科医院谢昌平报道1例单手17段再植全部成活。

2013年,广东和平手外科医院雷彦文成功实施了1例新生儿小指末节离断再植。

二、再造

1966年,上海华山医院杨东岳首创第2足趾移植再造拇指,推动了我国再造外科的发展。程国良针对部分手指缺损,采用吻合指-趾动脉、移植部分足趾再造手指,明显改善了手指外形;针对伴有软组织缺损的拇指再造。

1979年,张涤生首创带足背皮瓣第2足趾移植。

1979年,上海市第六人民医院于仲嘉对于丧失双手的患者,将2个足趾移植于前臂残端,重建了手对指功能。

1981年,于仲嘉等设计的5个足趾同时移植重建手指缺失,被国外学者誉为“中国手”。

1981年,上海长征医院高学书和上海市第九人民医院张涤生在国际上首次采用前臂皮瓣再造阴茎,推动了我国阴茎再造的临床研究。

1982年,陈中伟首创蹘甲瓣及第2足趾移植,进一步改善了再造拇指的外形。

1984年,上海华山医院顾玉东提出第2足趾第2套供血系统,扩大了手术指征,提高了成功率。

1987年,济南军区总医院蔡锦方首创腓骨皮瓣移植再造跟骨,使1例足跟严重缺损的患者恢复了行走功能。

1999年,第一军医大学南方医院裴国献等施行了中国首例异体手移植。

对于严重毁损性断指,程国良在国内最早开展急诊拇指再造,2002年又提出修饰性拇指再造理念。

2006年,山东省立医院王增涛提出的拇手指全形再造理念,使手指再造提高到新的高度。

2006年,第四军医大学西京医院郭树忠完成世界上第2例、中国首例“换脸”手术,对我国同种异体组织移植进行了有益探索。

三、皮瓣和骨移植

(一)皮瓣移植

1973年,上海华山医院的杨东岳、顾玉东首创腹股沟游离皮瓣,开启了我国皮瓣外科的研究。

1973年,上海市第六人民医院陈中伟首创带血管、神经的游离胸大肌移植治疗前臂缺血性肌挛缩。

1979年,北京积水潭医院沈祖尧在国内最早开展血管束预构皮瓣的基础与临床研究,他将血管束植入组织,成功构建了以该血管供血的预构皮瓣。

1979年,沈阳军区总医院杨果凡发明的前臂桡动脉皮瓣,是世界首例主干动脉皮瓣,被誉为“中国皮瓣”,推动了主干动脉皮瓣的研究。

1981年,上海市第九人民医院王炜、西安西京医院鲁开化将桡动脉皮瓣逆行转移修复手部创面,从而推动了逆行岛状皮瓣的研究,相继出现了小腿外侧皮瓣(顾玉东,1983)、胫后动脉逆行岛状皮瓣(张善才,1984)、尺动脉逆行岛状皮瓣(李柱田,1985)、骨间后动脉逆行岛状皮瓣(路来金,1987)、指动脉逆行岛状皮瓣(李乎津,1988)、掌背动脉逆行岛状皮瓣(陈宝驹,1988)。

在我国皮瓣外科的研究中,以钟世镇为代表的解剖工作者,开展了系统的显微解剖研究,极大地推动了我国皮瓣外科的发展。他最早提出“皮瓣供区血管类型”。1982年提出肌间隔皮瓣是穿支皮瓣的一种类型。以肌间隔穿支血管为蒂形成的远端蒂皮瓣现已广泛应用于临床，修复肢体远端创面。

1984年，第一军医大学徐达传、罗力生分别从解剖及临床上在世界上最早报道了股前外侧皮瓣，该皮瓣目前应用最广，被称为“万能皮瓣”。

1984年，济南军区第89医院范启申对腹壁下血管进行解剖学研究，并报道胸脐皮瓣。

1997年，上海市第六人民医院柴益民首次报道了皮神经营养血管皮瓣临床应用。

20世纪90年代，穿支皮瓣技术开始快速发展；在2000年后迎来了一个发展高潮，尤其是2001年9月在比利时的根特市召开的专题会议上，对穿支皮瓣的命名等问题达成专家共识后，穿支皮瓣得到迅速推广。2005年，在银川召开首届穿支皮瓣专题论坛，掀起了国内穿支皮瓣的研究热潮。

2005年，成都军区昆明总医院徐永清、吴农欣等首次报道了足背部皮神经营养血管皮瓣。

2000年以来，河北医科大学第三医院邵新中率先开展了以“指背系列皮瓣的解剖及临床应用研究”和“改良小腿内侧皮瓣解剖与临床应用”为代表的四肢组织缺损修复技术。

2010年，上海市第九人民医院章一新首次提出了重建显微外科的经济学概念，并提出了“KISS”皮瓣、“接力皮瓣”“预扩张与预构皮瓣结合”等供区保护新理念。

2006年始，张志浩等介绍了简便实用的CT三维可视化方法，成功地重构出穿支血管、皮下组织血管网，并模拟皮瓣设计与临床应用。

2010年，河北医科大学三院邵新中在国际上率先报道改良的逆行胫后动脉穿支皮瓣。

2010年，毛以华等应用活体荧光染色联合组织透明法，研究皮肤微血管构筑成功。

2013年，范启申报道了胸背血管的背阔肌穿支皮瓣，主要用于超大创面修复。

2016年，中南大学湘雅二医院魏建伟在国际上率先报道腓动脉穿支筋膜蒂皮瓣改良皮岛设计（斜形）。

2018年，温州医科大学附属第二医院池征璘首次提出腓动脉穿支皮瓣改良蒂部设计（腓肠神经筋膜蒂小隐静脉属支）。

（二）骨瓣移植

1977年，上海市第六人民医院陈中伟首创游离腓骨移植治疗骨缺损和先天性胫骨假关节。

1977年，上海华山医院杨东岳开展吻合血管、神经的同种异体全膝关节移植。这是国内最早开展的同种异体复合组织移植。

1979年，蚌埠医学院黄恭康首次提出吻合旋髂深血管的髂骨（膜）瓣移植。

1980年，范遗恩报道了吻合臀上血管的髂骨瓣修复骨肿瘤切除后残留无效腔。

1980年，长海医院郭恩覃国内最早开展吻合血管跖趾关节移植。

1981年，安徽医科大学吴仁秀首次报道了带臂上动脉深上支的髂骨移植，并主编出版了专著《活骨移植——手外科解剖学》。

1981年，中国人民解放军301医院用带血管蒂桡骨骨膜瓣移植治疗腕舟状骨陈旧性骨折。

1982年，陈中伟开展带旋髂深血管髂骨瓣移位治疗股骨无菌性坏死。

1983年，中国人民解放军第175医院杨立民国内首次开展肩胛骨皮瓣。

20世纪80年代以后，武汉中南医院陈振光在骨移植方面进行了系统的解剖与临床研究，为我国骨移植做出了杰出贡献。

四、修复

（一）周围神经修复

1970年，上海华山医院顾玉东在国际上首创膈神经移位修复臂丛损伤。

1986年，上海华山医院顾玉东首创健侧颈7神经移位术，并提出单纯切断颈7神经对上肢运动功能无明显影响，为严重臂丛神经根性撕脱伤治疗提供了新的动力源神经。1987年报道采用多组神经移位治疗全臂丛根性撕脱伤。

2002年，徐建光、顾玉东报道同侧颈7神经移位术。

2004年，北京积水潭医院王树峰报道采用健侧颈7经椎体前移位修复全臂丛神经损伤，缩短神经再生距离。

2017年，上海华山医院徐文东在《新英格兰医学杂志》发表论文，报道采用健侧颈7神经移位至患侧颈7治疗上肢痉挛性脑瘫，取得良好效果。

（二）脊髓损伤后膀胱功能重建

我国学者在国际上首次报道通过重建膀胱人工反射弧进行排尿功能重建。2000年，上海长征医院侯春林首次报道利用腱反射弧重建膀胱功能的临床应用。

2008 年,上海长征医院侯春林在国际上首次报道切断单一腰骶神经根对下肢运动功能无明显影响,为下肢神经移植提供了新的动力神经源。上海长征医院陈爱民首次将健侧 S1 神经根用于骶丛损伤后肢体功能重建。

(三)周围神经缺损修复

中国人民解放军总医院卢世璧和中山大学附属第一医院刘小林,分别进行了同种异体脱细胞神经的研制,2012 年 5 月刘小林发明的同种异体脱细胞神经——神桥,成功获国家生产批文,为周围神经缺损修复提供了医用制品。

第二节　高影响因子文章

颈神经移位术临床应用新成果

“一侧大脑指挥两手”,复旦大学附属华山医院手外科徐文东教授、顾玉东院士团队开展的“健侧颈神经移位手术治疗脑卒中、脑瘫后上肢痉挛性偏瘫”的Ⅱ期临床试验。研究成果“Trial of Contralateral Seventh Cervical Nerve Transfer for Spastic Arm Paralysis”以原创论著(original article)形式发表于世界最权威医学杂志 *The New England Journal of Medicine*(*NEJM*,《新英格兰医学杂志》,影响因子 72.406 分)。此项研究是在华山医院手外科顾玉东院士国际首创的“健侧颈 7 神经移位术治疗臂丛损伤”基础上,开展的颈神经移位术的新应用;将颈神经移位术创新性地应用于治疗中枢性偏瘫患者,是一项中国原创性临床研究成果。该文被 *NEJM* 编辑部评为“《新英格兰医学杂志》2018 年最受瞩目论著”之一,体现了国际医学学术界对中国临床科研成果的高度认可。

该研究是一项随机、双盲对照、前瞻性临床试验,比较了创新手术疗法“健侧颈神经移位术”与传统康复治疗,对 36 名中枢性偏瘫患者的临床疗效,结果发现接受“健侧颈神经移位术”治疗的患者较传统康复治疗,偏瘫上肢运动功能明显改善(Fulg-Meyer 评分,手术组提高平均 17.7 分,对照组提高平均 2.6 分)。经功能磁共振和经颅磁刺激检查均证实手术后健康大脑半球除了支配原有上肢外,还建立了对偏瘫上肢的支配,证明了外周神经通路改变影响中枢功能重塑的新理论。该项研究成果不仅为中枢损伤后致上肢痉挛性偏瘫的广大患者带来了福音,还拓展了手外科的学科领域,更为人类认识大脑、调控大脑提供了新视角,具有重要的科学意义和社会效益。(图 10-1~图 10-3)。

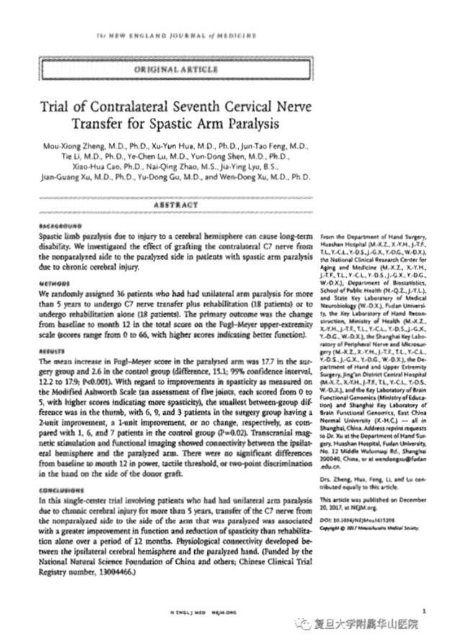

The NEW ENGLAND JOURNAL of MEDICINE

ORIGINAL ARTICLE

Trial of Contralateral Seventh Cervical Nerve Transfer for Spastic Arm Paralysis

Mou-Xiong Zheng, M.D., Ph.D., Xu-Yun Hua, M.D., Ph.D., Jun-Tao Feng, M.D., Tie Li, M.D., Ph.D., Ye-Chen Lu, M.D., Yun-Dong Shen, M.D., Ph.D., Xiao-Hua Cao, Ph.D., Nai-Qing Zhao, M.S., Jia-Ying Lyu, B.S., Jian-Guang Xu, M.D., Ph.D., Yu-Dong Gu, M.D., and Wen-Dong Xu, M.D., Ph.D.

ABSTRACT

BACKGROUND

Spastic limb paralysis due to injury to a cerebral hemisphere can cause long-term disability. We investigated the effect of grafting the contralateral C7 nerve from the nonparalyzed side to the paralyzed side in patients with spastic arm paralysis due to chronic cerebral injury.

METHODS

We randomly assigned 36 patients who had had unilateral arm paralysis for more than 5 years to undergo C7 nerve transfer plus rehabilitation (18 patients) or to undergo rehabilitation alone (18 patients). The primary outcome was the change from baseline to month 12 in the total score on the Fugl–Meyer upper-extremity scale (scores range from 0 to 66, with higher scores indicating better function).

RESULTS

The mean increase in Fugl–Meyer score in the paralyzed arm was 17.7 in the surgery group and 2.6 in the control group (difference, 15.1; 95% confidence interval, 12.2 to 17.9; P<0.001). With regard to improvements in spasticity as measured on the Modified Ashworth Scale (an assessment of five joints, each scored from 0 to 5, with higher scores indicating more spasticity), the smallest between-group difference was in the thumb, with 6, 9, and 3 patients in the surgery group having a 2-unit improvement, a 1-unit improvement, or no change, respectively, as compared with 1, 6, and 7 patients in the control group (P=0.02). Transcranial magnetic stimulation and functional imaging showed connectivity between the ipsilateral hemisphere and the paralyzed arm. There were no significant differences from baseline to month 12 in power, tactile threshold, or two-point discrimination in the hand on the side of the donor graft.

CONCLUSIONS

In this single-center trial involving patients who had had unilateral arm paralysis due to chronic cerebral injury for more than 5 years, transfer of the C7 nerve from the nonparalyzed side to the side of the arm that was paralyzed was associated with a greater improvement in function and reduction of spasticity than rehabilitation alone over a period of 12 months. Physiological connectivity developed between the ipsilateral cerebral hemisphere and the paralyzed hand. (Funded by the National Natural Science Foundation of China and others; Chinese Clinical Trial Registry number, 13004466.)

From the Department of Hand Surgery, Huashan Hospital (M.-X.Z., X.-Y.H., J.-T.F., T.L., Y.-C.L., Y.-D.S., J.-G.X., Y.-D.G., W.-D.X.), the National Clinical Research Center for Aging and Medicine (M.-X.Z., X.-Y.H., J.-T.F., T.L., Y.-C.L., Y.-D.S., J.-G.X., Y.-D.G., W.-D.X.), Department of Biostatistics, School of Public Health (N.-Q.Z., J.-Y.L.), and State Key Laboratory of Medical Neurobiology (W.-D.X.), Fudan University, the Key Laboratory of Hand Reconstruction, Ministry of Health (M.-X.Z., X.-Y.H., J.-T.F., T.L., Y.-C.L., Y.-D.S., J.-G.X., Y.-D.G., W.-D.X.), the Shanghai Key Laboratory of Peripheral Nerve and Microsurgery (M.-X.Z., X.-Y.H., J.-T.F., T.L., Y.-C.L., Y.-D.S., J.-G.X., Y.-D.G., W.-D.X.), the Department of Hand and Upper Extremity Surgery, Jing'an District Central Hospital (M.-X.Z., X.-Y.H., J.-T.F., T.L., Y.-C.L., Y.-D.S., W.-D.X.), and the Key Laboratory of Brain Functional Genomics (Ministry of Education) and Shanghai Key Laboratory of Brain Functional Genomics, East China Normal University (X.-H.C.) — all in Shanghai, China. Address reprint requests to Dr. Xu at the Department of Hand Surgery, Huashan Hospital, Fudan University, No. 12 Middle Wulumuqi Rd., Shanghai 200040, China, or at wendongxu@fudan.edu.cn.

Drs. Zheng, Hua, Feng, Li, and Lu contributed equally to this article.

This article was published on December 20, 2017, at NEJM.org.

DOI: 10.1056/NEJMoa1615208

Copyright © 2017 Massachusetts Medical Society.

N ENGL J MED　NEJM.ORG　1

复旦大学附属华山医院

图 10-1　“Trial of Contralateral Seventh Cervical Nerve Transfer for Spastic Arm Paralysis”的论文首页

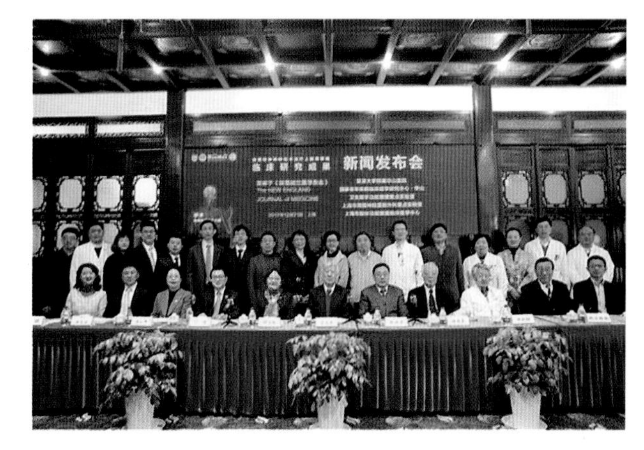

图 10-2　临床研究成果的新闻发布会参会人员的合影

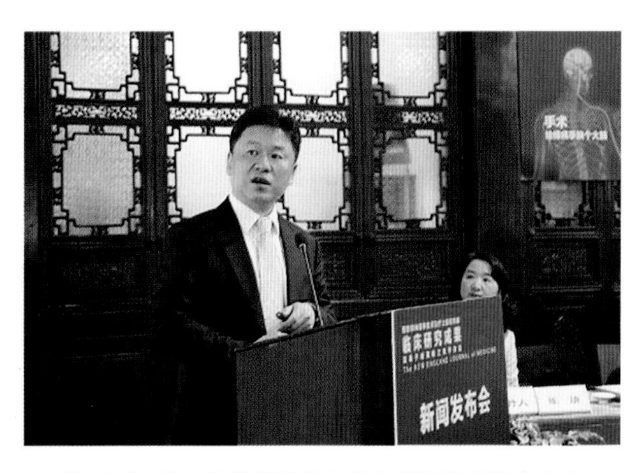

图 10-3　徐文东教授在临床研究成果的新闻发布会上介绍该成果

第三节　国家科学技术奖

1. 1978年华山医院首创的“胸大肌皮瓣”获原卫生部乙等奖。

2. 1985年华山医院顾玉东院士提出“第2足趾第2套供血系统”，扩大了足趾移植再造拇指的手术指征，提高了足趾移植成功率。先后获科学大会奖、原卫生部甲等奖及国家科学技术进步奖二等奖(1987年)。

3. 1980年华山医院首创“静脉蒂动脉化游离腓肠神经移植治疗长段神经缺损”获国家发明奖三等奖(1985年)。

4. 1986年西京医院陆裕朴指导葛竞等中青年医生完成“世界首例十指全断再植手术”，被国际友人誉为“耀眼的星座”。这一成果荣获军队科技进步一等奖，国家科学技术进步奖二等奖。

5. 火器性周围神经伤的研究及临床应用　20世纪60年代，中国人民解放军总医院骨科在陈景云主任的带领下率先开展了断肢再植、血管吻合等显微外科技术的研究。卢世璧院士自20世纪70年代初从事神经损伤修复研究工作，在国内首先开展了压迫性神经脱髓鞘改变，并确定压迫阈值为25～30mmHg。在国内首先开展了游离神经移植修复火器性神经损伤，在自卫反击战中，共治疗400余例周围神经伤伤员，运用显微外科技术开展游离神经束间移植修复神经缺损，使其优良率显著提高，达87%。用显微外科技术进行神经束间松解和束膜切开减压术，治疗灼性神经痛；用神经断端肌肉内埋入防治残端神经瘤；对神经远侧离断缺失而无法行神经吻合的神经伤，首次开展了神经埋入肌肉终板再生的临床应用及实验研究，证明了去神经的肌肉终板可以再生，在临床上应用取得满意效果。在此基础上总结的“火器性周围神经伤的研究和临床应用”成果获1989年国家科学技术进步奖一等奖。(图10-4、图10-5)

6. 臂丛神经损伤诊治　华山医院顾玉东院士擅长手外伤修复与再造，手麻、肌肉萎缩的诊治，以及周围神经损伤，尤其是臂丛神经损伤的诊治。20世纪70年代首创膈神经移位治疗臂丛根性撕脱伤，1983年首创用多组神经移位治疗臂丛根性撕脱伤，优良率达84.6%，1990年获国家科学技术进步奖二等奖(图10-6)。

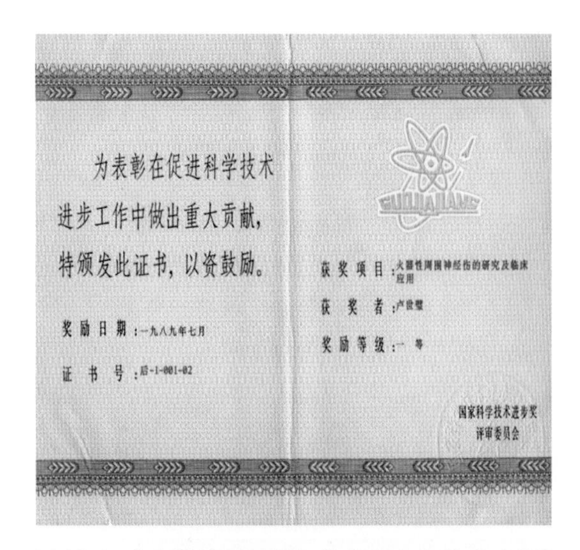
为表彰在促进科学技术进步工作中做出重大贡献，特颁发此证书，以资鼓励。

奖励日期：一九八九年七月

证 书 号：后-1-001-02

获奖项目：火器性周围神经伤的研究及临床应用

获 奖 者：卢世璧

奖励等级：一 等

国家科学技术进步奖
评审委员会

图10-4　“火器性周围神经伤的研究和临床应用”项目获国家科学技术进步奖一等奖

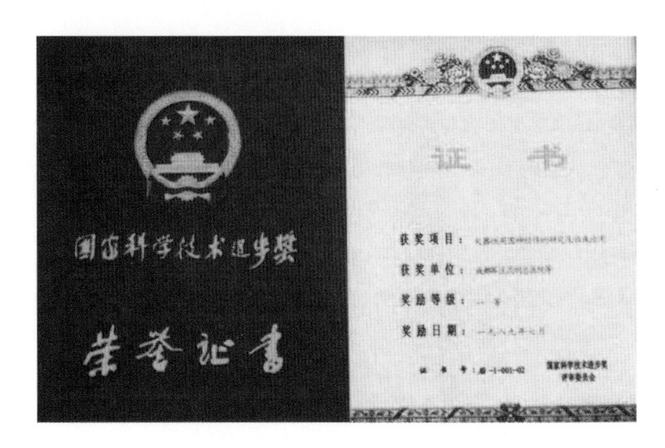
国家科学技术进步奖

荣誉证书

证　书

获奖项目：

获奖单位：

奖励等级：

奖励日期：

图10-5　原成都军区昆明总医院“火器性周围神经伤的研究及临床应用”项目的获奖证书

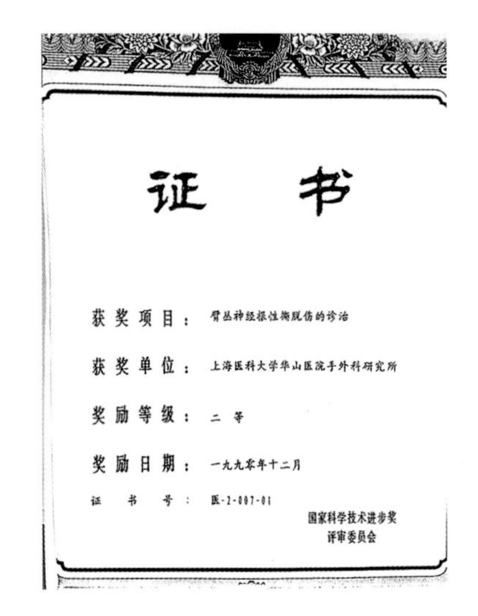
证　书

获奖项目：臂丛神经根性撕脱伤的诊治

获奖单位：上海医科大学华山医院手外科研究所

奖励等级：二 等

奖励日期：一九九零年十二月

证 书 号：医-2-007-01

国家科学技术进步奖
评审委员会

图10-6　“臂丛神经根性撕脱伤诊治”获国家科学技术进步奖二等奖

7. 断肢和断手指再植研究 1991年,王成琪进行断肢和断手指再植研究,不断完善断肢、断指再植技术,获国家科学技术进步奖二等奖(图10-7)。

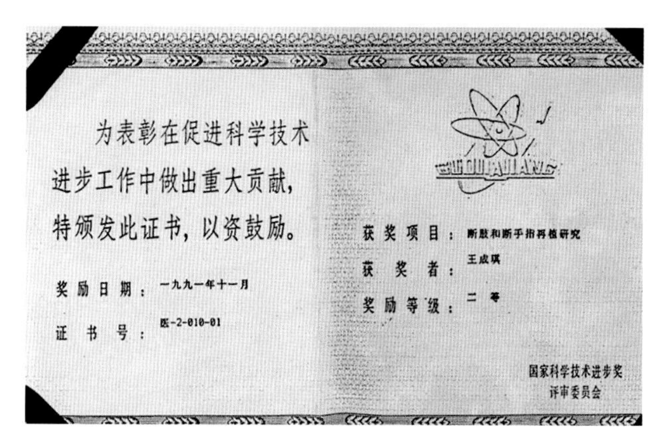

为表彰在促进科学技术
进步工作中做出重大贡献,
特颁发此证书,以资鼓励。

奖励日期:一九九一年十一月
证书号:医-2-010-01

获奖项目:断肢和断手指再植研究
获奖者:王成琪
奖励等级:二等

国家科学技术进步奖
评审委员会

图10-7 “断肢和断手指再植研究”获国家科学技术进步奖二等奖

8. 手创伤显微修复系列研究 原济南军区总医院蔡锦方教授团队完成的“手外伤显微修复的系列研究”荣获1992年国家科学技术进步奖三等奖。该系列研究主要创新与意义在于:

(1) 手掌环圈状合并多指离断再植:1990年9月成功完成世界首例圈状合并多指离断再植。这是一项罕见的高难度再植病例,通过精心设计、准确操作,并克服一系列术后并发症,手术取得完全成功。这也是世界首例手部组织块完全离断再植成功的病例。

(2) 指节再造:如果一个手指中间一段毁坏,而毁坏远端指体完整,应该怎么办?为了保留手指的长度,1990年12月在国内外创新设计先再造一个指节,再把离断的远端断指再植到再造的指节上,从而恢复了手指的完整,这就是世界上最早提出的指节再造。

(3) 拇指与桡侧手掌再造:1987年1月在国内外创新设计利用第二足趾、第一趾蹼和足背皮瓣联合移植的新方法,用第二足趾代替拇指,用第一趾蹼代替虎口,用第一跖骨和足背皮瓣再造桡侧手掌,手术取得成功,并在世界上首次提出了手掌再造的问题,这也是世界是第一次提出用第一趾蹼游离移植再造虎口的病例。

(4) 不缩短前臂,保留腕关节的全手再造:全手再造中一般前臂残端缩短,这样才能将带跖骨的足趾移植到尺桡骨的残端,并由前臂皮肤覆盖形成手掌。1990年将这一手术进行重大创新改进,不缩短前臂,切取双侧足背皮瓣和第一趾蹼,再取2、3足趾携带跖骨,合并移植到腕骨上。这样既解决了皮肤覆盖问题,又保留了桡腕关节。双侧第一趾蹼合并还可以形成较宽阔的虎口,由于有了桡腕关节,再造手的功能大大改善,手术完全成功(图10-8)。

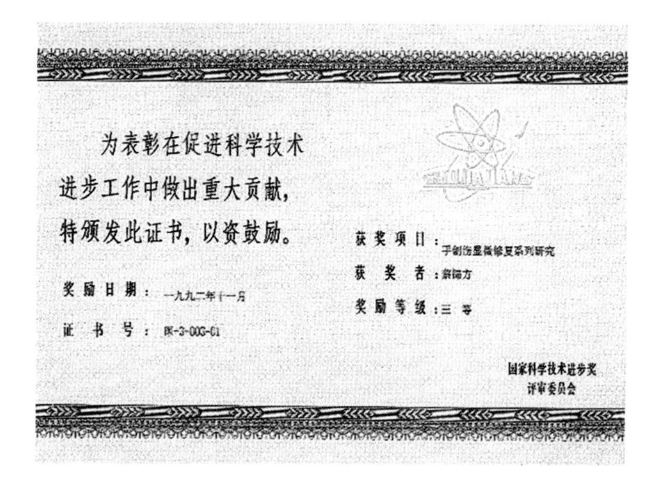

为表彰在促进科学技术
进步工作中做出重大贡献,
特颁发此证书,以资鼓励。

奖励日期:一九九二年十一月
证书号:医-3-006-01

获奖项目:手创伤显微修复系列研究
获奖者:蔡锦方
奖励等级:三等

国家科学技术进步奖
评审委员会

图10-8 “手创伤显微修复系列研究”获国家科学技术进步奖三等奖

9. 1993年华山医院顾玉东院士首创的“健侧颈7神经移位治疗臂丛根性撕脱伤”获国家技术发明奖二等奖(图10-9)。

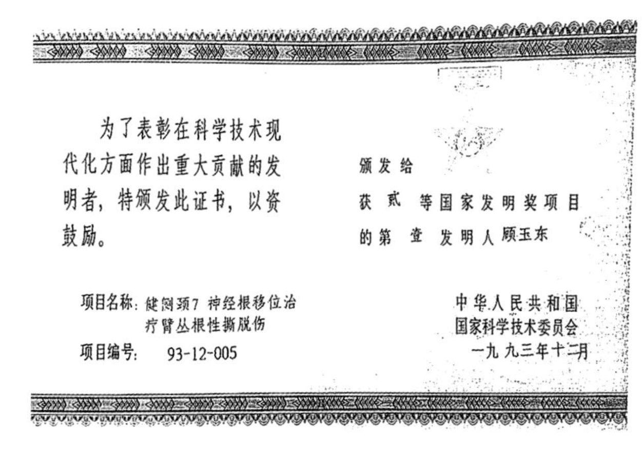

为了表彰在科学技术现
代化方面作出重大贡献的发
明者,特颁发此证书,以资
鼓励。

颁发给
获贰等国家发明奖项目
的第壹发明人顾玉东

项目名称:健侧颈7神经根移位治疗臂丛根性撕脱伤
项目编号: 93-12-005

中华人民共和国
国家科学技术委员会
一九九三年十二月

图10-9 “健侧颈7神经根移位治疗臂丛根性撕脱伤”获国家技术发明奖二等奖

10. 1993年,上海长征医院侯春林开展的“带血管蒂组织瓣移位临床研究”获国家科学技术进步奖三等奖。

11. 1996年,华山医院陈中伟院士完成了“前臂再造手指控制的多自由度电子假手的研制”,获国家技术发明奖一等奖。

12. 1996年,华山医院顾玉东院士领导的“游离移植皮瓣修复的研究及临床应用”获国家科学技术进步奖二等奖。

13. 1996年，华山医院顾玉东院士开展的“移(再)植组织内血管肌肉形态与组化改变与影响因素的基础研究”获国家科学技术进步奖二等奖。

14. 1998年，海军军医大学附属上海长海医院张少成，纪荣明，禹宝庆等开展的“臂丛神经损伤诊断与治疗新方法”，获国家科技发明奖四等奖。

15. 1999年，华山医院徐雷教授在国际上率先开展了“五块组织瓣联合移植治疗全手脱套伤”的临床研究。该项研究成果获国家科学技术进步奖三等奖。

16. 1999年，海军军医大学附属长海医院张少成、党瑞山、禹宝庆等开展的“特殊手外伤重建康复的新方法”，获国家科技发明奖四等奖。

17. 2003年，陈中伟等完成的“自固化磷酸钙人工骨的研制及应用”获国家科学技术技术进步奖二等奖。

陈中伟院士带领下的团队和华东理工大学合作项目“自固化磷酸钙人工骨的研制及应用”，引用化学工程的原理和方法，配以交流阻抗、流变等现代分析手段，开发出包括微观混合、异相成核、热处理、降解速度控制等材料制备的关键技术。发明的磷酸四钙的制备方法、多孔磷酸钙骨水泥分别获国家发明专利，所研制出的自固化磷酸钙材料各项性能指标全面达到并部分超过国外报道的水平。该项目于2003年荣获国家科学技术进步奖二等奖。

18. 全长膈神经移位与颈7移位治疗臂丛根性撕脱伤　神经移位术是治疗臂丛根性撕脱伤的主要方法。复旦大学华山医院的顾玉东院士在世界上首创膈神经移位术和健侧颈7移位术等两项神经移位术，又与徐建光、徐文东共同完成“全长膈神经移位与颈7移位治疗臂丛根性撕脱伤”，是对这两项术式进行的创新和提高。全长膈神经移位术比传统手术缩短了半年多的恢复时间，使患者尽早恢复功能。同侧颈7移位术创伤更小，手术时间由原来的3个小时缩短至1个多小时，恢复时间可以提前近半年。健侧颈7根移位神经纤维数量最多，安全有效，已被国内外广泛应用。

该项目获得2005年度国家科学技术进步奖二等奖(图10-10)。

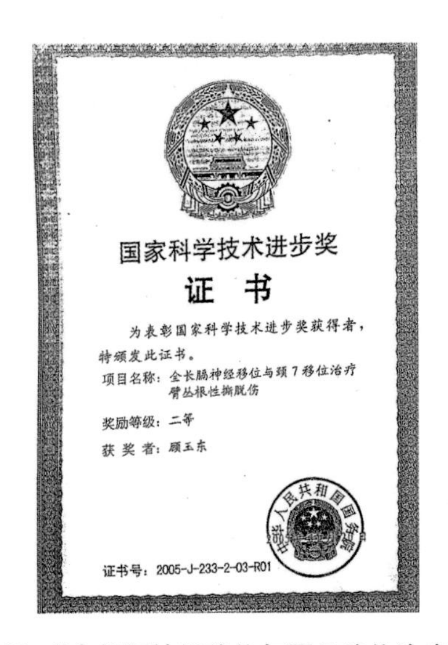
国家科学技术进步奖

证　书

为表彰国家科学技术进步奖获得者，特颁发此证书。

项目名称：全长膈神经移位与颈7移位治疗臂丛根性撕脱伤

奖励等级：二等

获 奖 者：顾玉东

中华人民共和国国务院

证书号：2005-J-233-2-03-R01

图10-10　“全长膈神经移位与颈7移位治疗臂丛根性撕脱伤”获国家科学技术进步奖二等奖

附：部分省部级一等奖(列表)

年份	项目名称	奖项名称	主要完成人单位	主要完成人
2007	腕部功能重建的基础与临床研究	江苏省科技进步奖一等奖	南通大学附属医院	刘璠、王友华、王斌、曹毅、龚炎培、汤锦波、张沛云、蔡玉辉、周振宇
2010	小间隙套接修复周围神经技术及新型套接材料	教育部技术发明一等奖	北京大学	姜保国、孙玉山、张培训
2012	多种皮瓣修复小腿及足部创面的解剖学研究及临床应用	中华医学科技奖二等奖	原成都军区昆明总医院、上海同济医院	徐永清、张世民、朱跃良、丁晶、李军、林月秋、杨军、陆声、汤逊、马涛
2013	周围神经缺损修复材料系列研究	广东省科技进步一等奖	中山大学附属第一医院、广州中大医疗器械有限公司、中山大学	刘小林、朱庆棠、顾立强、全大萍、江丽、杨越雄、朱家恺、戚剑、胡军、王东、杨俐敏、杨伟红、许扬滨、侯赛云、何波

续表

年份	项目名称	奖项名称	主要完成人单位	主要完成人
2014	数字医学技术辅助足趾移植再造拇手指的研究	广西壮族自治区科技进步奖一等奖	贵港市人民医院、南方医科大学	谭海涛、黄文华、罗翔、杨克勤
2014	血管神经化组织工程骨构建及其成骨相关机制研究	高等学校科学研究优秀成果奖(自然科学奖)一等奖	第四军医大学、上海交通大学医学院、香港中文大学矫形外科及创伤学系、南方医科大学南方医院	裴国献、张智勇、李刚、毕龙、金丹、江汕、范宏斌
2015	新型周围神经缺损修复材料—神桥的研发与应用	中国产学研合作创新成果奖一等奖	中山大学附属第一医院	刘小林、杨越雄、奚廷斐、朱庆棠、顾立强、郑灿镔、何波
2015	显微外科技术修复肢体复杂缺损新策略的基础及临床研究	上海市科学技术奖一等奖	上海交通大学附属第六人民医院、温州医科大学、海南省人民医院、中国人民解放军成都军区昆明总医院、中南大学湘雅三医院、南方医科大学	柴益民、梅劲、王和驹、徐永清、陈丰原、徐达传、韩培、汪春阳、燕晓宇、唐茂林、康庆林、蔡培华、曾炳芳、张雄良、李军
2016	四肢复合组织缺损修复新理念及应用	河北省科学技术进步奖一等奖	河北医科大学第三医院、秦皇岛市第二医院	于亚东、邵新中、龚志鑫、陈超、白延彬、许娅莉、李彦闯、朱宏伟、王巧君
2016	负压封闭引流技术促进创面修复的临床推广应用	湖北省科学技术奖一等奖	武汉大学、武汉维斯第医用科技股份有限公司	喻爱喜、宋九宏、祝少博、黄世文
2018	肢体复杂组织缺损修复重建关键技术的创新及应用	华夏医学科技奖一等奖	上海交通大学附属第六人民医院、香港中文大学、南方医科大学南方医院、中国人民解放军南京军区福州总医院、成都军区昆明总医院、成都大学附属医院	柴益民、张长青、李刚、余斌、郑和平、许永清、李开南、曾炳芳、郑宪友、韩培、汪春阳、文根、康庆林、孙鲁源、陈华

第四节　国际专利

一、成骨生长肽与粒细胞集落刺激因子在造血方面的协同作用

2002年，上海市第六人民医院陈中伟院士团队的“成骨生长肽与粒细胞集落刺激因子在造血方面的协同作用”项目(WO 2004/019969；PCT/CN2002/000660)获得国际发明专利。该发明提供了一种价格低廉的、用于促进造血的药物组合物，它含有安全有效量的成骨生长肽、安全有效量的粒细胞集落刺激因子以及药学上可接受的载体，并提供所述药物组合物的制备。该发明的药物组合物可促进外周血肝细胞移植供者的外周血干细胞动员，治疗病理状况或放射损伤或化疗药物时产生的外周血中性粒细胞的减少，加速骨髓移植时外周血白细胞的恢复，帮助供者细胞的存活，也可应用于急性放射病的防治(图10-11)。

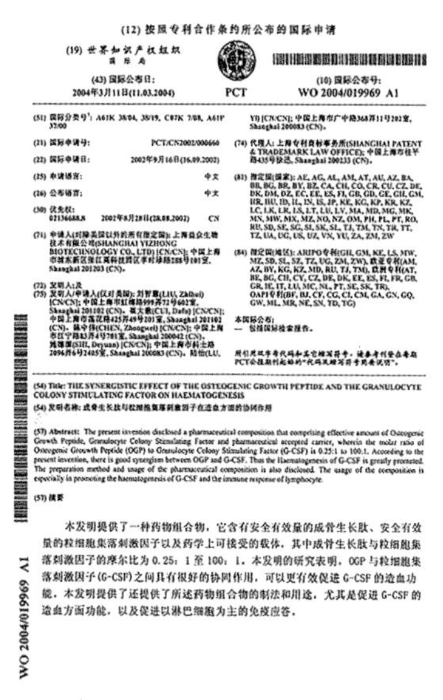
(12) 按照专利合作条约所公布的国际申请

(19) 世界知识产权组织
国际局

(43) 国际公布日：2004年3月11日(11.03.2004)　PCT　(10) 国际公布号：WO 2004/019969 A1

(21) 国际申请号：PCT/CN2002/000660

(22) 国际申请日：2002年9月16日(16.09.2002)

(25) 申请语言：中文

(26) 公布语言：中文

(30) 优先权：02136688.8　2002年8月28日(28.08.2002)　CN

(74) 代理人：上海专利商标事务所(SHANGHAI PATENT & TRADEMARK LAW OFFICE)

(81) 指定国(国家)：AE, AG, AL, AM, AT, AU, AZ, BA, BB, BG, BR, BY, BZ, CA, CH, CO, CR, CU, CZ, DE, DK, DM, DZ, EC, EE, ES, FI, GB, GD, GE, GH, GM, HR, HU, ID, IL, IN, IS, JP, KE, KG, KP, KR, KZ, LC, LK, LR, LS, LT, LU, LV, MA, MD, MG, MK, MN, MW, MX, MZ, NO, NZ, OM, PH, PL, PT, RO, RU, SD, SE, SG, SI, SK, SL, TJ, TM, TN, TR, TT, TZ, UA, UG, US, UZ, VN, YU, ZA, ZM, ZW

(84) 指定国(地区)：ARIPO专利(GH, GM, KE, LS, MW, MZ, SD, SL, SZ, TZ, UG, ZM, ZW)，欧亚专利(AM, AZ, BY, KG, KZ, MD, RU, TJ, TM)，欧洲专利(AT, BE, BG, CH, CY, CZ, DE, DK, EE, ES, FI, FR, GB, GR, IE, IT, LU, MC, NL, PT, SE, SK, TR), OAPI专利(BF, BJ, CF, CG, CI, CM, GA, GN, GQ, GW, ML, MR, NE, SN, TD, TG)

(54) Title: THE SYNERGISTIC EFFECT OF THE OSTEOGENIC GROWTH PEPTIDE AND THE GRANULOCYTE COLONY STIMULATING FACTOR ON HAEMATOGENESIS

(54) 发明名称：成骨生长肽与粒细胞集落刺激因子在造血方面的协同作用

(57) Abstract: The present invention disclosed a pharmaceutical composition that comprising effective amount of Osteogenic Growth Peptide, Granulocyte Colony Stimulating Factor and pharmaceutical accepted carrier, wherein the molar ratio of Osteogenic Grouwth Peptide (OGP) to Granulocyte Colony Stimulating Factor (G-CSF) is 0.25:1 to 100:1. According to the present invention, there is good synergism between OGP and G-CSF. Thus the Haematogenesis of G-CSF is greatly promoted. The preparation method and usage of the pharmaceutical composition is also disclosed. The usage of the composition is especially in promoting the haematogenesis of G-CSF and the immune response of lymphocyte.

(57) 摘要

本发明提供了一种药物组合物，它含有安全有效量的成骨生长肽、安全有效量的粒细胞集落刺激因子以及药学上可接受的载体，其中成骨生长肽与粒细胞集落刺激因子的摩尔比为0.25：1至100：1，本发明的研究表明，OGP与粒细胞集落刺激因子(G-CSF)之间具有很好的协同作用，可以更有效促进G-CSF的造血功能，本发明提供了还提供了所述药物组合物的制法和用途，尤其是促进G-CSF的造血方面功能，以及促进以淋巴细胞为主的免疫应答。

WO 2004/019969 A1

图10-11　“成骨生长肽与粒细胞集落刺激因子在造血方面的协同作用”项目获国际发明专利

二、成骨生长肽对红系造血祖细胞的促增殖作用及应用

2002 年,上海市第六人民医院陈中伟院士团队的“成骨生长肽对红系造血祖细胞的促增殖作用及应用”项目(WO 2004/035081;PCT/CN2002/000737)获得国际发明专利。该发明提供了一种对红系造血祖细胞有明显的促增殖作用的促造血因子,并且该因子对小鼠的实验性再生障碍性贫血有确切的治疗作用,同时提供一种能在体外促进红系造血祖细胞生长的方法和能够用于制备促进红系造血祖细胞增殖的药物组合,也可将成骨生长肽或相关肽用于制备治疗再生障碍性贫血等疾病的药物组合物方面(图 10-12)。

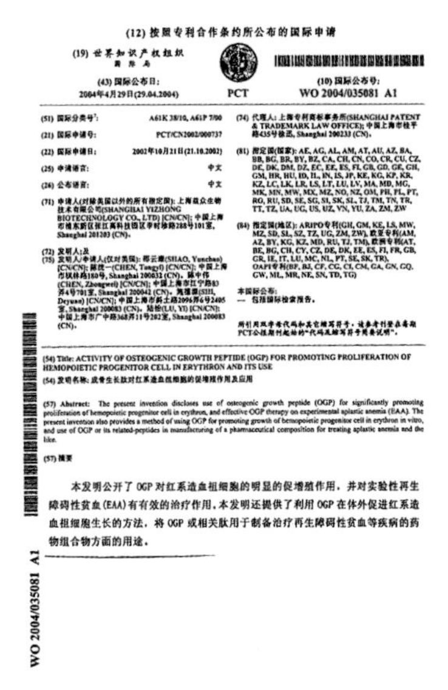

(12) 按照专利合作条约所公布的国际申请

(19) 世界知识产权组织 国际局

(43) 国际公布日: 2004年4月29日(29.04.2004)

PCT

(10) 国际公布号: WO 2004/035081 A1

(51) 国际分类号⁷: A61K 38/10, A61P 7/00

(21) 国际申请号: PCT/CN2002/000737

(22) 国际申请日: 2002年10月21日(21.10.2002)

(25) 申请语言: 中文

(26) 公布语言: 中文

(71) 申请人(对除美国以外的所有指定国): 上海益众生物技术有限公司(SHANGHAI YIZHONG BIOTECHNOLOGY CO., LTD) [CN/CN]; 中国上海市浦东新区张江高科技园区李时珍路288号101室, Shanghai 201203 (CN)。

(72) 发明人;及

(75) 发明人/申请人(仅对美国): 邵云潮(SHAO, Yunchao) [CN/CN]; 陈统一(CHEN, Tongyi) [CN/CN]; 中国上海市枫林路180号, Shanghai 200032 (CN)。陈中伟(CHEN, Zhongwei) [CN/CN]; 中国上海市江宁路83弄4号701室, Shanghai 200042 (CN)。施德源(SHI, Deyuan) [CN/CN]; 中国上海市斜土路2096弄6号2405室, Shanghai 200083 (CN)。陆怡(LU, Yi) [CN/CN]; 中国上海市广中路368弄11号202室, Shanghai 200083 (CN)。

(74) 代理人: 上海专利商标事务所(SHANGHAI PATENT & TRADEMARK LAW OFFICE); 中国上海市桂平路435号徐迅, Shanghai 200233 (CN)。

(81) 指定国(国家): AE, AG, AL, AM, AT, AU, AZ, BA, BB, BG, BR, BY, BZ, CA, CH, CN, CO, CR, CU, CZ, DE, DK, DM, DZ, EC, EE, ES, FI, GB, GD, GE, GH, GM, HR, HU, ID, IL, IN, IS, JP, KE, KG, KP, KR, KZ, LC, LK, LR, LS, LT, LU, LV, MA, MD, MG, MK, MN, MW, MX, MZ, NO, NZ, OM, PH, PL, PT, RO, RU, SD, SE, SG, SI, SK, SL, TJ, TM, TN, TR, TT, TZ, UA, UG, US, UZ, VN, YU, ZA, ZM, ZW

(84) 指定国(地区): ARIPO专利(GH, GM, KE, LS, MW, MZ, SD, SL, SZ, TZ, UG, ZM, ZW), 欧亚专利(AM, AZ, BY, KG, KZ, MD, RU, TJ, TM), 欧洲专利(AT, BE, BG, CH, CY, CZ, DE, DK, EE, ES, FI, FR, GB, GR, IE, IT, LU, MC, NL, PT, SE, SK, TR), OAPI专利(BF, BJ, CF, CG, CI, CM, GA, GN, GQ, GW, ML, MR, NE, SN, TD, TG)

本国际公布:
— 包括国际检索报告。

所引用双字母代码和其它缩写符号,请参考刊登在每期PCT公报期刊起始的“代码及缩写符号简要说明”。

(54) Title: ACTIVITY OF OSTEOGENIC GROWTH PEPTIDE (OGP) FOR PROMOTING PROLIFERATION OF HEMOPOIETIC PROGENITOR CELL IN ERYTHRON AND ITS USE

(54) 发明名称: 成骨生长肽对红系造血祖细胞的促增殖作用及应用

(57) Abstract: The present invention discloses use of osteogenic growth peptide (OGP) for significantly promoting proliferation of hemopoietic progenitor cell in erythron, and effective OGP therapy on experimental aplastic anemia (EAA). The present invention also provides a method of using OGP for promoting growth of hemopoietic progenitor cell in erythron in vitro, and use of OGP or its related-peptides in manufacturing of a pharmaceutical composition for treating aplastic anemia and the like.

(57) 摘要

本发明公开了 OGP 对红系造血祖细胞的明显的促增殖作用,并对实验性再生障碍性贫血(EAA)有有效的治疗作用。本发明还提供了利用 OGP 在体外促进红系造血祖细胞生长的方法,将 OGP 或相关肽用于制备治疗再生障碍性贫血等疾病的药物组合物方面的用途。

WO 2004/035081 A1

图 10-12 “成骨生长肽对红系造血祖细胞的促增殖作用及应用”项目获国际发明专利

三、皮肤扩张器

目前临床上使用的皮肤扩张器在治疗过程中会发生一些并发症,如术后埋植扩张器部位扩张后出现局部皮肤菲薄、坏死,有时甚至会发生埋植部位皮肤破裂的情况,导致治疗失败,使得患者和医务工作人员付出极大代价。上海交通大学医学院附属第九人民医院干耀恺等为了解决上述问题发明了一种可同时提供生物附加效应的皮肤扩张器,它包括扩张囊、设于扩张囊上表壁上、由呈网状结构且相互连通的纵向管和横向管组成的管网,与该管网连通的导引管,以及分布于扩张囊上表壁上的若干毛刺,纵向管和横向管上均设有若干连通其内腔与外界的小孔。该发明在皮肤扩张器本体上增设管网,并在管网的管道上开设连通其内腔和外界的小孔,由此,在使用该发明皮肤扩张器治疗的过程中,可通过管道上的小孔,向皮肤扩张区等治疗部位灌溉输注富含干细胞的细胞悬液或细胞生长因子等生物制剂,加速皮肤的扩张生长,提高了疗效,同时还能有效地预防具备皮肤因扩张太快而出现皮肤坏死的并发症。该发明获得美国专利(专利号:US9,883,917B2;PCT 国际专利检索:PCT/CN2014/073399)(图 10-13)。

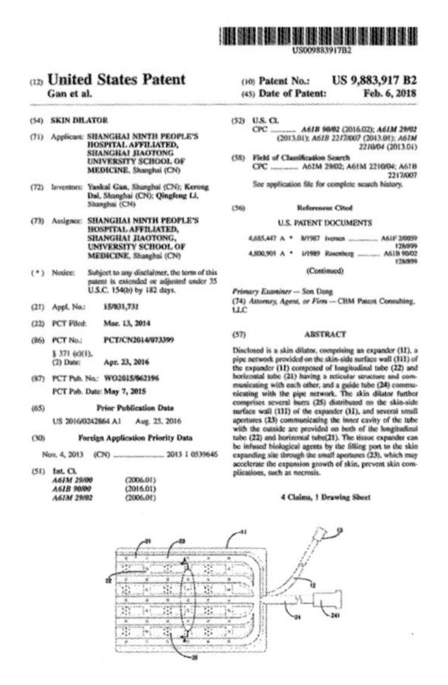

US009883917B2

(12) United States Patent
Gan et al.

(10) Patent No.: US 9,883,917 B2
(45) Date of Patent: Feb. 6, 2018

(54) SKIN DILATOR

(71) Applicant: SHANGHAI NINTH PEOPLE'S HOSPITAL AFFILIATED, SHANGHAI JIAOTONG UNIVERSITY SCHOOL OF MEDICINE, Shanghai (CN)

(72) Inventors: Yaokai Gan, Shanghai (CN); Kerong Dai, Shanghai (CN); Qingfeng Li, Shanghai (CN)

(73) Assignee: SHANGHAI NINTH PEOPLE'S HOSPITAL AFFILIATED, SHANGHAI JIAOTONG UNIVERSITY SCHOOL OF MEDICINE, Shanghai (CN)

(*) Notice: Subject to any disclaimer, the term of this patent is extended or adjusted under 35 U.S.C. 154(b) by 182 days.

(21) Appl. No.: 15/031,731

(22) PCT Filed: Mar. 13, 2014

(86) PCT No.: PCT/CN2014/073399
§ 371 (c)(1),
(2) Date: Apr. 23, 2016

(87) PCT Pub. No.: WO2015/062196
PCT Pub. Date: May 7, 2015

(65) Prior Publication Data
US 2016/0242864 A1 Aug. 25, 2016

(30) Foreign Application Priority Data
Nov. 4, 2013 (CN) 2013 1 0539646

(51) Int. Cl.
A61M 29/00 (2006.01)
A61B 90/00 (2016.01)
A61M 29/02 (2006.01)

(52) U.S. Cl.
CPC A61B 90/02 (2016.02); A61M 29/02 (2013.01); A61B 2217/007 (2013.01); A61M 2210/04 (2013.01)

(58) Field of Classification Search
CPC A61M 29/02; A61M 2210/04; A61B 2217/007
See application file for complete search history.

(56) References Cited

U.S. PATENT DOCUMENTS

4,685,447 A * 8/1987 Iversen A61F 2/0059 128/899
4,800,901 A * 1/1989 Rosenberg A61B 90/02 128/899

(Continued)

Primary Examiner — Son Dang
(74) Attorney, Agent, or Firm — CBM Patent Consulting, LLC

(57) ABSTRACT

Disclosed is a skin dilator, comprising an expander (11), a pipe network provided on the skin-side surface wall (111) of the expander (11) composed of longitudinal tube (22) and horizontal tube (21) having a reticular structure and communicating with each other, and a guide tube (24) communicating with the pipe network. The skin dilator further comprises several burrs (25) distributed on the skin-side surface wall (111) of the expander (11), and several small apertures (23) communicating the inner cavity of the tube with the outside are provided on both of the longitudinal tube (22) and horizontal tube(21). The tissue expander can be infused biological agents by the filling port to the skin expanding site through the small apertures (23), which may accelerate the expansion growth of skin, prevent skin complications, such as necrosis.

4 Claims, 1 Drawing Sheet

图 10-13 “皮肤扩张器”获美国专利

四、人体周围神经内部束型结构三维重建可视化集成方法

周围神经的主要功能是连接中枢和靶器官,并起到传递信息的作用。周围神经包含有内部神经束,这些神经束的主要功能是传入和传出信息。一旦人周围神经发生损伤或缺损,最理想的临床修复方式是实现功能束间的吻合。但人周围神经束的解剖结构十分复杂,对于临床医生来说要想达到功能束间吻合的前提条件就是了解周围神经内部束型的解剖结构规律及其形态。为解决以上问题中山大学附属第一医院闫立伟教授等,发明了一种人体周围神经内部束型结构三维重建可视化集成方法。该方法包括:获取人的周围神经,用碘剂染色联合冷冻干燥法制备离体神经标本;利用 Micro CT 扫描经前期处理的周围神经,获得二维图像,并对所述二维图像进行二值化处理再根据纹理特征进行图像分割,获取神经束图像;将所述分割的图像利用超级计算机重建为可视化模型。该获取图像的方法使扫描精度

达到了重建神经束的要求；可视化模型可为临床达到神经束间吻合提供立体化的解剖图谱；同时获取的三维数据可为生物制造神经生物材料到达精准修复建立了模板。该方法获得美国专利（专利号：US10, 147, 228 B2；PCT 国际专利检索：PCT/CN2016/089992）（图 10-14）。

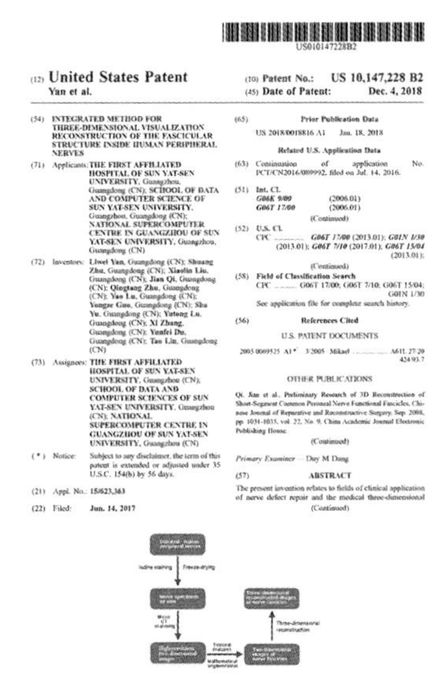
US010147228B2

(12) United States Patent
Yan et al.

(10) Patent No.: US 10,147,228 B2
(45) Date of Patent: Dec. 4, 2018

(54) INTEGRATED METHOD FOR THREE-DIMENSIONAL VISUALIZATION RECONSTRUCTION OF THE FASCICULAR STRUCTURE INSIDE HUMAN PERIPHERAL NERVES

(71) Applicants: THE FIRST AFFILIATED HOSPITAL OF SUN YAT-SEN UNIVERSITY, Guangzhou, Guangdong (CN); SCHOOL OF DATA AND COMPUTER SCIENCE OF SUN YAT-SEN UNIVERSITY, Guangzhou, Guangdong (CN); NATIONAL SUPERCOMPUTER CENTRE IN GUANGZHOU OF SUN YAT-SEN UNIVERSITY, Guangzhou, Guangdong (CN)

(72) Inventors: Liwei Yan, Guangdong (CN); Shuang Zhu, Guangdong (CN); Xiaolin Liu, Guangdong (CN); Jian Qi, Guangdong (CN); Qingtang Zhu, Guangdong (CN); Yao Lu, Guangdong (CN); Yongze Guo, Guangdong (CN); Shu Yu, Guangdong (CN); Yutong Lu, Guangdong (CN); Xi Zhang, Guangdong (CN); Yunfei Du, Guangdong (CN); Tao Lin, Guangdong (CN)

(73) Assignees: THE FIRST AFFILIATED HOSPITAL OF SUN YAT-SEN UNIVERSITY, Guangzhou (CN); SCHOOL OF DATA AND COMPUTER SCIENCES OF SUN YAT-SEN UNIVERSITY, Guangzhou (CN); NATIONAL SUPERCOMPUTER CENTRE IN GUANGZHOU OF SUN YAT-SEN UNIVERSITY, Guangzhou (CN)

(*) Notice: Subject to any disclaimer, the term of this patent is extended or adjusted under 35 U.S.C. 154(b) by 56 days.

(21) Appl. No.: 15/623,363

(22) Filed: Jun. 14, 2017

(65) Prior Publication Data
US 2018/0018816 A1　Jan. 18, 2018

Related U.S. Application Data
(63) Continuation of application No. PCT/CN2016/089992, filed on Jul. 14, 2016.

(51) Int. Cl.
G06K 9/00　(2006.01)
G06T 17/00　(2006.01)
(Continued)

(52) U.S. Cl.
CPC G06T 17/00 (2013.01); G01N 1/30 (2013.01); G06T 7/10 (2017.01); G06T 15/04 (2013.01);
(Continued)

(58) Field of Classification Search
CPC G06T 17/00; G06T 7/10; G06T 15/04; G01N 1/30
See application file for complete search history.

(56) References Cited
U.S. PATENT DOCUMENTS
2005/0069525 A1*　3/2005　Mikael .... A61L 27/20　424/93.7

OTHER PUBLICATIONS
Qi, Jian et al., Preliminary Research of 3D Reconstruction of Short-Segment Common Peroneal Nerve Functional Fascicles, Chinese Journal of Reparative and Reconstructive Surgery, Sep. 2008, pp. 1031-1035, vol. 22, No. 9, China Academic Journal Electronic Publishing House.
(Continued)

Primary Examiner — Duy M Dang

(57) ABSTRACT
The present invention relates to fields of clinical application of nerve defect repair and the medical three-dimensional
(Continued)

图 10-14　**“人体周围神经内部束型结构三维重建可视化集成方法”获美国专利**

五、人体周围神经束型结构的可视化三维重建方法

周围神经束型结构复杂多变，神经束走行变化规律目前研究尚无法实现完整清晰、准确、快速地辨别，然而神经束型结构研究对包括显微外科、口腔颌面外科等从事周围神经损伤修复临床工作中的手术设计及提高手术疗效有重要的指导价值。在再生医学领域，随着精准医疗理念的兴起及 3D 打印技术的快速发展，基于神经束型结构的信息可为神经支架的设计提供数学模型，为 3D 打印个性化神经移植物提供可能。中山大学附属第一医院朱庆棠教授等发明了一种人体周围神经束型结构的可视化三维重建方法，包括以下步骤：获取人体周围神经并制备周围神经样本；将该周围神经样本浸泡于液体中；设置 Micro-MRI 的扫描参数，应用 Micro-MRI 对该周围神经样本进行扫描，获取该周围神经样本在该液体环境下的图像数据；基于该图像数据进行三维重建周围神经样本的结构模型。本发明的方法确保在不破坏周围神经的形态和理化性质的前提下获得高质量的扫描图像，以获得精准的周围神经束型的可视化三维模型。该方法取得国际专利（PCT/CN2018/084724）（图 10-15）。

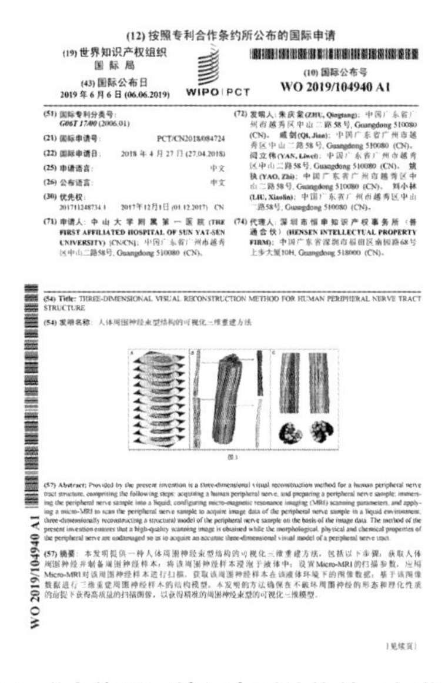
(12) 按照专利合作条约所公布的国际申请

(19) 世界知识产权组织
国际局

(43) 国际公布日
2019 年 6 月 6 日 (06.06.2019)

WIPO | PCT

(10) 国际公布号
WO 2019/104940 A1

(51) 国际专利分类号：
G06T 17/00 (2006.01)

(21) 国际申请号：PCT/CN2018/084724

(22) 国际申请日：2018 年 4 月 27 日 (27.04.2018)

(25) 申请语言：中文

(26) 公布语言：中文

(30) 优先权：
201711248734.1　2017年12月1日 (01.12.2017)　CN

(71) 申请人：中山大学附属第一医院 (THE FIRST AFFILIATED HOSPITAL OF SUN YAT-SEN UNIVERSITY) [CN/CN]；中国广东省广州市越秀区中山二路58号, Guangdong 510080 (CN)。

(72) 发明人：朱庆棠 (ZHU, Qingtang)：中国广东省广州市越秀区中山二路 58 号, Guangdong 510080 (CN)。戚剑 (QI, Jian)：中国广东省广州市越秀区中山二路 58 号, Guangdong 510080 (CN)。闫立伟 (YAN, Liwei)：中国广东省广州市越秀区中山二路 58 号, Guangdong 510080 (CN)。姚执 (YAO, Zhi)：中国广东省广州市越秀区中山二路 58 号, Guangdong 510080 (CN)。刘小林 (LIU, Xiaolin)：中国广东省广州市越秀区中山二路58号, Guangdong 510080 (CN)。

(74) 代理人：深圳市恒申知识产权事务所（普通合伙）(HENSEN INTELLECTUAL PROPERTY FIRM)：中国广东省深圳市福田区南园路68号上步大厦10H, Guangdong 518000 (CN)。

(54) Title: THREE-DIMENSIONAL VISUAL RECONSTRUCTION METHOD FOR HUMAN PERIPHERAL NERVE TRACT STRUCTURE

(54) 发明名称：人体周围神经束型结构的可视化三维重建方法

图 3

(57) Abstract: Provided by the present invention is a three-dimensional visual reconstruction method for a human peripheral nerve tract structure, comprising the following steps: acquiring a human peripheral nerve, and preparing a peripheral nerve sample; immersing the peripheral nerve sample into a liquid; configuring micro-magnetic resonance imaging (MRI) scanning parameters, and applying a micro-MRI to scan the peripheral nerve sample to acquire image data of the peripheral nerve sample in a liquid environment; three-dimensionally reconstructing a structural model of the peripheral nerve sample on the basis of the image data. The method of the present invention ensures that a high-quality scanning image is obtained while the morphological, physical and chemical properties of the peripheral nerve are undamaged so as to acquire an accurate three-dimensional visual model of a peripheral nerve tract.

(57) 摘要：本发明提供一种人体周围神经束型结构的可视化三维重建方法，包括以下步骤：获取人体周围神经并制备周围神经样本；将该周围神经样本浸泡于液体中；设置Micro-MRI的扫描参数，应用Micro-MRI对该周围神经样本进行扫描，获取该周围神经样本在该液体环境下的图像数据；基于该图像数据进行三维重建周围神经样本的结构模型。本发明的方法确保在不破坏周围神经的形态和理化性质的前提下获得高质量的扫描图像，以获得精准的周围神经束型的可视化三维模型。

WO 2019/104940 A1

[见续页]

图 10-15　**“人体周围神经束型结构的可视化三维重建方法”获国际专利**

第五节　国际著作

Youmans and Winn Neurological Surgery（*7th edition*）

华山医院手外科陈亮教授在最新出版的美国原版教科书 *Youmans and Winn Neurological Surgery*（*7th edition*）担任分册主编之一，参与“周围神经”章节的编撰。这是中国学者首次被邀请参与编写美国神经外科的经典教科书，表明美国主流学术界对华山医院手外科顾玉东院士领衔的团队在周围神经方面学术成就的认可，反映了我国手外科在该领域的国际先进水平。陈亮教授同时作为通讯作者编写了该书“Techniques in Nerve Reconstruction and Repair”和“Nerve Transfers”两个章节（图 10-16）。

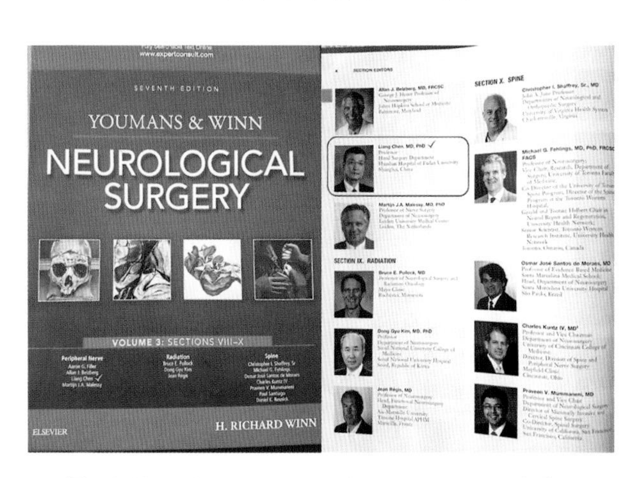

图 10-16　*Youmans and Winn Neurological Surgery*（*7th edition*）封面及作者简介

Youmans and Winn Neurological Surgery(*7th edition*)是从事中枢和周围神经外科领域临床医师公认的学术权威著作,历次出版均以美国和欧洲的业界权威学者作为主要作者。第7版既传承了经典的神经外科理论与实践,又反映了最新的学术研究和手术技术进展。

第六节　指南及专家共识

一、“穿支皮瓣临床应用”的专家共识

穿支皮瓣是显微外科的新领域,促使皮瓣向着小型化、精细化、薄型化、微创化发展,也得到我国显微外科同行的认可与推广,有关穿支皮瓣基础研究与临床应用越来越多。为规范我国穿支皮瓣的学术交流与临床应用,促进与推动穿支皮瓣的发展,在中华医学会显微外科学分会指导下,由《中华显微外科杂志》《中国临床解剖学杂志》及《中华整形外科杂志》编辑部牵头,多次邀请国内、外部分皮瓣外科专家就我国目前对穿支皮瓣存在的有争论问题进行了深入地研讨,并分别于2013年9月、2016年7月,在第三届、第五届“中国显微外科穿支皮瓣高峰论坛”期间,与参会专家达成了共识,共同起草并编写《穿支皮瓣的争论与当前共识》《穿支皮瓣的临床应用原则专家共识》。

二、股前外侧皮瓣临床应用指南

皮瓣外科是显微外科学中重要的一部分,有着丰富的内容,我国学者对此贡献巨大,如“中国皮瓣”、股前外侧皮瓣等。为了更好地推广、普及、规范和深化皮瓣的临床应用,促进我国皮瓣外科健康发展,中华医学会显微外科学分会(microsurgery branch of the Chinese medical association, MBCMA)委托《中华显微外科杂志》组织国内、外从事皮瓣研究的专家对一些临床应用已较多的、较成熟的皮瓣进行讨论,形成“MBCMA 皮瓣临床应用指南”。2016年3月16日—19日,在江苏省无锡市第九人民医院召开“股前外侧皮瓣临床应用适应证研讨会”,制定了《MBCMA 股前外侧皮瓣临床应用指南(2016征求意见稿)》。

三、“带蒂穿支皮瓣常见并发症原因分析与防治”专家共识

穿支皮瓣转移已经成为修复重建领域最常用的缺损修复和器官再造方法之一。除吻合血管的游离移植外,各种带蒂穿支皮瓣也是常用的转移方式,依据创面周围穿支血管的自由设计穿支皮瓣在临床获得了广泛的应用。带蒂穿支皮瓣转移方式主要有两种:V-Y推进和螺旋桨旋转。带蒂穿支皮瓣设计灵活,除降低供瓣区损害外,还可降低手术创伤、缩短住院时间、减少治疗费用。但其并发症亦不少见。目前,关于皮瓣并发症的分析,多以局部或某种皮瓣为主,尚未见具有代表性的、全面与系统的大样本综合分析报道。所以国内多位显微外科专家以穿支血管蒂螺旋桨皮瓣为例,编写了《“带蒂穿支皮瓣常见并发症原因分析与防治”专家共识》。

四、“游离穿支皮瓣常见并发症原因分析与防治”专家共识

游离穿支皮瓣应用于临床已有20余年。与传统的轴型皮瓣、肌皮瓣比较,它充分考虑了皮瓣移植的得失比,不仅明显减少了继发的供区损伤,而且还提升了受区的修复效果,逐渐成为创面,尤其是大面积、不规则形状或复合组织缺损重建的首选。就皮瓣并发症而言,游离穿支皮瓣的供区并发症发生率要小于传统的游离皮瓣,而在受区,由于穿支皮瓣的解剖操作更为精细、复杂,所以手术相关的并发症发生率要高于传统皮瓣。尽管皮瓣移植的成功率已高于95%,但即便对经验丰富的医生而言,游离穿支皮瓣的并发症仍无法完全避免。因此,为了进一步提高手术安全性,在第六届中国穿支皮瓣高峰论坛(宁波)期间,由《中华显微外科杂志》编辑部组织20余位国内相关专家进行了认真讨论,对游离穿支皮瓣常见并发症的原因和防治措施进行了分析,制订了《“游离穿支皮瓣常见并发症原因分析与防治”专家共识》。

五、减少皮瓣供区损害专家共识

传统皮瓣移植的治疗目标主要是追求皮瓣成活和创面愈合,对皮瓣受区的外形与功能恢复、特别是对皮瓣供区损害问题未引起足够重视。临床随访发现部分患者皮瓣移植术后供区存在难看的瘢痕、甚至严重的功能障碍,对患者身心造成严重影响。随着人们生活水平的提高,一方面对创面重建的要求越来越高,要求受区创面修复后能够获得最好的外形和功能;另一方面期望皮瓣供区的外观和功能损害尽可能最小化。随着皮瓣外科技术和相关技术的发展,特别是穿支皮瓣技术的诞生,为患者美好期望

的实现奠定了基础。穿支皮瓣技术的精髓是“微创与美学”，其临床应用遵循“最大得失比”原则，即以最小的供区损害获得最佳的受区外形和功能，在重视皮瓣受区外形和功能重建的同时尽可能减少皮瓣供区外观和功能的损害。为了进一步提升我国皮瓣外科水平，减少皮瓣供区损害，2017 年 9 月 8—10 日，参加第七届中国穿支皮瓣高峰论坛（长沙）的与会专家深入探讨了皮瓣供区损害问题，一致认为可以从合理选择皮瓣供区、扩充皮瓣资源、优化皮瓣设计、改进皮瓣切取技术和供区创面闭合技术及术后瘢痕处理等方面去关爱供区，进一步减少皮瓣供区损害，制订了《关注皮瓣供区问题—减少皮瓣供区损害专家共识》。

（姜建元　高忠礼　胡懿郃）

参考文献

[1] 顾玉东. 中国手外科发展历程[J]. 中华创伤骨科杂志，2005，7(1)：9-11.

[2] 侯春林，曹谊林，徐永清. 中国修复重建外科历史回顾[J]. 中国修复重建外科杂志，2018(7).

[3] ZHENG M X，HUA X Y，FENG J T，et al. Trial of Contralateral Seventh Cervical Nerve Transfer for Spastic Arm Paralysis[J]. New England Journal of Medicine，2017，378(1)：22-34.

[4] 张世民，王欣，唐茂林，等. 穿支皮瓣的争论与当前共识[J]. 中华显微外科杂志，2014，37(1).

[5] 唐举玉，魏在荣，张世民，等. 穿支皮瓣的临床应用原则专家共识[J]. 中华显微外科杂志，2016，39(2)：105-106.

[6] 中华医学会显微外科学分会. MBCMA 股前外侧皮瓣临床应用指南(2016 征求意见稿)[J]. 中华显微外科杂志，2016，39(4)：313-317.

[7] 刘元波，王欣，张世民，等. “带蒂穿支皮瓣常见并发症原因分析与防治”专家共识[J]. 中华显微外科杂志，2017，40(2)：105-108.

[8] 王欣，刘元波，张世民，等. “游离穿支皮瓣常见并发症原因分析与防治”专家共识[J]. 中华显微外科杂志，2017，40(3)：209-212.

[9] 唐举玉，汪华侨，HALLOCK GG，等. 关注皮瓣供区问题—减少皮瓣供区损害专家共识[J]. 中华显微外科杂志，2018，41(1)：3-5.

第十一章

小儿骨科成果

儿童骨折是小儿骨科日常诊疗活动中最常见的病种之一，其特点为以男性多见，骨折部位主要集中在上肢和手部，以肱骨远端骨折、尺桡骨远端骨折等部位最为常见。我国小儿骨科发展到今天，与老一辈小儿骨科专家的工作密不可分。随着时代的进步，微创化越来越成为了小儿骨科治疗的首选方式。值此中华人民共和国成立70周年之际，我们将对中国小儿骨科的发展进程做一个简单回顾，努力做到不忘初心，为我国小儿骨科事业发展献计献策。

第一节　理论与技术发展成果

我国小儿骨科发展到今天，与吴守义教授、潘少川教授、吉士俊教授、彭明惺教授等老一辈小儿骨科专家的工作密不可分，他们开拓了我国小儿骨科的历史。而随着医学技术的进步，小儿骨科也得到了快速发展。尤其是近年来，在赵群教授(中国医科大学附属盛京医院)、郭源教授(北京积水潭医院)、杨建平教授(天津医院)的领导及国内同道的不懈努力下，我国小儿骨科专业人才队伍越来越壮大，专业化水平越来越高，国际交流与合作也日益频繁。除一年一度的COA盛会外，每年国内一些小儿骨科中心均会举办多次国际性的学术活动，与欧美等国际领先的小儿骨科中心建立了经常性的联系与合作，不断推动我国小儿骨科事业的发展。主要进展分述如下。

一、儿童骨折的治疗进展

目前，对于儿童四肢创伤的治疗已进入了微创时代。对于儿童最常见的肱骨髁上骨折，全身麻醉下闭合复位经皮穿针固定已成为标准的治疗方案。长管状骨骨折的弹性髓内针治疗，青少年股骨干骨折的带锁髓内钉治疗均已成功开展。我国学者对陈旧孟氏骨折的病理解剖和治疗理念认识深入，原创设计了环状韧带复位技术治疗陈旧孟氏骨折。对于发育期儿童的陈旧骨折或肢体畸形，通过骨骺导向技术治疗肢体成角畸形及短缩畸形也已成功开展。此外，我国小儿骨科专家在先天性胫骨假关节、成骨不全的治疗方面也积累了较丰富的临床经验。

儿童尺桡骨骨折，与成人不同的是青少年的青枝骨折，其特点为一侧骨皮质的断裂。此外，还有一种容易被忽视的骨折类型，即桡骨远端隆凸骨折。温州医科大学附属二院的周永海发现了一例罕见的隆凸骨折，该骨折的特点是没有明显的骨折线出现，一般可以采用保守治疗即可痊愈，但是临床上容易误诊、漏诊(相关研究成果发表于*BMJ*,《英国医学杂志》,影响因子27.604分)(图11-1,图11-2)。尺桡骨骨折手术治疗后，最主要的问题在于伸指肌腱、桡神经的损伤以及骨折再移位。目前弹性髓内钉治疗是尺桡骨骨折的首选治疗。韩久卉等纳入30个不稳定移位的儿童干骺端骨折的患者，应用顺行弹性髓内钉治疗儿童干骺端骨折，取得了良好疗效。此外，通过尺桡骨近端反旋截骨术治疗31例先天性尺桡骨融合的患者，也取得了良好的效果。

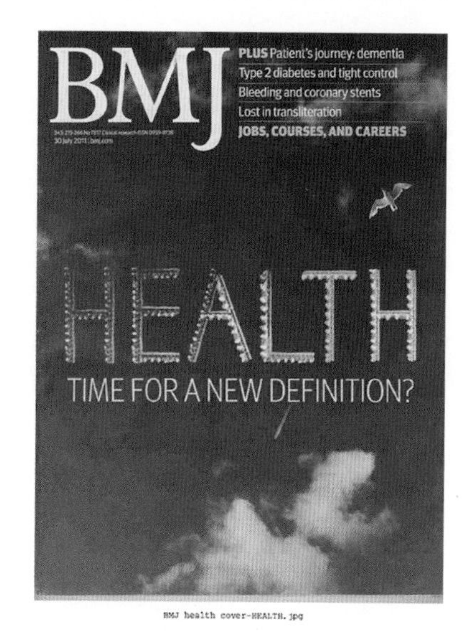

图11-1　《英国医学杂志》封面

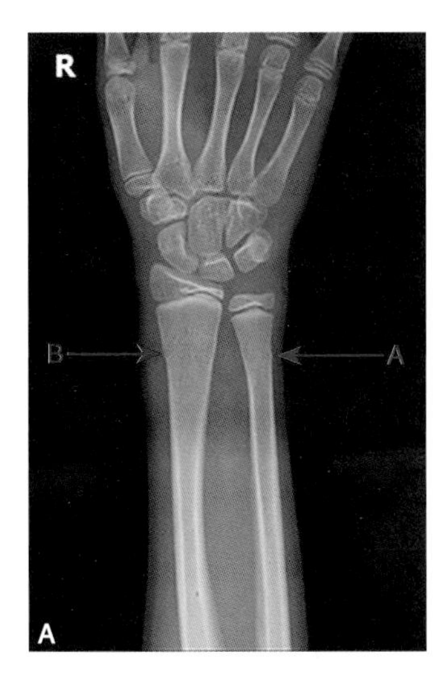

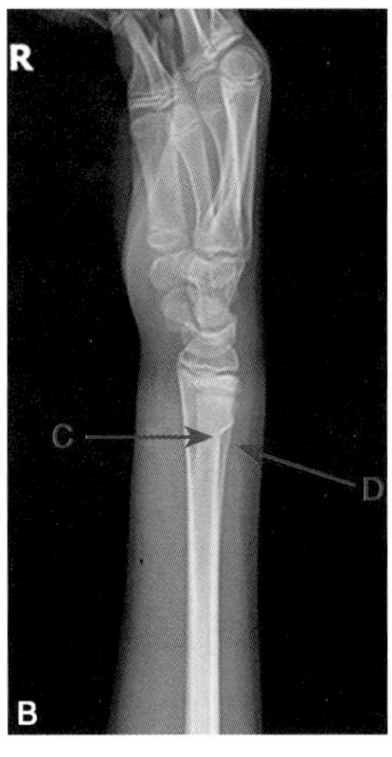

图 11-2 右腕关节影像学检查

显示右桡尺骨(A,B)远端局部皮质重叠,成角畸形(C,D);另一侧皮质没有损伤

儿童股骨颈骨折本发病率较低,但是随着交通事故等高能量损伤的增多,儿童股骨颈骨折发病率日益升高。常用的治疗方式有保守治疗以及手术治疗,手术治疗目前多以闭合复位内固定居多,常用的内固定物为克氏针。但是当遇到难复位的骨折患者,切开复位也是需要的,常用的入路有 Smith Petersen 或前外侧 Watson-Jones 入路,但是创伤较大,出血较多。对于 Delbet Ⅱ型骨折患者采用以髂前下棘为中点的沿腹股沟方向的髋关节前侧 3~4cm 短切口,能够有效暴露术区,保护股骨颈血运,方便手术内固定。除此之外,关于股骨颈闭合与切开手术对于骨折术后的影响仍存在争议,需根据骨折类型以及患者的自身情况选择最为合适的治疗手段来提高儿童股骨颈骨折的治愈率。最主要的并发症除骨折不愈合外,还包括骺板早闭,髋关节内翻等等。结合 3D 打印技术进行治疗,可减少术中透视、缩短手术时间、降低出血量,有效提高手术的准确性、安全性,实现早期康复锻炼,其临床应用价值较大。股骨颈骨折后骨骺脱落也是在儿童骨折治疗过程中很少见而又极具挑战性的术后并发症。上海交通大学医学院附属新华医院骨儿科团队报道了 2 例患者,建议对于儿童股骨颈骨折要适当解剖复位,内固定合理,术后石膏固定以及延迟负重(图 11-3)。股骨颈骨折后股骨头坏死也时有发生,一旦出现对青少年患者来说将是灾难性的。中日友好医院孙伟教授对 51 名股骨颈骨折后股骨头坏死的患者采用骨髓干细胞以及 BMP 联合治疗,认为该技术能够明显延缓股骨头坏死的进展(图 11-4)。

二、先天性畸形治疗新进展

1. 脊柱侧弯　20 世纪 80 年代初协和医院骨科主任、全国截瘫学会会长吴之康教授到美国和墨西哥师从 Harrington 和 Luque 教授,学成后于 1983 年在北京协和医院开展了中国最早的脊柱侧弯矫正手术。除了协和医院在其他地区,诸如广州的陈志白教授、山西的马景昆教授也先后开展了脊柱侧弯手术。1986 年吴之康教授退休,后被聘为战略支援部队特色医学中心(原中国人民解放军第 306 医院)的

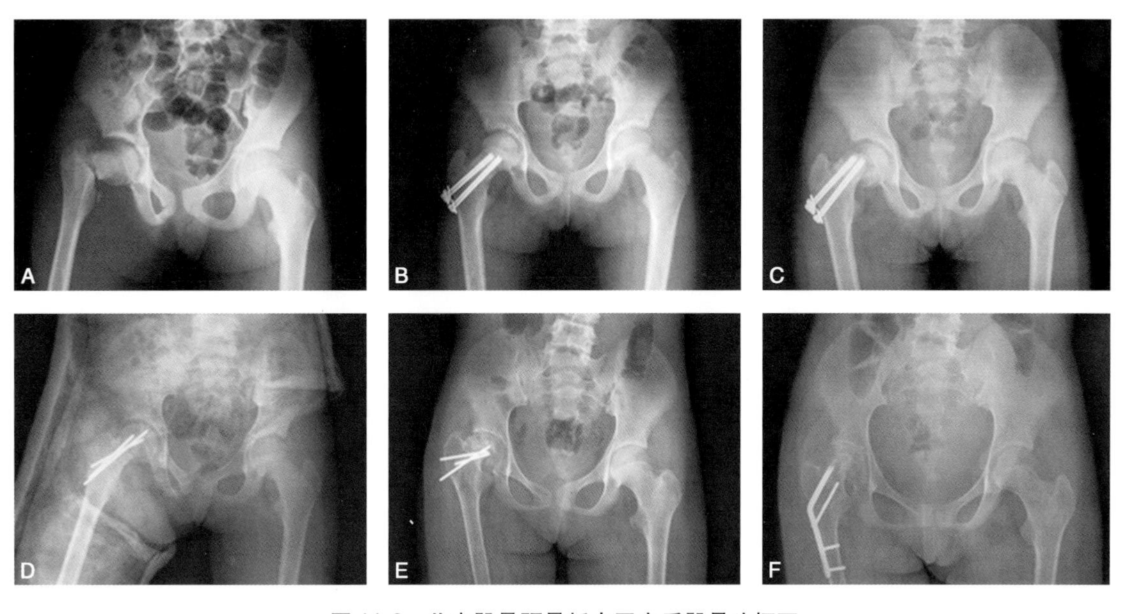

图 11-3 儿童股骨颈骨折内固定后股骨头坏死

A. 12 岁女孩右侧股骨颈基底部骨折;B. 手术采用两枚空心钉固定;C. 术后 5 个月股骨头骨骺滑脱;D. 复位后骨圆针固定;E. 后续的随访显示发生股骨头坏死、髋关节内翻畸形;F. 转子下截骨纠正

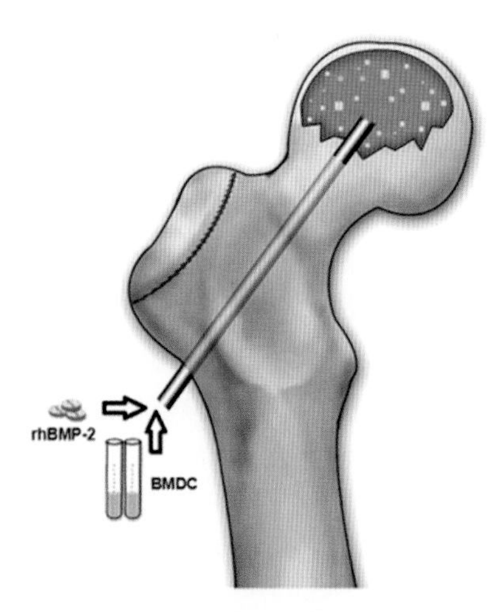

图 11-4　髓心减压术结合治疗示意图
距离软骨面 2～3mm 进行环锯术，多个小直径孔；骨髓来源细胞和 rhBMP-2 注射入股骨头，骨蜡封口

顾问，在吴教授的指导下解放军第 306 医院也开始开展脊柱侧弯矫正手术。到了 20 世纪 90 年代初期，国内不少医院都做脊柱侧弯矫正手术，比较出名的除上述医院外，还有成都的饶恕成教授、哈尔滨的姜洪和教授等。在 20 世纪 90 年代初期，由于医疗条件和技术的限制，脊柱侧弯矫正手术出现了不少并发症，一度令很多医院都停止了这个手术。

到了 20 世纪 90 年代中期，北京协和医院引进了 CD 三维矫正技术和理论，随着现代影像学技术的进步，脊柱侧弯的矫正技术及术后效果都有了较大的提高。南京鼓楼医院的邱勇教授是在 20 世纪 90 年代中期留学法国，师从 Cotrel 教授学习脊柱侧弯矫正理论和技术，1997 年回国后开始开展脊柱侧弯的三维矫正手术治疗国内患者。与此同时，其他地区或医院也开始了脊柱矫形手术，如 20 世纪 90 年代末中国人民解放军总医院第四医学中心（原解放军第 304 医院）史亚民教授，2002 年上海李明教授，2002 年中国人民解放军总医院王岩教授等。在少数小儿骨科中心也成功地开展了生长棒技术治疗早发性脊柱侧弯、采用垂直撑开扩展胸廓的钛肋骨假体技术（vertical expandable prosthetic titanium rib，VEPTR）治疗胸廓发育不全综合征。

2. 发育性髋关节发育不良　发育性髋关节发育不良（developmental dysplasia of the hip，DDH）是小儿骨科最重要的也是极具争议的疾病之一，通过早期诊断和早期治疗能取得不错的疗效。如果畸形严重，则常常需要进行股骨近端内翻截骨术。

在发达国家，从 20 世纪 80 年代即开始进行新生儿期筛查，晚期诊断的 DDH 明显减少，在我国开展较晚，但近些年经 COA 小儿骨科学组的不断努力，DDH 早期筛查已在多个中心城市推广，其中天津已建立了非常完善的三级筛查体制，筛查率达 98%。同时，以北京积水潭医院为主导的第一届小儿骨科学组，制定了符合我国国情的“2 岁以下 DDH 的诊疗指南”，为基层医院 DDH 的规范化治疗提供了重要蓝本。随着国内同行对 DDH 规范化诊治水平的不断提高，DDH 诊断年龄大幅提前，治疗效果不断改善，严重股骨头坏死并发症也明显减少。在少数小儿骨科中心正在开展通过灌注 MRI 对股骨头缺血坏死的预测研究，为国际领先。在我国，残余髋臼发育不良仍是 DDH 的重要组成部分，保髋治疗必不可少。近年来，随着保髋技术在国内的大力推广，骨盆三联截骨术、PAO 等保髋手术已在多数小儿骨科中心成功开展。在 DDH 的基础研究方面，我国小儿骨科医生做了大量的研究工作，部分代表性研究成果发表在 *Journal of Bone & Joint Surgery Am*，*Bone and Joint Journal*，*Osteoarthritis and Cartilage*，*Journal of Orthopaedic Research*，*Endocrine* 等国际权威期刊。王汉林教授于 1999—2000 年在澳大利亚学习，回国后于 2002 年在国内第一次采用改良 Tonnis 髋臼三联截骨术治疗 DDH 取得了良好的疗效，这种手术现在也是治疗大龄发育性髋脱位的很重要的手术。

如果 DDH 没有被及时发现，常常会导致髋关节疼痛以及功能丧失，赵群教授利用动力石膏治疗 339 例 12～18 个月诊断出的先天性髋关节发育不良的患者，效果显著（图 11-5）。李连永教授通过对 37 位患者进行分析，发现先天性髋关节发育不良患者常常伴有膝关节的变化，需要在术前详细规划，防止术后并发症发生。髋关节脱位后闭合复位是治疗儿童先髋的主要手段之一，通过术中影像学能够对复位的质量进行判断，杨建平教授对 139 名先天性髋关节发育不良患者进行随访，认为股骨头表面覆盖率能够预测髋关节残存结构异常（图 11-6）。此外，复位后出现的残留半脱位并不常见，但是一旦出现会导致早期骨性关节炎的出现，天津医院杨建平对 48 名有残存半脱位的患者进行长期随访，提出通过残留半脱位的程度来选择手术纠正或者保守治疗。DDH 的患者可能会影响股骨头的血运，找到一种无创方法来判断先天性髋关节发育不良是否出现股骨头缺血是很重要的突破。张学宁等通过研究体素内不相干运动成像技术发现，它能够有效监测股骨头骨骺的血流灌注和分布。

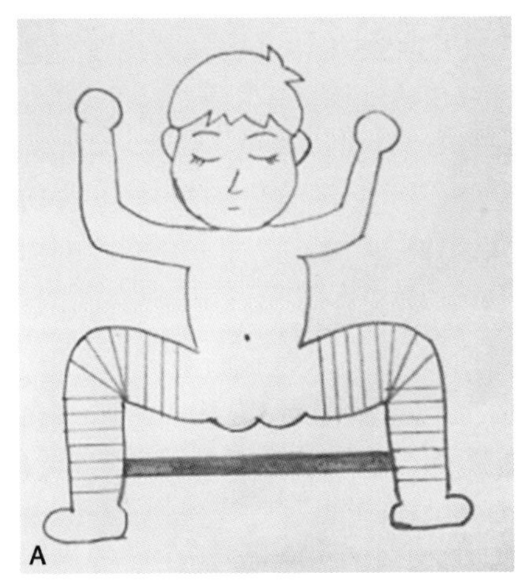

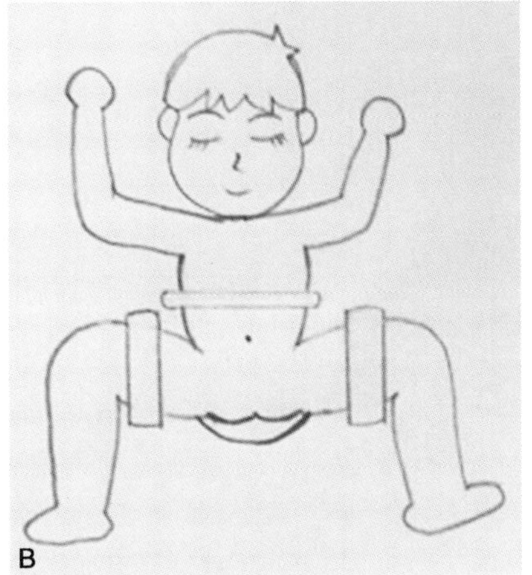

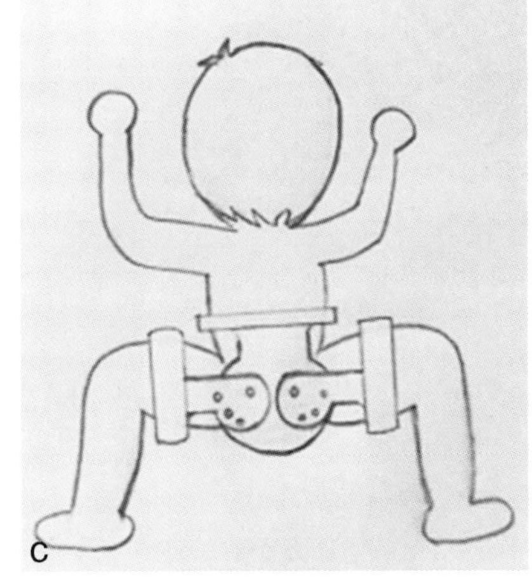

图 11-5　动力石膏固定示意图

A. 动态蛙式位石膏固定,限制髋关节外展内收运动,髋关节能够进行 80°~110°屈曲伸展,部分旋转,踝关节能够自由活动;B. 可调式外展矫形器前面观;C. 可调式外展矫形器背面观

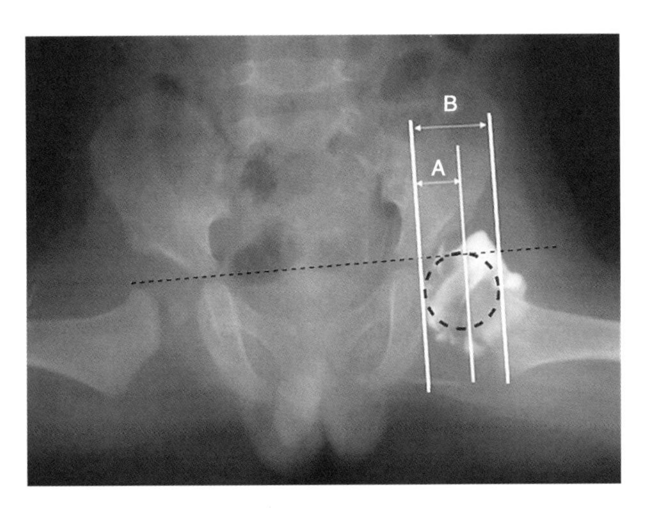

图 11-6　股骨头覆盖率的测量方法是髋臼内部股骨头宽度与股骨头宽度的比值(A/B)

三、加强国际交流

国内小儿骨科同仁的研究成果被越来越多的国际同行认可。北京积水潭医院小儿骨科的研究成果“Reposition of the Annular Ligament in the Management of Missed Monteggia Fracture”被 2015 年北美儿童骨科学会(pediatric orthopaedic society of north america, POSNA)年会录用,并做大会发言。2019 年 5 月,在美国夏洛特举办的 POSNA 年会,中国医科大学附属盛京医院小儿骨科的研究成果“Evolution of Concentric Reduction after Closed Reduction in Developmental Dysplasia of the Hip: A Prospective Series of Magnetic Resonance Imaging Studies”,以及北京积水潭医院小儿骨的研究成果“Comparison Between the Pavlik Harness and the Tübingen Splint for the Treatment of Developmental Dysplasia of the Hip in Infants”,同时入选为大会发言,填补了我国小儿骨科的空白。在 2017 年的欧洲儿童骨科学会(European Paediatric Orthopaedic Society, EPOS)和 POSNA 年会,天津医院小儿骨科及湖南省儿童医院小儿骨科的研究成果入选为壁报展示。

第二节　高分因子文章

温州医科大学附属二院周永海教授,在 *British Medical Journal* 上报道了一例罕见的隆凸骨折。“一个 13 岁的男孩由于向前摔倒后肿胀,检查后发现右腕关节肿胀,没有上肢畸形,通过正侧位进行诊断。影像学检查显示其为一个典型的尺桡骨远端隆凸骨折,在右尺桡骨一侧可以看见皮质的弯曲和成角畸形,并没有发现明显的骨折线。隆凸骨折常见于儿童桡骨远端尤其是摔倒后更为常见,与此相区别的诊断为青枝骨折,青枝骨折常见于儿童,是一种不完全骨折,皮质只会有一侧断裂,能够从正侧位上及时诊断,而隆凸骨折没有明显的骨折线。腕关节的隆凸骨折一般通过石膏、绷带固定四周,预后结果较好。”该文章发表于 2017 年 *BMJ*,影响因子 27.604 分,需要临床医生引起足够的注意,防止误诊(图 11-7)。

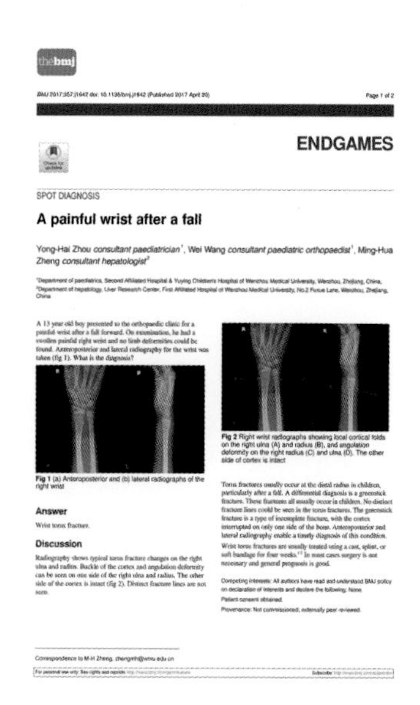

thebmj

BMJ 2017;357:j1642 doi: 10.1136/bmj.j1642 (Published 2017 April 20)　Page 1 of 2

ENDGAMES

SPOT DIAGNOSIS

A painful wrist after a fall

Yong-Hai Zhou consultant paediatrician[1], Wei Wang consultant paediatric orthopaedist[1], Ming-Hua Zheng consultant hepatologist[2]

A 13 year old boy presented to the orthopaedic clinic for a painful wrist after a fall forward. On examination, he had a swollen painful right wrist and no limb deformities could be found. Anteroposterior and lateral radiography for the wrist was taken (fig 1). What is the diagnosis?

Fig 1 (a) Anteroposterior and (b) lateral radiographs of the right wrist

Fig 2 Right wrist radiographs showing local cortical folds on the right ulna (A) and radius (B), and angulation deformity on the right radius (C) and ulna (D). The other side of cortex is intact

Answer

Wrist torus fracture.

Discussion

Radiography shows typical torus fracture changes on the right ulna and radius. Buckle of the cortex and angulation deformity can be seen on one side of the right ulna and radius. The other side of the cortex is intact (fig 2). Distinct fracture lines are not seen.

Torus fractures usually occur at the distal radius in children, particularly after a fall. A differential diagnosis is a greenstick fracture. These fractures all usually occur in children. No distinct fracture lines could be seen in the torus fractures. The greenstick fracture is a type of incomplete fracture, with the cortex interrupted on only one side of the bone. Anteroposterior and lateral radiography enable a timely diagnosis of this condition. Wrist torus fractures are usually treated using a cast, splint, or soft bandage for four weeks. In most cases surgery is not necessary and general prognosis is good.

Competing interests: All authors have read and understood BMJ policy on declaration of interests and declare the following: None.

Patient consent obtained.

Provenance: Not commissioned, externally peer reviewed.

Correspondence to M-H Zheng, zhengmh@wmu.edu.cn

图 11-7　“A painful wrist after a fall”论文首页

第三节　科技奖励

中山医科大学刘尚礼研究团队研制了新型幼年狗的股骨头坏死模型，结合 32 例临床 Legg-Perthes 病的治疗，提出骨内压升高和静脉回流障碍是该病的发病机制。据此，刘尚礼提出骨髓减压和畸形矫正是治疗的关键，被国内外小儿骨科教材书列为经典理论和手术。该理论研究成果荣获 1993 年教育部一等奖(图 11-8)。

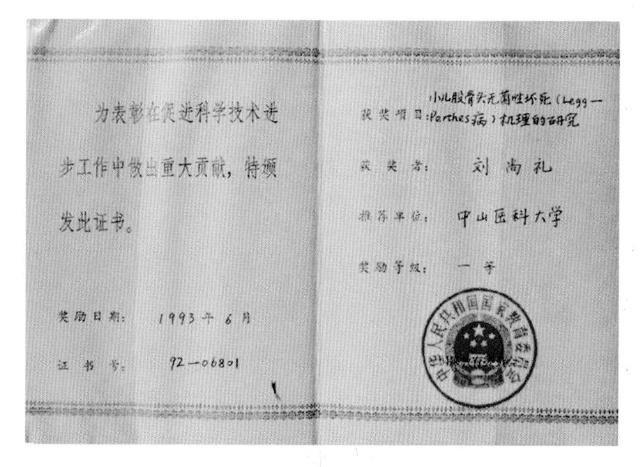

为表彰在促进科学技术进步工作中做出重大贡献，特颁发此证书。

获奖项目：小儿股骨头无菌性坏死（Legg-Perthes病）机理的研究

获奖者：刘尚礼

推荐单位：中山医科大学

奖励等级：一等

奖励日期：1993年6月

证书号：92—06801

图 11-8　1993 年该成果获得教育部一等奖

第四节　指南及专家共识

一、成骨不全症临床诊疗指南

成骨不全症是最常见的单基因遗传性骨病，以骨量低下、骨骼脆性增加和反复骨折为主要特征，由重要的骨基质蛋白Ⅰ型胶原编码基因及其代谢相关基因突变所致。常常幼年起病，轻微创伤后反复发生骨折，病情严重者可能在宫内或出生时即骨折，导致脊柱侧凸、胸廓塌陷、四肢弯曲等畸形，甚至可因肺部感染、胸廓畸形引发心、肺衰竭而死亡。患者还可伴有听力下降、关节韧带松弛和心脏瓣膜病变等骨骼外表现。此病危害较大，具有较高的致残率，疾病的诊治水平还需要进一步提高，为此中华医学会骨质疏松和骨矿盐疾病分会组织相关学科专家撰写《成骨不全症临床诊疗指南》，从发病机制、临床表现、分型、临床诊断、基因诊断以及治疗(生活方式干预、药物治疗、手术治疗)、康复等方面进行了系统的阐述，为疾病的治疗提供了充足有效合理的依据。

二、发育性髋关节发育不良临床诊疗指南(0~2 岁)

发育性髋关节发育不良是儿童常见疾病之一，包括髋臼发育不良、髋关节半脱位及髋关节脱位。髋关节超声检查的广泛应用，使 DDH 的定义涵盖了更大的范围：未成熟的髋关节、轻度髋臼发育不良的髋关节、不稳定(可脱位或可半脱位)的髋关节、半脱位的髋关节和完全脱位的髋关节。过去该病的治疗极具挑战性、预后功能也不一致，为了给广大骨儿科医师一个更好的标准对该病患者进行有效、及时的治疗，中华医学会小儿科分会骨科学组、中华医学会骨科学分会小儿创伤矫形学组共同提出了此项指南 2017 年版，该指南从病因、体格检查、发育性髋关节发育不良的筛查、髋关节超神检查方法、0~6 个月发育性髋关节发育不良的治疗、6~18 个月发育性髋关节发育不良的治疗、18~24 个月发育性髋关节发育不良的治疗等多个方面对此病进行了详细的阐述，有利于强化广大医务工作者对此病的认识，提高对发育性髋关节发育不良的诊治水平。

(刘瑶　赵群　郑占乐)

参考文献

[1] ZHOU YH, WANG W, ZHENG MH. A painful wrist after a fall [J]. BMJ, 2017, 357: j1642.

[2] DU M, HAN J. Antegrade elastic stable intramedullary nail fixation for paediatric distal radius diaphyseal metaphyseal junction fractures: A new operative approach [J]. Injury, 2019, 50(2): 598-601.

[3] PEI X, HAN J. Efficacy and feasibility of proximal radioul-

nar derotational osteotomy and internal fixation for the treatment of congenital radioulnar synostosis [J]. J Orthop Surg Res,2019,14(1):81.

[4] LI H,ZHAO L,HUANG L,et al. Delayed Slipped Capital Femoral Epiphysis After Treatment of Femoral Neck Fracture in Children [J]. Clin Orthop Relat Res,2015,473(8):2712-2717.

[5] GAO F,SUN W,GUO W,et al. Combined with Bone Marrow-Derived Cells and rhBMP-2 for Osteonecrosis after Femoral Neck Fractures in Children and Adolescents: A case series [J]. Sci Rep,2016,6:30730.

[6] CAI Z,LI L,ZHANG L,et al. Dynamic long leg casting fixation for treating 12-to 18-month-old infants with developmental dysplasia of the hip [J]. J Int Med Res,2017,45(1):272-281.

[7] LI Q,KADHIM M,ZHANG L,et al. Knee joint changes in patients with neglected developmental hip dysplasia: a prospective case-control study [J]. Knee,2014,21(6):1072-1076.

[8] ZHANG ZL,FU Z,YANG JP,et al. Intraoperative Arthrogram Predicts Residual Dysplasia after Successful Closed Reduction of DDH [J]. Orthop Surg,2016,8(3):338-344.

[9] FU Z,YANG JP,ZENG P,et al. Surgical implications for residual subluxation after closed reduction for developmental dislocation of the hip: a long-term follow-up [J]. Orthop Surg,2014,6(3):210-216.

[10] MENG XH,ZHANG XN,WANG Z,et al. Increased diffusion and decreased perfusion in epiphyses of femoral heads detected via intravoxel incoherent motion after closed reduction in children with developmental dysplasia of the hip [J]. Acta Radiol,2018,59(9):1130-1138.

第十二章

矫形外科成果

矫形外科，有广义和狭义之分。广义者是指国人通称的“骨科”，英文名为“orthopedic surgery（矫形外科学）”。Orthopedics 一词译为“矫形”，该词是由法国巴黎大学教授 Nicolas Andry（1741 年）用 Orthos（直、正，无畸形）和 Paidios（儿童）组成，意思是小儿骨畸形得到预防和矫正。传到我国，入乡随俗（早有中医正骨），译为“骨科”。而狭义者则为矫正畸形之义，特指脊柱和四肢畸形的矫正。其起源在我国可追溯至三千多年前的西周时代或者西方的古希腊希波克拉底时代。

近 200 多年来，随着全球自然科学和工业技术的进步，矫形外科（此处为狭义，下同）发展比较迅速，从脊柱和肢体畸形的范围，渗入到医学的其他领域，涉及多个学科的知识与技术，如脑创伤与疾病、脊柱裂、血管瘤等涉及神经外科和血管外科，造成了临床诊治上的一些交叉和困惑。俄罗斯 Ilizarov 生物学理论与技术传入中国完成本土转化后，使得中国四肢复杂畸形矫正残缺修复与功能重建发生了突破性改变。值此中华人民共和国成立 70 周年之际，本章旨对四肢矫形外科及骨外固定技术在中国的发展做一个简要概述。

第一节　理论与技术发展成果

一、中国矫形外科学的起步和初步发展

1937 年胡兰生等在上海成立了中国第一个矫形外科学组。新中国成立后，上海的屠开元、叶衍庆和北京孟继懋教授等对中国的骨科事业发展奠定了坚实的基础，并以此为契机培育了一大批骨科的栋梁之才。此后，以西安陆裕朴教授、天津方先之教授等为代表的一批中坚力量如雨后春笋般出现，成就了今日中华骨科之格局。

自 1949 年中华人民共和国成立到 1979 年改革开放前夕，我国医疗卫生工作的重点倾向农村，因此中国医学在卫生防疫、农村合作医疗、中西医结合、基础研究等领域都取得了辉煌成就，奠定了较完备的疾病预防与治疗的基础。当时矫形外科治疗的常见病种包括骨与关节结核、化脓性感染、脊髓灰质炎（小儿麻痹）后遗症、先天性髋关节脱位等。整个医学界治疗理念从以中华人民共和国成立前延续下来的欧、美、日医学为主导，逐渐过渡到学习苏联的医学教育、临床技术与学科建设模式。为了尽快医治抚慰抗日战争、解放战争、抗美援朝遗留的上百万伤残病员，国家民政部参照苏联模式，在各个省市设立荣军医院以及假肢研究所，并公派骨科医生去苏联、东欧国家进修学习，这一系列举措极大地推动了我国伤残救治肢体畸形矫形与假肢矫形器的发展。

这些前辈以白求恩为榜样，全心全意地为人民服务，甘愿去国家人民最需要的艰苦地方工作，为国家建设做贡献。他们利用简陋的条件，独立自主地创造出很多载入世界医学史的理念和技术，如成功研制青蒿素（屠呦呦因此获得诺贝尔奖）、合成结晶牛胰岛素（诺贝尔奖级的原始创新）、特大面积烧伤救治成功等。骨科方面，1950 年天津方先之首先采用抗结核药物结合病灶清除术治愈了上千例骨结核，发表在《中华外科杂志》上，长达 32 页。此外，方先之和尚天裕教授还创立中西医结合治疗骨折。1957 年，王澍寰于北京创建了中国第一个手外科科室，曲绵域教授则创建了运动医学科，分别主编出版了工具书《手外科学》和《运动医学》。1963 年上海陈中伟教授在世界上首次成功完成断臂再植，开创了我国显微外科的先河。此外，1966 年上海杨东岳教授完成的首例第二足趾

移植，此后顾玉东院士完成的首例健侧颈7移植治疗臂丛神经撕脱伤以及杨果凡教授的首例“中国皮瓣”等，均为我国的骨科事业的发展奠定了坚实的基础。

中国骨科长久的进步离不开一代又一代医学工作者的努力奋斗。长春门洪学发明了股骨髁上后倾成角截骨术治疗脊髓灰质炎后遗症。上海沈俊惠教授发明了股骨一次延长术。西安陆裕朴教授创立了“早期手术重建肌力动态平衡”治疗先天性马蹄内翻足畸形矫正的理念。天津邸建德教授对儿童先天性畸形及股骨头无菌性坏死等疾患做出创新性成果与技术推广。此外戴祥麒发明连衣布袜法、北京赵钟岳发明屈髋外展支架，其特点在于无创、廉价，且有效地矫正小儿先天性髋关节脱位。

1973年，上海新华医院吴守义、胡清潭教授研制成功了胫骨框架延长器，并首先开展胫骨延长术治疗肢体不等长的手术。冯传汉教授为《中华骨科杂志》创刊的第一篇文章的撰稿作者，他指出中华人民共和国成立后30年矫形外科的主要成绩在于先天性髋脱位以及脊髓灰质炎（小儿麻痹）后遗症的治疗。而这个时代所有出版的矫形外科专著、教科书，基本上是外文翻译书，如：1950年东北人民政府卫生部出版发行，杨克勤翻译的大学丛书《矫形外科学》（图12-1）。1956年由人民卫生出版社出版过邦辅翻译的《实用矫形外科学》（图12-2）。1960年人民卫生出版社出版由李起鸿、商鉴医师翻译的苏联《矫形外科学》（图12-3）。

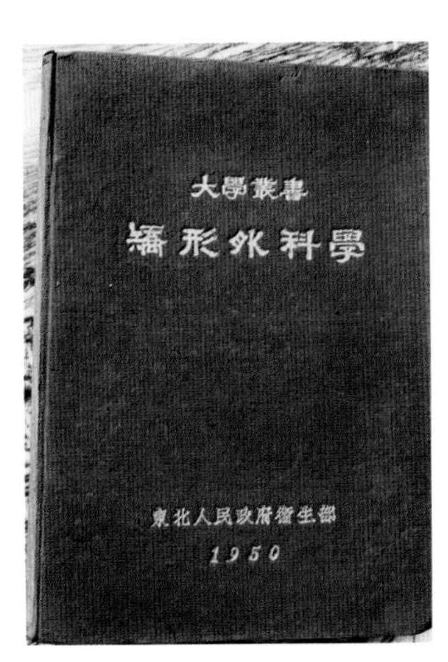

图12-1　1950年版《矫形外科学》

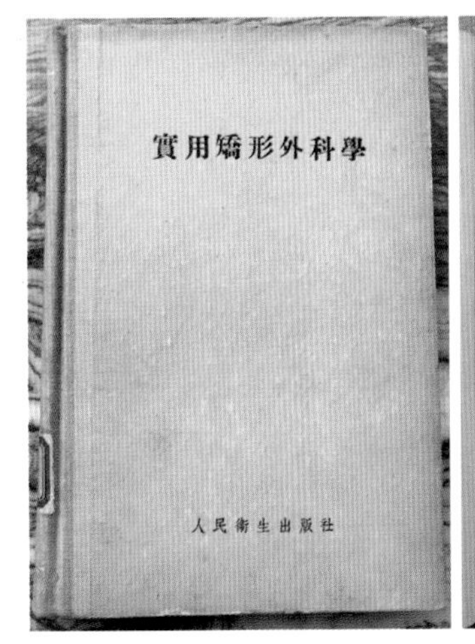

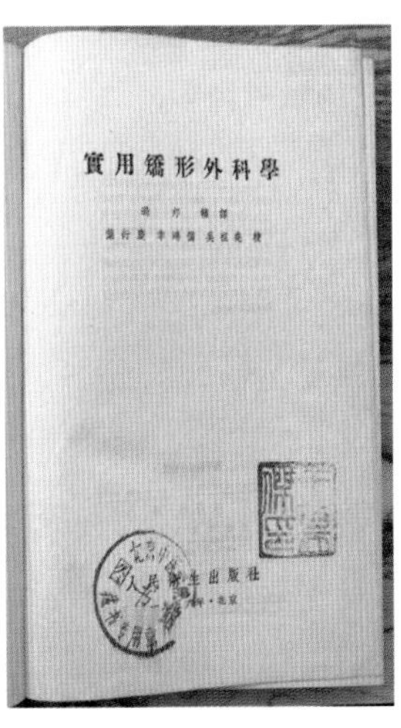

图12-2　《实用矫形外科学》

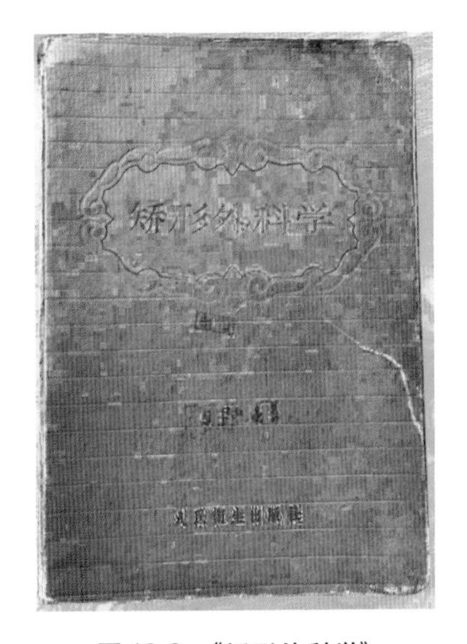

图12-3　《矫形外科学》

二、中西医结合骨科在外固定发展中的重要角色

1963年，孟和教授首次将力学应用到临床研究当中，发表“局部柳木夹板外固定治疗骨干骨折的力学研究”和“膝关节加压固定力测定试验”等5篇论文，第一次从理论上阐明了小夹板外固定的力学原理，成为中国骨科生物力学的创始人之一，小夹板技术治疗骨折为他以后发明“骨外固定器”奠定了基础。

1976年发生唐山大地震，需要快速转运和治疗几十万名骨折伤病员，孟和教授（图12-4A）在中西医结合手法复位、小夹板治疗骨折的基础上原创性地发明了“孟氏外固定支架”（图12-4B、C），有效地用于创伤骨折的复位固定，后期逐渐演化应用于膝内翻畸形的截骨矫正，成为中国骨外固定矫正四肢畸形的先驱，编著出版了《中国骨折复位固定器疗法》（图12-4D）。

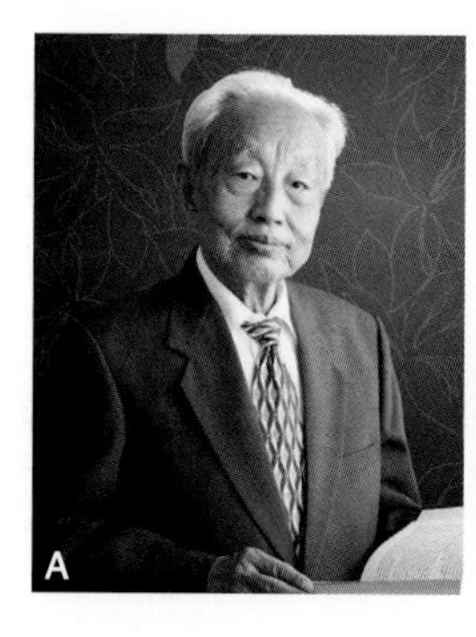

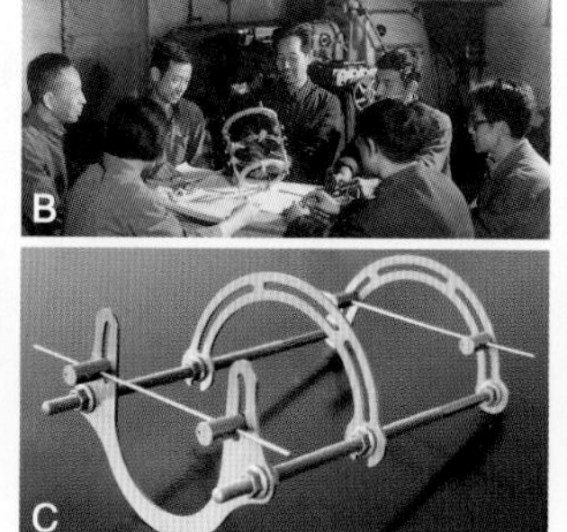

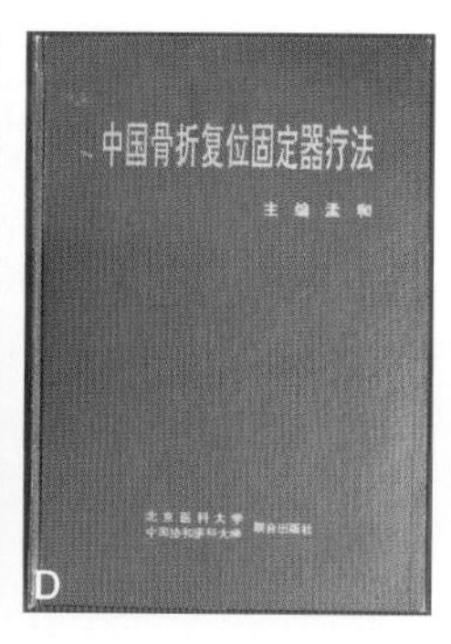

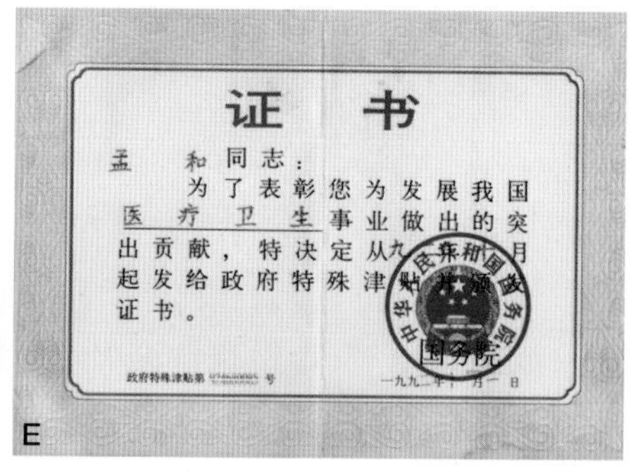

证　书

孟　和 同志：
为了表彰您为发展我国医疗卫生事业做出的突出贡献，特决定从九 年 月起发给政府特殊津贴，特颁证书。

国务院

政府特殊津贴第 号　一九九 年 月 日

图 12-4　孟和教授及其成果

A. 孟和教授；B. 在中国中医研究院主持研发骨折复位固定器；C. 复位固定器图片；D. 编著《中国骨折复位固定器疗法》；E. 国务院政府特殊津贴证书

1984 年，孟和教授牵头组建并领导了中国首个骨科外固定学术团体“全国骨伤外固定学会”，而“骨折复位外固定器”则被列为中西医结合骨科的重要成果并进行推广。学会共举办了 21 期全国骨折复位固定器疗法与生物力学短训班，为全国直接培养 1 000 多名骨折外固定疗法技术骨干。理论上首次提出骨折弹性固定准则，创新性建立了完整的骨折复位固定器疗法的规范化治疗体系，在骨折、矫形、骨病的临床治疗上获得广泛应用，实现了骨折复位固定器疗法的自主理论、技术与器具的创新。他所创立的孟氏疗法与孟氏架在中西医结合骨科理论、技术和器械上都做出了重大贡献，极大地推动了我国中西医结合骨科治疗水平的进步，受到钱信忠、陈敏章两任原国家卫生部部长题词褒奖。1992 年，原国家卫生部将骨折复位固定器疗法列入“十年百项成果推广计划”向全国推广，孟和教授获国务院颁发的政府特殊津贴（图 12-4E）。1993 年，国家科委组团赴美匹兹堡参加国际发明博览会，骨折复位固定器获 INPEX 金奖，使得中国中西医结合骨科微创外固定成为中国骨科发展史上一张靓丽的名片。

三、改革开放助推中国矫形外科学的迅猛发展

改革开放后，新老一辈骨科专家重新焕发了活力。1980 年中华骨科学会和中国修复外科专业委员会成立，1981 年《中华骨科杂志》创刊，1987 年创立《中国修复重建外科杂志》。1994 年《中国矫形外科杂志》创刊，其时矫形外科与骨科尚为同义；之后，矫形外科逐渐和创伤、关节、脊柱区分开来。北京、上海、武汉等大城市将儿童骨科分出去归属小儿外科管理，因而相当长时间小儿骨科与成人骨科在学术上很少交流。

四、全国性手术矫治脊髓灰质炎后遗症的大力推动

由于中国遗留了近 200 万患有脊髓灰质炎（小儿麻痹）后遗症且未获得满意手术矫治的患者，因此最大程度解除这些病残青少年的病痛是文革后骨科老专家的主要使命。脊髓灰质炎后遗症的术前检查评价、术前设计评估与手术治疗是矫形外科的基础。改革开放后一系列关于脊髓灰质炎后遗症的外科治疗图书相继出版，其中具有代表性的著作包括：1981 年和 1982 年先后出版的刘广杰、吴守义编著以及毛宾尧、盖维缤、胡清潭主编的《脊髓灰质炎后遗症的外科治疗》。1984 年召开全国首届小儿麻痹后遗症外科治疗研讨会。1985 年，邬华彬、宁志杰发起成立“中国小儿麻痹后遗症研究会”，创办《小儿麻痹研究》杂志（图 12-5），这项工作推动了 1988 年国务院下发关于了解救残疾人的三项康复计划（小儿麻痹后遗症矫治、白内障复明、聋儿语训）。其

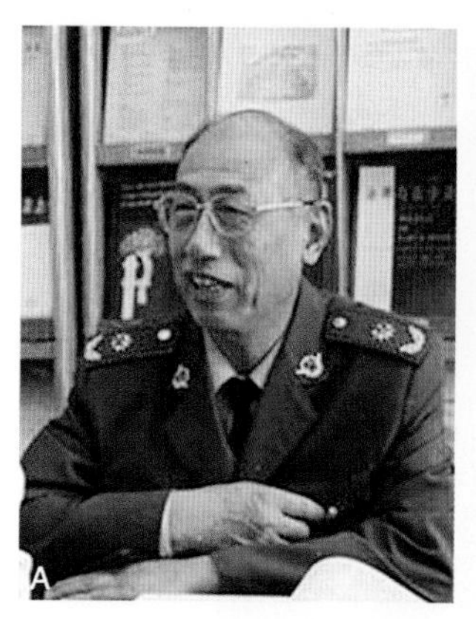

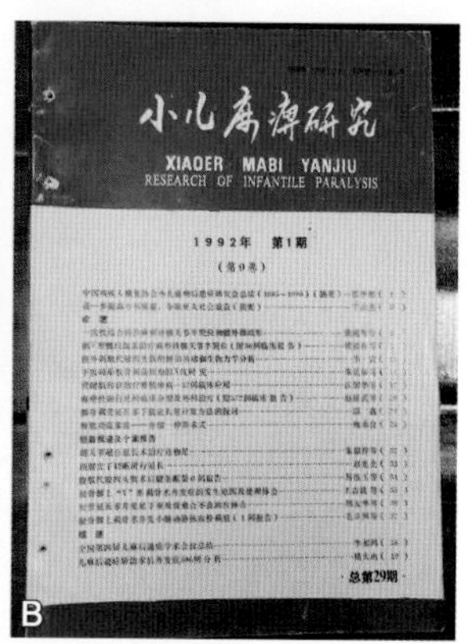

图 12-5　1985 创刊的《小儿麻痹研究》杂志

A. 宁志杰教授；B.《小儿麻痹研究》杂志封面

中一项任务是在5年期间，手术治疗30万小儿麻痹后遗症患者。以中国残疾人联合会与原卫生部牵头，多个部委组合成立全国暨各省、市三项康复办公室，各省组织有矫形经验的骨科医师实施义务手术矫治。5年多时间，手术治疗全国40多万例次肢体畸形残疾，这是世界矫形外科史上最宏大的一项政府主导下抢救肢体残疾人的伟大矫形外科康复工程，也是那个时代中国骨科医生奉献精神的全景展现。

在这项伟大工程过程中，涌现出大批优秀的矫形外科人才，创造出了具有中国特色的四肢瘫痪畸形外科医疗模式与技术体系。在四肢畸形矫正、优化组合性手术实施、下肢承重力线恢复、骨与关节静力稳定、肌肉动力平衡等方面，创新了多种手术方法，如：下肢不等长的均衡术、髂骨延长术、成年麻痹性髋关节脱位组合手术矫正、骨盆倾斜的分型与矫正策略、儿童麻痹性脊柱侧凸的动力均衡矫正、下肢肌肉完全瘫痪连枷腿的手术治疗，还发明了腹部肌肉远隔移位重建下肢屈髋、伸膝功能。通过几十万例肢体残疾手术治疗积累的经验，形成了独有的多、快、好、省，简单、高效、医疗费低廉的中国特色四肢矫形医学模式与手术方法，尤其适合在经济不发达地区推广。其中秦泗河教授主持研究的“小儿麻痹后遗症外科矫治新体系的研究”获得1992年度国家科学技术进步奖三等奖(图12-6)。1994年，宁志杰在《小儿麻痹研究》杂志的基础上，创办《中国矫形外科杂志》(图12-7)，这本杂志对中国矫形外科的发展起到了很大的引领、推动作用。

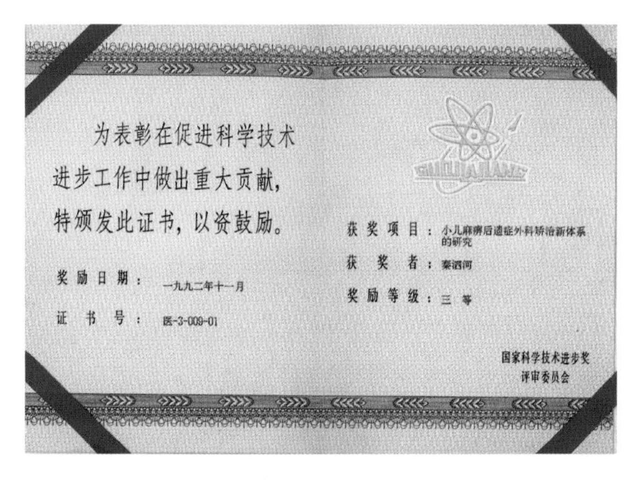
为表彰在促进科学技术
进步工作中做出重大贡献，
特颁发此证书，以资鼓励。

奖励日期：一九九二年十一月
证书号：医-3-009-01

获奖项目：小儿麻痹后遗症外科矫治新体系的研究
获奖者：秦泗河
奖励等级：三等

国家科学技术进步奖
评审委员会

图12-6　“小儿麻痹后遗症外科矫治新体系的研究”获国家科学技术进步奖三等奖

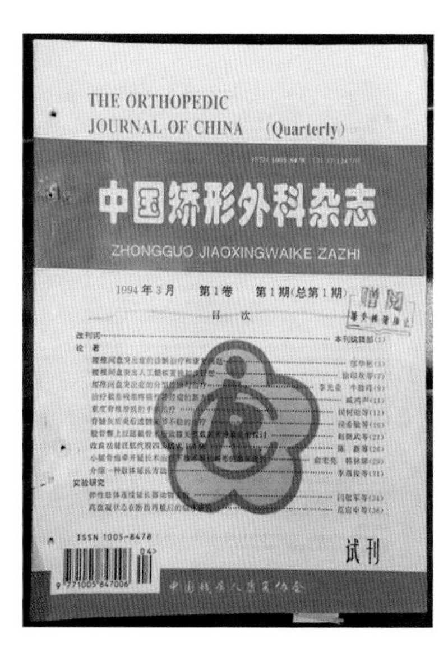

图12-7　1994年创刊的《中国矫形外科杂志》封面

五、多位老专家对外固定事业的奠基性贡献

1983年，重庆李起鸿教授参照莫斯科中央矫形与创伤中心主任Volkov半环式外固定器，研制成半环槽式外固定延长器，进行了牵拉成骨的动物实验，成功治愈大段骨缺损，编写出版了中国首部《骨外固定原理与临床应用》(图12-8)。李起鸿等研究的胫骨干骺端截骨延长术，获得1988年度国家科学技术进步奖三等奖。1986年，杨克勤、过邦辅应用我国临床资料主编出版了《矫形外科学》(图12-9)，潘少川等对小儿脊柱畸形、先天性四肢畸形的矫正进行了系统研究，积累了丰富临床资料与经验。1987年出版了中国第一部《小儿矫形外科学》，广东钟世镇教授创建了临床解剖学，上海戴尅戎院士的生物力学研究、步态分析结果，为下肢矫形外科学发展提供了基础。

六、Ilizarov技术本土转化推动矫形外科新飞跃

20世纪全球骨科具有里程碑式的六大进展是：显微外科、AO内固定、脊柱内固定技术、人工关节、关节镜、Ilizarov技术。尤其Ilizarov生物学理论与技术的横空出世，使肢体矫形与功能重建的思维逻辑、治疗原则发生了颠覆性改变。

20世纪50年代俄罗斯Ilizarov医生发现的生物学定律张力—应力法则，发明的万能环形外固定器及全新的微创骨科治疗体系，是世界矫形外科发展

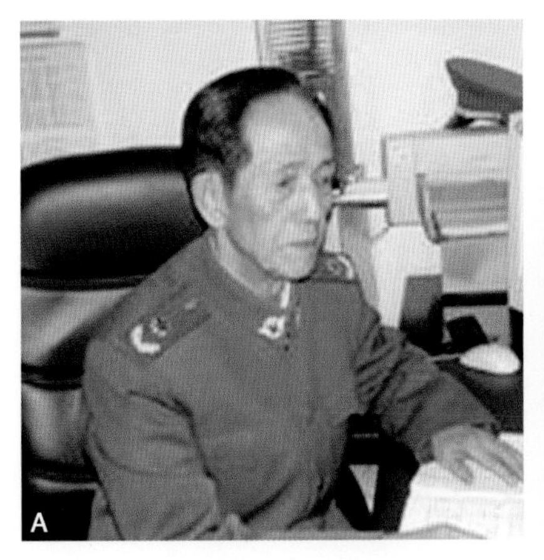

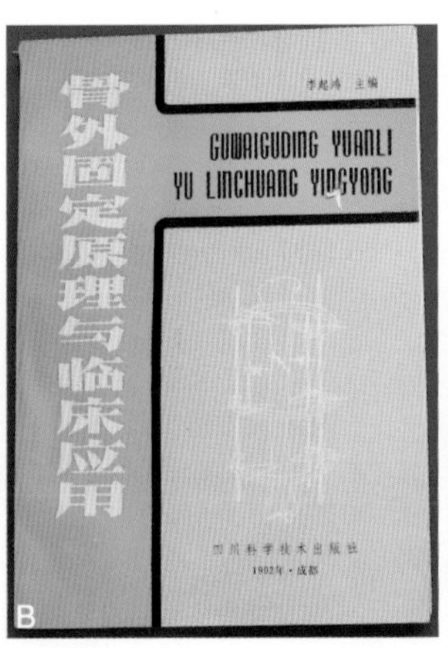

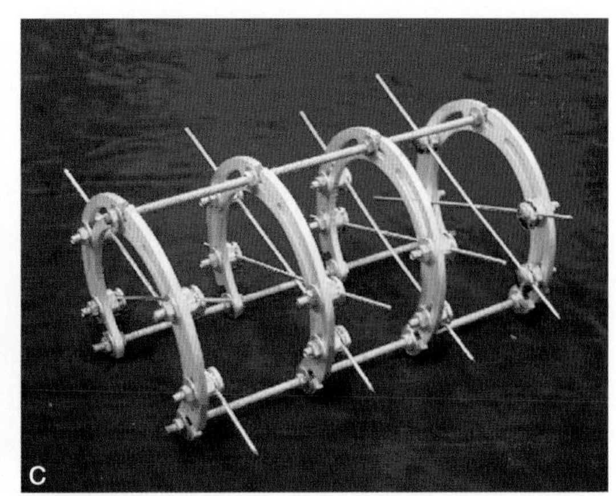

图 12-8　**李起鸿教授所编著书籍及外固定架**

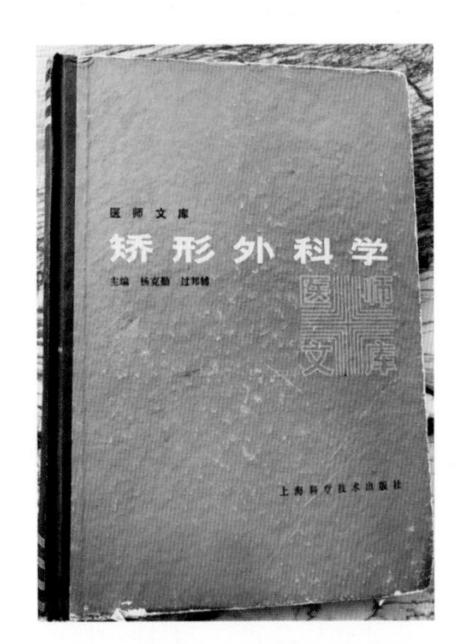

图 12-9　**1986 杨克勤，过邦辅主编的《矫形外科学》**

史上的分水岭。该项技术的提出从理论指导、医疗模式、手术方法到术后管理程序等方面，颠覆了对复杂的创伤骨折治疗以及肢体畸形矫正与功能重建的经典矫形外科原则，使得医生能够模仿自然界的生命演化过程，通过体外的应力调控，改变了局部肢体的代谢环境，使广大医务工作者掌控肢体形态与重建的能力大大提高。任何复杂的肢体残缺、骨科疑难杂症，都能用微小的手术切口、缓慢的牵拉，矫正各种复杂的肢体畸形，重建肢体的形态与功能，规避严重手术并发症的发生。

1989 年 Ilizarov 技术和器械传入中国，经过 30 年的应用发展，Ilizarov 技术已完成了中国本土的转化。而夏和桃研制的组合式外固定器，则完成了 Ilizarov 技术中国本土的转化与创新，于临床思维加入了中国文化元素与达尔文进化论思想，提出骨科（肢体）自然重建理念，治疗过程遵循“应力调控”规则，形成中国特色的下肢矫形外科原则。“一走”：在走路中治疗，在治疗中走路；“两线”：治疗目标恢复下肢的持重力线-机械轴和关节线；“三平衡”：治疗过程中重建下肢的静力和动力平衡、骨折固定刚度与骨愈合之间的平衡、患者肢体矫形与身心之间的平衡。夏和桃主编的《实用骨外固定学》是中国外固定技术本土发展的代表性著作（图 12-10）。

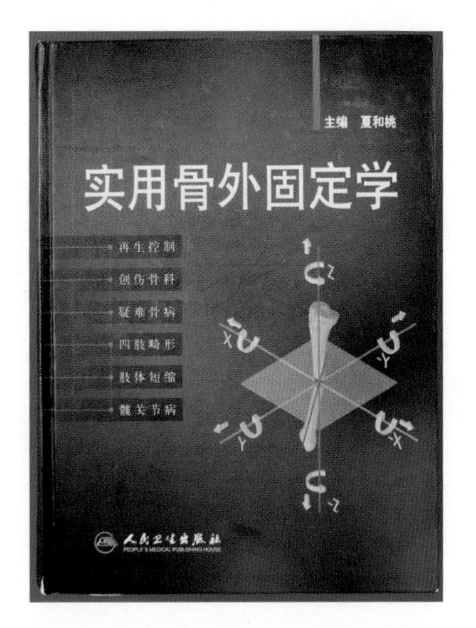

图 12-10　**夏和桃主编的《实用骨外固定学》**

俄罗斯库尔干国家 Ilizarov 肢体创伤修复与矫形科学中心，是世界外固定技术最大的矫形外科机构。在理论与临床思维层面上，中国骨科的研究发展也一直在稳步前进，正由肢体畸形矫正进入肢体重建阶段，由单纯的手术矫形进入提前预防肢体畸形与骨关节疾病发生阶段。现代矫形外科已经进入应力控制为主导的牵拉组织再生修复与重建时代（体塑工程）。

20 世纪末至 21 世纪初，中国骨科学界发展方向及亚学科分化基本上参照欧美发达国家。更多的畸形、缺损病种被逐渐划分到各个亚专业中，如手指畸形、腕畸形、肩肘的创伤后畸形等分别归类在手外科和肩肘外科专业中；儿童骨骺发育引起的肘内外翻、膝内外翻、髋内外翻、长骨发育不全等各种畸形归于小儿骨科；成人髋内外翻畸形、发育不良、膝关节屈伸畸形归于髋关节外科和膝关节外科；足踝各种畸形归于足踝外科；脊柱侧弯、半椎体发育不全、颅骨凹陷等各种畸形归于脊柱外科和神经外科；脑瘫、儿麻、肢体短缩及神经源性肢体残疾，小儿骨科、关节外科、脊柱外科又多交叉涉及。这样的化整为零有利于矫形外科的精细化，但是，学科细化也要注意忽视整体关注局部的弊端。

此处举三个例子：

例一，足踝外科用一次性矫正加内固定的方法治疗马蹄、高弓等足部畸形。如果畸形简单，则有优势。如果畸形复杂、严重，则这种方法有切口多、足僵硬、矫形角度有限、伤口易感染、花费昂贵等诸多弊端。若改用肌腱转位和 Ilizarov 外固定结合，快慢结合，尤其是使用好缓慢的力量，疗效则是柳暗花明又一村（图 12-11）。

例二，膝关节严重复杂畸形，经典矫形骨科方法无法做到一次手术矫正加内固定，往往放弃治疗。如果遵循自然重建理念，用软组织适度松解、微创截骨矫形加 Ilizarov 技术缓慢牵伸，能够满意地矫正各种复杂的畸形，重建髋和膝关节形态与功能（图 12-12）。

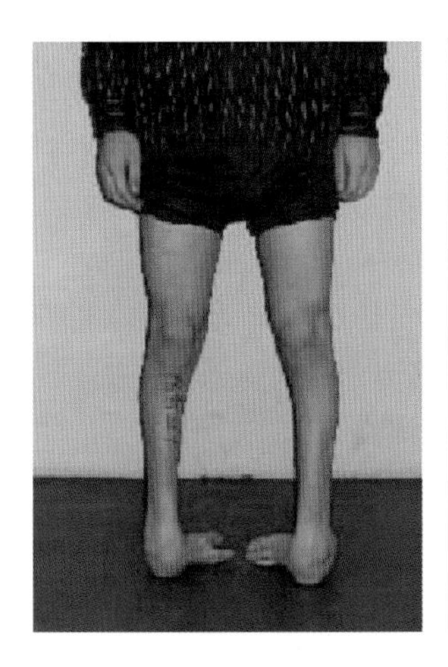

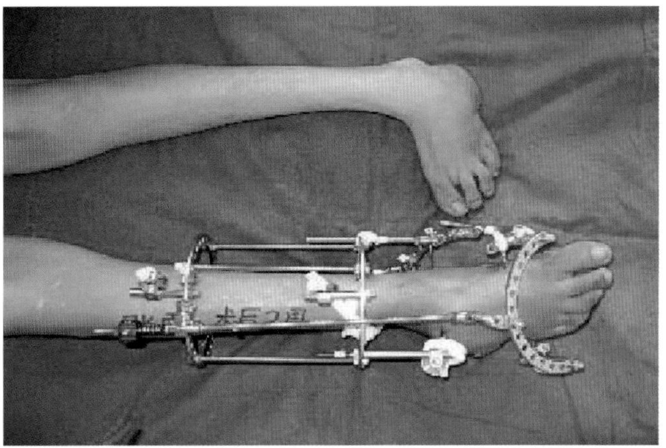

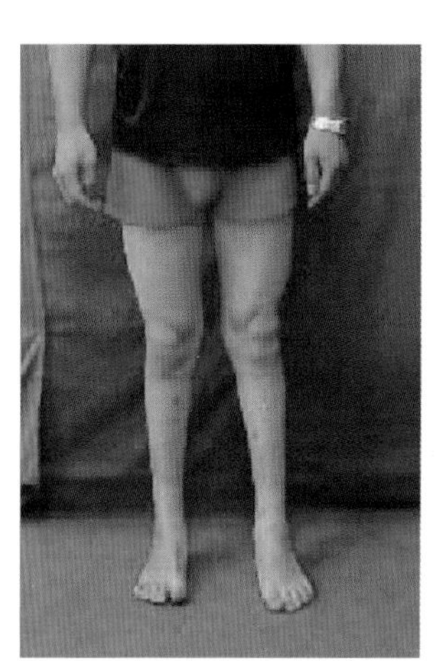

图 12-11 肌腱转位和 Ilizarov 外固定结合治疗马蹄内翻足

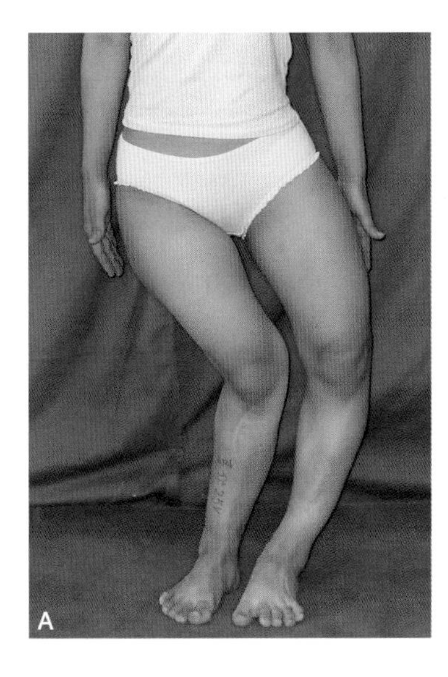

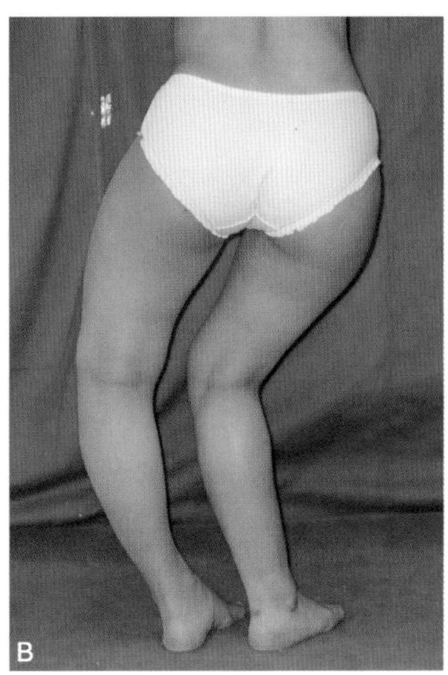

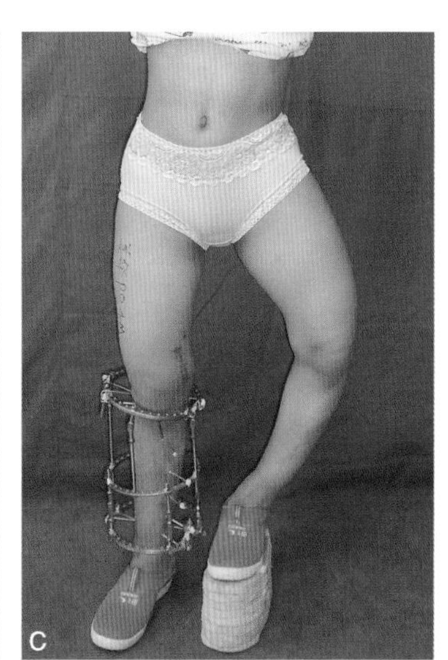

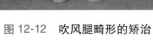

图 12-12 吹风腿畸形的矫治

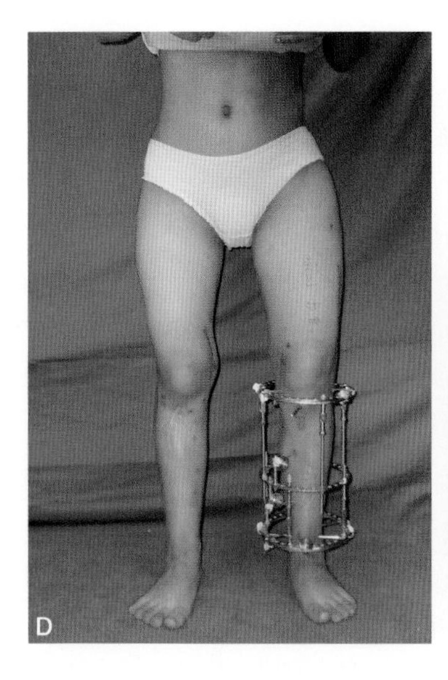
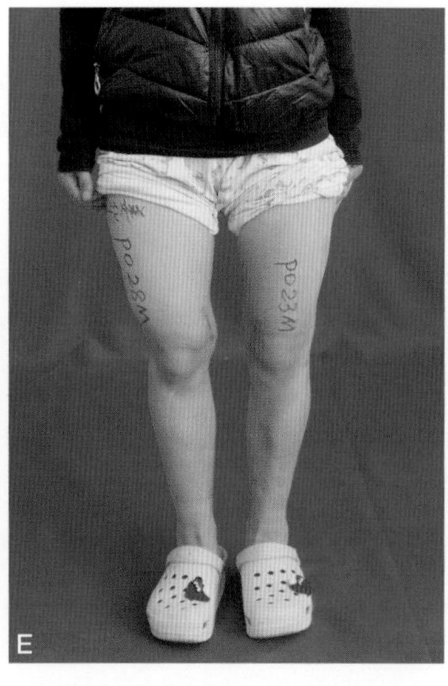
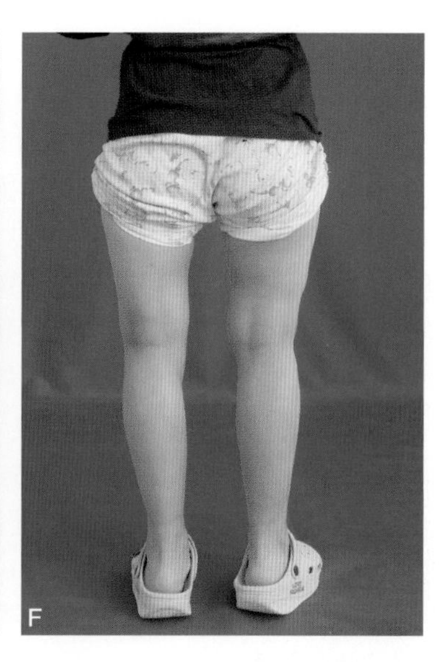

图 12-12　吹风腿畸形的矫治(续)

A. 女,25 岁,左下肢内翻,右下肢外翻,呈现吹风腿畸形;B. 后面观;C. 右下肢术后 4 个月;D. 左下肢术后 78 天;E. 末次随访正面观:左下肢术后 23 个月;右下肢术后 28 个月;F. 末次随访后面观:左下肢术后 23 个月;右下肢术后 28 个月

例三,复合畸形也是各亚专科的噩梦。爪形趾、高弓足、马蹄足、屈膝、屈髋、骨盆倾斜和脊柱可以在一位患者的一侧身体上出现。这一组畸形中有些是继发,有些是原发,或者一个原发,多个继发。需要仔细甄别,通盘考虑矫形的方法、程度、顺序,才能有好的效果。如果陷在单一足踝或单一膝外科亚专业知识中,纵使查尽文献、想白了头发、做尽科研,也还是身在庐山中。上述种种弊端说明了中国矫形外科必须依据国情,根据广大病人需求建立学科,培养出适合地域群众需求的医生队伍(图 12-13)。

近 40 年来,中国下肢矫形外科创建了中国最大的肢体畸形残疾手术病例数据库,肢体畸形的病种跨越神经、血管、皮肤等十多个学科,多达 202 个病种。近 20 年,出版了许多用中国人临床资料编写的中文四肢矫形外科著作:《下肢畸形外科》《脊髓灰质炎后遗症外科治疗》《小儿矫形外科》《脑性瘫痪的外科治疗》《Ilizarov 技术骨科应用进展》《外固定与足踝重建》《外固定与上肢重建》《肢体延长与重建》(图 12-14);一部英文著作 *Lower Limb Deformities*,Springer(斯普林格)2019 年 10 月份出版。2012 年,中国成为国际 Ilizarov 技术研究学会(ASAMI)及国际肢体延长与重建学会(ILLRS)正式会员国;2013 年,中国骨科医师分会下成立外固定与肢体重建专业委员会;2017 年,在里斯本召开的第三届世界外固定与肢体重建大会上,中国成功申获第六届“世界肢体畸形矫正与功能重建大会”主办权(北京 2023)(图 12-15);2018 年,中国与俄罗斯在政府层面签署了“中俄矫形外科战略合作协议”。

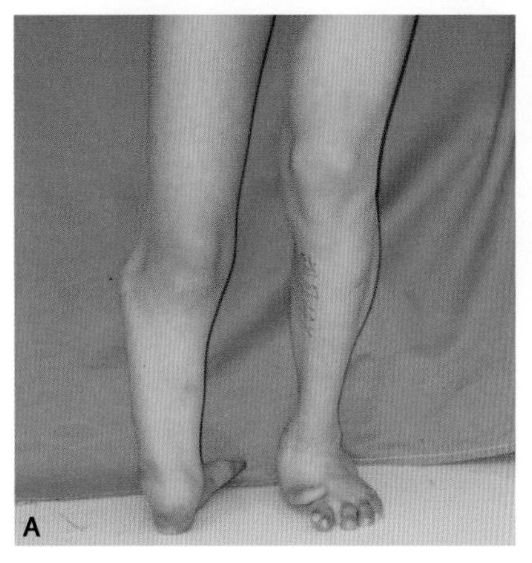
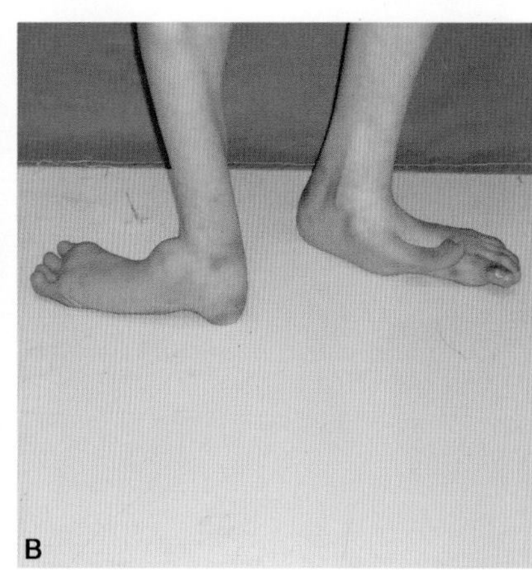
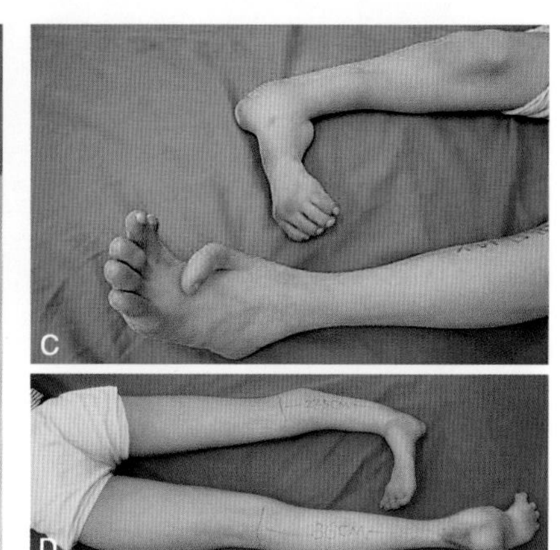

图 12-13　复杂先天性足踝畸形的矫治(右侧马蹄后翻足,左足内侧跖列短缩)

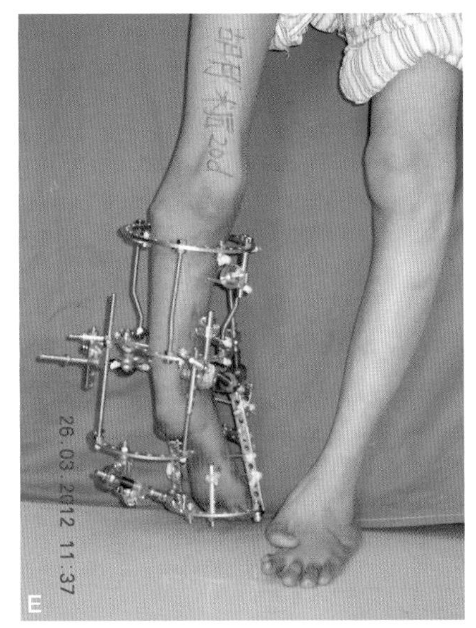

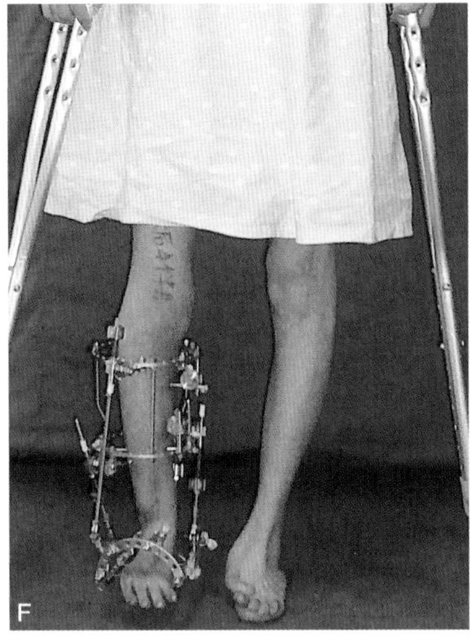

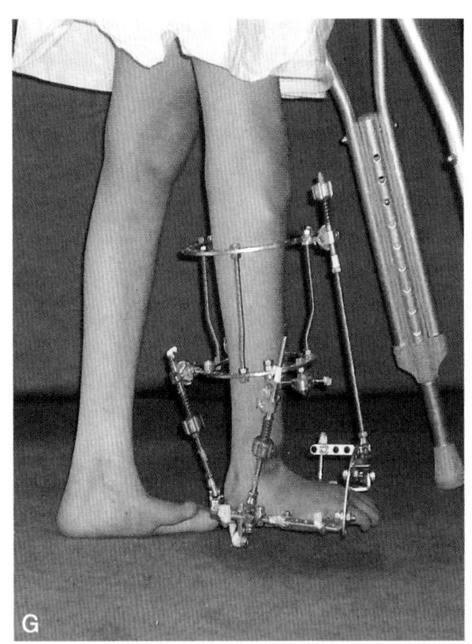

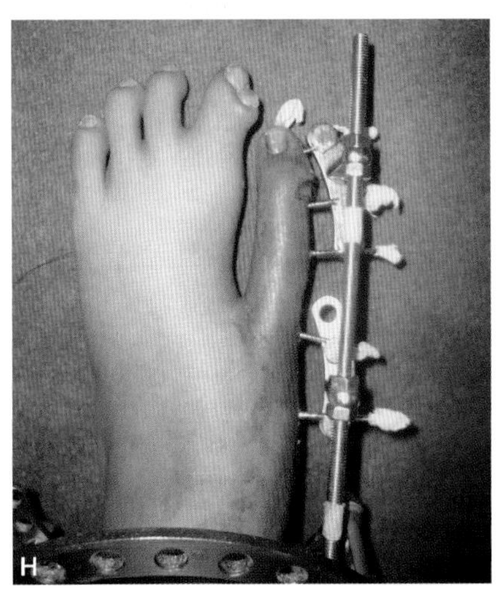

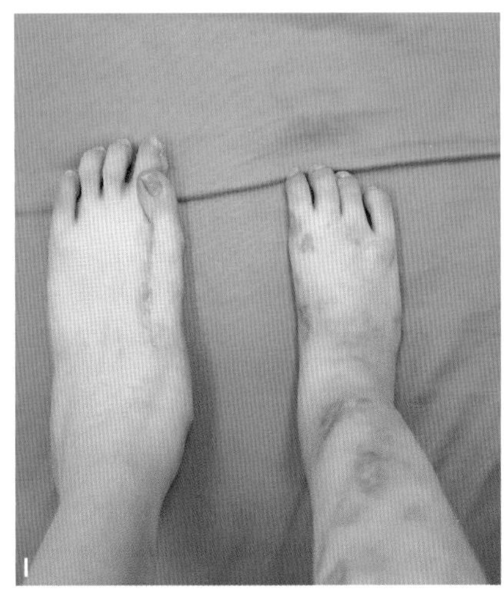

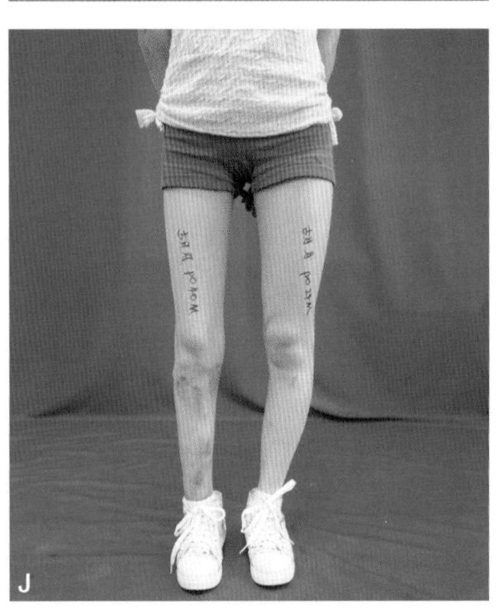

图 12-13　**复杂先天性足踝畸形的矫治(右侧马蹄后翻足,左足内侧跖列短缩)(续)**

A. 女,14 岁,双侧足踝畸形正面观;B. 双侧足踝畸形侧面观,右足翻向后侧,距骨头负重;C. 平卧位前面观;D. 俯卧位后面观;E. Ilizarov 技术治疗右足畸形术后 20 天;F. 右足术后 4 个半月正面观;G. 右足术后 4 个半月侧面观;H. 左足术后 29 天;I. 随访:右足术后 40 个月,左足术后 36 个月;J. 随访:右足术后 40 个月,左足术后 36 个月

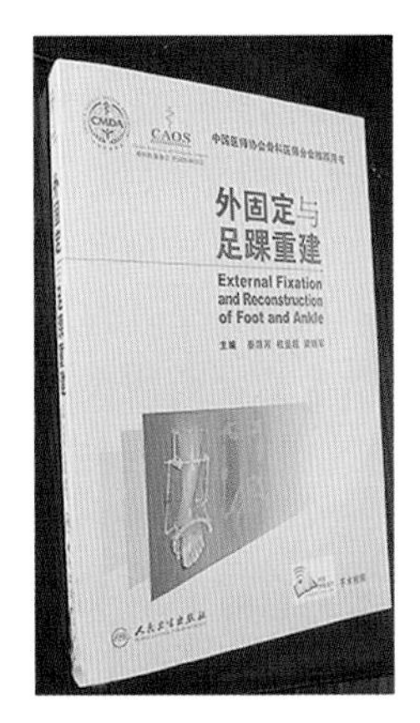

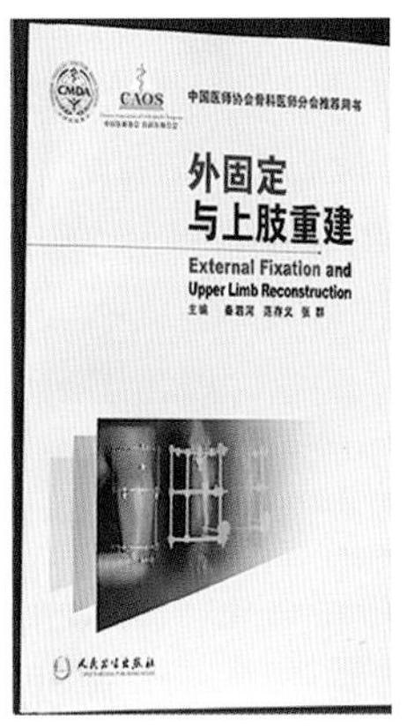

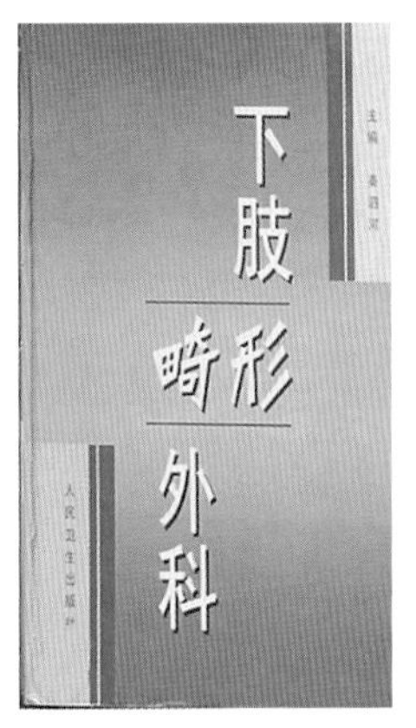

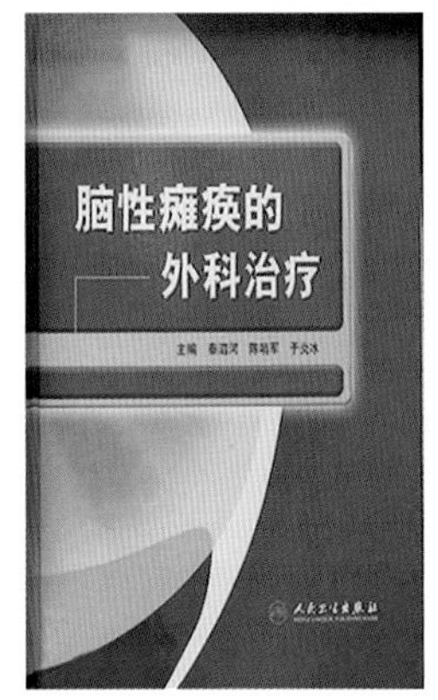

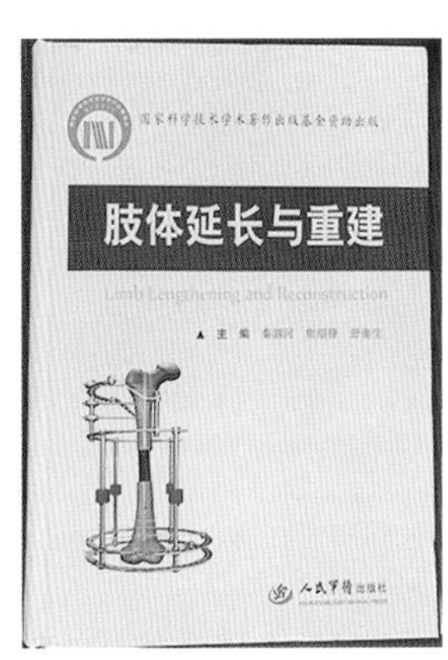

图 12-14　**代表性著作**

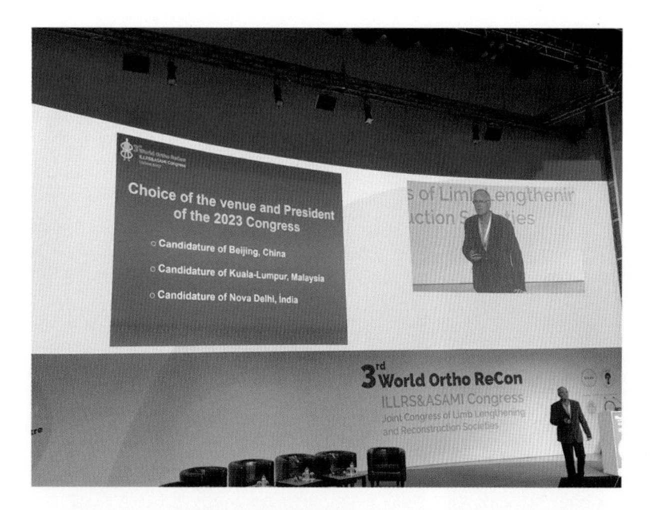
Choice of the venue and President of the 2023 Congress
Candidature of Beijing, China
Candidature of Kuala-Lumpur, Malaysia
Candidature of Nova Delhi, India
3rd World Ortho ReCon
ILLRS&ASAMI Congress
Joint Congress of Limb Lengthening
and Reconstruction Societies

图 12-15 中国北京成功申获第六届“世界肢体畸形矫正与功能重建大会”现场

七、肢体矫形与功能重建智能化时代的来临

进入 21 世纪后，人工智能、3D 打印、机器人技术、再生医学等进入骨科临床，推动了新专业的分化，目前中华医学会骨科分会和中国医师协会骨科分会已成立 20 多个亚专业。人工智能的发展正引领新的科技革命，经典的矫形外科学已经进入模仿自然“应力控制转化下肢体畸形矫正与功能重建”的生态医学时期。将外固定（Ilizarov）技术、全髓内固定肢体延长与重建术、关节置换、显微外科、3D 打印、数字医学、虚拟现实技术、计算机辅助骨科、机器人外骨骼与康复辅具结合，使得矫形外科成为多学科知识、技术结合的整合外科，也是矫形外科未来的发展方向。因此，新时代的矫形外科医生必须具有国际视野，认真学习马克思主义哲学思想，不断增强客观系统分析问题与解决问题的辩证思维能力，成为复合型、智慧型人才。人民对肢体健康与运动美的追求永无止境，70 年中每个医学工作者的创新都蕴涵着家国情怀，每段历史都担当着使命、责任，因此中国骨科的发展才会更加绚烂。

八、各部位的矫形手术进展

1. 跖骨矫形的发展 踇外翻是最常见的一种足部畸形，严重踇外翻不仅仅导致拇囊炎出现，也会使跖骨以及跖趾关节容易发生损伤。轻者可以保守治疗，但是严重者常常需要手术，而手术之后的复发率也很高。徐向阳等人认为第一跖骨过长也是导致踇外翻术后复发的一个主要原因。2017 年提出了中国踇外翻治疗的专家共识，从定义、术前诊断（包括症状和影像学特征）、术前评估（物理检查和影像学评估以及分型）、手术策略（软组织手术和骨性手术）、术后管理几个方面对踇外翻进行了全面的总结。总之，踇外翻的治疗一直在进步，并朝着微创方面发展。

2. 足部畸形的研究进展 马蹄内翻足畸形是踝关节跖屈、后足内翻，同时可能合并前足内收及足弓增高的一种复杂的足部畸形。其治疗目标是尽可能恢复足的外观和功能，使患足能够用足底着地行走，行走时无疼痛。目前对于先天性马蹄内翻足患者，倾向于早期化和非手术化治疗，保守治疗中 Ponseti 技术被广大学者认可，Meta 分析认为相比较其他保守治疗方式，该技术是安全的有效的，其优势在于把握住距骨头这一支点，抓住旋后、外展的矫形关键，使得其治疗效果显著、预后良好。但是对于何时开始 Ponseti 治疗仍然存在争议。上海交通大学医学院附属新华医院骨儿科团队随访了 90 名患者，认为 28 天至 3 个月开始治疗后，临床效果良好。此外，马蹄内翻足最为常用的评分系统为 Dimeglio 和 Pirani 评分系统，但是其对于两者最初的评分以及所需要的石膏数量没有相关研究，上海交通大学医学院附属新华医院研究团队通过分析 173 个先天马蹄内翻足患者后提出对于轻度以及严重患者，还需要一个更为客观的评分系统来指导治疗。Ponseti 技术也会有复发的可能，新华医院团队提出纠正改善指数（RCI）来预测保守治疗术后复发的概率。对于保守治疗应努力缩短矫形疗程、改进矫形方法、改进塑性材料、改进支具来进一步提高其治疗效果，如果保守治疗不满意，才考虑手术治疗。

成人患者保守治疗效果可能不好，需要进一步对僵硬型马蹄内翻足患者的治疗进行探索，对于僵硬型马蹄内翻足畸形，传统治疗方法包括广泛的软组织松解、截骨矫形、关节融合等，但当畸形较重、足部软组织条件不佳时，以上方法易出现神经、血管损伤及局部皮肤坏死、伤口感染并发症。李伟通过对 14 名患者进行手术，提出 Ilizarov 技术结合有限的软组织或内固定术可以用来治疗复发性的马蹄内翻足畸形。

高弓足是足部的一种常见畸形，常常会影响患者的步态、踝关节稳定性、影响着患者的负重，对于轻度患者常采用保守治疗，但是对于僵硬的患者常常需要手术干预。中足截骨术是一种常见的治疗高弓足的手术方式，唐康来等人对 17 名患者进行长达

16年的随访，提出了中足截骨联合邻近关节松解空心螺钉内固定术对于有效治疗僵硬型高弓足的患者，有着十分重要的临床指导意义。

3. 跟骨矫形 俞光荣提出了跟骨畸形愈合的舌型骨折块截骨方式，为跟骨畸形愈合的患者带来了新的希望（图12-16）。此外对于畸形踝关节损伤后，三角韧带的修复一直存在争议，俞光荣等通过一项1 533名患者的多中心研究，证明当骨折后导致踝关节内侧不稳定时，三角韧带的修复是必要的。足底后部疼痛的原因之一是跟骨骨刺，但是并不是所有的骨刺都会引起后足根部疼痛或者足底筋膜炎，而某些较轻的骨刺会引起较为严重的症状。唐康来等纳入30例后足根部疼痛的患者，将跟骨骨刺分为两种基本类型，有利于足踝外科医生对手术指征的有效掌控。

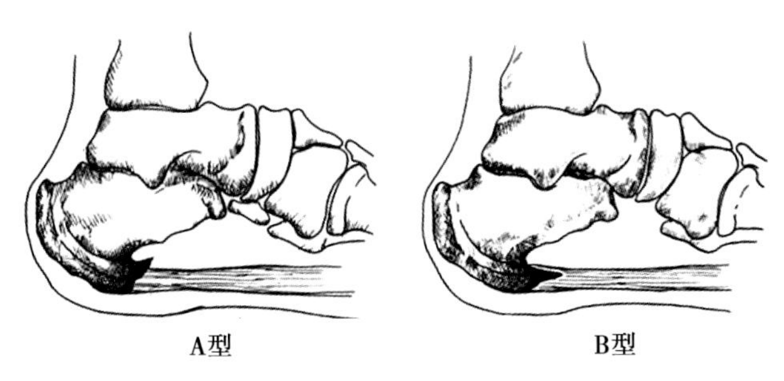

图12-16 跟骨骨刺的分型

A型跟骨骨刺，骨刺位于掌侧筋膜上方；B型骨刺位于掌侧筋膜内

70年前，中华人民共和国成立奠定了一切发展的基础，40年前，改革开放催生了人工关节、关节镜技术等替代外科与微创骨科的发展；30年前，Ilizarov技术传入中国完成本土转化，催生了“外固定与肢体重建”一个全新的整合学科；3年前，中国成功申获第六届世界外固定与肢体重建大会主办权，显示由西方主导的四肢矫形外科舞台已经向东方转移。70年时空矫形外科学涉及无数人与事，本文难以全面描述，仅仅为当代人了解70年发展提供一些史料，希望能激发新时代中国骨科医生，不忘初心，担当起中国特色四肢矫形外科发展的使命。

第二节 高影响因子文章

吉林大学第二医院王金成团队研究了导电水凝胶在表皮传感器和感染性糖尿病足伤口敷料方面的应用。导电水凝胶是一类软电子材料，在可穿戴和植入式生物医学设备中有着新兴的应用。然而，导电水凝胶在抗菌性能上有着根本的局限性，与人体组织的机械失配严重限制了其在生物截面中的应用。受动物皮肤功能的启发，一种由多巴胺修饰的银纳米粒子（PDA@ Ag NPs）、聚苯胺和聚乙烯醇的超分子组装而成的导电水凝胶被研制成功（PDA@ Ag NPs/CPHs）。它具有可调的机械和电化学性能、引人注目的加工性能、良好的自愈性和可重复的粘附性。值得注意的是，PDA@ Ag NPs/CPHs对大肠杆菌和金黄色葡萄球菌具有广泛的抗菌活性。通过实时监测人体的大规模运动来监测多功能水凝胶的应用。此外，它还能通过促进血管生成、加速胶原沉积、抑制细菌生长，来促进感染性糖尿病足伤口愈合，相关研究发表在 *Advanced Functional Materials*（图12-17，IF = 15.62）。

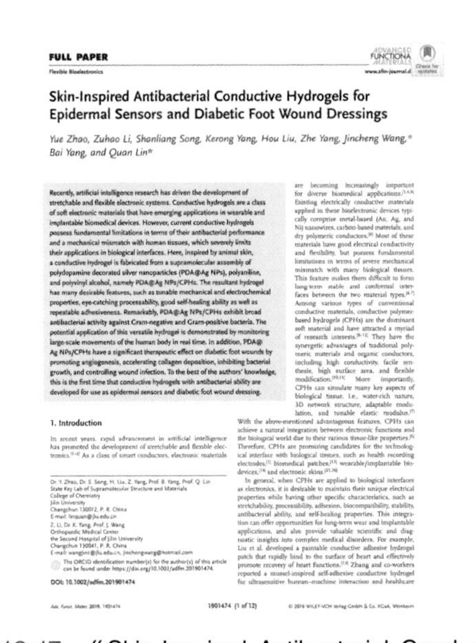

FULL PAPER

Flexible Bioelectronics

ADVANCED FUNCTIONAL MATERIALS

www.afm-journal.de

Skin-Inspired Antibacterial Conductive Hydrogels for Epidermal Sensors and Diabetic Foot Wound Dressings

Yue Zhao, Zuhao Li, Shanliang Song, Kerong Yang, Hou Liu, Zhe Yang, Jincheng Wang, Bai Yang, and Quan Lin**

Recently, artificial intelligence research has driven the development of stretchable and flexible electronic systems. Conductive hydrogels are a class of soft electronic materials that have emerging applications in wearable and implantable biomedical devices. However, current conductive hydrogels possess fundamental limitations in terms of their antibacterial performance and a mechanical mismatch with human tissues, which severely limits their applications in biological interfaces. Here, inspired by animal skin, a conductive hydrogel is fabricated from a supramolecular assembly of polydopamine decorated silver nanoparticles (PDA@Ag NPs), polyaniline, and polyvinyl alcohol, namely PDA@Ag NPs/CPHs. The resultant hydrogel has many desirable features, such as tunable mechanical and electrochemical properties, eye-catching processability, good self-healing ability as well as repeatable adhesiveness. Remarkably, PDA@Ag NPs/CPHs exhibit broad antibacterial activity against Gram-negative and Gram-positive bacteria. The potential application of this versatile hydrogel is demonstrated by monitoring large-scale movements of the human body in real time. In addition, PDA@Ag NPs/CPHs have a significant therapeutic effect on diabetic foot wounds by promoting angiogenesis, accelerating collagen deposition, inhibiting bacterial growth, and controlling wound infection. To the best of the authors' knowledge, this is the first time that conductive hydrogels with antibacterial ability are developed for use as epidermal sensors and diabetic foot wound dressing.

1. Introduction

In recent years, rapid advancement in artificial intelligence has promoted the development of stretchable and flexible electronics.[1–4] As a class of smart conductors, electronic materials are becoming increasingly important for diverse biomedical applications.[1,4,5] Existing electrically conductive materials applied in these bioelectronic devices typically comprise metal-based (Au, Ag, and Ni) nanowires, carbon-based materials, and dry polymeric conductors.[6] Most of these materials have good electrical conductivity and flexibility, but possess fundamental limitations in terms of severe mechanical mismatch with many biological tissues. This feature makes them difficult to form long-term stable and conformal interfaces between the two material types.[6,7] Among various types of conventional conductive materials, conductive polymer-based hydrogels (CPHs) are the dominant soft material and have attracted a myriad of research interests.[8–12] They have the synergetic advantages of traditional polymeric materials and organic conductors, including high conductivity, facile synthesis, high surface area, and flexible modification.[10,11] More importantly, CPHs can simulate many key aspects of biological tissue, i.e., water-rich nature, 3D network structure, adaptable modulation, and tunable elastic modulus.[7] With the above-mentioned advantageous features, CPHs can achieve a natural integration between electronic functions and the biological world due to their various tissue-like properties.[6] Therefore, CPHs are promising candidates for the technological interface with biological tissues, such as health recording electrodes,[1] biomedical patches,[13] wearable/implantable biodevices,[14] and electronic skins.[15,16]

In general, when CPHs are applied to biological interfaces as electronics, it is desirable to maintain their unique electrical properties while having other specific characteristics, such as stretchability, processability, adhesion, biocompatibility, stability, antibacterial ability, and self-healing properties. This integration can offer opportunities for long-term wear and implantable applications, and also provide valuable scientific and diagnostic insights into complex medical disorders. For example, Liu et al. developed a paintable conductive adhesive hydrogel patch that rapidly bind to the surface of heart and effectively promote recovery of heart functions.[18] Zhang and co-workers reported a mussel-inspired self-adhesive conductive hydrogel for ultrasensitive human–machine interaction and healthcare

Dr. Y. Zhao, Dr. S. Song, H. Liu, Z. Yang, Prof. B. Yang, Prof. Q. Lin
State Key Lab of Supramolecular Structure and Materials
College of Chemistry
Jilin University
Changchun 130012, P. R. China
E-mail: linquan@jlu.edu.cn
Z. Li, Dr. K. Yang, Prof. J. Wang
Orthopaedic Medical Center
the Second Hospital of Jilin University
Changchun 130041, P. R. China
E-mail: wangjinc@jlu.edu.cn, jinchengwang@hotmail.com

The ORCID identification number(s) for the author(s) of this article can be found under https://doi.org/10.1002/adfm.201901474.

DOI: 10.1002/adfm.201901474

Adv. Funct. Mater. 2019, 1901474 1901474 (1 of 12) © 2019 WILEY-VCH Verlag GmbH & Co. KGaA, Weinheim

图12-17 “Skin-Inspired Antibacterial Conductive Hydrogels for Epidermal Sensors and Diabetic Foot Wound Dressings”论文首页

第三节 国家科学技术奖

一、小儿麻痹后遗症外科矫治新体系的研究

脊髓灰质炎（小儿麻痹）后遗症仍是我国广大地区的一种常见病。据不完全统计，目前全国大约有250万患者，30岁以下的患者竟占85%。如何多快好省地治疗这些病人，已成为社会普遍关心的大事。尽管国家投入了相当的人力和财力，但远远不能满足患者的要求。国外发达资本主义国家的经验，杯水车薪，面对严重而复杂的病情，已显得贫乏而陈旧。近年来，国内在大量的临床实践中，不断地

创造出新的技术和改进了一系列手术，推动了临床工作。秦泗河医师通过自己 10 余年的丰富临床实践，自己执刀，进行了上万例手术。在医疗实践中，他不断吸收了当代国内外的先进治疗经验，在积累 12 000 多个手术病例的基础上，秦泗河主持研究的“小儿麻痹后遗症外科矫治新体系的研究”获得 1992 年度国家科学技术进步奖三等奖（图 12-6）。

二、足缺损的修复重建研究

蔡锦方主研的“足缺损的修复重建研究”是一项系列研究，主要创新与意义如下：①足底厚度的生物力学理论与外科重建技术：在国际上首先提出了足底厚度的生物力学意义，并用影像学方法在 1990 年首次测量国人足底各部位数值，并发明了用薄层肌肉重建足底厚度的方法，在临床上获得成功。②前足再造：前足是肢体最远端，又是足纵弓和横弓重要组成部分，因为体积大，取材困难，1989 年，在国内外首创用肩胛骨复合瓣通过游离移植重建修复前足内侧缺损，又设计用腓骨皮瓣重建修复前足外侧缺损，都先后取得成功，开辟了前足再造的先河。③腹直肌前鞘带血管移植代跟腱：跟腱是全身最粗大的肌腱，一旦缺损没有如此粗大的肌腱可供移植修复。1990 年，创新设计用腹直肌前鞘带血管游离移植修复跟腱缺损，解决了这一难题，也开辟了带血液循环的腱膜瓣移植修复粗大肌腱缺损的先河。④足跟离断再植：1981 年 6 月成功再植一例因收割机割断足跟的病例，这是世界上第一例足跟离断再植的病例，在再植领域有重要的意义。⑤应用甲瓣与第二足趾联合游离移植再造拇指：1984 年，最早创新设计应用趾皮肤趾甲瓣与第二足趾骨关节肌腱组合再造拇指。这种拇指不仅外形好，也有关节能屈伸、活动有力等优点。这一手术开辟了组合移植再造拇指的先河。以上这些创新成果为后来“显微足外科”的创立与推广应用奠定了基础。

三、中西医结合治疗拇指外翻及相关畸形

2002 年温建民的“中西医结合治疗拇趾外翻及相关畸形”获得国家科学技术进步奖二等奖，在总结国内外大、小切口手术治疗拇趾外翻的基础上，结合中医正骨手法，创立中西医结合微创技术治疗拇外翻及相关畸形的新方法，处于国内领先、国际先进水平。全国有二十多个省市的数十家医疗机构采用本方法，已治愈万余例患者，带来显著的社会效益和经济效益，得到国内和欧美骨科界的认同，填补了国内外在此领域的空白。

第四节　国际专著

秦泗河教授出版的下肢畸形专著英文版 *Lower Limb Deformities*，由 Springer（斯普林格）2019 年 10 月份出版（图 12-18）。该书分为 18 章，根据常见的下肢畸形情况，从先天畸形到后天畸形，从脊髓灰质炎后遗症、脑瘫、脊柱裂后遗症到感觉运动神经元病等神经源性肢体畸形，以及成骨不全、先天性胫骨假关节等等分列，涵盖了 100 多种疾病。所涉及疾病的诊断和治疗是基于 Ilizarov 技术、Paley 矫形外科原则和秦泗河骨科自然重建理论，包括了完整的临床思维、技术理念和一系列的临床操作技巧，比如如何一期矫正多个畸形，如何平衡复杂足踝畸形患者的肌力，如何减少骨科手术中的 X 线使用，如何在不输血的情况下完成复杂下肢重建手术等等。本书探讨了 Ilizarov 外固定器、组合外固定器或矫形支具等外固定以及钢板或髓内钉等内固定在肢体畸形功能重建过程中的作用和价值，突出了中国文化和中国传统智慧在医疗实践和临床决策中的重要意义。

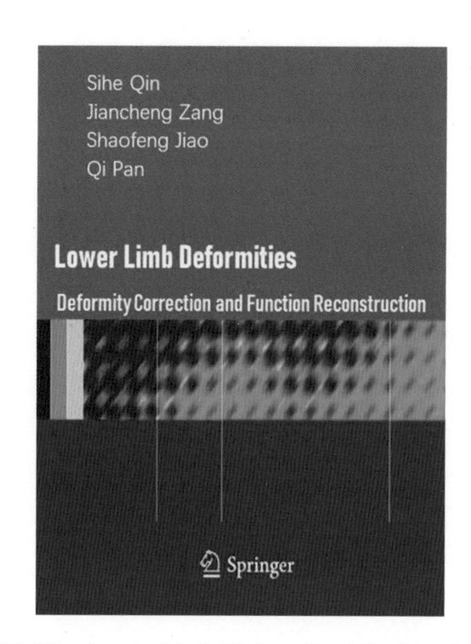

图 12-18　*Lower Limb Deformities*（*Springer*）封面

第五节　指南及专家共识

一、ERAS 理念下踝关节骨折诊疗方案优化的专家共识

踝关节骨折是创伤骨科常见骨折之一。通过引

入加速康复外科(enhanced recovery after surgery, ERAS)理念,对围手术期处理措施进行全面优化,可以进一步提高患者诊疗效果。为规范 ERAS 临床路径在踝关节骨折中的应用,基于前期研究经验,以循证医学证据为依据,经过全国专家组反复讨论,编制该专家共识,供全国创伤骨科医师在临床工作中参考。ERAS 旨在采用有循证医学证据的一系列围手术期优化处理措施,减少手术患者生理和心理应激,达到从疾患和手术应激状态中快速恢复的目的。研究表明,实施 ERAS 临床路径可以缩短患者的住院时间,降低并发症发生率和再入院率,减少医疗费用。ERAS 临床路径的实施需要外科医师、麻醉医师、内科医师、康复医师、护士以及营养师等多个科室成员共同配合完成。踝关节骨折是创伤骨科最常见的骨折之一,通过国内外医师、学者长期的临床实践和研究,踝关节骨折的诊治有了很多的成果和方法。ERAS 理念的引入,为踝关节骨折的诊治提供了更全面的平台—以患者为中心全面优化围手术期的各个环节,并形成完整路径,也为诊疗方法的选择和优化提供了更为明确的导向和标准。该研究从急诊骨折的复位和固定、术前急性疼痛控制、术前宣教、术前营养评估及支持治疗、糖尿病患者围手术期血糖评估与调控、围手术期软组织肿胀处理、骨折部位水疱的处理、围手术期下肢深静脉血栓的预防、术前饮食管理、围手术期尿管管理、围手术期抗菌药物的预防性应用、术中止血带的使用、麻醉方式的选择、术中血压控制、术中容量管理、预防术中低体温、手术方式的选择、伤口引流管的留置、术后恢复饮食术后体位选择及早期活动、术后镇痛措施、术后恶心呕吐的预防、功能康复、出院标准及随访等 24 个方面进行了总结,指导了广大医务工作者对踝关节骨折 ERAS 理念的应用。

二、2017 年踇外翻诊疗专家共识

踇外翻作为前足最常见的病变之一,近年来其发病日渐增多。踇外翻的治疗极具挑战性,国内外治疗踇外翻的手术方法有近二百种,方法亦各有所长,目前大多数已被淘汰。摆在我们面前的一个问题是如何选择适用于患者的个体化手术方案,避免并发症的发生、获得满意的疗效。中华医学会骨科学分会足踝外科学组与中国医师协会骨科医师分会足踝专业委员会特邀请国内知名足踝外科专家,经过反复的讨论修改,撰写成我国首个《踇外翻诊疗专家共识》,从定义、术前评估、踇外翻的手术和非手术治疗、常用术式、常见手术并发症的原因及预防原则以及疗效评价方法等多方面对踇外翻进行了系统的阐述,为踇外翻的治疗提供了充足有效合理的依据。当然该疾病的治疗仍有提升的空间,还需要广大医务工作者从实际出发,更多更好地为踇外翻疾病的治疗献计献策,提高疾病的治愈率。

(刘忠军　陈伯华　朱燕宾)

参考文献

[1] 孟继懋,王桂生,宋献文,等.新中国骨科的成就[J].中华外科杂志,1959(9):879-884.

[2] 方先之,陶甫,郭巨灵,等.骨关节结核病灶清除疗法[J].中华外科杂志,1957(2):90-122.

[3] 冯传汉,王澍寰,王亦璁,等.我国骨科三十年来的成就和今后的展望[J].中华骨科杂志.1981,1(1):2-7.

[4] 杨克勤译.大学丛书《矫形外科学》,东北人民政府卫生部出版发行,1950.

[5] 过邦辅译.《实用矫形外科学》,人民卫生出版社 1956 年.

[6] 李起鸿,商鉴译.矫形外科学,人民卫生出版社,1960 年.

[7] 冯传汉,编著.中国现代骨科史料,北京大学医学出版社,2004 年,北京:人民卫生出版社.

[8] 宁桦.矫形外科学发展简史.中国矫形外科杂志,2013,21(13):1375-1376.

[9] 秦泗河,刘振东.20 世纪骨科学进展-六个里程碑分析[J].骨科.2016.7:73-75.

[10] 朱跃良,徐永清.缓慢的力量-Ilizarov 技术在中国微言[J].医学与哲学.2014,35(10B):8-10.

[11] Zhang Y, Awrejcewicz J, Szymanowska O, et al. Effects of severe hallux valgus on metatarsal stress and the metatarsophalangeal loading during balanced standing: A finite element analysis[J]. Comput Biol Med. 2018, 97: 1-7.

[12] Li X, Guo M, Zhu Y, et al. The excessive length of first ray as a risk factor for hallux valgus recurrence [J]. PloS one. 2018, 13(10): e0205560.

[13] Consensus on Surgical Management of Hallux Valgus from China [J]. Orthop Surg. 2015, 7(4): 291-296.

[14] He JP, Shao JF, Hao Y. Comparison of different conservative treatments for idiopathic clubfoot: Ponseti's versus non-Ponseti's methods [J]. J Int Med Res. 2017, 45(3): 1190-1199.

[15] Liu YB, Li SJ, Zhao L, Yu B, Zhao DH: Timing for Ponseti clubfoot management: does the age matter? 90 children (131 feet) with a mean follow-up of 5 years [J]. Acta Orthop. 2018, 89(6): 662-667.

[16] Fan H, Liu Y, Zhao L, et al. The Correlation of Pirani and Dimeglio Scoring Systems for Ponseti Management at Dif-

ferent Levels of Deformity Severity [J]. Sci Rep. 2017,7(1):14578.

[17] Zhao D,Li H,Zhao L,et al. Prognosticating Factors of Relapse in Clubfoot Management by Ponseti Method [J]. J Pediatr Orthop. 2018,38(10):514-520.

[18] Wang XJ,Chang F,Su YX,et al. Ilizarov technique combined with limited adjunctive surgical procedures for correction of relapsed talipes equinovarus in children [J]. J Int Med Res. 2018,46(2):802-810.

[19] Zhou Y,Zhou B,Liu J,et al. A prospective study of midfoot osteotomy combined with adjacent joint sparing internal fixation in treatment of rigid pes cavus deformity [J]. J Orthop Surg Res. 2014,9:44.

[20] Yu GR,Zhang MZ,Yang YF. Corrective Osteotomies for Malunited Tongue-Type Calcaneal Fractures [J]. Foot Ankle Clin. 2016,21(1):123-134.

[21] Yu GR,Zhang MZ,Aiyer A,et al. Repair of the acute deltoid ligament complex rupture associated with ankle fractures:a multicenter clinical study [J]. J Foot Ankle Surg. 2015,54(2):198-202.

[22] Zhou B,Zhou Y,Tao X,et al. Classification of Calcaneal Spurs and Their Relationship with Plantar Fasciitis [J]. J Foot Ankle Surg. 2015,54(4):594-600.

第十三章

骨科基础研究成果

中华人民共和国成立后，中国骨科事业迎来了蓬勃发展的七十年，中国骨科基础科研事业也自1980年中华医学会骨科学分会组建骨科基础专业学组以来，经历了从弱到强、从量变到质变的发展进程。骨科基础科研队伍不断壮大，科研成果数量和质量飞跃式发展，研究领域不断深入和拓展。在本章中我们将从骨科基础研究的理论与技术发展成果、高影响因子文章、科技奖励、国际专利、国际专著、指南及专家共识等方面一同回首骨科基础事业取得的成就。在国内科研工作者的不断努力下，我国骨科领域的SCI论文发表量从2002年共计8篇增长到2011年的441篇，再到2018年的万余篇，呈现井喷式增长，由于篇幅所限，在此仅收录入了骨科基础领域近5年（2013—2019年）发表的拥有自主知识产权，影响因子10分以上的高水平SCI论文。这些骄人成绩的取得不仅得益于国家对基础科研的持续性支持，更与我国科研方法的快速跟进和科研合作的广泛开展戚戚相关。相信随着国内骨科基础研究的不断拓展和成果转化，将使我国学术界对骨骼系统及相关疾病的认识不断加深，同时也为国内骨科医务工作者在骨科疾病防治上提供了新的、丰富的理论依据和技术支持。

第一节　理论与技术发展成果

一、骨代谢

骨组织中时刻进行着骨重建，健康青年人中，骨形成量和骨吸收量保持动态平衡。随年龄增长，成骨细胞介导的骨形成和破骨细胞介导的骨吸收失衡，可导致骨代谢相关疾病的发生。骨代谢调控机制复杂，基础研究多集中在由成骨细胞和破骨细胞调节的骨稳态方面。近几年国内学者在褪黑素对人间充质干细胞的成软骨分化、细胞衰老、抗氧化和抗关节炎的调控作用和机制研究上取得显著成果，在骨代谢方面也有许多新的发现，这些研究为防治骨代谢相关疾病提供重要的理论基础。

二、股骨头坏死

2014—2019年间，我国在非创伤性股骨头坏死（osteonecrosis of the femoral head，ONFH）的解剖学、分子机制和治疗研究中均取得了突破。大连大学附属中山医院在股骨头坏死的基础研究上提出原创可视性量化股骨头内血管的解剖学方法，精准构建股骨头内动脉网三维结构，提出股骨头内血管相互吻合、相互代偿新理论，依据此理论，首次重建移位股骨颈骨折后股骨头血运，制定重建血运的股骨颈骨折治疗新策略，避免创伤性ONFH发生。原创可靠激素性股骨头坏死动物模型，为其发病机制的研究提供基础。内蒙古医科大学第二附属医院在非创伤性股骨头坏死的分子机制研究中取得重要突破。研究提出凋亡和自噬相关基因在激素性股骨头坏死中扮演的角色，在基因层面上建立了股骨头坏死及与之相关的脂代谢和炎症因子，首次系统地提出OPG/RANKL/RANK、MMPs/TIMPs等信号通路的基因多态性在酒精性及激素性股骨头坏死中的重要作用。

三、骨质疏松症

近五年，我国的基础科研工作者在骨质疏松领域，尤其是疾病分子机制方面取得了诸多突破。广西医科大学的“天然活性产物防治骨质疏松症的系列研究与临床应用”和中南大学的“骨质疏松症临床与发病机制研究”分获2017年广西壮族自治区科学技术进步奖一等奖和2018年湖南省自然科学奖一等奖。而骨质疏松症相关的高分论文发表数量在近年，尤其2018、2019年呈现井喷式增长。中南大学在青少年骨质疏松、绝经后骨质疏松、老年骨质疏松及系统性红斑狼疮继发骨质疏松上均发现了新的诊断标志物或治疗靶点。而近五年的高分文章主要围绕经典的与骨形成、骨吸收相关的RANKL/RANK信号通路、BMPs信号通路及SMURF调控因子展开，不断发现并提出骨质疏松治疗的新靶点。此外，在骨质疏松相关新信号通路（如TMCO1/Ca^{2+}/CaMKII）、表观遗传学以及褪黑素研究上也均有突破。

四、关节炎

临床上对于骨关节炎（osteoarthritis，OA）早、中期患者仍缺乏有效的治疗手段，因此对这类疾病发生、发展的细胞分子机制的研究，有助于寻找新的治疗策略。近年来，国内学者越来越关注OA的发病原因、疾病进程等相关基础研究，并取得诸多显著成果。南京鼓楼医院蒋青教授团队的“骨关节炎的基础与临床研究”和辽宁中医药大学郑洪新教授团队的“‘肾藏精主骨’理论科学内涵与‘从肾论治’骨及关节疾病疗效机制研究”分别获得江苏省和辽宁省的科学技术进步奖一等奖。国内学者发表的高影响因子的文章主要围绕骨关节炎发生和发展进程中出现的软骨退化、软骨下骨重建异常、软骨细胞外基质降解、软骨细胞病理改变等特征，从多种层面对疾病进行深入探索，阐明许多新机制，发现与OA发生、发展密切相关的细胞因子、信号转导通路、炎症相关因子等。这些研究为临床上开发有效的OA治疗方法提供了理论基础，OA的影响因素众多，机制仍未明确，尚有许多问题亟待解决。

类风湿关节炎（rheumatoid arthritis，RA）是常见慢性关节炎，主要特征是关节受到侵蚀破坏，最终还可能导致残疾，是风湿病领域的研究热点。RA成因复杂，针对RA的基础研究也日益增长，并取得众多成果。近几年，国内学者主要围绕RA病因、进程中的炎症和免疫相关的调控机制展开研究，探讨了天然免疫和固有免疫反应中的多种因子的作用和调节机制；另外从遗传角度探讨类风湿关节炎的易感位点，首次对该类疾病与口腔和肠道微生物的进行基因组水平的关联研究。这些研究都为RA临床上的防治提供新的突破口。

痛风性关节炎是由尿酸盐结晶在关节中蓄积引起的炎性关节炎，可谓是最痛的关节炎，但高尿酸盐并不一定发展为痛风性关节炎。国内学者一项研究采用全基因组关节分析发现3个与高尿酸血症发展到炎性痛风关节炎的易感基因，这项研究将遗传学与临床医学相结合，开辟了痛风性关节炎临床诊治的新思路。

五、脊柱

近年来，脊柱骨科的基础研究主要围绕疾病的病因、发生发展、损伤修复、预防及预后等方面开展，从基因、分子、生物力学和组织材料等角度全方位地对这一学科进行了系统地探讨和研究。对先天性脊柱侧凸*TBX6*基因的研究和青少年特发性脊柱侧凸的全基因关联分析的研究推动了脊柱骨科的基因学进展；褪黑素在椎间盘退变中的作用、强制性脊柱炎的肠道微生物定量宏观基因组学、褪黑素保护维生素A相关的先天性脊柱侧凸等研究进一步阐明了脊柱相关疾病的病理机制。在科技奖项方面，脊柱相关的基础研究屡获国家级、省部级奖励。近五年中，“晚期周围神经损伤退变与修复后再生实验和临床研究”项目获国家科学技术进步奖二等奖，另有教育部科学进步奖一等奖2项，省级科学技术进步奖7项。

六、骨肿瘤

骨肿瘤分为良性和恶性，恶性骨肿瘤又分为原发性、继发性和转移性骨肿瘤，骨肿瘤恶性程度越高，病情发展速度越快，因此提高骨肿瘤早期正确诊断率尤为重要，近年来研究者们从源头抓起，深究骨肿瘤疾病发生发展的潜在机制，研究主要落实在基因水平，如IRX1激活是否有利于抑制骨肉瘤转移以及miR-210-3p在骨转移中的临床意义等遗传学方面研究，推动了骨肿瘤基因层面发生机制的研究进程。恶性骨肿瘤后期患者的生活质量受到严重影响，研究人员从多个角度和层面探讨了骨肿瘤发生发展的机制和治疗策略，包括MYC靶基因、褪黑素、龙胆总苷（DGT）、富勒烯C60纳米晶、Ctsk阳性细胞以及肿瘤干细胞等在骨肿瘤中作用的研究，为完善临床策略、促进临床转化奠定了坚实的基础。

七、骨发生发育

国内骨骼发生发育学方面的研究主要涵盖了长

骨发育中组织的相互作用，软骨发育不全和软骨损伤的分子机制，miRNA、FGF等信号通路对骨发育的影响，多种分子和遗传学机制对间充质细胞分化的影响，以及调节骨血管生成的细胞因子的研究，为深入了解骨骼疾病发病机制提供了重要的参考。省部级奖项上，“血管神经化组织工程骨构建及其成骨相关机制研究”获2015年度教育部自然科学奖一等奖；“基因组拷贝数变异的突变机理与致病机制研究”获2017年度教育部自然科学奖一等奖；“FGF信号在骨骼发育及骨病中的作用与机制研究”获2018年度重庆市自然科学奖一等奖。2014年，西安西京医院罗卓荆教授、杨柳教授主译的《人体骨骼发育学》从分子和遗传学角度阐述骨从生长到矿化的发育过程，内容涵盖长骨发育中组织的相互作用，骨骺生长板的发育，各种信号通路如miRNA、FGF/FGFR信号、缺氧诱导因子、BMP信号、Wnt信号通路对骨发育的影响，骨组织的系统发育、矿化、成骨不全、进行性纤维异常增殖性骨化症的生理和病理学机制，骨盐平衡，以及骨与其他组织的内在联系。

八、骨组织工程与再生

组织工程学是一个涉及生命科学、材料学、生物力学等多个领域的交叉学科，自1999年国家科技部正式将“组织工程基本科学问题”纳入“973国家重点基础研究发展规划项目”以来，我国的组织工程学研究得到了长足发展，围绕生物材料、种子细胞（干细胞）和体内体外组织构建等方面进行了多方位深入的骨组织工程研究，奠定了我国在该领域国际舞台上的学术地位。

1. 生物材料方面　为了解决骨缺损治疗中自体骨移植所导致的二次手术伤害，华东理工大学刘昌胜教授带领团队进行“钙磷基生物材料的转化机理及生物性能研究”，成功研制出自固化磷酸钙“人工骨”，并广泛应用于临床，该项系列研究荣获2014年国家自然科学奖二等奖。大连大学附属中山医院赵德伟教授领衔的“基于股骨头血运新发现结合生物材料临床转化预防和治疗股骨头坏死”项目获得2016年辽宁省科学技术进步奖一等奖。原成都军区昆明总医院张文云教授进行了“新型抗菌骨修复材料的研发关键技术及应用”的研究，获得2016年云南省科技进步奖一等奖。中国人民解放军空军军医大学郭征教授领衔的“骨科钛合金材料创新改性技术及相关植入物研发”及陈吉华教授领衔的“仿生矿化技术构建骨缺损修复材料的机理及应用基础研究”均获得2018年陕西省科学技术奖一等奖。

2. 干细胞研究方面　山西医科大学第一医院张瑞平教授领衔的“磁引导基因转染干细胞靶向治疗脊髓损伤及磁共振示踪移植细胞”的实验研究获得2016年山西省自然科学类科学技术奖一等奖。中国农业科学院特产研究所李春义教授领衔的“鹿茸再生干细胞的发现与哺乳动物断肢再生模型的建立”获得2017年吉林省自然科学奖一等奖。潍坊医学院联合上海交通大学医学院、国家组织工程研究中心完成的“关节软骨再生关键科学问题、核心技术及其临床转化”在国际上首次实现了由患者自体骨髓间充质干细胞培育的关节软骨的临床转化。

3. 组织构建方面　上海交通大学附属第六人民医院柴益民教授领衔的“显微外科技术修复肢体复杂缺损新策略的基础及临床研究”荣获2015年上海市科技进步奖一等奖。随着数字骨科的发展，3D打印内植物在骨科中的应用研究日渐普及，华南理工大学附属第二医院丁焕文教授开展的“数字化技术用于战创伤骨缺损精确修复的研究”获得2015年军队科技进步奖二等奖。中国科学院深圳先进技术研究院秦岭教授、赖毓霄研究员和王新峦副研究员课题组设计采用先进的低温3D打印技术开发了用于修复骨缺损或骨折的功能性多孔镁复合支架（聚乳酸聚乙醇酸共聚物/磷酸三钙/镁，PLGA/TCP/Mg）。浙江大学贺永教授、傅建中教授和欧阳宏伟教授团队合作通过一种新颖的气流辅助3D生物打印方法，建立印刷过程中的理论模型，系统地研究工艺参数在微球体内印刷多种螺旋微结构，打印出一系列水凝胶结构，大大提高了细胞组分凝胶在微球内的打印精度，实现了单细胞螺旋线排列。中国科学院上海硅酸盐研究所吴成铁教授通过溶胶-凝胶法成功合成了纯相锂硅酸钙（Li2Ca4Si4O13，L2C4S4）生物陶瓷，并使用3D打印方法进一步制备了L2C4S4支架。上海交通大学医学院附属瑞金医院/上海市伤骨科研究所邓廉夫教授团队构建了能够激活HIF-1α信号通路的3D打印生物活性支架来解决骨修复支架血管化和骨诱导活性不足的问题。这些基于3D技术而研发的材料支架不仅为骨组织工程支架的构建提供了新思路，同时还具有很好的临床转化前景。

九、骨科疾病的药物研发

新药物的研发和组织工程学科的发展也为骨科

疾病的传统治疗带来了新思路。近年来,新型骨质疏松药物一直是新药研发的热点之一,香港中文大学秦岭团队开发 Asp8-淫羊藿素脂质体作为骨靶向递送系统可以有效地携带成骨植物分子,促进和增强成骨分子在预防雌激素耗竭引起的小鼠骨质疏松症中的治疗效果;中国人民解放军兰州军区兰州总医院陈克明团队对“甘肃淫羊藿的抗骨质疏松作用机制与转化应用研究”以及广西医科大学赵劲民团队对“天然活性产物防治骨质疏松症的系列研究与临床应用”分别荣获甘肃省和广西壮族自治区科技进步奖一等奖。另外,很多科研团队投入到药物靶点研究之中,研究成果有冬凌草甲素可通过与 NLRP3 蛋白结合抑制 NLRP3 炎症小体的组装和活化、壳聚糖微球中控制释放 NSC23766 可抑制 Rac1 活性等。此外,中山大学材料科学与工程学院功能生物医用材料团队在国际上首次利用材料清除游离核酸治疗类风湿关节炎。综上所述,骨科疾病新药的研发方兴未艾,但研发进程大多处于基础实验及动物实验阶段,应用于临床尚需时日。

十、骨生物力学

骨生物力学是利用力学的方法,研究骨骼运动系统在力学方面的结构、功能和运动规律,该研究有助于理解骨骼运动系统的力学原理,在骨科疾病的发生发展、运动医学、仿生器具及材料研发、康复治疗等方面具有重要意义,是近年来的研究热点之一。北京航空航天大学与香港理工大学合作,将虚拟现实技术应用于生物力学研究,建立了长期力学刺激下骨组织重建过程的建模,并在此基础上深入研究了骨与内植物间的生物力作用规律,开发了个性化植介入体系统。此外,还针对具有特殊或残障生理特征的骨肌系统,如脑瘫儿童、脊柱畸形、老年人及运动损伤等,开发设计了生物力特性的虚拟现实模型及分析、监测和训练系统,对其发生发展机制及运动康复训练具有重要的指导意义。河北医科大学第三医院王飞、张英泽团队牵头联合北京积水潭医院、山东省千佛山医院开展了“髌骨不稳发病机制、生物力学平衡和临床治疗体系”的系列研究。该研究首次提出了“髌骨内外侧软组织平衡”“内侧髌骨韧带双功能束”和“髌骨脱位导致股骨滑车发育不良”理论,创新性地提出了软组织平衡和骨性力线矫正结合的治疗思路,建立了针对不同髌骨不稳类型的个性化治疗模型和全新诊疗体系。

第二节 高分因子文章

一、骨代谢

骨代谢(bone metabolism)是一个持续终生的生理过程,包括骨吸收(bone resorption)和骨形成(bone formation)两个过程。在骨骼系统中,复杂的信号通路和控制机制共同作用,使骨吸收和骨形成处于动态稳定的状态,即骨稳态。骨稳态的调节在许多骨代谢相关疾病中具有重要意义。

1. 褪黑素可增强人间充质干细胞的软骨分化 大量的证据表明褪黑素影响成骨细胞的分化,但对于褪黑素对软骨细胞分化的影响知之甚少。中山大学孙逸仙纪念医院苏培强教授团队研究了褪黑素对经历软骨分化的人间充质干细胞(MSC)的影响。在含载体或 50nm 褪黑素的软骨形成培养基中,通过高密度微团培养诱导细胞成软骨分化。糖胺聚糖(GAG)的组织学研究和定量分析表明,褪黑素组中 GAG、Ⅱ型胶原和Ⅹ型胶原的含量比未经处理的对照组更多。实时 RT-PCR 分析表明,褪黑素处理显著上调了软骨分化相关基因的表达,包括聚集蛋白聚糖(ACAN)、Ⅱ型胶原(COL2A1)、Ⅹ型胶原(COL10A1)、性别决定区 Y 框蛋白 9(SOX9)、RUNT 相关转录因子 2(RUNX2)与软骨分化诱导因子、骨形态发生蛋白 2(BMP2)。研究发现,褪黑素受体拮抗剂 Luzindole 可部分阻断褪黑素对软骨组织体积和 GAG 合成的诱导作用,并可完全逆转对 ACAN、COL2A1、COL10A1、SOX9 和 BMP2 基因表达的影响。这些结果表明,褪黑素能通过褪黑素受体增强 MSC 的成软骨分化能力。该研究于 2014 年发表于 *Journal of Pineal Research*(IF = 15.221)(图 13-1)。

2. 靶向作用于成骨细胞的适体-功能性脂质纳米粒子可作为一种新型基于 RNA 干扰的骨合成策略 由于缺乏成骨 siRNA 的直接性成骨细胞特异性递送系统,因此基于 RNA 干扰(RNAi)的骨合成代谢策略仍存在安全性和有效性问题。香港浸会大学张戈教授、吕爱平教授和军事医学科学院张令强教授团队通过细胞-SELEX 筛选出能特异性靶向大鼠和人成骨细胞的 CH6 适体,然后将其与功能化的脂质纳米粒子(LNP)结合起来,封装能促进成骨分化的 Plekho1 siRNA(CH6-LNPs-siRNA)。研究者在骨质疏松和健康啮齿动物中观察到 CH6 主要通过巨胞饮作用促进体外成骨细胞选择性摄取 *Plekho1*

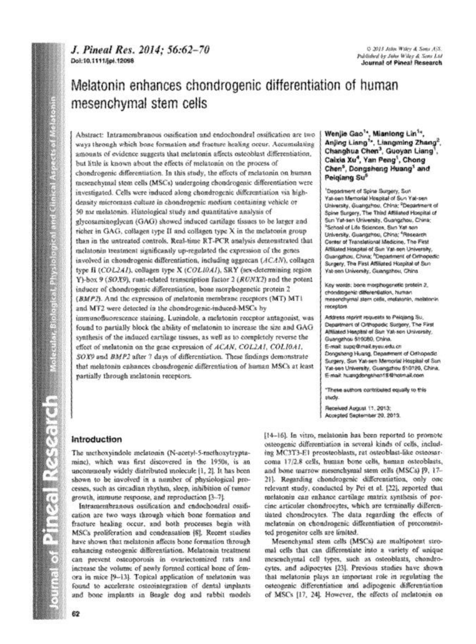

J. Pineal Res. 2014; 56:62–70
Doi:10.1111/jpi.12098

© 2013 John Wiley & Sons A/S.
Published by John Wiley & Sons Ltd
Journal of Pineal Research

Molecular, Biological, Physiological and Clinical Aspects of Melatonin

Journal of Pineal Research

Melatonin enhances chondrogenic differentiation of human mesenchymal stem cells

Introduction

62

图 13-1　“Melatonin enhances chondrogenic differentiation of human mesenchymal stem cells”于 2014 年发表于 *Journal of Pineal Research* 56 卷第 1 期

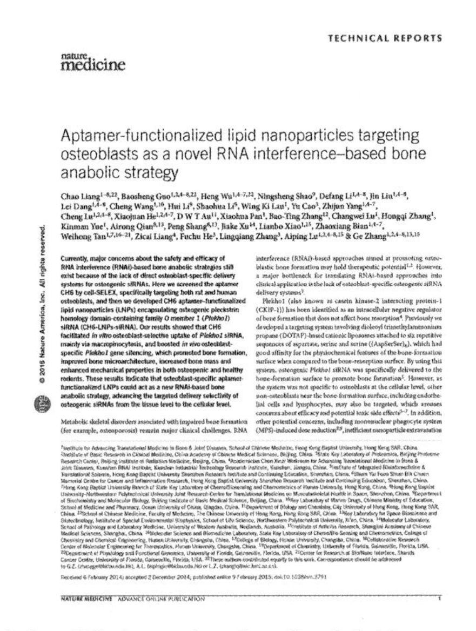

TECHNICAL REPORTS

nature medicine

Aptamer-functionalized lipid nanoparticles targeting osteoblasts as a novel RNA interference–based bone anabolic strategy

Chao Liang[1–8,22], Baosheng Guo[1,2,4–8,22], Heng Wu[1,4–7,22], Ningsheng Shao[9], Defang Li[1,4–8], Jin Liu[1,4–8], Lei Dang[1,4–8], Cheng Wang[1,10], Hui Li[9], Shaohua Li[9], Wing Ki Lau[1], Yu Cao[3], Zhijun Yang[1,4–7], Cheng Lu[1,2,4–8], Xiaojuan He[1,2,4–7], D W T Au[11], Xiaohua Pan[1], Bao-Ting Zhang[12], Changwei Lu[1], Hongqi Zhang[1], Kinman Yue[1], Airong Qian[8,13], Peng Shang[8,13], Jiake Xu[14], Lianbo Xiao[1,15], Zhaoxiang Bian[1,4–7], Weihong Tan[1,7,16–21], Zicai Liang[4], Fuchu He[3], Lingqiang Zhang[3], Aiping Lu[1,2,4–8,15] & Ge Zhang[1,2,4–8,13,15]

© 2015 Nature America, Inc. All rights reserved.

Currently, major concerns about the safety and efficacy of RNA interference (RNAi)-based bone anabolic strategies still exist because of the lack of direct osteoblast-specific delivery systems for osteogenic siRNAs. Here we screened the aptamer CH6 by cell-SELEX, specifically targeting both rat and human osteoblasts, and then we developed CH6 aptamer-functionalized lipid nanoparticles (LNPs) encapsulating osteogenic pleckstrin homology domain-containing family O member 1 (*Plekho1*) siRNA (CH6-LNPs-siRNA). Our results showed that CH6 facilitated *in vitro* osteoblast-selective uptake of *Plekho1* siRNA, mainly via macropinocytosis, and boosted *in vivo* osteoblast-specific *Plekho1* gene silencing, which promoted bone formation, improved bone microarchitecture, increased bone mass and enhanced mechanical properties in both osteopenic and healthy rodents. These results indicate that osteoblast-specific aptamer-functionalized LNPs could act as a new RNAi-based bone anabolic strategy, advancing the targeted delivery selectivity of osteogenic siRNAs from the tissue level to the cellular level.

Metabolic skeletal disorders associated with impaired bone formation (for example, osteoporosis) remain major clinical challenges. RNA interference (RNAi)-based approaches aimed at promoting osteoblastic bone formation may hold therapeutic potential[1,2]. However, a major bottleneck for translating RNAi-based approaches into clinical application is the lack of osteoblast-specific osteogenic siRNA delivery systems[3].

Plekho1 (also known as casein kinase-2 interacting protein-1 (CKIP-1)) has been identified as an intracellular negative regulator of bone formation that does not affect bone resorption[4]. Previously we developed a targeting system involving dioleoyl trimethylammonium propane (DOTAP)-based cationic liposomes attached to six repetitive sequences of aspartate, serine and serine ((AspSerSer)$_6$), which had good affinity for the physiochemical features of the bone-formation surface when compared to the bone-resorption surface. By using this system, osteogenic *Plekho1* siRNA was specifically delivered to the bone-formation surface to promote bone formation[5]. However, as the system was not specific to osteoblasts at the cellular level, other non-osteoblasts near the bone-formation surface, including endothelial cells and lymphocytes, may also be targeted, which arouses concerns about efficacy and potential toxic side effects[5–7]. In addition, other potential concerns, including mononuclear phagocyte system (MPS)-induced dose reduction[8,9], inefficient nanoparticle extravasation

NATURE MEDICINE ADVANCE ONLINE PUBLICATION　1

图 13-2　“Aptamer-functionalized lipid nanoparticles targeting osteoblasts as a novel RNA interference-based bone anabolic strategy”于 2015 年发表于 *Nature Medicine* 21 卷第 3 期

siRNA，并在体内促进成骨细胞特异性 *Plekho1* 基因沉默，从而促进骨形成，改善骨微结构，增加骨量和增强骨质疏松症的机械性能。该研究开发出一种新的适体-功能化 LNP，它可以更好地递送 siRNA，从而促进骨骼形成。该研究于 2015 年发表于 *Nature Medicine*（IF＝30.641）（图 13-2）。

3. CoCrMo 颗粒通过诱导细胞自噬引起成骨细胞凋亡而导致的植入体周围骨溶解　全膝关节置换术失败和手术翻修的常见因素是由于磨损颗粒引起骨溶解后造成的无菌性松动。磨损碎片诱导的成骨细胞凋亡与无菌性松动有关，但磨损颗粒与成骨细胞凋亡相关的潜在机制未明。南京大学医学院附属金陵医院赵建宁教授团队和南京大学董磊、张峻峰教授团队研究了体外细胞系和颅骨吸收动物模型中自噬对 CoCrMo 金属颗粒（CoPs）诱导的成骨细胞凋亡的影响。研究人员发现 CoPs 在成骨细胞和颗粒诱导的骨溶解（particle-induced osteolysis，PIO）动物模型能促进自噬。两种 Atg5 的自噬抑制剂 3-MA（3-甲基腺嘌呤）和 siRNA 可以显著减少 CoPS 诱导的成骨细胞凋亡。PIO 动物模型研究中，3-MA 能抑制自噬从而预防成骨细胞凋亡，缓解骨质溶解。这些结果表明，自噬在 CoPs 诱导的骨溶解中起关键作用，下调自噬可以抑制骨溶解，从而避免人工关节无菌性松动的发生。该研究揭示了人工关节无菌性松动的新机制，为这类疾病的干预治疗提供新的方向。该项成果于 2015 年发表于 *Autophagy*（IF＝11.059）（图 13-3）。

4. 褪黑素通过 SIRT1 依赖途径逆转过氧化氢（H_2O_2）诱导的间充质干细胞的过早衰老　间充质干细胞（mesenchymal stem cells，MSCs）是基于干细胞再生疗法的理想细胞来源，但在病理条件下 MSC 易被氧化而过早衰老。苏州大学医学部骨科研究所何帆教授团队报道了褪黑素对 MSC 的抗氧化和抗关节炎作用。褪黑素可通过沉默信息调节 1 型（SIRT1）依赖性通路保护 MSC 过早受到过氧化氢（H_2O_2）诱导而衰老。H_2O_2 处理后使用褪黑素治疗剂量依赖性逆转骨髓来源的间充质干细胞（bone

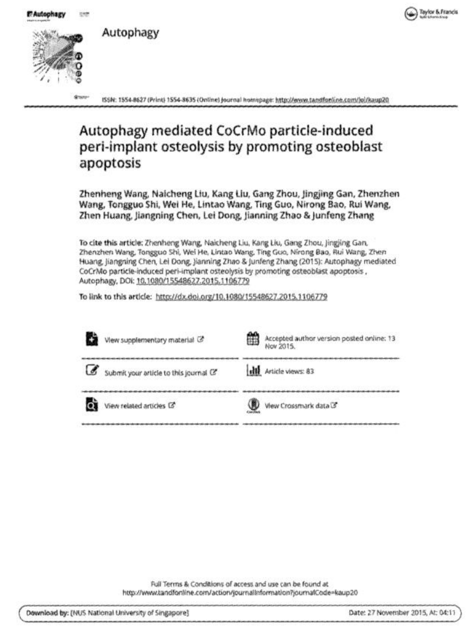

Autophagy

Taylor & Francis

ISSN: 1554-8627 (Print) 1554-8635 (Online) Journal homepage: http://www.tandfonline.com/loi/kaup20

Autophagy mediated CoCrMo particle-induced peri-implant osteolysis by promoting osteoblast apoptosis

Zhenheng Wang, Naicheng Liu, Kang Liu, Gang Zhou, Jingjing Gan, Zhenzhen Wang, Tongguo Shi, Wei He, Lintao Wang, Ting Guo, Nirong Bao, Rui Wang, Zhen Huang, Jiangning Chen, Lei Dong, Jianning Zhao & Junfeng Zhang

To cite this article: Zhenheng Wang, Naicheng Liu, Kang Liu, Gang Zhou, Jingjing Gan, Zhenzhen Wang, Tongguo Shi, Wei He, Lintao Wang, Ting Guo, Nirong Bao, Rui Wang, Zhen Huang, Jiangning Chen, Lei Dong, Jianning Zhao & Junfeng Zhang (2015): Autophagy mediated CoCrMo particle-induced peri-implant osteolysis by promoting osteoblast apoptosis, Autophagy, DOI: 10.1080/15548627.2015.1106779

To link to this article: http://dx.doi.org/10.1080/15548627.2015.1106779

View supplementary material
Accepted author version posted online: 13 Nov 2015.
Submit your article to this journal
Article views: 83
View related articles
View Crossmark data

Full Terms & Conditions of access and use can be found at
http://www.tandfonline.com/action/journalInformation?journalCode=kaup20

Download by: [NUS National University of Singapore]　Date: 27 November 2015, At: 04:11

图 13-3　“Autophagy mediated CoCrMo particle-induced peri-implant osteolysis by promoting osteoblastapoptosis”于 2015 年发表于 *Autophagy* 11 卷第 12 期

marrow-derived MSCs，BM-MSC）的表型衰老，这是由于褪黑素能明显改善细胞增殖，降低衰老相关的 β-半乳糖苷酶活性，促进增殖细胞进入 S 期。课题组还发现褪黑素会减弱 H_2O_2 刺激的 p38 蛋白激酶的磷酸化，降低衰老相关蛋白 $p16^{INK4\alpha}$ 的表达，并增加 SIRT1。分子实验表明，褪黑素受体的非选择性拮抗剂 luzindole 能阻断褪黑素介导的抗衰老作用，去乙酰化酶对 SIRT1 的抑制作用可抵消褪黑素的保护作用，这表明褪黑素通过 SIRT1 依赖性途径逆转细胞衰老。该研究为理解氧化应激诱导的过早衰老奠定了新的基础，并为褪黑素在基于干细胞的再生医学中的应用开辟了新的前景。该研究于 2015 年发表于 *Journal of Pineal Research*（IF = 15.221）（图 13-4）。

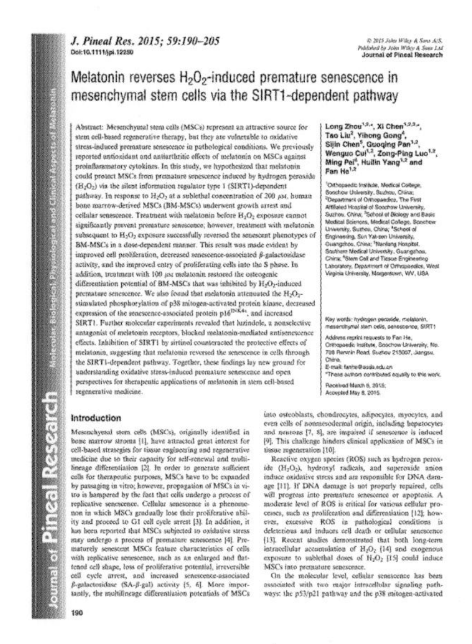

J. Pineal Res. 2015; 59:190–205
Doi:10.1111/jpi.12250

© 2015 John Wiley & Sons A/S. Published by John Wiley & Sons Ltd
Journal of Pineal Research

Melatonin reverses H_2O_2-induced premature senescence in mesenchymal stem cells via the SIRT1-dependent pathway

Abstract: Mesenchymal stem cells (MSCs) represent an attractive source for stem cell-based regenerative therapy, but they are vulnerable to oxidative stress-induced premature senescence in pathological conditions. We previously reported antioxidant and antiarthritic effects of melatonin on MSCs against proinflammatory cytokines. In this study, we hypothesized that melatonin could protect MSCs from premature senescence induced by hydrogen peroxide (H_2O_2) via the silent information regulator type 1 (SIRT1)-dependent pathway. In response to H_2O_2 at a sublethal concentration of 200 μM, human bone marrow-derived MSCs (BM-MSCs) underwent growth arrest and cellular senescence. Treatment with melatonin before H_2O_2 exposure cannot significantly prevent premature senescence; however, treatment with melatonin subsequent to H_2O_2 exposure successfully reversed the senescent phenotypes of BM-MSCs in a dose-dependent manner. This result was made evident by improved cell proliferation, decreased senescence-associated β-galactosidase activity, and the improved entry of proliferating cells into the S phase. In addition, treatment with 100 μM melatonin restored the osteogenic differentiation potential of BM-MSCs that was inhibited by H_2O_2-induced premature senescence. We also found that melatonin attenuated the H_2O_2-stimulated phosphorylation of p38 mitogen-activated protein kinase, decreased expression of the senescence-associated protein $p16^{INK4\alpha}$, and increased SIRT1. Further molecular experiments revealed that luzindole, a nonselective antagonist of melatonin receptors, blocked melatonin-mediated antisenescence effects. Inhibition of SIRT1 by sirtinol counteracted the protective effects of melatonin, suggesting that melatonin reversed the senescence in cells through the SIRT1-dependent pathway. Together, these findings lay new ground for understanding oxidative stress-induced premature senescence and open perspectives for therapeutic applications of melatonin in stem cell-based regenerative medicine.

Long Zhou[1,2,*], Xi Chen[1,2,3,*], Tao Liu[2], Yihong Gong[4], Sijin Chen[5], Guoqing Pan[1,2], Wenguo Cui[1,2], Zong-Ping Luo[1,2], Ming Pei[6], Huilin Yang[1,2] and Fan He[1,2]

[1]Orthopaedic Institute, Medical College, Soochow University, Suzhou, China; [2]Department of Orthopaedics, The First Affiliated Hospital of Soochow University, Suzhou, China; [3]School of Biology and Basic Medical Sciences, Medical College, Soochow University, Suzhou, China; [4]School of Engineering, Sun Yat-sen University, Guangzhou, China; [5]Nanfang Hospital, Southern Medical University, Guangzhou, China; [6]Stem Cell and Tissue Engineering Laboratory, Department of Orthopaedics, West Virginia University, Morgantown, WV, USA

Key words: hydrogen peroxide, melatonin, mesenchymal stem cells, senescence, SIRT1

Address reprint requests to Fan He, Orthopaedic Institute, Soochow University, No. 708 Renmin Road, Suzhou 215007, Jiangsu, China.
E-mail: fanhe@suda.edu.cn
*These authors contributed equally to this work.

Received March 6, 2015;
Accepted May 8, 2015.

Introduction

Mesenchymal stem cells (MSCs), originally identified in bone marrow stroma [1], have attracted great interest for cell-based strategies for tissue engineering and regenerative medicine due to their capacity for self-renewal and multilineage differentiation [2]. In order to generate sufficient cells for therapeutic purposes, MSCs have to be expanded by passaging in vitro; however, propagation of MSCs in vitro is hampered by the fact that cells undergo a process of replicative senescence. Cellular senescence is a phenomenon in which MSCs gradually lose their proliferative ability and proceed to G1 cell cycle arrest [3]. In addition, it has been reported that MSCs subjected to oxidative stress may undergo a process of premature senescence [4]. Prematurely senescent MSCs feature characteristics of cells with replicative senescence, such as an enlarged and flattened cell shape, loss of proliferative potential, irreversible cell cycle arrest, and increased senescence-associated β-galactosidase (SA-β-gal) activity [5, 6]. More importantly, the multilineage differentiation potentials of MSCs into osteoblasts, chondrocytes, adipocytes, myocytes, and even cells of nonmesodermal origin, including hepatocytes and neurons [7, 8], are impaired if senescence is induced [9]. This challenge hinders clinical application of MSCs in tissue regeneration [10].

Reactive oxygen species (ROS) such as hydrogen peroxide (H_2O_2), hydroxyl radicals, and superoxide anion induce oxidative stress and are responsible for DNA damage [11]. If DNA damage is not properly repaired, cells will progress into premature senescence or apoptosis. A moderate level of ROS is critical for various cellular processes, such as proliferation and differentiation [12]; however, excessive ROS in pathological conditions is deleterious and induces cell death or cellular senescence [13]. Recent studies demonstrated that both long-term intracellular accumulation of H_2O_2 [14] and exogenous exposure to sublethal doses of H_2O_2 [15] could induce MSCs into premature senescence.

On the molecular level, cellular senescence has been associated with two major intracellular signaling pathways: the p53/p21 pathway and the p38 mitogen-activated

190

图 13-4　"Melatonin reverses H_2O_2-induced premature senescence in mesenchymal stem cells via the SIRT1-dependent pathway."于 2015 年发表于 *Journal of Pineal Research* 59 卷第 2 期

5. 破骨细胞来源的外泌体 MiR-213-3p 能抑制成骨细胞骨形成　有研究提示，破骨细胞能直接调控成骨细胞的骨形成。微小 RNA（miRNA）在调节破骨细胞和成骨细胞功能中起关键作用，而目前尚不清楚 miRNAs 是否介导破骨细胞调控的成骨细胞的骨形成。香港浸会大学张戈副教授、中国医学科学院吕爱平教授证实在老年女性和卵巢切除（OVX）的小鼠中，破骨细胞 miR-213-3p 的升高与血清 miR-213-3p 升高和骨形成有关。破骨细胞特异性 miR-213-3p 敲入的小鼠表现为血清外泌体 miR-213-3p 升高和骨形成减少，且破骨细胞靶向的 miR-213-3p 拮抗剂处理可挽救这一现象。研究进一步证实，破骨细胞源的外泌体 miR-213-3p 在体外能抑制成骨细胞活性，能减少体内骨形成。此外，破骨细胞靶向作用的 miR-213-3p 能抑制老年 OVX 小鼠的骨形成。总之，结果表明破骨细胞来源的外泌体 miR-213-3p 导入成骨细胞能抑制骨形成，在破骨细胞中抑制 miR-213-3p 可能是治疗骨形成减少相关疾病的新策略。这一成果于 2016 年发表在 *Nature Communications*（IF = 11.878）（图 13-5）。

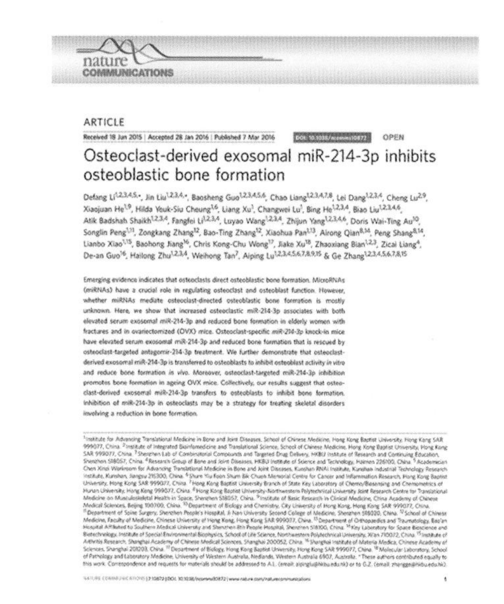

nature COMMUNICATIONS

ARTICLE

Received 18 Jun 2015 | Accepted 28 Jan 2016 | Published 7 Mar 2016　DOI: 10.1038/ncomms10872　OPEN

Osteoclast-derived exosomal miR-214-3p inhibits osteoblastic bone formation

Defang Li[1,2,3,4,5,*], Jin Liu[1,2,3,4,*], Baosheng Guo[1,2,3,4,5,6], Chao Liang[1,2,3,4,7,8], Lei Dang[1,2,3,4], Cheng Lu[2,9], Xiaojuan He[1,9], Hilda Yeuk-Siu Cheung[1,6], Liang Xu[1], Changwei Lu[1], Bing He[1,2,3,4], Biao Liu[1,2,3,4,6], Atik Badshah Shaikh[1,2,3,4], Fangfei Li[1,2,3,4], Luyao Wang[1,2,3,4], Zhijun Yang[1,2,3,4,6], Doris Wai-Ting Au[10], Songlin Peng[1,11], Zongkang Zhang[12], Bao-Ting Zhang[12], Xiaohua Pan[1,13], Airong Qian[8,14], Peng Shang[8,14], Lianbo Xiao[1,15], Baohong Jiang[16], Chris Kong-Chu Wong[17], Jiake Xu[18], Zhaoxiang Bian[1,2,3], Zicai Liang[4], De-an Guo[16], Hailong Zhu[1,2,3,4], Weihong Tan[7], Aiping Lu[1,2,3,4,5,6,7,8,9,15] & Ge Zhang[1,2,3,4,5,6,7,8,15]

Emerging evidence indicates that osteoclasts direct osteoblastic bone formation. MicroRNAs (miRNAs) have a crucial role in regulating osteoclast and osteoblast function. However, whether miRNAs mediate osteoclast-directed osteoblastic bone formation is mostly unknown. Here, we show that increased osteoclastic miR-214-3p associates with both elevated serum exosomal miR-214-3p and reduced bone formation in elderly women with fractures and in ovariectomized (OVX) mice. Osteoclast-specific miR-214-3p knock-in mice have elevated serum exosomal miR-214-3p and reduced bone formation that is rescued by osteoclast-targeted antagomir-214-3p treatment. We further demonstrate that osteoclast-derived exosomal miR-214-3p is transferred to osteoblasts to inhibit osteoblast activity in vitro and reduce bone formation in vivo. Moreover, osteoclast-targeted miR-214-3p inhibition promotes bone formation in ageing OVX mice. Collectively, our results suggest that osteoclast-derived exosomal miR-214-3p transfers to osteoblasts to inhibit bone formation. Inhibition of miR-214-3p in osteoclasts may be a strategy for treating skeletal disorders involving a reduction in bone formation.

图 13-5　"Osteoclast-derived exosomal miR-213-3p inhibits osteoblastic bone formation"于 2016 年发表于 *Nature Communications* 第 7 卷

6. 褪黑素对铁负荷诱导的骨髓间充质干细胞异常分化和衰老的保护作用　骨髓间充质干细胞（BMSCs）是一类能分化成成骨细胞、软骨细胞和脂肪细胞的干细胞群，由病理刺激引起的 BMSCs 功能障碍会导致骨骼疾病。褪黑素是一种由松果体分泌的激素，是骨形成和矿化的重要介质。哈尔滨医科大学第一附属医院杨磊教授与哈尔滨医科大学药理系蔡本志教授合作探讨了褪黑素是否能预防铁过载诱导的 BMSCs 功能障碍及其潜在机制。研究人员发现铁柠檬酸铁铵诱导的铁超负荷能引起 BMSCs 不规则的形态变化，并显著降低其活力。铁超负荷能显著抑制 BMSC 的成骨分化并导致其衰老，而褪黑素能减弱这一作用。同时，褪黑素能够抵抗 BMSCs 中铁超负荷导致的细胞增殖减少，且其抑制剂 luzindole 能阻碍褪黑素对铁超负荷引起 BMSCs 障碍的保护作用。机制上，褪黑素保护 BMSCs 免受铁过载诱导的氧化应激活性氧 ROS 积累和膜电位去极化，并能抑制 p53，使 ERK 和 p38 蛋白表达的上调。总之，褪黑素能通过阻断 ROS 积累和 p53/ERK/p38 活化，在铁超负荷诱导的成骨分化功能障碍和衰老中起保护作用。该研究发表于 2017 年 *Journal of Pineal Research*(IF=15.221)(图 13-6)。

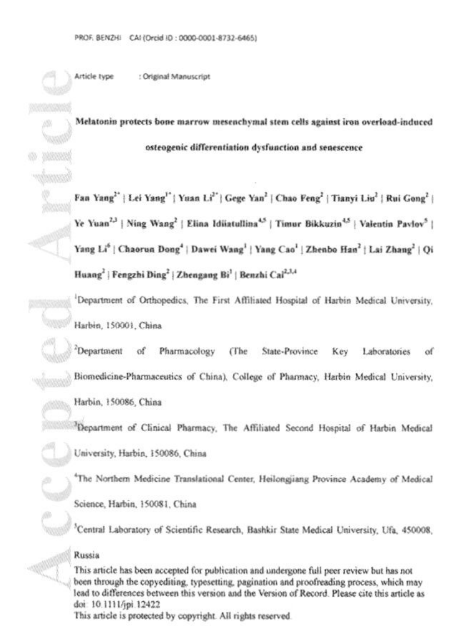
PROF. BENZHI CAI (Orcid ID : 0000-0001-8732-6465)

Article type : Original Manuscript

Melatonin protects bone marrow mesenchymal stem cells against iron overload-induced osteogenic differentiation dysfunction and senescence

Fan Yang[2*] | Lei Yang[1*] | Yuan Li[2*] | Gege Yan[2] | Chao Feng[2] | Tianyi Liu[2] | Rui Gong[2] | Ye Yuan[2,3] | Ning Wang[2] | Elina Idiiatullina[4,5] | Timur Bikkuzin[4,5] | Valentin Pavlov[5] | Yang Li[6] | Chaorun Dong[4] | Dawei Wang[1] | Yang Cao[1] | Zhenbo Han[2] | Lai Zhang[2] | Qi Huang[2] | Fengzhi Ding[2] | Zhengang Bi[1] | Benzhi Cai[2,3,4]

[1]Department of Orthopedics, The First Affiliated Hospital of Harbin Medical University, Harbin, 150001, China

[2]Department of Pharmacology (The State-Province Key Laboratories of Biomedicine-Pharmaceutics of China), College of Pharmacy, Harbin Medical University, Harbin, 150086, China

[3]Department of Clinical Pharmacy, The Affiliated Second Hospital of Harbin Medical University, Harbin, 150086, China

[4]The Northern Medicine Translational Center, Heilongjiang Province Academy of Medical Science, Harbin, 150081, China

[5]Central Laboratory of Scientific Research, Bashkir State Medical University, Ufa, 450008, Russia

This article has been accepted for publication and undergone full peer review but has not been through the copyediting, typesetting, pagination and proofreading process, which may lead to differences between this version and the Version of Record. Please cite this article as doi: 10.1111/jpi.12422

This article is protected by copyright. All rights reserved.

图 13-6 "Melatonin protects bone marrow mesenchymal stem cells against iron overload-induced aberrant differentiation and senescence"于 2017 年发表于 *Journal of Pineal Research* 63 卷第 3 期

7. 褪黑素介导的 MiR-526b-3P 和 MiR-590-5p 上调能促进人骨髓间充质干细胞的成软骨分化　骨髓间充质干细胞具有软骨分化潜能，适用于软骨再生。已证实微小 RNA(miRNA)也能促骨髓间充质干细胞(BMSCs)的分化，但其在褪黑素诱导的成软骨分化中的作用尚不明确。中山大学孙逸仙纪念医院黄东生教授和中山大学附属第三医院戎利民教授团队合作研究，发现褪黑素能通过上调 miR-526b-3p 和 miR-590-5p 促进人 BMSCs 成软骨分化。机制上，miR-526b-3p 和 miR-590-5p 升高能靶向作用于 SMAD7，增强 SMAD1 磷酸化。而 miR-526b-3P 或 miR-590-5p 相似物处理能促进人 BMSCs 的成软骨分化。该研究提示，褪黑素或 miRNA 转导 BMSCs 可能成为针对软骨损伤和退变的一种有效治疗手段。该成果于 2018 年发表于 *Journal of Pineal Research*(IF=15.221)(图 13-7)。

二、骨质疏松症

骨质疏松(osteoporosis，OP)是一种常见的全身性骨骼疾病，是由于重建过程中骨形成和骨吸收不平衡所导致的骨量减少、骨微观结构退化，临床表现为骨脆性增强，骨折风险增加。近年来，骨质疏松一直是国内外骨病的研究重点、热点，尤其在分子机制和治疗靶点领域上。

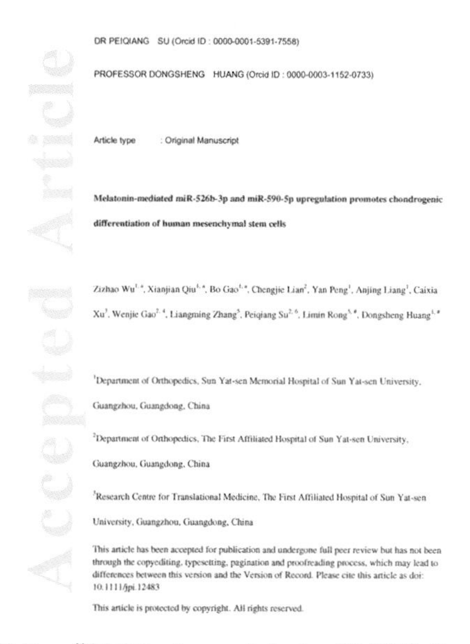
DR PEIQIANG SU (Orcid ID : 0000-0001-5391-7558)

PROFESSOR DONGSHENG HUANG (Orcid ID : 0000-0003-1152-0733)

Article type : Original Manuscript

Melatonin-mediated miR-526b-3p and miR-590-5p upregulation promotes chondrogenic differentiation of human mesenchymal stem cells

Zizhao Wu[1,*], Xianjian Qiu[1,*], Bo Gao[1,*], Chengjie Lian[2], Yan Peng[1], Anjing Liang[1], Caixia Xu[3], Wenjie Gao[2,4], Liangming Zhang[3], Peiqiang Su[2,6], Limin Rong[3,#], Dongsheng Huang[1,#]

[1]Department of Orthopedics, Sun Yat-sen Memorial Hospital of Sun Yat-sen University, Guangzhou, Guangdong, China

[2]Department of Orthopedics, The First Affiliated Hospital of Sun Yat-sen University, Guangzhou, Guangdong, China

[3]Research Centre for Translational Medicine, The First Affiliated Hospital of Sun Yat-sen University, Guangzhou, Guangdong, China

This article has been accepted for publication and undergone full peer review but has not been through the copyediting, typesetting, pagination and proofreading process, which may lead to differences between this version and the Version of Record. Please cite this article as doi: 10.1111/jpi.12483

This article is protected by copyright. All rights reserved.

图 13-7 "Melatonin-mediated miR-526b-3p and miR-590-5p upregulation promotes chondrogenic differentiation of human mesenchymal stem cells"于 2018 年发表于 *Journal of Pineal Research* 65 卷第 1 期

1. 褪黑素通过稳定 SMAD1 蛋白逆转肿瘤坏死因子 α 抑制人骨髓间充质干细胞成骨作用　肿瘤坏死因子 α(TNF-α)可促进骨吸收、抑制骨形成，在炎症相关的骨质疏松症中发挥着关键作用。此前绝大部分抗骨质疏松药物通过抑制骨吸收环节来防治骨丢失，但对于骨形成并没有作用，然而促进新骨形成对严重骨量丢失的患者尤为重要。之前的研究表明，褪黑素既能发挥抗炎作用，又能促进成骨，在拮抗 TNF-α 抑制的成骨方面具有一定的研究价值。中山大学孙逸仙纪念医院的黄东生课题组和苏培强课题组合作研究发现褪黑素可以解除 TNF-α 对人骨髓间充质干细胞成骨的抑制作用，并且 SMURF1 和 SMAD1 之间的相互作用可介导褪黑素信号转导和 TNF-α 信号转导之间的串扰。此外，褪黑素处理还可以下调 TNF-α 诱导的 SMURF1 表达，进而减少 SMURF1 介导的泛素化和 SMAD1 蛋白降解，稳定 BMP-SMAD1 信号通路活性，缓解 TNF-α 造成的成骨损伤。因此，褪黑素在调节骨形成、骨吸收和炎症方面具有多方面的功能，在炎症因子引起的骨质疏松症上有着良好的治疗前景。这一研究成果于 2016 年发表在 *Journal of Pineal Research*(IF=15.221)(图 13-8)。

2. LGR4 通过竞争性结合 RANKL 抑制破骨细胞分化　华东师范大学刘明耀教授团队与海军军医大学(原第二军医大学)附属长征医院肖建如教授团队在骨质疏松的基础研究中取得了重大突破。肿

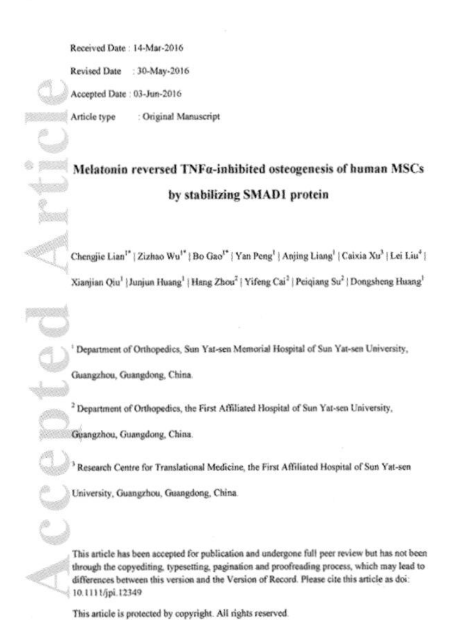
Received Date : 14-Mar-2016
Revised Date : 30-May-2016
Accepted Date : 03-Jun-2016
Article type : Original Manuscript

Melatonin reversed TNFα-inhibited osteogenesis of human MSCs by stabilizing SMAD1 protein

Chengjie Lian[1*] | Zizhao Wu[1*] | Bo Gao[1*] | Yan Peng[1] | Anjing Liang[1] | Caixia Xu[3] | Lei Liu[1] | Xianjian Qiu[1] | Junjun Huang[1] | Hang Zhou[2] | Yifeng Cai[2] | Peiqiang Su[2] | Dongsheng Huang[1]

[1] Department of Orthopedics, Sun Yat-sen Memorial Hospital of Sun Yat-sen University, Guangzhou, Guangdong, China.

[2] Department of Orthopedics, the First Affiliated Hospital of Sun Yat-sen University, Guangzhou, Guangdong, China.

[3] Research Centre for Translational Medicine, the First Affiliated Hospital of Sun Yat-sen University, Guangzhou, Guangdong, China.

This article has been accepted for publication and undergone full peer review but has not been through the copyediting, typesetting, pagination and proofreading process, which may lead to differences between this version and the Version of Record. Please cite this article as doi: 10.1111/jpi.12349

This article is protected by copyright. All rights reserved

Accepted Article

图 13-8　"Melatonin reversed tumor necrosis factor-alpha-inhibited osteogenesis of human mesenchymal stem cells by stabilizing SMAD1 protein"于 2016 年发表于 *Journal of Pineal Research* 61 卷第 3 期

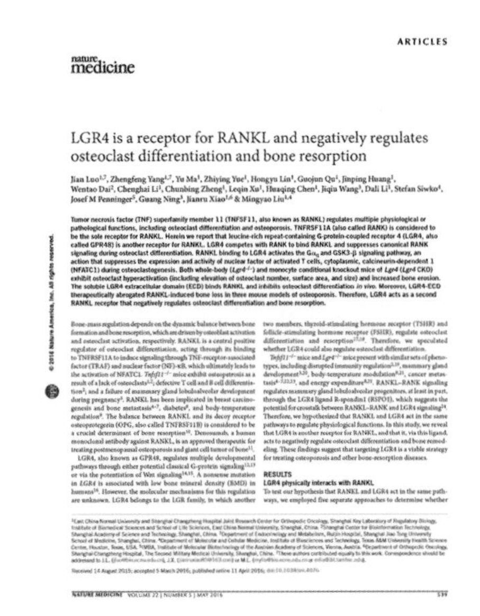
ARTICLES

nature medicine

LGR4 is a receptor for RANKL and negatively regulates osteoclast differentiation and bone resorption

Jian Luo[1,7], Zhengfeng Yang[1,7], Yu Ma[1], Zhiying Yue[1], Hongyu Lin[1], Guojun Qu[1], Jinping Huang[1], Wentao Dai[2], Chenghai Li[1], Chunbing Zheng[1], Leqin Xu[1], Huaqing Chen[1], Jiqiu Wang[3], Dali Li[1], Stefan Siwko[4], Josef M Penninger[5], Guang Ning[3], Jianru Xiao[1,6] & Mingyao Liu[1,4]

Tumor necrosis factor (TNF) superfamily member 11 (TNFSF11, also known as RANKL) regulates multiple physiological or pathological functions, including osteoclast differentiation and osteoporosis. TNFRSF11A (also called RANK) is considered to be the sole receptor for RANKL. Herein we report that leucine-rich repeat-containing G-protein-coupled receptor 4 (LGR4, also called GPR48) is another receptor for RANKL. LGR4 competes with RANK to bind RANKL and suppresses canonical RANK signaling during osteoclast differentiation. RANKL binding to LGR4 activates the $G\alpha_q$ and GSK3-β signaling pathway, an action that suppresses the expression and activity of nuclear factor of activated T cells, cytoplasmic, calcineurin-dependent 1 (NFATC1) during osteoclastogenesis. Both whole-body ($Lgr4^{-/-}$) and monocyte conditional knockout mice of *Lgr4* (*Lgr4* CKO) exhibit osteoclast hyperactivation (including elevation of osteoclast number, surface area, and size) and increased bone erosion. The soluble LGR4 extracellular domain (ECD) binds RANKL and inhibits osteoclast differentiation *in vivo*. Moreover, LGR4-ECD therapeutically abrogated RANKL-induced bone loss in three mouse models of osteoporosis. Therefore, LGR4 acts as a second RANKL receptor that negatively regulates osteoclast differentiation and bone resorption.

© 2016 Nature America, Inc. All rights reserved.

NATURE MEDICINE VOLUME 22 | NUMBER 5 | MAY 2016

图 13-9　"LGR4 is a receptor for RANKL and negatively regulates osteoclast differentiation and bone resorption"于 2016 年发表于 *Nature Medicine* 22 卷第 5 期

瘤坏死因子（TNF）超家族成员 11（TNFSF11，又称 RANKL）可调节多种生理或病理功能，如破骨细胞分化和骨质疏松。刘明耀与肖建如团队合作发现了 RANKL 的新受体 LGR4（在此之前 RANK 被认为是 RANKL 的唯一受体），在破骨细胞中，LGR4 可竞争性结合 RANKL，激活 $G\alpha_q$ 和 GSK3-β 信号通路，抑制 RANKL 诱导的细胞分化。全身性 LGR4 敲除小鼠和单核细胞 LGR4 敲除的小鼠都表现出破骨细胞过度激活（包括破骨细胞数量、表面积和大小的增加）和骨侵蚀增加。此外，LGR4 是 RANKL-RANK 信号通路的下游靶点，提示 LGR4 在体内以负反馈环的形式抑制 RANKL 破骨细胞的形成，减少破骨细胞的数量。注射可溶性 GR4-胞外结构域与 RANKL 结合可抑制破骨细胞分化，对 3 种小鼠体外破骨细胞分化和骨质疏松均有抑制作用，提示这可能是一种全新的治疗骨质疏松的可行方案。这一研究成果已于 2016 年发表在国际顶级期刊 *Nature Medicine*（IF＝32.621）上（图 13-9）。

3. SMURF2 通过维生素 D 受体相关信号通路调节成骨细胞依赖的破骨细胞活性　成骨细胞和破骨细胞协同作用对骨骼健康和稳态维持有重要意义，中国科学院上海生命科学研究院邹卫国课题组研究发现 SMURF2 可调节成骨细胞依赖性破骨细胞活性，维持骨骼稳态。该研究发现 SMURF2 缺乏的小鼠表现有严重的骨质疏松症，具体表现为破骨细胞因子 RANKL 的表达增加，破骨细胞数量明显增加，而细胞活性不变。进一步研究其机制发现，SMURF2 可通过改变 SMAD3 泛素化来干扰 SMAD3 和维生素 D 受体之间的相互作用，从而调节 RANKL 表达。成骨细胞谱系中选择性 SMURF2 缺失重现了生殖系 SMURF2 缺陷小鼠的表型，表明 SMURF2 调节成骨细胞依赖性破骨细胞活性，而不是直接影响破骨细胞。此外，SMURF2 和 SMURF1 基因缺陷小鼠的骨量表型相反，表明 SMURF2 与 SMURF1 功能不重叠。这一系列研究成果揭示了 SMURF2 是成骨细胞和破骨细胞间通讯的重要调节因子，在骨稳态维持和骨质疏松症的预防与治疗中有重要的研究和应用价值。该成果于 2017 年发表在 *Nature Communications*（IF＝11.878）上（图 13-10）。

4. miR-497～195 基因簇调节 CD31 强阳性且内切蛋白强阳性的骨血管生成　前期研究提示，CD31 强阳性且内切蛋白强阳性的特定骨血管亚型（$CD31^{hi}Emcn^{hi}$）在血管生成和骨生成过程中起到重要偶联作用，同时发现该亚型血管丰度在衰老过程中减少。中南大学湘雅医院罗湘杭团队与美国约翰霍普金斯大学曹旭团队合作筛选出在 $CD31^{hi}Emcn^{hi}$ 成骨血管内皮细胞中高表达且表达量随衰老逐渐减少的 miR-497～195 基因簇。进一步研究发现内皮细胞中 miR-497～195 耗尽的小鼠表现为 $CD31^{hi}Emcn^{hi}$ 血管减少和骨量下降；相反，miR-497～195 在鼠内皮中的转基因过表达可以减轻年龄相关的 $CD31^{hi}Emcn^{hi}$ 血管减少和骨丢失。miR-497～195 基因簇通过分别靶向作用于具有跨膜结构域

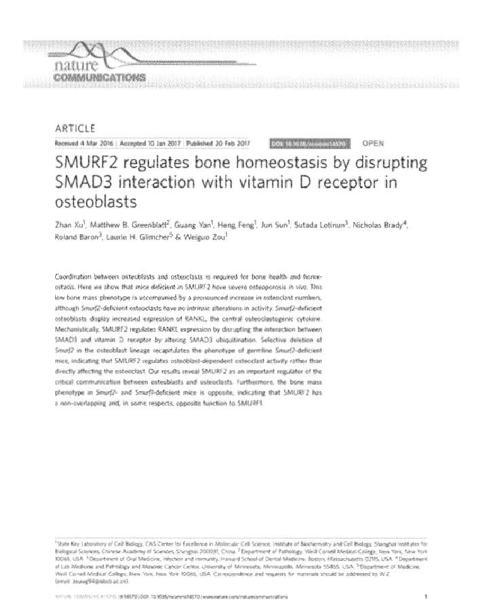
nature COMMUNICATIONS

ARTICLE

Received 4 Mar 2016 | Accepted 10 Jan 2017 | Published 20 Feb 2017　OPEN

SMURF2 regulates bone homeostasis by disrupting SMAD3 interaction with vitamin D receptor in osteoblasts

Zhan Xu[1], Matthew B. Greenblatt[2], Guang Yan[1], Heng Feng[1], Jun Sun[1], Sutada Lotinun[3], Nicholas Brady[4], Roland Baron[3], Laurie H. Glimcher[5] & Weiguo Zou[1]

Coordination between osteoblasts and osteoclasts is required for bone health and homeostasis. Here we show that mice deficient in SMURF2 have severe osteoporosis *in vivo*. This low bone mass phenotype is accompanied by a pronounced increase in osteoclast numbers, although *Smurf2*-deficient osteoclasts have no intrinsic alterations in activity. *Smurf2*-deficient osteoblasts display increased expression of RANKL, the central osteoclastogenic cytokine. Mechanistically, SMURF2 regulates RANKL expression by disrupting the interaction between SMAD3 and vitamin D receptor by altering SMAD3 ubiquitination. Selective deletion of *Smurf2* in the osteoblast lineage recapitulates the phenotype of germline *Smurf2*-deficient mice, indicating that SMURF2 regulates osteoblast-dependent osteoclast activity rather than directly affecting the osteoclast. Our results reveal SMURF2 as an important regulator of the critical communication between osteoblasts and osteoclasts. Furthermore, the bone mass phenotype in *Smurf2*- and *Smurf1*-deficient mice is opposite, indicating that SMURF2 has a non-overlapping and, in some respects, opposite function to SMURF1.

图 13-10　"SMURF2 regulates bone homeostasis by disrupting SMAD3 interaction with vitamin D receptor in osteoblasts"于 2017 年发表于 *Nature Communications* 第 8 卷

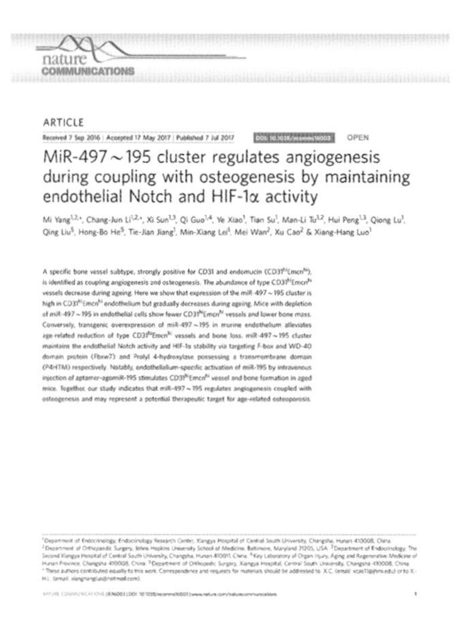
nature COMMUNICATIONS

ARTICLE

Received 7 Sep 2016 | Accepted 17 May 2017 | Published 7 Jul 2017　OPEN

MiR-497～195 cluster regulates angiogenesis during coupling with osteogenesis by maintaining endothelial Notch and HIF-1α activity

Mi Yang[1,2,*], Chang-Jun Li[1,2,*], Xi Sun[1,3], Qi Guo[1,4], Ye Xiao[1], Tian Su[1], Man-Li Tu[1,2], Hui Peng[1,3], Qiong Lu[1], Qing Liu[5], Hong-Bo He[5], Tie-Jian Jiang[1], Min-Xiang Lei[1], Mei Wan[2], Xu Cao[2] & Xiang-Hang Luo[1]

A specific bone vessel subtype, strongly positive for CD31 and endomucin ($CD31^{hi}Emcn^{hi}$), is identified as coupling angiogenesis and osteogenesis. The abundance of type $CD31^{hi}Emcn^{hi}$ vessels decrease during ageing. Here we show that expression of the miR-497～195 cluster is high in $CD31^{hi}Emcn^{hi}$ endothelium but gradually decreases during ageing. Mice with depletion of miR-497～195 in endothelial cells show fewer $CD31^{hi}Emcn^{hi}$ vessels and lower bone mass. Conversely, transgenic overexpression of miR-497～195 in murine endothelium alleviates age-related reduction of type $CD31^{hi}Emcn^{hi}$ vessels and bone loss. miR-497～195 cluster maintains the endothelial Notch activity and HIF-1α stability via targeting F-box and WD-40 domain protein (Fbxw7) and Prolyl 4-hydroxylase possessing a transmembrane domain (P4HTM) respectively. Notably, endothelialium-specific activation of miR-195 by intravenous injection of aptamer-agomiR-195 stimulates $CD31^{hi}Emcn^{hi}$ vessel and bone formation in aged mice. Together, our study indicates that miR-497～195 regulates angiogenesis coupled with osteogenesis and may represent a potential therapeutic target for age-related osteoporosis.

图 13-11　"MiR-497～195 cluster regulates angiogenesis during coupling with osteogenesis by maintaining endothelial Notch and HIF-1α activity"于 2017 年发表于 *Nature Communications* 第 8 卷

(P4HTM)的 F-box 和 WD-40 结构域蛋白(Fbxw7)和脯氨酰 4-羟化酶来维持内皮 Notch 活性和 HIF-1α 稳定性。另外,静脉内注射 miR-195 适配体激动剂可特异性激活内皮细胞的 miR-195,刺激老年小鼠中 $CD31^{hi}Emcn^{hi}$ 血管形成和骨形成。以上研究表明,miR-497～195 调节血管生成以及骨生成,并且可能是与年龄相关的骨质疏松症的潜在治疗靶标。这一成果于 2017 年发表在 *Nature Communications*(IF=11.878)(图 13-11)。

5. 补充钙或维生素 D 与社区居住的老年人骨折发病率的关系　关于钙、维生素 D 或钙和维生素 D 补充剂与老年人骨折发病率之间关系的早期研究所得结论不甚一致。天津市天津医院赵嘉国和曾宪铁就钙、维生素 D 或钙和维生素 D 联合补充剂与降低社区居住的老年人骨折发生率相关性进行了系统评价与 Meta 分析。该研究以"钙、维生素 D 和骨折"为关键词,系统检索了从起始日期到 2016 年 12 月 24 日的 PubMed,Cochrane library 和 EMBASE 数据库,并对从 2012 年 7 月 16 日到 2017 年 7 月 16 日发表的随机试验进行了补充检索。所得数据使用随机效应模型进行荟萃分析,计算风险比率(RRS)、绝对风险差异(ARDS)和 95%CI。共计 33 项随机试验、51 名参与者符合纳入标准,结果显示:与服用安慰剂或不治疗相比,钙或维生素 D 与髋部骨折的风险没有明显的相关性;与服用安慰剂或不接受治疗相比,钙和维生素 D 联合使用与髋部骨折没有显著关联;钙、维生素 D 或钙和维生素 D 联合补充剂与非椎体、椎体或全身性骨折的发生率之间没有发现明显的相关性。在这一随机临床试验的荟萃分析中,与给予安慰剂治疗或不治疗相比,使用包括钙、维生素 D 或两者补充剂与老年人骨折风险没有关联,因此实验结果并不支持社区老年人常规使用以上补充剂。这项或将颠覆骨质疏松治疗理念的研究成果于 2017 年发表在 *JAMA*(IF=51.273)(图 13-12)。

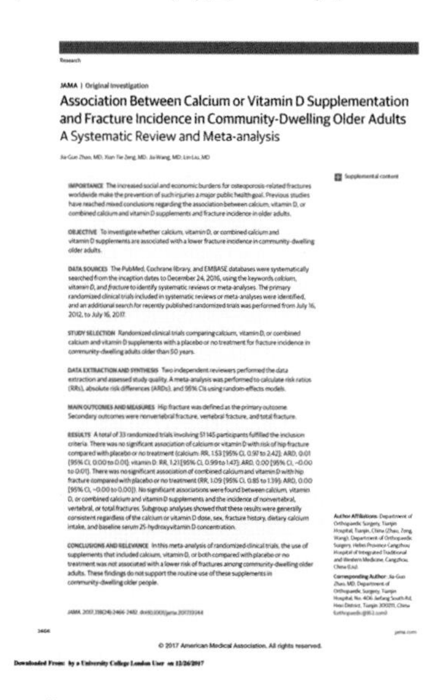
Research

JAMA | Original Investigation

Association Between Calcium or Vitamin D Supplementation and Fracture Incidence in Community-Dwelling Older Adults
A Systematic Review and Meta-analysis

Supplemental content

IMPORTANCE The increased social and economic burdens for osteoporosis-related fractures worldwide make the prevention of such injuries a major public health goal. Previous studies have reached mixed conclusions regarding the association between calcium, vitamin D, or combined calcium and vitamin D supplements and fracture incidence in older adults.

OBJECTIVE To investigate whether calcium, vitamin D, or combined calcium and vitamin D supplements are associated with a lower fracture incidence in community-dwelling older adults.

DATA SOURCES The PubMed, Cochrane library, and EMBASE databases were systematically searched from the inception dates to December 24, 2016, using the keywords *calcium*, *vitamin D*, and *fracture* to identify systematic reviews or meta-analyses. The primary randomized clinical trials included in systematic reviews or meta-analyses were identified, and an additional search for recently published randomized trials was performed from July 16, 2012, to July 16, 2017.

STUDY SELECTION Randomized clinical trials comparing calcium, vitamin D, or combined calcium and vitamin D supplements with a placebo or no treatment for fracture incidence in community-dwelling adults older than 50 years.

DATA EXTRACTION AND SYNTHESIS Two independent reviewers performed the data extraction and assessed study quality. A meta-analysis was performed to calculate risk ratios (RRs), absolute risk differences (ARDs), and 95% CIs using random-effects models.

MAIN OUTCOMES AND MEASURES Hip fracture was defined as the primary outcome. Secondary outcomes were nonvertebral fracture, vertebral fracture, and total fracture.

RESULTS A total of 33 randomized trials involving 51 145 participants fulfilled the inclusion criteria. There was no significant association of calcium or vitamin D with risk of hip fracture compared with placebo or no treatment (calcium: RR, 1.53 [95% CI, 0.97 to 2.42]; ARD, 0.01 [95% CI, 0.00 to 0.01]; vitamin D: RR, 1.21 [95% CI, 0.99 to 1.47]; ARD, 0.00 [95% CI, −0.00 to 0.01]). There was no significant association of combined calcium and vitamin D with hip fracture compared with placebo or no treatment (RR, 1.09 [95% CI, 0.85 to 1.39]; ARD, 0.00 [95% CI, −0.00 to 0.00]). No significant associations were found between calcium, vitamin D, or combined calcium and vitamin D supplements and the incidence of nonvertebral, vertebral, or total fractures. Subgroup analyses showed that these results were generally consistent regardless of the calcium or vitamin D dose, sex, fracture history, dietary calcium intake, and baseline serum 25-hydroxyvitamin D concentration.

CONCLUSIONS AND RELEVANCE In this meta-analysis of randomized clinical trials, the use of supplements that included calcium, vitamin D, or both compared with placebo or no treatment was not associated with a lower risk of fractures among community-dwelling older adults. These findings do not support the routine use of these supplements in community-dwelling older people.

© 2017 American Medical Association. All rights reserved.

Downloaded From: by a University College London User on 12/26/2017

图 13-12　"Association Between Calcium or Vitamin D Supplementation and Fracture Incidence in Community-Dwelling Older Adults: A Systematic Review and Meta-analysis"于 2017 年发表于 *JAMA* 318 卷第 24 期

6. 抑制Smurf1活性可上调BMP信号促进骨形成　已有大量研究证实，骨形态发生蛋白（bone morphogenetic protein，BMP）信号转导在成骨过程中必不可少，重组人BMPs（rhBMPs）已获批用于临床成骨治疗。临床疗效显示局部成骨效果在不同患者中存在明显的个体差异。香港浸会大学张戈教授带领团队根据不同的骨内BMP-2水平和Smurf1活性对与年龄相关的骨质疏松症进行分类。在rhBMPs治疗期间，与BMP-2水平下降而Smurf1活性正常的亚组（BMP-2^e/Smurf1^n）的亚组相比，BMP-2水平正常且SMURF1^e活性升高亚组（BMP-2^n/Smurf1^e）对rhBMP-2的反应较差。进一步筛选发现，查尔酮衍生物，即2-(4-肉桂酰苯氧基)乙酸，能通过抑制Smurf1活性增加BMP信号，促进局部骨形成，并在小鼠实验中得到证实。这项研究展示了一种精确的基于药物的骨合成策略，可用于治疗与年龄相关的骨质疏松症。该成果于2018年发表在*Nature Communications*（IF=11.878）上（图13-13）。

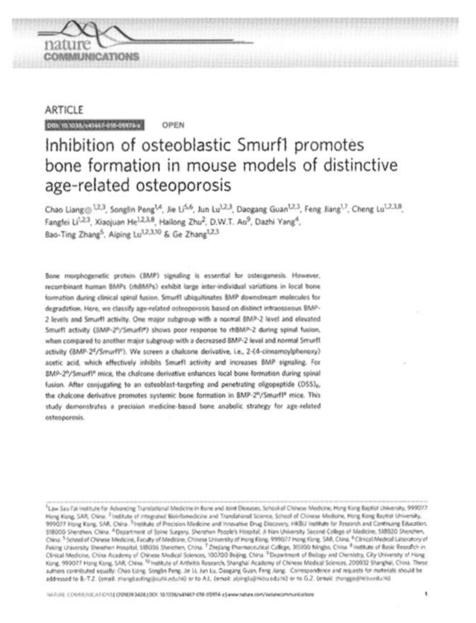
nature COMMUNICATIONS

ARTICLE

DOI: 10.1038/s41467-018-05974-z　OPEN

Inhibition of osteoblastic Smurf1 promotes bone formation in mouse models of distinctive age-related osteoporosis

Chao Liang[1,2,3], Songlin Peng[1,4], Jie Li[5,6], Jun Lu[1,2,3], Daogang Guan[1,2,3], Feng Jiang[1,7], Cheng Lu[1,2,3,8], Fangfei Li[1,2,3], Xiaojuan He[1,2,3,8], Hailong Zhu[2], D.W.T. Au[9], Dazhi Yang[4], Bao-Ting Zhang[5], Aiping Lu[1,2,3,10] & Ge Zhang[1,2,3]

Bone morphogenetic protein (BMP) signaling is essential for osteogenesis. However, recombinant human BMPs (rhBMPs) exhibit large inter-individual variations in local bone formation during clinical spinal fusion. Smurf1 ubiquitinates BMP downstream molecules for degradation. Here, we classify age-related osteoporosis based on distinct intraosseous BMP-2 levels and Smurf1 activity. One major subgroup with a normal BMP-2 level and elevated Smurf1 activity (BMP-2^n/Smurf1^e) shows poor response to rhBMP-2 during spinal fusion, when compared to another major subgroup with a decreased BMP-2 level and normal Smurf1 activity (BMP-2^d/Smurf1^n). We screen a chalcone derivative, i.e., 2-(4-cinnamoylphenoxy) acetic acid, which effectively inhibits Smurf1 activity and increases BMP signaling. For BMP-2^n/Smurf1^e mice, the chalcone derivative enhances local bone formation during spinal fusion. After conjugating to an osteoblast-targeting and penetrating oligopeptide $(DSS)_6$, the chalcone derivative promotes systemic bone formation in BMP-2^n/Smurf1^e mice. This study demonstrates a precision medicine-based bone anabolic strategy for age-related osteoporosis.

图13-13　"Inhibition of osteoblastic SMURF1 promotes bone formation in mouse models of distinctive age-related osteoporosis"于2018年发表于*Nature Communications* 9卷第1期

7. Oentin-1通过下调促炎细胞因子预防炎症诱导的骨质疏松症　骨质疏松症是慢性炎症性疾病的常见并发症，促炎细胞因子增加可促进骨吸收并破坏骨形成，进而导致骨丢失。Oentin-1是一种新发现的具有抗炎作用的脂肪细胞因子，先前对omentin-1在炎性骨质疏松症中的作用研究甚少。中南大学湘雅医院的陈淳媛课题组和谢辉课题组合作建立了*omentin-1*体基因敲除的（*omentin-$1^{-/-}$*）鼠模型，并证实omentin-1耗竭会导致小鼠炎症性骨丢失。这种骨丢失表现为促炎性细胞因子异常升高，破骨细胞形成和骨组织破坏增加，以及成骨活性受损。利用肿瘤坏死因子α（TNF-α）诱导的炎症细胞模型，课题组发现重组omentin-1能有效减少TNF-α激活的巨噬细胞产生促炎因子，并缓解其对成骨细胞的抑制作用，同时减轻对破骨细胞的促进作用。在硅酸镁诱导的炎性骨质疏松症小鼠模型中，全身予腺病毒载体介导的omentin-1可显著保护骨质疏松症引起的炎症和骨丢失。研究证实omentin-1是一种具有治疗前景的药物，可通过下调促炎细胞因子预防或治疗炎症性骨病。该成果于2018年发表在*Bone Research*（IF=12.354）（图13-14）。

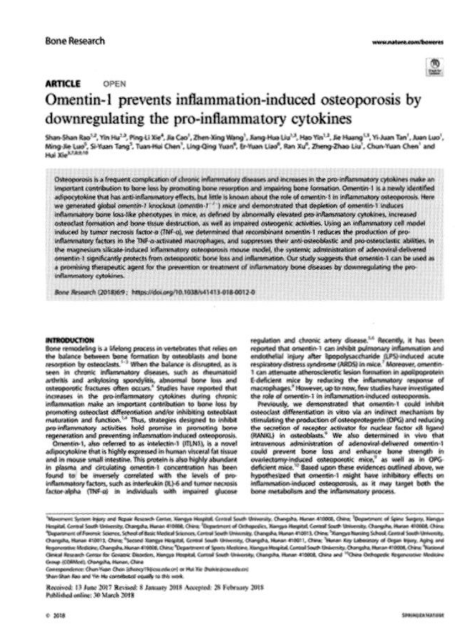
Bone Research　www.nature.com/boneres

ARTICLE　OPEN

Omentin-1 prevents inflammation-induced osteoporosis by downregulating the pro-inflammatory cytokines

Shan-Shan Rao[1,2], Yin Hu[2,3], Ping-Li Xie[4], Jia Cao[1], Zhen-Xing Wang[1], Jiang-Hua Liu[1,3], Hao Yin[1,3], Jie Huang[1,3], Yi-Juan Tan[1], Juan Luo[1], Ming-Jie Luo[5], Si-Yuan Tang[5], Tuan-Hui Chen[1], Ling-Qing Yuan[6], Er-Yuan Liao[6], Ran Xu[6], Zheng-Zhao Liu[1], Chun-Yuan Chen[1] and Hui Xie[1,3,7,8,9,10]

Osteoporosis is a frequent complication of chronic inflammatory diseases and increases in the pro-inflammatory cytokines make an important contribution to bone loss by promoting bone resorption and impairing bone formation. Omentin-1 is a newly identified adipocytokine that has anti-inflammatory effects, but little is known about the role of omentin-1 in inflammatory osteoporosis. Here we generated global *omentin-1* knockout (*omentin-$1^{-/-}$*) mice and demonstrated that depletion of omentin-1 induces inflammatory bone loss-like phenotypes in mice, as defined by abnormally elevated pro-inflammatory cytokines, increased osteoclast formation and bone tissue destruction, as well as impaired osteogenic activities. Using an inflammatory cell model induced by tumor necrosis factor-α (TNF-α), we determined that recombinant omentin-1 reduces the production of pro-inflammatory factors in the TNF-α-activated macrophages, and suppresses their anti-osteoblastic and pro-osteoclastic abilities. In the magnesium silicate-induced inflammatory osteoporosis mouse model, the systemic administration of adenoviral-delivered omentin-1 significantly protects from osteoporotic bone loss and inflammation. Our study suggests that omentin-1 can be used as a promising therapeutic agent for the prevention or treatment of inflammatory bone diseases by downregulating the pro-inflammatory cytokines.

Bone Research (2018)6:9 ; https://doi.org/10.1038/s41413-018-0012-0

图13-14　"Omentin-1 prevents inflammation-induced osteoporosis by downregulating the pro-inflammatory cytokines"于2018年发表于*Bone Research*第6卷

8. Mettl3介导m^6A RNA甲基化调控骨髓间充质干细胞分化　N6-甲基腺苷（m^6A）是真核生物mRNAs中含量最丰富的表观遗传修饰物，在哺乳动物发育和疾病控制过程中参与多种RNA加工过程。四川大学华西医院的周学东和袁泉研究团队与中山大学第一附属医院的林水宾团队合作，共同发现Mettl3可介导m^6A RNA甲基化调控骨髓间充质干细胞，揭示了骨质疏松症的新机制。该研究发现敲除间充质干细胞（mesenchymal stem cells，MSCs）的*Mettl3*会导致骨形成受损、成骨分化能力低下和骨髓脂肪增加，而*Mettl3*在骨髓间充质干细胞中过度表达对雌激素缺乏引起的骨质疏松小鼠具有保护作用。进一步探究其机制发现甲状旁腺激素/甲状旁腺激素受体 1(PTH/Pth1r)信号轴是 MSCs 中 m^6A 调节的重要下游途径。敲除 *Mettl3* 会降低 MSCs 家族分配子 Pth1r 的翻译效率,并扰乱体内 PTH 诱导的成骨和成脂反应。这一成果表明了骨髓间充质干细胞中 m^6A 调控失调引起的病理变化,揭示了在骨骼系统中的新外延转录机制,并于 2018 年发表在 *Nature Communications*(IF=11.878)(图 13-15)。

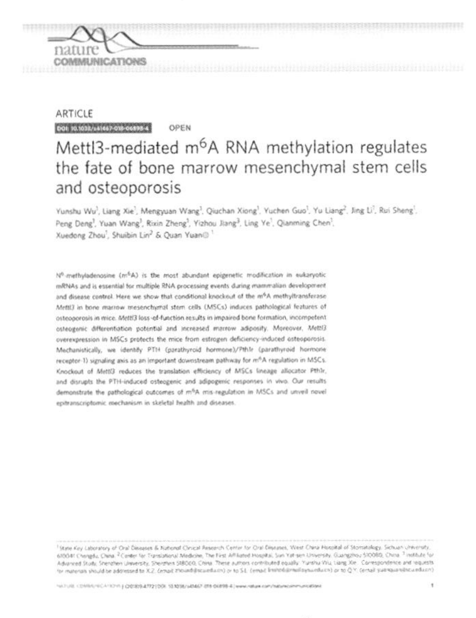
nature COMMUNICATIONS

ARTICLE

DOI: 10.1038/s41467-018-06898-4　OPEN

Mettl3-mediated m6A RNA methylation regulates the fate of bone marrow mesenchymal stem cells and osteoporosis

Yunshu Wu[1], Liang Xie[1], Mengyuan Wang[1], Qiuchan Xiong[1], Yuchen Guo[1], Yu Liang[2], Jing Li[1], Rui Sheng[1], Peng Deng[1], Yuan Wang[1], Rixin Zheng[1], Yizhou Jiang[3], Ling Ye[1], Qianming Chen[1], Xuedong Zhou[1], Shuibin Lin[2] & Quan Yuan[1]

N6-methyladenosine (m6A) is the most abundant epigenetic modification in eukaryotic mRNAs and is essential for multiple RNA processing events during mammalian development and disease control. Here we show that conditional knockout of the m6A methyltransferase *Mettl3* in bone marrow mesenchymal stem cells (MSCs) induces pathological features of osteoporosis in mice. *Mettl3* loss-of-function results in impaired bone formation, incompetent osteogenic differentiation potential and increased marrow adiposity. Moreover, *Mettl3* overexpression in MSCs protects the mice from estrogen deficiency-induced osteoporosis. Mechanistically, we identify PTH (parathyroid hormone)/Pth1r (parathyroid hormone receptor-1) signaling axis as an important downstream pathway for m6A regulation in MSCs. Knockout of *Mettl3* reduces the translation efficiency of MSCs lineage allocator Pth1r, and disrupts the PTH-induced osteogenic and adipogenic responses in vivo. Our results demonstrate the pathological outcomes of m6A mis-regulation in MSCs and unveil novel epitranscriptomic mechanism in skeletal health and diseases.

图 13-15　"Mettl3-mediated m^6A RNA methylation regulates the fate of bone marrow mesenchymal stem cells and osteoporosis"于 2018 年发表于 *Nature Communications* 9 卷第 1 期

9. TMCO1 激活 Ca^{2+}/CaMKII 信号通路促进成骨过程　跨膜卷曲结构域 1(TMCO1)是新近发现的内质网 Ca^{2+} 泄漏通道,已知 TMCO1 功能障碍与畸形、智力低下、青光眼和癌症的发生有关。中国航天员科研训练中心李英贤团队和北京大学分子医学研究所王显花团队合作研究证明了 TMCO1 在成骨过程中的重要作用。在骨质疏松症患者和骨丢失小鼠模型骨中 TMCO1 水平均显著降低。*Tmco1*$^{-/-}$ 小鼠出现骨量丢失和骨质疏松的微结构改变。在缺少 TMCO1 的情况下,组蛋白去乙酰化酶(HDAC4)磷酸化减少导致 HADC4 的核富集,从而导致骨形成的主要调节因子 RUNX2 的脱乙酰化和降解。进一步实验证实,TMCO1 介导的 Ca^{2+} 外流可提供局部 Ca^{2+} 信号,进而激活 CaMKII-HDAC4-RUNX2 信号轴。该研究发现了一种新型的内质网钙通道蛋白在失重性骨丢失中发挥的重要作用及机制,而 TMCO1 作为成骨过程中的关键分子,为改善骨质疏松症开辟了一个新的潜在治疗靶点。2019 年,*Nature Communications*(IF=11.878)报道了该成果(图 13-16)。

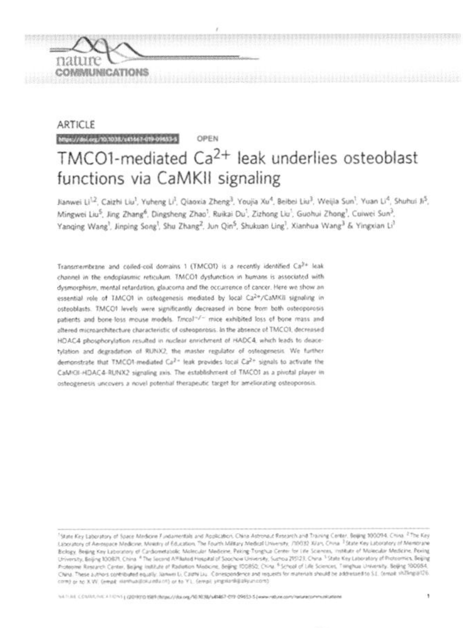
nature COMMUNICATIONS

ARTICLE

https://doi.org/10.1038/s41467-019-09653-5　OPEN

TMCO1-mediated Ca2+ leak underlies osteoblast functions via CaMKII signaling

Jianwei Li[1,2], Caizhi Liu[1], Yuheng Li[1], Qiaoxia Zheng[3], Youjia Xu[4], Beibei Liu[3], Weijia Sun[1], Yuan Li[4], Shuhui Ji[5], Mingwei Liu[5], Jing Zhang[6], Dingsheng Zhao[1], Ruikai Du[1], Zizhong Liu[1], Guohui Zhong[1], Cuiwei Sun[3], Yanqing Wang[1], Jinping Song[1], Shu Zhang[2], Jun Qin[5], Shukuan Ling[1], Xianhua Wang[3] & Yingxian Li[1]

Transmembrane and coiled-coil domains 1 (TMCO1) is a recently identified Ca2+ leak channel in the endoplasmic reticulum. TMCO1 dysfunction in humans is associated with dysmorphism, mental retardation, glaucoma and the occurrence of cancer. Here we show an essential role of TMCO1 in osteogenesis mediated by local Ca2+/CaMKII signaling in osteoblasts. TMCO1 levels were significantly decreased in bone from both osteoporosis patients and bone-loss mouse models. *Tmco1*−/− mice exhibited loss of bone mass and altered microarchitecture characteristic of osteoporosis. In the absence of TMCO1, decreased HDAC4 phosphorylation resulted in nuclear enrichment of HADC4, which leads to deacetylation and degradation of RUNX2, the master regulator of osteogenesis. We further demonstrate that TMCO1-mediated Ca2+ leak provides local Ca2+ signals to activate the CaMKII-HDAC4-RUNX2 signaling axis. The establishment of TMCO1 as a pivotal player in osteogenesis uncovers a novel potential therapeutic target for ameliorating osteoporosis.

图 13-16　"TMCO1-mediated Ca^{2+} leak underlies osteoblast functions via CaMKII signaling"于 2019 年发表于 *Nature Communications* 10 卷第 1 期

三、骨关节炎

骨关节炎(osteoarthritis,OA)是一种退行性关节疾病,常见于中老年人,临床主要以关节疼痛、僵硬和活动受限为特征,伴随有炎症反应,关节软骨降解,软骨下骨反应性增生和骨赘形成等生理症状,最终导致关节运动功能丧失。2014—2019 年期间,针对 OA 的基础研究工作取得不少成果,这些成果主要集中在 OA 的病理机制、疾病进程等方面。

1. ADAMTS-7 与 TNF-α 形成正反馈环调控骨关节炎　关节软骨细胞外基质降解的主要病理表现之一为聚蛋白多糖的丢失,具血小板结合蛋白基序的解聚蛋白样金属蛋白酶(ADAMTS)是一类含有锌的金属蛋白酶家族,其中一些成员能降解蛋白聚糖,探索其在骨关节炎(OA)进展过程中的作用,具有重要意义。山东大学医学院病原生物研究所于修平教授与美国纽约大学医学院刘传聚教授联合研究,发现 ADAMTS-7 的过度表达导致软骨破坏并加速 OA 进展,在手术诱导的 OA 模型中,ADAMTS-7 表达降低能缓解软骨基质的降解,并能阻碍 OA 进程。ADAMTS-7 和 TNF-α 在软骨退化和 OA 进展的调节中形成正反馈环,使其成为预防和治疗关节退行性疾病(包括 OA)的潜在分子靶标。这项研究于 2014 年发表于 *Annals of the Rheumatic Diseases*(IF=14.299)(图 13-17)。

2. 促进 *fat-1* 小鼠体内 n-3 多不饱和脂肪酸的合成能抑制 mTORC1 通路并延缓手术诱发的骨关节炎　外源性添加 n-3 多不饱和脂肪酸(PUFAs)已被

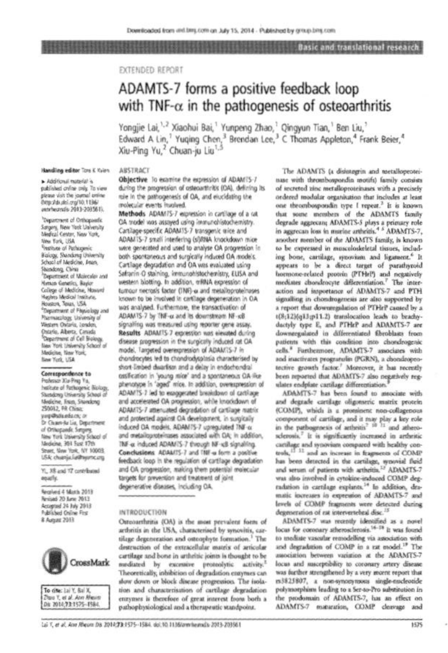
Downloaded from ard.bmj.com on July 15, 2014 - Published by group.bmj.com
Basic and translational research

EXTENDED REPORT

ADAMTS-7 forms a positive feedback loop with TNF-α in the pathogenesis of osteoarthritis

Yongjie Lai,[1,2] Xiaohui Bai,[1] Yunpeng Zhao,[1] Qingyun Tian,[1] Ben Liu,[1] Edward A Lin,[1] Yuqing Chen,[3] Brendan Lee,[3] C Thomas Appleton,[4] Frank Beier,[4] Xiu-Ping Yu,[2] Chuan-ju Liu[1,5]

图 13-17　“ADAMTS-7 forms a positive feedback loop with TNF-α in the pathogenesis of osteoarthritis”于 2014 年发表于 *Annals of the Rheumatic Diseases* 73 卷第 8 期

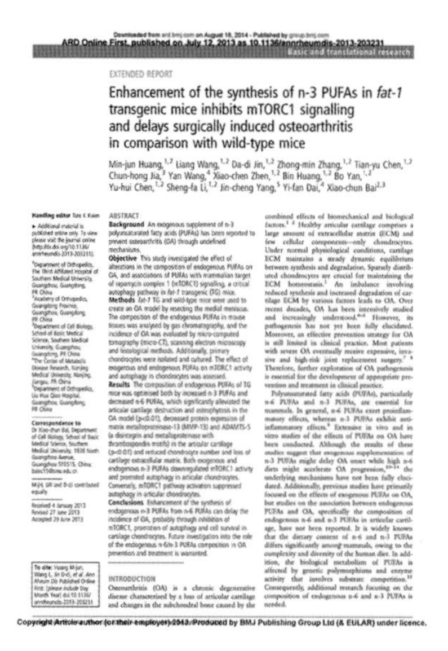
Downloaded from ard.bmj.com on August 18, 2014 - Published by group.bmj.com
ARD Online First, published on July 12, 2013 as 10.1136/annrheumdis-2013-203231
Basic and translational research

EXTENDED REPORT

Enhancement of the synthesis of n-3 PUFAs in *fat-1* transgenic mice inhibits mTORC1 signalling and delays surgically induced osteoarthritis in comparison with wild-type mice

Min-jun Huang,[1,2] Liang Wang,[1,2] Da-di Jin,[1,2] Zhong-min Zhang,[1,2] Tian-yu Chen,[1,2] Chun-hong Jia,[3] Yan Wang,[4] Xiao-chen Zhen,[1,2] Bin Huang,[1,2] Bo Yan,[1,2] Yu-hui Chen,[1,2] Sheng-fa Li,[1,2] Jin-cheng Yang,[5] Yi-fan Dai,[4] Xiao-chun Bai[2,3]

图 13-18　“Enhancement of the synthesis of n-3 PUFAs in fat-1 transgenic mice inhibits mTORC1 signalling and delays surgically induced osteoarthritis in comparison with wild-type mice”于 2014 年发表于 *Annals of the Rheumatic Diseases* 73 卷第 9 期

证实可预防骨关节炎，但机制未明。南方医科大学白晓春教授课题组对内源性 PUFAs 成分改变对 OA 的影响进行研究，并探讨 PUFAs 与哺乳动物西罗莫司靶蛋白（mTORC1）信号通路的关系。采用 Fat-1 转基因和野生型小鼠，通过切除内侧半月板建立 OA 模型，用气相色谱法分析小鼠组织中内源性 PUFA 的组成，显微 CT、扫描电镜和组织学染色方法评价 OA 的发生率。分离并培养原代软骨细胞，评价外源性和内源性 PUFAs 对软骨细胞的 mTORC1 活性和自噬作用的影响。研究发现，Fat-1 转基因小鼠中，内源性 PUFAs 的组成能通过增加 n-3 PUFAs 和减少 n-6 PUFAs 得到优化，进而降低关节软骨中基质金属蛋白酶-13（MMP-13）和 ADAMTS-5（血小板反应蛋白解整合素金属肽酶 5）的表达，并能减轻软骨细胞数量和软骨胞外基质的丢失，最终显著减轻关节软骨破坏和骨赘产生。该研究表明，外源性和内源性 n-3 PUFAs 能通过抑制关节软骨细胞 mTORC1 活性、增强软骨细胞自噬作用及细胞存活能力以阻止 OA 的发生。该项研究于 2014 年发表于 *Annals of the Rheumatic Diseases*（IF = 14. 299）（图 13-18）。

3. 软骨下骨重建异常与Ⅱ型糖尿病患者的软骨退化相关　Ⅱ型糖尿病（T2D）与全身性的骨重建异常和骨丢失有关，而软骨下骨重塑异常能引起软骨退化，导致骨关节炎。香港大学吕维加教授研究团队对 T2D 患者膝关节软骨下骨的重塑、微观结构、强度变化及其与软骨退化的关系进行研究。收集全膝关节置换术 OA 患者膝关节软骨，对比糖尿病患者和非糖尿病患者，发现两组的胫骨平台外侧 OARSI 评分无差异，而糖尿病组中检测到内侧的 OARSI 评分较高。糖尿病组胫骨平台两侧骨量减少、骨小梁数目减少以及结构模型指数增高。此外，糖尿病组有较多的 TRAP 阳性破骨细胞、较少的成骨相关转录因子（osterix）阳性骨祖细胞和骨钙蛋白（osteocalcin）阳性的成骨细胞。Ⅱ型糖尿病患者膝关节的特征是软骨下骨重建和显微结构异常以及出现机械损伤，这会加剧软骨退化。此外，软骨区域完整，但靠下的骨骼仍具有异常重建，表明异常的骨重建可能与 T2D-膝骨关节炎的早期发病相关。该项研究于 2017 年发表于 *Bone Research*（IF = 12. 354）（图 13-19）。

4. Kdm6b 通过影响合成代谢调控软骨发育及稳态　据报道，表观遗传机制在软骨发育和骨关节炎发生中具有重要作用，浙江大学欧阳宏伟教授团队的一项研究旨在鉴定参与其中的特定的组蛋白去甲基酶，并探究其潜在的分子机制。研究者通过体外筛选实验证实组蛋白去甲基化酶 Kdm6b 在诱导软骨形成中有重要作用，采用软骨细胞特异性敲除 Kdm6b 的转基因小鼠模型（*Col2a1-CreER*^{T2}；*Kdm6b*$^{f/f}$），证实 Kdm6b 缺失致使小鼠软骨发育异常。RNA-Seq 和 qRT-PCR 分析显示，Kdm6b 能直接调控Ⅱ型胶原蛋白（Col2a1）和蛋白聚糖 Acan 的转录和表达，从而影响软骨细胞合成代谢。研究人员

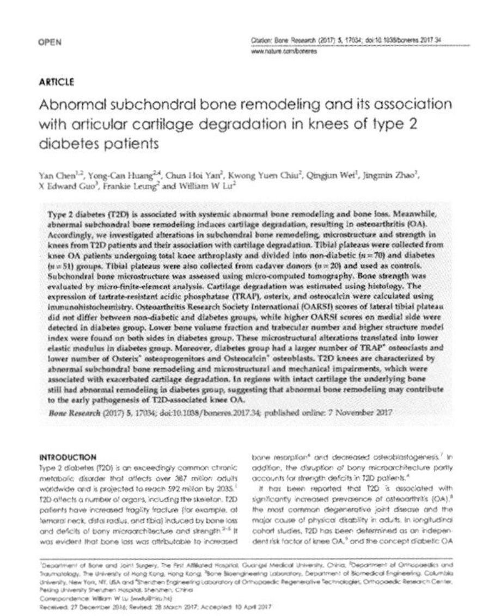

OPEN

Citation: Bone Research (2017) 5, 17034; doi:10.1038/boneres.2017.34
www.nature.com/boneres

ARTICLE

Abnormal subchondral bone remodeling and its association with articular cartilage degradation in knees of type 2 diabetes patients

Yan Chen[1,2], Yong-Can Huang[2,4], Chun Hoi Yan[2], Kwong Yuen Chiu[2], Qingjun Wei[1], Jingmin Zhao[1], X Edward Guo[3], Frankie Leung[2] and William W Lu[2]

Type 2 diabetes (T2D) is associated with systemic abnormal bone remodeling and bone loss. Meanwhile, abnormal subchondral bone remodeling induces cartilage degradation, resulting in osteoarthritis (OA). Accordingly, we investigated alterations in subchondral bone remodeling, microstructure and strength in knees from T2D patients and their association with cartilage degradation. Tibial plateaus were collected from knee OA patients undergoing total knee arthroplasty and divided into non-diabetic ($n = 70$) and diabetes ($n = 51$) groups. Tibial plateaus were also collected from cadaver donors ($n = 20$) and used as controls. Subchondral bone microstructure was assessed using micro-computed tomography. Bone strength was evaluated by micro-finite-element analysis. Cartilage degradation was estimated using histology. The expression of tartrate-resistant acidic phosphatase (TRAP), osterix, and osteocalcin were calculated using immunohistochemistry. Osteoarthritis Research Society International (OARSI) scores of lateral tibial plateau did not differ between non-diabetic and diabetes groups, while higher OARSI scores on medial side were detected in diabetes group. Lower bone volume fraction and trabecular number and higher structure model index were found on both sides in diabetes group. These microstructural alterations translated into lower elastic modulus in diabetes group. Moreover, diabetes group had a larger number of TRAP$^+$ osteoclasts and lower number of Osterix$^+$ osteoprogenitors and Osteocalcin$^+$ osteoblasts. T2D knees are characterized by abnormal subchondral bone remodeling and microstructural and mechanical impairments, which were associated with exacerbated cartilage degradation. In regions with intact cartilage the underlying bone still had abnormal remodeling in diabetes group, suggesting that abnormal bone remodeling may contribute to the early pathogenesis of T2D-associated knee OA.

Bone Research (2017) 5, 17034; doi:10.1038/boneres.2017.34; published online: 7 November 2017

INTRODUCTION

Type 2 diabetes (T2D) is an exceedingly common chronic metabolic disorder that affects over 387 million adults worldwide and is projected to reach 592 million by 2035.[1] T2D affects a number of organs, including the skeleton. T2D patients have increased fragility fracture (for example, at femoral neck, distal radius, and tibia) induced by bone loss and deficits of bony microarchitecture and strength.[2-5] It was evident that bone loss was attributable to increased bone resorption[6] and decreased osteoblastogenesis.[7] In addition, the disruption of bony microarchitecture partly accounts for strength deficits in T2D patients.[4]

It has been reported that T2D is associated with significantly increased prevalence of osteoarthritis (OA),[8] the most common degenerative joint disease and the major cause of physical disability in adults. In longitudinal cohort studies, T2D has been determined as an independent risk factor of knee OA,[9] and the concept diabetic OA

图 13-19　“Abnormal subchondral bone remodeling and its association with articular cartilage degradation in knees of type 2 diabetes patients”于 2017 年发表于 *Bone Research* 第 5 卷

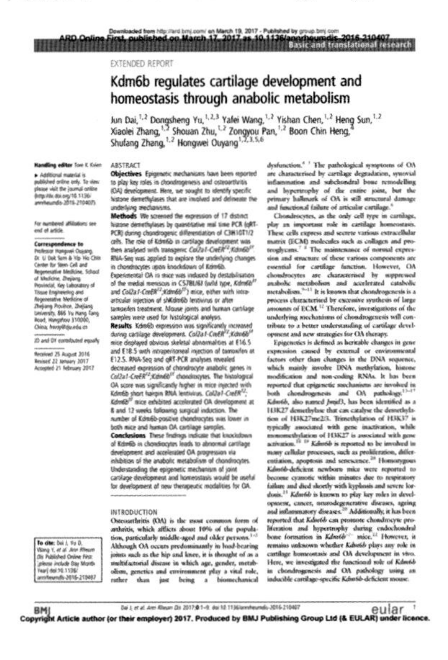

Downloaded from http://ard.bmj.com/ on March 19, 2017 - Published by group.bmj.com
ARD Online First, published on March 17, 2017 as 10.1136/annrheumdis-2016-210407
Basic and translational research

EXTENDED REPORT

Kdm6b regulates cartilage development and homeostasis through anabolic metabolism

Jun Dai,[1,2] Dongsheng Yu,[1,2,3] Yafei Wang,[1,2] Yishan Chen,[1,2] Heng Sun,[1,2] Xiaolei Zhang,[1,2] Shouan Zhu,[1,2] Zongyou Pan,[1,2] Boon Chin Heng,[4] Shufang Zhang,[1,2] Hongwei Ouyang[1,2,3,5,6]

ABSTRACT

Objectives Epigenetic mechanisms have been reported to play key roles in chondrogenesis and osteoarthritis (OA) development. Here, we sought to identify specific histone demethylases that are involved and delineate the underlying mechanisms.

Methods We screened the expression of 17 distinct histone demethylases by quantitative real time PCR (qRT-PCR) during chondrogenic differentiation of C3H10T1/2 cells. The role of Kdm6b in cartilage development was then analysed with transgenic *Col2a1-CreER*;*Kdm6b*. RNA-Seq was applied to explore the underlying changes in chondrocytes upon knockdown of Kdm6b. Experimental OA in mice was induced by destabilisation of the medial meniscus in C57BL/6J (wild type, *Kdm6b*) and *Col2a1-CreER*;*Kdm6b*) mice, either with intra-articular injection of shKdm6b lentivirus or after tamoxifen treatment. Mouse joints and human cartilage samples were used for histological analysis.

Copyright Article author (or their employer) 2017. Produced by BMJ Publishing Group Ltd (& EULAR) under licence.

图 13-20　“Kdm6b regulates cartilage development and homeostasis through anabolic metabolism”于 2017 年发表于 *Annals of the Rheumatic Diseases* 76 卷第 7 期

构建了小鼠软骨缺损与小鼠 OA 模型，分别通过慢病毒转染和基因敲除法影响 Kdm6b 的转录水平，证实 Kdm6b 是通过调控软骨细胞合成细胞外基质（ECM），影响 OA 的进程，并发现人和小鼠的 OA 病理组织中 Kdm6b 阳性细胞率显著降低。该研究对关节软骨发育和内稳态的表观遗传机制研究将有助于开发新的 OA 治疗模式，也提示 Kdm6b 可成为骨关节炎治疗的潜在新靶点。该成果于 2017 年发表于 *Annals of the Rheumatic Diseases*（IF = 14. 299）（图 13-20）。

5. 转化生长因子-β 异常活化引发颞下颌关节骨关节炎　由于对发病机制的认知有限，目前对颞下颌关节骨关节炎（TMJ-OA）无有效的治疗手段。四川大学华西口腔疾病国家重点实验室周学东教授团队探讨转化生长因子 β（TGF-β）信号在 TMJ 软骨和软骨下骨中的关键作用。研究发现在颞下颌关节紊乱（TMD）大鼠模型、衰老小鼠模型和骨干发育不良疾病（CED）动物模型中 TMJ-OA 的组织学表型明显，在髁软骨和软骨下骨中 TGF-β 信号通路异常，此外，抑制 TGFβ 受体 I 会减弱了 TMD 模型中的 TMJ-OA 进展。因此，TGF-β 信号的异常活化对 TMJ-OA 进程有关键作用。该研究于 2018 年发表在 *Bone Research*（IF = 12. 354）（图 13-21）。

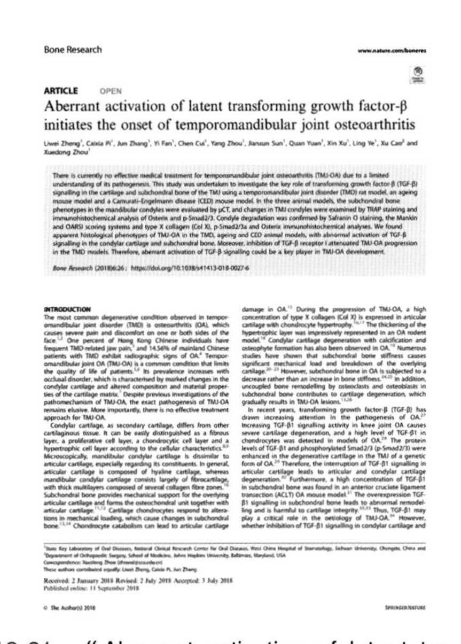

Bone Research　www.nature.com/boneres

ARTICLE　OPEN

Aberrant activation of latent transforming growth factor-β initiates the onset of temporomandibular joint osteoarthritis

Liwei Zheng[1], Caixia Pi[1], Jun Zhang[1], Yi Fan[1], Chen Cui[1], Yang Zhou[1], Jianxun Sun[1], Quan Yuan[1], Xin Xu[1], Ling Ye[1], Xu Cao[2] and Xuedong Zhou[1]

There is currently no effective medical treatment for temporomandibular joint osteoarthritis (TMJ-OA) due to a limited understanding of its pathogenesis. This study was undertaken to investigate the key role of transforming growth factor-β (TGF-β) signalling in the cartilage and subchondral bone of the TMJ using a temporomandibular joint disorder (TMD) rat model, an ageing mouse model and a Camurati-Engelmann disease (CED) mouse model. In the three animal models, the subchondral bone phenotypes in the mandibular condyles were evaluated by μCT, and changes in TMJ condyles were examined by TRAP staining and immunohistochemical analysis of Osterix and p-Smad2/3. Condyle degradation was confirmed by Safranin O staining, the Mankin and OARSI scoring systems and type X collagen (Col X), p-Smad2/3a and Osterix immunohistochemical analyses. We found apparent histological phenotypes of TMJ-OA in the TMD, ageing and CED animal models, with abnormal activation of TGF-β signalling in the condylar cartilage and subchondral bone. Moreover, inhibition of TGF-β receptor I attenuated TMJ-OA progression in the TMD models. Therefore, aberrant activation of TGF-β signalling could be a key player in TMJ-OA development.

Bone Research (2018)6:26 ; https://doi.org/10.1038/s41413-018-0027-6

INTRODUCTION

The most common degenerative condition observed in temporomandibular joint disorder (TMD) is osteoarthritis (OA), which causes severe pain and discomfort on one or both sides of the face.[1,2] One percent of Hong Kong Chinese individuals have frequent TMD-related jaw pain,[3] and 14.56% of mainland Chinese patients with TMD exhibit radiographic signs of OA.[4] Tempor-

damage in OA.[15] During the progression of TMJ-OA, a high concentration of type X collagen (Col X) is expressed in articular cartilage with chondrocyte hypertrophy.[16,17] The thickening of the hypertrophic layer was impressively represented in an OA rodent model.[18] Condylar cartilage degeneration with calcification and osteophyte formation has also been observed in OA.[19] Numerous studies have shown that subchondral bone stiffness causes

图 13-21　“Aberrant activation of latent transforming growth factor-β initiates the onset of temporomandibular joint osteoarthritis”于 2018 年发表于 *Bone Research* 第 6 卷

6. YAP/TAZ 和 NF-κB 相互抑制调节骨关节炎软骨退化　OA 的发生、发展及病理进程中的信号通路研究对寻找临床上新的诊断和治疗方法具有重要意义。一项由浙江大学生命科学研究院宋海教授科研团队联合香港中文大学生物医学学院 kinglun Kingston Mak 科研团队的研究发现，在关节炎发生时，Hippo 信号通路关键蛋白 YAP 对于维持骨关节炎中的软骨稳态是必要且充分的，研究者发现软骨组织特异性过表达 YAP 可以缓解关节软骨的损伤，表明其可以保护软骨免于退化。反之，在软骨中特异性敲除 YAP 可加速关节软骨的降解，促进骨关节炎的发生。机制上，炎性因子如 TNFα 或 IL-1β，可通过 TAK1 介导的磷酸化路径引发 YAP/TAZ 降解。研究者基于 Hippo-YAP/TAZ 和 NF-κB 信号传导之间的相互拮抗作用调控 OA 进程中的基质降解酶的表达和软骨退化。该项研究不仅有助于进一步阐明 OA 发生、发展的分子机制，而且为有效治疗 OA 提供了新的思路。该项研究于 2018 年发表于 *Nature Communications*（IF = 12.353）（图 13-22）。

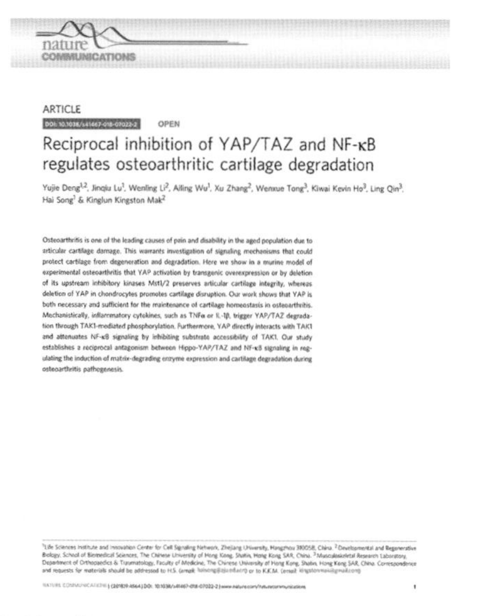

nature COMMUNICATIONS

ARTICLE

DOI: 10.1038/s41467-018-07022-2　OPEN

Reciprocal inhibition of YAP/TAZ and NF-κB regulates osteoarthritic cartilage degradation

Yujie Deng[1,2], Jinqiu Lu[1], Wenling Li[2], Ailing Wu[1], Xu Zhang[2], Wenxue Tong[3], Kiwai Kevin Ho[3], Ling Qin[3], Hai Song[1] & Kinglun Kingston Mak[2]

Osteoarthritis is one of the leading causes of pain and disability in the aged population due to articular cartilage damage. This warrants investigation of signaling mechanisms that could protect cartilage from degeneration and degradation. Here we show in a murine model of experimental osteoarthritis that YAP activation by transgenic overexpression or by deletion of its upstream inhibitory kinases Mst1/2 preserves articular cartilage integrity, whereas deletion of YAP in chondrocytes promotes cartilage disruption. Our work shows that YAP is both necessary and sufficient for the maintenance of cartilage homeostasis in osteoarthritis. Mechanistically, inflammatory cytokines, such as TNFα or IL-1β, trigger YAP/TAZ degradation through TAK1-mediated phosphorylation. Furthermore, YAP directly interacts with TAK1 and attenuates NF-κB signaling by inhibiting substrate accessibility of TAK1. Our study establishes a reciprocal antagonism between Hippo-YAP/TAZ and NF-κB signaling in regulating the induction of matrix-degrading enzyme expression and cartilage degradation during osteoarthritis pathogenesis.

图 13-22　“Reciprocal inhibition of YAP/TAZ and NF-κB regulates osteoarthritic cartilage degradation”于 2018 年发表于 *Nature Communications* 9 卷第 1 期

7. 酪氨酸激酶 Fyn 通过活化 β-catenin 信号通路促进 OA 进展　南方医科大学白晓春教授团队揭示了酪氨酸激酶 Fyn 在 OA 发展中的作用及其潜在机制。研究发现，在人 OA 软骨、老龄小鼠软骨和创伤后 OA 小鼠的软骨中，Fyn 表达显著上调。体内小鼠模型试验发现，Fyn 的缺失可有效缓解关节炎进展，并能改善软骨退化。软骨细胞中，Fyn 通过直接磷酸化 β 连环蛋白（β-catenin）的 Tyr142 位点，活化 β-catenin 通路，促使其发生核转入，诱导细胞分泌降解软骨基质的酶，导致软骨基质降解软骨细胞凋亡，最终促使 OA 形成。关节软骨中，Fyn 抑制剂 AZD0530 和 PP1 能通过阻断 β-catenin 路径并降低细胞外基质分解代谢酶的水平，从而显著减慢 OA 进展。该研究通过体内外试验探讨 Fyn 在 OA 发生发展中的作用和机制，为 OA 治疗提供新靶点。该项研究于 2018 年发表于 *Annals of the Rheumatic Diseases*（IF = 14.299）（图 13-23）。

8. M1 型滑膜巨噬细胞可分泌 Rspo2 促进 OA 进展　滑膜炎症与 OA 的发病机制和疾病进展密切

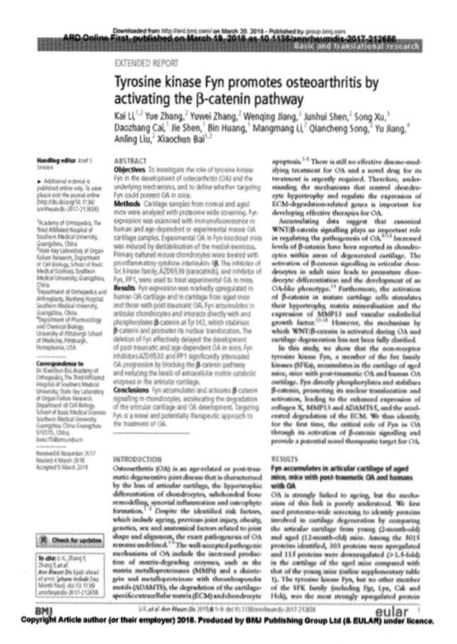

ARD Online First, published on March 19, 2018 as 10.1136/annrheumdis-2017-212658

Basic and translational research

EXTENDED REPORT

Tyrosine kinase Fyn promotes osteoarthritis by activating the β-catenin pathway

Kai Li,[1,2] Yue Zhang,[2] Yuwei Zhang,[2] Wenqing Jiang,[2] Junhui Shen,[2] Song Xu,[3] Daozhang Cai,[1] Jie Shen,[1] Bin Huang,[1] Mangmang Li,[2] Qiancheng Song,[2] Yu Jiang,[4] Anling Liu,[2] Xiaochun Bai[1,2]

ABSTRACT

图 13-23　“Tyrosine kinase Fyn promotes osteoarthritis by activating the β-catenin pathway”于 2018 年发表于 *Annals of the Rheumatic Diseases* 77 卷第 6 期

相关。南方医科大学的白晓春教授课题组和蔡道章教授课题组报道了滑膜巨噬细胞在 OA 发展中的作用和调控机制。研究显示 M1 型极化的巨噬细胞聚集在 OA 患者与 OA 模型小鼠滑膜组织中，并促进滑膜增生和 OA 进展。当抑制或敲除 mTORC1 后，巨噬细胞会向 M2 极化，滑膜炎症受到抑制并延缓小鼠 OA 进展。进一步的 mRNA 表达谱测序显示，M1 型滑膜巨噬细胞能分泌特异性顶部盘状底板反应蛋白 2（Rspo2），导致关节软骨损坏和骨赘形成。该研究证实滑膜巨噬细胞向 M1 型极化会加重滑膜增生和炎症反应，导致 OA 进展加快，因此调控滑膜巨噬细胞向 M2 型极化是防治 OA 的新思路。该项研究于 2018 年发表于 *Annals of the Rheumatic Diseases*（IF = 14.299）（图 13-24）。

9. 造血前 B 细胞白血病转录因子相互作用蛋白在 OA 的进程中介导软骨退化　造血前 B 细胞白血病转录因子相互作用蛋白（*HPIP*）主要在癌症发生和发展中具有调控作用，但在骨关节炎中的作用未知。中国人民解放军总医院王岩教授研究团队和中国人民解放军军事医学科学院北京生物工程研究所叶棋浓教授的研究团队通力合作，深入探索了骨关节炎的分子机制。研究者发现，*HPIP* 对骨关节炎的发展有重要影响。采用 RNA 测序和染色质免疫沉淀测序的方法，证实 *HPIP* 可通过对 Wnt 信号通路的转录活化以及转录程序的表观遗传上的调控来影响软骨退化。该项研究表明 *HPIP* 是骨关节炎治疗的潜在靶点，有望成为 OA 治疗的新策

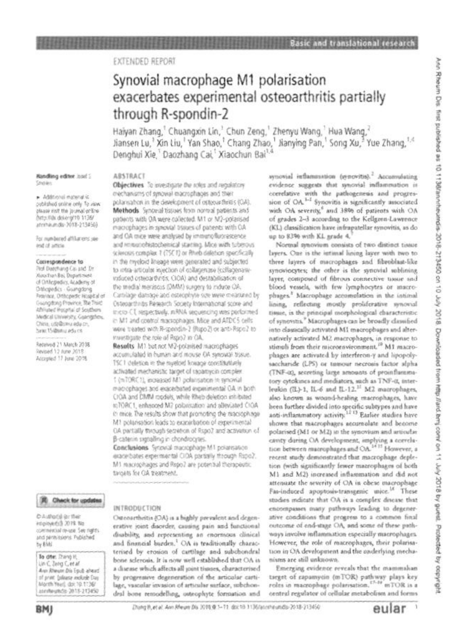
Basic and translational research

EXTENDED REPORT

Synovial macrophage M1 polarisation exacerbates experimental osteoarthritis partially through R-spondin-2

Haiyan Zhang,[1] Chuangxin Lin,[1] Chun Zeng,[1] Zhenyu Wang,[1] Hua Wang,[2] Jiansen Lu,[1] Xin Liu,[1] Yan Shao,[1] Chang Zhao,[1] Jianying Pan,[1] Song Xu,[3] Yue Zhang,[1,4] Denghui Xie,[1] Daozhang Cai,[1] Xiaochun Bai[1,4]

ABSTRACT

Objectives To investigate the roles and regulatory mechanisms of synovial macrophages and their polarisation in the development of osteoarthritis (OA).

Methods Synovial tissues from normal patients and patients with OA were collected. M1 or M2-polarised macrophages in synovial tissues of patients with OA and OA mice were analysed by immunofluorescence and immunohistochemical staining. Mice with tuberous sclerosis complex 1 (TSC1) or Rheb deletion specifically in the myeloid lineage were generated and subjected to intra-articular injection of collagenase (collagenase-induced osteoarthritis, CIOA) and destabilisation of ...

synovial inflammation (synovitis).[2] Accumulating evidence suggests that synovial inflammation is correlative with the pathogenesis and progression of OA.[3-5] Synovitis is significantly associated with OA severity,[6] and 38% of patients with OA of grades 2–3 according to the Kellgren-Lawrence (KL) classification have infrapatellar synovitis, as do up to 83% with KL grade 4.[7]

Normal synovium consists of two distinct tissue layers. One is the intimal lining layer with two to three layers of macrophages and fibroblast-like synoviocytes; the other is the synovial sublining layer, composed of fibrous connective tissue and ...

图 13-24 “Synovial macrophage M1 polarisation exacerbates experimental osteoarthritis partially through R-spondin-2”于 2018 年发表于 *Annals of the Rheumatic Diseases* 77 卷第 10 期

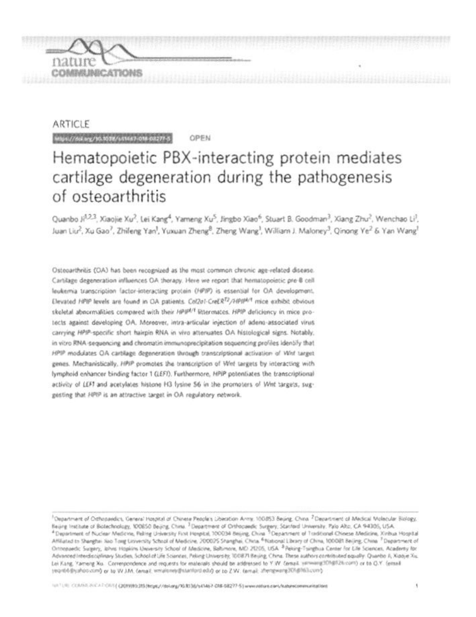
nature COMMUNICATIONS

ARTICLE

https://doi.org/10.1038/s41467-018-08277-5 OPEN

Hematopoietic PBX-interacting protein mediates cartilage degeneration during the pathogenesis of osteoarthritis

Quanbo Ji[1,2,3], Xiaojie Xu[2], Lei Kang[4], Yameng Xu[5], Jingbo Xiao[6], Stuart B. Goodman[3], Xiang Zhu[2], Wenchao Li[1], Juan Liu[2], Xu Gao[7], Zhifeng Yan[1], Yuxuan Zheng[8], Zheng Wang[1], William J. Maloney[3], Qinong Ye[2] & Yan Wang[1]

Osteoarthritis (OA) has been recognized as the most common chronic age-related disease. Cartilage degeneration influences OA therapy. Here we report that hematopoietic pre-B cell leukemia transcription factor-interacting protein (HPIP) is essential for OA development. Elevated HPIP levels are found in OA patients. Col2a1-CreER[T2]/HPIP[fl/fl] mice exhibit obvious skeletal abnormalities compared with their HPIP[fl/fl] littermates. HPIP deficiency in mice protects against developing OA. Moreover, intra-articular injection of adeno-associated virus carrying HPIP-specific short hairpin RNA in vivo attenuates OA histological signs. Notably, ...

图 13-25 “Hematopoietic PBX-interacting protein mediates cartilage degeneration during the pathogenesis of osteoarthritis”于 2019 年发表于 *Nature Communications* 10 卷第 1 期

略。这项成果于 2019 年发表于 *Nature Communications* (IF=12.353)(图 13-25)。

10\. mTORC1 协调骨关节炎颞下颌关节中关节软骨细胞的自噬和凋亡信号　在骨关节炎进展期间,软骨细胞从自噬到细胞凋亡的转变的机制未知。空军军医大学口腔医学院、军事口腔医学国家重点实验室王美青教授与南方科技大学生物系肖国芝教授领导的科研团队,使用培养软骨细胞中的流动剪切应力(flow fluid shear stress,FFSS)模型和单侧前交叉咬合(unilateral anterior crossbite,UAC)动物模型,发现 FFSS 和 UAC 在颞下颌关节的软骨细胞中能诱导内质网应激的反应。研究证实机械负荷异常可使调控颞下颌关节软骨细胞自噬和凋亡程序的 mTORC1 信号活化,而导致软骨退化。该研究表明抑制 mTORC1 信号通路可能预防和治疗骨关节炎,并于 2019 年发表在 *Autophagy*(IF=11.1)(图 13-26)。

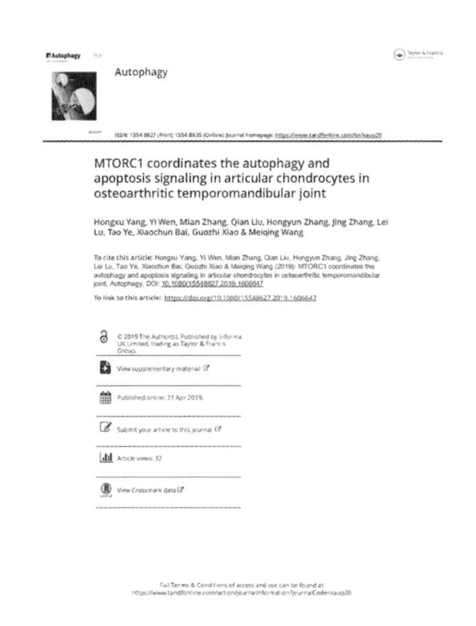
Autophagy

ISSN: 1554-8627 (Print) 1554-8635 (Online) Journal homepage: https://www.tandfonline.com/loi/kaup20

MTORC1 coordinates the autophagy and apoptosis signaling in articular chondrocytes in osteoarthritic temporomandibular joint

Hongxu Yang, Yi Wen, Mian Zhang, Qian Liu, Hongyun Zhang, Jing Zhang, Lei Lu, Tao Ye, Xiaochun Bai, Guozhi Xiao & Meiqing Wang

To cite this article: Hongxu Yang, Yi Wen, Mian Zhang, Qian Liu, Hongyun Zhang, Jing Zhang, Lei Lu, Tao Ye, Xiaochun Bai, Guozhi Xiao & Meiqing Wang (2019): MTORC1 coordinates the autophagy and apoptosis signaling in articular chondrocytes in osteoarthritic temporomandibular joint, Autophagy, DOI: 10.1080/15548627.2019.1606647

To link to this article: https://doi.org/10.1080/15548627.2019.1606647

© 2019 The Author(s). Published by Informa UK Limited, trading as Taylor & Francis Group.

View supplementary material

Published online: 21 Apr 2019.

图 13-26 “MTORC1 coordinates the autophagy and apoptosis signaling in articular chondrocytes in osteoarthritic temporomandibular joint”于 2019 年在线发表于 *Autophagy*

11\. Wnt16 可通过 PCP/JNK-mTORC1-PTHrP 通路延缓关节炎的病理进程　Wnt16 广泛参与动物和人的骨折修复和骨量增加的过程,但它在软骨细胞分化和 OA 进展中的作用和机制仍未明确。香港中文大学秦岭教授和 kinglun Kingston Mak 教授课题组对 Wnt16 在 OA 进展中的作用进行探索。研究发现,在小鼠软骨细胞中,*Wnt16* 过表达可显著抑制骨骼发育中的软骨细胞肥大。*Wnt16* 缺失会加快骨关节炎进程,而 *Ad-Wnt16* 的关节内注射可显著延缓前交叉韧带横断手术(ACLT)诱导的骨关节炎进展。细胞和分子实验显示,Wnt16 通过与 AP2b1 相互作用能激活 PCP 和 JNK 通路,能较轻程度地诱导 Ror2 和 CD146,并通过上调 mTORC1 复合体中 Raptor 配体的磷酸化而诱导 *PTHrP* 表达。该项研究表明,在小鼠软骨细胞中 Wnt16 通过 mTORC1-PTHrP 途径激活 PCP/JNK 的交叉反应,以抑制软骨细胞肥大。该研究首次揭示关节软骨中非经典的 Wnt/PCP 通路与 PTHrP 之间的调控关系，并发现 mTORC1 是 Wnt/PCP 通路下游的关键因子。这项研究预示，Wnt16 可能成为 OA 治疗的潜在靶点。该成果于 2019 年发表在 *Annals of the Rheumatic Diseases*（IF = 14.299）（图 13-27）。

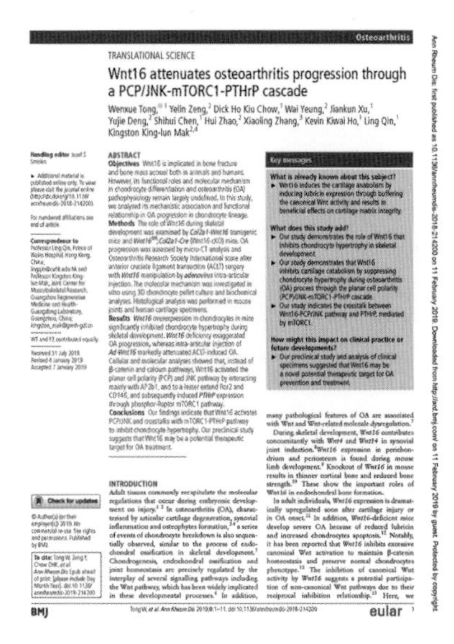
Osteoarthritis

TRANSLATIONAL SCIENCE

Wnt16 attenuates osteoarthritis progression through a PCP/JNK-mTORC1-PTHrP cascade

Wenxue Tong,[1] Yelin Zeng,[2] Dick Ho Kiu Chow,[1] Wai Yeung,[2] Jiankun Xu,[1] Yujie Deng,[2] Shihui Chen,[1] Hui Zhao,[2] Xiaoling Zhang,[3] Kevin Kiwai Ho,[1] Ling Qin,[1] Kingston King-lun Mak[2,4]

ABSTRACT

Key messages

What is already known about this subject?

What does this study add?

How might this impact on clinical practice or future developments?

图 13-27　“Wnt16 attenuates osteoarthritis progression through a PCP/JNK-mTORC1-PTHrP cascade”于 2019 发表于 *Annals of the Rheumatic Diseases* 78 卷第 4 期

12. 单细胞 RNA 测序分析揭示人骨关节炎进展　深入了解人类软骨退化和再生的分子机制有助于改善 OA 的治疗策略。北大大学生命科学院汤富酬教授实验室和中国人民解放军总医院王岩教授实验室通力合作，使用单细胞 RNA 测序（scRNA-seq）技术，发现了调控人 OA 发病机制的分子程序和谱系进展模式，并定义了新的软骨细胞分型。研究者对 10 名接受膝关节置换手术的 OA 患者 1 464 个软骨细胞进行转录组 scRNA-seq 分析，鉴定 7 个软骨细胞群，呈现出单细胞水平不同 OA 阶段的基因表达谱。研究揭示了软骨祖细胞（CPC）的新标记，为骨关节炎患者的临床诊断和治疗提供了新的思路。此项研究于 2018 年发表于 *Annals of the Rheumatic Diseases*（IF = 14.299）（图 13-28）。

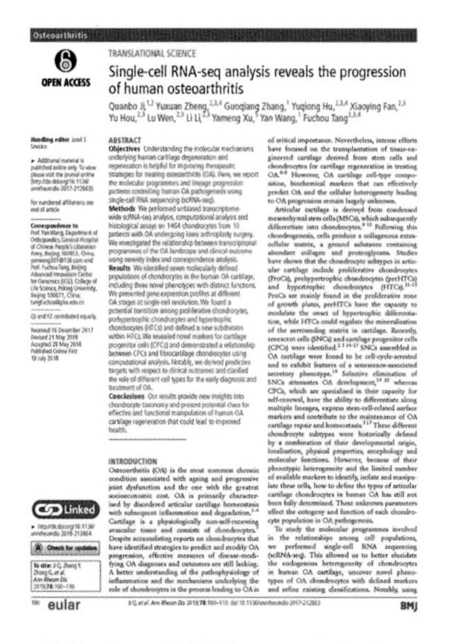
Osteoarthritis

OPEN ACCESS

TRANSLATIONAL SCIENCE

Single-cell RNA-seq analysis reveals the progression of human osteoarthritis

Quanbo Ji,[1,2] Yuxuan Zheng,[2,3,4] Guoqiang Zhang,[1] Yuqiong Hu,[2,3,4] Xiaoying Fan,[2,3] Yu Hou,[2,3] Lu Wen,[2,3] Li Li,[2,3] Yameng Xu,[5] Yan Wang,[1] Fuchou Tang[2,3,4]

ABSTRACT

INTRODUCTION

图 13-28　“Single-cell RNA-seq analysis reveals the progression of human osteoarthritis”于 2019 年发表于 *Annals of the Rheumatic Diseases* 78 卷第 1 期

13. Ⅱ型胶原通过促使整合素 β1-SMAD1 相互作用抑制关节软骨细胞肥大和 OA 进展　骨关节炎中，增生性分化是软骨的重要病理改变。Ⅱ型胶原（COL2A1）是软骨基质的结构成分，最近发现它能作为细胞外信号分子，显著抑制软骨细胞肥大，但其中机制尚不清楚。中山大学孙逸仙纪念医院苏培强教授和黄东生教授的研究表明，通过构建突变小鼠模型，发现 COL2A1 缺失能通过骨形态发生蛋白（BMP）-SMAD1 通路促进软骨细胞肥大。与 COL2A1 相互作用后，COL2A1 主要受体整合素 β1（ITGB1）与 BMP 受体竞争结合 SMAD1，然后抑制 SMAD1 活化和入核。COL2A1 还可以激活 ITGB1 诱导的 ERK1/2 磷酸化，通过 ERK1/2-SMAD1 相互作用，进一步抑制 SMAD1 的活化，从而抑制 BMP-SMAD1 介导的软骨细胞肥大。COL2A1 表达下调后，软骨细胞肥大标志物和 BMP-SMAD1 信号活性增加。这项研究不仅揭示 COL2A1 抑制软骨细胞肥大的新机制，更为 OA 的治疗提供了一个有效的靶点。该项研究于 2019 年发表在 *Bone Research*（IF = 12.354）（图 13-29）。

14. 软骨下骨前成骨细胞 mTORC1 的激活导致骨硬化和 CXCL12 分泌进而促进骨关节炎形成　越来越多的证据表明，异常的软骨下骨重建在 OA 的发展中具有重要作用，但这一过程的发生和其如何引起软骨退化的机制仍不清楚。南方医科大学的白晓春与蔡道章领导的团队研究发现，在 OA 患者和 OA 小鼠的软骨下骨前成骨细胞（Osterix +）中，mTORC1 路径被活化。Raptor（mTORC1 特异性组分）抑制前成骨细胞中的 mTORC1 减少了软骨下骨形成和软骨退化，并能减轻小鼠的创伤后骨关节炎。机制上，mTORC1 活化促进前成骨细胞扩增和 CXCL12 分泌，进而诱导软骨下骨重塑和软骨退化，且 CXCL12 中和抗体能缓解小鼠的软骨退化并减轻 OA。该研究表明，软骨下成骨细胞中 mTORC1 的激

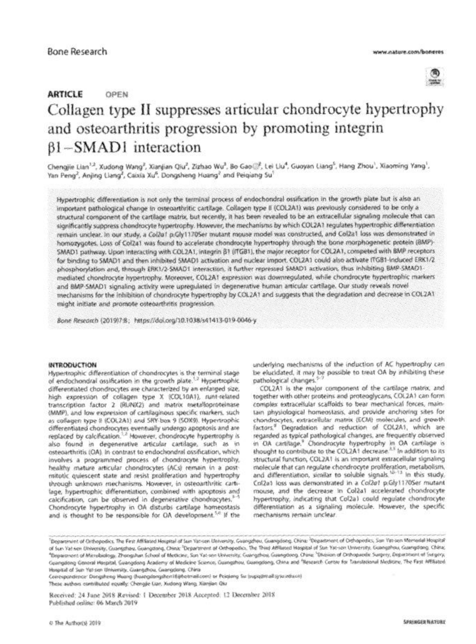
Bone Research www.nature.com/boneres

ARTICLE OPEN

Collagen type II suppresses articular chondrocyte hypertrophy and osteoarthritis progression by promoting integrin β1–SMAD1 interaction

Chengjie Lian[1,2], Xudong Wang[2], Xianjian Qiu[2], Zizhao Wu[3], Bo Gao[2], Lei Liu[4], Guoyan Liang[5], Hang Zhou[1], Xiaoming Yang[1], Yan Peng[2], Anjing Liang[2], Caixia Xu[6], Dongsheng Huang[2] and Peiqiang Su[1]

Hypertrophic differentiation is not only the terminal process of endochondral ossification in the growth plate but is also an important pathological change in osteoarthritic cartilage. Collagen type II (COL2A1) was previously considered to be only a structural component of the cartilage matrix, but recently, it has been revealed to be an extracellular signaling molecule that can significantly suppress chondrocyte hypertrophy. However, the mechanisms by which COL2A1 regulates hypertrophic differentiation remain unclear. In our study, a Col2a1 p.Gly1170Ser mutant mouse model was constructed, and Col2a1 loss was demonstrated in homozygotes. Loss of Col2a1 was found to accelerate chondrocyte hypertrophy through the bone morphogenetic protein (BMP)-SMAD1 pathway. Upon interacting with COL2A1, integrin β1 (ITGB1), the major receptor for COL2A1, competed with BMP receptors for binding to SMAD1 and then inhibited SMAD1 activation and nuclear import. COL2A1 could also activate ITGB1-induced ERK1/2 phosphorylation and, through ERK1/2-SMAD1 interaction, it further repressed SMAD1 activation, thus inhibiting BMP-SMAD1-mediated chondrocyte hypertrophy. Moreover, COL2A1 expression was downregulated, while chondrocyte hypertrophic markers and BMP-SMAD1 signaling activity were upregulated in degenerative human articular cartilage. Our study reveals novel mechanisms for the inhibition of chondrocyte hypertrophy by COL2A1 and suggests that the degradation and decrease in COL2A1 might initiate and promote osteoarthritis progression.

Bone Research (2019)7:8; https://doi.org/10.1038/s41413-019-0046-y

图 13-29 “Collagen type II suppresses articular chondrocyte hypertrophy and osteoarthritis progression by promoting integrin beta1-SMAD1 interaction”于 2019 年发表于 *Bone Research* 第 7 卷

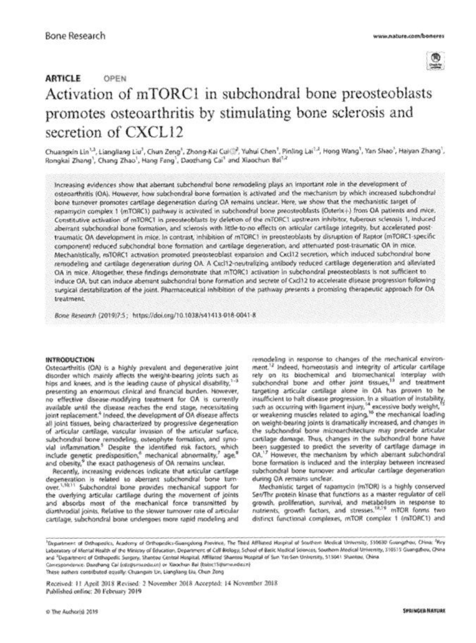
Bone Research www.nature.com/boneres

ARTICLE OPEN

Activation of mTORC1 in subchondral bone preosteoblasts promotes osteoarthritis by stimulating bone sclerosis and secretion of CXCL12

Chuangxin Lin[1,3], Liangliang Liu[1], Chun Zeng[1], Zhong-Kai Cui[2], Yuhui Chen[1], Pinling Lai[1,2], Hong Wang[1], Yan Shao[1], Haiyan Zhang[1], Rongkai Zhang[1], Chang Zhao[1], Hang Fang[1], Daozhang Cai[1] and Xiaochun Bai[1,2]

Increasing evidences show that aberrant subchondral bone remodeling plays an important role in the development of osteoarthritis (OA). However, how subchondral bone formation is activated and the mechanism by which increased subchondral bone turnover promotes cartilage degeneration during OA remains unclear. Here, we show that the mechanistic target of rapamycin complex 1 (mTORC1) pathway is activated in subchondral bone preosteoblasts (Osterix+) from OA patients and mice. Constitutive activation of mTORC1 in preosteoblasts by deletion of the mTORC1 upstream inhibitor, tuberous sclerosis 1, induced aberrant subchondral bone formation, and sclerosis with little-to-no effects on articular cartilage integrity, but accelerated post-traumatic OA development in mice. In contrast, inhibition of mTORC1 in preosteoblasts by disruption of Raptor (mTORC1-specific component) reduced subchondral bone formation and cartilage degeneration, and attenuated post-traumatic OA in mice. Mechanistically, mTORC1 activation promoted preosteoblast expansion and Cxcl12 secretion, which induced subchondral bone remodeling and cartilage degeneration during OA. A Cxcl12-neutralizing antibody reduced cartilage degeneration and alleviated OA in mice. Altogether, these findings demonstrate that mTORC1 activation in subchondral preosteoblasts is not sufficient to induce OA, but can induce aberrant subchondral bone formation and secrete of Cxcl12 to accelerate disease progression following surgical destabilization of the joint. Pharmaceutical inhibition of the pathway presents a promising therapeutic approach for OA treatment.

Bone Research (2019)7:5; https://doi.org/10.1038/s41413-018-0041-8

图 13-30 “Activation of mTORC1 in subchondral bone preosteoblasts promotes osteoarthritis by stimulating bone sclerosis and secretion of CXCL12”于 2019 年发表于 *Bone Research* 第 7 卷

活不足以诱导 OA，但可以诱导异常的软骨下骨形成并分泌 CXCL12 以加速关节手术后的疾病进展。该研究预示，抑制该信号通路可能成为 OA 治疗的新思路。该成果于 2019 年发表于 *Bone Research*（IF=12.354）（图 13-30）。

15. 通过启动子的脱甲基化作用能保护 PPARγ 以缓解小鼠骨关节炎 多种 OA 易感基因表观遗传修饰异常对骨关节炎的发生影响显著，但 DNA 甲基化异常影响 OA 发生的机制尚未明确。已报道 PPARγ（氧化物酶体增殖物激活受体 γ）是一种保护骨关节的重要蛋白。南京大学曹望森教授和蒋青教授领导的科研团队研究发现，OA 患者和内侧半月板失稳手术（DMM）小鼠关节软骨中 PPARγ 受到显著抑制，这可能是由于 DNA 甲基转移酶 DNMT1 和 DNMT3a 异常升高以及相应的 PPARγ 启动子高甲基化所致。5Aza 能抑制 DNMT1 和 DNMT3a，在软骨细胞中 5Aza 和特异性 PPARγ 抑制剂均能缓冲 OA 相关炎症因子的过表达和抗氧化酶的低表达。敲除 PPAR 的小鼠中，DNMT1/3a 抑制剂 5Aza 对软骨的保护作用及对 OA 相关炎性因子的抑制作用消失。这些研究表明，骨关节炎中，PPARγ 是表观遗传 DNA 甲基化异常的关键因子，上游的 DNMT1/3a 异常升高后能通过诱导 PPARγ 启动子超甲基化降低诱导 PPARγ 表达，导致它抗骨关节炎的能力减弱，最终诱导关节炎的发生发展。该研究揭示了 OA 中调控表观遗传 DNA 甲基化异常的重要通路和靶点，这在 OA 及相关关节疾病的临床治疗中具有广阔的应用前景。该研究于 2019 年发表于 *Annals of the Rheumatic Diseases*（IF=14.299）（图 13-31）。

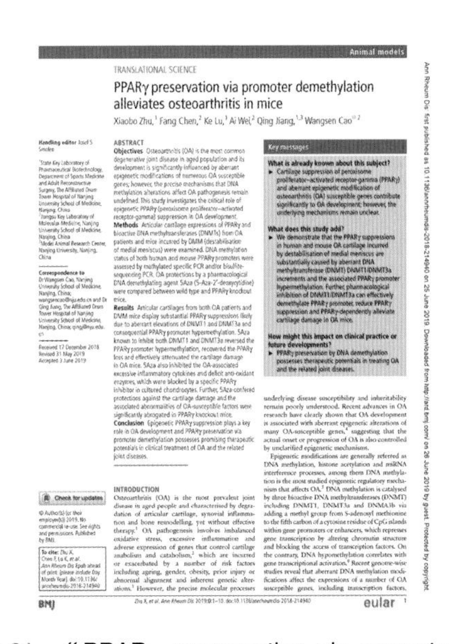
Animal models

TRANSLATIONAL SCIENCE

PPARγ preservation via promoter demethylation alleviates osteoarthritis in mice

Xiaobo Zhu,[1] Fang Chen,[2] Ke Lu,[1] Ai Wei,[2] Qing Jiang,[1,3] Wangsen Cao[2]

ABSTRACT

Objectives Osteoarthritis (OA) is the most common degenerative joint disease in aged population and its development is significantly influenced by aberrant epigenetic modifications of numerous OA susceptible genes; however, the precise mechanisms that DNA methylation alterations affect OA pathogenesis remain undefined. This study investigates the critical role of epigenetic PPARγ (peroxisome proliferator-activated receptor-gamma) suppression in OA development.

Key messages

What is already known about this subject?

- Cartilage suppression of peroxisome proliferator-activated receptor-gamma (PPARγ) and aberrant epigenetic modification of osteoarthritis (OA) susceptible genes contribute significantly to OA development; however, the underlying mechanisms remain unclear.

What does this study add?

图 13-31 “PPARγ preservation via promoter demethylation alleviates osteoarthritis in mice”于 2019 年在线发表于 *Annals of the Rheumatic Diseases*

16. CircSERPINE2 通过靶向 miR-1271 和 ETS 相关基因来预防骨关节炎 已在多种人类疾病中鉴定出环状 RNA（circRNA）表达畸变。浙江大学医学院附属邵逸夫医院范顺武教授团队对 circRNA 是否可以作为竞争性内源 RNA 来调节骨关节炎的病理进程进行了研究。研究选用 OA 患者和健康人群软骨组织各3例进行转录组水平测序,并筛选与OA相关的circRNA表达谱。研究发现,CircSERPINE2在OA患者软骨组织中表达下降,细胞干扰实验中,CircSERPINE2下调能诱导软骨细胞凋亡,且与细胞外基质合成代谢因子和分解代谢因子的过度凋亡和失衡直接相关。CircSERPINE2可作为miR-1271-5p海绵,在人软骨细胞中通过靶向作用于miR-1271-5p和E26转化特异基因(ERG)发挥作用。动物实验显示,关节内注射腺相关病毒CircSERPINE2-wt可减轻兔骨关节炎。这项研究揭示了OA进展中起到重要作用的新型circRNA-CircSERPINE2,它的过表达后可通过miR-1271-ERG途径减轻人软骨细胞凋亡并促进细胞外基质的合成代谢,该研究为OA的治疗提供了有效的策略,并于2019年发表于*Annals of the Rheumatic Diseases*(IF=14.299)(图13-32)。

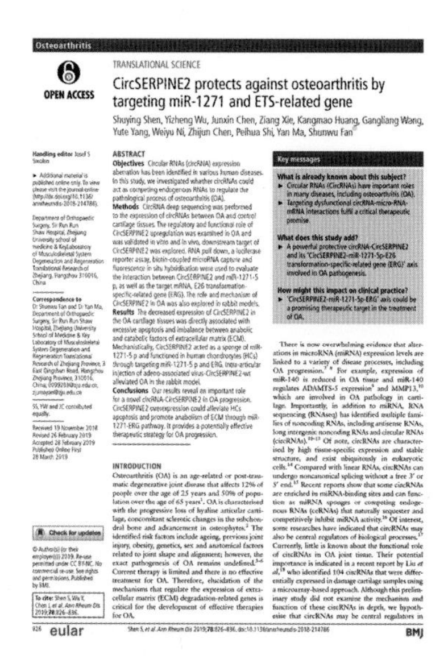
Osteoarthritis

TRANSLATIONAL SCIENCE

OPEN ACCESS

CircSERPINE2 protects against osteoarthritis by targeting miR-1271 and ETS-related gene

Shuying Shen, Yizheng Wu, Junxin Chen, Ziang Xie, Kangmao Huang, Gangliang Wang, Yute Yang, Weiyu Ni, Zhijun Chen, Peihua Shi, Yan Ma, Shunwu Fan

ABSTRACT

Objectives Circular RNAs (circRNA) expression aberration has been identified in various human diseases. In this study, we investigated whether circRNAs could act as competing endogenous RNAs to regulate the pathological process of osteoarthritis (OA).

Methods CircRNA deep sequencing was performed to the expression of circRNAs between OA and control cartilage tissues. The regulatory and functional role of CircSERPINE2 upregulation was examined in OA and was validated in vitro and in vivo, downstream target of CircSERPINE2 was explored. RNA pull down, a luciferase ...

Key messages

What is already known about this subject?
- Circular RNAs (CircRNAs) have important roles in many diseases, including osteoarthritis (OA).
- Targeting dysfunctional circRNA-micro-RNA-mRNA interactions fulfil a critical therapeutic promise.

What does this study add?
- A powerful protective circRNA-CircSERPINE2 and its 'CircSERPINE2-miR-1271-5p-E26 ...

图13-32 “CircSERPINE2 protects against osteoarthritis by targeting miR-1271 and ETS-related gene”于2019年发表于*Annals of the Rheumatic Diseases* 78卷第6期

四、类风湿关节炎

1. RA中缺氧及缺氧诱导因子1α(HIF-1α)能引发Toll样受体信号诱导的炎症 滑膜成纤维细胞增生,淋巴细胞浸润和组织缺氧是RA的主要特征。RA中,Toll样受体(TLR)有重要作用,而缺氧对TLR诱导炎症的影响知之甚少。北京大学人民医院栗占国教授研究团队揭示缺氧及其调节因子HIF-1α在RA滑膜成纤维细胞(RASF)对TLR配体的炎症反应中的作用。研究显示,不同TLR配体刺激的RASF中,缺氧能增强炎性细胞因子、金属蛋白酶和VEGF表达,而HIF-1α在这个作用中发挥重要作用。此外,HIF-1α过表达能增强RASF介导的炎性Th1和Th17细胞扩增,产生IFN和IL-17因子。该研究表明,缺氧和HIF-1α可能结合TLR刺激的先天免疫反应共同促使RA的炎症反应,这项研究有望为RA的治疗寻求新的突破口。该项研究于2014年发表于*Annals of the Rheumatic Diseases*(IF=14.299)(图题13-33)。

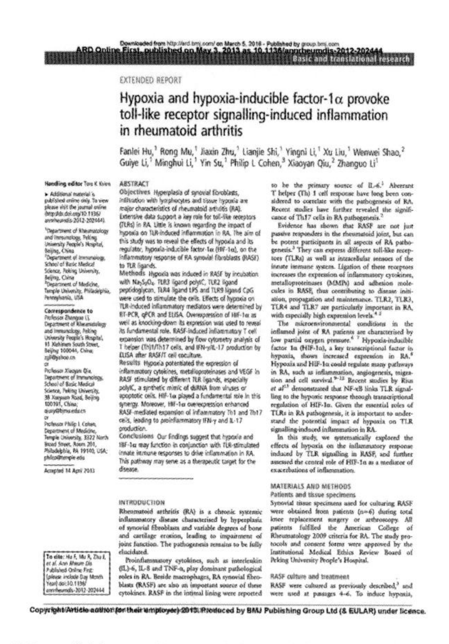
Downloaded from http://ard.bmj.com/ on March 5, 2018 - Published by group.bmj.com
ARD Online First, published on May 3, 2013 as 10.1136/annrheumdis-2012-202444
Basic and translational research

EXTENDED REPORT

Hypoxia and hypoxia-inducible factor-1α provoke toll-like receptor signalling-induced inflammation in rheumatoid arthritis

Fanlei Hu, Rong Mu, Jiaxin Zhu, Lianjie Shi, Yingni Li, Xu Liu, Wenwei Shao, Guiye Li, Minghui Li, Yin Su, Philip L Cohen, Xiaoyan Qiu, Zhanguo Li

ABSTRACT

Objectives Hyperplasia of synovial fibroblasts, infiltration with lymphocytes and tissue hypoxia are major characteristics of rheumatoid arthritis (RA). Extensive data support a key role for toll-like receptors (TLRs) in RA. Little is known regarding the impact of hypoxia on TLR-induced inflammation in RA. The aim of this study was to reveal the effects of hypoxia and its regulator, hypoxia-inducible factor-1α (HIF-1α), on the inflammatory response of RA synovial fibroblasts (RASF) to TLR ligands.

Methods Hypoxia was induced in RASF by incubation with $Na_2S_2O_4$. TLR3 ligand polyIC, TLR2 ligand peptidoglycan, TLR4 ligand LPS and TLR9 ligand CpG ...

图13-33 “Hypoxia and hypoxia-inducible factor-1α provoke toll-like receptor signalling-induced inflammation in rheumatoid arthritis”于2014年发表于*Annals of the Rheumatic Diseases* 73卷第5期

2. 类风湿关节炎患者口腔和肠道微生物基因组研究 目前对疾病相关的细菌及其功能知之甚少。因此研究RA相关的微生物菌群,有利于对RA病理生理的深入了解。中国医学科学院北京协和医院张烜教授和深圳华大基因的王俊教授、李英睿教授的研究团队通力合作,对RA患者的口腔和肠道微生物进行基因组研究。研究者收集未经药物治疗的RA患者的粪便、牙菌斑和唾液样本,并设立健康人群对照,检测微生物组DNA,发现某种嗜血杆菌在类风湿关节炎患者中缺失,并且其含量与RA患者自身免疫抗体滴度成反比。而唾液乳杆菌在RA患者粪便、牙菌斑和唾液样本中有明显富集,尤其在病情高度活跃患者中,表明该菌群在RA病理机制中具有重要作用。该研究确定RA患者中肠道和口腔微生物的特定改变,有助于通过微生物组成分析对RA进行早期诊断及精准治疗,是世界上首次对肠道和口腔微生物同时进行基因组水平的关联研究。该项研究于2015年发表在*Nature Medicine*(IF

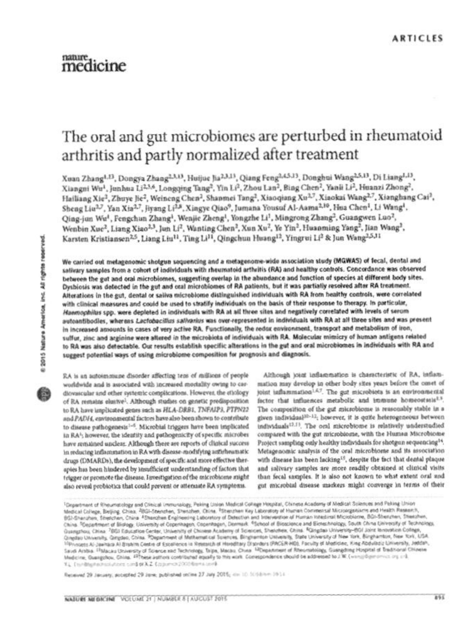
ARTICLES

nature medicine

The oral and gut microbiomes are perturbed in rheumatoid arthritis and partly normalized after treatment

Xuan Zhang[1,13], Dongya Zhang[2,3,13], Huijue Jia[2,3,13], Qiang Feng[2,4,5,13], Donghui Wang[2,5,13], Di Liang[1,13], Xiangni Wu[1], Junhua Li[2,3,6], Longqing Tang[2], Yin Li[2], Zhou Lan[2], Bing Chen[2], Yanli Li[2], Huanzi Zhong[2], Hailiang Xie[2], Zhuye Jie[2], Weineng Chen[2], Shanmei Tang[2], Xiaoqiang Xu[2,7], Xiaokai Wang[2,7], Xianghang Cai[3], Sheng Liu[2,7], Yan Xia[2,7], Jiyang Li[2,8], Xingye Qiao[9], Jumana Yousuf Al-Aama[2,10], Hua Chen[1], Li Wang[1], Qing-jun Wu[1], Fengchun Zhang[1], Wenjie Zheng[1], Yongzhe Li[1], Mingrong Zhang[2], Guangwen Luo[2], Wenbin Xue[2], Liang Xiao[2,3], Jun Li[2], Wanting Chen[2], Xun Xu[2], Ye Yin[2], Huanming Yang[2], Jian Wang[2], Karsten Kristiansen[2,5], Liang Liu[11], Ting Li[11], Qingchun Huang[12], Yingrui Li[2] & Jun Wang[2,5,11]

We carried out metagenomic shotgun sequencing and a metagenome-wide association study (MGWAS) of fecal, dental and salivary samples from a cohort of individuals with rheumatoid arthritis (RA) and healthy controls. Concordance was observed between the gut and oral microbiomes, suggesting overlap in the abundance and function of species at different body sites. Dysbiosis was detected in the gut and oral microbiomes of RA patients, but it was partially resolved after RA treatment. Alterations in the gut, dental or saliva microbiome distinguished individuals with RA from healthy controls, were correlated with clinical measures and could be used to stratify individuals on the basis of their response to therapy. In particular, *Haemophilus* spp. were depleted in individuals with RA at all three sites and negatively correlated with levels of serum autoantibodies, whereas *Lactobacillus salivarius* was over-represented in individuals with RA at all three sites and was present in increased amounts in cases of very active RA. Functionally, the redox environment, transport and metabolism of iron, sulfur, zinc and arginine were altered in the microbiota of individuals with RA. Molecular mimicry of human antigens related to RA was also detectable. Our results establish specific alterations in the gut and oral microbiomes in individuals with RA and suggest potential ways of using microbiome composition for prognosis and diagnosis.

© 2015 Nature America, Inc. All rights reserved.

图 13-34　“The oral and gut microbiomes are perturbed in rheumatoid arthritis and partly normalized after treatment”于 2015 年发表于 *Nature Medicine* 21 卷第 8 期

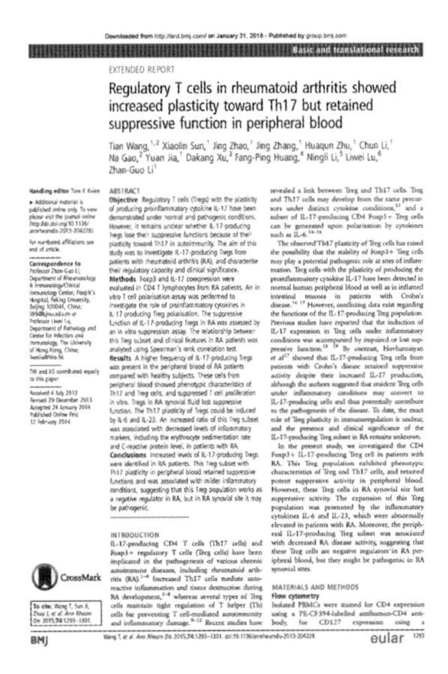
Downloaded from http://ard.bmj.com/ on January 31, 2018 - Published by group.bmj.com

Basic and translational research

EXTENDED REPORT

Regulatory T cells in rheumatoid arthritis showed increased plasticity toward Th17 but retained suppressive function in peripheral blood

Tian Wang,[1,2] Xiaolin Sun,[1] Jing Zhao,[1] Jing Zhang,[1] Huaqun Zhu,[1] Chun Li,[1] Na Gao,[2] Yuan Jia,[1] Dakang Xu,[3] Fang-Ping Huang,[4] Ningli Li,[5] Liwei Lu,[6] Zhan-Guo Li[1]

ABSTRACT

Objective Regulatory T cells (Tregs) with the plasticity of producing proinflammatory cytokine IL-17 have been demonstrated under normal and pathogenic conditions. However, it remains unclear whether IL-17-producing Tregs lose their suppressive functions because of their plasticity toward Th17 in autoimmunity. The aim of this study was to investigate IL-17-producing Tregs from patients with rheumatoid arthritis (RA), and characterise their regulatory capacity and clinical significance.

Methods Foxp3 and IL-17 coexpression were evaluated in CD4 T lymphocytes from RA patients. An in vitro T cell polarisation assay was performed to investigate the role of proinflammatory cytokines in IL-17-producing Treg polarisation. The suppressive ...

图 13-35　“Regulatory T cells in rheumatoid arthritis showed increased plasticity toward Th17 but retained suppressive function in peripheral blood”于 2015 年发表于 *Annals of the Rheumatic Diseases* 74 卷第 6 期

=32.621)(图 13-34)。

3. 类风湿关节炎中 T 调节细胞的作用　在正常和病理情况下,调节 T 细胞(Tregs)具有产生促炎细胞因子 IL-17 的可塑性。然而,目前尚不清楚产生 IL-17 的 Tregs 是否会由于在自身免疫反应中具有 IL-17 的能力而丧失其抑制功能。北京大学人民医院栗占国教授团队和香港大学 Liwei Lu 教授团队共同研究了类风湿关节炎患者中产生促炎细胞因子 IL-17 的 T 调节细胞(Tregs),并阐明其调节能力和临床意义。研究发现,RA 患者外周血中产生 IL-17 的 Tregs 增高,这些细胞体外能抑制 T 细胞增殖,而 RA 滑液中的 Tregs 失去抑制功能。Treg 亚群的比例增加与 RA 患者的炎症标志物水平降低相关,包括红细胞沉降率和 C-反应蛋白水平。外周血中的产生 Th17 的 Treg 亚群保留了抑制功能,并与较轻的炎症状态相关,表明该 Treg 群体在 RA 发生中具有负调控的作用;但在 RA 滑膜部位中的产生 Th17 的 Treg 亚群可能具有致病性。该项研究于 2015 年发表在 *Annals of the Rheumatic Diseases* (IF = 14.299)(图 13-35)。

4. 胶原诱导的小鼠关节炎中,分选微管连接蛋白 10 缺陷能通过促进 NFATc1 降解预防骨丢失和关节破坏　分选微管连接蛋白 10(sorting nexin 10, SNX10)在恶性骨硬化病中发挥重要的临床作用。复旦大学药学院沈晓燕教授课题组与澳大利亚西澳大学徐家科教授课题组共同研究了 SNX10 在胶原诱导的关节炎(CIA)小鼠骨质破坏中的作用和精确机制。SNX10 敲除可预防 CIA 小鼠的骨丢失和关节破坏,血清 TNF-α、IL-1β 和抗凝血酶 IgG 2α 抗体水平降低。SNX10 缺乏不会阻止破骨细胞生成,但通过干扰肌动蛋白带的形成显著损害破骨细胞的成熟和骨吸收功能。SNX10 敲除的破骨细胞中 TRAP、CtsK 和 MMP9 被显著抑制,并且部分功能可通过 SNX10 过表达恢复,此外,活化 T-细胞核因子 1(NFATc1)降解加速,从而抑制整联蛋白 β3-Src-PYK2 信号传导。研究揭示了 SNX10 在破骨细胞功能中的关键作用和新机制,并为 SNX10 成为抑制 RA 中的免疫炎症反应和骨侵蚀的新治疗靶标提供了证据。该项研究于 2016 年发表在 *Annals of the Rheumatic Diseases*(IF = 14.299)(图 13-36)。

5. 类风湿关节炎患者中,一种鉴定痕量 IgG 糖链的方法　免疫球蛋白 G(IgG)上的 n-链聚糖与疾病的发病机制和抗体药物的治疗相关,但其丰度很低,难以检测。澳门科技大学中药质量研究国家重点实验室姜志宏教授和刘良教授领导的研究团队成功设计国际上首块 TiO2-PGC 芯片,它能对低丰度但重要的酸性糖链进行富集,并能检测糖蛋白上痕量糖链的微小改变。研究者从 277 名 RA 患者和 141 名健康个体中,鉴定 n-聚糖生物标志物,首次发现 IgG 上的 20 个磺酸化糖链,以及 RA 患者血清中 21 个诊断标志物,其中有两个磺酸化 N-糖链的标志物组合对 RA 诊断的特异性和灵敏度可达 85%左右,

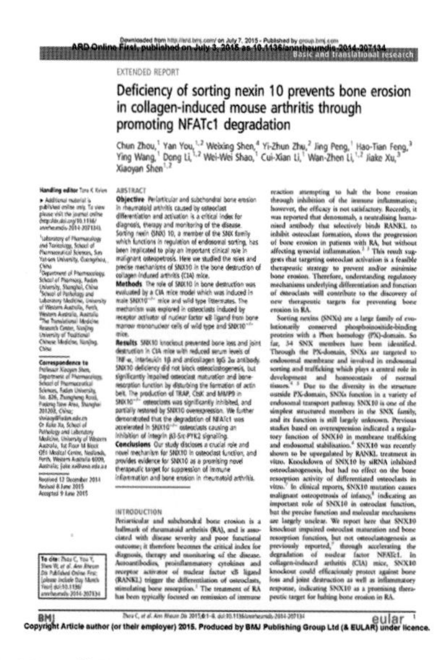
EXTENDED REPORT

Deficiency of sorting nexin 10 prevents bone erosion in collagen-induced mouse arthritis through promoting NFATc1 degradation

Chun Zhou, Yan You, Weixing Shen, Yi-Zhun Zhu, Jing Peng, Hao-Tian Feng, Ying Wang, Dong Li, Wei-Wei Shao, Cui-Xian Li, Wan-Zhen Li, Jiake Xu, Xiaoyan Shen

图 13-36　“Deficiency of sorting nexin 10 prevents bone erosion in collagen-induced mouse arthritis through promoting NFATc1 degradation”于 2016 年发表于 *Annals of the Rheumatic Diseases* 75 卷第 6 期

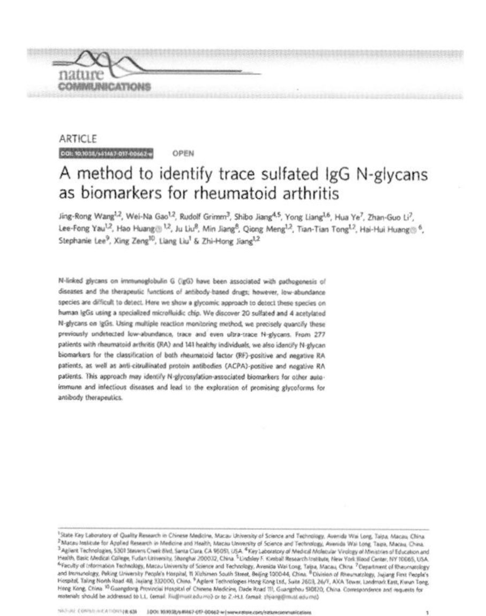
ARTICLE

A method to identify trace sulfated IgG N-glycans as biomarkers for rheumatoid arthritis

图 13-37　“A method to identify trace sulfated IgG N-glycans as biomarkers for rheumatoid arthritis”于 2017 年发表于 *Nature Communications* 8 卷第 1 期

且能与强直性脊柱炎和骨关节炎疾病区分。临床上 RA、强直性脊柱炎和骨关节炎患者由于都具有关节炎的症状，难以区分，该研究为解决这一难题提供新的思路。该成果于 2017 年发表在 *Nature Communications*（IF = 12.353）（图 13-37）。

6. *NCF1* 中的错义变体与多种自身免疫疾病的易感性相关　自身免疫病的基因水平的机制研究，有助于寻找其有效的治疗靶点。上海交通大学医学院沈南教授实验室联合美国南卡罗来纳大学 Betty Tsao 教授、赵健博士研究团队，经过多年合作研究，发现位于 *NCF1* 编码区的具有功能性的遗传易感位点 rs201802880，它的突变型可引起 NCF1 蛋白氨基酸序列变化，从而减少 NAPDH 氧化酶产生活性氧，影响疾病的发展。该位点还与 RA 和原发性舍格伦综合征（干燥综合征）患者的遗传易感性有关。该研究发现了多种自身免疫病共同的易感位点，为疾病干预治疗提供新的方法。该项成果于 2017 年发表在国际遗传学领域权威学术期刊 *Nature Genetics*（IF = 27.125）。

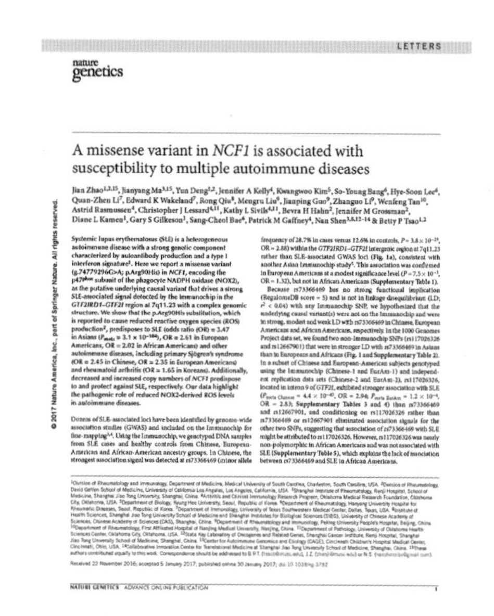
LETTERS

nature genetics

A missense variant in *NCF1* is associated with susceptibility to multiple autoimmune diseases

图 13-38　“A missense variant in *NCF1* is associated with susceptibility to multiple autoimmune diseases”于 2017 年发表于 *Nature Genetics* 49 卷第 3 期

7. Vδ2 T 细胞调控类风湿关节炎病程的机制研究　RA 的发病机制中，已证实获得性免疫 T 细胞和 B 细胞出现异常，但 RA 中天然免疫反应作用尚不明确。北京协和医院张烜教授团队探讨天然免疫的重要成员 Vδ2 T 细胞在 RA 发病机制中的作用。研究揭示 RA 患者外周 Vδ2 T 细胞而非 Vδ1 T 细胞显著降低，Vδ2 T 细胞在滑膜中累积并产生大量促炎细胞因子，包括干扰素 γ 和 IL-17。高水平的 TNF-α 促进 RA 的 Vδ2 T 细胞中 CCR5 和 CXCR3 的表达，其能渗入滑膜并在 RA 发病机制中起关键作用。该研究为 RA 的病情监测提供新的标志物，Vδ2 T 细胞活化异常对 RA 的治疗具有潜在的临床价值。该项研究于 2017 年发表在 *Annals of the Rheumatic Diseases*（IF = 12.353）（图 13-39）。

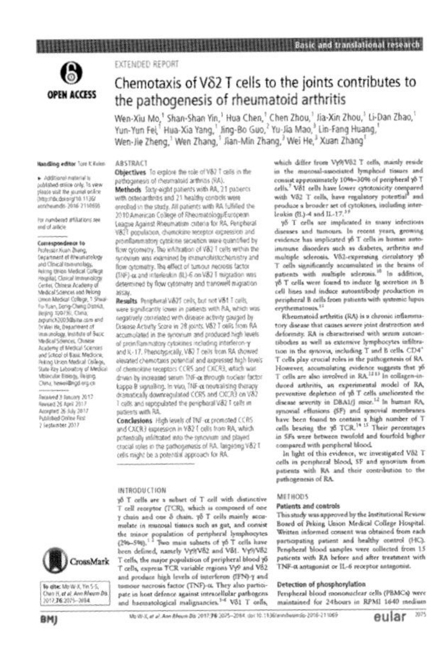

Basic and translational research

EXTENDED REPORT

OPEN ACCESS

Chemotaxis of Vδ2 T cells to the joints contributes to the pathogenesis of rheumatoid arthritis

Wen-Xiu Mo,[1] Shan-Shan Yin,[1] Hua Chen,[1] Chen Zhou,[1] Jia-Xin Zhou,[1] Li-Dan Zhao,[1] Yun-Yun Fei,[1] Hua-Xia Yang,[1] Jing-Bo Guo,[2] Yu-Jia Mao,[3] Lin-Fang Huang,[1] Wen-Jie Zheng,[1] Wen Zhang,[1] Jian-Min Zhang,[3] Wei He,[3] Xuan Zhang[1]

ABSTRACT

Objectives To explore the role of Vδ2 T cells in the pathogenesis of rheumatoid arthritis (RA).

Methods Sixty-eight patients with RA, 21 patients with osteoarthritis and 21 healthy controls were enrolled in the study. All patients with RA fulfilled the 2010 American College of Rheumatology/European League Against Rheumatism criteria for RA. Peripheral Vδ2T population, chemokine receptor expression and proinflammatory cytokine secretion were quantified by flow cytometry. The infiltration of Vδ2 T cells within the synovium was examined by immunohistochemistry and flow cytometry. The effect of tumour necrosis factor ...

图 13-39 “Chemotaxis of Vδ2 T cells to the joints contributes to the pathogenesis of rheumatoid arthritis”于 2017 年发表于 *Annals of the Rheumatic Diseases* 76 卷第 12 期

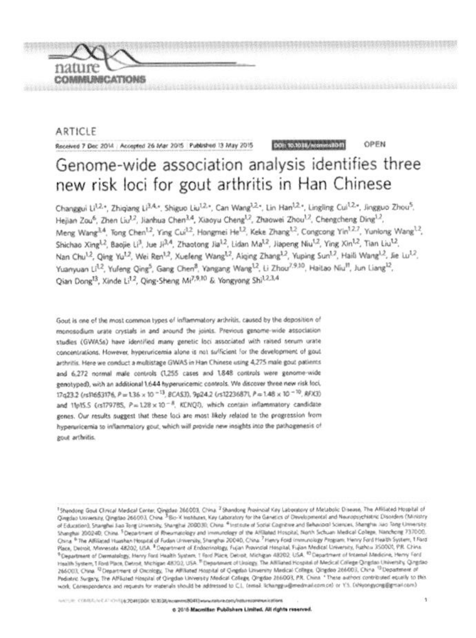

nature COMMUNICATIONS

ARTICLE

Received 7 Dec 2014 | Accepted 26 Mar 2015 | Published 13 May 2015　OPEN

Genome-wide association analysis identifies three new risk loci for gout arthritis in Han Chinese

Changgui Li[1,2,*], Zhiqiang Li[3,4,*], Shiguo Liu[1,2,*], Can Wang[1,2,*], Lin Han[1,2,*], Lingling Cui[1,2,*], Jingguo Zhou[5], Hejian Zou[6], Zhen Liu[1,2], Jianhua Chen[3,4], Xiaoyu Cheng[1,2], Zhaowei Zhou[1,7], Chengcheng Ding[1,2], Meng Wang[3,4], Tong Chen[1,2], Ying Cui[1,2], Hongmei He[1,2], Keke Zhang[1,2], Congcong Yin[1,2,7], Yunlong Wang[1,2], Shichao Xing[1,2], Baojie Li[3], Jue Ji[3,4], Zhaotong Jia[1,2], Lidan Ma[1,2], Jiapeng Niu[1,2], Ying Xin[1,2], Tian Liu[1,2], Nan Chu[1,2], Qing Yu[1,2], Wei Ren[1,2], Xuefeng Wang[1,2], Aiqing Zhang[1,2], Yuping Sun[1,7], Haili Wang[1,2], Jie Lu[1,2], Yuanyuan Li[1,2], Yufeng Qing[5], Gang Chen[8], Yangang Wang[1,2], Li Zhou[7,9,10], Haitao Niu[11], Jun Liang[12], Qian Dong[13], Xinde Li[1,2], Qing-Sheng Mi[7,9,10] & Yongyong Shi[1,2,3,4]

Gout is one of the most common types of inflammatory arthritis, caused by the deposition of monosodium urate crystals in and around the joints. Previous genome-wide association studies (GWASs) have identified many genetic loci associated with raised serum urate concentrations. However, hyperuricemia alone is not sufficient for the development of gout arthritis. Here we conduct a multistage GWAS in Han Chinese using 4,275 male gout patients and 6,272 normal male controls (1,255 cases and 1,848 controls were genome-wide genotyped), with an additional 1,644 hyperuricemic controls. We discover three new risk loci, 17q23.2 (rs11653176, $P=1.36\times10^{-13}$, *BCAS3*), 9p24.2 (rs12236871, $P=1.48\times10^{-10}$, *RFX3*) and 11p15.5 (rs179785, $P=1.28\times10^{-8}$, *KCNQ1*), which contain inflammatory candidate genes. Our results suggest that these loci are most likely related to the progression from hyperuricemia to inflammatory gout, which will provide new insights into the pathogenesis of gout arthritis.

图 13-40 “Genome-wide association analysis identifies three new risk loci for gout arthritis in Han Chinese”于 2015 年发表于 *Nature Communications* 6 卷

五、痛风性关节炎

痛风是常见的炎性关节炎类型之一，它由关节内和周围的尿酸单钠晶体沉积所致，血清尿酸水平升高是痛风重要的发病因素。临床上，仅约 10%的高尿酸血症患者出现痛风，这表明仅仅出现高尿酸血症并不足以进展为痛风性关节炎。

全基因组关联分析确定汉族痛风性关节炎的 3 个新风险基因座：先前的全基因组关联研究(GWAS)已经鉴定了许多与升高的血清尿酸盐浓度相关的遗传基因座。然而，单独的高尿酸血症不足以发展成痛风性关节炎。山东省青岛大学附院痛风病临床医学中心李长贵教授及其课题组使用 4 275 名男性痛风患者和 6 272 名正常男性对照(1 255 例和 1 848 名对照进行全基因组基因分型)进行多阶段 GWAS，另外还有 1 644 名高尿酸血症对照。发现三个新的风险位点，17q23.2(rs11653176，$P=1.36\times10^{-13}$，*BCAS3*)，9p24.2(rs12236871，$P=1.48\times10^{-10}$，*RFX3*)和 11p15.5(rs179785，$P=1.28\times10^{-8}$，*KCNQ1*)，其含有炎性候选基因。我们的研究结果表明，这些位点很可能与高尿酸血症到炎性痛风的进展有关，这将为痛风性关节炎的发病机制提供新见解。该项研究于 2015 年发表在 *Nature Communications*(IF=12.353)上(图 13-40)。

六、脊柱

脊柱骨科是骨科的重要分支之一，相关疾病包括骨质、椎间盘、肌肉及韧带等的变化，如椎体的骨质增生、腰椎生理曲度变直或侧弯、椎间盘病变、韧带的钙化、椎间孔狭窄、脊髓病变、脊柱滑脱等，较为常见的是颈椎病和腰椎病，近年来，脊柱骨科相关的病因机制、诊断检查方式以及治疗措施都取得了有目共睹的进展。

1. *TBX6* 基因的无效变异和常见的亚效等位基因会导致先天性脊柱侧凸　从脊柱外科的基因遗传角度来说，先天性脊柱侧凸是由于胚胎期脊柱发育异常导致的椎体畸形，可导致患者的劳动力丧失，目前病因不明确，考虑到先天性脊柱侧凸可能与遗传易患性有关，为从基因层面探讨其相关性，复旦大学生命科学学院基因工程国家重点实验室的张锋团队和北京协和医院的邱贵兴团队等应用“比较基因组杂交芯片”技术研究了 161 名汉族散发性先天性脊柱侧凸的患者、166 名汉族的对照组成员和家庭成员存在 16p11.2 缺失的两个家系，同时重复验证 76 名先天性脊柱侧凸中国汉族人员和来自多中心缺失 16p11.2 的 42 名研究成员，通过比较基因组杂交、定量聚合酶链反应分析和 DNA 测序等方法解释了先天性脊柱侧凸的全基因组拷贝数变异，研究得出基因组 16p11.2 区域内存在大片段 DNA 缺失，确认了缺失区域内的 *TBX6* 基因为致病基因，该研究解析了 *TBX6* 致病基因的复合遗传机制，发现 11%的先天性脊柱侧凸人群存在 16p11.2 区域的罕见变异，推动了我国脊柱畸形的深入研究和应用转化，有利于先天性脊柱侧凸早期诊断及遗传咨询。此项研

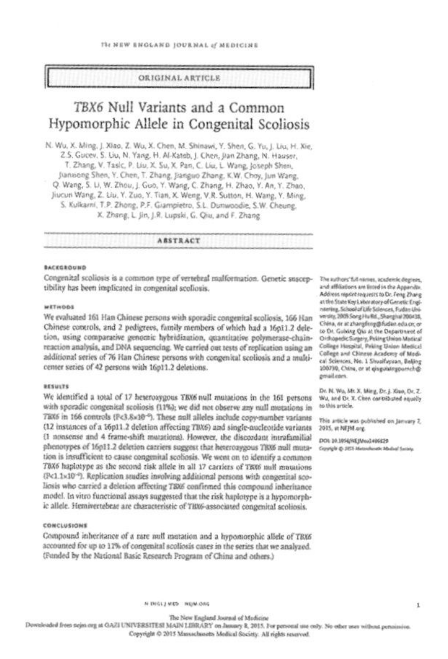
The NEW ENGLAND JOURNAL of MEDICINE

ORIGINAL ARTICLE

TBX6 Null Variants and a Common Hypomorphic Allele in Congenital Scoliosis

N. Wu, X. Ming, J. Xiao, Z. Wu, X. Chen, M. Shinawi, Y. Shen, G. Yu, J. Liu, H. Xie, Z.S. Gucev, S. Liu, N. Yang, H. Al-Kateb, J. Chen, Jian Zhang, N. Hauser, T. Zhang, V. Tasic, P. Liu, X. Su, X. Pan, C. Liu, L. Wang, Joseph Shen, Jianxiong Shen, Y. Chen, T. Zhang, Jianguo Zhang, K.W. Choy, Jun Wang, Q. Wang, S. Li, W. Zhou, J. Guo, Y. Wang, C. Zhang, H. Zhao, Y. An, Y. Zhao, Jiucun Wang, Z. Liu, Y. Zuo, Y. Tian, X. Weng, V.R. Sutton, H. Wang, Y. Ming, S. Kulkarni, T.P. Zhong, P.F. Giampietro, S.L. Dunwoodie, S.W. Cheung, X. Zhang, L. Jin, J.R. Lupski, G. Qiu, and F. Zhang

ABSTRACT

BACKGROUND

Congenital scoliosis is a common type of vertebral malformation. Genetic susceptibility has been implicated in congenital scoliosis.

METHODS

We evaluated 161 Han Chinese persons with sporadic congenital scoliosis, 166 Han Chinese controls, and 2 pedigrees, family members of which had a 16p11.2 deletion, using comparative genomic hybridization, quantitative polymerase-chain-reaction analysis, and DNA sequencing. We carried out tests of replication using an additional series of 76 Han Chinese persons with congenital scoliosis and a multicenter series of 42 persons with 16p11.2 deletions.

RESULTS

We identified a total of 17 heterozygous *TBX6* null mutations in the 161 persons with sporadic congenital scoliosis (11%); we did not observe any null mutations in *TBX6* in 166 controls ($P<3.8\times10^{-6}$). These null alleles include copy-number variants (12 instances of a 16p11.2 deletion affecting *TBX6*) and single-nucleotide variants (1 nonsense and 4 frame-shift mutations). However, the discordant intrafamilial phenotypes of 16p11.2 deletion carriers suggest that heterozygous *TBX6* null mutation is insufficient to cause congenital scoliosis. We went on to identify a common *TBX6* haplotype as the second risk allele in all 17 carriers of *TBX6* null mutations ($P<1.1\times10^{-6}$). Replication studies involving additional persons with congenital scoliosis who carried a deletion affecting *TBX6* confirmed this compound inheritance model. In vitro functional assays suggested that the risk haplotype is a hypomorphic allele. Hemivertebrae are characteristic of *TBX6*-associated congenital scoliosis.

CONCLUSIONS

Compound inheritance of a rare null mutation and a hypomorphic allele of *TBX6* accounted for up to 11% of congenital scoliosis cases in the series that we analyzed. (Funded by the National Basic Research Program of China and others.)

The authors' full names, academic degrees, and affiliations are listed in the Appendix. Address reprint requests to Dr. Feng Zhang at the State Key Laboratory of Genetic Engineering, School of Life Sciences, Fudan University, 2005 Song Hu Rd., Shanghai 200438, China, or at zhangfeng@fudan.edu.cn; or to Dr. Guixing Qiu at the Department of Orthopedic Surgery, Peking Union Medical College Hospital, Peking Union Medical College and Chinese Academy of Medical Sciences, No. 1 Shuaifuyuan, Beijing 100730, China, or at qiuguixingpumch@gmail.com.

Dr. N. Wu, Mr. X. Ming, Dr. J. Xiao, Dr. Z. Wu, and Dr. X. Chen contributed equally to this article.

This article was published on January 7, 2015, at NEJM.org.

N ENGL J MED　NEJM.ORG　1

The New England Journal of Medicine
Downloaded from nejm.org at GAZI UNIVERSITESI MAIN LIBRARY on January 8, 2015. For personal use only. No other uses without permission.
Copyright © 2015 Massachusetts Medical Society. All rights reserved.

图 13-41　“*TBX6* null variants and a common hypomorphic allele in congenital scoliosis.”于 2015 年发表于 *The New England journal of medicine* 372 卷第 4 期

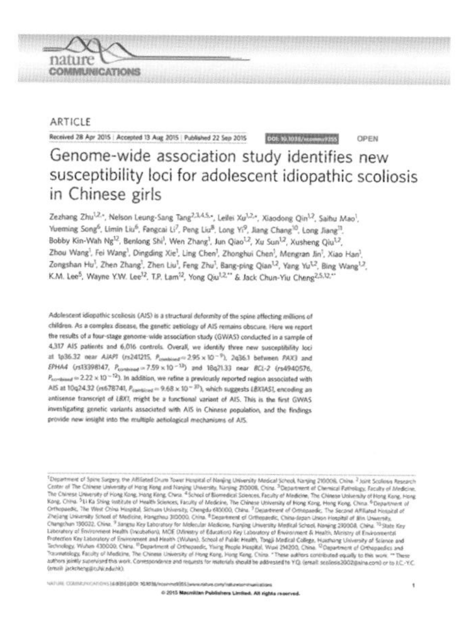
nature COMMUNICATIONS

ARTICLE

Received 28 Apr 2015 | Accepted 13 Aug 2015 | Published 22 Sep 2015　OPEN

Genome-wide association study identifies new susceptibility loci for adolescent idiopathic scoliosis in Chinese girls

Zezhang Zhu[1,2,*], Nelson Leung-Sang Tang[2,3,4,5,*], Leilei Xu[1,2,*], Xiaodong Qin[1,2], Saihu Mao[1], Yueming Song[6], Limin Liu[6], Fangcai Li[7], Peng Liu[8], Long Yi[9], Jiang Chang[10], Long Jiang[11], Bobby Kin-Wah Ng[12], Benlong Shi[1], Wen Zhang[1], Jun Qiao[1,2], Xu Sun[1,2], Xusheng Qiu[1,2], Zhou Wang[1], Fei Wang[1], Dingding Xie[1], Ling Chen[1], Zhonghui Chen[1], Mengran Jin[1], Xiao Han[1], Zongshan Hu[1], Zhen Zhang[1], Zhen Liu[1], Feng Zhu[1], Bang-ping Qian[1,2], Yang Yu[1,2], Bing Wang[1,2], K.M. Lee[5], Wayne Y.W. Lee[12], T.P. Lam[12], Yong Qiu[1,2,**] & Jack Chun-Yiu Cheng[2,5,12,**]

Adolescent idiopathic scoliosis (AIS) is a structural deformity of the spine affecting millions of children. As a complex disease, the genetic aetiology of AIS remains obscure. Here we report the results of a four-stage genome-wide association study (GWAS) conducted in a sample of 4,317 AIS patients and 6,016 controls. Overall, we identify three new susceptibility loci at 1p36.32 near *AJAP1* (rs241215, $P_{combined}=2.95\times10^{-9}$), 2q36.1 between *PAX3* and *EPHA4* (rs13398147, $P_{combined}=7.59\times10^{-13}$) and 18q21.33 near *BCL-2* (rs4940576, $P_{combined}=2.22\times10^{-12}$). In addition, we refine a previously reported region associated with AIS at 10q24.32 (rs678741, $P_{combined}=9.68\times10^{-37}$), which suggests *LBX1AS1*, encoding an antisense transcript of *LBX1*, might be a functional variant of AIS. This is the first GWAS investigating genetic variants associated with AIS in Chinese population, and the findings provide new insight into the multiple aetiological mechanisms of AIS.

© 2015 Macmillan Publishers Limited. All rights reserved.

图 13-42　“Genome-wide association study identifies new susceptibility loci for adolescent idiopathic scoliosis in Chinese girls”于 2015 年发表于 *Nature Communications* 第 6 卷

究发表于 2015 年的 *The New England journal of medicine*（IF＝70.67）（图 13-41）。

2. 全基因组关联分析确定中国女性青少年的特发性脊柱侧凸的新致病基因　青少年特发性脊柱侧凸（adolescent idiopathic scoliosis，AIS）是青春期前后最为常见的脊柱畸形，患儿表现为脊柱向侧方弯曲角度大于 10°。有大量研究表明 AIS 具有家族聚集倾向，但其遗传学病因机制尚未研究完全。南京大学医学院的邱勇团队和香港中文大学的郑振耀团队通过全基因组关联分析（GWAS）共收集分析了包括国内长江流域和香港地区超过 4 000 例的 AIS 患者及 6 000 多例正常对照者的 DNA。研究团队定位了三个与汉族 AIS 发病有关的新易感位点，即 *AJAP1* 基因附近的 1p36.32 位点，*PAX3* 基因和 *EPHA4* 基因之间的 2q36.1 位点及 *BCL-2* 基因附近的 18q21.33 位点，同时重新定位了 10q24.32 位点上的 *AIS* 基因相关的结构域。这些基因位点与肌肉、软骨发育及细胞凋亡等信号通路息息相关。此项研究确定了与汉族 AIS 发病有关的新易感基因位点，为 AIS 病因学研究提供了新的思路，同时也为脊柱侧凸的早期干预及个体化诊疗提供了丰富的理论基础。此项研究发表于 2015 年的 *Nature Communications*（IF＝11.878）（图 13-42）。

3. 褪黑素通过褪黑素膜受体介导的 PI3K-Akt 通路抑制髓核（NP）细胞增殖和细胞外基质（ECM）重塑　脊椎动物的松果体切除会加速椎间盘退变（IDD），但其中潜在的机制及褪黑素发挥的作用尚未清楚。中国医学科学院北京协和医院沈建雄教授研究团队首次发现褪黑素膜受体 MT1 和 MT2 的分别存在于人椎间盘组织和髓核（NP）细胞中，褪黑素能以剂量依赖性方式显著抑制 NP 细胞增殖，可下调细胞周期蛋白 D1，PCNA，基质金属肽酶（MMP）-3 和基质金属肽酶-9 的基因表达，并上调 NP 细胞中Ⅱ型胶原 α1 链和蛋白聚糖的基因表达，且褪黑素的这些作用能被非特异性褪黑激素膜受体拮抗剂阻断，信号通路分析表明在椎间盘组织和 NP 细胞中，褪黑素作用于 MT1/2，随后减少磷酸肌醇 3-激酶（PI3K）p85 调节亚基、磷酸肌醇依赖性激酶-1 和 Akt 的磷酸化，该研究表明，褪黑素是 NP 细胞功能的关键调节因子，在预防 IDD 中起着至关重要的作用。该项成果于 2017 年发表于 *Journal of Pineal Research*（IF＝15.221）（图 13-43）。

4. 定量宏基因组学揭示了强直性脊柱炎中独特的肠道微生物组生物标志物　肠道微生物组的评估和表征已成为人类自身免疫疾病领域的研究热点，强直性脊柱炎（AS）是一种炎症性自身免疫性疾病，有证据表明强直性脊柱炎可能与微生物体有关，为研究肠道微生物组和强直性脊柱炎之间的关系，浙江中医药大学基础医学院温成平教授领导的研究团队对 211 名中国人的肠道微生物 DNA 进行了基于深度鸟枪测序的定量宏基因组学研究。对比强直性脊柱炎患者和健康对照，共有 23 709 个基

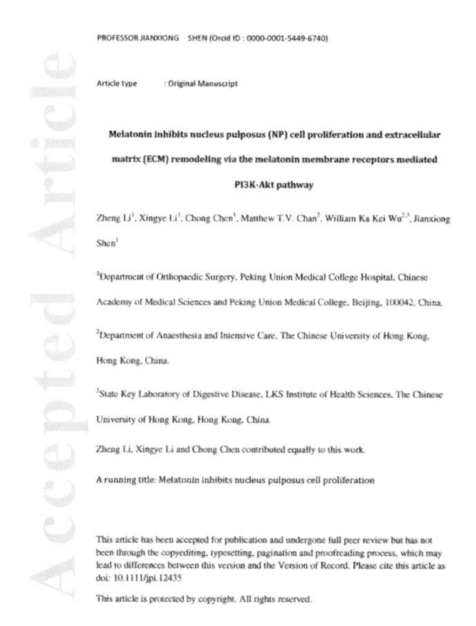
PROFESSOR JIANXIONG SHEN (Orcid ID : 0000-0001-5449-6740)

Article type : Original Manuscript

Melatonin inhibits nucleus pulposus (NP) cell proliferation and extracellular matrix (ECM) remodeling via the melatonin membrane receptors mediated PI3K-Akt pathway

Zheng Li[1], Xingye Li[1], Chong Chen[1], Matthew T.V. Chan[2], William Ka Kei Wu[2,3], Jianxiong Shen[1]

[1]Department of Orthopaedic Surgery, Peking Union Medical College Hospital, Chinese Academy of Medical Sciences and Peking Union Medical College, Beijing, 100042, China.

[2]Department of Anaesthesia and Intensive Care, The Chinese University of Hong Kong, Hong Kong, China.

[3]State Key Laboratory of Digestive Disease, LKS Institute of Health Sciences, The Chinese University of Hong Kong, Hong Kong, China.

Zheng Li, Xingye Li and Chong Chen contributed equally to this work.

A running title: Melatonin inhibits nucleus pulposus cell proliferation

This article has been accepted for publication and undergone full peer review but has not been through the copyediting, typesetting, pagination and proofreading process, which may lead to differences between this version and the Version of Record. Please cite this article as doi: 10.1111/jpi.12435

This article is protected by copyright. All rights reserved.

图 13-43　“Melatonin inhibits nucleus pulposus (NP) cell proliferation and extracellular matrix (ECM) remodeling via the melatonin membrane receptors mediated PI3K-Akt pathway.”于 2017 年发表于 *Journal of Pineal Research* 63 卷第 3 期

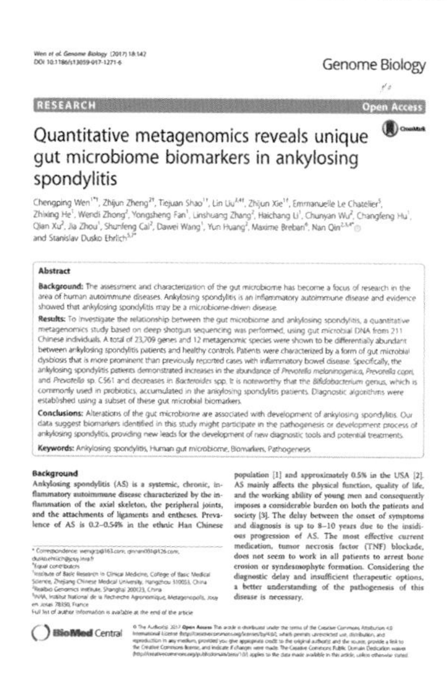
Wen et al. Genome Biology (2017) 18:142
DOI 10.1186/s13059-017-1271-6

Genome Biology

RESEARCH　Open Access

Quantitative metagenomics reveals unique gut microbiome biomarkers in ankylosing spondylitis

Chengping Wen, Zhijun Zheng, Tiejuan Shao, Lin Liu, Zhijun Xie, Emmanuelle Le Chatelier, Zhixing He, Wendi Zhong, Yongsheng Fan, Linshuang Zhang, Haichang Li, Chunyan Wu, Changfeng Hu, Qian Xu, Jia Zhou, Shunfeng Cai, Dawei Wang, Yun Huang, Maxime Breban, Nan Qin and Stanislav Dusko Ehrlich

Abstract

Background: The assessment and characterization of the gut microbiome has become a focus of research in the area of human autoimmune diseases. Ankylosing spondylitis is an inflammatory autoimmune disease and evidence showed that ankylosing spondylitis may be a microbiome-driven disease.

Results: To investigate the relationship between the gut microbiome and ankylosing spondylitis, a quantitative metagenomics study based on deep shotgun sequencing was performed, using gut microbial DNA from 211 Chinese individuals. A total of 23,709 genes and 12 metagenomic species were shown to be differentially abundant between ankylosing spondylitis patients and healthy controls. Patients were characterized by a form of gut microbial dysbiosis that is more prominent than previously reported cases with inflammatory bowel disease. Specifically, the ankylosing spondylitis patients demonstrated increases in the abundance of *Prevotella melaninogenica*, *Prevotella copri*, and *Prevotella* sp. C561 and decreases in *Bacteroides* spp. It is noteworthy that the *Bifidobacterium* genus, which is commonly used in probiotics, accumulated in the ankylosing spondylitis patients. Diagnostic algorithms were established using a subset of these gut microbial biomarkers.

Conclusions: Alterations of the gut microbiome are associated with development of ankylosing spondylitis. Our data suggest biomarkers identified in this study might participate in the pathogenesis or development process of ankylosing spondylitis, providing new leads for the development of new diagnostic tools and potential treatments.

Keywords: Ankylosing spondylitis, Human gut microbiome, Biomarkers, Pathogenesis

Background

Ankylosing spondylitis (AS) is a systemic, chronic, inflammatory autoimmune disease characterized by the inflammation of the axial skeleton, the peripheral joints, and the attachments of ligaments and entheses. Prevalence of AS is 0.2–0.54% in the ethnic Han Chinese population [1] and approximately 0.5% in the USA [2]. AS mainly affects the physical function, quality of life, and the working ability of young men and consequently imposes a considerable burden on both the patients and society [3]. The delay between the onset of symptoms and diagnosis is up to 8–10 years due to the insidious progression of AS. The most effective current medication, tumor necrosis factor (TNF) blockade, does not seem to work in all patients to arrest bone erosion or syndesmophyte formation. Considering the diagnostic delay and insufficient therapeutic options, a better understanding of the pathogenesis of this disease is necessary.

BioMed Central

图 13-44　“Quantitative metagenomics reveals unique gut microbiome biomarkers in ankylosing spondylitis”于 2017 年发表于 *Genome Biology* 18 卷第 1 期

因和 12 个宏基因组群(MGS)表现出差异丰富。患者的特征是肠道微生物生态失调，这比以前报道的炎症性肠病病例更为突出。进一步分析显示，AS 患者表现为产黑普氏菌(*Prevotella melaninogenica*)，肠道普氏菌(*Prevotella copri*)和普雷沃菌 *C561* 种(*Prevotella sp. C561*)丰度增加，拟杆菌属(*Bacteroides* spp)丰度降低，值得特别关注的是属益生菌的双歧杆菌属 *Bifidobacterium* genus 在强直性脊柱炎患者中积累，利用这些肠道微生物标志物的子集建立了诊断算法。该研究数据表明，肠道微生物组的改变与强直性脊柱炎的发展有关，本研究中发现的生物标志物可能参与强直性脊柱炎的发病机制或发展过程，为开发新的诊断工具和潜在治疗方法提供了新的线索。该研究于 2017 年发表于 *Genome Biology*(IF＝14.028)(图 13-44)。

5. 环状 RNA VMA21 能通过靶向 miR-200c 和 X 连锁凋亡抑制蛋白防止椎间盘退变　已证明环状 RNA(circRNA)可作为竞争性内源的 RNAs，与微小 RNA(miRNA)相互作用并影响 miRNA 的靶基因 mRNAs 的表达，上海交通大学附属第九人民医院赵杰教授科研团队对 circRNAs 是否可以作为竞争性内源 RNA 来调节椎间盘退变(IVDD)的病理进程进行研究。该团队研究了患者和大鼠模型的髓核(NP)细胞和退行性 NP 组织中 circVMA21(一种环状 RNA)在 IVDD 中的作用和机制，并检测了 circVMA21 和 miR-200c 以及靶 mRNA、X 连接的凋亡抑制蛋白(XIAP)之间的相互作用。结果显示在炎性细胞因子处理的 NP 细胞和退行性 NP 组织中 XIAP 的表达降低，这与细胞外基质的合成和分解代谢因子之间的过度凋亡和不平衡直接相关。miR-200c 通过抑制 XIAP 调节 NP 细胞活力和功能，而 circVMA21 充当 miR-200c 的海绵，通过靶向作用于 miR-200c 和 XIAP 在 NP 细胞中起作用。椎间盘内注射 circVMA21 可减轻大鼠模型的 IVDD。该研究表明 circVMA21 可通过 miR-200c-XIAP 途径减轻炎性细胞因子诱导的 NP 细胞凋亡及细胞外基质合成代谢与分解代谢之间的不平衡，为 IVDD 提供了一种潜在有效的治疗策略。该项研究于 2018 年发表于 *Annals of the Rheumatic Diseases*(IF＝14.299)(图 13-45)。

6. 褪黑素通过 Notch 信号通路避免维生素 A 相关性先天性脊柱侧凸大鼠模型中 microRNA-363 的不利影响　先天性脊柱畸形是体细胞发生缺陷的结果，与维生素 A 缺乏症(VAD)有关，然而学界对 VAD 相关先天性脊柱畸形的分子机制仍然知之甚少，但越来越多的研究表明 microRNAs 和褪黑素在先天性脊柱畸形的发展中起着重要作用，中国医学科学院北京协和医院沈建雄教授团队的研究发现在 VAD 大鼠中 miR-363 的全胚表达上调。研究显示 miR-363 能抑制原代培养的神经干细胞(NSCs)增殖分化，以及伴随这一过程的 Notch1 下调。在这一作

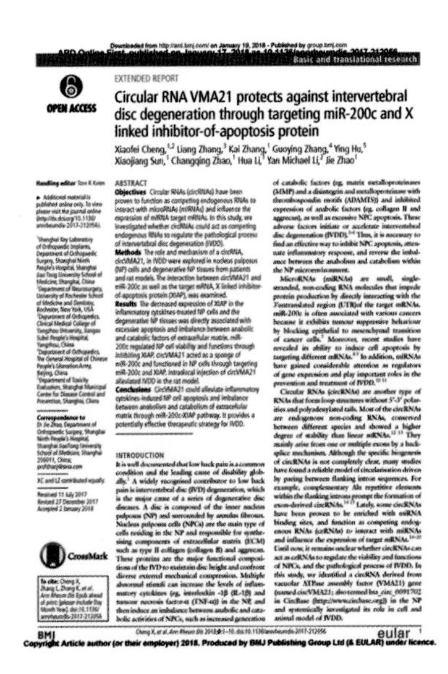
Downloaded from http://ard.bmj.com/ on January 19, 2018 - Published by group.bmj.com
Basic and translational research

EXTENDED REPORT

OPEN ACCESS

Circular RNA VMA21 protects against intervertebral disc degeneration through targeting miR-200c and X linked inhibitor-of-apoptosis protein

Xiaofei Cheng,[1,2] Liang Zhang,[3] Kai Zhang,[1] Guoying Zhang,[4] Ying Hu,[5] Xiaojiang Sun,[3] Changqing Zhao,[1] Hua Li,[1] Yan Michael Li,[2] Jie Zhao[1]

ABSTRACT

Objectives Circular RNAs (circRNAs) have been proven to function as competing endogenous RNAs to interact with microRNAs (miRNAs) and influence the expression of miRNA target mRNAs. In this study, we investigated whether circRNAs could act as competing endogenous RNAs to regulate the pathological process of intervertebral disc degeneration (IVDD).

Methods The role and mechanism of a circRNA, circVMA21, in IVDD were explored in nucleus pulposus (NP) cells and degenerative NP tissues from patients and rat models. The interaction between circVMA21 and

图 13-45 “Circular RNA VMA21 protects against intervertebral disc degeneration through targeting miR-200c and X linked inhibitor-of-apoptosis protein”于 2018 年发表于 *Annals of the Rheumatic Diseases* 77 卷第 5 期

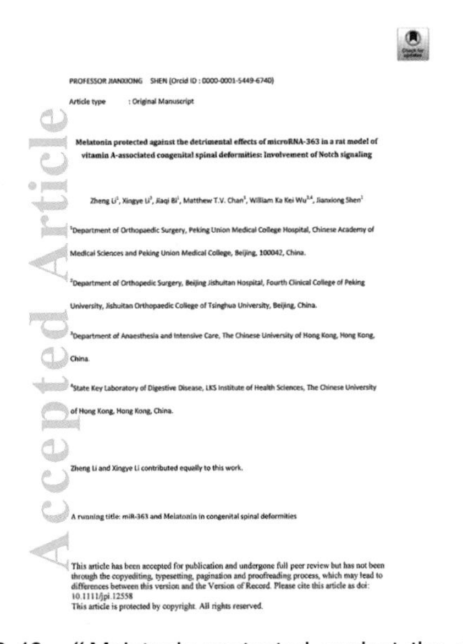
PROFESSOR JIANXIONG SHEN (Orcid ID : 0000-0001-5449-6740)

Article type : Original Manuscript

Melatonin protected against the detrimental effects of microRNA-363 in a rat model of vitamin A-associated congenital spinal deformities: Involvement of Notch signaling

Zheng Li[1], Xingye Li[2], Jiaqi Bi[1], Matthew T.V. Chan[3], William Ka Kei Wu[3,4], Jianxiong Shen[1]

[1]Department of Orthopaedic Surgery, Peking Union Medical College Hospital, Chinese Academy of Medical Sciences and Peking Union Medical College, Beijing, 100042, China.

[2]Department of Orthopedic Surgery, Beijing Jishuitan Hospital, Fourth Clinical College of Peking University, Jishuitan Orthopaedic College of Tsinghua University, Beijing, China.

[3]Department of Anaesthesia and Intensive Care, The Chinese University of Hong Kong, Hong Kong, China.

[4]State Key Laboratory of Digestive Disease, LKS Institute of Health Sciences, The Chinese University of Hong Kong, Hong Kong, China.

Zheng Li and Xingye Li contributed equally to this work.

A running title: miR-363 and Melatonin in congenital spinal deformities

This article has been accepted for publication and undergone full peer review but has not been through the copyediting, typesetting, pagination and proofreading process, which may lead to differences between this version and the Version of Record. Please cite this article as doi: 10.1111/jpi.12558
This article is protected by copyright. All rights reserved.

图 13-46 “Melatonin protected against the detrimental effects of microRNA-363 in a rat model of vitamin A-associated congenital spinal deformities: Involvement of Notch signaling”于 2019 年发表于 *Journal of Pineal Research* 66 卷第 3 期

用中，褪黑素能抑制 miR-363 的表达，挽救 miR-363 对 NSC 增殖分化的影响，并恢复 Notch 信号通路的信号传导，该项研究为 VAD 相关脊柱畸形的分子机制和褪黑素疗法提供了新见解。该研究于 2019 年发表于 *Journal of Pineal Research*（IF = 15.221）（图 13-46）。

7. 清醒小鼠背根神经节的长期显像　背根神经节（dorsal root ganglia，DRG）负责接收来自身体感受器的全部神经冲动并将它们传送到脊髓，是身体感觉的始发站，由于 DRG 在感觉和疼痛的形成过程中发挥着关键作用，通过离体技术或麻醉状态下已经对其功能进行了广泛的研究，然而由于检测技术的限制，DRG 神经元的活性变化，特别是清醒状态下的变化并不清楚，据此中国人民解放军总医院唐佩福团队与纽约大学医学院文飚甘、哥伦比亚大学麻醉科 Guang Yang 合作设计了清醒状态下小鼠 DRG 双光子荧光显微镜成像观察装置，该装置包括一个脊柱融合固定器和一个微型植入观察窗，采用该方法实现了对同一群组的 DRG 神经元在细胞和亚细胞水平超过数周的追踪观察，实验发现正常小鼠 DRG 神经元钙信号活动平稳，而在福尔马林注射诱发的炎症疼痛状态下，神经元活动显著性增强，并呈现和行为学相关的阶段性钙信号增强，同时超过 5 周的追踪成像显示福尔马林炎性痛转变为慢性疼痛。因此，本研究首次实现了疼痛演化过程中 DRG 神经元的群体动态追踪，清醒状态下小鼠 DRG 双光子荧光显微镜成像观察装置的设计研发为感觉和疼痛的研究开拓了新的视野和方法。本成果于 2019 年发表于 *Nature Communications*（IF = 12.353）（图 13-47）。

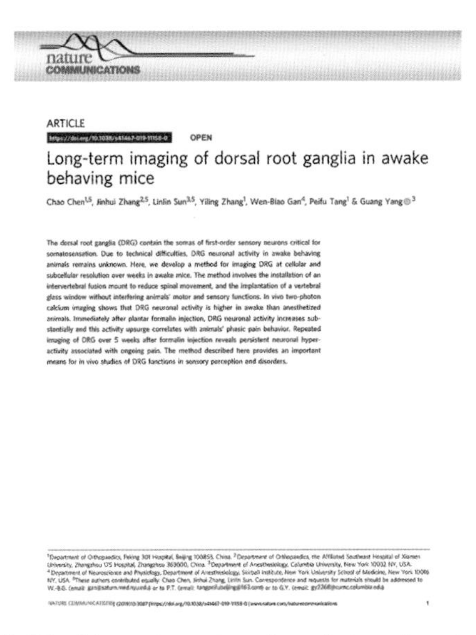
nature COMMUNICATIONS

ARTICLE

https://doi.org/10.1038/s41467-019-11158-0　OPEN

Long-term imaging of dorsal root ganglia in awake behaving mice

Chao Chen[1,5], Jinhui Zhang[2,5], Linlin Sun[3,5], Yiling Zhang[1], Wen-Biao Gan[4], Peifu Tang[1] & Guang Yang[3]

The dorsal root ganglia (DRG) contain the somas of first-order sensory neurons critical for somatosensation. Due to technical difficulties, DRG neuronal activity in awake behaving animals remains unknown. Here, we develop a method for imaging DRG at cellular and subcellular resolution over weeks in awake mice. The method involves the installation of an intervertebral fusion mount to reduce spinal movement, and the implantation of a vertebral glass window without interfering animals' motor and sensory functions. In vivo two-photon calcium imaging shows that DRG neuronal activity is higher in awake than anesthetized animals. Immediately after plantar formalin injection, DRG neuronal activity increases substantially and this activity upsurge correlates with animals' phasic pain behavior. Repeated imaging of DRG over 5 weeks after formalin injection reveals persistent neuronal hyperactivity associated with ongoing pain. The method described here provides an important means for in vivo studies of DRG functions in sensory perception and disorders.

图 13-47 “Long-term imaging of dorsal root ganglia in awake behaving mice”于 2019 年发表于 *Nature Communications* 第 10 卷第 1 期

七、骨肿瘤

骨肿瘤（bone neoplasms）是发生于骨骼或其附属组织的肿瘤，是骨科的常见疾病之一。源于骨与软骨的恶性肿瘤大约占全身恶性肿瘤的 0.5%～

1%，其中骨肉瘤的发病率最高。骨肿瘤按照分化程度可以分为良、恶性，良性骨肿瘤比较容易治愈，预后较好，但是恶性骨肿瘤的发展速度较快，预后不良，死亡率高。早期骨肿瘤患者的症状往往不是很明显，因此骨肿瘤的早发现、早诊断、早治疗具有重要的临床意义。近年来，我国在骨肿瘤的机制研究和药物研发方面均取得重要成就。

1. 表观遗传学中 *IRX1* 与骨肉瘤转移之间的关系　在骨肿瘤的基础遗传学方面，表观遗传学异常已被证明是骨肉瘤发生发展的重要因素，然而与转移相关的表观遗传机制尚不清楚。中山大学第一附属医院骨肿瘤科王晋教授科研团队分析了 2 株表观遗传修饰和表达均有差异的原代人骨肉瘤细胞系，使用甲基化 DNA 免疫沉淀（MeDIP）法和微阵列表达分析技术筛选出转移相关基因 *IRX1*。在人骨肉瘤细胞株和骨肉瘤组织中，*IRX1* 过表达与其自身启动子的低甲基化密切相关。此外，在骨肉瘤细胞中，对 *IRX1* 的调控能极大地改变细胞的转移活性，包括体外迁移、侵袭和抵抗失巢凋亡的能力，并影响小鼠模型中的肺转移。IRX1 的促转移作用是通过 CXCL14/NF-κB 信号通路的上调介导，在骨肉瘤患者血清中，循环肿瘤 DNA 中 *IRX1* 低甲基化能缩短无肺转移生存期，研究表明 *IRX1* 是一个前转移基因，*IRX1* 低甲基化作为一个潜在的肺转移分子标记，并提示 *IRX1* 激活的表观遗传上逆转 *IRX1* 激活可能有利于控制骨肉瘤转移。该项研究成果发表于 2015 年的 *Journal of Clinical Investigation*（IF = 12.282）（图 13-48）。

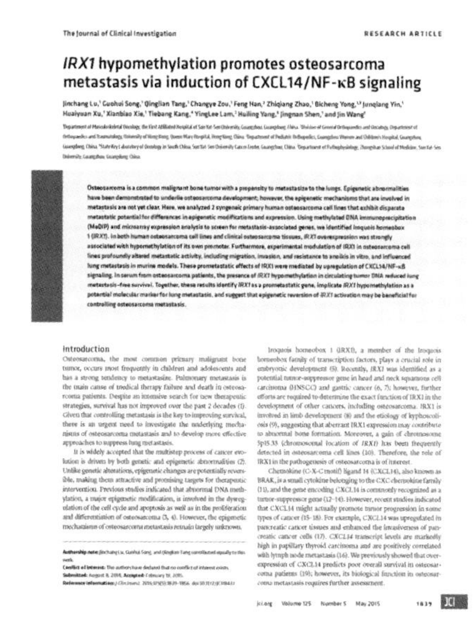
The Journal of Clinical Investigation　RESEARCH ARTICLE

IRX1 hypomethylation promotes osteosarcoma metastasis via induction of CXCL14/NF-κB signaling

Jinchang Lu, Guohui Song, Qinglian Tang, Changye Zou, Feng Han, Zhiqiang Zhao, Bicheng Yong, Junqiang Yin, Huaiyuan Xu, Xianbiao Xie, Tiebang Kang, YingLee Lam, Huiling Yang, Jingnan Shen, and Jin Wang

Osteosarcoma is a common malignant bone tumor with a propensity to metastasize to the lungs. Epigenetic abnormalities have been demonstrated to underlie osteosarcoma development; however, the epigenetic mechanisms that are involved in metastasis are not yet clear. Here, we analyzed 2 syngeneic primary human osteosarcoma cell lines that exhibit disparate metastatic potential for differences in epigenetic modifications and expression. Using methylated DNA immunoprecipitation (MeDIP) and microarray expression analysis to screen for metastasis-associated genes, we identified Iroquois homeobox 1 (*IRX1*). In both human osteosarcoma cell lines and clinical osteosarcoma tissues, *IRX1* overexpression was strongly associated with hypomethylation of its own promoter. Furthermore, experimental modulation of IRX1 in osteosarcoma cell lines profoundly altered metastatic activity, including migration, invasion, and resistance to anoikis in vitro, and influenced lung metastasis in murine models. These prometastatic effects of IRX1 were mediated by upregulation of CXCL14/NF-κB signaling. In serum from osteosarcoma patients, the presence of *IRX1* hypomethylation in circulating tumor DNA reduced lung metastasis–free survival. Together, these results identify *IRX1* as a prometastatic gene, implicate *IRX1* hypomethylation as a potential molecular marker for lung metastasis, and suggest that epigenetic reversion of *IRX1* activation may be beneficial for controlling osteosarcoma metastasis.

Introduction

图 13-48 “*IRX1* hypomethylation promotes osteosarcoma metastasis via induction of CXCL14/NF-kappaB signaling.”于 2015 年发表于 *Journal of Clinical Investigation* 125 卷第 5 期

2. MiR-210-3p 在前列腺癌骨转移中的临床意义和生物学作用　在肿瘤细胞骨转移机制研究中，miR-210-3p 是一种已被广泛证实的致癌性 miRNA，与肿瘤的进展和转移有关。然而 miR-210-3p 在前列腺癌骨转移中的临床意义和生物学作用尚不清楚，中山大学附属第一医院脊柱外科彭新生教授研究团队应用荧光定量 PCR 技术检测 68 例前列腺癌骨转移组织和 81 例前列腺癌非骨转移组织中 miR-210-3p 的表达，应用 EMT 和 Transwel 方法以及小鼠左心室模型研究 miR-210-3p 在前列腺癌骨转移中的作用。采用生物信息学分析、荧光定量 PCR、蛋白质印迹和荧光素酶报告基因分析等技术，分析了 miR-210-3p 与其潜在靶点的关系。研究发现骨转移性前列腺癌组织中的 miR-210-3p 的表达高于非骨转移性前列腺组织。miR-210-3p 过表达与前列腺癌患者血清 PSA 水平、Gleason 分级及骨转移状况呈正相关。上调或下调 miR-210-3p 表达可分别促进或抑制前列腺癌细胞的 EMT、侵袭和迁移，且体内沉默 miR-210-3p 能显著抑制 PC-3 细胞的骨转移。miR-210-3p 通过靶向 NF-κB 信号的负调节因子 TNIP1 和 SOCS1，维持 NF-κB 信号的持续激活，miR-210-3p 与前列腺癌组织中 SOCS1、TNIP1 和 NF-κB 信号活性的临床相关性得到验证。这项研究揭示了一个新的 NF-κB 信号通路在前列腺癌骨转移中的作用机制，支持表观遗传学在前列腺癌骨转移中的功能和临床意义，发表于 2017 年的 *Molecular Cancer*（IF = 10.679）（图 13-49）。

3. MYC 靶基因与骨肉瘤治疗之间的关系　骨肉瘤的病因多样，至今还不完全清楚。对于骨肉瘤的治疗来说，寻找新的、重要的骨肉瘤致病因子以及更有针对性的治疗方法尤为重要。深圳大学高等研究院江一舟等人对骨肉瘤中 MYC 靶基因的分析表明，大多数骨肉瘤的超增强子基因都与 MYC 结合，超级增强子抑制剂 THZ1 和 JQ1 能有效地抑制骨肉瘤细胞的增殖、迁移和侵袭。THZ1 抑制了包括 CDK6 和 TGFB2 在内的一大组含有 MYC 靶基因的超级增强子，MYC 的高表达与骨肉瘤患者的不良生存有关，癌基因 MYC 在转移性骨肉瘤标本中显著上调，这项研究结果表明 MYC 驱动的超级增强子信号通路在骨肉瘤的发生中起着至关重要的作用，靶向 MYC 超级增强子轴是治疗骨肉瘤的新策略。本研究成果发表于 2018 年的 *Bone re-*

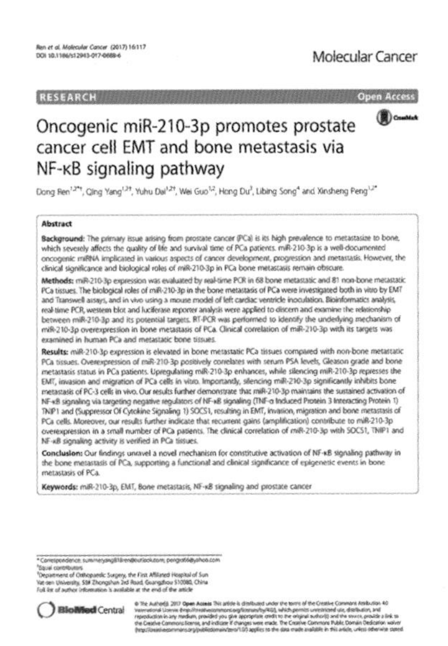
Ren et al. Molecular Cancer (2017) 16:117
DOI 10.1186/s12943-017-0688-6
Molecular Cancer
RESEARCH Open Access

Oncogenic miR-210-3p promotes prostate cancer cell EMT and bone metastasis via NF-κB signaling pathway

Dong Ren[1,2*†], Qing Yang[1,2†], Yuhu Dai[1,2†], Wei Guo[1,2], Hong Du[3], Libing Song[4] and Xinsheng Peng[1,2*]

Abstract

Background: The primary issue arising from prostate cancer (PCa) is its high prevalence to metastasize to bone, which severely affects the quality of life and survival time of PCa patients. miR-210-3p is a well-documented oncogenic miRNA implicated in various aspects of cancer development, progression and metastasis. However, the clinical significance and biological roles of miR-210-3p in PCa bone metastasis remain obscure.

Methods: miR-210-3p expression was evaluated by real-time PCR in 68 bone metastatic and 81 non-bone metastatic PCa tissues. The biological roles of miR-210-3p in the bone metastasis of PCa were investigated both in vitro by EMT and Transwell assays, and in vivo using a mouse model of left cardiac ventricle inoculation. Bioinformatics analysis, real-time PCR, western blot and luciferase reporter analysis were applied to discern and examine the relationship between miR-210-3p and its potential targets. RT-PCR was performed to identify the underlying mechanism of miR-210-3p overexpression in bone metastasis of PCa. Clinical correlation of miR-210-3p with its targets was examined in human PCa and metastatic bone tissues.

Results: miR-210-3p expression is elevated in bone metastatic PCa tissues compared with non-bone metastatic PCa tissues. Overexpression of miR-210-3p positively correlates with serum PSA levels, Gleason grade and bone metastasis status in PCa patients. Upregulating miR-210-3p enhances, while silencing miR-210-3p represses the EMT, invasion and migration of PCa cells in vitro. Importantly, silencing miR-210-3p significantly inhibits bone metastasis of PC-3 cells in vivo. Our results further demonstrate that miR-210-3p maintains the sustained activation of NF-κB signaling via targeting negative regulators of NF-κB signaling (TNF-α Induced Protein 3 Interacting Protein 1) TNIP1 and (Suppressor Of Cytokine Signaling 1) SOCS1, resulting in EMT, invasion, migration and bone metastasis of PCa cells. Moreover, our results further indicate that recurrent gains (amplification) contribute to miR-210-3p overexpression in a small number of PCa patients. The clinical correlation of miR-210-3p with SOCS1, TNIP1 and NF-κB signaling activity is verified in PCa tissues.

Conclusion: Our findings unravel a novel mechanism for constitutive activation of NF-κB signaling pathway in the bone metastasis of PCa, supporting a functional and clinical significance of epigenetic events in bone metastasis of PCa.

Keywords: miR-210-3p, EMT, Bone metastasis, NF-κB signaling and prostate cancer

* Correspondence: summeryang818ren@outlook.com; pengxs66@yahoo.com
†Equal contributors
[1]Department of Orthopaedic Surgery, the First Affiliated Hospital of Sun Yat-sen University, 58# Zhongshan 2nd Road, Guangzhou 510080, China
Full list of author information is available at the end of the article

BioMed Central © The Author(s). 2017 Open Access This article is distributed under the terms of the Creative Commons Attribution 4.0 International License

图 13-49 “Oncogenic miR-210-3p promotes prostate cancer cell EMT and bone metastasis via NF-kappaB signaling pathway.”于 2017 年发表于 *Molecular cancer* 16 卷第 1 期

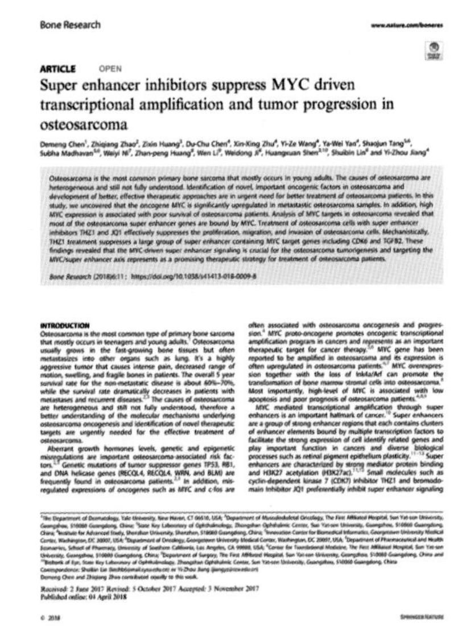
Bone Research www.nature.com/boneres
ARTICLE OPEN

Super enhancer inhibitors suppress MYC driven transcriptional amplification and tumor progression in osteosarcoma

Demeng Chen[1], Zhiqiang Zhao[2], Zixin Huang[3], Du-Chu Chen[4], Xin-Xing Zhu[4], Yi-Ze Wang[4], Ya-Wei Yan[4], Shaojun Tang[5,6], Subha Madhavan[5,6], Weiyi Ni[7], Zhan-peng Huang[8], Wen Li[7], Weidong Ji[8], Huangxuan Shen[3,10], Shuibin Lin[8] and Yi-Zhou Jiang[4]

Osteosarcoma is the most common primary bone sarcoma that mostly occurs in young adults. The causes of osteosarcoma are heterogeneous and still not fully understood. Identification of novel, important oncogenic factors in osteosarcoma and development of better, effective therapeutic approaches are in urgent need for better treatment of osteosarcoma patients. In this study, we uncovered that the oncogene MYC is significantly upregulated in metastastic osteosarcoma samples. In addition, high MYC expression is associated with poor survival of osteosarcoma patients. Analysis of MYC targets in osteosarcoma revealed that most of the osteosarcoma super enhancer genes are bound by MYC. Treatment of osteosarcoma cells with super enhancer inhibitors THZ1 and JQ1 effectively suppresses the proliferation, migration, and invasion of osteosarcoma cells. Mechanistically, THZ1 treatment suppresses a large group of super enhancer containing MYC target genes including CDK6 and TGFB2. These findings revealed that the MYC-driven super enhancer signaling is crucial for the osteosarcoma tumorigenesis and targeting the MYC/super enhancer axis represents as a promising therapeutic strategy for treatment of osteosarcoma patients.

Bone Research (2018)6:11 ; https://doi.org/10.1038/s41413-018-0009-8

INTRODUCTION

Osteosarcoma is the most common type of primary bone sarcoma that mostly occurs in teenagers and young adults.[1] Osteosarcoma usually grows in the fast-growing bone tissues but often metastasizes into other organs such as lung. It's a highly aggressive tumor that causes intense pain, decreased range of motion, swelling, and fragile bones in patients. The overall 5 year survival rate for the non-metastatic disease is about 60%–70%, while the survival rate dramatically decreases in patients with metastases and recurrent diseases.[2,3] The causes of osteosarcoma are heterogeneous and still not fully understood, therefore a better understanding of the molecular mechanisms underlying osteosarcoma oncogenesis and identification of novel therapeutic targets are urgently needed for the effective treatment of osteosarcoma.

Aberrant growth hormones levels, genetic and epigenetic misregulations are important osteosarcoma-associated risk factors.[2,3] Genetic mutations of tumor suppressor genes TP53, RB1, and DNA helicase genes (RECQL4, RECQL4, WRN, and BLM) are frequently found in osteosarcoma patients.[2,3] In addition, misregulated expressions of oncogenes such as MYC and c-fos are often associated with osteosarcoma oncogenesis and progression.[4] MYC proto-oncogene promotes oncogenic transcriptional amplification program in cancers and represents as an important therapeutic target for cancer therapy.[5,6] MYC gene has been reported to be amplified in osteosarcoma and its expression is often upregulated in osteosarcoma patients.[4,7] MYC overexpression together with the loss of Ink4a/Arf can promote the transformation of bone marrow stromal cells into osteosarcoma.[8] Most importantly, high-level of MYC is associated with low apoptosis and poor prognosis of osteosarcoma patients.[4,8,9]

MYC mediated transcriptional amplification through super enhancers is an important hallmark of cancer.[10] Super enhancers are a group of strong enhancer regions that each contains clusters of enhancer elements bound by multiple transcription factors to facilitate the strong expression of cell identify related genes and play important function in cancers and diverse biological processes such as retinal pigment epithelium plasticity.[11–13] Super enhancers are characterized by strong mediator protein binding and H3K27 acetylation (H3K27ac).[11,12] Small molecules such as cyclin-dependent kinase 7 (CDK7) inhibitor THZ1 and bromodomain inhibitor JQ1 preferentially inhibit super enhancer signaling

Received: 2 June 2017 Revised: 5 October 2017 Accepted: 3 November 2017
Published online: 04 April 2018

© 2018 SPRINGER NATURE

图 13-50 “Super enhancer inhibitors suppress MYC driven transcriptional amplification and tumor progression in osteosarcoma.”于 2018 年发表于 *Bone research* 第 6 卷

search(IF=12.354)(图 13-50)。

4. 龙胆总苷(digactotigonin,DGT)抑制骨肉瘤的生长和转移　2018 年中山大学第一附属医院沈靖南本着安全、有效、即时地从天然资源中提取具有抗肿瘤活性的药物这一原则,采用 MTT 法、集落形成实验和细胞凋亡实验分析、Transwell 法、动物模型研究,证实了从龙葵(solanum nigrum L)中提取的龙胆总苷可以通过抑制维持骨肉瘤的恶性表型的 Hedgehog/Gli1 通路来抑制骨肉瘤的生长和转移。DGT 降低了影响骨肉瘤患者生存的多种细胞内激酶包括 GSK3β 的活性,从而抑制骨肉瘤的生长和转移。该项研究成果发表于 2018 年的 *Clinical Cancer Research*(IF=8.911)(图 13-51)。

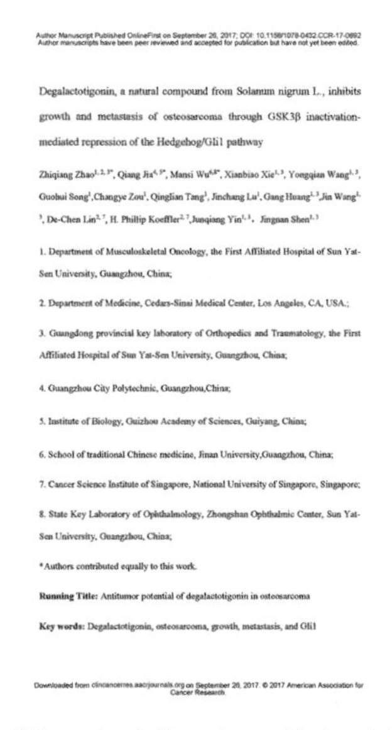
Author Manuscript Published OnlineFirst on September 26, 2017; DOI: 10.1158/1078-0432.CCR-17-0892
Author manuscripts have been peer reviewed and accepted for publication but have not yet been edited.

Degalactotigonin, a natural compound from Solanum nigrum L., inhibits growth and metastasis of osteosarcoma through GSK3β inactivation-mediated repression of the Hedgehog/Gli1 pathway

Zhiqiang Zhao[1,2,3*], Qiang Jia[4,5*], Mansi Wu[6,8*], Xianbiao Xie[1,3], Yongqian Wang[1,3], Guohui Song[1], Changye Zou[1], Qinglian Tang[1], Jinchang Lu[1], Gang Huang[1,3], Jin Wang[1,3], De-Chen Lin[2,7], H. Phillip Koeffler[2,7], Junqiang Yin[1,3], Jingnan Shen[1,3]

1. Department of Musculoskeletal Oncology, the First Affiliated Hospital of Sun Yat-Sen University, Guangzhou, China;

2. Department of Medicine, Cedars-Sinai Medical Center, Los Angeles, CA, USA.;

3. Guangdong provincial key laboratory of Orthopedics and Traumatology, the First Affiliated Hospital of Sun Yat-Sen University, Guangzhou, China;

4. Guangzhou City Polytechnic, Guangzhou,China;

5. Institute of Biology, Guizhou Academy of Sciences, Guiyang, China;

6. School of traditional Chinese medicine, Jinan University,Guangzhou, China;

7. Cancer Science Institute of Singapore, National University of Singapore, Singapore;

8. State Key Laboratory of Ophthalmology, Zhongshan Ophthalmic Center, Sun Yat-Sen University, Guangzhou, China;

* Authors contributed equally to this work.

Running Title: Antitumor potential of degalactotigonin in osteosarcoma

Key words: Degalactotigonin, osteosarcoma, growth, metastasis, and Gli1

Downloaded from clincancerres.aacrjournals.org on September 26, 2017. © 2017 American Association for Cancer Research.

图 13-51 “Degalactotigonin,a Natural Compound from Solanum nigrum L.,Inhibits Growth and Metastasis of Osteosarcoma through GSK3beta Inactivation-Mediated Repression of the Hedgehog/Gli1 Pathway.”于 2018 年发表于 *Clinical Cancer Research* 24 卷第 1 期

5. 褪黑素通过抑制 c-Jun N-端激酶途径以降低 C-C 基序趋化因子配体 24 从而减轻骨肉瘤细胞的侵袭　从骨肉瘤的治疗角度来说,骨肉瘤是青少年和儿童中最为常见的恶性骨肿瘤,具有较高的转移潜能,褪黑素对多类肿瘤都具有抑制作用,但是关于褪黑素对骨肉瘤转移的影响却知之甚少。中国台湾地区中山医学大学医学研究所的杨顺发团队利用 RNA 的测序技术,发现褪黑素抑制 U2OS 细胞中 C-C 基序趋化因子配体 24(CCL24)基因的表达,CCL24 表达水平影响了骨肉瘤细胞的运动性。加入重组人 CCL24 能增强细胞的迁移和侵袭,而 CCL24 的沉默会减弱细胞的迁移和侵袭。褪黑素还以剂量依赖的方式分别增加和降低了 U2OS 和 HOS 细胞的细胞外信号调节激酶 1/2(ERK 1/2)和 c-Jun N-末端激酶 1/2(JNK1/2)的激活,而对 p38、Akt、FAK、类固醇受体辅助激活剂或 Raf 的水平和活性没有明显的影响。使用 JNK 抑制剂(SP600125、DN-JNK)证实了抑制 JNK 能增强褪黑素介导的 CCL24 抑制和 U2OS 细胞的迁移,此项研究证明了褪黑素在人骨肉瘤 U2OS 和 HOS 细胞中引起非常低的细胞毒

性，并显著抑制细胞的运动，迁移和侵袭，显示了褪黑素通过抑制 JNK 途径来降低趋化因子 CCL24 水平，从而阻碍人骨肉瘤细胞的侵袭，证实了褪黑素对骨肉瘤转移有治疗的潜力。此项研究发表于 2018 年的 *Journal of Pineal Research*（IF = 15. 221）（图 13-52）。

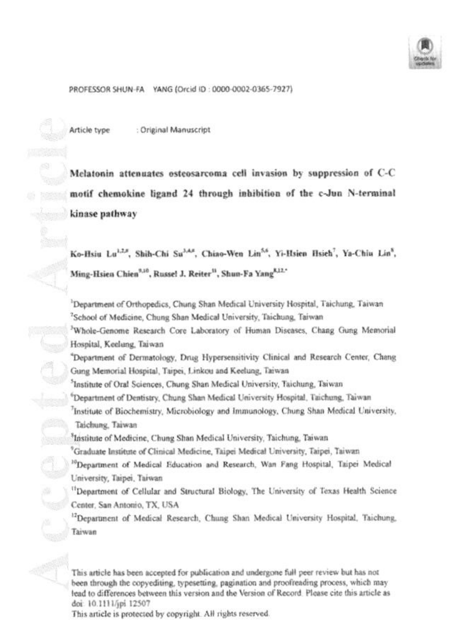
PROFESSOR SHUN-FA YANG (Orcid ID : 0000-0002-0365-7927)

Article type : Original Manuscript

Melatonin attenuates osteosarcoma cell invasion by suppression of C-C motif chemokine ligand 24 through inhibition of the c-Jun N-terminal kinase pathway

Ko-Hsiu Lu[1,2,#], Shih-Chi Su[3,4,#], Chiao-Wen Lin[5,6], Yi-Hsien Hsieh[7], Ya-Chiu Lin[8], Ming-Hsien Chien[9,10], Russel J. Reiter[11], Shun-Fa Yang[8,12,*]

[1]Department of Orthopedics, Chung Shan Medical University Hospital, Taichung, Taiwan
[2]School of Medicine, Chung Shan Medical University, Taichung, Taiwan
[3]Whole-Genome Research Core Laboratory of Human Diseases, Chang Gung Memorial Hospital, Keelung, Taiwan
[4]Department of Dermatology, Drug Hypersensitivity Clinical and Research Center, Chang Gung Memorial Hospital, Taipei, Linkou and Keelung, Taiwan
[5]Institute of Oral Sciences, Chung Shan Medical University, Taichung, Taiwan
[6]Department of Dentistry, Chung Shan Medical University Hospital, Taichung, Taiwan
[7]Institute of Biochemistry, Microbiology and Immunology, Chung Shan Medical University, Taichung, Taiwan
[8]Institute of Medicine, Chung Shan Medical University, Taichung, Taiwan
[9]Graduate Institute of Clinical Medicine, Taipei Medical University, Taipei, Taiwan
[10]Department of Medical Education and Research, Wan Fang Hospital, Taipei Medical University, Taipei, Taiwan
[11]Department of Cellular and Structural Biology, The University of Texas Health Science Center, San Antonio, TX, USA
[12]Department of Medical Research, Chung Shan Medical University Hospital, Taichung, Taiwan

This article has been accepted for publication and undergone full peer review but has not been through the copyediting, typesetting, pagination and proofreading process, which may lead to differences between this version and the Version of Record. Please cite this article as doi: 10.1111/jpi.12507
This article is protected by copyright. All rights reserved.

图 13-52 “Melatonin attenuates osteosarcoma cell invasion by suppression of C-C motif chemokine ligand 24 through inhibition of the c-Jun N-terminal kinase pathway”于 2018 年发表于 *Journal of Pineal Research* 65 卷第 3 期

6. *MTNR1B* 缺失可消除褪黑素介导的对 β-catenin 通路的抑制作用，进而促进脊索瘤复发　脊索瘤是一种复发率很高的极为罕见的恶性骨肿瘤。肿瘤复发取决于肿瘤细胞的自我更新能力和对化疗/放疗的耐受力，因而肿瘤干细胞（CSCs）与肿瘤复发密切相关。中山大学附属第一医院骨科苏培强、连成杰等人研究发现复发性脊索瘤中 *MTNR1B* 缺失和 MTNR1B 表达下调。在褪黑素刺激下，MTNR1B 型激活 Gαi2 可以通过招募 CSK 和 SRC，增加 SRC Y530 磷酸化，降低 SRC Y419 磷酸化而抑制 SRC 激酶活性，随后通过降低 β-catenin p-Y86/Y333/Y654 来抑制 β-catenin 信号转导，*MTNR1B* 的缺失通过释放褪黑素对 β-catenin 信号的抑制，介导了 CSC 特性和化疗抗性。由于 *MTNR1B* 基因缺失与患者的生存密切相关，该研究认为 *MTNR1B* 是预测脊索瘤预后和选择治疗方案的潜在生物标记物，靶向 MTNR1B/Gαi2/SRC/β-catenin 轴可能有利于脊索瘤患者的治疗。这项研究建立了一个新的趋同的褪黑素和 β-catenin 信号通路，并揭示了该通路在脊索瘤复发的意义。本研究成果发表于 2019 年的 *Journal of pineal research*（IF = 15. 221）（图 13-53）。

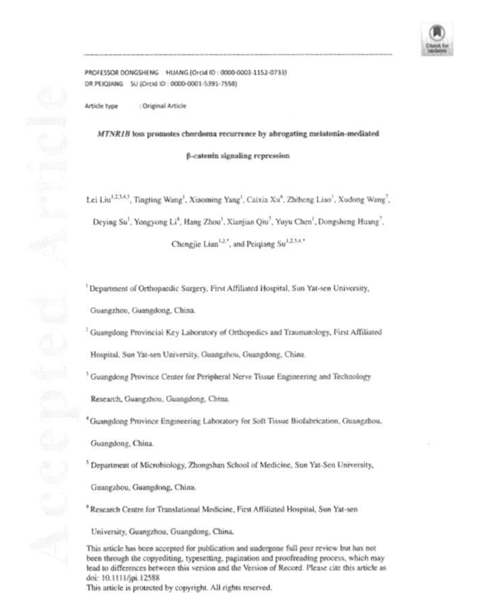
PROFESSOR DONGSHENG HUANG (Orcid ID : 0000-0003-1152-0733)
DR PEIQIANG SU (Orcid ID : 0000-0001-5391-7558)

Article type : Original Article

***MTNR1B* loss promotes chordoma recurrence by abrogating melatonin-mediated β-catenin signaling repression**

Lei Liu[1,2,3,4,5], Tingting Wang[1], Xiaoming Yang[1], Caixia Xu[6], Zhiheng Liao[1], Xudong Wang[7], Deying Su[1], Yongyong Li[6], Hang Zhou[1], Xianjian Qiu[7], Yuyu Chen[1], Dongsheng Huang[7], Chengjie Lian[1,2,*], and Peiqiang Su[1,2,3,4,*]

[1] Department of Orthopaedic Surgery, First Affiliated Hospital, Sun Yat-sen University, Guangzhou, Guangdong, China.
[2] Guangdong Provincial Key Laboratory of Orthopedics and Traumatology, First Affiliated Hospital, Sun Yat-sen University, Guangzhou, Guangdong, China.
[3] Guangdong Province Center for Peripheral Nerve Tissue Engineering and Technology Research, Guangzhou, Guangdong, China.
[4] Guangdong Province Engineering Laboratory for Soft Tissue Biofabrication, Guangzhou, Guangdong, China.
[5] Department of Microbiology, Zhongshan School of Medicine, Sun Yat-Sen University, Guangzhou, Guangdong, China.
[6] Research Centre for Translational Medicine, First Affiliated Hospital, Sun Yat-sen University, Guangzhou, Guangdong, China.

This article has been accepted for publication and undergone full peer review but has not been through the copyediting, typesetting, pagination and proofreading process, which may lead to differences between this version and the Version of Record. Please cite this article as doi: 10.1111/jpi.12588
This article is protected by copyright. All rights reserved.

图 13-53 “*MTNR1B* loss promotes chordoma recurrence by abrogating melatonin-mediated beta-catenin signaling repression.”于 2019 年在线发表于 *Journal of pineal research* e12588

7. Wnt5a 可诱导和维持骨中前列腺癌细胞的休眠　临床中发现许多肿瘤患者在治疗原发肿瘤数年后发生骨转移，高度骨转移已经成为肿瘤患者死亡的重要原因之一。肿瘤的骨转移可解释为在治疗前肿瘤细胞已播散到患者的骨髓，这些细胞在骨髓中处于休眠状态。但诱导和维持肿瘤骨髓扩散细胞休眠的机制还有待进一步阐明。中山大学附属第一医院脊柱外科彭新生课题组与肿瘤防治中心实验部宋立兵课题组合作针对这一问题研究发现，Wnt5a 蛋白激活了非经典的 ROR2/SIAH2 信号，并抑制 Wnt/β-catenin 信号通路，从而可逆性诱导并维持前列腺癌细胞在骨髓中的休眠。这是前列腺癌骨髓扩散细胞休眠中非常关键的机制。该研究成果阐明了通过激活非经典 Wnt 信号和抑制经典 Wnt 信号的方式能够诱导维持肿瘤细胞的休眠。动物实验结果显示，Wnt5a 的应用能够维持前列腺癌骨髓扩散细胞的休眠状态，有效防止了其被活化成实体肿瘤的可能。这项研究拥有一定的临床应用价值。此项成果于 2019 年发表在国际期刊 *The Journal of Experimental Medicine*（IF = 10. 892）（图 13-54）。

8. 富勒烯 C60 纳米晶（nano-C60）在骨肿瘤分子治疗中的应用　在骨肿瘤的分子治疗方面，纳米技术起到了重要的作用，富勒烯 C60 纳米晶（nano-C60）具有多种生物活性，包括自噬诱导和钙/钙调

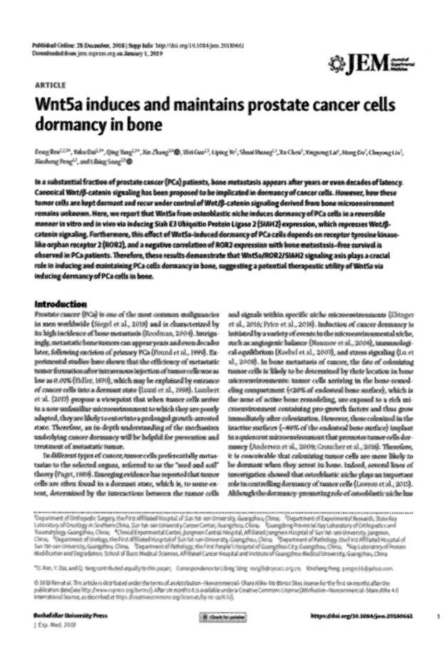

ARTICLE

JEM

Wnt5a induces and maintains prostate cancer cells dormancy in bone

In a substantial fraction of prostate cancer (PCa) patients, bone metastasis appears after years or even decades of latency. Canonical Wnt/β-catenin signaling has been proposed to be implicated in dormancy of cancer cells. However, how these tumor cells are kept dormant and recur under control of Wnt/β-catenin signaling derived from bone microenvironment remains unknown. Here, we report that Wnt5a from osteoblastic niche induces dormancy of PCa cells in a reversible manner in vitro and in vivo via inducing Siah E3 Ubiqitin Protein Ligase 2 (SIAH2) expression, which represses Wnt/β-catenin signaling. Furthermore, this effect of Wnt5a-induced dormancy of PCa cells depends on receptor tyrosine kinase-like orphan receptor 2 (ROR2), and a negative correlation of ROR2 expression with bone metastasis–free survival is observed in PCa patients. Therefore, these results demonstrate that Wnt5a/ROR2/SIAH2 signaling axis plays a crucial role in inducing and maintaining PCa cells dormancy in bone, suggesting a potential therapeutic utility of Wnt5a via inducing dormancy of PCa cells in bone.

Introduction

图 13-54　"Wnt5a induces and maintains prostate cancer cells dormancy in bone."于 2019 年发表于 *The Journal of Experimental Medicine* 216 卷第 2 期

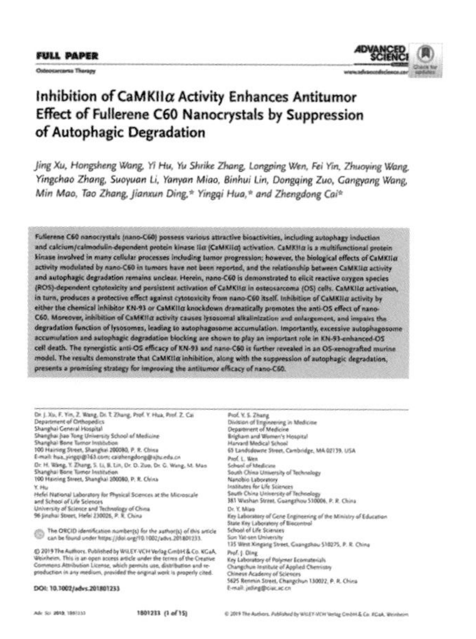

FULL PAPER

ADVANCED SCIENCE

Inhibition of CaMKIIα Activity Enhances Antitumor Effect of Fullerene C60 Nanocrystals by Suppression of Autophagic Degradation

Jing Xu, Hongsheng Wang, Yi Hu, Yu Shrike Zhang, Longping Wen, Fei Yin, Zhuoying Wang, Yingchao Zhang, Suoyuan Li, Yanyan Miao, Binhui Lin, Dongqing Zuo, Gangyang Wang, Min Mao, Tao Zhang, Jianxun Ding, Yingqi Hua,* and Zhengdong Cai**

Fullerene C60 nanocrystals (nano-C60) possess various attractive bioactivities, including autophagy induction and calcium/calmodulin-dependent protein kinase IIα (CaMKIIα) activation. CaMKIIα is a multifunctional protein kinase involved in many cellular processes including tumor progression; however, the biological effects of CaMKIIα activity modulated by nano-C60 in tumors have not been reported, and the relationship between CaMKIIα activity and autophagic degradation remains unclear. Herein, nano-C60 is demonstrated to elicit reactive oxygen species (ROS)-dependent cytotoxicity and persistent activation of CaMKIIα in osteosarcoma (OS) cells. CaMKIIα activation, in turn, produces a protective effect against cytotoxicity from nano-C60 itself. Inhibition of CaMKIIα activity by either the chemical inhibitor KN-93 or CaMKIIα knockdown dramatically promotes the anti-OS effect of nano-C60. Moreover, inhibition of CaMKIIα activity causes lysosomal alkalinization and enlargement, and impairs the degradation function of lysosomes, leading to autophagosome accumulation. Importantly, excessive autophagosome accumulation and autophagic degradation blocking are shown to play an important role in KN-93-enhanced-OS cell death. The synergistic anti-OS efficacy of KN-93 and nano-C60 is further revealed in an OS-xenografted murine model. The results demonstrate that CaMKIIα inhibition, along with the suppression of autophagic degradation, presents a promising strategy for improving the antitumor efficacy of nano-C60.

Dr. J. Xu, F. Yin, Z. Wang, Dr. T. Zhang, Prof. Y. Hua, Prof. Z. Cai
Department of Orthopedics
Shanghai General Hospital
Shanghai Jiao Tong University School of Medicine
Shanghai Bone Tumor Institution
100 Haining Street, Shanghai 200080, P. R. China

Prof. Y. S. Zhang
Division of Engineering in Medicine
Department of Medicine
Brigham and Women's Hospital
Harvard Medical School
65 Landsdowne Street, Cambridge, MA 02139, USA

图 13-55　"Inhibition of CaMKIIalpha Activity Enhances Antitumor Effect of Fullerene C60 Nanocrystals by Suppression of Autophagic Degradation."于 2019 年发表于 *Advanced science* 6 卷第 8 期

蛋白依赖性蛋白激酶Ⅱ(CaMKⅡα)活化。CaMKⅡα是一种多功能蛋白激酶,参与包括肿瘤进展在内的多种细胞过程。然而,nano-C60 调控 CaMKⅡα 活性在肿瘤中的生物学效应尚未见报道,Camk Ⅱ活性与自噬降解之间的关系尚不清楚。上海交通大学骨肿瘤研究所蔡郑东教授研究团队研究得出 nano-C60 被证明在骨肉瘤(OS)细胞中能够诱导活性氧类依赖性的细胞毒性和 CaMKⅡα 的持续激活。而 CaMKⅡα 的激活会产生一种保护作用,抵抗 nano-C60 本身的细胞毒性。通过化学抑制剂 KN-93 或敲除 CaMKⅡα 基因抑制 CaMKⅡα 活性,可以显著提高 nano-C60 的抗 OS 作用。CaMKⅡα 活性的抑制导致溶酶体的碱化和扩大,损害溶酶体的降解功能,导致自噬体的积累。过量的自噬体积累和自噬降解阻断在 KN-93 诱导的 OS 细胞死亡中起重要作用。OS 移植瘤的小鼠模型实验进一步揭示 KN-93 和 nano-C60 的协同抗 OS 效应。研究证实 CaMKⅡα 抑制和自噬降解的抑制为提高 nano-C60 的抗肿瘤效果提供了一种有希望的策略,发表于 2019 年的 *Advanced science*(IF = 15.804)(图 13-55)。

9. 骨膜间质干细胞中 *Lkb1* 缺失可激活 mTORC1 诱导的骨肿瘤形成　从骨肿瘤的精准治疗角度来说,对肿瘤细胞进行具体分型、明确肿瘤细胞的来源和种类就显得尤为重要。骨肉瘤的预后比较差,由于其确切的起源细胞和成瘤时的各种信号通路仍不十分明确,对于骨肿瘤细胞来源和分子层面的调控机制有待进一步阐明和认识。中国科学院的生物化学与细胞生物学研究所邹卫国研究团队和中山大学肿瘤防治中心的康铁邦研究团队合作,对小鼠 Ctsk 阳性细胞中的 *Lkb1* 进行特异性敲除,发现敲除后的小鼠出现了类似于人骨肉瘤的特征。同时研究团队通过谱系追踪得出由骨膜来源的 Ctsk 阳性细胞是成骨细胞的前体细胞,容易分化为成骨肉瘤。研究人员还进一步在基因敲除的小鼠和药物制备的模型中验证了 LKB1-mTORC1 信号通路在骨肉瘤形成过程中发挥重要作用。这项研究确定了新型骨膜来源的成骨前体细胞,进一步明确了骨肉瘤肿瘤细胞的来源和相关分子水平的调控机制,为骨肉瘤的靶向精准治疗提供了一个全新的思路和方向。本研究成果发表于 2019 年的 *Journal of Clinical Investigation*(IF = 12.282)(图 13-56)。

八、骨发生发育

骨发育(development of bone)包括骨的发生、骨的生长和骨的形成。骨发生主要有直接来源于间充质的膜内成骨和间接来源于间充质的软骨内成骨两种方式。在发生成骨过程中,骨组织不断进行重建以适应不同生理功能的需要,同时为骨提供营养支持的脉管系统和支配神经伴行入骨。骨的发生发育是一个复杂的、由多种分子和细胞共同协调的过程。

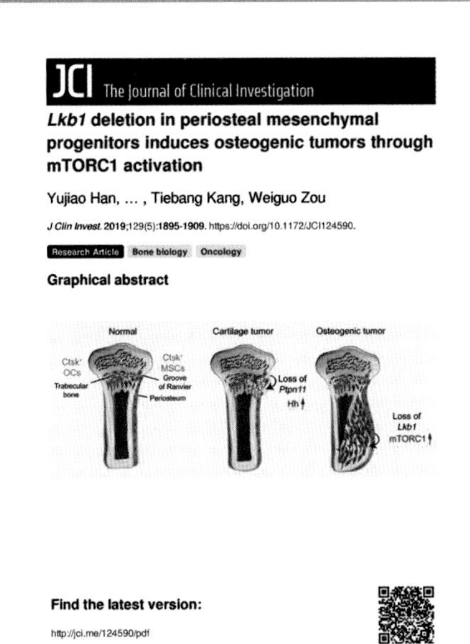
JCI The Journal of Clinical Investigation

***Lkb1* deletion in periosteal mesenchymal progenitors induces osteogenic tumors through mTORC1 activation**

Yujiao Han, ... , Tiebang Kang, Weiguo Zou

J Clin Invest. 2019;129(5):1895-1909. https://doi.org/10.1172/JCI124590.

Research Article　Bone biology　Oncology

Graphical abstract

Find the latest version:

http://jci.me/124590/pdf

图 13-56　“Lkb1 deletion in periosteal mesenchymal progenitors induces osteogenic tumors through mTORC1 activation.”于 2019 年发表于 *Journal of Clinical Investigation* 第 130 卷

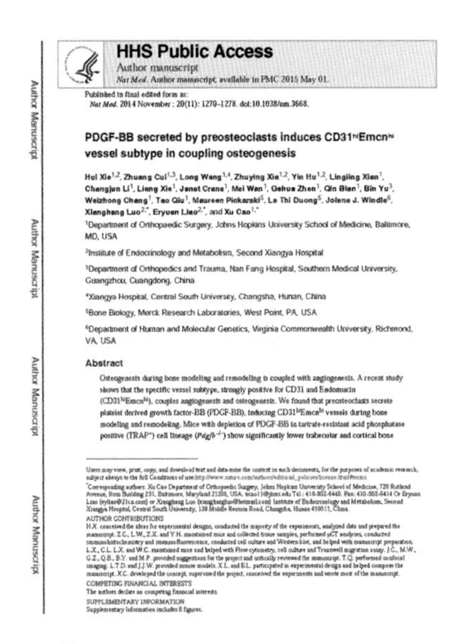
HHS Public Access

Author manuscript

Nat Med. Author manuscript; available in PMC 2015 May 01.

Published in final edited form as:

Nat Med. 2014 November ; 20(11): 1270–1278. doi:10.1038/nm.3668.

PDGF-BB secreted by preosteoclasts induces CD31^{hi}Emcn^{hi} vessel subtype in coupling osteogenesis

Hui Xie[1,2], Zhuang Cui[1,3], Long Wang[1,4], Zhuying Xia[1,2], Yin Hu[1,2], Lingling Xian[1], Changjun Li[1], Liang Xie[1], Janet Crane[1], Mei Wan[1], Gehua Zhen[1], Qin Bian[1], Bin Yu[3], Weizhong Chang[1], Tao Qiu[1], Maureen Pickarski[5], Le Thi Duong[5], Jolene J. Windle[6], Xianghang Luo[2,*], Eryuan Liao[2,*], and Xu Cao[1,*]

[1]Department of Orthopaedic Surgery, Johns Hopkins University School of Medicine, Baltimore, MD, USA

[2]Institute of Endocrinology and Metabolism, Second Xiangya Hospital

[3]Department of Orthopedics and Trauma, Nan Fang Hospital, Southern Medical University, Guangzhou, Guangdong, China

[4]Xiangya Hospital, Central South University, Changsha, Hunan, China

[5]Bone Biology, Merck Research Laboratories, West Point, PA, USA

[6]Department of Human and Molecular Genetics, Virginia Commonwealth University, Richmond, VA, USA

Abstract

Osteogenesis during bone modeling and remodeling is coupled with angiogenesis. A recent study shows that the specific vessel subtype, strongly positive for CD31 and Endomucin (CD31^{hi}Emcn^{hi}), couples angiogenesis and osteogenesis. We found that preosteoclasts secrete platelet derived growth factor-BB (PDGF-BB), inducing CD31^{hi}Emcn^{hi} vessels during bone modeling and remodeling. Mice with depletion of PDGF-BB in tartrate-resistant acid phosphatase positive (TRAP^{+}) cell lineage ($Pdgfb^{-/-}$) show significantly lower trabecular and cortical bone

AUTHOR CONTRIBUTIONS

H.X. conceived the ideas for experimental designs, conducted the majority of the experiments, analyzed data and prepared the manuscript. Z.C., L.W., Z.X. and Y.H. maintained mice and collected tissue samples, performed μCT analyses, conducted immunohistochemistry and immunofluorescence, conducted cell culture and Western blot, and helped with manuscript preparation. L.X., C.L. L.X. and W.C. maintained mice and helped with Flow cytometry, cell culture and Transwell migration assay. J.C., M.W., G.Z., Q.B., B.Y. and M.P. provided suggestions for the project and critically reviewed the manuscript. T.Q. performed confocal imaging. L.T.D. and J.J.W. provided mouse models. X.L. and E.L. participated in experimental design and helped compose the manuscript. X.C. developed the concept, supervised the project, conceived the experiments and wrote most of the manuscript.

COMPETING FINANCIAL INTERESTS

The authors declare no competing financial interests.

SUPPLEMENTARY INFORMATION

Supplementary information includes 8 figures.

图 13-57　“PDGF-BB secreted by preosteoclasts induces angiogenesis during coupling with osteogenesis”于 2014 年发表于 *Nature Medicine* 20 卷第 11 期

1. 破骨前细胞分泌 PDGF-BB 在与成骨的耦合过程中诱导血管生成　骨构建和重塑中过程伴随血管生成。最近的一项研究表明，特定的 CD31 和 endomucin 强阳性的血管亚型（CD31^{hi}Emcn^{hi}）在血管生成和成骨过程中起有重要的连接作用。美国约翰·霍普金斯大学医学院细胞工程研究所曹旭教授团队和中南大学湘雅二医院廖二元和罗湘杭教授团队合作发现破骨前细胞分泌的血小板衍生生长因子-BB（PDGF-BB）可在骨塑建和重塑过程中诱导 CD31^{hi}Emcn^{hi} 亚型血管形成。与野生型相比，抗酒石酸酸性磷酸酶阳性细胞谱系中 PDGF-BB 耗尽的小鼠表现为小梁和皮质骨量减少、血清和骨髓 PDGF-BB 浓度降低以及 CD31^{hi}Emcn^{hi} 亚型血管数量减少。在卵巢切除术（OVX）诱导的骨质疏松小鼠模型中，与假手术组相比，PDGF-BB 的血清和骨髓水平以 CD31^{hi}Emcn^{hi} 亚型血管数量显著下降。经外源性 PDGF-BB 处理或抑制组织蛋白酶 K 以增加前破骨细胞的数量后，PDGF-BB 的内源水平升高，CD31^{hi}Emcn^{hi} 亚型血管数量增加，并能进一步刺激 OVX 小鼠中的骨形成。因此，增加前破骨细胞 PDGF-BB 分泌的药物疗法可通过促进血管生成从而促进骨形，为骨质疏松症提供了新的治疗靶点。这一研究成果于 2014 年发表于 *Nature Medicine*（IF = 30.641）（图 13-57）。

2. MicroRNA-188 调控年龄相关成骨-脂肪细胞分化之间的转换　随年龄增长，骨髓间充质干细胞（BMSCs）的成骨能力降低，向脂肪分化的倾向增加，这一改变使脂肪细胞数量增加而成骨细胞数量减少，导致年龄相关骨质流失。中南大学湘雅第二医院罗湘杭教授和廖二元教授团队研究发现了年龄相关的重要调节子，可调节 BMSCs 向成骨细胞或向脂肪细胞分化。与年轻小鼠和人类相比，老年人骨髓间充质干细胞中 microRNA-188（miR-188）水平明显更高。与对照组小鼠相比，miR-188 缺乏的动物中年龄相关骨丢失及骨髓中脂肪蓄积显著缓解，而 miR-188 过表达小鼠中年龄相关的骨丢失和脂肪积累加剧。此外，小鼠体内 BMSC 特异性 miR-188 过表达可减少骨形成并增加骨髓脂肪积累。研究证实组蛋白去乙酰化酶 9（HDAC9）和 MTOR 复合物 2 的 RPTOR 非依赖性伴侣（RICTOR）可作为 miR-188 的直接靶标。BMSC 中特异性抑制 miR-188 能增加高龄小鼠的骨形成并降低骨髓中的脂肪积累。该研究表明 miR-188 是 BMSCs 向成骨或成脂肪分化选择中，年龄相关切换的关键调节剂，同时是与年龄相关的骨丢失的潜在治疗靶标。该研究于 2015 年发表于 *Journal of Clinical Investigation*（IF = 12.354）（图 13-58）。

3. 成纤维细胞生长因子受体 3（FGFR3）通过降低 ATG12-ATG5 缀合物抑制自噬导致软骨发育延迟　成纤维细胞生长因子受体 3（fibroblast growth factor receptor 3，FGFR3）是软骨内骨化的负调节因子。*FGFR3* 获得性突变导致软骨发育不全，是人类最常见的侏儒症遗传因素。自噬是一种进化上高度保守

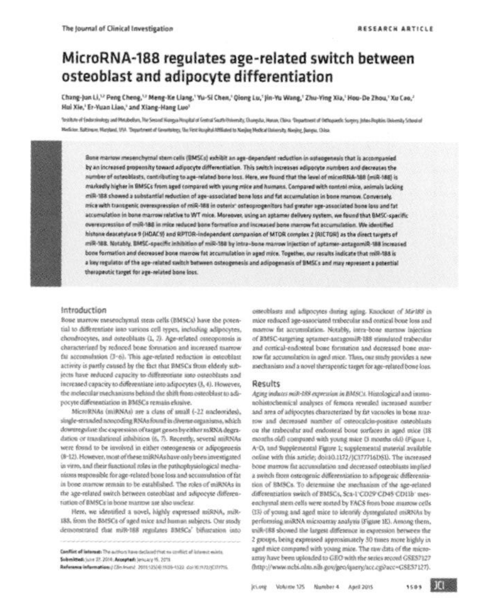
The Journal of Clinical Investigation　RESEARCH ARTICLE

MicroRNA-188 regulates age-related switch between osteoblast and adipocyte differentiation

Introduction

Results

图 13-58　“MicroRNA-188 regulates age-related switch between osteoblast and adipocyte differentiation”于 2015 年发表于 *Journal of Clinical Investigation* 125 卷第 4 期

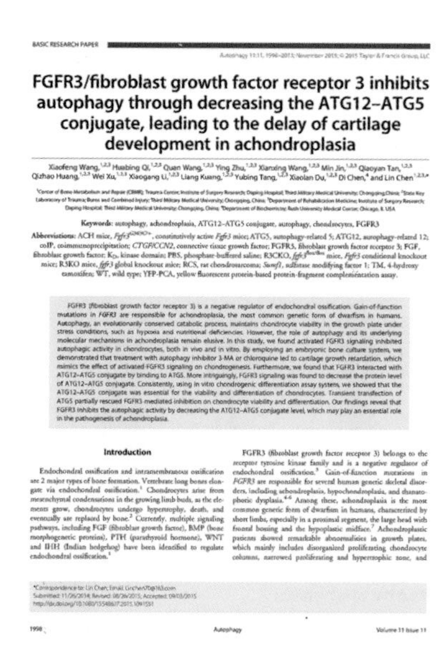
BASIC RESEARCH PAPER

FGFR3/fibroblast growth factor receptor 3 inhibits autophagy through decreasing the ATG12–ATG5 conjugate, leading to the delay of cartilage development in achondroplasia

Introduction

图 13-59　“FGFR3/fibroblast growth factor receptor 3 inhibits autophagy through decreasing the ATG12-ATG5 conjugate, leading to the delay of cartilage development in achondroplasia”于 2015 年发表于 *Autophagy* 11 卷第 11 期

的异化分解过程，能在缺氧和营养缺乏等应激条件下维持生长板中软骨细胞的活力。然而，自噬在软骨发育不全中的作用及其潜在的分子机制尚不清楚。中国人民解放军陆军军医大学创伤国家重点实验室陈林教授团队研究发现无论在体内还是体外活化的 FGFR3 均可以抑制软骨细胞的自噬活性。利用胚胎骨培养系统，研究证实了自噬抑制剂 3-MA 或氯喹处理导致的软骨发育迟缓可模仿活化的 FGFR3 信号通路对软骨发生的影响。此外，研究还发现 FGFR3 与 ATG12-ATG5 共轭物通过与 ATG5 结合发挥作用，而 FGFR3 信号传导降低了 ATG12-ATG5 结合物的蛋白质水平。体外软骨细胞分化检测系统的结果证实 ATG12-ATG5 结合物对于软骨细胞的存活和分化是必不可少的。瞬时转染 ATG5 可以部分挽救 FGFR3 介导的软骨细胞活力和分化的抑制。综上，FGFR3 通过降低 ATG12-ATG5 缀合物蛋白表达水平抑制细胞自噬活性，可能在软骨发育不全的机制中起重要作用。这一研究结果于 2015 年发表在 *Autophagy*（IF＝11.059）上（图 13-59）。

4. 成骨细胞分泌 Cxcl9 调节骨血管生成　成骨细胞与内皮细胞（ECs）之间的信息交流对于骨转换至关重要，但其分子通讯的机制尚不明确。南方医科大学白晓春教授团队利用成骨细胞特异性基因敲除的细胞和小鼠模型，发现了骨髓微环境中由成骨细胞分泌的血管抑制因子 Cxcl9。研究发现成骨细胞产生的 Cxcl9 可与血管内皮生长因子（VEGF）相互作用，阻止其与血管内皮细胞膜上的受体（VEGFR）结合，从而在体内和体外抑制骨血管生成和成骨。雷帕霉素复合体 1（mTORC1）可通过 STAT1 转录上调激活 Cxcl9 表达，并促使 STAT1 与成骨细胞中 *Cxcl9* 启动子的结合，增加 Cxcl9 的表达与分泌。这些发现揭示了成骨细胞产生的 Cxcl9 在骨血管生成和成骨中的重要作用，证明骨形成-血管形成之间存在负性偶联，并且提示 Cxcl9 可以作为促进骨血管生成、预防骨丢失相关疾病的靶点。这一发现于 2016 年发表在 *Nature Communications*（IF＝11.878）（图 13-60）。

5. 转录中介体 MED23 通过调节转录因子 RUNX2 的活性影响成骨细胞的功能和骨发育　RUNX2 是成骨细胞分化，发挥细胞功能的主要转录因，RUNX2 基因突变会导致人常染色体显性锁骨颅骨发育不全，而成骨因子 RUNX2 的分子调控仍有待研究。中国科学院上海生物研究所的王纲课题组和邹卫国课题组合作，发现转录中介质 MED23 与 RUNX2 协同调节成骨细胞分化和骨发育。间充质干细胞或成骨前体细胞的 *Med23* 缺乏会导致与 $Runx2^{+/-}$ 小鼠相似的多发性骨缺损。在体外，*MED23* 缺陷的祖细胞对成骨细胞分化不敏感，*MED23* 缺陷会降低 *Runx2* 靶基因活性而不改变 RUNX2 表达。对其机制进一步研究发现，MED23 通过与 RUNX2 结合调节 *Runx2* 转录活性。此外，骨祖细胞中 *MED23* 缺陷会加剧 $Runx2^{+/-}$ 小鼠的骨骼异常。本研

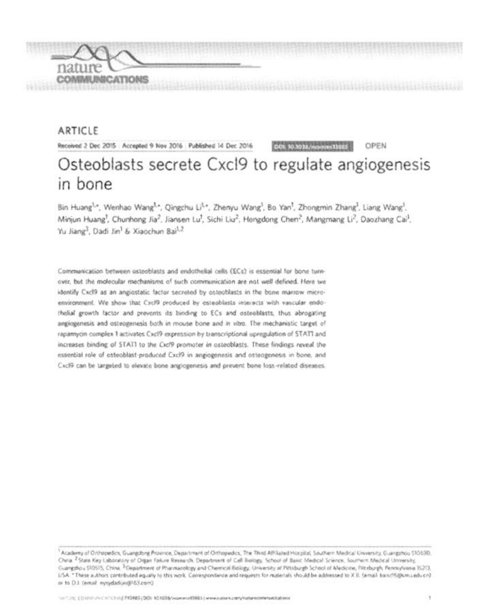
nature COMMUNICATIONS

ARTICLE

Received 2 Dec 2015 | Accepted 9 Nov 2016 | Published 14 Dec 2016　OPEN

Osteoblasts secrete Cxcl9 to regulate angiogenesis in bone

Bin Huang[1,*], Wenhao Wang[1,*], Qingchu Li[1,*], Zhenyu Wang[1], Bo Yan[1], Zhongmin Zhang[1], Liang Wang[1], Minjun Huang[1], Chunhong Jia[2], Jiansen Lu[1], Sichi Liu[2], Hongdong Chen[2], Mangmang Li[2], Daozhang Cai[1], Yu Jiang[3], Dadi Jin[1] & Xiaochun Bai[1,2]

Communication between osteoblasts and endothelial cells (ECs) is essential for bone turnover, but the molecular mechanisms of such communication are not well defined. Here we identify Cxcl9 as an angiostatic factor secreted by osteoblasts in the bone marrow microenvironment. We show that Cxcl9 produced by osteoblasts interacts with vascular endothelial growth factor and prevents its binding to ECs and osteoblasts, thus abrogating angiogenesis and osteogenesis both in mouse bone and in vitro. The mechanistic target of rapamycin complex 1 activates Cxcl9 expression by transcriptional upregulation of STAT1 and increases binding of STAT1 to the *Cxcl9* promoter in osteoblasts. These findings reveal the essential role of osteoblast-produced Cxcl9 in angiogenesis and osteogenesis in bone, and Cxcl9 can be targeted to elevate bone angiogenesis and prevent bone loss-related diseases.

图 13-60　“Osteoblasts secrete Cxcl9 to regulate angiogenesis in bone”于 2016 年发表于 *Nature Communications* 第 7 卷

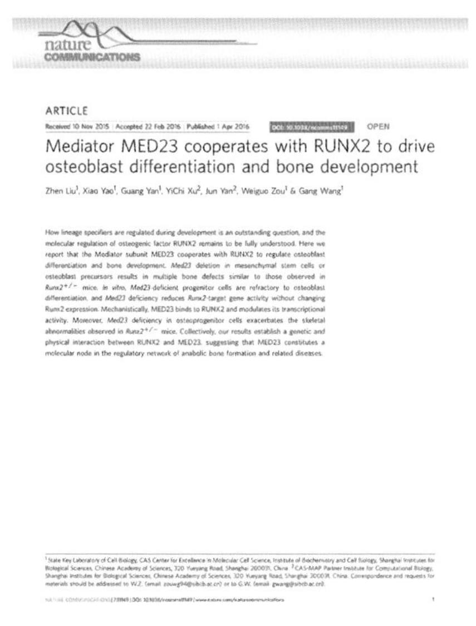
nature COMMUNICATIONS

ARTICLE

Received 10 Nov 2015 | Accepted 22 Feb 2016 | Published 1 Apr 2016　OPEN

Mediator MED23 cooperates with RUNX2 to drive osteoblast differentiation and bone development

Zhen Liu[1], Xiao Yao[1], Guang Yan[1], YiChi Xu[2], Jun Yan[2], Weiguo Zou[1] & Gang Wang[1]

How lineage specifiers are regulated during development is an outstanding question, and the molecular regulation of osteogenic factor RUNX2 remains to be fully understood. Here we report that the Mediator subunit MED23 cooperates with RUNX2 to regulate osteoblast differentiation and bone development. *Med23* deletion in mesenchymal stem cells or osteoblast precursors results in multiple bone defects similar to those observed in $Runx2^{+/-}$ mice. *In vitro*, *Med23*-deficient progenitor cells are refractory to osteoblast differentiation, and *Med23* deficiency reduces *Runx2*-target gene activity without changing Runx2 expression. Mechanistically, MED23 binds to RUNX2 and modulates its transcriptional activity. Moreover, *Med23* deficiency in osteoprogenitor cells exacerbates the skeletal abnormalities observed in $Runx2^{+/-}$ mice. Collectively, our results establish a genetic and physical interaction between RUNX2 and MED23, suggesting that MED23 constitutes a molecular node in the regulatory network of anabolic bone formation and related diseases.

图 13-61　“Mediator MED23 cooperates with RUNX2 to drive osteoblast differentiation and bone development”于 2016 年发表于 *Nature Communications* 7 卷

究首次阐明转录中介体复合物在间充质干细胞向成骨细胞分化过程中起重要作用，明确了转录中介体复合物是骨发育基因转录调控的重要环节。这一研究成果于 2016 年发表在 *Nature Communications*（IF = 11.878）上（图 13-61）。

6. Cdh1 通过鹅肝样蛋白\APC 依赖性泛素化和活化调控颅面部发育　颅面畸形（craniofacial anomalies，CFAs）是以颅骨和面骨先天缺陷为主要特征的骨胚胎发育异常相关疾病，是婴儿死亡和儿童发育畸形的主要原因之一。基因组分析已确定多个基因与 CFAs 有关，而大多数 CFAs 的潜在遗传机制仍不明确。前期研究表明，Wwp2 E3 泛素连接酶可通过部分通过诱导单泛素化并激活成对的同源盒转录因子 Goosecoid（Gsc）促进颅面发育。中国科学院上海生物研究所的邹卫国课题组和美国哈佛大学医学院 Wenyi Wei 课题组在此基础上进一步研究发现 Gsc 也可在 APC^{Cdh1} E3 泛素连接酶作用下泛素化并激活，从而转录激活多种对颅面发育至关重要的 Gsc 靶基。同样的，神经嵴特异性 *Cdh1* 敲除的小鼠在颅面区域表现出与 *Wwp2* 缺陷小鼠相似的骨畸形。神经嵴细胞 *Cdh1* 缺陷小鼠在机制上与 *Wwp2* 缺陷小鼠相同，Gsc/Sox6 转录活性降低。与单基因缺失相比，同时缺失 *Cdh1* 和 *Wwp2* 会导致更严重的颅面缺损，以上结果表明这两种 E3 泛素连接酶协同增强 Gsc 活性。该研究揭示了 Cdh1 通过促进 APC 依赖的非蛋白水解泛素化和 Gsc 的活化在颅面发育中起重要作用，对进一步寻找颅面部发育畸形以及骨发育的新调节因子有积极的指导作用。研究成果于 2016 年发表在 *Cell Research*（IF = 17.848）上（图 13-62）。

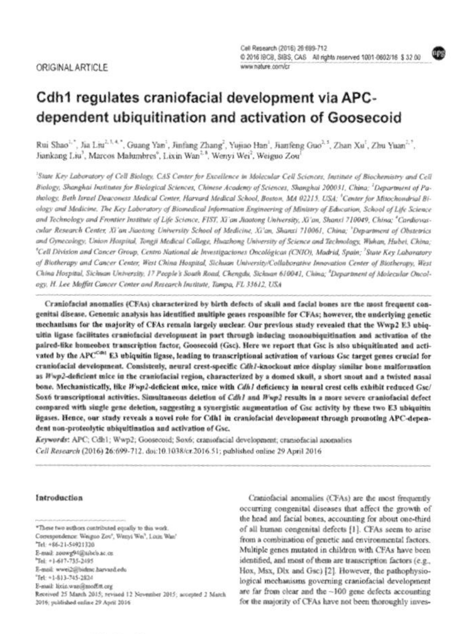
Cell Research (2016) 26:699-712
© 2016 IBCB, SIBS, CAS　All rights reserved 1001-0602/16 $ 32.00
www.nature.com/cr

ORIGINAL ARTICLE

Cdh1 regulates craniofacial development via APC-dependent ubiquitination and activation of Goosecoid

Rui Shao[1,*], Jia Liu[2,3,4,*], Guang Yan[1], Jinfang Zhang[2], Yujiao Han[1], Jianfeng Guo[2,5], Zhan Xu[1], Zhu Yuan[2,7], Jiankang Liu[3], Marcos Malumbres[6], Lixin Wan[2,8], Wenyi Wei[2], Weiguo Zou[1]

[1]State Key Laboratory of Cell Biology, CAS Center for Excellence in Molecular Cell Sciences, Institute of Biochemistry and Cell Biology, Shanghai Institutes for Biological Sciences, Chinese Academy of Sciences, Shanghai 200031, China; [2]Department of Pathology, Beth Israel Deaconess Medical Center, Harvard Medical School, Boston, MA 02215, USA; [3]Center for Mitochondrial Biology and Medicine, The Key Laboratory of Biomedical Information Engineering of Ministry of Education, School of Life Science and Technology and Frontier Institute of Life Science, FIST, Xi'an Jiaotong University, Xi'an, Shanxi 710049, China; [4]Cardiovascular Research Center, Xi'an Jiaotong University School of Medicine, Xi'an, Shanxi 710061, China; [5]Department of Obstetrics and Gynecology, Union Hospital, Tongji Medical College, Huazhong University of Science and Technology, Wuhan, Hubei, China; [6]Cell Division and Cancer Group, Centro National de Investigaciones Oncológicas (CNIO), Madrid, Spain; [7]State Key Laboratory of Biotherapy and Cancer Center, West China Hospital, Sichuan University/Collaborative Innovation Center of Biotherapy, West China Hospital, Sichuan University, 17 People's South Road, Chengdu, Sichuan 610041, China; [8]Department of Molecular Oncology, H. Lee Moffitt Cancer Center and Research Institute, Tampa, FL 33612, USA

Craniofacial anomalies (CFAs) characterized by birth defects of skull and facial bones are the most frequent congenital disease. Genomic analysis has identified multiple genes responsible for CFAs; however, the underlying genetic mechanisms for the majority of CFAs remain largely unclear. Our previous study revealed that the Wwp2 E3 ubiquitin ligase facilitates craniofacial development in part through inducing monoubiquitination and activation of the paired-like homeobox transcription factor, Goosecoid (Gsc). Here we report that Gsc is also ubiquitinated and activated by the APC^{Cdh1} E3 ubiquitin ligase, leading to transcriptional activation of various Gsc target genes crucial for craniofacial development. Consisteuly, neural crest-specific *Cdh1*-knockout mice display similar bone malformation as *Wwp2*-deficient mice in the craniofacial region, characterized by a domed skull, a short snout and a twisted nasal bone. Mechanistically, like *Wwp2*-deficient mice, mice with *Cdh1* deficiency in neural crest cells exhibit reduced Gsc/Sox6 transcriptional activities. Simultaneous deletion of *Cdh1* and *Wwp2* results in a more severe craniofacial defect compared with single gene deletion, suggesting a synergistic augmentation of Gsc activity by these two E3 ubiquitin ligases. Hence, our study reveals a novel role for Cdh1 in craniofacial development through promoting APC-dependent non-proteolytic ubiquitination and activation of Gsc.

Keywords: APC; Cdh1; Wwp2; Goosecoid; Sox6; craniofacial development; craniofacial anomalies
Cell Research (2016) **26**:699-712. doi:10.1038/cr.2016.51; published online 29 April 2016

Introduction

Craniofacial anomalies (CFAs) are the most frequently occurring congenital diseases that affect the growth of the head and facial bones, accounting for about one-third of all human congenital defects [1]. CFAs seem to arise from a combination of genetic and environmental factors. Multiple genes mutated in children with CFAs have been identified, and most of them are transcription factors (e.g., Hox, Msx, Dlx and Gsc) [2]. However, the pathophysiological mechanisms governing craniofacial development are far from clear and the ~100 gene defects accounting for the majority of CFAs have not been thoroughly inves-

*These two authors contributed equally to this work.
Correspondence: Weiguo Zou[a], Wenyi Wei[b], Lixin Wan[c]
[a]Tel: +86-21-54921320
[b]Tel: +1-617-735-2495
[c]Tel: +1-813-745-2824

Received 25 March 2015; revised 12 November 2015; accepted 2 March 2016; published online 29 April 2016

图 13-62　“Cdh1 regulates craniofacial development via APC-dependent ubiquitination and activation of Goosecoid”于 2016 年发表于 *Cell Research* 26 卷第 6 期

7. 雷帕霉素复合物 1（mTORC1）调节 PTHrP 以协调软骨细胞的生长、增殖和分化　细胞生长、增殖和分化的精确协调对于多细胞生物的发育至关重要。南方医科大学白晓春教授团队发现雷帕霉素复合物 1（mTORC1）对软骨细胞的生长和增殖至关重要，其失活也会影响软骨细胞分化。在软骨细胞中，*TSC1* 基因缺失会过度激活 mTORC1，使生长板内正常增殖和分化程序解偶联，导致细胞增殖失控，以及小鼠软骨分化和发育不良。而予雷帕霉素促进软骨细胞分化能修复突变小鼠的这些缺陷。机制上，mTORC1 下游激酶 S6K1 与 Gli2 相互作用使 Gli2 磷酸化，并从 SuFU 结合中释放 Gli2，导致 Gli2 的核移位和甲状旁腺激素相关肽（PTHrP）的转录，而 PTHrP 是骨发育的关键调节因子。综上，在软骨内骨发育过程中，通过调节 Gli2/PTHrP，动态控制 mTORC1 活性对协调软骨细胞的增殖和分化是至关重要的。这一研究成果于 2016 年发表在 Nature Communications（IF = 11.878）上（图 13-63）。

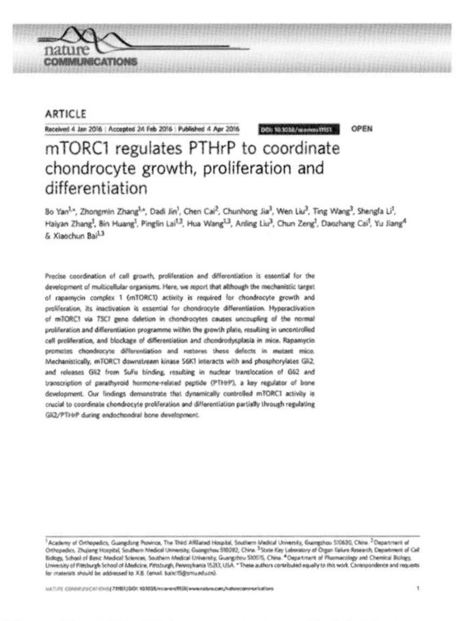
nature COMMUNICATIONS

ARTICLE

Received 4 Jan 2016 | Accepted 24 Feb 2016 | Published 4 Apr 2016

mTORC1 regulates PTHrP to coordinate chondrocyte growth, proliferation and differentiation

Bo Yan[1,*], Zhongmin Zhang[1,*], Dadi Jin[1], Chen Cai[2], Chunhong Jia[3], Wen Liu[3], Ting Wang[3], Shengfa Li[3], Haiyan Zhang[1], Bin Huang[1], Pinglin Lai[1,3], Hua Wang[1,3], Anling Liu[3], Chun Zeng[1], Daozhang Cai[1], Yu Jiang[4] & Xiaochun Bai[1,3]

Precise coordination of cell growth, proliferation and differentiation is essential for the development of multicellular organisms. Here, we report that although the mechanistic target of rapamycin complex 1 (mTORC1) activity is required for chondrocyte growth and proliferation, its inactivation is essential for chondrocyte differentiation. Hyperactivation of mTORC1 via *TSC1* gene deletion in chondrocytes causes uncoupling of the normal proliferation and differentiation programme within the growth plate, resulting in uncontrolled cell proliferation, and blockage of differentiation and chondrodysplasia in mice. Rapamycin promotes chondrocyte differentiation and restores these defects in mutant mice. Mechanistically, mTORC1 downstream kinase S6K1 interacts with and phosphorylates Gli2, and releases Gli2 from SuFu binding, resulting in nuclear translocation of Gli2 and transcription of parathyroid hormone-related peptide (PTHrP), a key regulator of bone development. Our findings demonstrate that dynamically controlled mTORC1 activity is crucial to coordinate chondrocyte proliferation and differentiation partially through regulating Gli2/PTHrP during endochondral bone development.

图 13-63　“mTORC1 regulates PTHrP to coordinate chondrocyte growth, proliferation and differentiation”于 2016 年发表于 *Nature Communications* 第 7 卷

8. 青春期后期骨骼细胞的程序性衰老　间充质干/祖细胞（MSPCs）快速地自我更新和分化，有助于儿童和青春期骨骼的快速生长，目前尚不清楚这些细胞是否会在青春期后期到青年期发生改变，即骨骼生长减慢时改变其性能。南方医科大学第一附属医院余斌教授实验室和约翰·霍普金斯大学医学院 Mei Wan 教授实验室联合研究发现，青春期后期的小鼠长骨的初级骨松质中 MSPCs 的巢蛋白（nestin）表达显著降低。MSPCs 进行程序性衰老是通过 Zeste 基因增强子同源物 2（Ezh2）及其组蛋白核小体 H3 第 27 位赖氨酸残基的三甲基化（H3K27me3）标记保持对诱导细胞衰老关键基因的抑制。青春期早期小鼠 *Ezh2* 缺失将导致未成熟细胞衰老，从而耗尽 MSPCs 储备，损伤成骨能力并导致骨质疏松症。增加组蛋白 H3K27 的三甲基化，能阻断细胞衰老进程，并可显著改善青春期由糖皮质激素引起的骨丢失。这项研究揭示了出生后骨细胞的程序性变化，并深入探索了该表象的内在调节机制。研究成果于 2016 年发表在 *Nature Communications*（IF = 11.878）（图 13-64）。

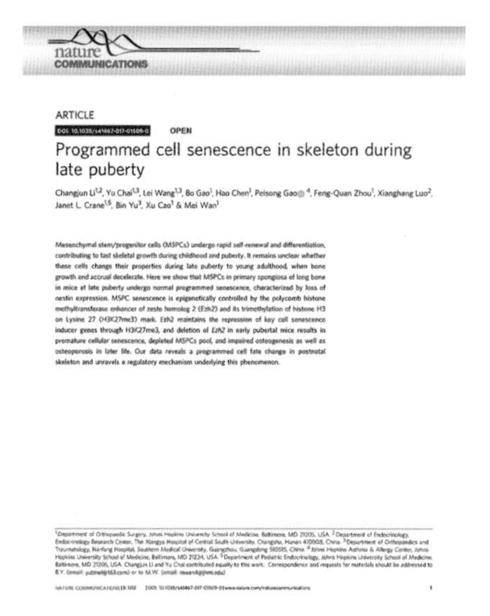
nature COMMUNICATIONS

ARTICLE

DOI: 10.1038/s41467-017-01509-0　OPEN

Programmed cell senescence in skeleton during late puberty

Changjun Li[1,2], Yu Chai[1,3], Lei Wang[1,3], Bo Gao[1], Hao Chen[1], Peisong Gao[4], Feng-Quan Zhou[1], Xianghang Luo[2], Janet L. Crane[1,5], Bin Yu[3], Xu Cao[1] & Mei Wan[1]

Mesenchymal stem/progenitor cells (MSPCs) undergo rapid self-renewal and differentiation, contributing to fast skeletal growth during childhood and puberty. It remains unclear whether these cells change their properties during late puberty to young adulthood, when bone growth and accrual decelerate. Here we show that MSPCs in primary spongiosa of long bone in mice at late puberty undergo normal programmed senescence, characterized by loss of nestin expression. MSPC senescence is epigenetically controlled by the polycomb histone methyltransferase enhancer of zeste homolog 2 (Ezh2) and its trimethylation of histone H3 on Lysine 27 (H3K27me3) mark. Ezh2 maintains the repression of key cell senescence inducer genes through H3K27me3, and deletion of *Ezh2* in early pubertal mice results in premature cellular senescence, depleted MSPCs pool, and impaired osteogenesis as well as osteoporosis in later life. Our data reveals a programmed cell fate change in postnatal skeleton and unravels a regulatory mechanism underlying this phenomenon.

图 13-64　“Programmed cell senescence in skeleton during late puberty”于 2017 年发表于 *Nature Communications* 8 卷第 1 期

9. 成骨细胞通过产生白细胞介素-9 支持巨核细胞生成　严重的血小板减少症对于接受化疗的恶性肿瘤患者来说是一项重大挑战。骨髓微环境中成熟巨核细胞形成血小板，因此研究巨核细胞发育生物学可能有助于开发刺激血小板产生并预防血小板减少的新疗法。南方医科大学白晓春教授团队研究发现成骨细胞通过分泌白细胞介素-9（IL-9）支持巨核细胞生成，IL-9 通过刺激 IL-9 受体（IL-9R）/STAT3 信号传导促进巨核生成。雷帕霉素复合体 1（mTORC1）信号转导的机制靶点以 NF-κB 依赖的方式负调控成骨细胞 IL-9 的产生。激活 mTORC1 抑制成骨细胞中 IL-9 的产生，抑制巨核细胞扩增，而 mTORC1 失活则增加 IL-9 的产生，增加小鼠巨核细胞和血小板的数量。在小鼠模型中，予外源 IL-9 可刺激巨核细胞生成，缓解内源性 IL-9 或 IL-9R 耗竭抑制这一过程。低剂量的 IL-9 能有效地预防化疗诱导的血小板减少症（CIT），并加速 CIT 后血小板的恢复。以上结果表明 IL-9 是巨核细胞生成的重要调节因子，在血小板减少症（如 CIT）的治疗中极具前景。该成果于 2017 年发表于 *Blood*（IF = 16.562）（图 13-65）。

10. 组蛋白去甲基化酶 LSD1 通过 WNT7B 与 BMP2 信号通路调控成骨细胞分化　多种调节机制

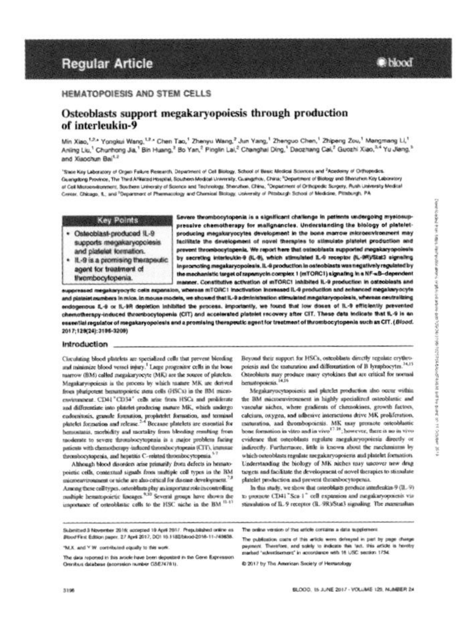
Regular Article

HEMATOPOIESIS AND STEM CELLS

Osteoblasts support megakaryopoiesis through production of interleukin-9

Min Xiao, Yongkui Wang, Chen Tao, Zhenyu Wang, Jun Yang, Zhenguo Chen, Zhipeng Zou, Mangmang Li, Aniing Liu, Chunhong Jia, Bin Huang, Bo Yan, Pinglin Lai, Changhai Ding, Daozhang Cai, Guozhi Xiao, Yu Jiang, and Xiaochun Bai

Key Points

- Osteoblast-produced IL-9 supports megakaryopoiesis and platelet formation.
- IL-9 is a promising therapeutic agent for treatment of thrombocytopenia.

Severe thrombocytopenia is a significant challenge in patients undergoing myelosuppressive chemotherapy for malignancies. Understanding the biology of platelet-producing megakaryocytes development in the bone marrow microenvironment may facilitate the development of novel therapies to stimulate platelet production and prevent thrombocytopenia. We report here that osteoblasts supported megakaryopoiesis by secreting interleukin-9 (IL-9), which stimulated IL-9 receptor (IL-9R)/Stat3 signaling in promoting megakaryopoiesis. IL-9 production in osteoblasts was negatively regulated by the mechanistic target of rapamycin complex 1 (mTORC1) signaling in a NF-κB–dependent manner. Constitutive activation of mTORC1 inhibited IL-9 production in osteoblasts and suppressed megakaryocytic cells expansion, whereas mTORC1 inactivation increased IL-9 production and enhanced megakaryocyte and platelet numbers in mice. In mouse models, we showed that IL-9 administration stimulated megakaryopoiesis, whereas neutralizing endogenous IL-9 or IL-9R depletion inhibited the process. Importantly, we found that low doses of IL-9 efficiently prevented chemotherapy-induced thrombocytopenia (CIT) and accelerated platelet recovery after CIT. These data indicate that IL-9 is an essential regulator of megakaryopoiesis and a promising therapeutic agent for treatment of thrombocytopenia such as CIT. (*Blood*. 2017;129(24):3196-3209)

Introduction

图 13-65　“Osteoblasts support megakaryopoiesisthrouth production of interleukin-9”于 2017 年发表于 Blood 129 卷第 24 期

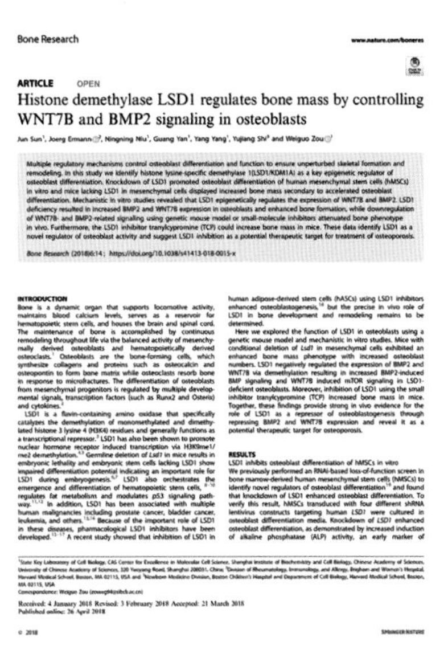
Bone Research　www.nature.com/boneres

ARTICLE　OPEN

Histone demethylase LSD1 regulates bone mass by controlling WNT7B and BMP2 signaling in osteoblasts

Jun Sun, Joerg Ermann, Ningning Niu, Guang Yan, Yang Yang, Yujiang Shi and Weiguo Zou

Multiple regulatory mechanisms control osteoblast differentiation and function to ensure unperturbed skeletal formation and remodeling. In this study we identify histone lysine-specific demethylase 1(LSD1/KDM1A) as a key epigenetic regulator of osteoblast differentiation. Knockdown of LSD1 promoted osteoblast differentiation of human mesenchymal stem cells (hMSCs) in vitro and mice lacking LSD1 in mesenchymal cells displayed increased bone mass secondary to accelerated osteoblast differentiation. Mechanistic in vitro studies revealed that LSD1 epigenetically regulates the expression of WNT7B and BMP2. LSD1 deficiency resulted in increased BMP2 and WNT7B expression in osteoblasts and enhanced bone formation, while downregulation of WNT7B- and BMP2-related signaling using genetic mouse model or small-molecule inhibitors attenuated bone phenotype in vivo. Furthermore, the LSD1 inhibitor tranylcypromine (TCP) could increase bone mass in mice. These data identify LSD1 as a novel regulator of osteoblast activity and suggest LSD1 inhibition as a potential therapeutic target for treatment of osteoporosis.

Bone Research (2018)6:14 ; https://doi.org/10.1038/s41413-018-0015-x

INTRODUCTION

图 13-66　“Histone demethylase LSD1 regulates bone mass by controlling WNT7B and BMP2 signaling in osteoblasts”于 2018 年发表于 *Bone Research* 第 6 卷

调控成骨细胞分化和功能以确保骨骼形成和重塑正常进行。中国科学院生物化学与细胞生物学研究所邹卫国课题组的一项研究明确了组蛋白赖氨酸特异性脱甲基酶 1(LSD1/KDM1A)为成骨细胞分化的关键性表观遗传调节因子。体外干扰 LSD1 能促进人间充质干细胞(hMSC)的成骨细胞分化,而间充质细胞 LSD1 缺乏的小鼠表现为骨量增加继而加速成骨细胞分化。体外研究表明,LSD1 通过表观修饰调节 WNT7B 和 BMP2 表达。体外成骨细胞中,LSD1 不足会导致 BMP2 和 WNT7B 表达增加,进一步激活 BMP 和 mTORC1 信号通路,从而促成骨细胞分化和骨量增加。采用基因敲除小鼠模型或通过小分子抑制剂下调 WNT7B 和 BMP2 相关信号通路会减弱骨形成。以上实验数据表明 LSD1 是一种新型成骨细胞活性调节剂,提示 LSD1 抑制剂有望成为骨质疏松症的潜在治疗靶标。该研究于 2018 年发表于 *Bone Research* (IF=12.354)(图 13-66)。

11. 巨噬细胞谱系 TRAP$^+$细胞招募骨膜衍生细胞用于骨膜成骨和再生　骨膜是一种纤薄的组织,覆盖了几乎整个骨表面,占人体骨量的 80%以上,对骨再生至关重要。然而对骨膜的成骨和骨再生能力的研究还不充分。空军军医大学西京医院骨科罗卓荆教授团队与约翰霍普金斯医学院曹旭教授团队合作发现巨噬细胞系细胞招募的骨膜来源的细胞(PDCs)参与皮质骨形成。敲除集落刺激因子 1 可消除巨噬细胞系细胞,导致 PDC 丢失,骨膜骨形成受损。此外,巨噬细胞系 TRAP$^+$细胞通过分泌血小板衍生生长因子-BB(PDGF-BB)诱导骨蛋白转录表达和向骨膜表面募集 PDCs,募集的 PDCs 向成骨细胞分化或形成 H 型血管。实验还发现 Nestin$^+$和 Lepr$^+$PDCs 亚组具有多能和自我更新能力,有助于皮质骨形成。Nestin$^+$PDCs 主要存在于骨发育过程中,而 Lepr$^+$PDCs 对成年小鼠骨稳态的维持是必不可少的。重要的是,条件性敲除 Lepr$^+$细胞中血小板衍生生长因子受体 β(PDGFRβ)会损害骨膜骨形成和再生。这些发现揭示了骨膜巨噬细胞在调节骨膜稳态和再生中的重要作用。这一研究成果于 2019 发表在 *The Journal of Clinical Investigation*(IF=12.282)(图 13-67)。

12. *MET* 突变导致肌肉发育不良和关节病　关节病是一组表型和遗传异质性疾病,其特点是身体出现两个或两个以上部位的先天性挛缩,其发病机制和致病基因尚不明确。中山大学附属第一医院骨科苏培强教授课题组对一个四代关节罹患挛缩症的家族进行了家系研究,该家系特点为屈趾、前臂旋后受限、前臂和手中的肌纤维缺失。全外显子测序显示该家系中 *MET* p. Y1234C 突变与关节病的发生有关。Y1234C 突变将导致 MET 酪氨酸激酶激活失败。课题组建立了 *Met p. Y123C* 突变小鼠模型,发现纯合子小鼠表现为胚胎死亡和(或)由迁移前体引起的肌肉完全丧失;杂合子小鼠出生后存活,阑尾肌和轴肌的肌纤维数量减少。其中肌祖细胞的迁移缺陷和次级成肌细胞的增殖障碍是导致突变小鼠骨

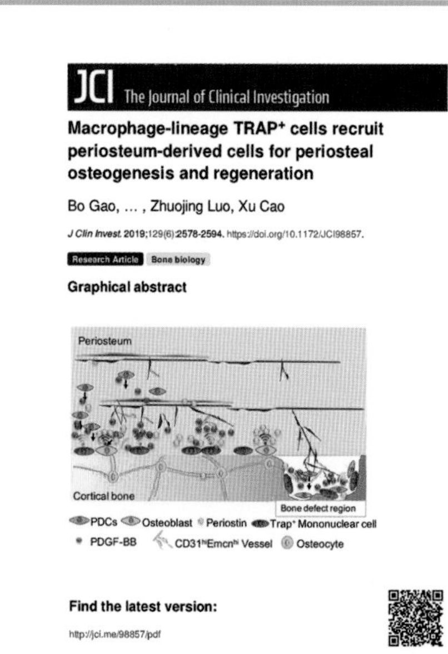
JCI The Journal of Clinical Investigation

Macrophage-lineage TRAP+ cells recruit periosteum-derived cells for periosteal osteogenesis and regeneration

Bo Gao, ... , Zhuojing Luo, Xu Cao

J Clin Invest. 2019;129(6):2578-2594. https://doi.org/10.1172/JCI98857.

Research Article　Bone biology

Graphical abstract

Find the latest version:

http://jci.me/98857/pdf

图 13-67　“Macrophage-lineage TRAP+ cells recruit periosteum-derived cells for periosteal osteogenesis and regeneration”于 2019 年发表于 *The Journal of Clinical Investigation* 第 130 卷

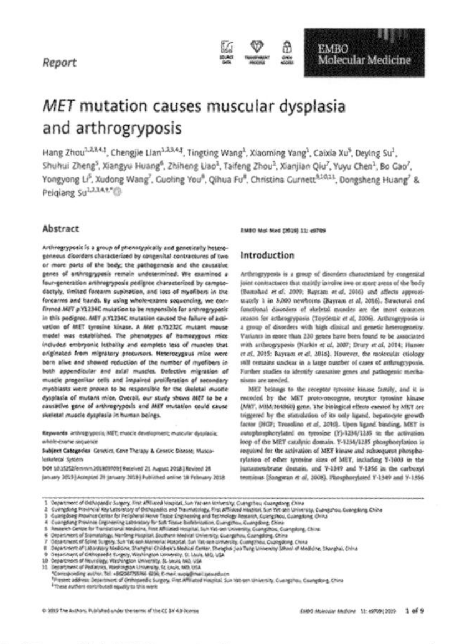
Report　EMBO Molecular Medicine

MET mutation causes muscular dysplasia and arthrogryposis

Abstract

Introduction

图 13-68　“*MET* mutation causes muscular dysplasia and arthrogryposis”于 2019 年发表于 *Embo Molecular Medicine* 11 卷第 3 期

骼肌发育不良的原因。该研究表明 *MET* 是关节病的致病基因，*MET* 突变可导致人类骨骼肌发育不良。这一研究成果于 2019 年发表在 *Embo Molecular Medicine*(IF=10.624)(图 13-68)。

13. C-C 趋化因子受体 5(CCR-5)编辑婴儿在骨发育中的潜在风险　2019 年 1 月，中国医学科学院基础医学研究所葛微和解放军总医院骨科唐佩福在 *Bone Research*(IF=12.354)上发表评述(图 13-69)，结合骨生长和 C-C 趋化因子受体 5(C-C chemokine receptor 5，CCR5)领域的既往研究和发现，提出 *CCR5* 基因编辑婴儿未来可能存在骨发育不全的风险。该文从骨调节和骨免疫两个方面分析 *CCR5* 缺陷对骨骼生长和发育的影响，由于 CCR-5 对破骨细胞肌动蛋白环形成和正常的骨吸收能力具有重要影响，纯合缺失 *CCR5* 的婴儿在生长发育过程中极大可能会面临骨皮质形成障碍和骨重建能力不足等风险。骨发育不全将带来骨质疏松、骨折和骨延迟愈合等一系列骨相关疾病，严重影响婴儿生命质量。由此，本文对 *CCR5* 基因编辑婴儿未来的骨骼健康情况表示担忧。

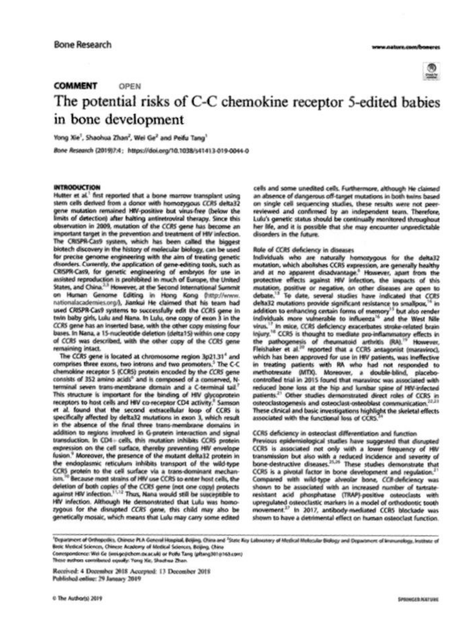
Bone Research

COMMENT　OPEN

The potential risks of C-C chemokine receptor 5-edited babies in bone development

INTRODUCTION

图 13-69　“The potential risks of C-C chemokine receptor 5-edited babies in bone development”于 2019 年发表于 *Bone Research* 第 7 卷

九、骨组织工程与再生

组织工程与再生医学的研究涉及生物学、材料学和工程学等多个学科的交叉和融合，已经被广泛应用于多种组织、器官修复及药物传输等领域。其中肌肉骨骼系统是组织工程中一个非常重要的应用领域。随着纳米技术、干细胞技术的发展，中国骨科组织工程与再生医学得到迅猛发展并受到国际认可，在国际高水平期刊上发表了一系列文章，受到国际认可。

1. 外加弱电位作为开关可逆调控骨植入物上的优先吸附　控制蛋白质在生物材料(例如骨植入物)上的吸附需要发明一个简便的方法。华南理工大学材料科学与工程学院毛传斌教授将一种两亲性生物分子牛磺胆酸(TCA)掺入植入物上 1D 纳米结构聚吡咯(NAPPy)阵列中。掺杂 TCA 使植入物表面在 152°(超疏水，开启状态)和 55°(亲水，关闭状态）之间显示可逆润湿性，以达到在两个弱电位间进行周期性切换（+0.50 和-0.80V 分别作为接通和关闭电位）。TCA 的疏水和亲水表面可逆湿润性的切换调控电位的切换，从而影响蛋白质的优先吸附。这种电位可切换策略为控制种植体表面的生物活性开辟了一条新的途径（图 13-70）。

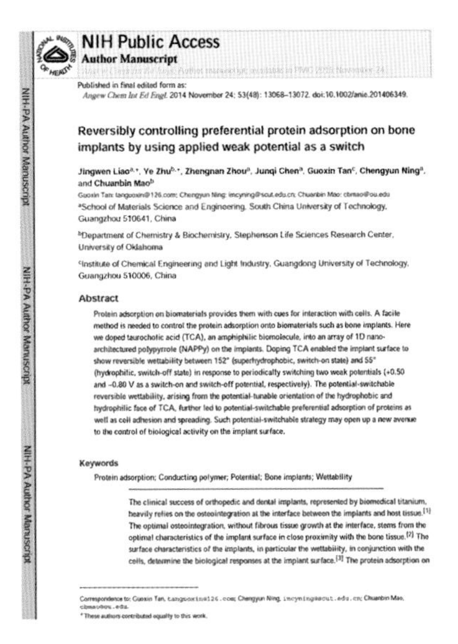
NIH Public Access
Author Manuscript

Published in final edited form as:
Angew Chem Int Ed Engl. 2014 November 24; 53(48): 13068–13072. doi:10.1002/anie.201406349.

Reversibly controlling preferential protein adsorption on bone implants by using applied weak potential as a switch

Jingwen Liao[a,*], Ye Zhu[b,*], Zhengnan Zhou[a], Junqi Chen[a], Guoxin Tan[c], Chengyun Ning[a], and Chuanbin Mao[b]

Guoxin Tan: tangguoxin@126.com; Chengyun Ning: imcyning@scut.edu.cn; Chuanbin Mao: cbmao@ou.edu

[a]School of Materials Science and Engineering, South China University of Technology, Guangzhou 510641, China

[b]Department of Chemistry & Biochemistry, Stephenson Life Sciences Research Center, University of Oklahoma

[c]Institute of Chemical Engineering and Light Industry, Guangdong University of Technology, Guangzhou 510006, China

Abstract

Protein adsorption on biomaterials provides them with cues for interaction with cells. A facile method is needed to control the protein adsorption onto biomaterials such as bone implants. Here we doped taurocholic acid (TCA), an amphiphilic biomolecule, into an array of 1D nano-architectured polypyrrole (NAPPy) on the implants. Doping TCA enabled the implant surface to show reversible wettability between 152° (superhydrophobic, switch-on state) and 55° (hydrophilic, switch-off state) in response to periodically switching two weak potentials (+0.50 and -0.80 V as a switch-on and switch-off potential, respectively). The potential-switchable reversible wettability, arising from the potential-tunable orientation of the hydrophobic and hydrophilic face of TCA, further led to potential-switchable preferential adsorption of proteins as well as cell adhesion and spreading. Such potential-switchable strategy may open up a new avenue to the control of biological activity on the implant surface.

Keywords

Protein adsorption; Conducting polymer; Potential; Bone implants; Wettability

The clinical success of orthopedic and dental implants, represented by biomedical titanium, heavily relies on the osteointegration at the interface between the implants and host tissue.[1] The optimal osteointegration, without fibrous tissue growth at the interface, stems from the optimal characteristics of the implant surface in close proximity with the bone tissue.[2] The surface characteristics of the implants, in particular the wettability, in conjunction with the cells, determine the biological responses at the implant surface.[3] The protein adsorption on

Correspondence to: Guoxin Tan, tangguoxin@126.com; Chengyun Ning, imcyning@scut.edu.cn; Chuanbin Mao, cbmao@ou.edu.

*These authors contributed equally to this work.

NIH-PA Author Manuscript

图 13-70　“Reversibly controlling preferential protein adsorption on bone implants by using an applied weak potential as a switch”于 2014 年发表于 *Angewandte Chemie International Edition* 53 卷第 48 期

2. 磷灰石杂化材料的仿生自组装：从单分子模板到双分子/多分子模板　磷灰石和蛋白质的自组装是诱导脊椎动物骨骼和牙齿形成的关键过程。尽管矿化组织的分层结构和生物矿化机制已经得到了深入的研究，但大多数研究都集中在使用单分子模板的自组装仿生路线上，而天然骨是多分子模板协同组装的产物。受该机制启发，华中科技大学先进生物材料与组织工程中心张胜民教授首先提出了一种基于多分子模板协同组装的骨样杂化材料制造的新策略。这篇综述文章总结了在磷灰石杂化材料的仿生制造中从单分子模板到双分子/多分子模板系统的新趋势。迄今为止，使用双分子/多分子模板策略已成功地制造出许多形态可控、层次结构复杂的新型磷灰石杂化材料，并发现它们与天然矿化组织具有多种共同特征。模板分子的羧基、羰基和氨基，在组装过程中引发磷酸钙的成核。对于双分子/多分子模板，钙离子和磷酸根离子的多个促进位点的结合，可以从早期就精确调控磷灰石成核。最近的研究已经明确地认识到酸性分子的作用和蛋白质模板的协同作用。此外，由于磷灰石纳米粒子在植入物、药物涂层以及基因传递等领域的广泛临床应用前景，其在组织再生支架上有序结构的自组装也备受关注（图 13-71）。

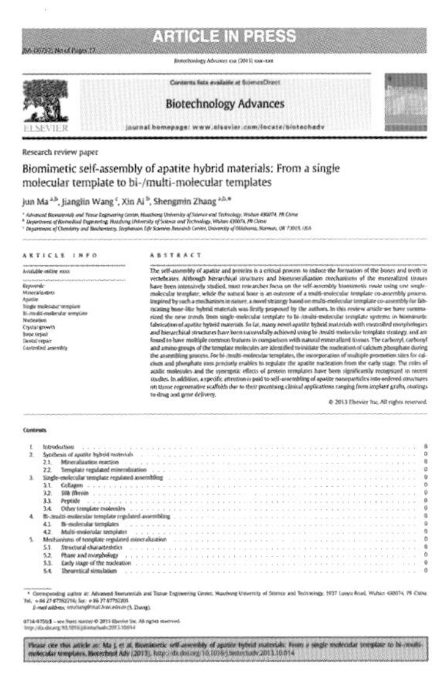
ARTICLE IN PRESS

Biotechnology Advances

journal homepage: www.elsevier.com/locate/biotechadv

ELSEVIER

Research review paper

Biomimetic self-assembly of apatite hybrid materials: From a single molecular template to bi-/multi-molecular templates

Jun Ma[a,b], Jianglin Wang[c], Xin Ai[b], Shengmin Zhang[a,b,*]

ARTICLE INFO

Keywords:
Mineralization
Apatite
Single molecular template
Bi-/multi-molecular template
Nucleation
Crystal growth
Bone repair
Dental repair
Controlled assembly

ABSTRACT

The self-assembly of apatite and proteins is a critical process to induce the formation of the bones and teeth in vertebrates. Although hierarchical structures and biomineralization mechanisms of the mineralized tissues have been intensively studied, most researches focus on the self-assembly biomimetic route using one single-molecular template, while the natural bone is an outcome of a multi-molecular template co-assembly process. Inspired by such a mechanism in nature, a novel strategy based on multi-molecular template co-assembly for fabricating bone-like hybrid materials was firstly proposed by the authors. In this review article we have summarized the new trends from single-molecular template to bi-/multi-molecular template systems in biomimetic fabrication of apatite hybrid materials. So far, many novel apatite hybrid materials with controlled morphologies and hierarchical structures have been successfully achieved using bi-/multi-molecular template strategy, and are found to have multiple common features in comparison with natural mineralized tissues. The carboxyl, carbonyl and amino groups of the template molecules are identified to initiate the nucleation of calcium phosphate during the assembling process. For bi-/multi-molecular templates, the incorporation of multiple promotion sites for calcium and phosphate ions precisely enables to regulate the apatite nucleation from the early stage. The roles of acidic molecules and the synergetic effects of protein templates have been significantly recognized in recent studies. In addition, a specific attention is paid to self-assembling of apatite nanoparticles into ordered structures on tissue regenerative scaffolds due to their promising clinical applications ranging from implant grafts, coatings to drug and gene delivery.

© 2013 Elsevier Inc. All rights reserved.

Contents

1. Introduction
2. Synthesis of apatite hybrid materials
   2.1. Mineralization reaction
   2.2. Template regulated mineralization
3. Single-molecular template regulated assembling
   3.1. Collagen
   3.2. Silk fibroin
   3.3. Peptide
   3.4. Other template molecules
4. Bi-/multi-molecular template regulated assembling
   4.1. Bi-molecular templates
   4.2. Multi-molecular templates
5. Mechanisms of template regulated mineralization
   5.1. Structural characteristics
   5.2. Phase and morphology
   5.3. Early stage of the nucleation
   5.4. Theoretical simulation

图 13-71　“Biomimetic self-assembly of apatite hybrid materials：from a single molecular template to bi-/multi-molecular templates”发表于 2014 年 *Biotechnology Advances*. 32 卷第 4 期

3. 通过可逆多价苯硼酸/顺式二醇聚合物复合物动态引入细胞黏附因子　苏州大学骨科研究所杨慧林教授与加利福尼亚大学 Kenneth J. Shea 合作，通过可逆的多价苯硼酸 PBA/顺式二醇聚合物复合物内的相互作用，成功地证明了生物活性 RGD 肽在基质上的动态引入。这些可逆并稳定的多个相互作用位点加上一个可长期使用的聚合物连接剂，通过特定的生物分子交换（如葡萄糖或果糖）进行黏附，实现了对细胞的“可逆”控制。这种由生物分子触发的非侵入性策略在实时生物学研究和模仿天然生物分子反馈系统的应用中显示出巨大前景，因此在医学诊断和再生医学中具有很大的应用潜力（图 13-72）。

4. 双系生物活性支架用于骨软骨缺损的再生研究　由于软骨和骨组织具有不同的种系特异性及生物学特性，因此制造一种能够同时满足骨及软骨两种类型组织缺损的单一类型支架材料极具挑战性。为了克服这一挑战，浙江大学干细胞与再生医学研究中心欧阳宏伟教授团队及中国科学院上海硅酸盐研究所吴成铁教授团队共同探讨了锂盐在治疗骨软骨缺损和骨关节炎中的作用。研究发现锂盐可以通过提高软骨细胞自噬水平，延缓骨性关节炎的病程。研究团队还进一步构建了含锂离子的生物活

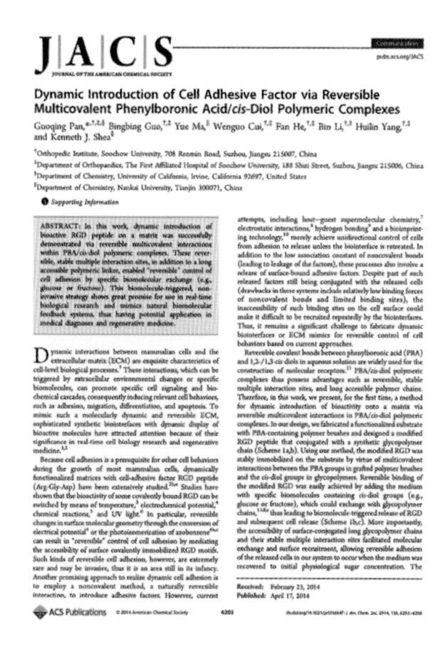
J|A|C|S Communication

Dynamic Introduction of Cell Adhesive Factor via Reversible Multicovalent Phenylboronic Acid/*cis*-Diol Polymeric Complexes

Guoqing Pan, Bingbing Guo, Yue Ma, Wenguo Cui, Fan He, Bin Li, Huilin Yang, and Kenneth J. Shea

图 13-72　“Dynamic introduction of cell adhesive factor via reversible multicovalent phenylboronic acid/*cis*-diol polymeric complexes”于 2014 年发表于 *Journal of the American Chemical Society*. 136 卷第 17 期

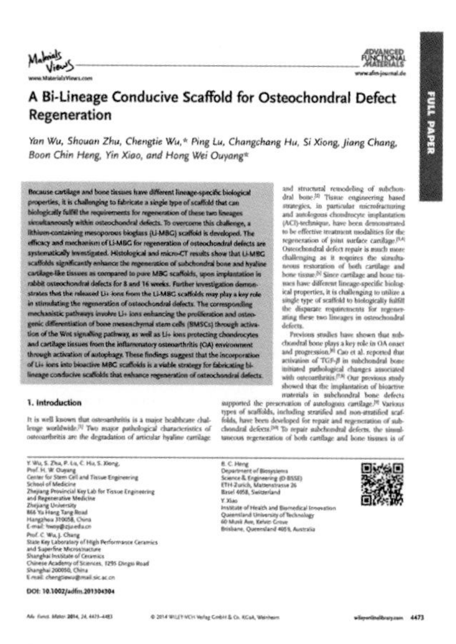
A Bi-Lineage Conducive Scaffold for Osteochondral Defect Regeneration

Yan Wu, Shouan Zhu, Chengtie Wu, Ping Lu, Changchang Hu, Si Xiong, Jiang Chang, Boon Chin Heng, Yin Xiao, and Hong Wei Ouyang

1. Introduction

图 13-73　“A bi-lineage conducive scaffold for osteochondral defect regeneration”发表于 2014 年 *Advanced Functional Materials* 24 卷第 28 期

性玻璃支架(lithium-containing mesoporous bio-glass, MBG-Li),通过材料学研究证实生物活性玻璃具有良好的生物相容性,且锂离子释放可控。在骨软骨缺损的新西兰白兔模型中,发现该材料具有同时修复表面软骨和软骨下骨两种生物学表征完全不同组织的能力:含锂生物活性玻璃通过 Wnt 信号通路参与软骨下骨的修复,同时生物活性玻璃释放的锂离子可以通过自噬途径促进表面软骨的修复。由于锂盐本身为临床常用药物,一旦证明其临床有效,可以立即转化为临床药物,因此本研究具有很强的临床转化意义(图 13-73)。

5. 精氨酸-甘氨酸-天冬氨酸多肽的纳米空间排布对软骨细胞去分化的影响　细胞去分化在许多情况下都非常重要,如软骨细胞去分化是软骨组织工程体外培养过程中遇到的经典问题。虽然对细胞分化进行了大量的研究,但对细胞去分化的研究还很有限,纳米颗粒对细胞去分化的影响的研究更是显有报道。复旦大学高分子科学与高分子复合材料协同创新中心、高分子材料分子工程国家重点实验室丁建东教授团队在无污染聚乙二醇(PEG)水凝胶上制备了精氨酸-甘氨酸-天冬氨酸多肽(RGD)的纳米模式和微/纳米模式,以研究 RGD 纳米间距对软骨细胞黏附及去分化的影响。大于 70nm 的相对较大的 RGD 纳米间距可增强软骨细胞表型在二维培养中的维持,但不利于软骨细胞的黏附。一种独特的微/纳米模式被用于 RGD 纳米间距中的细胞扩散、

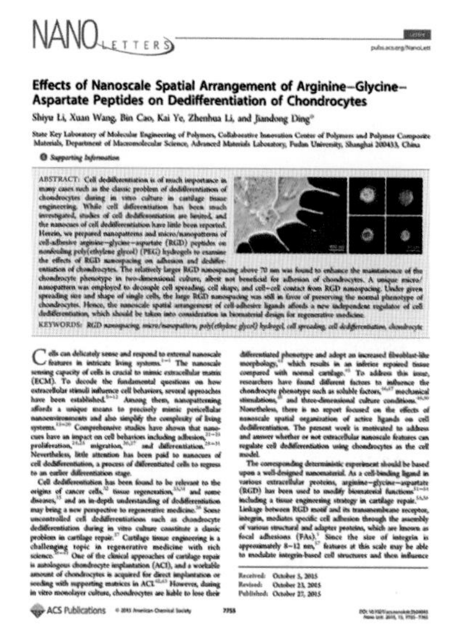
NANO LETTERS

Effects of Nanoscale Spatial Arrangement of Arginine–Glycine–Aspartate Peptides on Dedifferentiation of Chondrocytes

Shiyu Li, Xuan Wang, Bin Cao, Kai Ye, Zhenhua Li, and Jiandong Ding

图 13-74　“Effects of nanoscale spatial arrangement of arginine-glycine-aspartate peptides on dedifferentiation of chondrocytes”发表于 2014 年 *Advanced Functional Materials* 24 卷第 28 期

细胞塑性和细胞-细胞接触。在既定的单个细胞扩散范围大小和形状下,大面积的 RGD 纳米间距仍有利于保持软骨细胞的正常表型。因此,细胞黏附配体的纳米空间排布可以调节细胞去分化行为,在再生医学的生物材料设计中应予以考虑(图 13-74)。

6. 电纺支架纤维取向对兔纤维环干细胞基质生成的影响　近来,纤维环(AF)组织工程作为椎间盘(IVD)退变的治疗手段日益受到关注;然而,由于 AF 组织的显著复杂性,这一方法颇具挑战性,为了实现功能性纤维环置换,构建可模拟 AF 组织细胞、

生化和结构特征的细胞支架结构至关重要。苏州大学骨科研究所李斌教授使用静电纺丝技术制造了有取向的纤维状聚氨酯支架，并将它们用于培养 AF 衍生干/祖细胞（AFSCs）。同时，通过静电纺丝制备随机纤维支架作对照。课题组比较了有取向的纤维支架和随机纤维支架上 AFSCs 的形态、增殖、基因表达和基质产物。在有取向纤维支架和随机纤维支架上培养的细胞的附着力或增殖力均无明显差异。不过，相比于随机纤维支架上的细胞，在有取向的纤维支架上培养的 AFSCs 形态更细长，排列更整齐，并且表现出更高的Ⅰ型胶原和软骨聚集蛋白聚糖基因表达和基质生成。胶原蛋白Ⅱ的基因表达和蛋白产量在两组间无明显差异。总之，这些发现表明，有取向的纤维支架主要产生Ⅰ型胶原基质，可以为 AFSCs 分化为类似外侧纤维环细胞提供有利的微环境（图 13-75）。

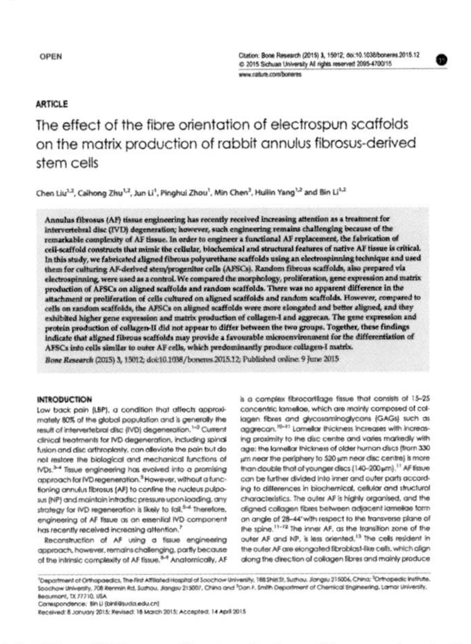
OPEN

Citation: Bone Research (2015) 3, 15012; doi:10.1038/boneres.2015.12
© 2015 Sichuan University All rights reserved 2095-4700/15
www.nature.com/boneres

ARTICLE

The effect of the fibre orientation of electrospun scaffolds on the matrix production of rabbit annulus fibrosus-derived stem cells

Chen Liu[1,2], Caihong Zhu[1,2], Jun Li[1], Pinghui Zhou[1], Min Chen[3], Huilin Yang[1,2] and Bin Li[1,2]

Annulus fibrosus (AF) tissue engineering has recently received increasing attention as a treatment for intervertebral disc (IVD) degeneration; however, such engineering remains challenging because of the remarkable complexity of AF tissue. In order to engineer a functional AF replacement, the fabrication of cell-scaffold constructs that mimic the cellular, biochemical and structural features of native AF tissue is critical. In this study, we fabricated aligned fibrous polyurethane scaffolds using an electrospinning technique and used them for culturing AF-derived stem/progenitor cells (AFSCs). Random fibrous scaffolds, also prepared via electrospinning, were used as a control. We compared the morphology, proliferation, gene expression and matrix production of AFSCs on aligned scaffolds and random scaffolds. There was no apparent difference in the attachment or proliferation of cells cultured on aligned scaffolds and random scaffolds. However, compared to cells on random scaffolds, the AFSCs on aligned scaffolds were more elongated and better aligned, and they exhibited higher gene expression and matrix production of collagen-I and aggrecan. The gene expression and protein production of collagen-II did not appear to differ between the two groups. Together, these findings indicate that aligned fibrous scaffolds may provide a favourable microenvironment for the differentiation of AFSCs into cells similar to outer AF cells, which predominantly produce collagen-I matrix.

Bone Research (2015) 3, 15012; doi:10.1038/boneres.2015.12; Published online: 9 June 2015

INTRODUCTION

Low back pain (LBP), a condition that affects approximately 80% of the global population and is generally the result of intervertebral disc (IVD) degeneration.[1–2] Current clinical treatments for IVD degeneration, including spinal fusion and disc arthroplasty, can alleviate the pain but do not restore the biological and mechanical functions of IVDs.[3–4] Tissue engineering has evolved into a promising approach for IVD regeneration.[5] However, without a functioning annulus fibrosus (AF) to confine the nucleus pulposus (NP) and maintain intradisc pressure upon loading, any strategy for IVD regeneration is likely to fail.[5–6] Therefore, engineering of AF tissue as an essential IVD component has recently received increasing attention.[7]

Reconstruction of AF using a tissue engineering approach, however, remains challenging, partly because of the intrinsic complexity of AF tissue.[8–9] Anatomically, AF is a complex fibrocartilage tissue that consists of 15–25 concentric lamellae, which are mainly composed of collagen fibres and glycosaminoglycans (GAGs) such as aggrecan.[10–11] Lamellar thickness increases with increasing proximity to the disc centre and varies markedly with age: the lamellar thickness of older human discs (from 330 μm near the periphery to 520 μm near disc centre) is more than double that of younger discs (140–200 μm).[11] AF tissue can be further divided into inner and outer parts according to differences in biochemical, cellular and structural characteristics. The outer AF is highly organised, and the aligned collagen fibres between adjacent lamellae form an angle of 28–44° with respect to the transverse plane of the spine.[11–12] The inner AF, as the transition zone of the outer AF and NP, is less oriented.[13] The cells resident in the outer AF are elongated fibroblast-like cells, which align along the direction of collagen fibres and mainly produce

[1]Department of Orthopaedics, The First Affiliated Hospital of Soochow University, 188 Shizi St, Suzhou, Jiangsu 215006, China; [2]Orthopedic Institute, Soochow University, 708 Renmin Rd, Suzhou, Jiangsu 215007, China and [3]Dan F. Smith Department of Chemical Engineering, Lamar University, Beaumont, TX 77710, USA
Correspondence: Bin Li (binli@suda.edu.cn)
Received: 8 January 2015; Revised: 18 March 2015; Accepted: 14 April 2015

图 13-75　“The effect of the fibre orientation of electrospun scaffolds on the matrix production of rabbit annulus fibrosus-derived stem cells”发表于 2015 年 *Bone Research* 第 3 卷

7. 骨免疫调节在先进骨生物材料开发中的应用　作为成骨的直接效应细胞，成骨细胞常被用来评价骨生物材料的体外成骨能力，传统的骨生物材料开发的生物学原理是直接刺激成骨分化。基于这一原理，目前的研究主要集中在优化间充质干细胞的生物力学和物理化学特性，诱导间充质干细胞的成骨分化。该策略在骨生物材料的开发上取得了一定的成功；然而，体内和体外研究结果常常存在差异，意味着调控材料介导成骨能力的机制尚不清楚。中国科学院上海硅酸盐研究所吴成铁教授提出骨免疫调节（OIM）在生物材料介导骨生成中免疫反应的重要性，倡导骨生物材料向骨免疫调节材料的转变，并探讨了骨生物材料骨免疫调节性能的评价策略。该篇综述的目的在于改变传统的骨生物材料评价方法，帮助开发具有骨免疫调节功能的新型骨生物材料应用于骨科和牙科（图 13-76）。

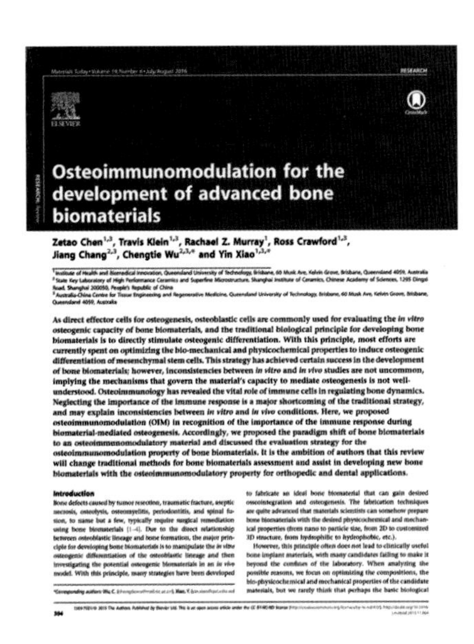
Materials Today • Volume 19, Number 6 • July/August 2016　RESEARCH

ELSEVIER

Osteoimmunomodulation for the development of advanced bone biomaterials

Zetao Chen[1,3], Travis Klein[1,3], Rachael Z. Murray[1], Ross Crawford[1,3], Jiang Chang[2,3], Chengtie Wu[2,3,*] and Yin Xiao[1,3,*]

[1]Institute of Health and Biomedical Innovation, Queensland University of Technology, Brisbane, 60 Musk Ave, Kelvin Grove, Brisbane, Queensland 4059, Australia
[2]State Key Laboratory of High Performance Ceramics and Superfine Microstructure, Shanghai Institute of Ceramics, Chinese Academy of Sciences, 1295 Dingxi Road, Shanghai 200050, People's Republic of China
[3]Australia-China Centre for Tissue Engineering and Regenerative Medicine, Queensland University of Technology, Brisbane, 60 Musk Ave, Kelvin Grove, Brisbane, Queensland 4059, Australia

As direct effector cells for osteogenesis, osteoblastic cells are commonly used for evaluating the *in vitro* osteogenic capacity of bone biomaterials, and the traditional biological principle for developing bone biomaterials is to directly stimulate osteogenic differentiation. With this principle, most efforts are currently spent on optimizing the bio-mechanical and physicochemical properties to induce osteogenic differentiation of mesenchymal stem cells. This strategy has achieved certain success in the development of bone biomaterials; however, inconsistencies between *in vitro* and *in vivo* studies are not uncommon, implying the mechanisms that govern the material's capacity to mediate osteogenesis is not well-understood. Osteoimmunology has revealed the vital role of immune cells in regulating bone dynamics. Neglecting the importance of the immune response is a major shortcoming of the traditional strategy, and may explain inconsistencies between *in vitro* and *in vivo* conditions. Here, we proposed osteoimmunomodulation (OIM) in recognition of the importance of the immune response during biomaterial-mediated osteogenesis. Accordingly, we proposed the paradigm shift of bone biomaterials to an osteoimmunomodulatory material and discussed the evaluation strategy for the osteoimmunomodulation property of bone biomaterials. It is the ambition of authors that this review will change traditional methods for bone biomaterials assessment and assist in developing new bone biomaterials with the osteoimmunomodulatory property for orthopedic and dental applications.

Introduction

Bone defects caused by tumor resection, traumatic fracture, aseptic necrosis, osteolysis, osteomyelitis, periodontitis, and spinal fusion, to name but a few, typically require surgical remediation using bone biomaterials [1–4]. Due to the direct relationship between osteoblastic lineage and bone formation, the major principle for developing bone biomaterials is to manipulate the *in vitro* osteogenic differentiation of the osteoblastic lineage and then investigating the potential osteogenic biomaterials in an *in vivo* model. With this principle, many strategies have been developed to fabricate an ideal bone biomaterial that can gain desired osseointegration and osteogenesis. The fabrication techniques are quite advanced that materials scientists can somehow prepare bone biomaterials with the desired physicochemical and mechanical properties (from nano to particle size, from 2D to customized 3D structure, from hydrophilic to hydrophobic, *etc.*).

However, this principle often does not lead to clinically useful bone implant materials, with many candidates failing to make it beyond the confines of the laboratory. When analyzing the possible reasons, we focus on optimizing the compositions, the bio-physicochemical and mechanical properties of the candidate materials, but we rarely think that perhaps the basic biological

图 13-76　“Osteoimmunomodulation for the development of advanced bone biomaterials”发表于 2016 年 *Materials Today* 19 卷第 6 期

8. 一种具有肿瘤治疗和骨再生双功能的光热效应生物材料　恶性骨肿瘤的治疗通常需要在切除骨肿瘤的同时修复由于肿瘤引起的骨缺损。为此，植入的生物材料应当具备治疗和再生双重功能。在这项研究中，中国科学院上海硅酸盐研究所吴成铁教授通过 3D 打印和表面改性的方法，制备了一种结合光热效应和显著提高成骨能力的双功能氧化石墨烯（GO-TCP）复合支架。GO-TCP 支架在 808nm 近红外激光（NIR）照射下即使在 0.36W cm^{-2} 的超低功率密度下也表现出良好的光热效应，而纯 β-TCP 支架没有观察到光热效应。通过控制使用的 GO 浓度，表面改性时间和 NIR 功率密度，可以在 40～90℃ 的范围内有效地调节 GO-TCP 支架的光热温度。相比于纯 β-TCP 支架，GO-TCP 支架独特的光热效应在体外可诱导超过 90% 的骨肉瘤细胞（MG-63）死亡，并进一步有效抑制小鼠中肿瘤生长。同时，GO-TCP 支架通过上调骨相关基因表达，具有改善刺激兔骨髓间充质干细胞（rBMSCs）成骨分化的能力，并显著促进兔骨缺损中新骨形成。这些结果成功地证明了制备的 GO-TCP 支架具有光热疗法和骨再生的双重功能，为设计和制备具有治疗与再生功能的新

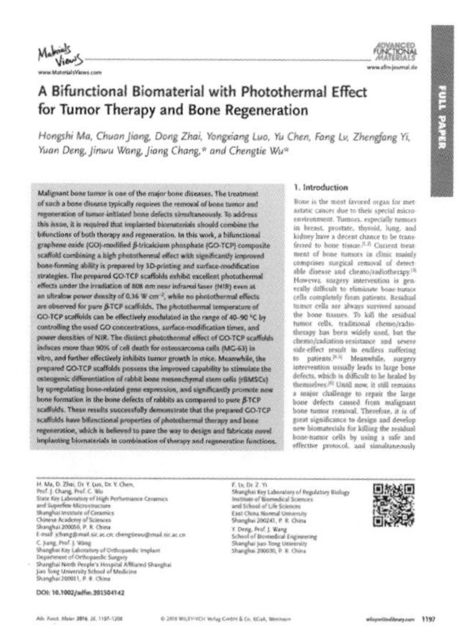
A Bifunctional Biomaterial with Photothermal Effect for Tumor Therapy and Bone Regeneration

Hongshi Ma, Chuan Jiang, Dong Zhai, Yongxiang Luo, Yu Chen, Fang Lv, Zhengfang Yi, Yuan Deng, Jinwu Wang, Jiang Chang,* and Chengtie Wu*

Malignant bone tumor is one of the major bone diseases. The treatment of such a bone disease typically requires the removal of bone tumor and regeneration of tumor-initiated bone defects simultaneously. To address this issue, it is required that implanted biomaterials should combine the bifunctions of both therapy and regeneration. In this work, a bifunctional graphene oxide (GO)-modified β-tricalcium phosphate (GO-TCP) composite scaffold combining a high photothermal effect with significantly improved bone-forming ability is prepared by 3D-printing and surface-modification strategies. The prepared GO-TCP scaffolds exhibit excellent photothermal effects under the irradiation of 808 nm near infrared laser (NIR) even at an ultralow power density of 0.36 W cm⁻², while no photothermal effects are observed for pure β-TCP scaffolds. The photothermal temperature of GO-TCP scaffolds can be effectively modulated in the range of 40-90 °C by controlling the used GO concentrations, surface-modification times, and power densities of NIR. The distinct photothermal effect of GO-TCP scaffolds induces more than 90% of cell death for osteosarcoma cells (MG-63) in vitro, and further effectively inhibits tumor growth in mice. Meanwhile, the prepared GO-TCP scaffolds possess the improved capability to stimulate the osteogenic differentiation of rabbit bone mesenchymal stem cells (rBMSCs) by upregulating bone-related gene expression, and significantly promote new bone formation in the bone defects of rabbits as compared to pure β-TCP scaffolds. These results successfully demonstrate that the prepared GO-TCP scaffolds have bifunctional properties of photothermal therapy and bone regeneration, which is believed to pave the way to design and fabricate novel implanting biomaterials in combination of therapy and regeneration functions.

1. Introduction

图 13-77　“A bifunctional biomaterial with photothermal effect for tumor therapy and bone regeneration”发表于 2016 年 *Advanced Functional Materials* 26 卷第 8 期

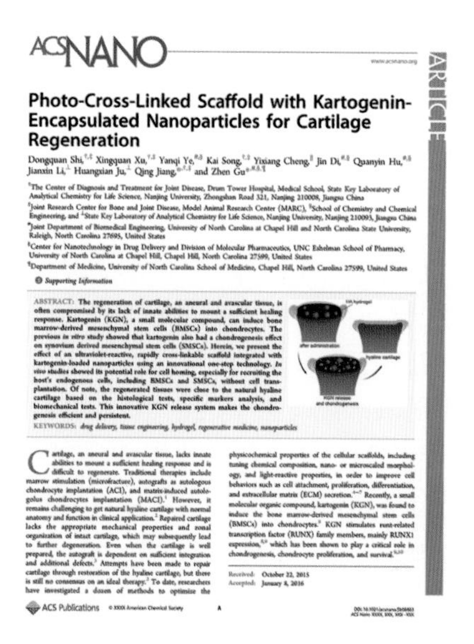
Photo-Cross-Linked Scaffold with Kartogenin-Encapsulated Nanoparticles for Cartilage Regeneration

ABSTRACT: The regeneration of cartilage, an aneural and avascular tissue, is often compromised by its lack of innate abilities to mount a sufficient healing response. Kartogenin (KGN), a small molecular compound, can induce bone marrow-derived mesenchymal stem cells (BMSCs) into chondrocytes. The previous in vitro study showed that kartogenin also had a chondrogenesis effect on synovium derived mesenchymal stem cells (SMSCs). Herein, we present the effect of an ultraviolet-reactive, rapidly cross-linkable scaffold integrated with kartogenin-loaded nanoparticles using an innovational one-step technology. In vivo studies showed its potential role for cell homing, especially for recruiting the host's endogenous cells, including BMSCs and SMSCs, without cell transplantation. Of note, the regenerated tissues were close to the natural hyaline cartilage based on the histological tests, specific markers analysis, and biomechanical tests. This innovative KGN release system makes the chondrogenesis efficient and persistent.

KEYWORDS: drug delivery, tissue engineering, hydrogel, regenerative medicine, nanoparticles

图 13-78　“Photo-Cross-Linked Scaffold with Kartogenin-Encapsulated Nanoparticles for Cartilage Regeneration”发表于 2016 年 *ACS Nano* 10 卷第 2 期

型植入式生物材料奠定了基础（图 13-77）。

9. 光学交联支架结合负载 Kartogenin 的纳米颗粒用于软骨再生　软骨组织中没有神经和血管，因而缺乏再生能力而无法自行修复。Kartogenin（KGN）是一种小分子化合物，可诱导骨髓间充质干细胞（BMSCs）分化为软骨细胞。先前的体外研究表明，KGN 对滑膜间充质干细胞（SMSCs）具有成软骨作用。南京大学医学院附属鼓楼医院蒋青教授展示了经原创一步法技术将一种具有紫外光反应性、可快速交连的支架与负载 KGN 的纳米颗粒结合的效果。体内研究表明，它在细胞归巢方面具有潜在的作用，尤其是在不进行细胞移植的情况下，可以招募包括 BMSCs 和 SMSCs 在内的宿主内源性细胞。值得注意的是，通过组织学检测、特异性标志物分析和生物力学检测证实再生的组织接近天然透明软骨。这一创新的 KGN 释放系统使软骨形成具备了效率性和持久性（图 13-78）。

10. 用于软骨再生的聚合-超分子聚合物双网络水凝胶　水凝胶的力学性能对其作为关节软骨再生支架的应用至关重要，因为它们不仅提供了机械支持，而且还提供了维持成软骨细胞表型所必需的机械信号。南京大学医学院附属鼓楼医院蒋青教授以天然软骨组织的微观结构为灵感，研发了一种新型双网络水凝胶（PS-DN 凝胶），该凝胶具有可用于软骨再生的互连聚合物-超分子聚合物双网络。聚合物网络由聚丙烯酰胺构成，超分子聚合物网络由一种自组装肽纤维组成。在机械载荷作用下，肽纤维作为牺牲键，有效地消耗能量。由于肽段自组装速度快、精度高，当机械载荷释放时，可快速进行改造。其中，PS-DN 凝胶的机械强度高达 0.32～0.57MPa，断裂能 300～2 670Jm^{-2}，压缩性 66%～90%，快速恢复仅需几秒钟。该凝胶还表现出与关节软骨相似的能量耗散、应变硬化和应力松弛行为。此外，还可以通过调整凝胶的化学成分来调整 PS-DN 凝胶的力学性能。因此，这种新型生物材料是促进软骨和其他载荷组织再生的一种有前景的候选材料（图 13-79）。

11. 单细胞测序分析揭示巢蛋白阳性（$nestin^+$）肌腱干/祖细胞亚群具有强大的腱系分化潜能　目前对于肌腱干细胞的认知仅限于该细胞来源于肌腱且具有类似与间充质干细胞的多项分化能力，但尚无特异识别标志和亚群界定。单细胞基因分析技术能打破传统群体细胞研究平均化的局限，浙江大学欧阳宏伟教授团队利用单细胞基因分析技术解析肌腱细胞亚群，在肌腱细胞群中鉴定了一个 $nestin^+$ 的肌腱干/祖细胞（TSPCs）亚群并在体内外证实 nestin 在肌腱干细胞的表型维持及分化决定中具有关键作用。通过对 Gene Expression Omnibus（GEO）数据集分析发现，在发育过程中的特定分化阶段和肌腱形成起始阶段，$nestin^+$ TSPCs 数量较多。并通过免疫荧光 Nes-GFP 小鼠进一步证实 nestin 在发育和成熟肌腱组织中的作用，并发现其参与肌腱损伤时的修复过程。并进一步在体内外证实 nestin 在肌腱干细

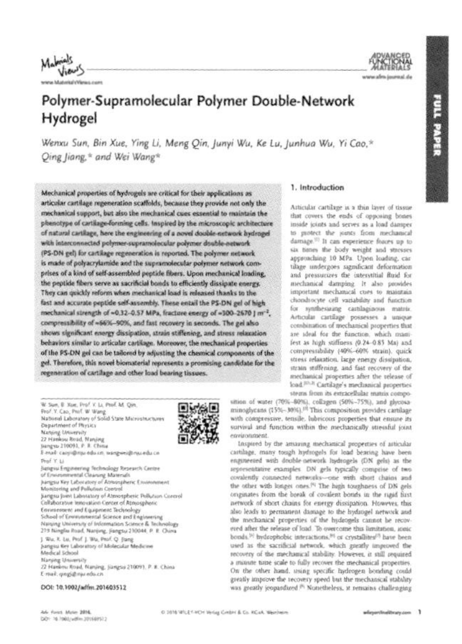

Polymer-Supramolecular Polymer Double-Network Hydrogel

Wenxu Sun, Bin Xue, Ying Li, Meng Qin, Junyi Wu, Ke Lu, Junhua Wu, Yi Cao,* Qing Jiang,* and Wei Wang*

Mechanical properties of hydrogels are critical for their applications as articular cartilage regeneration scaffolds, because they provide not only the mechanical support, but also the mechanical cues essential to maintain the phenotype of cartilage-forming cells. Inspired by the microscopic architecture of natural cartilage, here the engineering of a novel double-network hydrogel with interconnected polymer-supramolecular polymer double-network (PS-DN gel) for cartilage regeneration is reported. The polymer network is made of polyacrylamide and the supramolecular polymer network comprises of a kind of self-assembled peptide fibers. Upon mechanical loading, the peptide fibers serve as sacrificial bonds to efficiently dissipate energy. They can quickly reform when mechanical load is released thanks to the fast and accurate peptide self-assembly. These entail the PS-DN gel of high mechanical strength of ≈0.32–0.57 MPa, fracture energy of ≈300–2670 J m⁻², compressibility of ≈66%–90%, and fast recovery in seconds. The gel also shows significant energy dissipation, strain stiffening, and stress relaxation behaviors similar to articular cartilage. Moreover, the mechanical properties of the PS-DN gel can be tailored by adjusting the chemical components of the gel. Therefore, this novel biomaterial represents a promising candidate for the regeneration of cartilage and other load bearing tissues.

1. Introduction

图 13-79 “Polymer-Supramolecular Polymer Double-Network Hydrogel”发表于 2016 年 *Advanced Functional Materials* 26 卷第 48 期

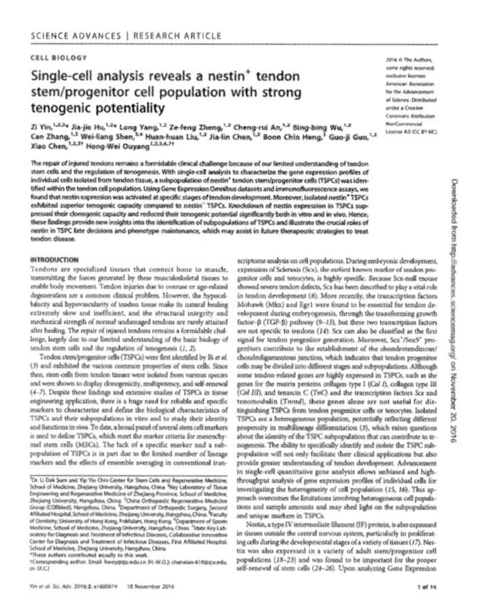

SCIENCE ADVANCES | RESEARCH ARTICLE

CELL BIOLOGY

Single-cell analysis reveals a nestin⁺ tendon stem/progenitor cell population with strong tenogenic potentiality

Zi Yin,[1,2,3*] Jia-jie Hu,[1,2*] Long Yang,[1,2] Ze-feng Zheng,[1,2] Cheng-rui An,[1,2] Bing-bing Wu,[1,2] Can Zhang,[1,2] Wei-liang Shen,[3,4] Huan-huan Liu,[1,2] Jia-lin Chen,[1,2] Boon Chin Heng,[5] Guo-ji Guo,[1,2] Xiao Chen,[1,2,3†] Hong-Wei Ouyang[1,2,3,4,7†]

2016 © The Authors, some rights reserved; exclusive licensee American Association for the Advancement of Science. Distributed under a Creative Commons Attribution NonCommercial License 4.0 (CC BY-NC).

The repair of injured tendons remains a formidable clinical challenge because of our limited understanding of tendon stem cells and the regulation of tenogenesis. With single-cell analysis to characterize the gene expression profiles of individual cells isolated from tendon tissue, a subpopulation of nestin⁺ tendon stem/progenitor cells (TSPCs) was identified within the tendon cell population. Using Gene Expression Omnibus datasets and immunofluorescence assays, we found that nestin expression was activated at specific stages of tendon development. Moreover, isolated nestin⁺ TSPCs exhibited superior tenogenic capacity compared to nestin⁻ TSPCs. Knockdown of nestin expression in TSPCs suppressed their clonogenic capacity and reduced their tenogenic potential significantly both in vitro and in vivo. Hence, these findings provide new insights into the identification of subpopulations of TSPCs and illustrate the crucial roles of nestin in TSPC fate decisions and phenotype maintenance, which may assist in future therapeutic strategies to treat tendon disease.

INTRODUCTION

图 13-80 “Single-cell analysis reveals a nestin⁺ tendon stem/progenitor cell population with strong tenogenic potentiality”发表于 2016 年 *Science Advances* 2 卷第 11 期

胞腱系分化决定中的关键作用。这些研究结果提供了关于肌腱干细胞生物学的新见解,并可能在未来有助于肌腱损伤的细胞治疗(图 13-80)。

12. 释放镁离子的金属内固定物通过降钙素基因相关肽改善大鼠骨折愈合 香港中文大学骨科和创伤学系肌肉骨骼研究实验室/深圳先进技术研究院生物医学与健康工程研究所转化医学研发中心秦岭教授团队研究发现了含有超纯镁的髓内钉固定物植入到大鼠的股骨远端(非骨折模型)之后在浅层皮质处产生了大量的新生骨情况。这一反应伴随着神经元降钙素基因相关多肽 α(CGRP)在股骨浅层皮质和同侧背根神经节(DRG)两个部位的实质性增加。在该类模型中,采用手术切除骨膜、辣椒素注射去除感觉神经功能或或者敲除 CGRP 受体的元件均可以从根本上削弱镁诱导骨生成。然而,过度表达 CGRP 受体则明显强化镁诱导性骨生成作用。体外实验,进一步发现细胞外镁离子的浓度增加会导致镁转运体 1(MAGT1)-依赖体和瞬时受体电位阳离子通道 M 亚族成员 7(TRPM7)-依赖体的镁内流,以及细胞内三磷酸腺苷(ATP)增加。这些反应导致了 DRG 末梢出现突触囊泡聚集现象。在分离的大鼠骨膜干细胞中,CGRP 导致了 CALCRL-和 RAMP1-依赖性的 CREB1 和 SP7(也称 Osterix)的活化,因此强化了这些干细胞的成骨分化。更重要的是,研发了一种新型的载镁髓内钉并成功用于促进骨质疏松大鼠(卵巢切除术后)股骨干骨折愈合,在力学支撑和促进骨生成两方面兼具优势。这些新的发现有望进一步拓宽镁及其合金治疗或预防其他骨病或损伤,比如运动损伤或其他创伤所致的高能量骨折。该成果于 2016 年发表在国际顶级期刊 *Nature Medicine* (IF=32.621)上(图 13-81)。

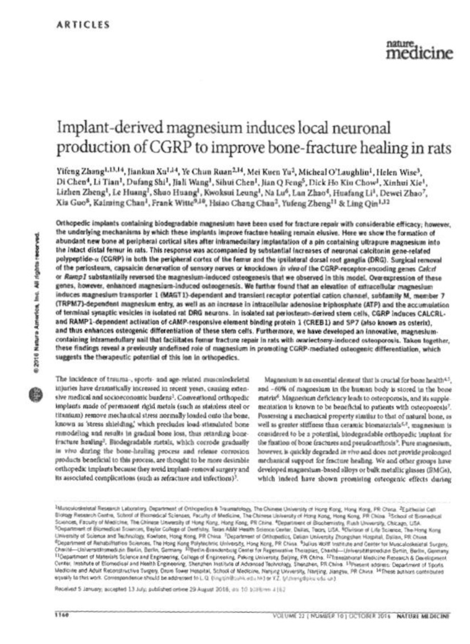

ARTICLES

nature medicine

Implant-derived magnesium induces local neuronal production of CGRP to improve bone-fracture healing in rats

Yifeng Zhang[1,13,14], Jiankun Xu[1,14], Ye Chun Ruan[2,14], Mei Kuen Yu[2], Micheal O'Laughlin[1], Helen Wise[3], Di Chen[4], Li Tian[1], Dufang Shi[1], Jiali Wang[1], Sihui Chen[1], Jian Q Feng[5], Dick Ho Kiu Chow[1], Xinhui Xie[1], Lizhen Zheng[1], Le Huang[1], Shuo Huang[1], Kwoksui Leung[1], Na Lu[6], Lan Zhao[4], Huafang Li[1], Dewei Zhao[7], Xia Guo[8], Kaiming Chan[1], Frank Witte[9,10], Hsiao Chang Chan[2], Yufeng Zheng[11] & Ling Qin[1,12]

Orthopedic implants containing biodegradable magnesium have been used for fracture repair with considerable efficacy; however, the underlying mechanisms by which these implants improve fracture healing remain elusive. Here we show the formation of abundant new bone at peripheral cortical sites after intramedullary implantation of a pin containing ultrapure magnesium into the intact distal femur in rats. This response was accompanied by substantial increases of neuronal calcitonin gene-related polypeptide-α (CGRP) in both the peripheral cortex of the femur and the ipsilateral dorsal root ganglia (DRG). Surgical removal of the periosteum, capsaicin denervation of sensory nerves or knockdown *in vivo* of the CGRP-receptor-encoding genes *Calcrl* or *Ramp1* substantially reversed the magnesium-induced osteogenesis that we observed in this model. Overexpression of these genes, however, enhanced magnesium-induced osteogenesis. We further found that an elevation of extracellular magnesium induces magnesium transporter 1 (MAGT1)-dependent and transient receptor potential cation channel, subfamily M, member 7 (TRPM7)-dependent magnesium entry, as well as an increase in intracellular adenosine triphosphate (ATP) and the accumulation of terminal synaptic vesicles in isolated rat DRG neurons. In isolated rat periosteum-derived stem cells, CGRP induces CALCRL- and RAMP1-dependent activation of cAMP-responsive element binding protein 1 (CREB1) and SP7 (also known as osterix), and thus enhances osteogenic differentiation of these stem cells. Furthermore, we have developed an innovative, magnesium-containing intramedullary nail that facilitates femur fracture repair in rats with ovariectomy-induced osteoporosis. Taken together, these findings reveal a previously undefined role of magnesium in promoting CGRP-mediated osteogenic differentiation, which suggests the therapeutic potential of this ion in orthopedics.

© 2016 Nature America, Inc. All rights reserved.

图 13-81 “Implant-derived magnesium induces local neuronal production of CGRP to improve bone-fracture healing in rats”发表于 2016 年 *Nature Medicine* 22 卷第 10 期

13. 脂肪来源干细胞和软骨细胞之间的相互作用:生长因子至关重要 脂肪来源干细胞(ASCs)和间充质干细胞由于其多向分化能力而有望用于组织修复。四川大学华西口腔医院口腔疾病国家重点实验室蔡潇潇团队之前已经证实,将混合的 ASCs 和软骨细胞植入软骨缺损获得了理想的体内愈合效果。然而,ASCs 对软骨细胞的旁分泌作用需要进一步阐明。在这项研究中,课题组建立了一个共培养系统,以实现细胞-细胞和细胞-组织的信号联通,并探索 ASC 和辅以 1%胎牛血清的软骨细胞两者中的可溶性生长因子,以模拟生理微环境。在 ASC 中,课题组通过半定量 PCR 和定量实时 PCR 筛选生长因子,发现与单培养相比共培养,骨形态发生蛋白 2(BMP-2),血管内皮生长因子 B(VEGFB),缺氧诱导因子 1α(HIF-1α),成纤维细胞生长因子 2(FGF-2)和转化生长因子 β1 的表达显著增加。在软骨细胞中,共培养后 VEGFA 表达显著增强。出乎意料的是,与单培养组相比,共培养组中胶原蛋白Ⅱ和聚集蛋白聚糖的表达显著下调。同时,在所有筛选出的生长因子中,课题组发现 BMP 家族成员 BMP-2,BMP-4 和 BMP-5 均下调,共培养后 VEGFB,HIF-1α,FGF-2 和 PDGF 表达均显著下降。这些结果表明,ASCs 和软骨细胞之间通过调控生长因子而实现信号联通,使其可能具有软骨修复和再生潜能,因而可用于组织工程(图 13-82)。

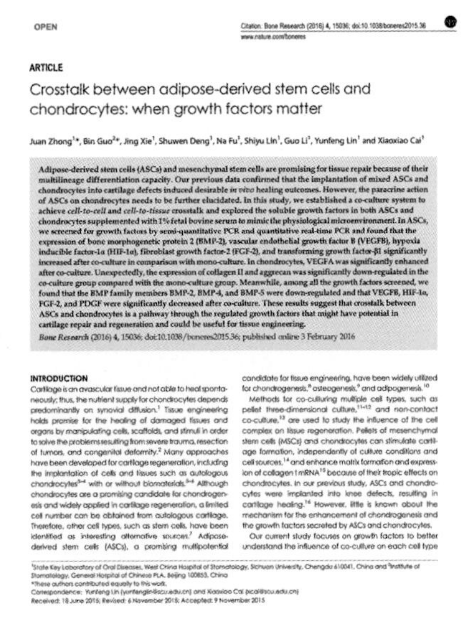
OPEN

Citation: Bone Research (2016) 4, 15036; doi:10.1038/boneres2015.36
www.nature.com/boneres

ARTICLE

Crosstalk between adipose-derived stem cells and chondrocytes: when growth factors matter

Juan Zhong[1*], Bin Guo[2*], Jing Xie[1], Shuwen Deng[1], Na Fu[1], Shiyu Lin[1], Guo Li[1], Yunfeng Lin[1] and Xiaoxiao Cai[1]

Adipose-derived stem cells (ASCs) and mesenchymal stem cells are promising for tissue repair because of their multilineage differentiation capacity. Our previous data confirmed that the implantation of mixed ASCs and chondrocytes into cartilage defects induced desirable *in vivo* healing outcomes. However, the paracrine action of ASCs on chondrocytes needs to be further elucidated. In this study, we established a co-culture system to achieve *cell-to-cell* and *cell-to-tissue* crosstalk and explored the soluble growth factors in both ASCs and chondrocytes supplemented with 1% fetal bovine serum to mimic the physiological microenvironment. In ASCs, we screened for growth factors by semi-quantitative PCR and quantitative real-time PCR and found that the expression of bone morphogenetic protein 2 (BMP-2), vascular endothelial growth factor B (VEGFB), hypoxia inducible factor-1α (HIF-1α), fibroblast growth factor-2 (FGF-2), and transforming growth factor-β1 significantly increased after co-culture in comparison with mono-culture. In chondrocytes, VEGFA was significantly enhanced after co-culture. Unexpectedly, the expression of collagen II and aggrecan was significantly down-regulated in the co-culture group compared with the mono-culture group. Meanwhile, among all the growth factors screened, we found that the BMP family members BMP-2, BMP-4, and BMP-5 were down-regulated and that VEGFB, HIF-1α, FGF-2, and PDGF were significantly decreased after co-culture. These results suggest that crosstalk between ASCs and chondrocytes is a pathway through the regulated growth factors that might have potential in cartilage repair and regeneration and could be useful for tissue engineering.

Bone Research (2016) 4, 15036; doi:10.1038/boneres2015.36; published online 3 February 2016

INTRODUCTION

Cartilage is an avascular tissue and not able to heal spontaneously; thus, the nutrient supply for chondrocytes depends predominantly on synovial diffusion.[1] Tissue engineering holds promise for the healing of damaged tissues and organs by manipulating cells, scaffolds, and stimuli in order to solve the problems resulting from severe trauma, resection of tumors, and congenital deformity.[2] Many approaches have been developed for cartilage regeneration, including the implantation of cells and tissues such as autologous chondrocytes[3-4] with or without biomaterials.[5-6] Although chondrocytes are a promising candidate for chondrogenesis and widely applied in cartilage regeneration, a limited cell number can be obtained from autologous cartilage. Therefore, other cell types, such as stem cells, have been identified as interesting alternative sources.[7] Adipose-derived stem cells (ASCs), a promising multipotential candidate for tissue engineering, have been widely utilized for chondrogenesis,[8] osteogenesis,[9] and adipogenesis.[10]

Methods for co-culturing multiple cell types, such as pellet three-dimensional culture,[11-12] and non-contact co-culture,[13] are used to study the influence of the cell complex on tissue regeneration. Pellets of mesenchymal stem cells (MSCs) and chondrocytes can stimulate cartilage formation, independently of culture conditions and cell sources,[14] and enhance matrix formation and expression of collagen I mRNA[15] because of their tropic effects on chondrocytes. In our previous study, ASCs and chondrocytes were implanted into knee defects, resulting in cartilage healing.[16] However, little is known about the mechanism for the enhancement of chondrogenesis and the growth factors secreted by ASCs and chondrocytes.

Our current study focuses on growth factors to better understand the influence of co-culture on each cell type

[1]State Key Laboratory of Oral Diseases, West China Hospital of Stomatology, Sichuan University, Chengdu 610041, China and [2]Institute of Stomatology, General Hospital of Chinese PLA, Beijing 100853, China
*These authors contributed equally to this work.
Correspondence: Yunfeng Lin (yunfenglin@scu.edu.cn) and Xiaoxiao Cai (xcai@scu.edu.cn)
Received: 18 June 2015; Revised: 6 November 2015; Accepted: 9 November 2015

图 13-82　“Crosstalk between adipose-derived stem cells and chondrocytes: when growth factors matter”发表于 2016 年 *Bone Research* 第 4 卷

14. 磁控整联素与配体的互动调节干细胞的粘附、扩散和分化　细胞通过膜整联素与配体,如 arg-gly-asp(RGD)多肽的结合来感知和响应周围的微环境。以往的研究表明,RGD 肽锁链对底物的性能影响细胞的粘附和扩散,但很少有研究报道通过物理和非接触方法控制 RGD 锁链在底物上的迁移率。香港中文大学生物医学工程学系边黎明教授团队提出了一种新的策略,通过磁力来调整 RGD 肽在底物上的束缚迁移率。课题组将载 RGD 磁性纳米颗粒(MNPs)的单分子层通过大分子量柔性卷曲聚乙二醇(PEG,平均分子量:2 000)偶联在玻璃基板上,增加了 RGD 锁链索的迁移率,通过对 MNPs 施加磁性吸引可以显著降低 RGD 锁链的迁移率。高 RGD 锁链移动性延迟了人间充质干细胞(hMSCs)的早期黏附和扩散,导致后期成骨分化受损。相比之下,在 RGD 锁链活动受限的基质上培养的 hMSCs,无论是通过较短的 PEG 连接剂(MW: 200)还是磁力,都表现出明显的更好的黏附、扩散和成骨分化。利用含有 RGD 的非磁性纳米粒子进行控制,没有显示出磁场对细胞事件的这种增强作用,进一步支持了课题组对 RGD 锁链迁移率的磁调谐的猜想。课题组假设 RGD 的高锁链移动性需要细胞额外的时间和精力来充分发展牵引力和机械反馈,从而延迟 FAs 的成熟和随后的机械转导信号的激活。课题组对 FAs 的关键成分黏着斑蛋白和重要的机制敏感转录因子 Yes-associated protein(YAP)的染色结果支持了课题组的假设。该研究不仅揭示了动态演示细胞黏附配体对细胞的影响行为,同时还制定了一个有效的非接触式的策略(图 13-83)。

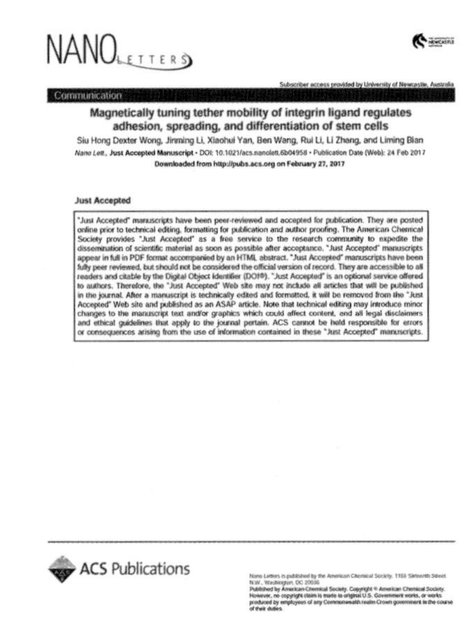
NANO LETTERS

Subscriber access provided by University of Newcastle, Australia

Communication

Magnetically tuning tether mobility of integrin ligand regulates adhesion, spreading, and differentiation of stem cells

Siu Hong Dexter Wong, Jinming Li, Xiaohui Yan, Ben Wang, Rui Li, Li Zhang, and Liming Bian

Nano Lett., Just Accepted Manuscript • DOI: 10.1021/acs.nanolett.6b04958 • Publication Date (Web): 24 Feb 2017

Downloaded from http://pubs.acs.org on February 27, 2017

Just Accepted

"Just Accepted" manuscripts have been peer-reviewed and accepted for publication. They are posted online prior to technical editing, formatting for publication and author proofing. The American Chemical Society provides "Just Accepted" as a free service to the research community to expedite the dissemination of scientific material as soon as possible after acceptance. "Just Accepted" manuscripts appear in full in PDF format accompanied by an HTML abstract. "Just Accepted" manuscripts have been fully peer reviewed, but should not be considered the official version of record. They are accessible to all readers and citable by the Digital Object Identifier (DOI®). "Just Accepted" is an optional service offered to authors. Therefore, the "Just Accepted" Web site may not include all articles that will be published in the journal. After a manuscript is technically edited and formatted, it will be removed from the "Just Accepted" Web site and published as an ASAP article. Note that technical editing may introduce minor changes to the manuscript text and/or graphics which could affect content, and all legal disclaimers and ethical guidelines that apply to the journal pertain. ACS cannot be held responsible for errors or consequences arising from the use of information contained in these "Just Accepted" manuscripts.

ACS Publications

Nano Letters is published by the American Chemical Society. 1155 Sixteenth Street N.W., Washington, DC 20036
Published by American Chemical Society. Copyright © American Chemical Society. However, no copyright claim is made to original U.S. Government works, or works produced by employees of any Commonwealth realm Crown government in the course of their duties.

图 13-83　“Magnetically Tuning Tether Mobility of Integrin Ligand Regulates Adhesion, Spreading, and Differentiation of Stem Cells”发表于 2017 年 *Nano letter* 17 卷第 3 期

15. 生物矿化的天然和合成珊瑚生物可作为人类骨骼再生材料　珊瑚骨骼可以替代人类骨骼在非承重的骨骼位置再生,是最早的合成骨骼替代材料之一。多尺度、相互连接的孔隙和通道,以及高度生

物活性的表面化学物质的结合，使珊瑚成为可供选择的健康宿主骨重要替代品。香港大学牙医学院HanSung Jung教授与韩国延世大学David W. Green合作研究了珊瑚骨骼系统作为有组织的渗透骨组织细胞和血管的地方是如何通过仿生过程被重塑成新的钙化结构或合成珊瑚，从而使骨组织细胞和血管可以有组织的渗透而入。珊瑚养殖和自组织无机化学方面的先进技术有助于天然珊瑚的改造及人工珊瑚结构的合成，能够在更多的骨骼位置通过适当的宿主整合加速骨骼再生，以适应最新的外科技术，用于治疗骨骼先天畸形和代谢疾病（图13-84）。

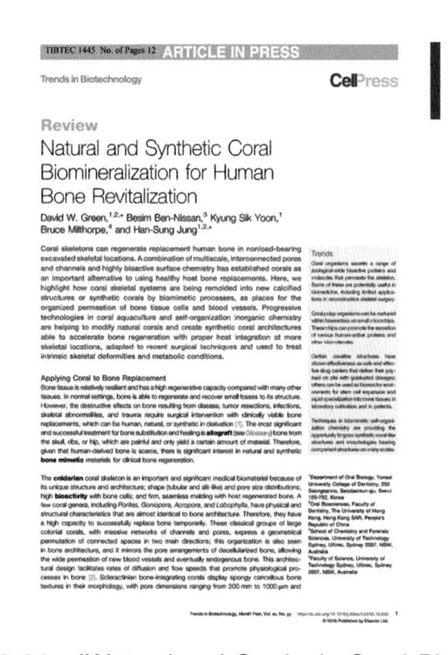
TIBTEC 1445 No. of Pages 12 ARTICLE IN PRESS

Trends in Biotechnology　CellPress

Review

Natural and Synthetic Coral Biomineralization for Human Bone Revitalization

David W. Green,[1,2,*] Besim Ben-Nissan,[3] Kyung Sik Yoon,[1] Bruce Milthorpe,[4] and Han-Sung Jung[1,2,*]

Coral skeletons can regenerate replacement human bone in nonload-bearing excavated skeletal locations. A combination of multiscale, interconnected pores and channels and highly bioactive surface chemistry has established corals as an important alternative to using healthy host bone replacements. Here, we highlight how coral skeletal systems are being remolded into new calcified structures or synthetic corals by biomimetic processes, as places for the organized permeation of bone tissue cells and blood vessels. Progressive technologies in coral aquaculture and self-organization inorganic chemistry are helping to modify natural corals and create synthetic coral architectures able to accelerate bone regeneration with proper host integration at more skeletal locations, adapted to recent surgical techniques and used to treat intrinsic skeletal deformities and metabolic conditions.

Trends

Applying Coral to Bone Replacement

图13-84　"Natural and Synthetic Coral Biomineralization for Human Bone Revitalization"发表于2017年*Trends in Biotechnology* 35期第1期

16. 远程控制多模纳米级配体振荡调节干细胞黏附和分化　表面受体（如整合素）与黏附基序（如Argi-Gly-Asp，RGD）的动态连接过程调控着细胞的黏附。最近已通过光化学反应证实，利用外部刺激远程控制黏附配体的表达是一种很有吸引力的策略，可用于细胞与植入物在体内相互作用的时间调控。然而，有限的组织穿透光可能阻碍这种方法在体内的广泛应用。香港中文大学生物医学工程学系边黎明教授团队提出了一种通过调节振荡磁场的频率来调节整合素配体纳米级振荡来调节干细胞黏附和分化的策略。超顺磁性氧化铁纳米粒子（SPION）与RGD配体偶联，并通过长柔性聚乙二醇（乙二醇）连接剂固定在玻璃衬底上，使配体的振荡运动可以通过磁性调谐。原位磁扫描、透射电镜和原子力显微镜成像证实了基底系固RGD接枝SPION的纳米级运动。课题组的研究结果表明，配体振荡下振荡频率较低（0.1Hz）的磁场促进整合素-配体绑定和焦粘连的形成和成熟，因此衬底附着力的干细胞，而配体高频率下振荡（2Hz）抑制整合素结扎和干细胞黏附，无论是在体外还是体内。多模态配体振荡在低模态和高模态之间的时间开关可逆调节干细胞黏附。配体振荡以相同的频率依赖性进一步诱导了干细胞分化和机制发生。该研究证明了一种非侵入性、穿透性和可调的方法用以调节细胞对生物材料的在体反应，不仅为设计生物材料时考虑在体细胞黏附提供了额外见解，还提供了一个平台用以阐明动态的整合素-配体结合在调节干细胞黏附、分化和机械转导中的基本原理（图13-85）。

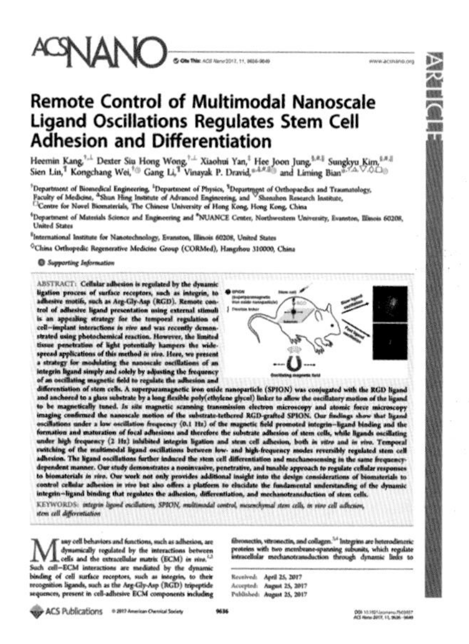
ACS NANO　Cite This: ACS Nano 2017, 11, 9636-9649　www.acsnano.org　ARTICLE

Remote Control of Multimodal Nanoscale Ligand Oscillations Regulates Stem Cell Adhesion and Differentiation

Heemin Kang, Dexter Siu Hong Wong, Xiaohui Yan, Hee Joon Jung, Sungkyu Kim, Sien Lin, Kongchang Wei, Gang Li, Vinayak P. Dravid, and Liming Bian

Department of Biomedical Engineering, Department of Physics, Department of Orthopaedics and Traumatology, Faculty of Medicine, Shun Hing Institute of Advanced Engineering, and Shenzhen Research Institute, Centre for Novel Biomaterials, The Chinese University of Hong Kong, Hong Kong, China

Department of Materials Science and Engineering and NUANCE Center, Northwestern University, Evanston, Illinois 60208, United States

International Institute for Nanotechnology, Evanston, Illinois 60208, United States

China Orthopedic Regenerative Medicine Group (CORMed), Hangzhou 310000, China

Supporting Information

ABSTRACT: Cellular adhesion is regulated by the dynamic ligation process of surface receptors, such as integrin, to adhesive motifs, such as Arg-Gly-Asp (RGD). Remote control of adhesive ligand presentation using external stimuli is an appealing strategy for the temporal regulation of cell–implant interactions *in vivo* and was recently demonstrated using photochemical reaction. However, the limited tissue penetration of light potentially hampers the widespread applications of this method *in vivo*. Here, we present a strategy for modulating the nanoscale oscillations of an ...

图13-85　"Remote Control of Multimodal Nanoscale Ligand Oscillations Regulates Stem Cell Adhesion and Differentiation"发表于2017年*ACS Nano* 11卷第10期

17. 配体纳米振动的远程操作调节体内巨噬细胞的黏附和极化　巨噬细胞在各种免疫相关反应中发挥关键作用，例如宿主防御、伤口愈合、疾病进展和组织再生。巨噬细胞在体内表现出独特和动态的功能，这取决于它们的极化状态，例如促炎M1表型和促愈合M2表型。远程操纵宿主巨噬细胞与植入物的黏附及其随后的体内极化可能是控制巨噬细胞极化特异性功能的有吸引力的策略，但很少能实现。香港中文大学生物医学工程学系边黎明教授团队通过长柔性接头将带有RGD配体的超顺磁性氧化铁纳米颗粒（SPION）嫁接到平面基质上。课题组通过原位磁扫描透射电子显微镜（STEM）和原位原子力显微镜实时表征了嫁接到基质上的带有RGD的SPIONs的纳米级运动。以各种振动频率施加磁场以操纵带有 RGD 的 SPION 的频率依赖性配体纳米振动速度。课题组证明了磁场的低振动频率刺激了巨噬细胞的黏附和 M2 极化,而高振动频率抑制了巨噬细胞的黏附,但在体外和体内都促进了它们的 M1 极化。通过在振动磁场的低频和高频之间切换,也可以暂时调节巨噬细胞黏附。据课题组所知,这是在体外和体内远程操纵巨噬细胞的黏附和极化表型的第一次证明。课题组的系统提供了通过调节巨噬细胞黏附和极化来操纵宿主对植入生物材料的免疫反应的潜力,包括炎症或组织修复过程(图 13-86)。

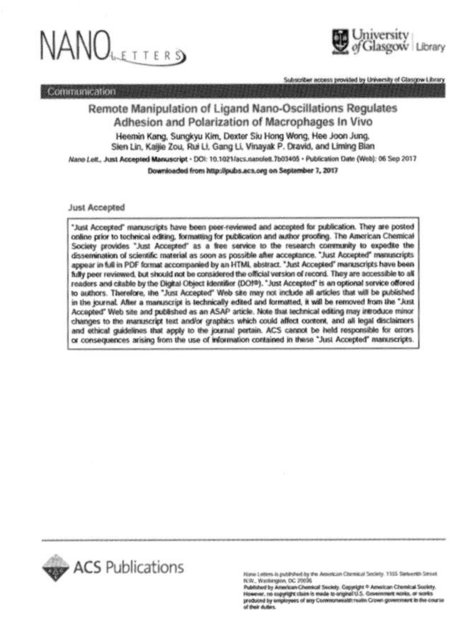
NANO LETTERS　University of Glasgow Library

Subscriber access provided by University of Glasgow Library

Communication

Remote Manipulation of Ligand Nano-Oscillations Regulates Adhesion and Polarization of Macrophages In Vivo

Heemin Kang, Sungkyu Kim, Dexter Siu Hong Wong, Hee Joon Jung, Sien Lin, Kaijie Zou, Rui Li, Gang Li, Vinayak P. Dravid, and Liming Bian

Nano Lett., Just Accepted Manuscript • DOI: 10.1021/acs.nanolett.7b03405 • Publication Date (Web): 06 Sep 2017

Downloaded from http://pubs.acs.org on September 7, 2017

Just Accepted

"Just Accepted" manuscripts have been peer-reviewed and accepted for publication. They are posted online prior to technical editing, formatting for publication and author proofing. The American Chemical Society provides "Just Accepted" as a free service to the research community to expedite the dissemination of scientific material as soon as possible after acceptance. "Just Accepted" manuscripts appear in full in PDF format accompanied by an HTML abstract. "Just Accepted" manuscripts have been fully peer reviewed, but should not be considered the official version of record. They are accessible to all readers and citable by the Digital Object Identifier (DOI®). "Just Accepted" is an optional service offered to authors. Therefore, the "Just Accepted" Web site may not include all articles that will be published in the journal. After a manuscript is technically edited and formatted, it will be removed from the "Just Accepted" Web site and published as an ASAP article. Note that technical editing may introduce minor changes to the manuscript text and/or graphics which could affect content, and all legal disclaimers and ethical guidelines that apply to the journal pertain. ACS cannot be held responsible for errors or consequences arising from the use of information contained in these "Just Accepted" manuscripts.

ACS Publications

图 13-86　"Remote Manipulation of Ligand Nano-Oscillations Regulates Adhesion and Polarization of Macrophages in Vivo"发表于 2017 年 *Nano Letters*. 17 卷第 10 期

18. 一种基于适配体介导的细胞募集作用的膝关节修复双功能再生支架　目前膝关节修复的难点在于需要针对膝关节部位的软骨及软骨下骨两种具有不同的组成成分、代谢能力与再生能力的组织特异性需求而进行同时修复。为了解决这一挑战,武汉大学化学院与分子科学学院生物与医学分析化学教育部重点实验室袁荃教授和武汉大学口腔医学院张玉峰教授合作开发了一种基于石墨烯的双功能再生材料用于自体间充质干细胞(MSC)募集和骨软骨再生。这一支架可以有效地募集 MSC 到缺损位置并诱导 MSC 的定向分化,从而成功地同时实现膝关节软骨和骨的再生(图 13-87)。

19. 仿生双相 CAN-PAC 水凝胶与无缝界面层在软骨缺损修复中的应用　基于仿生支架的软骨组织工程已成为修复软骨缺损的一个重要方法。

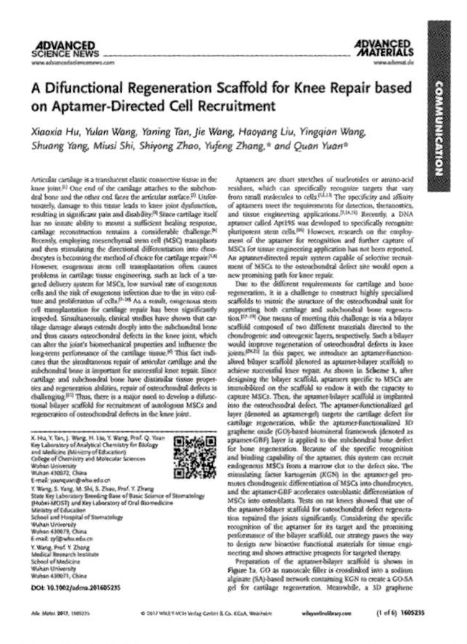
ADVANCED SCIENCE NEWS　ADVANCED MATERIALS

COMMUNICATION

A Difunctional Regeneration Scaffold for Knee Repair based on Aptamer-Directed Cell Recruitment

Xiaoxia Hu, Yulan Wang, Yaning Tan, Jie Wang, Haoyang Liu, Yingqian Wang, Shuang Yang, Miusi Shi, Shiyong Zhao, Yufeng Zhang, and Quan Yuan**

图 13-87　"A Difunctional Regeneration Scaffold for Knee Repair based on Aptamer-Directed Cell Recruitment"发表于 2017 年 *Advanced Materials* 29 卷第 15 期

四川大学华西口腔医院口腔疾病国家重点实验室林云峰通过热反应快速交联方法,利用两层支架的混合液比重具有差异性的特点制备了一种无缝连接的仿生双相 CAN-PAC 水凝胶,并应用于骨软骨缺损修复组织工程。这种双层水凝胶可以提供维持细胞附着力和活性的微环境。同时,课题组检测了 CAN-PAC 水凝胶的生物降解性和生物相容性。此外,课题组还构建了兔软骨缺损模型并在软骨缺损处植入双层的水凝胶,再生组织中的双层凝胶组呈现新的半透明软骨和软骨下骨修复,表明该水凝胶可以为软骨缺损的治疗提供一种解决方案(图 13-88)。

20. 银/银@氯化银/氧化锌 Ag/Ag@AgCl/ZnO 杂化纳米结构的水凝胶具有光致抗菌活性并可促进伤口愈合　组织修复过程中一个至关重要的问题是如何快速有效的杀菌。湖北大学材料科学与工程学院吴水林教授课题组通过一个简单的两步法将 Ag/Ag@AgCl/ZnO 混合纳米结构嵌入水凝胶,在模拟日光照射下该体系能够在 20 分钟内快速有效地杀死细菌。Ag/Ag@AgCl 纳米结构首先通过紫外光化学还原潜入水凝胶中,然后通过 NaOH 沉淀掺入 ZnO 纳米结构。该水凝胶能加速伤口愈合,在可见光照射下对大肠杆菌和金黄色葡萄球菌均显示出高抗菌效果。Ag/Ag@AgCl 纳米结构因可见光增强活性氧,从而增强了 ZnO 的光催化和抗菌活性。该水凝胶系统在暴露于模拟可见光的 20 分钟内能杀死

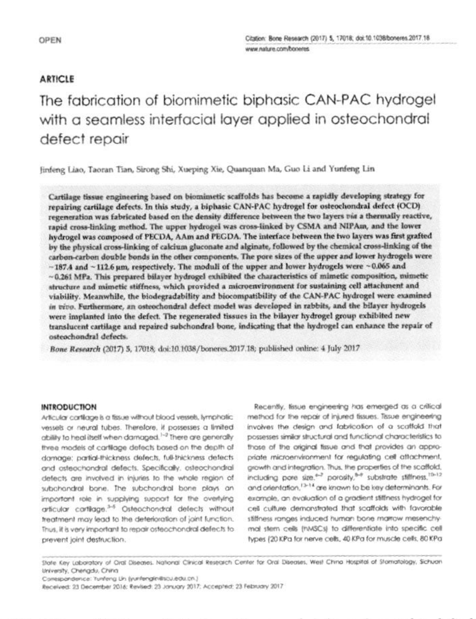
OPEN

Citation: Bone Research (2017) 5, 17018; doi:10.1038/boneres.2017.18
www.nature.com/boneres

ARTICLE

The fabrication of biomimetic biphasic CAN-PAC hydrogel with a seamless interfacial layer applied in osteochondral defect repair

Jinfeng Liao, Taoran Tian, Sirong Shi, Xueping Xie, Quanquan Ma, Guo Li and Yunfeng Lin

Cartilage tissue engineering based on biomimetic scaffolds has become a rapidly developing strategy for repairing cartilage defects. In this study, a biphasic CAN-PAC hydrogel for osteochondral defect (OCD) regeneration was fabricated based on the density difference between the two layers *via* a thermally reactive, rapid cross-linking method. The upper hydrogel was cross-linked by CSMA and NIPAm, and the lower hydrogel was composed of PECDA, AAm and PEGDA. The interface between the two layers was first grafted by the physical cross-linking of calcium gluconate and alginate, followed by the chemical cross-linking of the carbon-carbon double bonds in the other components. The pore sizes of the upper and lower hydrogels were ~187.4 and ~112.6 μm, respectively. The moduli of the upper and lower hydrogels were ~0.065 and ~0.261 MPa. This prepared bilayer hydrogel exhibited the characteristics of mimetic composition, mimetic structure and mimetic stiffness, which provided a microenvironment for sustaining cell attachment and viability. Meanwhile, the biodegradability and biocompatibility of the CAN-PAC hydrogel were examined *in vivo*. Furthermore, an osteochondral defect model was developed in rabbits, and the bilayer hydrogels were implanted into the defect. The regenerated tissues in the bilayer hydrogel group exhibited new translucent cartilage and repaired subchondral bone, indicating that the hydrogel can enhance the repair of osteochondral defects.

Bone Research (2017) 5, 17018; doi:10.1038/boneres.2017.18; published online: 4 July 2017

INTRODUCTION

Articular cartilage is a tissue without blood vessels, lymphatic vessels or neural tubes. Therefore, it possesses a limited ability to heal itself when damaged.[1-2] There are generally three models of cartilage defects based on the depth of damage: partial-thickness defects, full-thickness defects and osteochondral defects. Specifically, osteochondral ...

Recently, tissue engineering has emerged as a critical method for the repair of injured tissues. Tissue engineering involves the design and fabrication of a scaffold that possesses similar structural and functional characteristics to those of the original tissue and that provides an appropriate microenvironment for regulating cell attachment, growth and integration. Thus, the properties of the scaffold, ...

图 13-88　“The fabrication of biomimetic biphasic CAN-PAC hydrogel with a seamless interfacial layer applied in osteochondral defect repair.”发表于 2017 年 *Bone Research* 第 5 卷

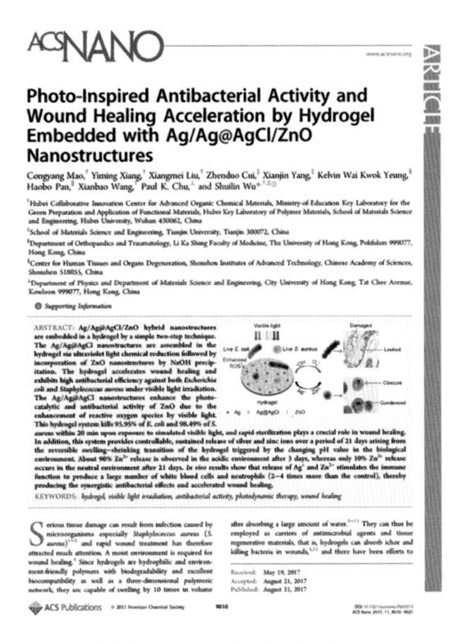
ACS NANO

www.acsnano.org

ARTICLE

Photo-Inspired Antibacterial Activity and Wound Healing Acceleration by Hydrogel Embedded with Ag/Ag@AgCl/ZnO Nanostructures

Congyang Mao, Yiming Xiang, Xiangmei Liu, Zhenduo Cui, Xianjin Yang, Kelvin Wai Kwok Yeung, Haobo Pan, Xianbao Wang, Paul K. Chu, and Shuilin Wu*

Hubei Collaborative Innovation Center for Advanced Organic Chemical Materials, Ministry-of-Education Key Laboratory for the Green Preparation and Application of Functional Materials, Hubei Key Laboratory of Polymer Materials, School of Materials Science and Engineering, Hubei University, Wuhan 430062, China

School of Materials Science and Engineering, Tianjin University, Tianjin 300072, China

Department of Orthopaedics and Traumatology, Li Ka Shing Faculty of Medicine, The University of Hong Kong, Pokfulam 999077, Hong Kong, China

Center for Human Tissues and Organs Degeneration, Shenzhen Institutes of Advanced Technology, Chinese Academy of Sciences, Shenzhen 518055, China

Department of Physics and Department of Materials Science and Engineering, City University of Hong Kong, Tat Chee Avenue, Kowloon 999077, Hong Kong, China

Supporting Information

ABSTRACT: Ag/Ag@AgCl/ZnO hybrid nanostructures are embedded in a hydrogel by a simple two-step technique. The Ag/Ag@AgCl nanostructures are assembled in the hydrogel via ultraviolet light chemical reduction followed by incorporation of ZnO nanostructures by NaOH precipitation. The hydrogel accelerates wound healing and exhibits high antibacterial efficiency against both *Escherichia coli* and *Staphylococcus aureus* under visible light irradiation. The Ag/Ag@AgCl nanostructures enhance the photocatalytic and antibacterial activity of ZnO due to the enhancement of reactive oxygen species by visible light. This hydrogel system kills 95.95% of *E. coli* and 98.49% of *S. aureus* within 20 min upon exposure to simulated visible light, and rapid sterilization plays a crucial role in wound healing. In addition, this system provides controllable, sustained release of silver and zinc ions over a period of 21 days arising from the reversible swelling–shrinking transition of the hydrogel triggered by the changing pH value in the biological environment. About 90% Zn^{2+} release is observed in the acidic environment after 3 days, whereas only 10% Zn^{2+} release occurs in the neutral environment after 21 days. *In vivo* results show that release of Ag^+ and Zn^{2+} stimulates the immune function to produce a large number of white blood cells and neutrophils (2–4 times more than the control), thereby producing the synergistic antibacterial effects and accelerated wound healing.

KEYWORDS: hydrogel, visible light irradiation, antibacterial activity, photodynamic therapy, wound healing

Serious tissue damage can result from infection caused by microorganisms especially *Staphylococcus aureus* (*S. aureus*)[1-3] and rapid wound treatment has therefore attracted much attention. A moist environment is required for wound healing.[4] Since hydrogels are hydrophilic and environment-friendly polymers with biodegradability and excellent biocompatibility as well as a three-dimensional polymeric network, they are capable of swelling by 10 times in volume after absorbing a large amount of water.[5-11] They can thus be employed as carriers of antimicrobial agents and tissue regenerative materials, that is, hydrogels can absorb ichor and killing bacteria in wounds,[4,12] and there have been efforts to

Received: May 19, 2017
Accepted: August 21, 2017
Published: August 21, 2017

ACS Publications © 2017 American Chemical Society 9010

图 13-89　“Photo-Inspired Antibacterial Activity and Wound Healing Acceleration by Hydrogel Embedded with Ag/Ag @ AgCl/ZnO Nanostructures”发表于 2017 年 *ACS Nano* 11 卷第 9 期

95.95%的大肠埃希菌和 98.49%的金黄色葡萄球菌,在快速消毒和伤口愈合中起关键作用。此外,因为生物环境中不断变化的 pH 值会触发水凝胶可逆性膨胀-收缩转变,该体系能在 21 天内提供可控的、持续的银离子和锌离子释放。置入酸性环境 3 天可观察到约 90%的 Zn^{2+} 释放,而置入中性环境 21 天仅有 10%的 Zn^{2+} 释放。体内实验结果表明,Ag^+ 和 Zn^{2+} 释放能刺激免疫功能,产生大量白细胞和中性粒细胞(比对照组多 2~4 倍),从而产生协同抗菌作用,加速伤口愈合。该研究为抗菌研究的光疗和免疫疗法提供了新思路(图 13-89)。

21. 用于药物和细胞智能控释的生物启发型力学敏感性大孔陶瓷海绵　在支架释放辅助下超高精度递送分子和细胞是控释领域的关键主题,但对再生医学中普遍使用陶瓷基大孔支架仍然极具挑战。海绵动物具有分层孔隙或通道的有机/无机复合结构,可以精确控制水循环,从而实现食物、氧气和废物的传输。在这种生物体启发下,苏州大学附属第一医院骨科研究所杨磊教授课题组研究设计和制造了一种仿生大孔陶瓷复合海绵(CCS),可用于机械刺激下调控分子和细胞高精度逻辑输送。CCS 基于湿度和压力(或应变)的双重门(gate)控制,实现了按需的“与(AND)逻辑”控制释放行为。更重要的是,1cm³ 体积的 CCS 对疏水性或亲水性分子的释放精度高达约 100ng/循环,对成纤维细胞的释放精度可达 1 400 个细胞/周期。这项研究以封面文章的

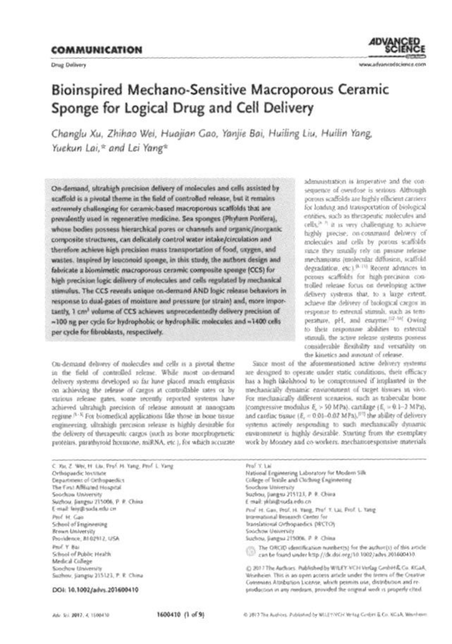
COMMUNICATION

ADVANCED SCIENCE

Drug Delivery

www.advancedscience.com

Bioinspired Mechano-Sensitive Macroporous Ceramic Sponge for Logical Drug and Cell Delivery

Changlu Xu, Zhihao Wei, Huajian Gao, Yanjie Bai, Huiling Liu, Huilin Yang, Yuekun Lai,* and Lei Yang*

On-demand, ultrahigh precision delivery of molecules and cells assisted by scaffold is a pivotal theme in the field of controlled release, but it remains extremely challenging for ceramic-based macroporous scaffolds that are prevalently used in regenerative medicine. Sea sponges (Phylum Porifera), whose bodies possess hierarchical pores or channels and organic/inorganic composite structures, can delicately control water intake/circulation and therefore achieve high precision mass transportation of food, oxygen, and wastes. Inspired by leuconoid sponge, in this study, the authors design and fabricate a biomimetic macroporous ceramic composite sponge (CCS) for high precision logic delivery of molecules and cells regulated by mechanical stimulus. The CCS reveals unique on-demand AND logic release behaviors in response to dual-gates of moisture and pressure (or strain) and, more importantly, 1 cm³ volume of CCS achieves unprecedentedly delivery precision of ≈100 ng per cycle for hydrophobic or hydrophilic molecules and ≈1400 cells per cycle for fibroblasts, respectively.

图 13-90　“Bioinspired Mechano-Sensitive Macroporous Ceramic Sponge for Logical Drug and Cell Delivery”发表于 2014 年 *Advanced Science* 4 卷第 6 期

形式发表于 *Advanced Science*,编辑同期刊发封面评述认为研究的创新性体现在该体系可根据宿主组织(例如骨、软骨)的力学及湿度环境实现独一无二的(unique)精确逻辑控制释放。此外,该仿生结构的力学敏感性支架体系能够根据目标组织自动调节支架的力学性能,可望实现对厘米级以上尺寸的软、硬组织缺损的力学特征重建(图 13-90)。

22. 无序形貌调控刚性材料表面的细胞形态和

丝状伪足伸展　在细胞与物质的相互作用中，细胞利用丝状伪足来感知外部的生化、机械信号以指导其生存。为了了解刚性材料的无序形貌如何影响丝状伪足的识别，苏州大学附属第一医院骨科研究所杨磊教授与布朗大学 Brian W. Sheldon 合作制备了粒径从纳米到微米变化的金刚石粉末来研究成骨细胞的动力学伸展。课题组建立的理论模型说明无序形貌和丝状伪足尖部之间的接触在改变丝状伪足生长动力学方面起着关键的作用。特别是，课题组预测大的表面粗糙度可以阻止丝状伪足尖端的运动，使其伸展延迟并引起结构的弯曲，这与实验观察得到的定量结果是相符的。这些发现揭示了无序刚性形貌对成骨细胞反应的影响，在此之前这并未被意识到，因此可以为将来设计生物植入材料提供新的见解。该研究建立了细胞丝状伪足运动物理模型结合多模态细胞成像的研究方法，首次揭示源自胞外基质表面结构的力学信号调控细胞迁移的机制。结果以封面文章的形式发表于 *Advanced Functional Materials*。

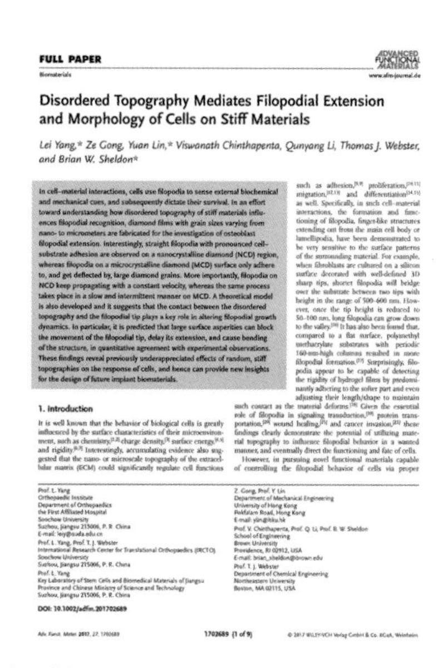
FULL PAPER
Biomaterials
ADVANCED FUNCTIONAL MATERIALS
www.afm-journal.de

Disordered Topography Mediates Filopodial Extension and Morphology of Cells on Stiff Materials

Lei Yang,* Ze Gong, Yuan Lin,* Viswanath Chinthapenta, Qunyang Li, Thomas J. Webster, and Brian W. Sheldon*

In cell–material interactions, cells use filopodia to sense external biochemical and mechanical cues, and subsequently dictate their survival. In an effort toward understanding how disordered topography of stiff materials influences filopodial recognition, diamond films with grain sizes varying from nano- to micrometers are fabricated for the investigation of osteoblast filopodial extension. Interestingly, straight filopodia with pronounced cell–substrate adhesion are observed on a nanocrystalline diamond (NCD) region, whereas filopodia on a microcrystalline diamond (MCD) surface only adhere to, and get deflected by, large diamond grains. More importantly, filopodia on NCD keep propagating with a constant velocity, whereas the same process takes place in a slow and intermittent manner on MCD. A theoretical model is also developed and it suggests that the contact between the disordered topography and the filopodial tip plays a key role in altering filopodial growth dynamics. In particular, it is predicted that large surface asperities can block the movement of the filopodial tip, delay its extension, and cause bending of the structure, in quantitative agreement with experimental observations. These findings reveal previously underappreciated effects of random, stiff topographies on the response of cells, and hence can provide new insights for the design of future implant biomaterials.

1. Introduction

It is well known that the behavior of biological cells is greatly influenced by the surface characteristics of their microenvironment, such as chemistry,[1,2] charge density,[3] surface energy,[4,5] and rigidity.[6,7] Interestingly, accumulating evidence also suggested that the nano- or microscale topography of the extracellular matrix (ECM) could significantly regulate cell functions such as adhesion,[8,9] proliferation,[10,11] migration,[12,13] and differentiation[14,15] as well. Specifically, in such cell–material interactions, the formation and functioning of filopodia, finger-like structures extending out from the main cell body or lamellipodia, have been demonstrated to be very sensitive to the surface patterns of the surrounding material. For example, when fibroblasts are cultured on a silicon surface decorated with well-defined 3D sharp tips, shorter filopodia will bridge over the substrate between two tips with height in the range of 500–600 nm. However, once the tip height is reduced to 50–100 nm, long filopodia can grow down to the valley.[16] It has also been found that, compared to a flat surface, polymethyl methacrylate substrates with periodic 160-nm-high columns resulted in more filopodial formation.[17] Surprisingly, filopodia appear to be capable of detecting the rigidity of hydrogel films by predominantly adhering to the softer part and even adjusting their length/shape to maintain such contact as the material deforms.[18] Given the essential role of filopodia in signaling transduction,[19] protein transportation,[20] wound healing,[21] and cancer invasion,[22] these findings clearly demonstrate the potential of utilizing material topography to influence filopodial behavior in a wanted manner, and eventually direct the functioning and fate of cells.

However, in pursuing novel functional materials capable of controlling the filopodial behavior of cells via proper

Prof. L. Yang
Orthopaedic Institute
Department of Orthopaedics
the First Affiliated Hospital

Z. Gong, Prof. Y. Lin
Department of Mechanical Engineering
University of Hong Kong
Pokfulam Road, Hong Kong

DOI: 10.1002/adfm.201702689

图 13-91　"Disordered Topography Mediates Filopodial Extension and Morphology of Cells on Stiff Materials"发表于 2017 年 *Advanced Functional Materials* 27 卷第 38 期

23. 双膦酸镁(Mg^{2+})配位稳定的自组装可注射纳米复合水凝胶通过双重交联调节囊封干细胞的分化　纳米复合水凝胶由纳米颗粒(NP)嵌入的聚合物基质组成，为水凝胶提供独特的生物活性和力学性能。通过原位沉淀在聚合物基质中加入纳米颗粒进一步增强了这些理想的水凝胶性能。然而，这种原位沉淀策略通常需要非细胞相容性 pH 值、渗透压和较长的持续时间阻止细胞在合成水凝胶中的包裹。双膦酸盐(BP)具有多种生物活性，与镁离子(Mg^{2+})等多价阳离子具有良好的结合亲和力。香港中文大学生物医学工程学系边黎明教授课题组用二膦酸盐-Mg^{2+}配位自组装法制备纳米复合水凝胶。当含聚合物的 bp、bp 单体(ac-bp)和 Mg^{2+}混合溶液时，这种有效的动态协调导致 ac-bp-mg-nps 的快速自组装，该自组装具有多价交联剂的功能，使合成的水凝胶结构在生理 pH 下稳定。水凝胶具有自愈性，与通过混合预制 NP 制备的水凝胶相比，具有更好的力学性能。重要的是，本研究中的水凝胶允许细胞的封装和随后的注射，而不影响种子细胞的生存能力。此外，ac-bp-mg-nps 表面的丙烯酸酯基团能够通过紫外线诱导的二次交联对水凝胶的刚度和交联密度进行方便的时间控制，并且发现延迟引入该二次交联可增强细胞扩散和成骨作用(图 13-92)。

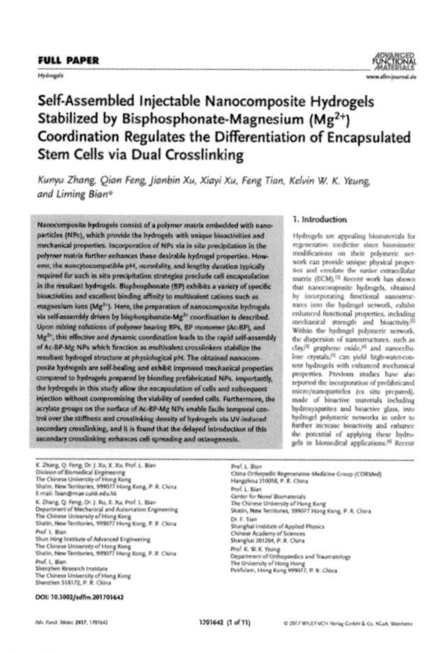
FULL PAPER
Hydrogels
ADVANCED FUNCTIONAL MATERIALS
www.afm-journal.de

Self-Assembled Injectable Nanocomposite Hydrogels Stabilized by Bisphosphonate-Magnesium (Mg^{2+}) Coordination Regulates the Differentiation of Encapsulated Stem Cells via Dual Crosslinking

Kunyu Zhang, Qian Feng, Jianbin Xu, Xiayi Xu, Feng Tian, Kelvin W. K. Yeung, and Liming Bian*

Nanocomposite hydrogels consist of a polymer matrix embedded with nanoparticles (NPs), which provide the hydrogels with unique bioactivities and mechanical properties. Incorporation of NPs via in situ precipitation in the polymer matrix further enhances these desirable hydrogel properties. However, the noncytocompatible pH, osmolality, and lengthy duration typically required for such in situ precipitation strategies preclude cell encapsulation in the resultant hydrogels. Bisphosphonate (BP) exhibits a variety of specific bioactivities and excellent binding affinity to multivalent cations such as magnesium ions (Mg^{2+}). Here, the preparation of nanocomposite hydrogels via self-assembly driven by bisphosphonate-Mg^{2+} coordination is described. Upon mixing solutions of polymer bearing BPs, BP monomer (Ac-BP), and Mg^{2+}, this effective and dynamic coordination leads to the rapid self-assembly of Ac-BP-Mg NPs which function as multivalent crosslinkers stabilize the resultant hydrogel structure at physiological pH. The obtained nanocomposite hydrogels are self-healing and exhibit improved mechanical properties compared to hydrogels prepared by blending prefabricated NPs. Importantly, the hydrogels in this study allow the encapsulation of cells and subsequent injection without compromising the viability of seeded cells. Furthermore, the acrylate groups on the surface of Ac-BP-Mg NPs enable facile temporal control over the stiffness and crosslinking density of hydrogels via UV-induced secondary crosslinking, and it is found that the delayed introduction of this secondary crosslinking enhances cell spreading and osteogenesis.

1. Introduction

Hydrogels are appealing biomaterials for regenerative medicine since biomimetic modifications on their polymeric network can provide unique physical properties and emulate the native extracellular matrix (ECM).[1] Recent work has shown that nanocomposite hydrogels, obtained by incorporating functional nanostructures into the hydrogel network, exhibit enhanced functional properties, including mechanical strength and bioactivity.[2] Within the hydrogel polymeric network, the dispersion of nanostructures, such as clay,[3] graphene oxide,[4] and nanocellulose crystals,[5] can yield high-water-content hydrogels with enhanced mechanical properties. Previous studies have also reported the incorporation of prefabricated micro/nanoparticles (ex situ prepared), made of bioactive materials including hydroxyapatites and bioactive glass, into hydrogel polymeric networks in order to further increase bioactivity and enhance the potential of applying these hydrogels in biomedical applications.[6] Recent

K. Zhang, Q. Feng, Dr. J. Xu, X. Xu, Prof. L. Bian
Division of Biomedical Engineering
The Chinese University of Hong Kong
Shatin, New Territories, 999077 Hong Kong, P. R. China

Prof. L. Bian
China Orthopedic Regenerative Medicine Group (CORMed)
Hangzhou 310058, P. R. China

DOI: 10.1002/adfm.201701642

图 13-92　"Self-Assembled Injectable Nanocomposite Hydrogels Stabilized by Bisphosphonate-Magnesium (Mg^{2+}) Coordination Regulates the Differentiation of Encapsulated Stem Cells"发表于 2017 年 *Advanced Functional Materials* 27 卷第 34 期

24. 可用于机械手三维运动控制界面的摩擦自供电可穿戴柔性贴片　灵活的触觉传感器对于机器人控制等多种应用具有很大的优势。苏州大学杨磊教授与新加坡国立大学 ChengkuoLee 合作提出了一种灵活地用于手指轨迹感测的自供电、摩擦电传感器(SFTS)贴片，并进一步将收集的信息应用于机器人控制。这种创新的传感器由柔性和环保材料组成，即淀粉基水凝胶、聚二甲基硅氧烷(PDMS)和硅橡胶。传感器贴片可分为用于平面内机器人运动控制的二维(2D)SFTS和用于平面外机器人运动控制的一维(1D)SFTS。将2D-SFTS设计成在感测表面的顶部具有网格结构,以利用四个周边的基于淀粉的水凝胶PDMS弹性体电极跟踪指尖上的连续滑动信息,例如轨迹,速度和加速度。将2D-SFTS与1D-SFTS相结合,可以生成三维(3D)空间信息并应用于控制机器人操纵器的3D运动,并且成功实现了实时演示。凭借简便的设计和极低成本的材料,所提出的SFTS在机器人控制,触摸屏和电子皮肤中的应用具有巨大的潜力。智能假肢高度依赖传感器用于感知和人机交互,但当前的传感器体积大、舒适度低和精度不高,且成本可占到假肢总成本的20%。本研究发展了柔性高灵敏低成本人机交互传感器,实现对机械假肢的精确三维运动控制和实时轨迹控制,解决了普通机械臂人机交互不足、感知能力差、三维运动控制不准确等缺陷。日本科学促进会会士、大阪府立大学Kuniharu Takei教授在*Advanced Materials Technologies*上引用了该工作,指出其在监测和诊断设备上应用具有巨大的潜力(图13-93)。

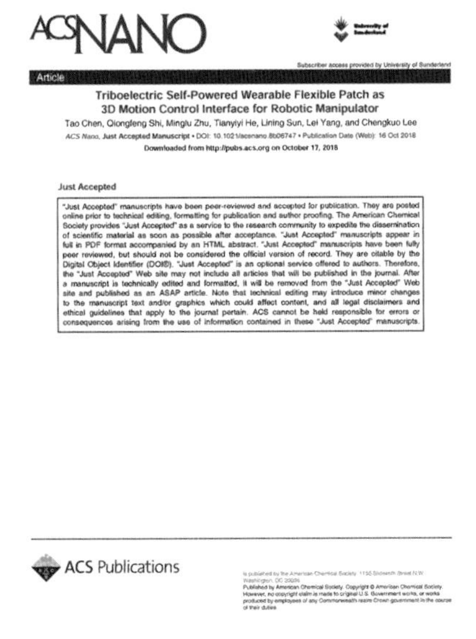
ACS NANO

Subscriber access provided by University of Sunderland

Article

Triboelectric Self-Powered Wearable Flexible Patch as 3D Motion Control Interface for Robotic Manipulator

Tao Chen, Qiongfeng Shi, Minglu Zhu, Tianyiyi He, Lining Sun, Lei Yang, and Chengkuo Lee

ACS Nano, Just Accepted Manuscript • DOI: 10.1021/acsnano.8b06747 • Publication Date (Web): 16 Oct 2018

Downloaded from http://pubs.acs.org on October 17, 2018

Just Accepted

"Just Accepted" manuscripts have been peer-reviewed and accepted for publication. They are posted online prior to technical editing, formatting for publication and author proofing. The American Chemical Society provides "Just Accepted" as a service to the research community to expedite the dissemination of scientific material as soon as possible after acceptance. "Just Accepted" manuscripts appear in full in PDF format accompanied by an HTML abstract. "Just Accepted" manuscripts have been fully peer reviewed, but should not be considered the official version of record. They are citable by the Digital Object Identifier (DOI®). "Just Accepted" is an optional service offered to authors. Therefore, the "Just Accepted" Web site may not include all articles that will be published in the journal. After a manuscript is technically edited and formatted, it will be removed from the "Just Accepted" Web site and published as an ASAP article. Note that technical editing may introduce minor changes to the manuscript text and/or graphics which could affect content, and all legal disclaimers and ethical guidelines that apply to the journal pertain. ACS cannot be held responsible for errors or consequences arising from the use of information contained in these "Just Accepted" manuscripts.

ACS Publications

Published by American Chemical Society. Copyright © American Chemical Society. However, no copyright claim is made to original U.S. Government works, or works produced by employees of any Commonwealth realm Crown government in the course of their duties.

图13-93　"Triboelectric Self-Powered Wearable Flexible Patch as 3D Motion Control Interface for Robotic Manipulator"发表于2018年*ACS Nano* 12卷第11期

25. 基于石墨烯的microRNA转染阻止前破骨细胞融合增加骨形成和血管形成　目前的一线抗吸收药物双膦酸盐在没有选择性的情况下抑制前破骨细胞(POC)和成熟OC,因此仅增加了破骨细胞的生成,并无法改善血管生成减少的问题。根据最近的发现,POC几乎不再吸收骨基质,相反,它们通过分泌血小板衍生生长因子有利于血管生成。因此,目前的长期抗骨吸收治疗无法达到令人满意的疗效甚至增加非典型骨折的风险。陆军军医大学第一附属医院(西南医院)骨科许建中主任和陆军军医大学生物工程与影像系董世武主任合作提出在保留POCs的同时选择性抑制成熟的OC将是治疗骨质疏松症的更有效的策略。课题组使用带负电荷的氧化石墨烯(GO)通过静电相互作用结合阳离子聚乙烯亚胺(PEI)聚合物,形成稳定的GO-PEI络合物。GO-PEI复合物富含高电荷,可通过逐层组装过程有效加载DNA。由于RNA不稳定,miRNA修饰的GO-PEI难以保存,因此该研究使用负载miR-7b质粒载体的静电相互作用GO-PEI复合物开发了基于石墨烯的miRNA转染方法。构建的GO-PEI-miR-7b在体外对OC融合和骨吸收活性显示出显著的抑制作用。此外,保存的单核POC持续产生PDGF-BB以增加间充质干细胞(MSC)成骨和内皮祖细胞(EPC)血管生成。动物研究显示,GO-PEI-miR-7b成功地保留了PDGF-BB分泌,诱导$Emcn^{hi}CD31^{hi}$细胞促进骨形成。μCT结果表明GO-PEI-miR-7b有效减弱卵巢切除(OVX)小鼠的骨丢失和血管化增加。该研究是首个基于石墨烯的miRNA转染系统的报道,且创新性地提出了保留POC治疗骨质疏松的整体策略,研究结果于2018年2月以封面论著的形式发表于期刊*Advanced Science*(IF=12.441)上(图13-94)。

26. 近红外光控制细胞内钙离子调节巨噬细胞极化　巨噬细胞是具有抗感染、影响病理进程、维持体内平衡、再生组织等多种生理功能的多功能免疫细胞,可被诱导采用不同的极化表型以执行多样化和动态免疫功能。然而,巨噬细胞的不平衡极化可能导致病症,远程控制巨噬细胞表型的能力对于成功治疗许多涉及巨噬细胞的病理条件非常重要。香港中文大学生物医学工程学系边黎明教授与苏州大学附属第一医院骨科李斌教授合作开发了一种基于上转换纳米颗粒(UCNP)的光响应纳米载体,用于近红外(NIR)光介导细胞内钙离子水平以调控巨噬细胞极化。UCNP包覆介孔二氧化硅(UCNP@$mSiO_2$),负载钙离子调节剂,既可以供应钙离子,也可以消耗钙离子。通过环糊精-金刚胺-主-客体络合作用,将光可分裂连接剂与Argly-Gly-Asp(RGD)多肽分子帽串联,对UCNP@$mSiO_2$进行了化学修饰。RGD-bearing帽起着光固化门控结构的作用,控制钙

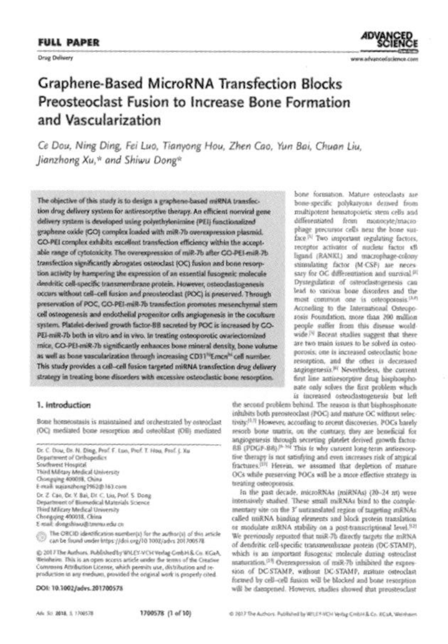

FULL PAPER
Drug Delivery

ADVANCED SCIENCE
www.advancedscience.com

Graphene-Based MicroRNA Transfection Blocks Preosteoclast Fusion to Increase Bone Formation and Vascularization

Ce Dou, Ning Ding, Fei Luo, Tianyong Hou, Zhen Cao, Yun Bai, Chuan Liu, Jianzhong Xu,* and Shiwu Dong*

图 13-94　“Graphene-Based MicroRNA Transfection Blocks Preosteoclast Fusion to Increase Bone Formation and Vascularization”发表于 2018 年 *Advanced Science* 5 卷第 2 期

离子调节剂的释放，促进细胞摄取 UCNP@ $mSiO_2$ 纳米载体。近红外光激发下，UCNP@ $mSiO_2$ 的上转换紫外光发射触发 cap 的裂解和细胞内钙调节因子的释放，从而允许对细胞内钙水平进行时间调控。近红外光通过皮肤组织照射提高或消耗细胞内钙离子水平，以促进巨噬细胞 M1 或 M2 的极化。据课题组所知，这是首次演示关于近红外光远程控制巨噬细胞极化。这种光敏纳米载体具有通过近红外光控巨噬细胞极化远程操纵体内免疫功能（如炎症或组织再生）的潜力（图 13-95）。

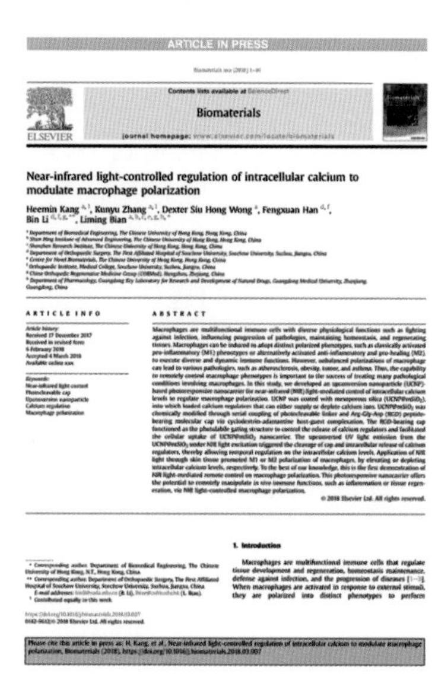

ARTICLE IN PRESS

Contents lists available at ScienceDirect

Biomaterials

journal homepage: www.elsevier.com/locate/biomaterials

Near-infrared light-controlled regulation of intracellular calcium to modulate macrophage polarization

Heemin Kang, Kunyu Zhang, Dexter Siu Hong Wong, Fengxuan Han, Bin Li, Liming Bian

ARTICLE INFO

ABSTRACT

图 13-95　“Near-infrared light-controlled regulation of intracellular calcium to modulate macrophage polarization”发表于 2018 年 *Biomaterials* 第 178 卷

27. 上转换纳米转运器对细胞内钙的远程控制调节体内干细胞分化　利用刺激纳米材料来实现对体内干细胞分化的远程控制是干细胞治疗中一种很有前景的策略。香港中文大学边黎明教授与苏州大学李斌教授合作研究利用基于上转换纳米转运器（UCNT）的纳米复合物，通过近红外光，可向 hMSCs 内控释软骨诱导的小分子 KGN、钙螯合物及钙供应物，通过调控细胞内的钙含量实现了 hMSCs 向不同方向的分化，不仅如此，UCNT 标记的 hMSCs 可通过近红外光实现体内长期示踪，首次利用近红外光调控的纳米材料在体外和体内通过控制细胞内钙的水平来调节干细胞分化。通过直接调控细胞内的钙含量可控制干细胞向不同方向分化，潜在阐明了细胞内的钙信号通路在体内调控干细胞分化中的作用，也为促进远程控制干细胞转化用于疾病治疗等领域提供了新的思路。在 UCNT 复合物处理的 hMSCs 中，近红外光介导的光控释放小分子可以细胞内部钙的实时浓度，KGN 是一种软骨诱导的小分子，在没有钙螯合剂或供应物的情况下可单独存在，近红外光诱导的胞内释放 KGN 可促使 hMSCs 分化为肥厚的软骨细胞。然而，近红外光引发的胞内钙粒子浓度降低或 KGN 的释放会抑制体内软骨细胞肥大，从而诱导 hMSCs 分化为普通的软骨细胞。由此，近红外光调控的细胞内钙含量增加或 KGN 上升会促进软骨发育，从而体内诱导 hMSCs 分化为成骨细胞（图 13-96）。

28. 机械模拟软骨的聚（PCL-PTHF 尿烷）/胶

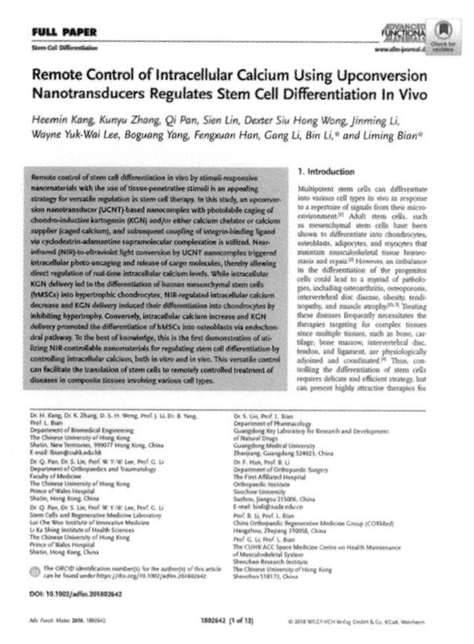

FULL PAPER
Stem Cell Differentiation

ADVANCED FUNCTIONAL MATERIALS

Remote Control of Intracellular Calcium Using Upconversion Nanotransducers Regulates Stem Cell Differentiation In Vivo

Heemin Kang, Kunyu Zhang, Qi Pan, Sien Lin, Dexter Siu Hong Wong, Jinming Li, Wayne Yuk-Wai Lee, Boguang Yang, Fengxuan Han, Gang Li, Bin Li,* and Liming Bian*

1. Introduction

图 13-96　“Remote control of intracellular calcium using upconversionnanotransducers regulates stem cell differentiation in vivo”发表于 2018 年 *Advanced Functional Materials*

原纳米纤维通过阻断 NF-kappa B 信号通路诱导软骨形成　软骨不能自我修复，因此如果能够使软骨再生将是一种很有前景的修复方法。广西医科大学赵劲民教授课题组和浙江大学毛传斌教授课题组合作，开发了新的电纺纳米纤维，由聚（ε-己内酯）/聚四氢呋喃（PCL-PTHF 氨基甲酸酯）和来自小牛外皮（称为 PC）的胶原蛋白 I 制成，可在体内引起间充质干细胞（MSCs）的成软骨分化和软骨再生。研究者发现 PC 纳米纤维的模量（4.3Mpa）低于不含胶原蛋白 I（称为 P）的 PCL-PTHF 聚氨酯纳米纤维（6.8Mpa），但这两个值均在天然软骨模量范围内（1~10MPa）。P 和 PC 纳米纤维在形态和尺寸上无明显差异。令人惊讶的是，无额外的软骨诱导剂时，较软的 PC 纳米纤维比较硬的 P 纳米纤维能更有效地诱导体外成软骨分化和体内软骨再生。使用 mRNA 序列分析，发现 PC 纳米纤维通过特异性阻断 NF-κB 信号通路抑制炎症，在诱导软骨形成方面优于 P 纳米纤维。该研究表明 PC 纳米纤维可以作为新的软骨再生支架的构建模块，并为纳米纤维的机械性能对软骨再生的影响提供新的见解（图 13-97）。

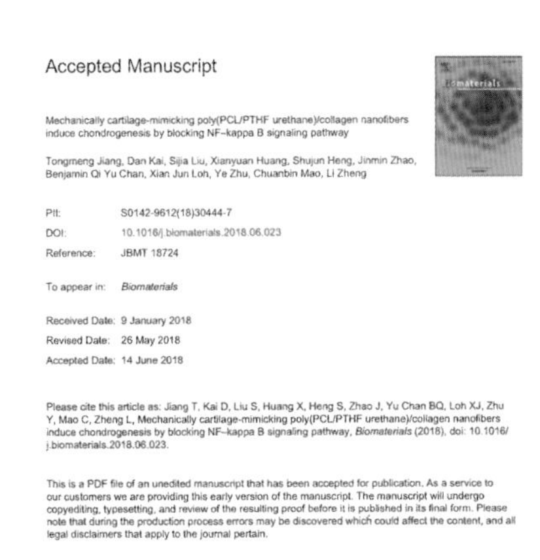
Accepted Manuscript

Mechanically cartilage-mimicking poly(PCL/PTHF urethane)/collagen nanofibers induce chondrogenesis by blocking NF–kappa B signaling pathway

Tongmeng Jiang, Dan Kai, Sijia Liu, Xianyuan Huang, Shujun Heng, Jinmin Zhao, Benjamin Qi Yu Chan, Xian Jun Loh, Ye Zhu, Chuanbin Mao, Li Zheng

PII: S0142-9612(18)30444-7
DOI: 10.1016/j.biomaterials.2018.06.023
Reference: JBMT 18724

To appear in: *Biomaterials*

Received Date: 9 January 2018
Revised Date: 26 May 2018
Accepted Date: 14 June 2018

Please cite this article as: Jiang T, Kai D, Liu S, Huang X, Heng S, Zhao J, Yu Chan BQ, Loh XJ, Zhu Y, Mao C, Zheng L, Mechanically cartilage-mimicking poly(PCL/PTHF urethane)/collagen nanofibers induce chondrogenesis by blocking NF–kappa B signaling pathway, *Biomaterials* (2018), doi: 10.1016/j.biomaterials.2018.06.023.

This is a PDF file of an unedited manuscript that has been accepted for publication. As a service to our customers we are providing this early version of the manuscript. The manuscript will undergo copyediting, typesetting, and review of the resulting proof before it is published in its final form. Please note that during the production process errors may be discovered which could affect the content, and all legal disclaimers that apply to the journal pertain.

图 13-97　“Mechanically cartilage-mimicking poly（PCL-PTHF urethane）/collagen nanofibers induce chondrogenesis by blocking NF-kappa B signaling pathway”发表于 2018 年 *Biomaterials* 第 178 卷

29. 用于大型股骨骨缺损治疗的具有独特核—壳复合结构的中央血管化组织工程骨移植物的研发　目前大量精力被用来研发促进组织工程骨移植物（TEBG）的血管形成以改善治疗结果。然而，特别是在中央区域的彻底血管化仍然是 TEBG 临床转化的主要挑战。广州医科大学附属第三医院再生医学与 3D 打印技术转化研究中心张智勇课题组研发了一种新的策略来构建由血管生成核和成骨壳组成的具有独特核—壳复合结构的中心血管化 TEBG（CV-TEBG）。在兔临界尺寸的股骨缺损中进行体内评估以精细比较 CV-TEBG 与其他 TEBG 设计的异同（TEBG 与单独的成骨壳，或单独的血管生成核或血管生成核+壳）。微缩胶片增强显微 CT 分析显示 CV-TEBG 可优于用于新血管形成的具有单纯成骨或血管生成成分 TEBG。CV-TEBG 在整个支架上实现了更高度，更均一化的血管形成（1.52~38.91 倍，$P<0.01$），并生成独特的卷饼样血管网络结构，灌注 TEBG 的中心和外围区域，显示 CV-TEBG 中成骨细胞壳和血管生成核之间潜在的协同作用，以增强新血管形成。此外，CV-TEBG 生成了比其他组更多的新骨组织（1.99~83.50 倍，$P<0.01$），通过形成外部骨密质和内部骨松质组织成功地实现了对缺损部位的桥连，股骨缺损处骨硬度的恢复达到大约 80%（以完整的股骨为基准）。进一步研究发现不同 TEBG 植入物中骨再生模式与其血管形成模式密切相关，揭示了血管形成模式在缺损愈合期间对成骨模式的潜在深远影响（图 13-98）。

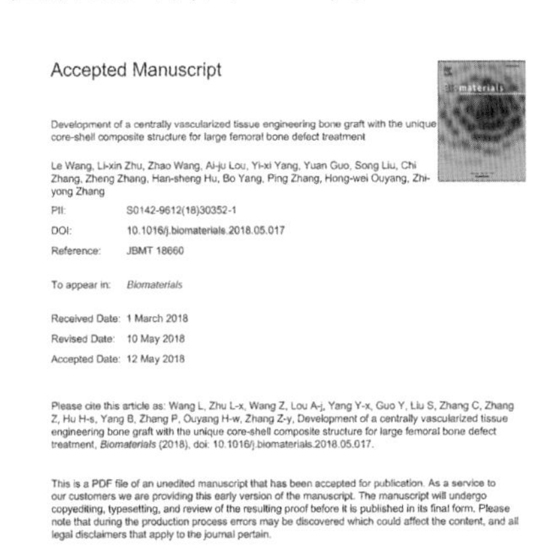
Accepted Manuscript

Development of a centrally vascularized tissue engineering bone graft with the unique core-shell composite structure for large femoral bone defect treatment

Le Wang, Li-xin Zhu, Zhao Wang, Ai-ju Lou, Yi-xi Yang, Yuan Guo, Song Liu, Chi Zhang, Zheng Zhang, Han-sheng Hu, Bo Yang, Ping Zhang, Hong-wei Ouyang, Zhi-yong Zhang

PII: S0142-9612(18)30352-1
DOI: 10.1016/j.biomaterials.2018.05.017
Reference: JBMT 18660

To appear in: *Biomaterials*

Received Date: 1 March 2018
Revised Date: 10 May 2018
Accepted Date: 12 May 2018

Please cite this article as: Wang L, Zhu L-x, Wang Z, Lou A-j, Yang Y-x, Guo Y, Liu S, Zhang C, Zhang Z, Hu H-s, Yang B, Zhang P, Ouyang H-w, Zhang Z-y, Development of a centrally vascularized tissue engineering bone graft with the unique core-shell composite structure for large femoral bone defect treatment, *Biomaterials* (2018), doi: 10.1016/j.biomaterials.2018.05.017.

This is a PDF file of an unedited manuscript that has been accepted for publication. As a service to our customers we are providing this early version of the manuscript. The manuscript will undergo copyediting, typesetting, and review of the resulting proof before it is published in its final form. Please note that during the production process errors may be discovered which could affect the content, and all legal disclaimers that apply to the journal pertain.

图 13-98　“Development of a centrally vascularized tissue engineering bone graft with the unique core-shell composite structure for large femoral bone defect treatment”发表于 2018 年 *Biomaterials* 第 175 卷

30. 含成骨性植物雌激素 icariin 的多孔复合支架用于促进难治愈性骨缺损部位的骨重建研究　随着临床激素使用日趋频繁，激素性骨坏死的发病率已居非创伤性骨坏死首位，后期可导致关节塌陷最终需要进行全关节置换，致残率极高。髓芯减压术是目前临床上较为有效的早期激素骨坏死干预与治疗的方法。但激素导致新骨难再生成，同时降低全身免疫力，使得髓芯减压后遗留的骨隧道成为难治愈性的骨缺损之一，严重影响激素性骨坏死的治疗效果。通过使用兼备促成骨活性以及优异力学性能的骨修复材料对骨隧道进行填充来促进骨隧道的骨再生，并随着材料本身的降解影响周围的成骨成血管环境，是早期治愈激素性骨坏死，避免后期关节置换较为理想的手段。中国科学院深圳先进技术研究院秦岭教授、赖毓霄研究员和王新峦副研究员课题组设计采用先进的低温3D打印技术开发了用于修复骨缺损或骨折的多孔支架材料,将具有促成骨活性的天然植物活性小分子Icariin(淫羊藿苷)均匀复合入聚乳酸聚乙醇酸共聚物/磷酸三钙(PLGA/TCP)多孔支架中,通过3D打印赋予此支架最理想的促成骨仿生结构(孔径300~500μm),使孔隙之间具有很高的连通率。同时,该多孔支架具有良好的生物相容性和骨传导能力,复合的植物活性小分子可以在植入部位稳定释放活性成分,原位促进植入部位的新骨再生,能够很好地实现难治愈性骨缺损的骨修复治疗,具有重大临床应用价值(图13-99)。

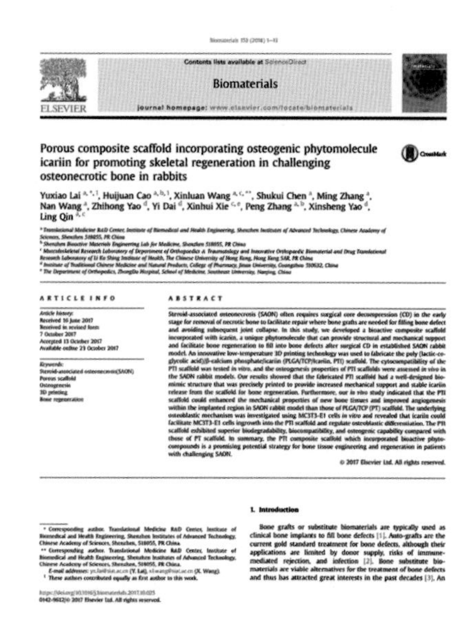

Biomaterials 153 (2018) 1–13

Contents lists available at ScienceDirect

Biomaterials

journal homepage: www.elsevier.com/locate/biomaterials

Porous composite scaffold incorporating osteogenic phytomolecule icariin for promoting skeletal regeneration in challenging osteonecrotic bone in rabbits

Yuxiao Lai [a,*,1], Huijuan Cao [a,b,1], Xinluan Wang [a,c,**], Shukui Chen [a], Ming Zhang [a], Nan Wang [a], Zhihong Yao [d], Yi Dai [d], Xinhui Xie [c,e], Peng Zhang [a,b], Xinsheng Yao [d], Ling Qin [a,c]

ARTICLE INFO

ABSTRACT

Steroid-associated osteonecrosis (SAON) often requires surgical core decompression (CD) in the early stage for removal of necrotic bone to facilitate repair where bone grafts are needed for filling bone defect and avoiding subsequent joint collapse. In this study, we developed a bioactive composite scaffold incorporated with icariin, a unique phytomolecule that can provide structural and mechanical support and facilitate bone regeneration to fill into bone defects after surgical CD in established SAON rabbit model. An innovative low-temperature 3D printing technology was used to fabricate the poly (lactic-co-glycolic acid)/β-calcium phosphate/icariin (PLGA/TCP/icariin, PTI) scaffold. The cytocompatibility of the PTI scaffold was tested in vitro, and the osteogenesis properties of PTI scaffolds were assessed in vivo in the SAON rabbit models. Our results showed that the fabricated PTI scaffold had a well-designed biomimic structure that was precisely printed to provide increased mechanical support and stable icariin release from the scaffold for bone regeneration. Furthermore, our in vivo study indicated that the PTI scaffold could enhanced the mechanical properties of new bone tissues and improved angiogenesis within the implanted region in SAON rabbit model than those of PLGA/TCP (PT) scaffold. The underlying osteoblastic mechanism was investigated using MC3T3-E1 cells in vitro and revealed that icariin could facilitate MC3T3-E1 cells ingrowth into the PTI scaffold and regulate osteoblastic differentiation. The PTI scaffold exhibited superior biodegradability, biocompatibility, and osteogenic capability compared with those of PT scaffold. In summary, the PTI composite scaffold which incorporated bioactive phyto-

图13-99 “Porous composite scaffold incorporating osteogenic phytomolecule Icariin for promoting skeletal regeneration in challenging osteonecrotic bone in rabbits”发表于2018年 *Biomaterials* 第153卷

31. 控制钛表面氧化铈纳米粒子的价态调控细胞命运和骨形成 了解细胞-生物材料相互作用对于控制组织工程和再生医学细胞命运至关重要。香港城市大学Paul K. Chu教授、香港大学杨伟国教授与上海交通大学医学院附属第九人民医院蒋欣泉教授等合作将氧化铈纳米颗粒(CeONP)通过磁控溅射和真空退火以不同的Ce^{4+}/Ce^{3+}比率(即0.46, 1.23和3.23)施加到钛基板表面。评估修饰表面对培养的大鼠骨髓间充质干细胞(BMSC)的细胞毒性揭示了细胞相容性和细胞增殖与钛表面上Ce^{4+}/Ce^{3+}比率的增加成比例。通过将各种CeONP样品植入大鼠股骨的髓内腔中8周来评估由这些表面修饰的钛合金诱导的骨形成能力。与植入物相邻的新骨形成与表面Ce^{4+}/Ce^{3+}比率密切相关,较高的Ce^{4+}/Ce^{3+}比率可实现更好的骨整合。通过在CeONP样品上培养不同持续时间的大鼠BMSCs和RAW264.7鼠巨噬细胞来探索这种体内结果的机制。BMSCs成骨分化能力的改善与钛表面Ce^{4+}/Ce^{3+}比率的增加成正比。Ce^{4+}/Ce^{3+}比率的增加也提高了RAW264.7鼠巨噬细胞的M2表型的极化,特别体现在愈合相关的M2百分比和抗炎细胞因子分泌方面。对CeONPs价态的操控对于细胞的成骨能力和巨噬细胞的M2极化提供了有效调节,有利于新骨形成和骨整合(图13-100)。

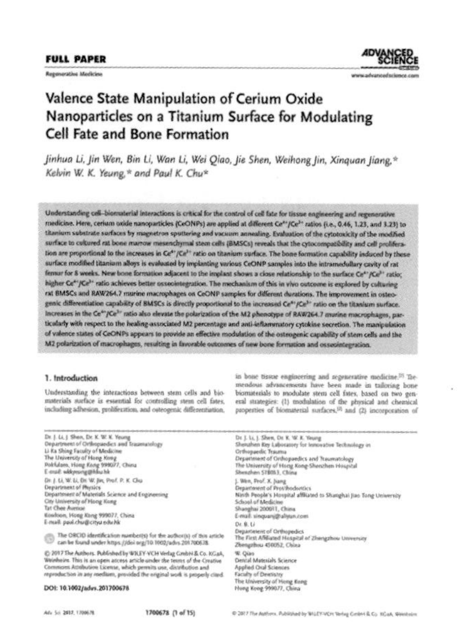

FULL PAPER

Regenerative Medicine

ADVANCED SCIENCE

www.advancedscience.com

Valence State Manipulation of Cerium Oxide Nanoparticles on a Titanium Surface for Modulating Cell Fate and Bone Formation

Jinhua Li, Jin Wen, Bin Li, Wan Li, Wei Qiao, Jie Shen, Weihong Jin, Xinquan Jiang,* Kelvin W. K. Yeung,* and Paul K. Chu*

Understanding cell–biomaterial interactions is critical for the control of cell fate for tissue engineering and regenerative medicine. Here, cerium oxide nanoparticles (CeONPs) are applied at different Ce^{4+}/Ce^{3+} ratios (i.e., 0.46, 1.23, and 3.23) to titanium substrate surfaces by magnetron sputtering and vacuum annealing. Evaluation of the cytotoxicity of the modified surface to cultured rat bone marrow mesenchymal stem cells (BMSCs) reveals that the cytocompatibility and cell proliferation are proportional to the increases in Ce^{4+}/Ce^{3+} ratio on titanium surface. The bone formation capability induced by these surface modified titanium alloys is evaluated by implanting various CeONP samples into the intramedullary cavity of rat femur for 8 weeks. New bone formation adjacent to the implant shows a close relationship to the surface Ce^{4+}/Ce^{3+} ratio; higher Ce^{4+}/Ce^{3+} ratio achieves better osseointegration. The mechanism of this in vivo outcome is explored by culturing rat BMSCs and RAW264.7 murine macrophages on CeONP samples for different durations. The improvement in osteogenic differentiation capability of BMSCs is directly proportional to the increased Ce^{4+}/Ce^{3+} ratio on the titanium surface. Increases in the Ce^{4+}/Ce^{3+} ratio also elevate the polarization of the M2 phenotype of RAW264.7 murine macrophages, particularly with respect to the healing-associated M2 percentage and anti-inflammatory cytokine secretion. The manipulation of valence states of CeONPs appears to provide an effective modulation of the osteogenic capability of stem cells and the M2 polarization of macrophages, resulting in favorable outcomes of new bone formation and osseointegration.

1. Introduction

图13-100 “Valence State Manipulation of Cerium Oxide Nanoparticles on a Titanium Surface for Modulating Cell Fate and Bone Formation”发表于2018年 *Advanced Science* 5卷第2期

32. 进行表面掺锌改性的磺化聚醚醚酮通过免疫调节功能指导细胞命运和骨再生 免疫细胞释放的细胞因子被认为是诱导骨组织再生的重要因素。然而,关于在组织微环境下由生物材料表面诱导的骨靶向巨噬细胞因子的途径很少被报道。上海交通大学医学院附属第九人民医院张先龙、香港大学杨伟国及香港城市大学朱剑豪等合作通过磺化技术及磁控溅射设备对聚醚醚酮进行表面改性,制备掺锌表面多孔聚醚醚酮。并验证其通过调节巨噬细胞向M2表型极化,并分泌多种促成骨分化的细胞因子,从而产生具有诱导骨髓间充质干细胞成骨分化的免疫环境,进而促进体内及体外的骨修复,提示掺锌表面多孔聚醚醚酮是一种颇具前景的骨修复材料。研究成果于2018年10月发表于*Advanced Science*(IF=15.804)上(图13-101)。

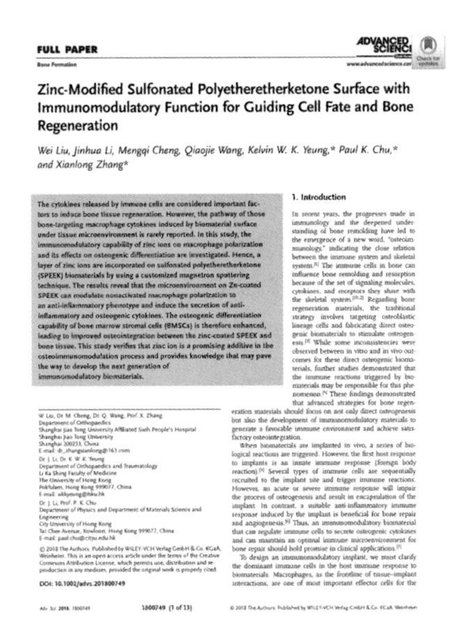

FULL PAPER

Bone Formation

ADVANCED SCIENCE

www.advancedscience.com

Zinc-Modified Sulfonated Polyetheretherketone Surface with Immunomodulatory Function for Guiding Cell Fate and Bone Regeneration

Wei Liu, Jinhua Li, Mengqi Cheng, Qiaojie Wang, Kelvin W. K. Yeung, Paul K. Chu,* and Xianlong Zhang**

The cytokines released by immune cells are considered important factors to induce bone tissue regeneration. However, the pathway of those bone-targeting macrophage cytokines induced by biomaterial surface under tissue microenvironment is rarely reported. In this study, the immunomodulatory capability of zinc ions on macrophage polarization and its effects on osteogenic differentiation are investigated. Hence, a layer of zinc ions are incorporated on sulfonated polyetheretherketone (SPEEK) biomaterials by using a customized magnetron sputtering technique. The results reveal that the microenvironment on Zn-coated SPEEK can modulate nonactivated macrophage polarization to an anti-inflammatory phenotype and induce the secretion of anti-inflammatory and osteogenic cytokines. The osteogenic differentiation capability of bone marrow stromal cells (BMSCs) is therefore enhanced, leading to improved osteointegration between the zinc-coated SPEEK and bone tissue. This study verifies that zinc ion is a promising additive in the osteoimmunomodulation process and provides knowledge that may pave the way to develop the next generation of immunomodulatory biomaterials.

1. Introduction

In recent years, the progresses made in immunology and the deepened understanding of bone remolding have led to the emergence of a new word, "osteoimmunology," indicating the close relation between the immune system and skeletal system.[1] The immune cells in bone can influence bone remolding and resorption because of the set of signaling molecules, cytokines, and receptors they share with the skeletal system.[1b,2] Regarding bone regeneration materials, the traditional strategy involves targeting osteoblastic lineage cells and fabricating direct osteogenic biomaterials to stimulate osteogenesis.[3] While some inconsistencies were observed between in vitro and in vivo outcomes for these direct osteogenic biomaterials, further studies demonstrated that the immune reactions triggered by biomaterials may be responsible for this phenomenon.[4] These findings demonstrated that advanced strategies for bone regeneration materials should focus on not only direct osteogenesis but also the development of immunomodulatory materials to generate a favorable immune environment and achieve satisfactory osteointegration.

When biomaterials are implanted in vivo, a series of biological reactions are triggered. However, the first host response to implants is an innate immune response (foreign body reaction).[5] Several types of immune cells are sequentially recruited to the implant site and trigger immune reactions. However, an acute or severe immune response will impair the process of osteogenesis and result in encapsulation of the implant. In contrast, a suitable anti-inflammatory immune response induced by the implant is beneficial for bone repair and angiogenesis.[6] Thus, an immunomodulatory biomaterial that can regulate immune cells to secrete osteogenic cytokines and can maintain an optimal immune microenvironment for bone repair should hold promise in clinical applications.[7]

To design an immunomodulatory implant, we must clarify the dominant immune cells in the host immune response to biomaterials. Macrophages, as the frontline of tissue–implant interactions, are one of most important effector cells for the

W. Liu, Dr. M. Cheng, Dr. Q. Wang, Prof. X. Zhang
Department of Orthopaedics
Shanghai Jiao Tong University Affiliated Sixth People's Hospital
Shanghai Jiao Tong University
Shanghai 200233, China
E-mail: dr_zhangxianlong@163.com

Dr. J. Li, Dr. K. W. K. Yeung
Department of Orthopaedics and Traumatology
Li Ka Shing Faculty of Medicine
The University of Hong Kong
Pokfulam, Hong Kong 999077, China
E-mail: wkkyeung@hku.hk

Dr. J. Li, Prof. P. K. Chu
Department of Physics and Department of Materials Science and Engineering
City University of Hong Kong
Tat Chee Avenue, Kowloon, Hong Kong 999077, China
E-mail: paul.chu@cityu.edu.hk

© 2018 The Authors. Published by WILEY-VCH Verlag GmbH & Co. KGaA, Weinheim. This is an open access article under the terms of the Creative Commons Attribution License, which permits use, distribution and reproduction in any medium, provided the original work is properly cited.

DOI: 10.1002/advs.201800749

Adv. Sci. 2018, 1800749　　1800749 (1 of 13)　　© 2018 The Authors. Published by WILEY-VCH Verlag GmbH & Co. KGaA, Weinheim

图 13-101　“Zinc-Modified Sulfonated Polyetheretherketone Surface with Immunomodulatory Function for Guiding Cell Fate and Bone Regeneration”发表于 2018 年 *Advanced Science* 5 卷第 10 期

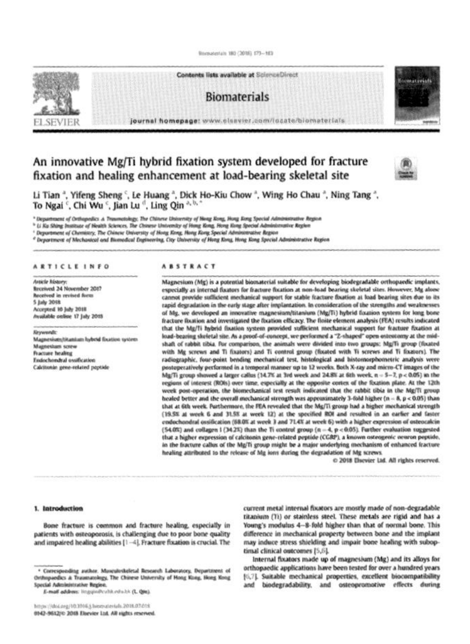

Biomaterials 180 (2018) 173–183

Contents lists available at ScienceDirect

Biomaterials

journal homepage: www.elsevier.com/locate/biomaterials

ELSEVIER

An innovative Mg/Ti hybrid fixation system developed for fracture fixation and healing enhancement at load-bearing skeletal site

Li Tian [a], Yifeng Sheng [c], Le Huang [a], Dick Ho-Kiu Chow [a], Wing Ho Chau [a], Ning Tang [a], To Ngai [c], Chi Wu [c], Jian Lu [d], Ling Qin [a, b, *]

[a] Department of Orthopaedics & Traumatology, The Chinese University of Hong Kong, Hong Kong Special Administrative Region
[b] Li Ka Shing Institute of Health Sciences, The Chinese University of Hong Kong, Hong Kong Special Administrative Region
[c] Department of Chemistry, The Chinese University of Hong Kong, Hong Kong Special Administrative Region
[d] Department of Mechanical and Biomedical Engineering, City University of Hong Kong, Hong Kong Special Administrative Region

ARTICLE INFO

Article history:
Received 24 November 2017
Received in revised form
5 July 2018
Accepted 10 July 2018
Available online 17 July 2018

Keywords:
Magnesium/titanium hybrid fixation system
Magnesium screw
Fracture healing
Endochondral ossification
Calcitonin gene-related peptide

ABSTRACT

Magnesium (Mg) is a potential biomaterial suitable for developing biodegradable orthopaedic implants, especially as internal fixators for fracture fixation at non-load bearing skeletal sites. However, Mg alone cannot provide sufficient mechanical support for stable fracture fixation at load bearing sites due to its rapid degradation in the early stage after implantation. In consideration of the strengths and weaknesses of Mg, we developed an innovative magnesium/titanium (Mg/Ti) hybrid fixation system for long bone fracture fixation and investigated the fixation efficacy. The finite element analysis (FEA) results indicated that the Mg/Ti hybrid fixation system provided sufficient mechanical support for fracture fixation at load-bearing skeletal site. As a proof-of-concept, we performed a "Z-shaped" open osteotomy at the mid-shaft of rabbit tibia. For comparison, the animals were divided into two groups: Mg/Ti group (fixated with Mg screws and Ti fixators) and Ti control group (fixated with Ti screws and Ti fixators). The radiographic, four-point bending mechanical test, histological and histomorphometric analysis were postoperatively performed in a temporal manner up to 12 weeks. Both X-ray and micro-CT images of the Mg/Ti group showed a larger callus (14.7% at 3rd week and 24.8% at 6th week, n = 5–7, $p<0.05$) in the regions of interest (ROIs) over time, especially at the opposite cortex of the fixation plate. At the 12th week post-operation, the biomechanical test result indicated that the rabbit tibia in the Mg/Ti group healed better and the overall mechanical strength was approximately 3-fold higher (n = 8, $p<0.05$) than that at 6th week. Furthermore, the FEA revealed that the Mg/Ti group had a higher mechanical strength (19.5% at week 6 and 31.5% at week 12) at the specified ROI and resulted in an earlier and faster endochondral ossification (68.0% at week 3 and 71.4% at week 6) with a higher expression of osteocalcin (54.0%) and collagen I (34.2%) than the Ti control group (n = 4, $p<0.05$). Further evaluation suggested that a higher expression of calcitonin gene-related peptide (CGRP), a known osteogenic neuron peptide, in the fracture callus of the Mg/Ti group might be a major underlying mechanism of enhanced fracture healing attributed to the release of Mg ions during the degradation of Mg screws.

© 2018 Elsevier Ltd. All rights reserved.

1. Introduction

Bone fracture is common and fracture healing, especially in patients with osteoporosis, is challenging due to poor bone quality and impaired healing abilities [1–4]. Fracture fixation is crucial. The current metal internal fixators are mostly made of non-degradable titanium (Ti) or stainless steel. These metals are rigid and has a Young's modulus 4–8-fold higher than that of normal bone. This difference in mechanical property between bone and the implant may induce stress shielding and impair bone healing with suboptimal clinical outcomes [5,6].

Internal fixators made up of magnesium (Mg) and its alloys for orthopaedic applications have been tested for over a hundred years [6,7]. Suitable mechanical properties, excellent biocompatibility and biodegradability, and osteopromotive effects during

* Corresponding author. Musculoskeletal Research Laboratory, Department of Orthopaedics & Traumatology, The Chinese University of Hong Kong, Hong Kong Special Administrative Region.
E-mail address: lingqin@cuhk.edu.hk (L. Qin).

https://doi.org/10.1016/j.biomaterials.2018.07.018
0142-9612/© 2018 Elsevier Ltd. All rights reserved.

图 13-102　“An Innovative Mg/Ti Fixation System Developed for Fracture Fixation and Healing Enhancement at Load-bearing Skeletal Site”发表于 2018 年 *Biomaterials* 第 180 卷

33. 一种用于承重骨骼骨折固定及促进愈合的新型镁/钛混合固定系统　镁作为一种潜在的骨科内固定植入器械，其生物可降解性与骨诱导性在多年来吸引了全球学者及临床专家们的广泛关注。然而，镁金属作为骨科内固定器械，不具备足够的力学强度以支撑承重部位的骨折固定。尤其是在镁金属内植物的植入早期，其快速的降解会导致整体强度的急剧下降。香港中文大学秦岭教授团队成功研发出一种全新的镁/钛混合固定系统用于长骨骨折的固定。有限元分析结果证实了该混合固定系统可以为承重骨骨折提供足够的力学支撑。此外，分别通过新西兰白兔体内实验、放射影像学分析、四点弯曲力学强度测试以及组织学图像分析以验证该混合固定系统的有效性和功能性，证实了该新型镁/钛混合固定系统可以克服镁金属自身强度不足的缺点，与如今临床广泛使用的钛钉板固定系统在承重骨骨折处具有同等的固定效果。同时，该系统具备更好地促进骨作用，可以加速骨折愈合。镁的可降解性还会进一步降低内植入物二次取出手术的难度，减少并发症。新研发出的混合固定系统具有良好的力学支撑性能和生物活性，在骨科创伤领域具有广阔的临床应用前景（图 13-102）。

34. 应用于前交叉韧带（ACL）重建的镁合金界面螺钉可减少重建后骨隧道周围骨丢失　ACL 重建后骨隧道骨丢失是临床上亟须解决的难题。香港中文大学秦岭教授为了利用锶的成骨活性和锌可改善镁金属力学性能的优势，制备了一系列具高强度和良好诱骨生成效应的不同元素比例的新型镁-锌-锶三元合金界面螺钉。通过生物学检测、模拟计算、力学测试、体外降解实验和微观结构分析，筛选出了最优结构的三元镁合金组分（Mg-6Zn-0.5Sr）。有限元模拟分析显示该新型镁合金界面螺钉较高纯镁界面螺钉最大扭矩有了显著性提升，这与扭矩测试结果相一致，意味着该新型镁合金界面螺钉有望满足 ACL 重建对螺钉的力学性能要求。相应地，该合金被制备成了界面螺钉应用于兔 ACL 重建模型。通过多种技术手段（力学测试、组织学观察和影像学检测）证实该新型界面螺钉能充分满足手术操作要求且能有效地长期固定肌腱植入物。此外与可降解聚合物界面螺钉相比，该螺钉显著性减少了骨隧道周围骨丢失，能更加有效地促进肌腱植入物在骨隧道内的融合。本项研究部分解决了镁金属骨科内固定器械力学性能不足的缺陷，显示了镁-锌-锶界面螺钉具备优异的力学性能和促骨生成效应，为镁基界面螺钉针对 ACL 重建在临床上的应用提供了证据支持和策略（图 13-103）。

35. 通过海绵状单分散的聚乳酸-乙醇酸/纳米氧化镁-海藻酸核-壳微球装置精确控制镁离子的输送实现骨的原位再生　镁离子（Mg^{2+}）已被证实在体外具有成骨作用。香港大学医学院矫形及创伤外科系杨伟国教授课题组建议通过设计一种新的系统来实现这一概念，以精确控制体内特定浓度的 Mg^{2+} 的

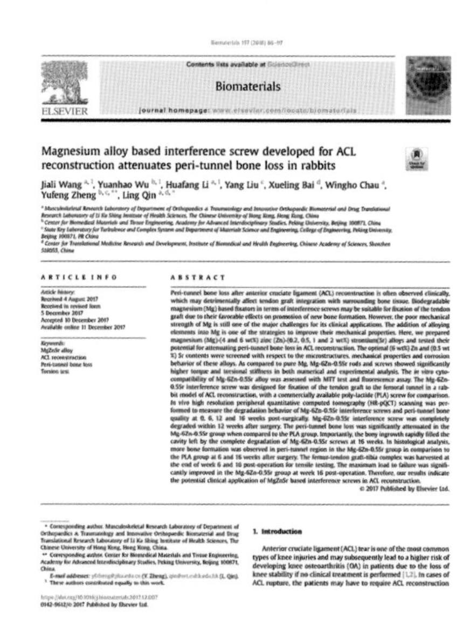
Biomaterials 157 (2018) 86–97

Contents lists available at ScienceDirect

Biomaterials

journal homepage: www.elsevier.com/locate/biomaterials

Magnesium alloy based interference screw developed for ACL reconstruction attenuates peri-tunnel bone loss in rabbits

Jiali Wang [a,1], Yuanhao Wu [b,1], Huafang Li [a,1], Yang Liu [c], Xueling Bai [d], Wingho Chau [a], Yufeng Zheng [b,c,**], Ling Qin [a,d,*]

[a] Musculoskeletal Research Laboratory of Department of Orthopaedics & Traumatology and Innovative Orthopaedic Biomaterial and Drug Translational Research Laboratory of Li Ka Shing Institute of Health Sciences, The Chinese University of Hong Kong, Hong Kong, China
[b] Center for Biomedical Materials and Tissue Engineering, Academy for Advanced Interdisciplinary Studies, Peking University, Beijing 100871, China
[c] State Key Laboratory for Turbulence and Complex System and Department of Materials Science and Engineering, College of Engineering, Peking University, Beijing 100871, PR China
[d] Center for Translational Medicine Research and Development, Institute of Biomedical and Health Engineering, Chinese Academy of Sciences, Shenzhen 518055, China

ARTICLE INFO

Article history:
Received 4 August 2017
Received in revised form
5 December 2017
Accepted 10 December 2017
Available online 11 December 2017

Keywords:
MgZnSr alloy
ACL reconstruction
Peri-tunnel bone loss
Torsion test

ABSTRACT

Peri-tunnel bone loss after anterior cruciate ligament (ACL) reconstruction is often observed clinically, which may detrimentally affect tendon graft integration with surrounding bone tissue. Biodegradable magnesium (Mg) based fixators in terms of interference screws may be suitable for fixation of the tendon graft due to their favorable effects on promotion of new bone formation. However, the poor mechanical strength of Mg is still one of the major challenges for its clinical applications. The addition of alloying elements into Mg is one of the strategies to improve their mechanical properties. Here, we prepared magnesium (Mg)-(4 and 6 wt%) zinc (Zn)-(0.2, 0.5, 1 and 2 wt%) strontium(Sr) alloys and tested their potential for attenuating peri-tunnel bone loss in ACL reconstruction. The optimal (6 wt%) Zn and (0.5 wt%) Sr contents were screened with respect to the microstructures, mechanical properties and corrosion behavior of these alloys. As compared to pure Mg, Mg-6Zn-0.5Sr rods and screws showed significantly higher torque and torsional stiffness in both numerical and experimental analysis. The in vitro cytocompatibility of Mg-6Zn-0.5Sr alloy was assessed with MTT test and fluorescence assay. The Mg-6Zn-0.5Sr interference screw was designed for fixation of the tendon graft to the femoral tunnel in a rabbit model of ACL reconstruction, with a commercially available poly-lactide (PLA) screw for comparison. In vivo high resolution peripheral quantitative computed tomography (HR-pQCT) scanning was performed to measure the degradation behavior of Mg-6Zn-0.5Sr interference screws and peri-tunnel bone quality at 0, 6, 12 and 16 weeks post-surgically. Mg-6Zn-0.5Sr interference screw was completely degraded within 12 weeks after surgery. The peri-tunnel bone loss was significantly attenuated in the Mg-6Zn-0.5Sr group when compared to the PLA group. Importantly, the bony ingrowth rapidly filled the cavity left by the complete degradation of Mg-6Zn-0.5Sr screws at 16 weeks. In histological analysis, more bone formation was observed in peri-tunnel region in the Mg-6Zn-0.5Sr group in comparison to the PLA group at 6 and 16 weeks after surgery. The femur-tendon graft-tibia complex was harvested at the end of week 6 and 16 post-operation for tensile testing. The maximum load to failure was significantly improved in the Mg-6Zn-0.5Sr group at week 16 post-operation. Therefore, our results indicate the potential clinical application of MgZnSr based interference screws in ACL reconstruction.

© 2017 Published by Elsevier Ltd.

1. Introduction

Anterior cruciate ligament (ACL) tear is one of the most common types of knee injuries and may subsequently lead to a higher risk of developing knee osteoarthritis (OA) in patients due to the loss of knee stability if no clinical treatment is performed [1,2]. In cases of ACL rupture, the patients may have to require ACL reconstruction

图 13-103　“Magnesium alloy based interference screw developed for ACL reconstruction attenuates peri-tunnel bone loss in rabbits”发表于 2018 年 *Biomaterials* 第 157 期

释放，从而有效地刺激原位骨再生。为了实现这一目标，采用定制的微流体毛细管装置，设计了一种由聚乳酸-乙醇酸（PLGA）生物聚合物、藻酸盐水凝胶和氧化镁（MgO）纳米颗粒组成的单分散核壳微球输送系统。PLGA-MgO 海绵状球形核作为 Mg^{2+} 的储层，藻酸盐壳作为物理屏障，通过其可调表面微孔网络，在 2 周内精确控制 Mg^{2+} 流出量在约 50ppm，持续 2 周。新型核-壳微球系统借助 Mg^{2+} 的控释，可有效提高体外成骨活性，通过术后测量骨量总量、骨密度（BMD）、小梁厚度等方面证实其可刺激体内原位骨再生。有趣的是，在核—壳微球组形成的骨的杨氏模量已恢复到周围成熟骨模量的 96% 左右。这些发现表明精确控制 Mg^{2+} 释放的概念可应用于临床的原位骨再生（图 13-104）。

36. 吉非替尼胶囊温敏注射用水凝胶治疗椎间盘退变的疗效观察　椎间盘（IVD）退变是全世界最广泛的肌肉骨骼疾病之一，仍然是一个棘手的临床挑战。浙江大学医学院欧阳宏伟教授课题组研究探讨了一种表皮生长因子受体（EGFR）抑制剂——小分子吉非替尼在改善椎间盘退变治疗方面的潜力。在人和大鼠退行性 IVD 中检测到异常的 EGFR 活化水平，这促使课题组通过利用可诱导的软骨特异性 EGFR 缺陷小鼠来研究 EGFR 的功能作用。课题组证明条件性 EGFR 缺失的小鼠表现为髓核（NP）细胞外基质（ECM）产物增加和自噬标记物激活，同时 MMP13 表达量减少。这些结果与在穿刺诱导的大

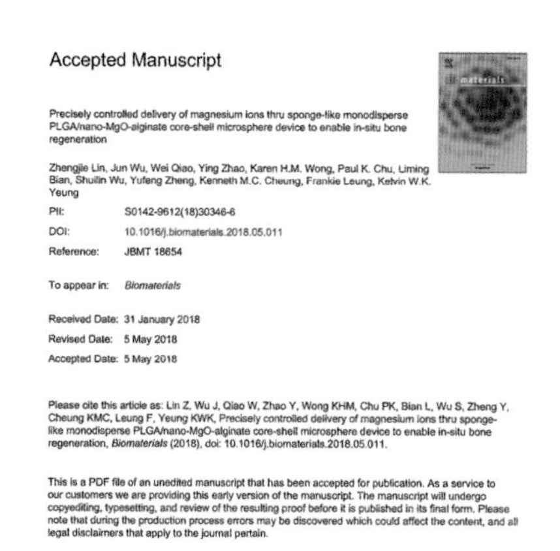
Accepted Manuscript

Precisely controlled delivery of magnesium ions thru sponge-like monodisperse PLGA/nano-MgO-alginate core-shell microsphere device to enable in-situ bone regeneration

Zhengjie Lin, Jun Wu, Wei Qiao, Ying Zhao, Karen H.M. Wong, Paul K. Chu, Liming Bian, Shuilin Wu, Yufeng Zheng, Kenneth M.C. Cheung, Frankie Leung, Kelvin W.K. Yeung

PII: S0142-9612(18)30346-6
DOI: 10.1016/j.biomaterials.2018.05.011
Reference: JBMT 18654

To appear in: *Biomaterials*

Received Date: 31 January 2018
Revised Date: 5 May 2018
Accepted Date: 5 May 2018

Please cite this article as: Lin Z, Wu J, Qiao W, Zhao Y, Wong KHM, Chu PK, Bian L, Wu S, Zheng Y, Cheung KMC, Leung F, Yeung KWK, Precisely controlled delivery of magnesium ions thru sponge-like monodisperse PLGA/nano-MgO-alginate core-shell microsphere device to enable in-situ bone regeneration, *Biomaterials* (2018), doi: 10.1016/j.biomaterials.2018.05.011.

This is a PDF file of an unedited manuscript that has been accepted for publication. As a service to our customers we are providing this early version of the manuscript. The manuscript will undergo copyediting, typesetting, and review of the resulting proof before it is published in its final form. Please note that during the production process errors may be discovered which could affect the content, and all legal disclaimers that apply to the journal pertain.

图 13-104　“Precisely controlled delivery of magnesium ions thru sponge-like monodisperse PLGA/nano-MgO-alginate core-shell microsphere device to enable in-situ bone regeneration”发表于 2018 年 *Biomaterials* 第 174 卷

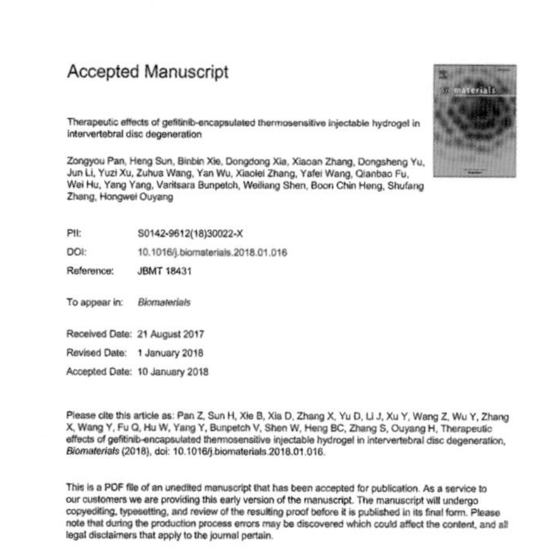
Accepted Manuscript

Therapeutic effects of gefitinib-encapsulated thermosensitive injectable hydrogel in intervertebral disc degeneration

Zongyou Pan, Heng Sun, Binbin Xie, Dongdong Xia, Xiaoan Zhang, Dongsheng Yu, Jun Li, Yuzi Xu, Zuhua Wang, Yan Wu, Xiaolei Zhang, Yafei Wang, Qianbao Fu, Wei Hu, Yang Yang, Varitsara Bunpetch, Weiliang Shen, Boon Chin Heng, Shufang Zhang, Hongwei Ouyang

PII: S0142-9612(18)30022-X
DOI: 10.1016/j.biomaterials.2018.01.016
Reference: JBMT 18431

To appear in: *Biomaterials*

Received Date: 21 August 2017
Revised Date: 1 January 2018
Accepted Date: 10 January 2018

Please cite this article as: Pan Z, Sun H, Xie B, Xia D, Zhang X, Yu D, Li J, Xu Y, Wang Z, Wu Y, Zhang X, Wang Y, Fu Q, Hu W, Yang Y, Bunpetch V, Shen W, Heng BC, Zhang S, Ouyang H, Therapeutic effects of gefitinib-encapsulated thermosensitive injectable hydrogel in intervertebral disc degeneration, *Biomaterials* (2018), doi: 10.1016/j.biomaterials.2018.01.016.

This is a PDF file of an unedited manuscript that has been accepted for publication. As a service to our customers we are providing this early version of the manuscript. The manuscript will undergo copyediting, typesetting, and review of the resulting proof before it is published in its final form. Please note that during the production process errors may be discovered which could affect the content, and all legal disclaimers that apply to the journal pertain.

图 13-105　“Therapeutic effects of gefitinib-encapsulated thermosensitive injectable hydrogel in intervertebral disc degeneration”发表于 2018 年 *Biomaterials* 第 160 卷

鼠模型中使用吉非替尼的控释的可注射用热敏水凝胶阻断 EGFR 活性相当。课题组还纳入 2010 年至 2015 年接受吉非替尼治疗的非小细胞肺癌和 IVD 变性患者进行了病例系列研究。与对照受试者相比，吉非替尼治疗的患者显示出相对较慢的椎间盘退变进展。这些发现证明经 FDA 批准的药物吉非替尼可以通过抑制 EGFR 对大鼠 IVD 退变起到保护作用，提示吉非替尼可以作为一种小分子药物治疗 IVD 退变（图 13-105）。

37. 组蛋白去乙酰化酶抑制剂促进肌腱干细胞来源细胞片的肌腱修复效果　浙江大学欧阳宏伟教授、陈晓教授团队针对肌腱干细胞体外培养表型丢失的现象，从表观遗传学的角度出发，阐释了组蛋白去乙酰化酶（HDAC）在肌腱干细胞体外培养表型维持中的调控作用，并通过组蛋白去乙酰化酶小分子

抑制剂(HDACi)体内外验证,抑制肌腱干细胞中Ⅰ类组蛋白去乙酰化酶活性,可以有效维持体外培养肌腱干细胞向腱系分化的表型,为肌腱组织诱导性的功能支架的设计提供了实验基础和全新的思路。该研究首先就肌腱干细胞体外培养表型丢失现象进行了基因组测序及功能分析,进而基于前期观察到的表观变化,筛选得到两个 HDAC 抑制剂 TSA 及 VPA 对肌腱干细胞关重要基因如 Scx 的表达有强烈的诱导及维持作用。为了确认 TSA 和 VPA 对肌腱干细胞表型维持的功能作用,该研究通过细胞片模型进行评估。体外诱导模型发现,HDACi 处理后的肌腱细胞会显著性提高细胞片中细胞外基质分子:Bgn、Col1、Dcn、Fmod、Tnc 和 Tnmd 的表达,另外 Scx、Mkx、Egr1 及 Six1 等肌腱转录因子表达也升高明显,而骨和软骨系基因表达则受到抑制。组织形态结果显示 HDACi 处理的肌腱细胞形成的细胞片产生更多的细胞外基质和更好的组织形态。体内髌腱窗口缺损修复模型也确认 HDACi 处理后的肌腱干细胞形成的细胞片可以更有效促进肌腱损伤的再生,修复部位具有更连续的胶原、致密的细胞外基质结构、更高的胶原含量和较好的生物力学性能(图 13-106)。

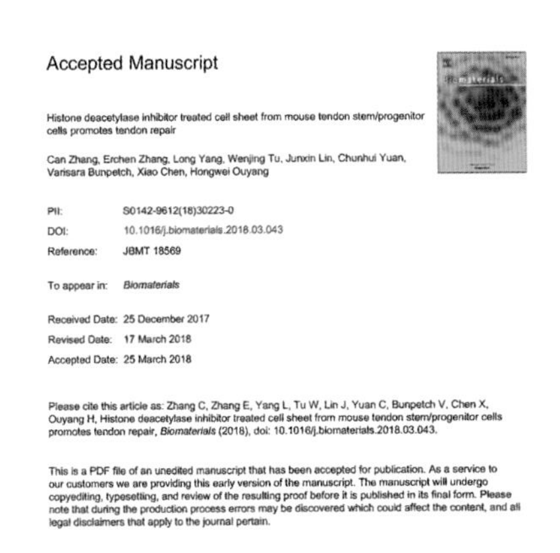
Accepted Manuscript

Histone deacetylase inhibitor treated cell sheet from mouse tendon stem/progenitor cells promotes tendon repair

Can Zhang, Erchen Zhang, Long Yang, Wenjing Tu, Junxin Lin, Chunhui Yuan, Varisara Bunpetch, Xiao Chen, Hongwei Ouyang

PII: S0142-9612(18)30223-0
DOI: 10.1016/j.biomaterials.2018.03.043
Reference: JBMT 18569

To appear in: *Biomaterials*

Received Date: 25 December 2017
Revised Date: 17 March 2018
Accepted Date: 25 March 2018

Please cite this article as: Zhang C, Zhang E, Yang L, Tu W, Lin J, Yuan C, Bunpetch V, Chen X, Ouyang H, Histone deacetylase inhibitor treated cell sheet from mouse tendon stem/progenitor cells promotes tendon repair, *Biomaterials* (2018), doi: 10.1016/j.biomaterials.2018.03.043.

This is a PDF file of an unedited manuscript that has been accepted for publication. As a service to our customers we are providing this early version of the manuscript. The manuscript will undergo copyediting, typesetting, and review of the resulting proof before it is published in its final form. Please note that during the production process errors may be discovered which could affect the content, and all legal disclaimers that apply to the journal pertain.

图 13-106　"Histone deacetylase inhibitor treated cell sheet from mouse tendon stem/progenitor cells promotes tendon repair"发表于 2018 年 *Biomaterials* 第 172 卷

38. 利用微流体喷嘴对人异质微球状类器官进行气流辅助 3D 生物打印　人造组织/器官对于研究人体组织发育、病变以及器官移植治疗具有重要意义。人体组织由不同种类的细胞有序构成(例如血管化组织),具有精密的形貌和功能。然而,传统研究中采用生物支架混合细胞的培养方式,其细胞分布以及结构形貌具有高度的自发性和随机性,无法模仿和重构人体组织的精密结构。另一方面,水凝胶生物支架在组织工程中应用广泛,其高精度制造一直是业界难点,对多种细胞在微小的空间内的进行操纵更是一个挑战。在该研究中,浙江大学贺永教授、欧阳宏伟教授和傅建中教授团队通过一种新颖的气流辅助 3D 生物打印方法,建立印刷过程中的理论模型,系统地研究工艺参数,在微球体内印刷多种螺旋微结构,打印出一些列迷人的水凝胶结构,例如球形螺旋,玫瑰和鞍形等,大大提高了细胞组分凝胶在微球内的打印精度,实现了单细胞螺旋线排列。作为人造类器官制造的示范,课题组同步包载人脐静脉内皮细胞(HUVECs)和胚胎干细胞来源的人骨髓间充质干细胞(HMSCs),构建了成骨诱导的共培养微环境,并通过气流辅助 3D 打印技术,使内皮细胞呈球面螺旋结构分布在间充质干细胞周围,形象地模拟了人体骨组织微结构的生理特点。该研究初步实现了体外骨组织类器官的精细结构构建,在复杂三维共培养、再生医学、组织工程等领域具有重要的意义。该论文作为封底论文发表于 *Small*(图 13-107)。

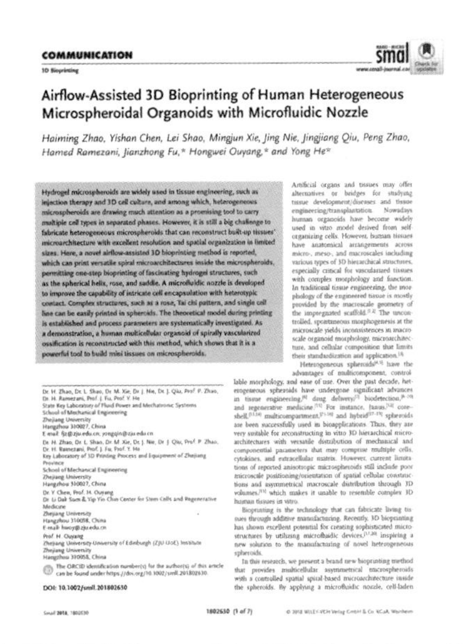
COMMUNICATION
3D Bioprinting

small
www.small-journal.com

Airflow-Assisted 3D Bioprinting of Human Heterogeneous Microspheroidal Organoids with Microfluidic Nozzle

Haiming Zhao, Yishan Chen, Lei Shao, Mingjun Xie, Jing Nie, Jingjiang Qiu, Peng Zhao, Hamed Ramezani, Jianzhong Fu, Hongwei Ouyang,* and Yong He**

Hydrogel microspheroids are widely used in tissue engineering, such as injection therapy and 3D cell culture, and among which, heterogeneous microspheroids are drawing much attention as a promising tool to carry multiple cell types in separated phases. However, it is still a big challenge to fabricate heterogeneous microspheroids that can reconstruct built-up tissues' microarchitecture with excellent resolution and spatial organization in limited sizes. Here, a novel airflow-assisted 3D bioprinting method is reported, which can print versatile spiral microarchitectures inside the microspheroids, permitting one-step bioprinting of fascinating hydrogel structures, such as the spherical helix, rose, and saddle. A microfluidic nozzle is developed to improve the capability of intricate cell encapsulation with heterotypic contact. Complex structures, such as a rose, Tai chi pattern, and single cell line can be easily printed in spheroids. The theoretical model during printing is established and process parameters are systematically investigated. As a demonstration, a human multicellular organoid of spirally vascularized ossification is reconstructed with this method, which shows that it is a powerful tool to build mini tissues on microspheroids.

Artificial organs and tissues may offer alternatives or bridges for studying tissue development/diseases and tissue engineering/transplantation. Nowadays human organoids have become widely used in vitro model derived from self-organizing cells. However, human tissues have anatomical arrangements across micro-, meso-, and macroscales including various types of 3D hierarchical structures, especially critical for vascularized tissues with complex morphology and function. In traditional tissue engineering, the morphology of the engineered tissue is mostly provided by the macroscale geometry of the impregnated scaffold. The uncontrolled, spontaneous morphogenesis at the microscale yields inconsistences in macroscale organoid morphology, microarchitecture, and cellular composition that limits their standardization and application.

Heterogeneous spheroids have the advantages of multicomponent, controllable morphology, and ease of use. Over the past decade, het-

图 13-107　"Airflow-assisted 3D bioprinting of human heterogeneous microspheroidal organoids with microfluidic nozzle"发表于 2018 年 *Small* 14 期第 39 卷

39. 硅酸盐生物陶瓷支架用于骨软骨损伤的双谱系再生修复　浙江大学欧阳宏伟教授与中国科学院上海硅酸盐研究所吴成铁教授团队合作制备了一种以硅离子为基础的生物陶瓷支架用于修复骨软骨损伤,并对其修复再生的效果和潜在的机制进行了研究。将硅离子生物陶瓷支架和不含硅离子的磷酸钙生物陶瓷支架分别移植至 8~16 周的兔子骨软骨损伤模型中,根据修复后的形态学、组织学及 micro-

CT 扫描分析，结果显示相比于磷酸钙的生物陶瓷支架，含硅离子的生物陶瓷支架能明显促进软骨下骨和软骨的再生。并且体外实验实时定量 PCR、蛋白质印迹和转录组测序也显示，硅离子生物陶瓷支架能促进骨髓来源干细胞的成骨能力（ALP、RUNX2、OCN 的表达高于不含硅离子的生物陶瓷支架），以及软骨细胞表型的维持（Acan、Sox9、Col2a1 的表达高于不含硅离子的生物陶瓷支架）。此外，进一步研究，对转录组测序结果的 GO 和 KEGG 通路分析，发现生物进程相关通路中存在软骨和骨发育相关及软骨的胞外基质有关的通路，在骨髓来源干细胞中发现了早期成骨相关的通路。因此，该研究为日后骨软骨损伤的双向修复提供了一种潜在的生物支架，为将来骨软骨损伤治疗的相关研究奠定了一定的基础（图 13-108）。

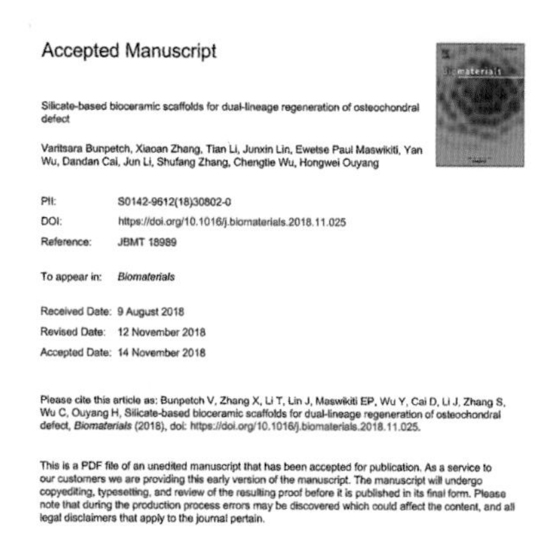
Accepted Manuscript

Silicate-based bioceramic scaffolds for dual-lineage regeneration of osteochondral defect

Varitsara Bunpetch, Xiaoan Zhang, Tian Li, Junxin Lin, Ewetse Paul Maswikiti, Yan Wu, Dandan Cai, Jun Li, Shufang Zhang, Chengtie Wu, Hongwei Ouyang

PII: S0142-9612(18)30802-0
DOI: https://doi.org/10.1016/j.biomaterials.2018.11.025
Reference: JBMT 18989

To appear in: *Biomaterials*

Received Date: 9 August 2018
Revised Date: 12 November 2018
Accepted Date: 14 November 2018

Please cite this article as: Bunpetch V, Zhang X, Li T, Lin J, Maswikiti EP, Wu Y, Cai D, Li J, Zhang S, Wu C, Ouyang H, Silicate-based bioceramic scaffolds for dual-lineage regeneration of osteochondral defect, *Biomaterials* (2018), doi: https://doi.org/10.1016/j.biomaterials.2018.11.025.

This is a PDF file of an unedited manuscript that has been accepted for publication. As a service to our customers we are providing this early version of the manuscript. The manuscript will undergo copyediting, typesetting, and review of the resulting proof before it is published in its final form. Please note that during the production process errors may be discovered which could affect the content, and all legal disclaimers that apply to the journal pertain.

图 13-108　“Silicate-based bioceramic scaffolds for dual-lineage regeneration of osteochondral defect”发表于 2019 年 *Biomaterials* 第 192 卷

40. 细胞浸润的动态水凝胶作为可注射载体用于治疗难愈性骨缺损　生物高分子水凝胶作为治疗性细胞和药物的载体已广泛应用于生物医学领域。然而，大多数常规的水凝胶由于其网状结构的静态特性，使其不能在凝胶化后注射，也不支持细胞的浸润。香港中文大学秦岭教授团队研究开发了一种独特的可细胞浸润的注射型（Cell-infiltratable and Injectable，Ci-I）水凝胶。实验通过动态的宿主客体络合物进行物理交联，再利用限定的化学交联来进一步增强其稳定性，从而使得 Ci-I 水凝胶具有十分优异的性能。研究结果表明，Ci-I 水凝胶可以实现小分子疏水药物（例如淫羊藿素）的持续释放，促进干细胞分化，同时也能避免高剂量药物所造成的副作用。注入 Ci-I 水凝胶封装的间充质干细胞和药物（淫羊藿素）可以创造适合间充质干细胞成骨分化的微环境，招募内源性的细胞，从而有效地预防骨密度的减少，进而促进了激素性骨坏死模型动物的原位骨再生。该成果展示了一种新型可注射超分子水凝胶支架材料，这种材料可有效负载种子细胞和刺激因子，并通过微创手术的方式对组织缺损进行修复再生治疗，是一种具有广泛应用前景的生物支架材料。这一研究也是首次通过微创手术将可注射水凝胶作为治疗性药物的载体，为治疗深部和封闭的解剖部位的功能障碍提供了一种新的方法（图 13-109）。

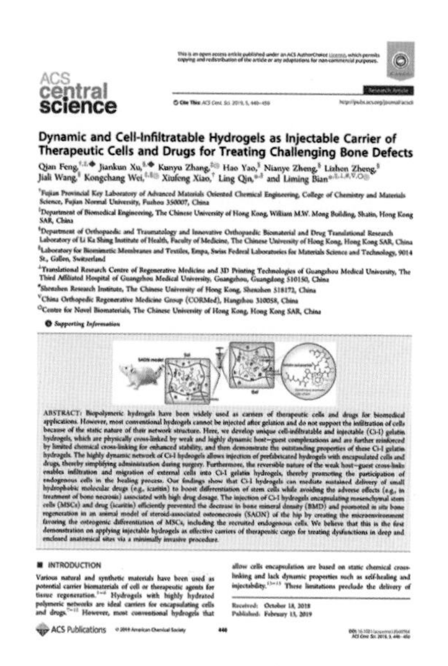
ACS central science

Dynamic and Cell-Infiltratable Hydrogels as Injectable Carrier of Therapeutic Cells and Drugs for Treating Challenging Bone Defects

Qian Feng, Jiankun Xu, Kunyu Zhang, Hao Yao, Nianye Zheng, Lizhen Zheng, Jiali Wang, Kongchang Wei, Xiufeng Xiao, Ling Qin, and Liming Bian

Fujian Provincial Key Laboratory of Advanced Materials Oriented Chemical Engineering, College of Chemistry and Materials Science, Fujian Normal University, Fuzhou 350007, China
Department of Biomedical Engineering, The Chinese University of Hong Kong, William M.W. Mong Building, Shatin, Hong Kong SAR, China
Department of Orthopaedic and Traumatology and Innovative Orthopaedic Biomaterial and Drug Translational Research Laboratory of Li Ka Shing Institute of Health, Faculty of Medicine, The Chinese University of Hong Kong, Hong Kong SAR, China
Laboratory for Biomimetic Membranes and Textiles, Empa, Swiss Federal Laboratories for Materials Science and Technology, 9014 St., Gallen, Switzerland
Translational Research Centre of Regenerative Medicine and 3D Printing Technologies of Guangzhou Medical University, The Third Affiliated Hospital of Guangzhou Medical University, Guangzhou, Guangdong 510150, China
Shenzhen Research Institute, The Chinese University of Hong Kong, Shenzhen 518172, China
China Orthopedic Regenerative Medicine Group (CORMed), Hangzhou 310058, China
Centre for Novel Biomaterials, The Chinese University of Hong Kong, Hong Kong SAR, China

Supporting Information

图 13-109　“Dynamic and Cell-Infiltratable Hydrogels as Injectable Carrier of Therapeutic Cells and Drugs for Treating Challenging Bone Defects”发表于 2019 年 *ACS Central Science* 5 卷第 3 期

41. 3D 打印具有双重生物活性的锂-钙-硅酸盐晶体生物支架用于骨软骨界面重建　对于退行性疾病引起的骨软骨缺损，很难实现自愈治疗。软骨和软骨下骨组织的同时再生是骨软骨缺损的有效治疗策略。然而，设计具有适当的离子组分和有利的骨/软骨刺激能力的单一类型的生物支架对于骨软骨缺损的再生极具挑战性。中国科学院上海硅酸盐研究所吴成铁教授通过溶胶-凝胶法成功合成了纯相锂硅酸钙（Li2Ca4Si4O13，L2C4S4）生物陶瓷，并使用 3D 打印方法进一步制备了 L2C4S4 支架。当孔径在 170~400μm 之间时，L2C4S4 支架的抗压强度可以很好地控制在 15~40MPa 的范围内。L2C4S4 支架已被证明具有可控的生物降解性和良好的磷灰石矿化能力。在一定浓度范围内，来自 L2C4S4 的离子产物显著刺激了软骨细胞的增殖和成熟，并促进了 rBMSCs 的成骨分化。与兔骨软骨缺损中的纯 β-TCP 支架相比，L2C4S4 支架同时促进软骨和软骨下骨的再生。这些研究结果表明，具有这种特定离子组合，高机械强度和良好降解性以及双重生物活性的3D打印的L2C4S4支架代表了用于骨软骨界面重建的有前景的生物材料（图13-110）。

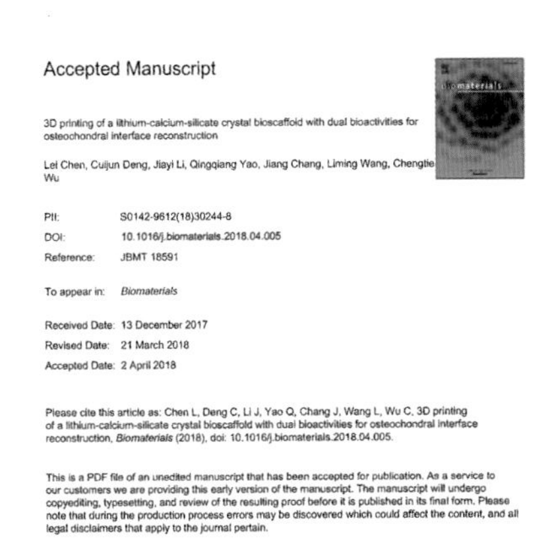
Accepted Manuscript

3D printing of a lithium-calcium-silicate crystal bioscaffold with dual bioactivities for osteochondral interface reconstruction

Lei Chen, Cuijun Deng, Jiayi Li, Qingqiang Yao, Jiang Chang, Liming Wang, Chengtie Wu

PII: S0142-9612(18)30244-8
DOI: 10.1016/j.biomaterials.2018.04.005
Reference: JBMT 18591

To appear in: *Biomaterials*

Received Date: 13 December 2017
Revised Date: 21 March 2018
Accepted Date: 2 April 2018

Please cite this article as: Chen L, Deng C, Li J, Yao Q, Chang J, Wang L, Wu C, 3D printing of a lithium-calcium-silicate crystal bioscaffold with dual bioactivities for osteochondral interface reconstruction, *Biomaterials* (2018), doi: 10.1016/j.biomaterials.2018.04.005.

This is a PDF file of an unedited manuscript that has been accepted for publication. As a service to our customers we are providing this early version of the manuscript. The manuscript will undergo copyediting, typesetting, and review of the resulting proof before it is published in its final form. Please note that during the production process errors may be discovered which could affect the content, and all legal disclaimers that apply to the journal pertain.

图13-110　“3D printing of a lithium-calcium-silicate crystal bioscaffold with dual bioactivities for osteochondral interface reconstruction”发表于2019年 *Biomaterials* 第196卷

42. 低温3D打印制备含镁多孔骨修复材料促进难治愈性骨修复　镁金属具有良好的生物相容性、降解性及抗感染的能力，且镁的力学强度非常适合作为骨修复材料，如何实现对镁金属的有序结构的调控，是镁作为骨修复材料应用的关键因素，具有较大挑战。针对骨坏死股骨头塌陷的早期防治的重大临床需求，发展促成骨/成血管活性高且生物力学性能优异的骨修复材料，以解决髓芯减压去除死骨后骨坏死区域缺乏力学支撑同时难以实现血管化及新骨再生等目前临床上的棘手问题。中国科学院深圳先进技术研究院秦岭教授、赖毓霄研究员和王新峦副研究员研究通过计算机模拟及设计，利用低温3D打印技术发展功能性多孔镁复合支架（聚乳酸聚乙醇酸共聚物/磷酸三钙/镁，PLGA/TCP/Mg），可缓慢释放Ca^{2+}，Mg^{2+}离子，实现功能化结构与活性组成的最优化双重协同控制，赋予植入材料成骨与成血管活性及降解力学调控，达到与植入部位骨缺损再生的全过程适配。本研究发现，该多孔性含镁功能材料在植入早期可以为损缺部位提拱力学支撑，同时还具备稳定血管结构，促进骨再生的功能。随着血管长入，再生骨组织逐步替代降解的多孔性含镁功能材料，从而达到再生骨组织在其形态和结构上匹配植入部位的力学要求，实现有效骨修复。促成骨/成血管机制研究发现，多孔性含镁功能材料可在早期有效促进植入部位周围组织BMP2和VEGF-A的表达。同时，该多孔性含镁功能材料植入体内后，并不会引起血清中Mg离子含量变化，对肝、肾功能无影响，展现出较好的生物安全性（图13-111）。

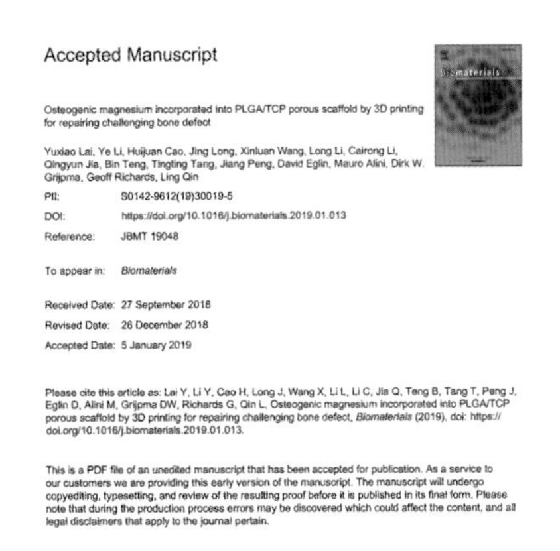
Accepted Manuscript

Osteogenic magnesium incorporated into PLGA/TCP porous scaffold by 3D printing for repairing challenging bone defect

Yuxiao Lai, Ye Li, Huijuan Cao, Jing Long, Xinluan Wang, Long Li, Cairong Li, Qingyun Jia, Bin Teng, Tingting Tang, Jiang Peng, David Eglin, Mauro Alini, Dirk W. Grijpma, Geoff Richards, Ling Qin

PII: S0142-9612(19)30019-5
DOI: https://doi.org/10.1016/j.biomaterials.2019.01.013
Reference: JBMT 19048

To appear in: *Biomaterials*

Received Date: 27 September 2018
Revised Date: 26 December 2018
Accepted Date: 5 January 2019

Please cite this article as: Lai Y, Li Y, Cao H, Long J, Wang X, Li L, Li C, Jia Q, Teng B, Tang T, Peng J, Eglin D, Alini M, Grijpma DW, Richards G, Qin L, Osteogenic magnesium incorporated into PLGA/TCP porous scaffold by 3D printing for repairing challenging bone defect, *Biomaterials* (2019), doi: https://doi.org/10.1016/j.biomaterials.2019.01.013.

This is a PDF file of an unedited manuscript that has been accepted for publication. As a service to our customers we are providing this early version of the manuscript. The manuscript will undergo copyediting, typesetting, and review of the resulting proof before it is published in its final form. Please note that during the production process errors may be discovered which could affect the content, and all legal disclaimers that apply to the journal pertain.

图13-111　“Osteogenic Magnesium Incorporated into PLGA/TCP Porous Scaffold by 3D Printing for Repairing Challenging Bone Defect”发表于2019年 *Biomaterials* 第197期

43. 含有丹参酚酸B的PLGA/beta-TCP复合支架通过血管生成和成骨促进骨融合在大鼠脊柱融合模型中的应用　脊柱疾病通常需要手术治疗，将移植骨植入相邻椎体以恢复脊柱的稳定性，称为脊柱融合。香港中文大学医学院骨科及创伤学系李刚教授、Wayne Yuk Wai Lee教授、广州医科大学附属医院骨外科魏波教授以丹参中提取的丹参酚酸B（SB）为主要活性成分，研制了一种生物活性复合支架材料，评价了含SB的多孔支架对脊柱融合模型的影响。复合支架由聚（乳酸和聚乙醇酸）和磷酸三钙（PLGA/β-TCP）是用低温快速成型技术制作的，分为低（SB-L）、中（SB-M）、高剂量（SB-H）和纯PLGA/β-TCP空白对照组（Con）。采用高效液相色谱法测定支架中SB的释放谱。大鼠间充质干细胞的成骨分化能力反映了支架的骨传导和骨诱导特性。血管生成是通过内皮细胞（EA hy9.26）形成类似毛细血管的管状结构来确定的。经成熟的脊柱融合模型来评估体内骨融合情况。动物用支架或自体髂骨移植作为阳性对照。移植8周后进行显微CT分析、CT血管造影、人工触诊、组织形态学和组织学检查。结果显示，合成的SB可以稳定地从支架中释放出来。释放的SB的试样在体外以剂量依赖的方式促进成骨和血管生成。在动物实验中，SB对支架内新骨形成、矿物质附着率和血管密度的影响呈剂量依赖性。人工触诊实验表明，与空白对照相比，融合率的数值改善不大。该研究表明，SB合并PLGA/β-TCP复合支架可以提高骨融合通过促进骨生成和血管生成（图13-112）。

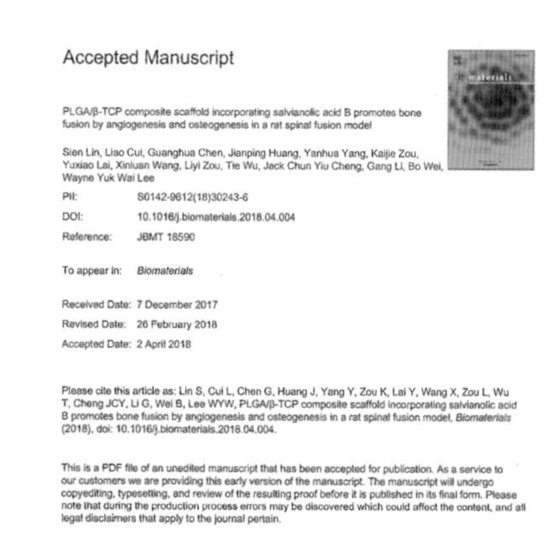
Accepted Manuscript

PLGA/β-TCP composite scaffold incorporating salvianolic acid B promotes bone fusion by angiogenesis and osteogenesis in a rat spinal fusion model

Sien Lin, Liao Cui, Guanghua Chen, Jianping Huang, Yanhua Yang, Kaijie Zou, Yuxiao Lai, Xinluan Wang, Liyi Zou, Tie Wu, Jack Chun Yiu Cheng, Gang Li, Bo Wei, Wayne Yuk Wai Lee

PII: S0142-9612(18)30243-6
DOI: 10.1016/j.biomaterials.2018.04.004
Reference: JBMT 18590

To appear in: *Biomaterials*

Received Date: 7 December 2017
Revised Date: 26 February 2018
Accepted Date: 2 April 2018

Please cite this article as: Lin S, Cui L, Chen G, Huang J, Yang Y, Zou K, Lai Y, Wang X, Zou L, Wu T, Cheng JCY, Li G, Wei B, Lee WYW, PLGA/β-TCP composite scaffold incorporating salvianolic acid B promotes bone fusion by angiogenesis and osteogenesis in a rat spinal fusion model, *Biomaterials* (2018), doi: 10.1016/j.biomaterials.2018.04.004.

This is a PDF file of an unedited manuscript that has been accepted for publication. As a service to our customers we are providing this early version of the manuscript. The manuscript will undergo copyediting, typesetting, and review of the resulting proof before it is published in its final form. Please note that during the production process errors may be discovered which could affect the content, and all legal disclaimers that apply to the journal pertain.

图 13-112　“PLGA/beta-TCP composite scaffold incorporating salvianolic acid B promotes bone fusion by angiogenesis and osteogenesis in a rat spinal fusion model”发表于 2019 年 *Biomaterials* 第 196 期

Nucleic Acids Research, 2019 1
doi: 10.1093/nar/gkz267

CRISPRai for simultaneous gene activation and inhibition to promote stem cell chondrogenesis and calvarial bone regeneration

Vu Anh Truong[1], Mu-Nung Hsu[1], Nuong Thi Kieu Nguyen[1], Mei-Wei Lin[1,2], Chih-Che Shen[1], Chin-Yu Lin[3] and Yu-Chen Hu[1,4,*]

[1]Department of Chemical Engineering, National Tsing Hua University, Hsinchu 300, Taiwan, [2]Biomedical Technology and Device Research Laboratories, Industrial Technology Research Institute, Hsinchu 300, Taiwan, [3]Institute of New Drug Development, China Medical University, Taichung 404, Taiwan and [4]Frontier Research Center on Fundamental and Applied Sciences of Matters, National Tsing Hua University, Hsinchu 300, Taiwan

Received February 08, 2019; Revised March 28, 2019; Editorial Decision March 29, 2019; Accepted April 04, 2019

ABSTRACT

Calvarial bone healing remains difficult but may be improved by stimulating chondrogenesis of implanted stem cells. To simultaneously promote chondrogenesis and repress adipogenesis of stem cells, we built a CRISPRai system that comprised inactive Cas9 (dCas9), two fusion proteins as activation/repression complexes and two single guide RNA (sgRNA) as scaffolds for recruiting activator (sgRNAa) or inhibitor (sgRNAi). By plasmid transfection and co-expression in CHO cells, we validated that dCas9 coordinated with sgRNAa to recruit the activator for mCherry activation and also orchestrated with sgRNAi to recruit the repressor for d2EGFP inhibition, without cross interference. After changing the sgRNA sequence to target endogenous *Sox9/PPAR-γ*, we packaged the entire CRISPRai system into an all-in-one baculovirus for efficient delivery into rat bone marrow-derived mesenchymal stem cells (rBMSC) and verified simultaneous *Sox9* activation and *PPAR-γ* repression. The activation/inhibition effects were further enhanced/prolonged by using the Cre/loxP-based hybrid baculovirus. The CRISPRai system delivered by the hybrid baculovirus stimulated chondrogenesis and repressed adipogenesis of rBMSC in 2D culture and promoted the formation of engineered cartilage in 3D culture. Importantly, implantation of the rBMSC engineered by the CRISPRai improved calvarial bone healing. This study paves a new avenue to translate the CRISPRai technology to regenerative medicine.

INTRODUCTION

Calvarial bone healing proceeds through intramembranous ossification whereby bone develops directly from mesenchymal progenitors (1), but successful healing of large calvarial bone defects is difficult (2). Although gene therapy in combination with cell therapy utilizing bone marrow-derived mesenchymal stem cells (BMSC) or adipose-derived stem cells (ASC) hold promise (1), satisfactory calvarial bone healing remains challenging. In contrast, complete healing of long bone (e.g. femora) appears to be easier (3), which proceeds through a distinct endochondral ossification pathway that involves chondrogenic differentiation of mesenchymal progenitors and formation of a cartilage template. We previously demonstrated that stimulating chondrogenic differentiation of ASC can switch the differentiation pathway from intramembranous to endochondral ossification and improve calvarial bone healing *in vivo* (4). However, BMSC and ASC may differentiate towards adipogenic, chondrogenic or osteogenic lineages. Intricate control of differentiation favorably towards chondrogenic, instead of adipogenic, pathway may be desired for calvarial bone healing. Since *Sox9* and *PPAR-γ* are master transcription factors governing chondrogenesis and adipogenesis, respectively, and *PPAR-γ* inhibits *Sox9* (5), simultaneous *Sox9* activation and *PPAR-γ* inhibition in BMSC or ASC may promote calvarial bone healing.

CRISPR is a powerful RNA-guided genome editing tool that involves ectopic expression of Cas9 nuclease and a chimeric single guide RNA (sgRNA) comprising the spacer sequence to recognize the DNA target and the scaffold motif for Cas9 binding (6,7). This system was repurposed for CRISPR interference (CRISPRi) by using a catalytically inactive Cas9 (dCas9), which orchestrates with sgRNA to sterically block the transcription of target genes (8). The repression efficiency was enhanced by fusing dCas9 with transcription repressors such as KRAB (9). In addition,

*To whom correspondence should be addressed. Tel: +886 3 571 8245; Fax: +886 3 571 5408; Email: ychu@mx.nthu.edu.tw

© The Author(s) 2019. Published by Oxford University Press on behalf of Nucleic Acids Research.
This is an Open Access article distributed under the terms of the Creative Commons Attribution Non-Commercial License (http://creativecommons.org/licenses/by-nc/4.0/), which permits non-commercial re-use, distribution, and reproduction in any medium, provided the original work is properly cited. For commercial re-use, please contact journals.permissions@oup.com

图 13-113　“CRISPRai for simultaneous gene activation and inhibition to promote stem cell chondrogenesis and calvarial bone regeneration”发表于 2019 年 *Nucleic Acids Res.*

44. CRISPRai 用于同时基因激活和抑制，以促进干细胞软骨形成和颅骨再生　目前颅盖骨愈合仍是个难题，但可以通过刺激移植干细胞的软骨生成来改善。为了同时促进干细胞的软骨生成和抑制脂肪生成，台湾清华大学化学系；台湾清华大学基础与应用科学前沿研究中心 Hu Yu-Chen 教授建立了 CRISPRai 系统，包括非活性 Cas9（dCas9），两个融合蛋白作为激活/抑制复合物和两个单导 RNA（sgRNA）作为支架用于募集活化剂（sgRNAa）或抑制剂（sgRNAi）。通过质粒的转染和在 CHO 细胞中的共表达，课题组验证了 DCAS9 与 sgnaa 协同激活 McHerry 激活因子，并与 sgnai 协同激活 d2egfp 抑制因子，无交叉干扰。在将 sgRNA 序列转化为内源性 *Sox9/PPAR-γ* 后，将整个 Crisprai 系统包装成一种一体式杆状病毒，以便有效地传递到大鼠骨髓源性间充质干细胞（RBMSC）中，并验证了同时具有激活 *Sox9* 和抑制 *PPAR-γ* 的作用。使用基于 Cre/LoxP 的混合杆状病毒进一步增强或者延长了活化/抑制作用。混合杆状病毒介导的 Crisprai 系统在二维培养中刺激了红细胞间充质干细胞的软骨生成，抑制了其脂肪生成，促进了三维培养中工程软骨的形成。重要的是，CRISPRai 设计的 RBMSC 植入改善了小腿骨愈合。本研究为将 CRISPRai 技术在再生医学的转化研究开辟新的途径（图 13-113）。

45. 首个纳米材料的全身器官特异反应基因组图谱（NGA）　纳米颗粒因其小尺寸效应在体内可以分布、浸润到全身各个脏器而被广泛应用于生物医药领域，但是，对于纳米颗粒对全身脏器的系统性影响还知之甚少。浙江大学邹晓晖教授、欧阳宏伟教授团队创新建立了一种新的高通量测序方法，用以纳米材料的系统性评估，获得了首个纳米基因图谱（nano genome altas，NGA），本研究提出的新型 NGA 研究策略也为其他生物材料对机体的系统性生物学效应和安全性评价提供了新思路和新方法。研究以羟基磷灰石纳米材料（HA）为例，演示了利用该 NGA 策略系统解析纳米材料对体内全身各个脏器、体外多种组织干细胞转录组基因表达的影响，揭示了纳米材料对机体的不同脏器会引起不同的免疫、增殖、应激、凋亡、代谢、离子运输、信号通路等反应，呈现了纳米材料引发反应的器官特异性和通路特异性。本研究获得的首个羟基磷灰石纳米基因图谱将为该纳米材料的药物投递、再生医学等方面应用提供理论支持，本研究提出的新型 NGA 研究策略也为研究其他生物材料对机体的系统性生物学效应和安全性评价提供了新思路和新方法（图 13-114）。

46. 血管化的 3D 打印支架促进骨修复　上海交通大学医学院附属瑞金医院/上海市伤骨科研究所邓廉夫教授团队构建了能够激活 HIF-1α 信号通路的 3D 打印生物活性支架来解决骨修复支架血管化和骨诱导活性不足的问题，不仅为骨组织工程支架的构建提供了新的思路，同时还具有很好的临床转化前景。通过表面氨基化和层层自组装技术，构建了能够缓释去铁胺（DFO）的 3D 打印聚己内酯

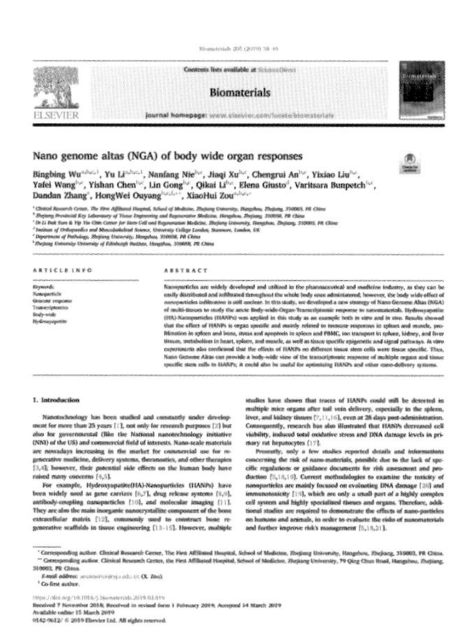
Biomaterials

Nano genome altas (NGA) of body wide organ responses

图 13-114　“Nano genome altas (NGA) of body wide organ responses”发表于 2019 年 *Biomaterials* 第 205 卷

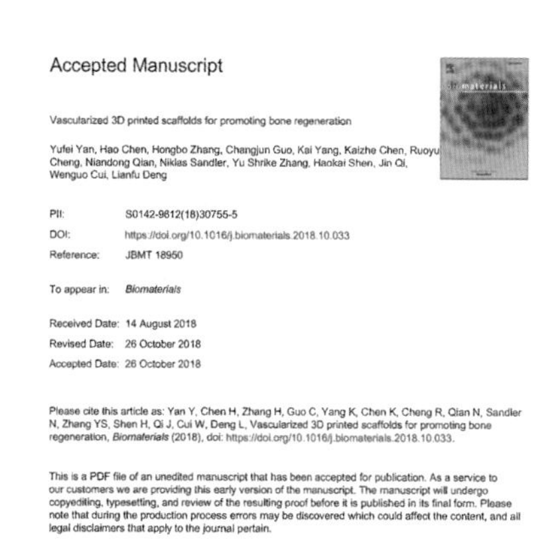
Accepted Manuscript

Vascularized 3D printed scaffolds for promoting bone regeneration

Yufei Yan, Hao Chen, Hongbo Zhang, Changjun Guo, Kai Yang, Kaizhe Chen, Ruoyu Cheng, Niandong Qian, Niklas Sandler, Yu Shrike Zhang, Haokai Shen, Jin Qi, Wenguo Cui, Lianfu Deng

PII: S0142-9612(18)30755-5
DOI: https://doi.org/10.1016/j.biomaterials.2018.10.033
Reference: JBMT 18950

To appear in: *Biomaterials*

Received Date: 14 August 2018
Revised Date: 26 October 2018
Accepted Date: 26 October 2018

Please cite this article as: Yan Y, Chen H, Zhang H, Guo C, Yang K, Chen K, Cheng R, Qian N, Sandler N, Zhang YS, Shen H, Qi J, Cui W, Deng L, Vascularized 3D printed scaffolds for promoting bone regeneration, *Biomaterials* (2018), doi: https://doi.org/10.1016/j.biomaterials.2018.10.033.

This is a PDF file of an unedited manuscript that has been accepted for publication. As a service to our customers we are providing this early version of the manuscript. The manuscript will undergo copyediting, typesetting, and review of the resulting proof before it is published in its final form. Please note that during the production process errors may be discovered which could affect the content, and all legal disclaimers that apply to the journal pertain.

图 13-115　“Vascularized 3D printed scaffolds for promoting bone regeneration”发表于 2019 年 *Biomaterials* 第 190-191 卷

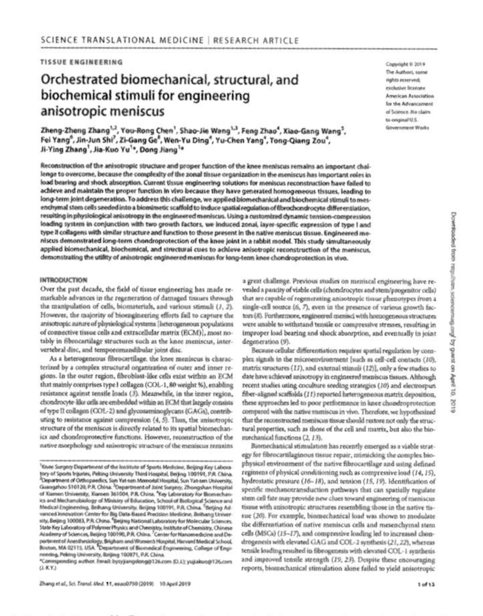
SCIENCE TRANSLATIONAL MEDICINE | RESEARCH ARTICLE

TISSUE ENGINEERING

Orchestrated biomechanical, structural, and biochemical stimuli for engineering anisotropic meniscus

图 13-116　“Orchestrated biomechanical, structural, and biochemical stimuli for engineering anisotropic meniscus”发表于 2019 年 *Sci Transl Med* 11 卷第 487 期

(PCL)骨修复支架。DFO 能够在常氧条件下有效激活 HIF-1α 信号通路,属于低氧模拟化合物(HMA)的一种,也是 FDA 批准可应用于治疗铁过载等疾病的一线药物,安全稳定、且容易接枝修饰。研究证明构建好的 3D 支架具有良好的机械性能,极好的生物相容性,细胞能够在支架表面和内部生长迁移。体外通过人脐静脉内皮细胞管型形成实验证明了能够控释 DFO 的支架可激活 HIF-1α 信号通路促进血管内皮生长因子(VEGF)表达,从而促进血管网状链接的发生。通过干预诱导骨髓间充质干细胞(BMSC)向成骨细胞分化,证明了控释 DFO 的支架不仅可以促进成骨分化相关基因、蛋白表达,而且可提高细胞成骨分化早期碱性磷酸酶活性以及细胞外基质的矿化沉积水平。体内建立了大鼠股骨远端巨大骨缺损模型,将支架直接植入,研究了生理状态下骨修复重建过程中血管化的关键作用。影像学和组织学染色结果表明,控释 DFO 的支架显著地促进了缺损部位血管侵入和生长,与之相应,新生的骨量也明显高于其他组。该成果于 2019 年发表于 *Biomaterials*(图 13-115)。

47. 生物力学、结构及生化刺激的协同作用构建异质性组织工程半月板　半月板在承载和减震中具有重要作用,因其具有复杂的带状组织结构,重建具有各向异性结构及可发挥适当功能的膝关节半月板仍然面临严峻挑战。通过组织工程重建的半月板是均一性组织,长期使用中会导致关节退化,目前尚无解决方案可以在体内重建半月板并维持其应有的功能。为了应对这一挑战,北京大学第三医院运动医学研究所江东副教授和余家阔教授合作采用了生物力学和生化刺激将间充质干细胞接种到仿生支架中以诱导对纤维软骨细胞分化的空间调节,从而使工程半月板产生生理各向异性。使用定制化的动态拉伸—压缩加载系统结合两个生长因子,研究人员诱导了Ⅰ型和Ⅱ型胶原进行带状分层的特异性表达,使其具有与天然半月板组织相似的结构和功能。在兔模型中,工程半月板显示了对膝关节软骨的长期保护作用。本研究同时从生物力学、生物化学和结构方面重建了各向异性半月板,并通过体内试验证明具有各向异性工程半月板对关节软骨的长期保护作用,为其临床转化奠定基础。该成果于 2019 年发表于 *Science Translational Medicine*(图 13-116)。

48. 用于转化医学的可注射材料　基于工程化生物材料所实现的注射疗法受到越来越多的关注。这种新注射疗法有望实现从传统临床治疗方式向微创、可再生治疗方式的转变。与预成型的生物材料相比,可注射生物材料可以更精确地注射到深度封闭的解剖位置并且用于修复不规则形状的病变组织,因而表现出巨大的转化潜力。不断涌现的临床需求和材料科学的进步推动了可注射生物材料从单纯的结构填料到多功能平台的发展。但集成不同功能用于临床转化的可注射生物材料的设计,以及如何为特定的应用场景选择适当设计,仍然是巨大的挑战。河北理工大学/苏州大学国际转化骨科研究中心杨磊教授与香港中文大学边黎明教授受 Materials Today 主编邀请撰写综述性论文总结了目前可注射生物材料在转化医学领域研究进展及现状,介绍了可注射生物材料在转化医学背景下的设计和制造考量,用于满足再生和智能医学需求的新型材料工程策略,以及这些材料在特定临床应用方面的进展。尤其通过对骨水泥、水凝胶和植入电子器件三类代表性材料的系统回顾,介绍了可注射生物材料随着临床和转化医学需求不断发展从传统的单一填充材料向功能化、智能化材料转变过程,并进一步讨论了可注射生物材料在转化过程中应采用的设计思路和应对产业化挑战的思路。该成果于 2019 年发表于 *Materials Today*(图 13-117)。

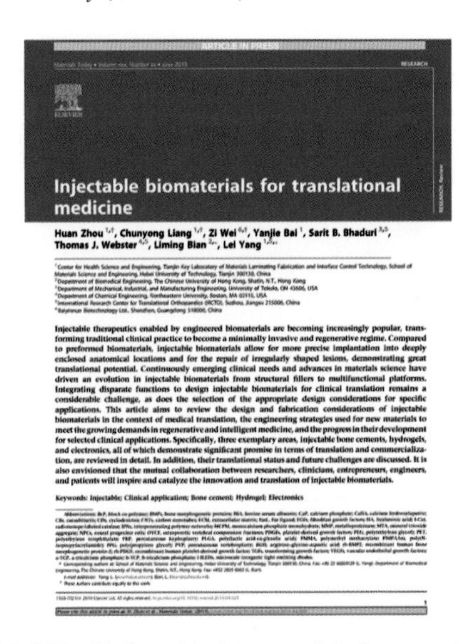
Injectable biomaterials for translational medicine

Huan Zhou, Chunyong Liang, Zi Wei, Yanjie Bai, Sarit B. Bhaduri, Thomas J. Webster, Liming Bian, Lei Yang

Injectable therapeutics enabled by engineered biomaterials are becoming increasingly popular, transforming traditional clinical practice to become a minimally invasive and regenerative regime. Compared to preformed biomaterials, injectable biomaterials allow for more precise implantation into deeply enclosed anatomical locations and for the repair of irregularly shaped lesions, demonstrating great translational potential. Continuously emerging clinical needs and advances in materials science have driven an evolution in injectable biomaterials from structural fillers to multifunctional platforms. Integrating disparate functions to design injectable biomaterials for clinical translation remains a considerable challenge, as does the selection of the appropriate design considerations for specific applications.

图 13-117　"Injectable biomaterials for translational medicine"发表于 2019 年 *Materials Today*

49. 一种对耐甲氧西林金黄色葡萄球菌具有直接和免疫调节抗菌活性的表面工程化聚醚醚酮生物材料植入物　上海交通大学医学院附属第九人民医院张先龙、香港大学杨伟国及香港城市大学朱剑豪等合作通过联合磺化及磁控溅射技术对聚醚醚酮(SPEEK)进行表面改性,制备具有表面多孔结构的掺铜聚醚醚酮(Cu-SPEEK)。经过体外的抗菌研究证实,Cu-SPEEK 可以通过表面的微孔"困"住耐甲氧西林金黄色葡萄球菌(MRSA),同时负载于材料表面的铜可以对"困"菌起到杀伤作用。另一方面,Cu-SPEEK 同时拥有"免疫抗菌"能力,Cu-SPEEK 可以通过表面结构及负载的铜促进巨噬细胞极化成促炎的 M1 表型,进而吞噬 MRSA,最终抑制细菌增殖。进一步体内植入物相关感染模型证明 Cu-SPEEK 具有良好的抗菌活性。这些结果表明 Cu-SPEEK 具有多模式抗菌作用,能够直接施加抗菌和间接免疫同时调节抗菌作用,以预防和治疗 MRSA 感染。这项研究为开发新的多模式抗菌生物材料提供新思路,该研究成果于 2019 年发表于 *Biomaterials*(IF = 10.273)上(图 13-118)。

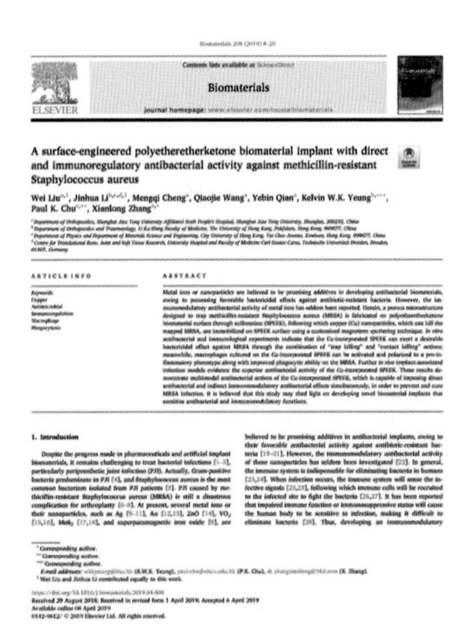
Biomaterials

A surface-engineered polyetheretherketone biomaterial implant with direct and immunoregulatory antibacterial activity against methicillin-resistant Staphylococcus aureus

Wei Liu, Jinhua Li, Mengqi Cheng, Qiaojie Wang, Yebin Qian, Kelvin W.K. Yeung, Paul K. Chu, Xianlong Zhang

ARTICLE INFO

ABSTRACT

图 13-118　"A surface-engineered polyetheretherketone biomaterial implant with direct and immunoregulatory antibacterial activity against methicillin-resistant Staphylococcus aureus"发表于 2019 年 *Biomaterials* 第 208 卷

50. 骨与软骨组织工程用聚合物纤维支架　骨和软骨缺损的再生是骨科临床医生面临的一大挑战,在过去几十年里,具有仿生化学和物理特性的可生物降解聚合物材料作为骨和软骨组织工程支架的理想材料得到了迅速的发展。聚合物纤维支架由于其独特的比表面积、合适的机械强度和可裁剪特点,越来越多地应用于骨和软骨缺损修复。吉林大学中日联谊医院骨关节与运动医学科左建林主任等综述了聚合物纤维的制备、组成及特点，并重点关注了结构设计精细及性能独特的聚合物纤维支架在骨、软骨和骨软骨组织工程中的应用。综上所述，全面详细的总结为骨软骨组织工程中聚合物纤维支架的发展提供了建设性建议。该成果于 2019 年发表于 *Advanced Functional Materials*（图 13-119）。

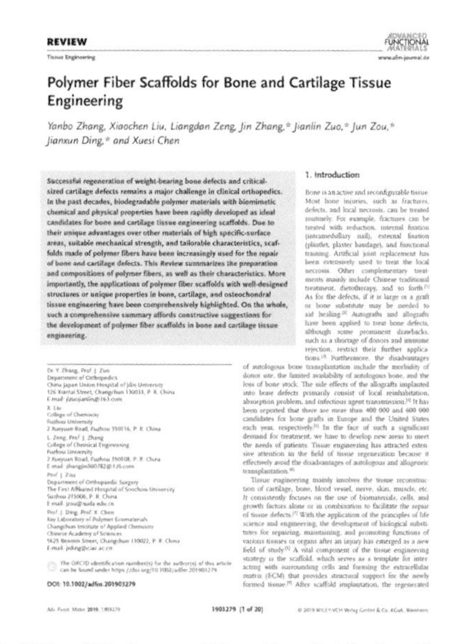
REVIEW
Tissue Engineering
ADVANCED FUNCTIONAL MATERIALS
www.afm-journal.de

Polymer Fiber Scaffolds for Bone and Cartilage Tissue Engineering

Yanbo Zhang, Xiaochen Liu, Liangdan Zeng, Jin Zhang,* Jianlin Zuo,* Jun Zou,* Jianxun Ding,* and Xuesi Chen

Successful regeneration of weight-bearing bone defects and critical-sized cartilage defects remains a major challenge in clinical orthopedics. In the past decades, biodegradable polymer materials with biomimetic chemical and physical properties have been rapidly developed as ideal candidates for bone and cartilage tissue engineering scaffolds. Due to their unique advantages over other materials of high specific-surface areas, suitable mechanical strength, and tailorable characteristics, scaffolds made of polymer fibers have been increasingly used for the repair of bone and cartilage defects. This Review summarizes the preparation and compositions of polymer fibers, as well as their characteristics. More importantly, the applications of polymer fiber scaffolds with well-designed structures or unique properties in bone, cartilage, and osteochondral tissue engineering have been comprehensively highlighted. On the whole, such a comprehensive summary affords constructive suggestions for the development of polymer fiber scaffolds in bone and cartilage tissue engineering.

1. Introduction

图 13-119　“Polymer Fiber Scaffolds for Bone and Cartilage Tissue Engineering”发表于 2019 年 *Advanced Functional Materials*

51. 新型聚乙二醇基水凝胶用于创伤性脏器损伤的止血封闭　医用止血密封剂已普遍应用于创伤外科中，具有非常重要的临床应用价值。骨折修复等创伤术后都会建议患者口服抗凝药物进行预防血栓等治疗，老龄化社会血管疾病患者增多也增加抗凝药物的应用，增加了口服抗凝剂患者的出血风险且不易止血，对医用密封剂提出了新的要求：必需能在抗凝血条件下能止血，止血材料的安全并易清除并具有一定的价格优势。鉴于此，中国人民解放军总医院骨科主任唐佩福教授课题组和中国科学院化学研究所吴德成研究员课题组合作开发了一种定义明确的基于氨解的 Tetra-PEG 水凝胶密封胶，其凝胶化速度快，组织粘附性强，机械强度高。将环化琥珀基酯基团引入水凝胶基质中，使密封剂具有快速降解和可控制溶解的特性。该水凝胶即使在抗凝条件下也具有优异的止血能力，同时表现出良好的生物相容性和可行性。这些结果表明，优化后的水凝胶可能是一种简便、有效和安全的体内出血控制密封剂。该成果于 2019 年发表于 *Advanced Materials*（图 13-120）。

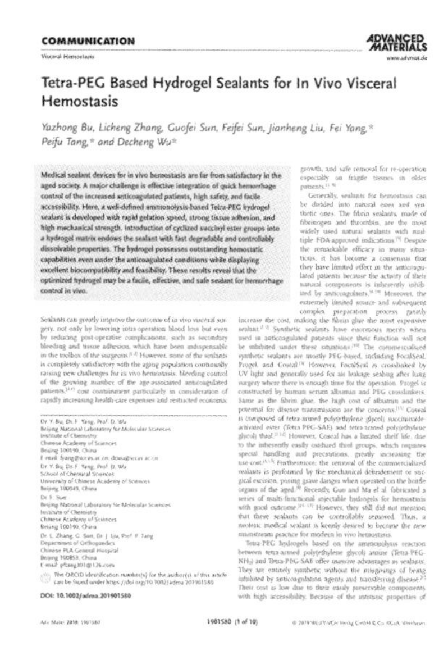
COMMUNICATION
Visceral Hemostasis
ADVANCED MATERIALS
www.advmat.de

Tetra-PEG Based Hydrogel Sealants for In Vivo Visceral Hemostasis

Yazhong Bu, Licheng Zhang, Guofei Sun, Feifei Sun, Jianheng Liu, Fei Yang,* Peifu Tang,* and Decheng Wu*

Medical sealant devices for in vivo hemostasis are far from satisfactory in the aged society. A major challenge is effective integration of quick hemorrhage control of the increased anticoagulated patients, high safety, and facile accessibility. Here, a well-defined ammonolysis-based Tetra-PEG hydrogel sealant is developed with rapid gelation speed, strong tissue adhesion, and high mechanical strength. Introduction of cyclized succinyl ester groups into a hydrogel matrix endows the sealant with fast degradable and controllably dissolvable properties. The hydrogel possesses outstanding hemostatic capabilities even under the anticoagulated conditions while displaying excellent biocompatibility and feasibility. These results reveal that the optimized hydrogel may be a facile, effective, and safe sealant for hemorrhage control in vivo.

图 13-120　“Tetra-PEG based hydrogel sealants for in vivo visceral hemostasis”发表于 2019 年 *Advanced Functional Materials*

十、骨科疾病的药物研发

1. 骨质疏松　目前骨质疏松的治疗主要集中在抗骨折治疗，经典药物有双膦酸盐，地那单抗，雷奈酸锶，雷洛昔芬和甲状旁腺激素肽等，这些药物均可在给予钙和维生素 D 补充剂时降低骨折风险。而新药研发和组织工程学科的发展为传统骨质疏松症的治疗带来了新思路。

一种承载促骨形成植物小分子淫羊藿素的骨靶向递送系统预防小鼠骨质疏松：靶向给药系统因其高质、高效的特点，被广泛应用于药物包装。由淫羊藿组成的传统中药配方已被证明可以有效治疗绝经后骨质疏松症。香港中文大学秦岭团队研究发现淫羊藿苷是从淫羊藿及其血清代谢物中分离出来的黄酮类化合物，口服后可抑制骨髓间充质干细胞（BMSCs）的成脂能力，同时促进其成骨。然而，前期药代动力学分析表明淫羊藿苷在血液中的半衰期很短，并且只有微量的分子到达骨组织。为了克服这一限制，秦岭团队开发了一种骨靶向脂质体包裹淫羊藿苷，该脂质体中含有 8 个天冬氨酸残基的寡肽（Asp8），之前已经证明它可以特异性地靶向作用于骨组织。体内试验结果提示与缺乏 Asp8 部分的淫羊藿苷脂质体的对照组相比，Asp8-淫羊藿苷脂质体增强了去卵巢小鼠的骨形成。体外机制研究表明淫羊藿苷可通过 Akt/Gsk-3β/β-catenin 信号通路抑制脂肪生成。综上所述，Asp8-脂质体作为骨靶向递送系统可以有效地携带成骨分子，促进和增强其在预防雌激素耗竭引起的骨质疏松症中的治疗效果。该成果于 2018 年发表在 *Biomaterials*(IF = 10.273)上(图 13-121)。

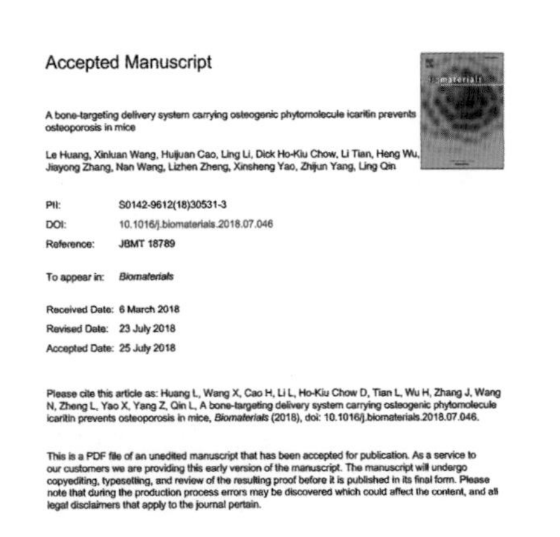
Accepted Manuscript

A bone-targeting delivery system carrying osteogenic phytomolecule icaritin prevents osteoporosis in mice

Le Huang, Xinluan Wang, Huijuan Cao, Ling Li, Dick Ho-Kiu Chow, Li Tian, Heng Wu, Jiayong Zhang, Nan Wang, Lizhen Zheng, Xinsheng Yao, Zhijun Yang, Ling Qin

PII: S0142-9612(18)30531-3
DOI: 10.1016/j.biomaterials.2018.07.046
Reference: JBMT 18789

To appear in: *Biomaterials*

Received Date: 6 March 2018
Revised Date: 23 July 2018
Accepted Date: 25 July 2018

Please cite this article as: Huang L, Wang X, Cao H, Li L, Ho-Kiu Chow D, Tian L, Wu H, Zhang J, Wang N, Zheng L, Yao X, Yang Z, Qin L, A bone-targeting delivery system carrying osteogenic phytomolecule icaritin prevents osteoporosis in mice, *Biomaterials* (2018), doi: 10.1016/j.biomaterials.2018.07.046.

This is a PDF file of an unedited manuscript that has been accepted for publication. As a service to our customers we are providing this early version of the manuscript. The manuscript will undergo copyediting, typesetting, and review of the resulting proof before it is published in its final form. Please note that during the production process errors may be discovered which could affect the content, and all legal disclaimers that apply to the journal pertain.

图 13-121　“A bone-targeting delivery system carrying osteogenic phytomoleculeicaritin prevents osteoporosis in mice”于 2018 年发表于 *Biomaterials* 第 182 卷

2. 痛风性关节炎　痛风性关节炎是由于尿酸盐沉积在关节囊、滑囊、软骨、骨质和其他组织中而引起病损及炎性反应,好发于 40 岁以上男性,多见于第一跖趾关节,也可发生于其他较大关节,尤其是踝部与足部关节。临床治疗以药物为主,但种类有限,副作用大,尚不能若达到“精准治疗”,因此新药研发具有重要的临床意义和价值。

冬凌草甲素可共价结合 NLRP3 蛋白,抑制炎症小体活化:NLRP3 炎症小体是由细胞内固有免疫受体 NLRP3、caspase-1 半胱氨酸天冬氨酸蛋白酶 1(caspase-1)和接头蛋白 ASC 作为核心组成的一种多蛋白复合物,此复合物的组装能诱导促炎因子 IL-18 白细胞介素 18(IL-18)和白细胞介素 1b(IL-1b)等的成熟及分泌,进而促进炎症反应的发生。NLRP3 炎症小体的活化、突变与许多的人类重大疾病的发生有密切的关系,如自身炎症性疾病,及各种代谢相关疾病,是重要的备选干预靶点。但是由于目前尚无有效的靶向药物,因此靶向 NLRP3 抑制剂的发现引起了学术界及工业界的极大兴趣。

中科院天然免疫与慢性疾病重点实验室、中国科学技术大学生命科学与医学部及合肥微尺度物质科学国家研究中心的周荣斌、江维研究组和厦门大学邓贤明课题组合作发现中草药冬凌草的主要成分冬凌草甲素,具备抗炎效果,但是其抗炎作用的靶点并不清楚。课题组通过化学生物学等实验方法发现冬凌草甲素可通过与 NLRP3 蛋白 279 位的半胱氨酸共价结合,从而抑制了 NLRP3 炎症小体的组装和活化。进一步的动物实验表明,冬凌草甲素可通过对 NLRP3 炎症小体的抑制在动物模型上对痛风、Ⅱ型糖尿病等疾病具备比较好的治疗或预防效果。该研究结果显示,冬凌草甲素或含有与冬凌草甲素相关的中草药有可能用于痛风、Ⅱ型糖尿病等疾病的治疗。相关研究成果在线发表于 2018 年 *Nature Communications* (IF = 11.878)(图 13-122)。

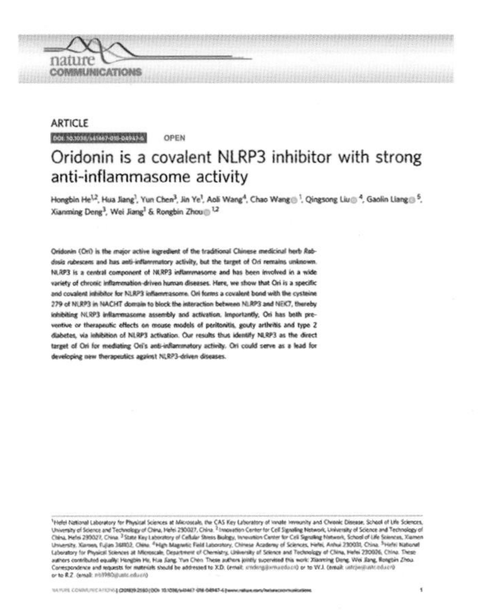
nature COMMUNICATIONS

ARTICLE
DOI: 10.1038/s41467-018-04947-6　OPEN

Oridonin is a covalent NLRP3 inhibitor with strong anti-inflammasome activity

Hongbin He[1,2], Hua Jiang[1], Yun Chen[3], Jin Ye[1], Aoli Wang[4], Chao Wang[1], Qingsong Liu[4], Gaolin Liang[5], Xianming Deng[3], Wei Jiang[1] & Rongbin Zhou[1,2]

Oridonin (Ori) is the major active ingredient of the traditional Chinese medicinal herb *Rabdosia rubescens* and has anti-inflammatory activity, but the target of Ori remains unknown. NLRP3 is a central component of NLRP3 inflammasome and has been involved in a wide variety of chronic inflammation-driven human diseases. Here, we show that Ori is a specific and covalent inhibitor for NLRP3 inflammasome. Ori forms a covalent bond with the cysteine 279 of NLRP3 in NACHT domain to block the interaction between NLRP3 and NEK7, thereby inhibiting NLRP3 inflammasome assembly and activation. Importantly, Ori has both preventive or therapeutic effects on mouse models of peritonitis, gouty arthritis and type 2 diabetes, via inhibition of NLRP3 activation. Our results thus identify NLRP3 as the direct target of Ori for mediating Ori's anti-inflammatory activity. Ori could serve as a lead for developing new therapeutics against NLRP3-driven diseases.

图 13-122　“Oridonin is a covalent NLRP3 inhibitor with strong anti-inflammasome activity”于 2018 年发表于 *Nature Communications* 9 卷第 1 期

3. 骨关节炎　目前 OA 治疗方法多局限于对症治疗,而非针对其发病机制与病理过程延缓 OA 的进展,因此,临床迫切需要深入探索引起 OA 中关节软骨损伤的分子机制,为临床治疗 OA 提供新的潜在靶点。

(1) 通过从壳聚糖微球中控制释放 NSC23766 来抑制 Rac1 活性可以有效改善体内骨关节炎的发展:浙江大学医学院干细胞与组织工程中心欧阳宏伟教授团队采用人或小鼠正常软骨和 OA 进行免疫组织化学研究和 Rac1 活性测定。用 IL1β 处理的软骨细胞和未处理的对照组进行 Rac1 活性测定。转染 CA-Rac1、DN-Rac1 或 GFP 的软骨细胞在诱导钙化的条件下培养。为评价 Rac1 在 OA 发展中的作用,采用小鼠前交叉韧带横断法建立 OA 模型并进行组织学分析。结果发现 OA 软骨中存在异常的 Rac1 激活。IL1β 也可提高 Rac1 的活性。活化的 Rac1 促进软骨细胞表达 MMP13、ADAMTS-5 和 COLX。CA-Rac1 对膝关节 Rac1 活性的激活促进了 OA 的进展，而 DN-Rac1 或 Rac1 抑制剂 NSC23766 对 Rac1 活性的抑制延缓了 OA 的发展。并进一步研发了一种将 NSC23766 从壳聚糖微球控释到 OA 关节的控释策略，有效地保护了软骨免受破坏。于 2015 年研究在 *Annals of the Rheumatic Diseases*（IF = 14.299）上发表了该研究成果（图 13-123）。

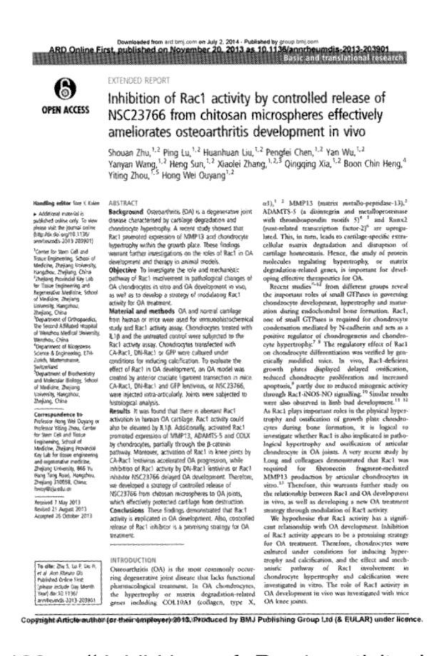
Downloaded from ard.bmj.com on July 2, 2014 - Published by group.bmj.com
ARD Online First, published on November 20, 2013 as 10.1136/annrheumdis-2013-203901
Basic and translational research

OPEN ACCESS

EXTENDED REPORT

Inhibition of Rac1 activity by controlled release of NSC23766 from chitosan microspheres effectively ameliorates osteoarthritis development in vivo

Shouan Zhu,[1,2] Ping Lu,[1,2] Huanhuan Liu,[1,2] Pengfei Chen,[1,2] Yan Wu,[1,2] Yanyan Wang,[1,2] Heng Sun,[1,2] Xiaolei Zhang,[1,2,3] Qingqing Xia,[1,2] Boon Chin Heng,[4] Yiting Zhou,[1,5] Hong Wei Ouyang[1,2]

Copyright Article author (or their employer) 2013. Produced by BMJ Publishing Group Ltd (& EULAR) under licence.

图 13-123 "Inhibition of Rac1 activity by controlled release of NSC23766 from chitosan microspheres effectively ameliorates osteoarthritis development in vivo"于 2015 年发表于 *Annals of the Rheumatic Diseases* 74 卷第 1 期

（2）常山酮通过抑制软骨下骨中的 TGF-β 活性和 H 型血管形成来减轻骨关节炎：南方医科大学南方医院创伤骨科余斌教授参与美国约翰·霍普金斯大学曹旭教授的课题，共同研究了常山酮（halofuginone）能否延缓前交叉韧带切除术（ACLT）诱导的啮齿动物 OA 模型的关节炎进展。在该研究中，课题组将 3 月龄 C57BL/6J 小鼠（野生型）和 Lewis 大鼠分别随机分为假手术组、ACLT 手术组、载体治疗组、常山酮治疗 ACLT 手术组。关节软骨退变程度通过国际骨关节炎研究学会（OARSI）修改的 Mankin 标准分级测量。利用免疫染色、流式细胞术、RT-PCR 和 western blot 检测分析相关 RNA 翻译和蛋白表达水平；并通过 μCT 和基于 μCT 的微血管造影定量检测胫骨软骨下骨中骨质微结构和血供的变化。实验结果表明常山酮治疗能缓解关节软骨退变和软骨下骨的恶化，显著降低 OARSI 评分。与常山酮载体治疗组相比，常山酮给药的 ACLT 动物的骨关节软骨的蛋白多糖丢失和钙化显著减少。予常山酮治疗可减少胶原蛋白 X（Col X）、机制金属蛋白酶-13 和含血小板结合蛋白基序的解聚蛋白样金属蛋白酶 5（ADAMTS 5），增加润滑素、Ⅱ型胶原蛋白和聚集蛋白；还可降低软骨下骨的组织体积、骨小梁模式因子（Tbpf）并增加软骨下骨的厚度，即减弱非偶联的软骨下骨重塑。同时还发现常山酮可通过部分抑制 Th17 诱导的破骨细胞性骨吸收，抑制 Smad2/3 依赖的 TGF-β 信号转导恢复耦合性骨改建并减弱软骨下骨的过度血管生成从而发挥保护作用。综上，常山酮可通过抑制软骨下骨 TGF-β 的活性和异常血管生成抑制 OA 进展，是 OA 潜在的预防性治疗药物。该成果于 2016 年发表在 *Annals of the Rheumatic Disease*（IF = 14.299）（图 13-124）。

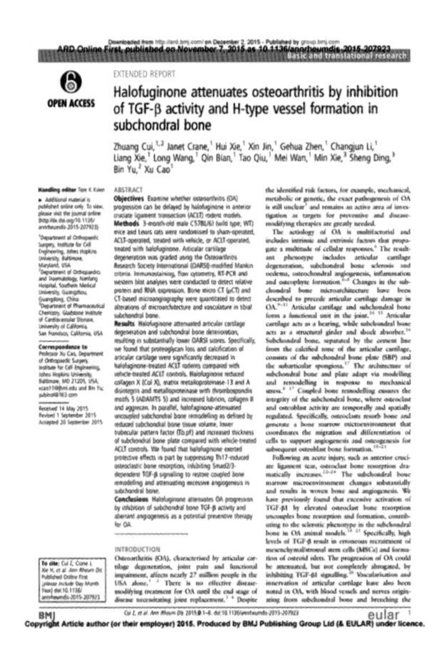
Downloaded from http://ard.bmj.com/ on December 2, 2015 - Published by group.bmj.com
ARD Online First, published on November 7, 2015 as 10.1136/annrheumdis-2015-207923
Basic and translational research

OPEN ACCESS

EXTENDED REPORT

Halofuginone attenuates osteoarthritis by inhibition of TGF-β activity and H-type vessel formation in subchondral bone

Zhuang Cui,[1,2] Janet Crane,[1] Hui Xie,[1] Xin Jin,[1] Gehua Zhen,[1] Changjun Li,[1] Liang Xie,[1] Long Wang,[1] Qin Bian,[1] Tao Qiu,[1] Mei Wan,[1] Min Xie,[3] Sheng Ding,[3] Bin Yu,[2] Xu Cao[1]

Copyright Article author (or their employer) 2015. Produced by BMJ Publishing Group Ltd (& EULAR) under licence.

图 13-124 "Halofuginone attenuates osteoarthritis by inhibition of TGF-β activity and H-type vessel formation in subchondral bone"于 2016 年发表于 *Annals of the Rheumatic Diseases* 75 卷第 9 期

（3）小分子化合物 BNTA 促进软骨细胞外基质的产生并抑制骨关节炎的进展：敖英芳教授团队首先利用蛋白多糖染色的方法，通过筛选 2 320 种天然或合成小分子化合物库，选出一种新的 DMOADs 化合物—BNTA。然后分别利用软骨细胞体外培养模型、软骨组织块离体培养模型和前交叉韧带切断诱导的大鼠骨关节炎动物模型进行验证，发现 BNTA 可以有效促进软骨细胞的合成代谢，增加软骨细胞外基质相关标志物的表达。同时发现，BNTA 还能够抑制软骨组织块和大鼠膝关节软骨组织的分解代谢和炎症反应，促进软骨细胞外基质的合成，改善骨关节炎大鼠的膝关节疼痛症状及软骨下骨的硬化程度，缓解甚至抑制骨关节炎的进展。最后通过对大鼠膝关节软骨组织进行转录组测序等研究发现，BNTA 通过上调超氧化物歧化酶 3（SOD3）的活性，催化超氧阴离子的歧化反应，进而降低超氧阴离子的含量，从而发挥保护软骨细胞以及抑制骨关节炎进展的生物学作用。该研究发现了一种新的能够改善骨关节炎症状、重塑软骨微环境稳态的小分子化合物—BNTA，并证实 BNTA 通过上调超氧化物歧化酶 3 的活性来保护软骨细胞及抑制骨关节炎的进展。由于小分子化合物 BNTA 具有结构稳定、易于保存、制备流程标准化等优势，因此 BNTA 在 OA 治疗方面具有非常乐观的应用前景，同时本研究为后续利用 BNTA 进行 OA 治疗方面的深入研究及其临床转化奠定了基础。该研究于 2019 年在 *Nature Communications*（IF＝11.878）上发表（图 13-125）。

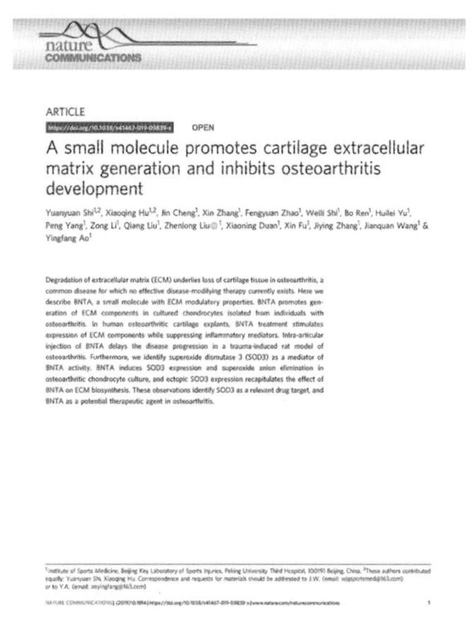
nature COMMUNICATIONS

ARTICLE

https://doi.org/10.1038/s41467-019-09839-x　OPEN

A small molecule promotes cartilage extracellular matrix generation and inhibits osteoarthritis development

Yuanyuan Shi[1,2], Xiaoqing Hu[1,2], Jin Cheng[1], Xin Zhang[1], Fengyuan Zhao[1], Weili Shi[1], Bo Ren[1], Huilei Yu[1], Peng Yang[1], Zong Li[1], Qiang Liu[1], Zhenlong Liu[1], Xiaoning Duan[1], Xin Fu[1], Jiying Zhang[1], Jianquan Wang[1] & Yingfang Ao[1]

Degradation of extracellular matrix (ECM) underlies loss of cartilage tissue in osteoarthritis, a common disease for which no effective disease-modifying therapy currently exists. Here we describe BNTA, a small molecule with ECM modulatory properties. BNTA promotes generation of ECM components in cultured chondrocytes isolated from individuals with osteoarthritis. In human osteoarthritic cartilage explants, BNTA treatment stimulates expression of ECM components while suppressing inflammatory mediators. Intra-articular injection of BNTA delays the disease progression in a trauma-induced rat model of osteoarthritis. Furthermore, we identify superoxide dismutase 3 (SOD3) as a mediator of BNTA activity. BNTA induces SOD3 expression and superoxide anion elimination in osteoarthritic chondrocyte culture, and ectopic SOD3 expression recapitulates the effect of BNTA on ECM biosynthesis. These observations identify SOD3 as a relevant drug target, and BNTA as a potential therapeutic agent in osteoarthritis.

图 13-125　“A small molecule promotes cartilage extracellular matrix generation and inhibits osteoarthritis development”于 2019 年发表于 *Nature Communications* 10 卷第 1 期

（4）仿芡实种子制备超润滑纳米颗粒用于治疗骨关节炎：上海瑞金医院的邓廉夫团队和清华大学张洪玉团队受植物芡实的种子结构的启发，对传统的纳米二氧化硅颗粒进行改性，首次采用一步光聚合法制备了一种新型超润滑纳米颗粒-接枝聚磺酸丙基甲基丙烯酸钾盐（PSPMK）的介孔二氧化硅纳米颗粒（MSNs-NH_2@ PSPMK）。由于介孔二氧化硅纳米颗粒（MSNs）具有的介孔通道使得纳米颗粒可以进行有效的载药和释放。采用双氯芬酸钠（DS）作为抗炎药物并进行包封后，超润滑纳米颗粒的润滑能力得到了提高，而药物释放速率的维持可以通过调节光聚合过程中前体单体浓度来增加 PSPMK 层的厚度来实现。体外通过用双氧水干预原代软骨细胞模拟氧化应激导致的骨关节炎（OA）病理过程，发现负载有 DS 的 MSNs-NH_2@ PSPMK 纳米颗粒能保护细胞外基质的分泌，从基因和蛋白两个水平上逆转氧化应激刺激导致的二型胶原和蛋白多糖的表达减少，从而抑制软骨细胞退变。体内建立大鼠机械性失稳 OA 模型，膝关节注射载药纳米颗粒干预，通过影像学评估和组织病理染色对 OA 的严重程度进行评估。结果表明，载药的超润滑纳米颗粒可显著的抑制 OA 的病理进展进程，具有更好的影像学表现和病理学评分。综上，研究首次构建了模拟关节间隙超润滑环境的纳米颗粒，并能够有效地抑制 OA 软骨的退变和损伤，于 2019 年发表于 *Advanced Functional Materials*（IF＝15.621）（图 13-126）。

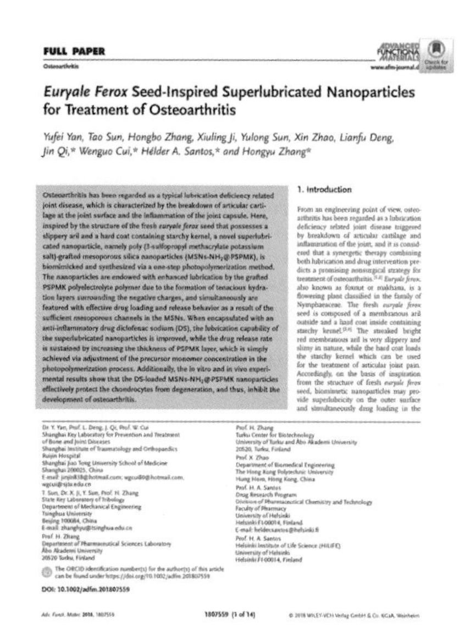
FULL PAPER

Osteoarthritis

ADVANCED FUNCTIONAL MATERIALS　www.afm-journal.de

Euryale Ferox Seed-Inspired Superlubricated Nanoparticles for Treatment of Osteoarthritis

Yufei Yan, Tao Sun, Hongbo Zhang, Xiuling Ji, Yulong Sun, Xin Zhao, Lianfu Deng, Jin Qi, Wenguo Cui,* Hélder A. Santos,* and Hongyu Zhang**

Osteoarthritis has been regarded as a typical lubrication deficiency related joint disease, which is characterized by the breakdown of articular cartilage at the joint surface and the inflammation of the joint capsule. Here, inspired by the structure of the fresh *euryale ferox* seed that possesses a slippery aril and a hard coat containing starchy kernel, a novel superlubricated nanoparticle, namely poly (3-sulfopropyl methacrylate potassium salt)-grafted mesoporous silica nanoparticles (MSNs-NH_2@PSPMK), is biomimicked and synthesized via a one-step photopolymerization method. The nanoparticles are endowed with enhanced lubrication by the grafted PSPMK polyelectrolyte polymer due to the formation of tenacious hydration layers surrounding the negative charges, and simultaneously are featured with effective drug loading and release behavior as a result of the sufficient mesoporous channels in the MSNs. When encapsulated with an anti-inflammatory drug diclofenac sodium (DS), the lubrication capability of the superlubricated nanoparticles is improved, while the drug release rate is sustained by increasing the thickness of PSPMK layer, which is simply achieved via adjustment of the precursor monomer concentration in the photopolymerization process. Additionally, the in vitro and in vivo experimental results show that the DS-loaded MSNs-NH_2@PSPMK nanoparticles effectively protect the chondrocytes from degeneration, and thus, inhibit the development of osteoarthritis.

1. Introduction

From an engineering point of view, osteoarthritis has been regarded as a lubrication deficiency related joint disease triggered by breakdown of articular cartilage and inflammation of the joint, and it is considered that a synergetic therapy combining both lubrication and drug intervention predicts a promising nonsurgical strategy for treatment of osteoarthritis.[1-4] *Euryale ferox*, also known as foxnut or makhana, is a flowering plant classified in the family of Nymphaeaceae. The fresh *euryale ferox* seed is composed of a membranous aril outside and a hard coat inside containing starchy kernel.[5,6] The streaked bright red membranous aril is very slippery and slimy in nature, while the hard coat loads the starchy kernel which can be used for the treatment of articular joint pain. Accordingly, on the basis of inspiration from the structure of fresh *euryale ferox* seed, biomimetic nanoparticles may provide superlubricity on the outer surface and simultaneously drug loading in the

Dr. Y. Yan, Prof. L. Deng, J. Qi, Prof. W. Cui
Shanghai Key Laboratory for Prevention and Treatment of Bone and Joint Diseases
Shanghai Institute of Traumatology and Orthopaedics
Ruijin Hospital
Shanghai Jiao Tong University School of Medicine
Shanghai 200025, China

T. Sun, Dr. X. Ji, Y. Sun, Prof. H. Zhang
State Key Laboratory of Tribology
Department of Mechanical Engineering
Tsinghua University
Beijing 100084, China

Prof. H. Zhang
Turku Center for Biotechnology
University of Turku and Åbo Akademi University
20520, Turku, Finland

Prof. X. Zhao
Department of Biomedical Engineering
The Hong Kong Polytechnic University
Hung Hom, Hong Kong, China

Prof. H. A. Santos
Drug Research Program
Division of Pharmaceutical Chemistry and Technology
Faculty of Pharmacy
University of Helsinki
Helsinki FI-00014, Finland

图 13-126　“Euryale Ferox Seed-inspired Superlubricated Nanoparticles for Treatment of Osteoarthritis”于 2019 年发表于 *Advanced Functional Materials* 第 29 卷

4．类风湿关节炎　类风湿关节炎（rheumatoid arthritis，RA）是一种慢性的常见的自身免疫疾病，目前其临床治疗主要是采用包括氨甲蝶呤等抗风湿药物（DMARD）和抗 TNF-a 抗体等抗体类生物药物，但这些药物往往存在着具有毒副作用、影响免疫系统、价格昂贵等严重问题，因此寻求新的治疗 RA 策略依然是 RA 研究中的重大挑战。

（1）抗药物抗体水平与阿达木单抗和依那西普治疗的血清药物谷浓度和治疗反应呈显著相关性：中国医科大学附属医院中医科研究团队采用 ELISA 和放射免疫分析法测定了 36 例阿达利莫单

抗治疗患者和34例依那西普治疗的患者6个月和12个月的ADAb水平，并采用ELISA法测定药物水平。通过特性曲线分析，确定EULAR反应的最佳cut-off水平。10例(27.8%)和13例(36.1%)治疗12个月后分别用桥接ELISA法和放射免疫分析法检测ADAb，但在依那西普治疗的患者中均未检测到。与无ADAb组相比，ADAb的存在与EULAR反应降低和药物水平降低有关(均$P<0.001$)。药物谷浓度与DAS28降低呈正相关(ΔDAS28)(均$P<0.001$)。在6个月和12个月时，阿达莫单抗的最佳cut-off水平分别为1.274μg/mL和1.046μg/mL，依那西普的最佳cut-off水平分别为1.242μg/mL和0.800μg/mL。结果发现，ADAb水平与治疗反应和药物水平呈负相关，药物水平与ΔDAS28呈正相关，提示药物监测有助于评价肿瘤坏死因子α抑制剂的疗效。相关成果于2015年发表在*Annals of the Rheumatic Diseases*(IF=14.299)(图13-127)。

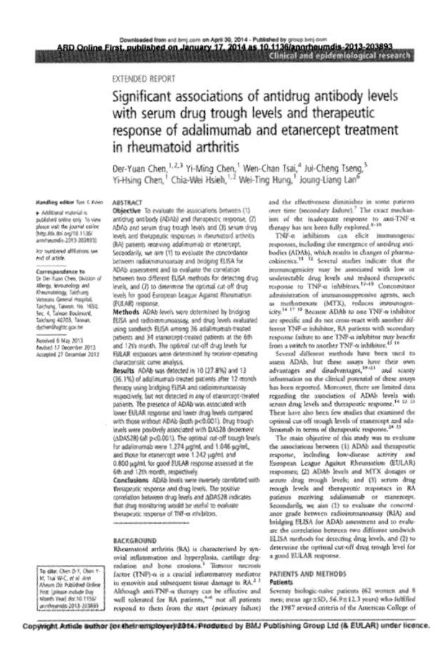
Downloaded from ard.bmj.com on April 30, 2014 - Published by group.bmj.com
ARD Online First, published on January 17, 2014 as 10.1136/annrheumdis-2013-203893
Clinical and epidemiological research

EXTENDED REPORT

Significant associations of antidrug antibody levels with serum drug trough levels and therapeutic response of adalimumab and etanercept treatment in rheumatoid arthritis

Der-Yuan Chen,[1,2,3] Yi-Ming Chen,[1] Wen-Chan Tsai,[4] Jui-Cheng Tseng,[5] Yi-Hsing Chen,[1] Chia-Wei Hsieh,[1,2] Wei-Ting Hung,[1] Joung-Liang Lan[6]

Copyright Article author (or their employer) 2014. Produced by BMJ Publishing Group Ltd (& EULAR) under licence.

图13-127 "Significant associations of antidrug antibody levels with serum drug trough levels and therapeutic response of adalimumab and etanercept treatment in rheumatoid arthritis"于2015年发表于*Annals of the Rheumatic Diseases* 74卷第3期

(2) 阳离子纳米粒子cNP作为cfDNA诱导的炎症的抑制剂：中山大学材料科学与工程学院陈永明教授和刘利新副教授团队、中山大学孙逸仙纪念医院沈君教授团队和哥伦比亚大学梁锦荣教授合作，利用阳离子聚合物材料结合游离核酸，发现聚合物材料可以抑制患者自身游离核酸引起的原代细胞炎症反应，观察到纳米材料可以通过炎症诱导高血管通透性富集到动物模型的关节部位，从而显著抑制关节肿胀、骨和软骨破坏，并且恢复动物的活动能力。研究发现，阳离子聚合物纳米粒子cNP与cfDNA的结合能力强，能很好地抑制cfDNA激活免疫细胞TLR9，还能有效抑制cfDNA引起的RA病人关节积液中单核细胞及滑膜样细胞的炎症反应。对大鼠慢性关节炎模型静脉注射cNP后，其关节积液和软组织水肿情况明显改善，关节骨质破坏程度减弱，关节滑膜处炎性细胞浸润减少，说明cNP对于RA的疗效显著。治疗后模型大鼠能恢复行动，表明cNP还能有效解决RA后期面临的关节僵硬、行动不便等问题。这是在国际上首次报道通过材料清除游离核酸治疗类风湿关节炎，聚合物材料有望作为"药物"治疗类风湿关节炎，为RA治疗提供了一种全新的策略。该研究成果已经申请发明专利，具有自主知识产权，并2018年发表在*Nature Communications*(IF=11.878)上(图13-128)。

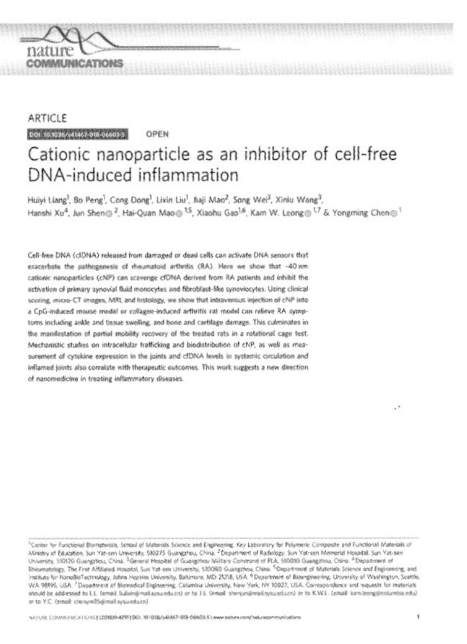
nature COMMUNICATIONS

ARTICLE

DOI: 10.1038/s41467-018-06603-5 OPEN

Cationic nanoparticle as an inhibitor of cell-free DNA-induced inflammation

Huiyi Liang[1], Bo Peng[1], Cong Dong[1], Lixin Liu[1], Jiaji Mao[2], Song Wei[3], Xinlu Wang[3], Hanshi Xu[4], Jun Shen[2], Hai-Quan Mao[1,5], Xiaohu Gao[1,6], Kam W. Leong[1,7] & Yongming Chen[1]

Cell-free DNA (cfDNA) released from damaged or dead cells can activate DNA sensors that exacerbate the pathogenesis of rheumatoid arthritis (RA). Here we show that ~40 nm cationic nanoparticles (cNP) can scavenge cfDNA derived from RA patients and inhibit the activation of primary synovial fluid monocytes and fibroblast-like synoviocytes. Using clinical scoring, micro-CT images, MRI, and histology, we show that intravenous injection of cNP into a CpG-induced mouse model or collagen-induced arthritis rat model can relieve RA symptoms including ankle and tissue swelling, and bone and cartilage damage. This culminates in the manifestation of partial mobility recovery of the treated rats in a rotational cage test. Mechanistic studies on intracellular trafficking and biodistribution of cNP, as well as measurement of cytokine expression in the joints and cfDNA levels in systemic circulation and inflamed joints also correlate with therapeutic outcomes. This work suggests a new direction of nanomedicine in treating inflammatory diseases.

图13-128 "Cationic Nanoparticle as an Inhibitor of Cell-Free DNA-Induced Inflammation"于2018年发表于*Nature Communications* 9卷第1期

十一、2013—2019年骨科基础研究高分文章(IF>10)

年份	文献名称	发表期刊	发表单位
骨代谢			
2014	Melatonin enhances chondrogenic differentiation of human mesenchymal stem cells.	*J. Pineal Res.*	中山大学孙逸仙纪念医院
2015	Aptamer-functionalized lipid nanoparticles targeting osteoblasts as a novel RNA interference-based bone anabolic strategy	*Nature Medicine*	香港浸会大学、中国人民解放军军事医学科学院
2015	Autophagy mediated CoCrMo particle-induced peri-implant osteolysis by promoting osteoblast apoptosis.	*Autophagy*	南京大学
2015	Melatonin reverses H2O2-induced premature senescence in mesenchymal stem cells via the SIRT1-dependent pathway	*J. Pineal Res.*	苏州大学医学部
2017	Melatonin protects bone marrow mesenchymal stem cells against iron overload-induced aberrant differentiation and senescence	*J. Pineal Res.*	哈尔滨医科大学
2018	Melatonin-mediated miR-526b-3p and miR-590-5p upregulation promotes chondrogenic differentiation of human mesenchymal stem cells	*J. Pineal Res.*	中山大学
骨质疏松			
2016	Melatonin reversed tumor necrosis factor-alpha-inhibited osteogenesis of human mesenchymal stem cells by stabilizing SMAD1 protein	*J. Pineal Res.*	中山大学孙逸仙纪念医院
2016	LGR4 is a receptor for RANKL and negatively regulates osteoclast differentiation and bone resorption.	*Nat. Med.*	华东师范大学与上海长征医院骨科肿瘤联合研究中心，海军军医大学长征医院肿瘤骨科
2017	SMURF2 regulates bone homeostasis by disrupting SMAD3 interaction with vitamin D receptor in osteoblasts	*Nat Commun*	中国科学院上海生命科学研究院生物化学与细胞生物学研究
2017	MiR-497～195 cluster regulates angiogenesis during coupling with osteogenesis by maintaining endothelial Notch and HIF-1α activity	*Nat Commun*	中南大学湘雅医院，美国约翰霍普金斯大学
2017	Association Between Calcium or Vitamin D Supplementation and Fracture Incidence in Community-Dwelling Older Adults：A Systematic Review and Meta-analysis	*JAMA*	天津医院
2018	Inhibition of osteoblastic SMURF1 promotes bone formation in mouse models of distinctive age-related osteoporosis	*Nat Commun*	香港浸会大学
2018	Omentin-1 prevents inflammation-induced osteoporosis by downregulating the pro-inflammatory cytokines	*Bone Res*	中南大学湘雅医院
2018	Mettl3-mediated mA RNA methylation regulates the fate of bone marrow mesenchymal stem cells and osteoporosis	*Nat Commun*	四川大学华西口腔医院口腔疾病国家重点实验室，中山大学附属第一医院
2019	TMCO1-mediated Ca leak underlies osteoblast functions via CaMKII signaling	*Nat Commun*	中国航天员中心航天医学基础与应用国家重点实验室，北京大学分子医学研究所

续表

年份	文献名称	发表期刊	发表单位
骨关节炎			
2014	ADAMTS-7 forms a positive feedback loop with TNF-α in the pathogenesis of osteoarthritis.	*Ann. Rheum. Dis.*	山东大学齐鲁医学院病原生物学研究所
2014	Enhancement of the synthesis of n-3 PUFAs in fat-1 transgenic mice inhibits mTORC1 signalling and delays surgically induced osteoarthritis in comparison with wild-type mice.	*Ann. Rheum. Dis.*	南方医科大学
2017	Abnormal subchondral bone remodeling and its association with articular cartilage degradation in knees of type 2 diabetes patients.	*Bone Res*	香港大学骨科及创伤学系
2017	Kdm6b regulates cartilage development and homeostasis through anabolic metabolism.	*Ann. Rheum. Dis.*	浙江大学医学院
2018	Aberrant activation of latent transforming growth factor-β initiates the onset of temporomandibular joint osteoarthritis.	*Bone Res*	四川大学华西口腔医院口腔疾病国家重点实验室，国家口腔疾病临床研究中心
2018	Reciprocal inhibition of YAP/TAZ and NF-κB regulates osteoarthritic cartilage degradation.	*Nat Commun*	香港中文大学
2018	Tyrosine kinase Fyn promotes osteoarthritis by activating the β-catenin pathway.	*Ann. Rheum. Dis.*	南方医科大学
2018	Synovial macrophage M1 polarisation exacerbates experimental osteoarthritis partially through R-spondin-2.	*Ann. Rheum. Dis.*	南方医科大学
2019	Hematopoietic PBX-interacting protein mediates cartilage degeneration during the pathogenesis of osteoarthritis.	*Nat Commun*	中国人民解放军总医院骨科
2019	MTORC1 coordinates the autophagy and apoptosis signaling in articular chondrocytes in osteoarthritic temporomandibular joint.	*Autophagy*	空军军医大学口腔医学院，国家口腔医学重点实验室，国家口腔疾病临床研究中心
2019	Wnt16 attenuates osteoarthritis progression through a PCP/JNK-mTORC1-PTHrP cascade.	*Ann. Rheum. Dis.*	香港中文大学医学院生物医学科学学院，广州市再生医学与健康广东实验室肌肉骨骼研究联合中心
2019	Single-cell RNA-seq analysis reveals the progression of human osteoarthritis.	*Ann. Rheum. Dis.*	中国教育部细胞增殖与分化重点实验室生物医学研究所；北京大学生命科学学院基因组学北京高级创新中心；北京大学生命科学研究中心
2019	Collagen type Ⅱ suppresses articular chondrocyte hypertrophy and osteoarthritis progression by promoting integrin β1-SMAD1 interaction.	*Bone Res*	中山大学附属第一医院骨科
2019	Activation of mTORC1 in subchondral bone preosteoblastspromotes osteoarthritis by stimulating bone sclerosis and secretion of CXCL12.	*Bone Res*	南方医科大学第三附属医院，广东省骨科协会骨科分会
2019	PPARγ preservation via promoter demethylation alleviates osteoarthritis in mice.	*Ann. Rheum. Dis.*	南京大学
2019	CircSERPINE2 protects against osteoarthritis by targeting miR-1271 and ETS-related gene	*Ann. Rheum. Dis.*	浙江大学医学院附属邵逸夫医院

续表

年份	文献名称	发表期刊	发表单位
类风湿关节炎			
2014	Hypoxia and hypoxia-inducible factor-1α provoke toll-like receptor signalling-induced inflammation in rheumatoid arthritis.	*Ann. Rheum. Dis.*	北京大学人民医院风湿免疫科
2015	The oral and gut microbiomes are perturbed in rheumatoid arthritis and partly normalized after treatment.	*Nat. Med.*	深圳华大基因,北京协和医院
2015	Regulatory T cells in rheumatoid arthritis showed increased plasticity toward Th17 but retained suppressive function in peripheral blood.	*Ann. Rheum. Dis.*	北京大学附属人民医院临床免疫学中心
2016	Deficiency of sorting nexin 10 prevents bone erosion in collagen-induced mouse arthritis through promoting NFATc1 degradation.	*Ann. Rheum. Dis.*	中山大学药学院药理学与毒理学实验室,复旦大学药学院药理学教研室
2017	A method to identify trace sulfated IgG N-glycans as biomarkers for rheumatoid arthritis.	*Nat Commun*	澳门科技大学中医药质量研究国家重点实验室
2017	A missense variant in NCF1 is associated with susceptibility to multiple autoimmune diseases.	*Nat. Genet.*	上海交通大学医学院,中国科学院上海生物科学研究所
2017	Chemotaxis of Vδ2 T cells to the joints contributes to the pathogenesis of rheumatoid arthritis.	*Ann. Rheum. Dis.*	中国医学科学院基础医学研究所免疫学系,北京协和医学院基础医学院,医学分子生物学国家重点实验室
痛风性关节炎			
2015	Genome-wide association analysis identifies three new risk loci for gout arthritis in Han Chinese.	*Nat Commun*	山东省痛风病临床医学中心;青岛大学附属医院山东省代谢病重点实验室;上海交通大学
脊柱			
2015	TBX6 null variants and a common hypomorphic allele in congenital scoliosis.	*N. Engl. J. Med.*	北京协和医院、复旦大学
2015	Genome-wide association study identifies new susceptibility loci for adolescent idiopathic scoliosis in Chinese girls	*Nat Commun*	南京大学医学院、香港中文大学
2017	Melatonin inhibits nucleus pulposus(NP)cell proliferation and extracellular matrix(ECM)remodling via the melatonin membrane receptors mediated PI3K-Akt pathway.	*J. Pineal Res.*	北京协和医院
2017	Quantitative metagenomics reveals unique gut microbiome biomarkers in ankylosing spondylitis.	*Genome Biol.*	浙江中医药大学基础医学院
2018	Circular RNA VMA21 protects against intervertebral disc degeneration through targeting miR-200c and X linked inhibitor-of-apoptosis protein.	*Ann. Rheum. Dis.*	上海交通大学医学院附属第九人民医院
2019	Melatonin protected against the detrimental effects of microRNA-363 in a rat model of vitamin A-associated congenital spinal deformities: Involvement of Notch signaling.	*J. Pineal Res.*	中国医学科学院北京协和医院

续表

年份	文献名称	发表期刊	发表单位
骨肿瘤			
2015	IRX1 hypomethylation promotes osteosarcoma metastasis via induction of CXCL14/NF-κB signaling.	*J. Clin. Invest.*	中山大学附属第一医院骨肿瘤科
2017	Oncogenic miR-210-3p promotes prostate cancer cell EMT andbone metastasis via NF-κB signaling pathway.	*Mol. Cancer*	中山大学附属第一医院骨科 广东省骨伤科重点实验室
2018	Super enhancer inhibitors suppress MYC driven transcriptional amplification and tumor progression in osteosarcoma.	*Bone Res.*	深圳大学高等研究院，中山大学附属第一医院
2018	Degalactotigonin, a Natural Compound from Solanum nigrum L,. Inhibits Growth and Metastasis of Osteosarcoma through GSK3β Inactivation-Mediated Repression of the Hedgehog/Gli1 Pathway.	*Clin. Cancer Res.*	中山大学附属第一医院
2018	Melatonin attenuates osteosarcoma cell invasion by suppression of C-C motif chemokine ligand 24 through inhibition of the c-Jun N-terminal kinase pathway.	*J. Pineal Res.*	中国台湾中山医学大学医学研究所
2019	Inhibition of CaMKIIα Activity Enhances Antitumor Effect of Fullerene C60 Nanocrystals by Suppression of Autophagic Degradation	*Adv Sci(Weinh)*	上海交通大学骨肿瘤研究所
2019	Wnt5a induces and maintains prostate cancer cells dormancy in bone.	*J Exp Med*	中山大学附属第一医院脊柱外科 肿瘤防治中心实验部
2019	Lkb1 deletion in periosteal mesenchymal progenitors induces osteogenic tumors through mTORC1 activation.	*J Clin Invest.*	中国科学院生物化学与细胞生物学研究所 中山大学肿瘤防治中心
2019	MTNR1B loss promotes chordoma recurrence by abrogating melatonin-mediated β-catenin signaling repression.	*J. Pineal Res.*	中山大学附属第一医院骨科
骨科发生发育			
2014	PDGF-BB secreted by preosteoclasts induces angiogenesis during coupling with osteogenesis.	*Nat. Med.*	约翰霍普金斯大学医学院骨科，中南大学湘雅第二医院内分泌代谢研究所
2015	MicroRNA-188 regulates age-related switch between osteoblast and adipocyte differentiation	*J Clin Invest.*	中南大学湘雅第二医院内分泌与代谢研究所
2015	FGFR3/fibroblast growth factor receptor 3 inhibits autophagy through decreasing the ATG12-ATG5 conjugate, leading to the delay of cartilage development in achondroplasia.	*Autophagy*	中国人民解放军陆军军医大学创伤国家重点实验室
2016	Osteoblasts secrete Cxcl9 to regulate angiogenesis in bone.	*Nat Commun.*	南方医科大学基础医学院细胞生物学系器官衰竭研究国家重点实验室
2016	Osteoclast-derived exosomal miR-213-3p inhibits osteoblastic bone formation.	*Nat Commun.*	香港浸会大学骨与关节疾病转化医学研究所
2016	Mediator MED23 cooperates with RUNX2 to drive osteoblast differentiation and bone development.	*Nat Commun*	中国科学院上海生物科学研究所
2016	Cdh1 regulates craniofacial development via APC-dependent ubiquitination and activation of Goosecoid.	*Cell Res.*	中国科学院生物化学与细胞生物学研究所

续表

年份	文献名称	发表期刊	发表单位
2016	mTORC1 regulates PTHrP to coordinate chondrocyte growth, proliferation and differentiation.	*Nat Commun.*	南方医科大学基础医学院细胞生物学系器官衰竭研究国家重点实验室
2017	Programmed cell senescence in skeleton during late puberty.	*Nat Commun.*	约翰·霍普金斯大学医学院整形外科，南方医科大学南方医院骨伤科
2017	Osteoblasts support megakaryopoiesis through production of interleukin-9.	*Blood*	南方医科大学基础医学院细胞生物学系器官衰竭研究国家重点实验室
2018	Histone demethylase LSD1 regulates bone mass by controlling WNT7B and BMP2 signaling in osteoblasts	*Bone Res.*	细胞生物学国家重点实验室，中科院分子细胞科学研究中心，中国科学院上海生物化学与细胞生物学研究所
2019	Macrophage-lineage TRAP + cells recruit periosteum-derived cells for periosteal osteogenesis and regeneration.	*J. Clin. Invest.*	空军军医大学西京医院骨科研究所
2019	MET Mutation causes muscular dysplasia and arthrogryposis.	*EMBO Mol Med*	中山大学附属第一医院
组织工程与再生			
2014	Reversibly controlling preferential protein adsorption on bone implants by using an applied weak potential as a switch.	*Angew. Chem. Int. Ed. Engl.*	华南理工大学材料科学与工程学院
2014	Biomimetic self-assembly of apatite hybrid materials: from a single molecular template to bi-/multi-molecular templates.	*Biotechnol. Adv.*	华中科技大学先进生物材料与组织工程中心
2014	Dynamic introduction of cell adhesive factor via reversible multicovalent phenylboronic acid/cis-diol polymeric complexes.	*J. Am. Chem. Soc.*	苏州大学骨科研究所
2014	A bi-lineage conducive scaffold for osteochondral defect regeneration.	*Advanced Functional Materials*	浙江大学李达三·叶耀珍干细胞与再生医学研究中心
2015	Effects of Nanoscale Spatial Arrangement of Arginine-Glycine-Aspartate Peptides on Dedifferentiation of Chondrocytes.	*Nano Lett.*	复旦大学高分子科学与高分子复合材料协同创新中心，高分子材料分子工程国家重点实验室
2015	The effect of the fibre orientation of electrospun scaffolds on the matrix production of rabbit annulus fibrosus-derived stem cells.	*Bone Res*	苏州大学附属第一医院骨科，苏州大学骨科研究所
2016	Osteoimmunomodulation for the development of advanced bone biomaterials	*Materials Today*	中国科学院上海硅酸盐研究所，昆士兰科技大学澳中组织工程与再生医学中心
2016	A bifunctional biomaterial with photothermal effect for tumor therapy and bone regeneration	*Advanced Functional Materials*	中国科学院上海硅酸盐研究所
2016	Photo-Cross-Linked Scaffold with Kartogenin-Encapsulated Nanoparticles for Cartilage Regeneration	*ACS Nano*	南京大学医学院附属鼓楼医院
2016	Polymer-Supramolecular Polymer Double-Network Hydrogel	*Advanced Functional Materials*	南京大学医学院附属鼓楼医院

续表

年份	文献名称	发表期刊	发表单位
2016	Single-cell analysis reveals a nestin tendon stem/progenitor cell population with strong tenogenic potentiality.	*Sci Adv*	浙江大学李达三·叶耀珍干细胞与再生医学研究中心
2016	Implant-derived magnesium induces local neuronal production of CGRP to improve bone-fracture healing in rats.	*Nat. Med.*	香港中文大学骨科和创伤学系肌肉骨骼研究实验室，深圳先进技术研究院生物医学与健康工程研究所转化医学研发中心
2016	Crosstalk between adipose-derived stem cells and chondrocytes: when growth factors matter.	*Bone Res*	四川大学华西口腔医院口腔疾病国家重点实验室
2017	Magnetically Tuning Tether Mobility of Integrin Ligand Regulates Adhesion, Spreading, and Differentiation of Stem Cells.	*Nano Lett.*	香港中文大学生物医学工程学系
2017	Natural and Synthetic Coral Biomineralization for Human Bone Revitalization	*Trends Biotechnol*	延世大学牙科学院口腔生物学系 香港大学牙医学院口腔生物科学
2017	Remote Control of Multimodal Nanoscale Ligand Oscillations Regulates Stem Cell Adhesion and Differentiation.	*ACS Nano*	香港中文大学生物医学工程学系
2017	Remote Manipulation of Ligand Nano-Oscillations Regulates Adhesion and Polarization of Macrophages in Vivo.	*Nano Lett.*	香港中文大学生物医学工程学系
2017	A Difunctional Regeneration Scaffold for Knee Repair based on Aptamer-Directed Cell Recruitment.	*Adv. Mater. Weinheim*	武汉大学化学与分子科学学院生物与医学分析化学教育部重点实验室
2017	The fabrication of biomimetic biphasic CAN-PAC hydrogel with a seamless interfacial layer applied in osteochondral defect repair.	*Bone Res*	四川大学华西口腔医院口腔疾病国家重点实验室，国家口腔疾病临床研究中心
2017	Photo-Inspired Antibacterial Activity and Wound Healing Acceleration by Hydrogel Embedded with Ag/Ag@ AgCl/ZnO Nanostructures.	*ACS Nano*	湖北大学材料科学与工程学院
2017	Bioinspired Mechano-Sensitive Macroporous Ceramic Sponge for Logical Drug and Cell Delivery.	*Adv Sci*	苏州大学骨科研究所，苏州大学国际转化骨科研究中心
2017	Disordered Topography Mediates Filopodial Extension and Morphology of Cells on Stiff Materials	*Advanced Functional Materials*	苏州大学骨科研究所
2017	Self-Assembled Injectable Nanocomposite Hydrogels Stabilized by Bisphosphonate-Magnesium (Mg^{2+}) Coordination Regulates the Differentiation of Encapsulated Stem Cells via Dual Crosslinking	*Advanced Functional Materials*	香港中文大学生物医学工程学系
2018	Triboelectric Self-Powered Wearable Flexible Patch as 3D Motion Control Interface for Robotic Manipulator	*ACS Nano*	新加坡国立大学，苏州大学骨科研究所
2018	Graphene-Based MicroRNA Transfection Blocks Preosteoclast Fusion to Increase Bone Formation and Vascularization	*Adv Sci(Weinh)*	陆军军医大学第一附属医院(重庆西南医院)，陆军军医大学生物工程与影像系
2018	Near-infrared light-controlled regulation of intracellular calcium to modulate macrophage polarization.	*Biomaterials*	香港中文大学生物医学工程学系，苏州大学附属第一医院骨科

续表

年份	文献名称	发表期刊	发表单位
2018	Remote Control of Intracellular Calcium Using Upconversion Nanotransducers Regulates Stem Cell Differentiation In Vivo	*Advanced Functional Materials*	香港中文大学，苏州大学
2018	Mechanically cartilage-mimicking poly(PCL/PTHF urethane)/collagen nanofibers induce chondrogenesis by blocking NF-kappa B signaling pathway	*Biomaterials*	广西医科大学，浙江大学
2018	Development of a centrally vascularized tissue engineering bone graft with the unique core-shell composite structure for large femoral bone defect treatment.	*Biomaterials*	广州医科大学附属第三医院再生医学与3D打印技术转化研究中心
2018	Porous composite scaffold incorporating osteogenic phytomolecule icariin for promoting skeletal regeneration in challenging osteonecrotic bone in rabbits	*Biomaterials*	中国科学院深圳先进技术研究院
2018	Valence State Manipulation of Cerium Oxide Nanoparticles on a Titanium Surface for Modulating Cell Fate and Bone Formation	*Adv Sci(Weinh)*	上海交通大学医学院附属第九人民医院 香港大学 香港城市大学
2018	Zinc-Modified Sulfonated Polyetheretherketone Surface with Immunomodulatory Function for Guiding Cell Fate and Bone Regeneration	*Adv Sci(Weinh)*	上海交通大学医学院附属第九人民医院、香港大学、香港城市大学
2018	An innovative Mg/Ti hybrid fixation system developed for fracture fixation and healing enhancement at load-bearing skeletal site	*Biomaterials*	香港中文大学
2018	Magnesium alloy based interference screw developed for ACL reconstruction attenuates peri-tunnel bone loss in rabbits	*Biomaterials*	香港中文大学
2018	Precisely controlled delivery of magnesium ions thru sponge-like monodisperse PLGA/nano-MgO-alginate core-shell microsphere device to enable in-situ bone regeneration.	*Biomaterials*	香港大学医学院矫形及创伤外科系
2018	Therapeutic effects of gefitinib-encapsulated thermosensitive injectable hydrogel in intervertebral disc degeneration.	*Biomaterials*	浙江大学李达三·叶耀珍干细胞与再生医学研究中心
2018	Histone deacetylase inhibitor treated cell sheet from mouse tendon stem/progenitor cells promotes tendon repair	*Biomaterials*	浙江大学
2018	Airflow-Assisted 3D Bioprinting of Human Heterogeneous Microspheroidal Organoids with Microfluidic Nozzle	*Small*	浙江大学
2019	Silicate-based bioceramic scaffolds for dual-lineage regeneration of osteochondral defect	*Biomaterials*	浙江大学，中国科学院上海硅酸盐研究所
2019	Dynamic and Cell-Infiltratable Hydrogels as Injectable Carrier of Therapeutic Cells and Drugs for Treating Challenging Bone Defects.	*ACS Cent Sci*	香港中文大学，广州医科大学第三附属医院
2019	3D printing of a lithium-calcium-silicate crystal bioscaffold with dual bioactivities for osteochondral interface reconstruction.	*Biomaterials*	中国科学院上海硅酸盐研究所
2019	Osteogenic magnesium incorporated into PLGA/TCP porous scaffold by 3D printing for repairing challenging bone defect	*Biomaterials*	中国科学院深圳先进技术研究院，香港中文大学
2019	PLGA/beta-TCP composite scaffold incorporating salvianolic acid B promotes bone fusion by angiogenesis and osteogenesis in a rat spinal fusion model	*Biomaterials*	香港中文大学，广东医科大学附属医院骨科中心
2019	CRISPRai for simultaneous gene activation and inhibition to promote stem cell chondrogenesis and calvarial bone regeneration.	*Nucleic Acids Res.*	台湾清华大学化学系(新竹)，台湾清华大学基础与应用科学前沿研究中心

续表

年份	文献名称	发表期刊	发表单位
2019	Nano genome altas(NGA) of body wide organ responses	*Biomaterials*	浙江大学
2019	Vascularized 3D printed scaffolds for promoting bone regeneration	*Biomaterials*	上海交通大学医学院附属瑞金医院
2019	Orchestrated biomechanical, structural, and biochemical stimuli for engineering anisotropic meniscus.	*Sci Transl Med*	北京大学工学院生物医学工程系
2019	Injectable biomaterials for translational medicine	*Materials Today*	苏州大学骨科研究所
2019	A surface-engineered polyetheretherketone biomaterial implant with direct and immunoregulatory antibacterial activity against methicillin-resistant Staphylococcus aureus	*Biomaterials*	上海交通大学医学院附属第九人民医院、香港大学、香港城市大学
2019	Polymer Fiber Scaffolds for Bone and Cartilage Tissue Engineering	*Advanced functional materials*	吉林大学中日联谊医院
骨科药物研发			
2014	Enhancement of the synthesis of n-3 PUFAs in fat-1 transgenic mice inhibits mTORC1 signalling and delays surgically induced osteoarthritis in comparison with wild-type mice.	*Ann. Rheum. Dis.*	南方医科大学基础医学院细胞生物学系;广东省广州市骨科学会
2015	Significant associations of antidrug antibody levels with serum drug trough levels and therapeutic response of adalimumab and etanercept treatment in rheumatoid arthritis.	*Ann. Rheum. Dis.*	中国医科大学附属医院中医科
2015	Inhibition of Rac1 activity by controlled release of NSC23766 from chitosan microspheres effectively ameliorates osteoarthritis development in vivo.	*Ann. Rheum. Dis.*	浙江大学医学院干细胞与组织工程中心,浙江大学医学院组织工程与再生医学浙江省重点实验室
2016	Halofuginone attenuates osteoarthritis by inhibition of TGF-β activity and H-type vessel formation in subchondral bone.	*Ann. Rheum. Dis.*	南方医科大学南方医院骨科
2018	A bone-targeting delivery system carrying osteogenic phytomoleculeicaritin prevents osteoporosis in mice	*Biomaterials*	香港中文大学
2018	Cationic nanoparticle as an inhibitor of cell-free DNA-induced inflammation.	*Nat Commun*	中山大学材料科学与工程学院功能生物材料中心
2018	Oridonin is a covalent NLRP3 inhibitor with strong anti-inflammasome activity.	*Nat Commun*	合肥国家微尺度物理科学实验室,中国科学技术大学生命科学学院中国科学院先天性免疫与慢性疾病重点实验室,中国科学技术大学手机信号网络创新中心
2019	Euryale Ferox Seed-inspired Super-lubricated Nanoparticles for Treatment of Osteoarthritis	*Adv Funct Mater*	上海瑞金医院,清华大学
2019	A small molecule promotes cartilage extracellular matrix generation and inhibits osteoarthritis development.	*Nat Commun*	北京大学第三医院,运动损伤北京市重点实验室,运动医学研究所

第三节　国家科学技术奖

1. 重组合异种骨的系列研究及临床应用　异种骨移植是目前世界上骨科领域内尚未解决的难题，其主要困难在于如何消除植骨引起的免疫排斥反应同时保留它的诱导成骨能力。胡蕴玉教授带领团队成功进行了重组合异种骨的研制，即以新鲜小牛骨为原材料，取其皮质骨经一系列生化提取，分离具有高效诱导成骨活性的骨形成蛋白（BMP）；取其骨松质经连续化学处理消除其抗原性，制成多孔性植骨支架，然后在适宜条件下以骨松质支架作为载体与 BMP 重新结合成新的植骨。动物实验和临床试验证实重组合异种骨均未引起明显的免疫排斥反应。重组合方法突破了异种骨处理的传统观念，研制出既有高效诱导成骨能力又不引起免疫排斥的异种骨材料，从而较好地解决了异种骨移植长期以来未能解决的难题。异种骨来源丰富，易于大量获取和加工贮存，随现代分子生物学技术的发展，获取高纯度高活性 BMP 制品也日趋简单，因此重组合异种骨必将成为良好的临床骨库材料，在骨缺损修复、骨折愈合、关节融合以及骨肿瘤术后骨骼重建等领域内显示出重要作用。1996 年，胡蕴玉教授以其丰硕的研究成果荣获国家科学技术进步奖二等奖（图 13-129）。

2. 晚期周围神经损伤退变与修复后再生实验和临床研究　传统观念认为周围神经损伤 1 年以上（即晚期周围神经损伤），没有修复价值，致使许多伤病员丧失治疗机会而成为终生残疾。胡蕴玉教授自 1955 年开始对晚期周围神经损伤进行深入系统的研究。该研究对周围神经损伤的不同时期，尤其是晚期，周围和中枢的退变、再生及恢复情况，从组织学、多项组织化学、神经肌肉电生理、超微结构、辣根过氧化物酶示踪、免疫组化及计算机图像分析等多方面进行综合评价研究。动物实验发现晚期神经损伤修复后，部分萎缩的肌肉可以得到良好的恢复，消失的运动终板可以再生，皮肤感觉和营养获得很大的改善，游离神经末梢得到再生。从形态学和神经活性物质检测研究发现，脊髓神经元在晚期神经损伤后其功能活动仍保持一定水平，神经修复后可得到较好的恢复。在临床研究方面对不同原因、不同类型、不同部位及不同时机的周围神经损伤，尤其是晚期周围神经损伤修复后进行全面系统随访和综合评价。自 1955 年起，共收治周围神经损伤近 3 000 例，其中晚期神经损伤 324 例，有完整随访资料 181 例 212 条神经，优良率为 62.3%，扣除指神经伤外，四肢主要神经伤 151 条，优良 75%，达到了满意的治疗效果，有效解决了传统晚期周围神经损伤无法修复的难题。2001 年，胡蕴玉教授的研究成果荣获国家科学技术进步奖二等奖（图 13-130）。

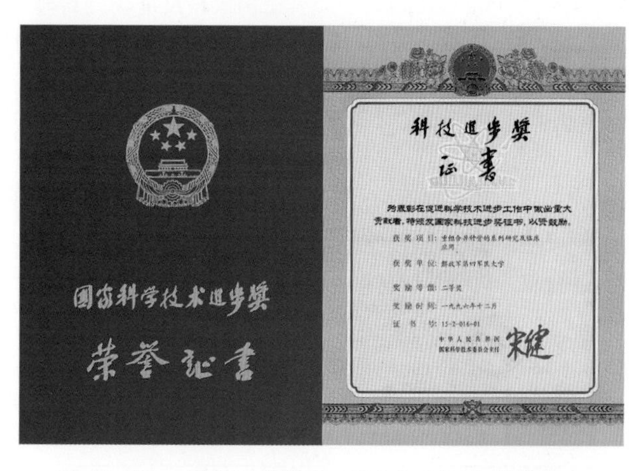

科技進步奬
证書
为表彰在促进科学技术进步工作中做出重大贡献者，特颁发国家科技进步奖证书，以资鼓励。

图 13-129　胡蕴玉教授获 1996 年度国家科学技术进步奖二等奖

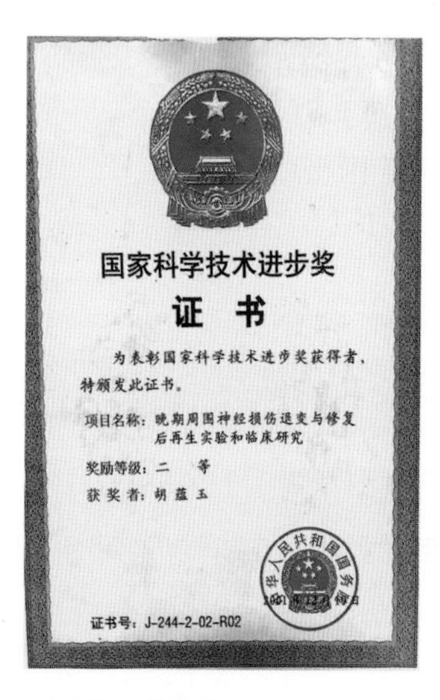

国家科学技术进步奖
证　书
为表彰国家科学技术进步奖获得者，特颁发此证书。
项目名称：晚期周围神经损伤退变与修复后再生实验和临床研究
奖励等级：二　等
获 奖 者：胡 蕴 玉
证书号：J-244-2-02-R02

图 13-130　胡蕴玉教授获 2001 年度国家科学技术进步奖二等奖

第四节　国 际 专 利

人体周围神经内部束型结构三维重建可视化集成方法：广州中山大学第一附属医院闫立伟、朱庆棠等人研发了一种人体周围神经内路型结构的三维重建视觉整合方法。该方法包括：获取人体周围神经，通过碘染色结合冷冻干燥制备分离的神经标本，对预处理后的周围神经进行 Micro-CT 扫描得到二维图像，并对二维图像进行二值化处理，根据纹理特征

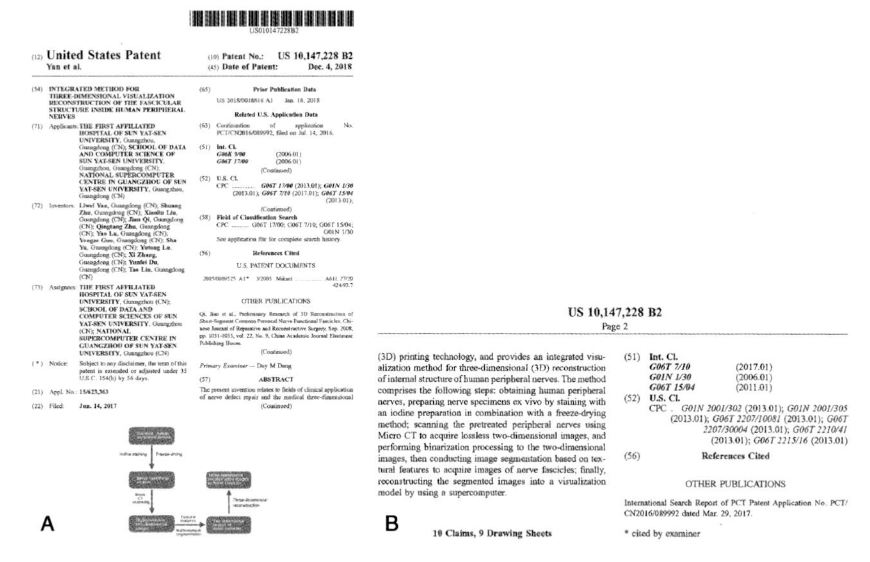
US010147228B2

(12) **United States Patent**
Yan et al.

(10) **Patent No.: US 10,147,228 B2**
(45) **Date of Patent: Dec. 4, 2018**

(54) **INTEGRATED METHOD FOR THREE-DIMENSIONAL VISUALIZATION RECONSTRUCTION OF THE FASCICULAR STRUCTURE INSIDE HUMAN PERIPHERAL NERVES**

(71) Applicants: **THE FIRST AFFILIATED HOSPITAL OF SUN YAT-SEN UNIVERSITY**, Guangzhou, Guangdong (CN); **SCHOOL OF DATA AND COMPUTER SCIENCE OF SUN YAT-SEN UNIVERSITY**, Guangzhou, Guangdong (CN); **NATIONAL SUPERCOMPUTER CENTRE IN GUANGZHOU OF SUN YAT-SEN UNIVERSITY**, Guangzhou, Guangdong (CN)

(72) Inventors: **Liwei Yan**, Guangdong (CN); **Shuang Zhu**, Guangdong (CN); **Xiaolin Liu**, Guangdong (CN); **Jian Qi**, Guangdong (CN); **Qingtang Zhu**, Guangdong (CN); **Yao Lu**, Guangdong (CN); **Yongze Guo**, Guangdong (CN); **Sha Yu**, Guangdong (CN); **Yutong Lu**, Guangdong (CN); **Xi Zhang**, Guangdong (CN); **Yunfei Du**, Guangdong (CN); **Tao Lin**, Guangdong (CN)

(73) Assignees: **THE FIRST AFFILIATED HOSPITAL OF SUN YAT-SEN UNIVERSITY**, Guangzhou (CN); **SCHOOL OF DATA AND COMPUTER SCIENCES OF SUN YAT-SEN UNIVERSITY**, Guangzhou (CN); **NATIONAL SUPERCOMPUTER CENTRE IN GUANGZHOU OF SUN YAT-SEN UNIVERSITY**, Guangzhou (CN)

(*) Notice: Subject to any disclaimer, the term of this patent is extended or adjusted under 35 U.S.C. 154(b) by 56 days.

(21) Appl. No.: **15/623,363**

(22) Filed: **Jun. 14, 2017**

(65) **Prior Publication Data**
US 2018/0018816 A1 Jan. 18, 2018

Related U.S. Application Data
(63) Continuation of application No. PCT/CN2016/089992, filed on Jul. 14, 2016.

(51) **Int. Cl.**
G06K 9/00 (2006.01)
G06T 17/00 (2006.01)
(Continued)

(52) **U.S. Cl.**
CPC *G06T 17/00* (2013.01); *G01N 1/30* (2013.01); *G06T 7/10* (2017.01); *G06T 15/04* (2013.01);
(Continued)

(58) **Field of Classification Search**
CPC G06T 17/00; G06T 7/10; G06T 15/04; G01N 1/30
See application file for complete search history.

(56) **References Cited**
U.S. PATENT DOCUMENTS
2005/0069525 A1* 3/2005 Mikael A61L 27/20 424/93.7

OTHER PUBLICATIONS
Qi, Jian et al., Preliminary Research of 3D Reconstruction of Short-Segment Common Peroneal Nerve Functional Fascicles, Chinese Journal of Reparative and Reconstructive Surgery, Sep. 2008, pp. 1031-1035, vol. 22, No. 9, China Academic Journal Electronic Publishing House.
(Continued)

Primary Examiner — Duy M Dang

(57) **ABSTRACT**
The present invention relates to fields of clinical application of nerve defect repair and the medical three-dimensional
(Continued)

A

US 10,147,228 B2
Page 2

(3D) printing technology, and provides an integrated visualization method for three-dimensional (3D) reconstruction of internal structure of human peripheral nerves. The method comprises the following steps: obtaining human peripheral nerves, preparing nerve specimens ex vivo by staining with an iodine preparation in combination with a freeze-drying method; scanning the pretreated peripheral nerves using Micro CT to acquire lossless two-dimensional images, and performing binarization processing to the two-dimensional images, then conducting image segmentation based on textural features to acquire images of nerve fascicles; finally, reconstructing the segmented images into a visualization model by using a supercomputer.

10 Claims, 9 Drawing Sheets

(51) **Int. Cl.**
G06T 7/10 (2017.01)
G01N 1/30 (2006.01)
G06T 15/04 (2011.01)

(52) **U.S. Cl.**
CPC . *G01N 2001/302* (2013.01); *G01N 2001/305* (2013.01); *G06T 2207/10081* (2013.01); *G06T 2207/30004* (2013.01); *G06T 2210/41* (2013.01); *G06T 2215/16* (2013.01)

(56) **References Cited**

OTHER PUBLICATIONS
International Search Report of PCT Patent Application No. PCT/CN2016/089992 dated Mar. 29, 2017.

* cited by examiner

B

图 13-131　"Integrated method for three-dimensional visualization reconstruction of the fascicular structure inside human peripheral nerves"于 2018 年取得美国专利

对图像进行分割，得到神经束图像；进一步通过超级计算机将分割后的图像重构为视觉模型。本发明中获得图像的方法可以满足神经束重建的扫描精度要求，同时可为临床实施神经束间吻合提供立体解剖图谱；另外，扫描获得的三维数据可以为神经生物材料制造提供精确修复模板。该方法于 2018 年取得美国专利（专利号：PCT/CN2016/089992）（图 13-131）。

第五节　国际专著

一、纳米技术增强的骨科材料

随着近年骨科植入物的快速发展，其临床应用愈发广泛，接受植入物治疗患者的年龄分布更加广泛、免疫状态更加复杂，传统植入物也因此面临了更多的挑战，如手术感染率和失败率升高。而纳米植入物相较传统植入物具有增加骨骼生长、限制感染和抑制炎症等优点，针对以上挑战提出了创新性的解决方案。苏州大学骨科研究所的杨磊教授主编 *Nanotechnology-Enhanced Orthopedic Materials*（ISBN：978-0-85709-844-3）于 2015 年出版，该书系统总结了纳米技术在骨科领域产生的影响，涵盖了最具创新性的纳米材料制造技术，并强调了在医学中制造和使用纳米材料的安全性。这本书为骨科中传统技术面临的问题提供了新的思路，有助于让更多的患者和医务工作者了解纳米骨医疗优势（图 13-132）。

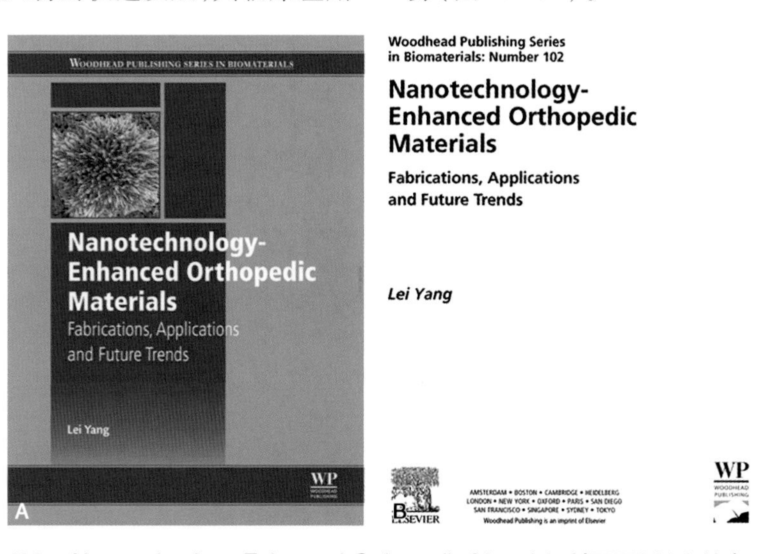

图 13-132　*Nanotechnology-Enhanced Orthopedic Materials* 封面页（A）和编者页（B）

二、转化医学中的生物材料

转化医学弥合了基础医学研究与临床实践之间的鸿沟，加速了医学研究成果的转化过程。生物材料，能够通过与生命系统的相互作用指导治疗或诊断过程，在实际医疗应用中发挥着关键作用，是转化医学中的关键方法或工具。近几十年来，生物材料科学和工程的研究领域蓬勃发展，而新的生物材料从实验台到床边的成功转化与不断增长的临床需求并不平行。这种差异表明，在转化医学和生物材料科学的研究和发展中，有必要深入了解这两个领域的原理和特点，使两者能相互兼容但又具有创新性。在此背景下，由河北工业大学/苏州大学骨研所的杨磊教授、美国托莱多大学的 Bhaduri 和美国西北大学的 Webster 共同编辑和撰写了 *Biomaterials in Translational Medicine*（ISBN：978-0-12-813477-1）。该书从转化医学的角度编排了一系列生物材料方面的开创性课题，包括先进的生物材料及其在骨科、心血管科学、神经修复、干细胞治疗、3D 生物打印等领域的转化性地位，并就生物材料研究和开发的监管进行了深入的讨论（图 13-133）。

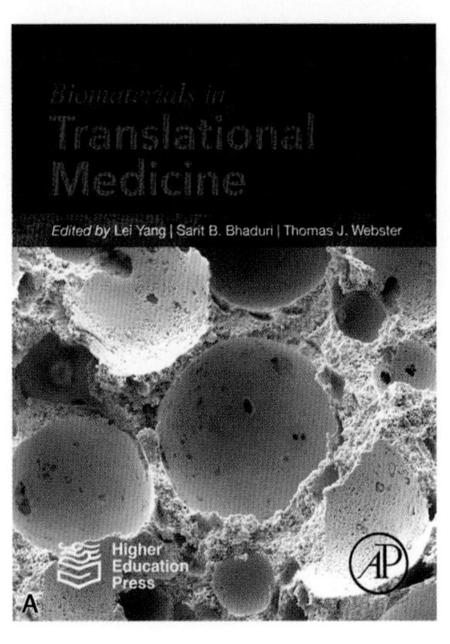

Biomaterials in Translational Medicine

Edited by

Lei Yang
School of Materials Science and Engineering, Hebei University of Technology, Tianjin, China
Orthopaedic Institute, Soochow University, Suzhou, China

Sarit B. Bhaduri
Department of Mechanical, Industrial and Manufacturing Engineering and Department of Surgery, University of Toledo, Toledo, OH, United States

Thomas J. Webster
Department of Chemical Engineering, Northeastern University, Boston, MA, United States

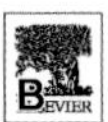
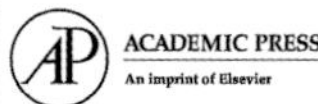

图 13-133　*Biomaterials in Translational Medicine* 封面页（A）和编者页（B）

第六节　指南及专家共识

2014 年，中国老年学学会骨质疏松委员会组织国内的行内专家经过多次论证和修改，分别发表了骨质疏松临床检查、诊断和治疗相关的专家共识。

一、骨代谢生化指标临床应用专家共识

骨代谢生化指标能反映骨平衡状态，兼具灵敏度和特异性，随着其检验技术的日趋成熟，骨代谢生化在骨质疏松的分型、疗效评价上具有非常重要的临床应用价值。由中国老年学学会骨质疏松委员会撰写发表的《骨代谢生化指标临床应用专家共识》为骨代谢生化指标提供了一套相对完备统一的检测和解读标准，为推动了骨代谢生化技术的发展及其在临床诊治中的规范化应用。

二、中国人骨质疏松症诊断标准专家共识

在 2000 年第二稿的基础上，中国老年学学会骨质疏松委员会组织专家在广泛参考国外、国际最新的骨质疏松诊断标准的同时，结合国内人群特点和临床实际制定发表了《中国人骨质疏松症诊断标准专家共识（第三稿 · 2014 版）》。

三、维生素 D 与成年人骨骼健康应用指南

维生素 D 是调节骨骼生长发育的重要内分泌激素，能通过增加胃肠道及肾脏的钙吸收促进正钙平衡，在骨质疏松症的发生发展及防治中发挥着重要作用。2014 年指定发表的《维生素 D 与成年人骨骼健康应用指南（2014 年标准版、2014 年简化版）》为外源补充维生素 D 的参考值、适用人群、补充剂量及其安全性供了可靠权威的临床参考。

附：骨质疏松相关专家共识参考文献

[1] 张萌萌. 中国老年学学会骨质疏松委员会骨代谢生化指标临床应用专家共识[J]. 中国骨质疏松杂志，2014，20(11)：1263-1272.

[2] 张智海，刘忠厚，李娜，张萌萌，黄琪仁，马远征，王亮，

刘勇,刘新宇,朱钧,蓝旭,李士春,杨鸿兵,喻恒峰,汤光宇,张伟,姚伟武,李绍林,彭俊红,周晟,周劲松. 中国人骨质疏松症诊断标准专家共识(第三稿·2014版)[J]. 中国骨质疏松杂志,2014,20(09):1007-1010.

[3] 廖祥鹏,张增利,张红红,朱汉民,周建烈,黄琪仁,汪之顼,王亮,刘忠厚. 维生素D与成年人骨骼健康应用指南(2014年标准版)[J]. 中国骨质疏松杂志,2014,20(09):1011-1030.

[4] 廖祥鹏,张增利,张红红,朱汉民,周建烈,黄琪仁,汪之顼,王亮,刘忠厚. 维生素D与成年人骨骼健康应用指南(2014年简化版)[J]. 中国骨质疏松杂志,2014,20(06):718-722.

(罗卓荆 陈伟 冯琛)

参考文献

[1] GAO W,LIN M,LIANG A,et al. Melatonin enhances chondrogenic differentiation of human mesenchymal stem cells [J]. Journal of pineal research,2014,56(1):62-70.

[2] C L,B G,H W,et al. Aptamer-functionalized lipid nanoparticles targeting osteoblasts as a novel RNA interference-based bone anabolic strategy[J]. Nature medicine,2015,21(3):288-94.

[3] WANG Z,LIU N,LIU K,et al. Autophagy mediated CoCrMo particle-induced peri-implant osteolysis by promoting osteoblast apoptosis[J]. Autophagy,2015,11(12):2358-2369.

[4] ZHOU L,CHEN X,LIU T,et al. Melatonin reverses H_2O_2-induced premature senescence in mesenchymal stem cells via the SIRT1-dependent pathway[J]. Journal of pineal research,2015,59(2):190-205.

[5] LI D,LIU J,GUO B,et al. Osteoclast-derived exosomal miR-213-3p inhibits osteoblastic bone formation[J]. Nature communications,2016,7:10872.

[6] YANG F,YANG L,LI Y,et al. Melatonin protects bone marrow mesenchymal stem cells against iron overload-induced aberrant differentiation and senescence[J]. Journal of pineal research,2017,63(3).

[7] WU Z,QIU X,GAO B,et al. Melatonin-mediated miR-526b-3p and miR-590-5p upregulation promotes chondrogenic differentiation of human mesenchymal stem cells[J]. Journal of pineal research,2018,65(1):e12483.

[8] LIAN C,WU Z,GAO B,et al. Melatonin reversed tumor necrosis factor-alpha-inhibited osteogenesis of human mesenchymal stem cells by stabilizing SMAD1 protein[J]. Journal of pineal research,2016,61(3):317-327.

[9] LUO J,YANG Z,MA Y,et al. LGR4 is a receptor for RANKL and negatively regulates osteoclast differentiation and bone resorption[J]. Nature medicine,2016,22(5):539-546.

[10] XU Z,GREENBLATT MB,YAN G,et al. SMURF2 regulates bone homeostasis by disrupting SMAD3 interaction with vitamin D receptor in osteoblasts[J]. Nature communications,2017;8:14570.

[11] YANG M,LI CJ,SUN X,et al. MiR-497 approximately 195 cluster regulates angiogenesis during coupling with osteogenesis by maintaining endothelial Notch and HIF-1alpha activity[J]. Nature communications,2017,8:16003.

[12] ZHAO JG,ZENG XT,WANG J,et al. Association Between Calcium or Vitamin D Supplementation and Fracture Incidence in Community-Dwelling Older Adults: A Systematic Review and Meta-analysis[J]. Jama,2017,318(24):2466-2482.

[13] LIANG C,PENG S,LI J,et al. Inhibition of osteoblastic SMURF1 promotes bone formation in mouse models of distinctive age-related osteoporosis[J]. Nature communications,2018,9(1):3428.

[14] RAO SS,HU Y,XIE PL,et al. Omentin-1 prevents inflammation-induced osteoporosis by downregulating the pro-inflammatory cytokines[J]. Bone research,2018,6:9.

[15] WU Y,XIE L,WANG M,et al. Mettl3-mediated m(6)A RNA methylation regulates the fate of bone marrow mesenchymal stem cells and osteoporosis[J]. Nature communications,2018,9(1):4772.

[16] LI J,LIU C,LI Y,et al. TMCO1-mediated $Ca(^{2+})$ leak underlies osteoblast functions via CaMKII signaling[J]. Nature communications,2019,10(1):1589.

[17] LAI Y,BAI X,ZHAO Y,et al. ADAMTS-7 forms a positive feedback loop with TNF-alpha in the pathogenesis of osteoarthritis[J]. Annals of the rheumatic diseases,2014,73(8):1575-1584.

[18] HUANG MJ,WANG L,JIN DD,et al. Enhancement of the synthesis of n-3 PUFAs in fat-1 transgenic mice inhibits mTORC1 signalling and delays surgically induced osteoarthritis in comparison with wild-type mice[J]. Annals of the rheumatic diseases,2014,73(9):1719-1727.

[19] CHEN Y,HUANG YC,YAN CH,et al. Abnormal subchondral bone remodeling and its association with articular cartilage degradation in knees of type 2 diabetes patients [J]. Bone research,2017,5:17034.

[20] J D,D Y,Y W,et al. Kdm6b regulates cartilage development and homeostasis through anabolic metabolism[J]. Annals of the rheumatic diseases,2017,76(7):1295-1303.

[21] ZHENG L,PI C,ZHANG J,et al. Aberrant activation of latent transforming growth factor-beta initiates the onset of temporomandibular joint osteoarthritis[J]. Bone research,2018,6:26.

[22] DENG Y,LU J,LI W,et al. Reciprocal inhibition of YAP/TAZ and NF-kappaB regulates osteoarthritic cartilage degradation[J]. Nature communications,2018,9(1):4564.

[23] WANG J,WU Y,LI H,et al. Magnesium alloy based interference screw developed for ACL reconstruction attenuates peri-tunnel bone loss in rabbits[J]. Biomaterials,2018,157:86-97.

[24] ZHANG H,LIN C,ZENG C,et al. Synovial macrophage M1 polarisation exacerbates experimental osteoarthritis partially through R-spondin-2[J]. Annals of the rheumatic diseases,2018,77(10):1524-1534.

[25] YANG H,WEN Y,ZHANG M,et al. MTORC1 coordinates the autophagy and apoptosis signaling in articular chondrocytes in osteoarthritic temporomandibular joint[J]. Autophagy,2019,1-18.

[26] TONG W,ZENG Y,CHOW DHK,et al. Wnt16 attenuates osteoarthritis progression through a PCP/JNK-mTORC1-PTHrP cascade[J]. Annals of the rheumatic diseases,2019,78(4):551-561.

[27] JI Q,ZHENG Y,ZHANG G,et al. Single-cell RNA-seq analysis reveals the progression of human osteoarthritis [J]. Annals of the rheumatic diseases,2019,78(1):100-10.

[28] LIAN C,WANG X,QIU X,et al. Collagen type Ⅱ suppresses articular chondrocyte hypertrophy and osteoarthritis progression by promoting integrin beta1-SMAD1 interaction[J]. Bone research,2019,7:8.

[29] LIN C,LIU L,ZENG C,et al. Activation of mTORC1 in subchondral bone preosteoblasts promotes osteoarthritis by stimulating bone sclerosis and secretion of CXCL12[J]. Bone research,2019,7:5.

[30] ZHU X,CHEN F,LU K,et al. PPARgamma preservation via promoter demethylation alleviates osteoarthritis in mice [J]. Annals of the rheumatic diseases,2019.

[31] SHEN S,WU Y,CHEN J,et al. CircSERPINE2 protects against osteoarthritis by targeting miR-1271 and ETS-related gene[J]. Annals of the rheumatic diseases,2019,78(6):826-836.

[32] HU F,MU R,ZHU J,et al. Hypoxia and hypoxia-inducible factor-1alpha provoke toll-like receptor signalling-induced inflammation in rheumatoid arthritis[J]. Annals of the rheumatic diseases. 2014;73(5):928-36.

[33] X Z,D Z,H J,et al. The oral and gut microbiomes are perturbed in rheumatoid arthritis and partly normalized after treatment[J]. Nature medicine,2015;21(8):895-905.

[34] T W,X S,J Z,et al. Regulatory T cells in rheumatoid arthritis showed increased plasticity toward Th17 but retained suppressive function in peripheral blood[J]. Annals of the rheumatic diseases,2015,74(6):1293-1301.

[35] ZHOU C,YOU Y,SHEN W,et al. Deficiency of sorting nexin 10 prevents bone erosion in collagen-induced mouse arthritis through promoting NFATc1 degradation[J]. Annals of the rheumatic diseases,2016,75(6):1211-1218.

[36] C W,Z Z,T S,et al. Quantitative metagenomics reveals unique gut microbiome biomarkers in ankylosing spondylitis[J]. Genome biology,2017,18(1):142.

[37] ZHAO J,MA J,DENG Y,et al. A missense variant in NCF1 is associated with susceptibility to multiple autoimmune diseases[J]. Nat Genet,2017,49(3):433-437.

[38] WX M,SS Y,H C,et al. Chemotaxis of Vδ2 T cells to the joints contributes to the pathogenesis of rheumatoid arthritis[J]. Annals of the rheumatic diseases,2017,76(12):2075-2084.

[39] LI C,LI Z,LIU S,et al. Genome-wide association analysis identifies three new risk loci for gout arthritis in Han Chinese[J]. Nature communications,2015,6:7041.

[40] WU N,MING X,XIAO J,et al. TBX6 null variants and a common hypomorphic allele in congenital scoliosis[J]. The New England journal of medicine,2015,372(4):341-350.

[41] ZHU Z,TANG NL,XU L,et al. Genome-wide association study identifies new susceptibility loci for adolescent idiopathic scoliosis in Chinese girls[J]. Nature communications,2015,6:8355.

[42] LI Z,LI X,CHEN C,et al. Melatonin inhibits nucleus pulposus (NP) cell proliferation and extracellular matrix (ECM) remodeling via the melatonin membrane receptors mediated PI3K-Akt pathway[J]. Journal of pineal research,2017,63(3).

[43] CHENG X,ZHANG L,ZHANG K,et al. Circular RNA VMA21 protects against intervertebral disc degeneration through targeting miR-200c and X linked inhibitor-of-apoptosis protein[J]. Annals of the rheumatic diseases,2018,77(5):770-779.

[44] LI Z,LI X,BI J,et al. Melatonin protected against the detrimental effects of microRNA-363 in a rat model of vitamin A-associated congenital spinal deformities: Involvement of Notch signaling[J]. Journal of pineal research,2019,66(3):e12558.

[45] CHEN C,ZHANG J,SUN L,et al. Long-term imaging of dorsal root ganglia in awake behaving mice[J]. Nature communications,2019,10(1):3087.

[46] LU J,SONG G,TANG Q,et al. IRX1 hypomethylation promotes osteosarcoma metastasis via induction of CXCL14/NF-kappaB signaling[J]. J Clin Invest,2015,125(5):1839-1856.

[47] REN D,YANG Q,DAI Y,et al. Oncogenic miR-210-3p promotes prostate cancer cell EMT and bone metastasis via NF-kappaB signaling pathway[J]. Molecular cancer,2017,16(1):117.

[48] CHEN D,ZHAO Z,HUANG Z,et al. Super enhancer in-

hibitors suppress MYC driven transcriptional amplification and tumor progression in osteosarcoma[J]. Bone research, 2018,6:11.

[49] ZHAO Z,JIA Q,WU MS,et al. Degalactotigonin,a Natural Compound from Solanum nigrum L., Inhibits Growth and Metastasis of Osteosarcoma through GSK3beta Inactivation-Mediated Repression of the Hedgehog/Gli1 Pathway [J]. Clinical cancer research : an official journal of the American Association for Cancer Research,2018,24(1): 130-144.

[50] LU KH,SU SC,LIN CW,et al. Melatonin attenuates osteosarcoma cell invasion by suppression of C-C motif chemokine ligand 24 through inhibition of the c-Jun N-terminal kinase pathway[J]. Journal of pineal research,2018,65(3):e12507.

[51] LIU L,WANG T,YANG X,et al. MTNR1B loss promotes chordoma recurrence by abrogating melatonin-mediated beta-catenin signaling repression[J]. Journal of pineal research,2019,e12588.

[52] REN D,DAI Y,YANG Q,et al. Wnt5a induces and maintains prostate cancer cells dormancy in bone[J]. The Journal of experimental medicine,2019,216(2):428-449.

[53] XU J,WANG H,HU Y,et al. Inhibition of CaMKIIalpha Activity Enhances Antitumor Effect of Fullerene C60 Nanocrystals by Suppression of Autophagic Degradation [J]. Advanced science (Weinheim, Baden-Wurttemberg, Germany),2019,6(8):1801233.

[54] HAN Y,FENG H,SUN J,et al. Lkb1 deletion in periosteal mesenchymal progenitors induces osteogenic tumors through mTORC1 activation[J]. J Clin Invest,2019,130.

[55] XIE H,CUI Z,WANG L,et al. PDGF-BB secreted by preosteoclasts induces angiogenesis during coupling with osteogenesis [J]. Nature medicine, 2014, 20 (11): 1270-1278.

[56] LI CJ,CHENG P,LIANG MK,et al. MicroRNA-188 regulates age-related switch between osteoblast and adipocyte differentiation[J]. J Clin Invest,2015,125(4):1509-1522.

[57] WANG X,QI H,WANG Q,et al. FGFR3/fibroblast growth factor receptor 3 inhibits autophagy through decreasing the ATG12-ATG5 conjugate,leading to the delay of cartilage development in achondroplasia[J]. Autophagy,2015,11(11):1998-2013.

[58] HUANG B,WANG W,LI Q,et al. Osteoblasts secrete Cxcl9 to regulate angiogenesis in bone[J]. Nature communications,2016,7:13885.

[59] LIU Z,YAO X,YAN G,et al. Mediator MED23 cooperates with RUNX2 to drive osteoblast differentiation and bone development[J]. Nature communications,2016,7:11149.

[60] SHAO R,LIU J,YAN G,et al. Cdh1 regulates craniofacial development via APC-dependent ubiquitination and activation of Goosecoid [J]. Cell research, 2016, 26 (6): 699-712.

[61] YAN B,ZHANG Z,JIN D,et al. mTORC1 regulates PTHrP to coordinate chondrocyte growth,proliferation and differentiation[J]. Nature communications,2016,7:11151.

[62] LI C,CHAI Y,WANG L,et al. Programmed cell senescence in skeleton during late puberty[J]. Nature communications,2017,8(1):1312.

[63] XIAO M,WANG Y,TAO C,et al. Osteoblasts support megakaryopoiesis through production of interleukin-9[J]. Blood,2017,129(24):3196-3209.

[64] SUN J,ERMANN J,NIU N,et al. Histone demethylase LSD1 regulates bone mass by controlling WNT7B and BMP2 signaling in osteoblasts[J]. Bone research,2018,6:14.

[65] GAO B,DENG R,CHAI Y,et al. Macrophage-lineage TRAP+ cells recruit periosteum-derived cells for periosteal osteogenesis and regeneration[J]. J Clin Invest,2019,130:2578-2594.

[66] ZHOU H,LIAN C,WANG T,et al. MET mutation causes muscular dysplasia and arthrogryposis[J]. EMBO molecular medicine,2019,11(3).

[67] XIE Y,ZHAN S,GE W,et al. The potential risks of C-C chemokine receptor 5-edited babies in bone development [J]. Bone research,2019,7:4.

[68] LIAO J,ZHU Y,ZHOU Z,et al. Reversibly controlling preferential protein adsorption on bone implants by using an applied weak potential as a switch[J]. Angewandte Chemie (International ed in English), 2014, 53 (48): 13068-13072.

[69] MA J,WANG J,AI X,et al. Biomimetic self-assembly of apatite hybrid materials: from a single molecular template to bi-/multi-molecular templates[J]. Biotechnology advances,2014,32(4):744-760.

[70] PAN G,GUO B,MA Y,et al. Dynamic introduction of cell adhesive factor via reversible multicovalent phenylboronic acid/cis-diol polymeric complexes[J]. Journal of the American Chemical Society,2014,136(17):6203-6206.

[71] YAN W,ZHU S,WU C,et al. A Bi-Lineage Conducive Scaffold for Osteochondral Defect Regeneration[J]. Advanced Functional Materials,2014,24(28):4473-4483.

[72] LI S,WANG X,CAO B,et al. Effects of Nanoscale Spatial Arrangement of Arginine-Glycine-Aspartate Peptides on Dedifferentiation of Chondrocytes[J]. Nano letters,2015,15(11):7755-7765.

[73] LIU C,ZHU C,LI J,et al. The effect of the fibre orientation of electrospun scaffolds on the matrix production of rabbit annulus fibrosus-derived stem cells[J]. Bone re-

search,2015,3:15012.

[74] CHEN Z,KLEIN T,MURRAY RZ,et al. Osteoimmunomodulation for the development of advanced bone biomaterials[J]. Materials Today,2016,19(6):304-321.

[75] MA H,JIANG C,DONG Z,et al. A Bifunctional Biomaterial with Photothermal Effect for Tumor Therapy and Bone Regeneration[J]. Advanced Functional Materials,2016,26(8):1197-1208.

[76] SHI D,XU X,YE Y,et al. Photo-Cross-Linked Scaffold with Kartogenin-Encapsulated Nanoparticles for Cartilage Regeneration[J]. ACS nano,2016,10(2):19.

[77] SUN W,XUE B,LI Y,et al. Polymer-Supramolecular Polymer Double-Network Hydrogel[J]. Advanced Functional Materials,2016,;26(48).

[78] Z Y,JJ H,L Y,et al. Single-cell analysis reveals a nestin tendon stem/progenitor cell population with strong tenogenic potentiality[J]. Science advances,2016,2(11):e1600874.

[79] ZHANG Y,XU J,RUAN YC,et al. Implant-derived magnesium induces local neuronal production of CGRP to improve bone-fracture healing in rats[J]. Nature medicine,2016,22(10):1160-1169.

[80] ZHONG J,GUO B,XIE J,et al. Crosstalk between adipose-derived stem cells and chondrocytes: when growth factors matter[J]. Bone research,2016,4:15036.

[81] DS W,J L,X Y,et al. Magnetically Tuning Tether Mobility of Integrin Ligand Regulates Adhesion,Spreading,and Differentiation of Stem Cells[J]. Nano letters,2017,17(3):1685-95.

[82] GREEN DW,BEN-NISSAN B,YOON KS,et al. Natural and Synthetic Coral Biomineralization for Human Bone Revitalization[J]. Trends Biotechnol,2017,35(1):43-54.

[83] H K,DSH W,X Y,et al. Remote Control of Multimodal Nanoscale Ligand Oscillations Regulates Stem Cell Adhesion and Differentiation[J]. ACS nano,2017,11(10):9636-9649.

[84] H K,S K,DSH W,et al. Remote Manipulation of Ligand Nano-Oscillations Regulates Adhesion and Polarization of Macrophages in Vivo[J]. Nano letters,2017,17(10):6415-6427.

[85] HU X,WANG Y,TAN Y,et al. A Difunctional Regeneration Scaffold for Knee Repair based on Aptamer-Directed Cell Recruitment[J]. Advanced materials (Deerfield Beach,Fla),2017,29(15).

[86] LIAO J,TIAN T,SHI S,et al. The fabrication of biomimetic biphasic CAN-PAC hydrogel with a seamless interfacial layer applied in osteochondral defect repair[J]. Bone research,2017,5:17018.

[87] MAO C,XIANG Y,LIU X,et al. Photo-Inspired Antibacterial Activity and Wound Healing Acceleration by Hydrogel Embedded with Ag/Ag@AgCl/ZnO Nanostructures[J]. ACS nano,2017,11(9):9010-9021.

[88] XU C,WEI Z,GAO H,et al. Bioinspired Mechano-Sensitive Macroporous Ceramic Sponge for Logical Drug and Cell Delivery[J]. Advanced science (Weinheim,Baden-Wurttemberg,Germany),2017,4(6):1600410.

[89] YANG L,GONG Z,LIN Y,et al. Disordered Topography Mediates Filopodial Extension and Morphology of Cells on Stiff Materials[J]. Advanced Functional Materials,2017,27(38):1702689.

[90] ZHANG K,FENG Q,XU J,et al. Self-Assembled Injectable Nanocomposite Hydrogels Stabilized by Bisphosphonate-Magnesium(Mg2+) Coordination Regulates the Differentiation of Encapsulated Stem Cells via Dual Crosslinking[J]. Advanced Functional Materials,2017,27(34):1701642.

[91] CHEN T,SHI Q,ZHU M,et al. Triboelectric Self-Powered Wearable Flexible Patch as 3D Motion Control Interface for Robotic Manipulator[J]. ACS nano,2018.

[92] DOU C,DING N,LUO F,et al. Graphene-Based MicroRNA Transfection Blocks Preosteoclast Fusion to Increase Bone Formation and Vascularization[J]. Advanced science(Weinheim,Baden-Wurttemberg,Germany),2018,5(2):1700578.

[93] H K,K Z,Dsh W,et al. Near-infrared light-controlled regulation of intracellular calcium to modulate macrophage polarization[J]. Biomaterials,2018,178(undefined):681-696.

[94] HEEMIN K,KUNYU Z,QI P,et al. Remote Control of Intracellular Calcium Using Upconversion Nanotransducers Regulates Stem Cell Differentiation In Vivo[J]. Advanced Functional Materials,2018.

[95] JIANG T,DAN K,SIJIA L,et al. Mechanically cartilage-mimicking poly(PCL/PTHF urethane)/collagen nanofibers induce chondrogenesis by blocking NF-kappa B signaling pathway[J]. Biomaterials,2018,178:281.

[96] LAI Y,CAO H,WANG X,et al. Porous composite scaffold incorporating osteogenic phytomolecule icariin for promoting skeletal regeneration in challenging osteonecrotic bone in rabbits[J]. Biomaterials,2018,153:1-13.

[97] LI J,WEN J,LI B,et al. Valence State Manipulation of Cerium Oxide Nanoparticles on a Titanium Surface for Modulating Cell Fate and Bone Formation[J]. Advanced science (Weinheim,Baden-Wurttemberg,Germany),2018,5(2):1700678.

[98] LIU W,LI J,CHENG M,et al. Zinc-Modified Sulfonated Polyetheretherketone Surface with Immunomodulatory Function for Guiding Cell Fate and Bone Regeneration[J]. Advanced science (Weinheim,Baden-Wurttemberg,Germany),2018,5(10):1800749.

[99] TIAN L, SHENG Y, HUANG L, et al. An innovative Mg/Ti hybrid fixation system developed for fracture fixation and healing enhancement at load-bearing skeletal site[J]. Biomaterials, 2018, 180: 173-183.

[100] Z L, J W, W Q, et al. Precisely controlled delivery of magnesium ions thru sponge-like monodisperse PLGA/nano-MgO-alginate core-shell microsphere device to enable in-situ bone regeneration[J]. Biomaterials, 2018, 174(undefined): 1-16.

[101] ZHANG C, ZHANG E, YANG L, et al. Histone deacetylase inhibitor treated cell sheet from mouse tendon stem/progenitor cells promotes tendon repair[J]. Biomaterials, 2018, 172: 66-82.

[102] ZHAO H, CHEN Y, SHAO L, et al. Airflow-Assisted 3D Bioprinting of Human Heterogeneous Microspheroidal Organoids with Microfluidic Nozzle[J]. Small, 2018, 14(39): e1802630.

[103] BUNPETCH V, ZHANG X, LI T, et al. Silicate-based bioceramic scaffolds for dual-lineage regeneration of osteochondral defect[J]. Biomaterials, 2019, 192: 323-333.

[104] FENG Q, XU J, ZHANG K, et al. Dynamic and Cell-Infiltratable Hydrogels as Injectable Carrier of Therapeutic Cells and Drugs for Treating Challenging Bone Defects[J]. ACS central science, 2019, 5(3): 440-450.

[105] ZHOU H, LIANG C, WEI Z, et al. Injectable biomaterials for translational medicine[J]. Materials Today, 2019.

[106] LAI Y, LI Y, CAO H, et al. Osteogenic magnesium incorporated into PLGA/TCP porous scaffold by 3D printing for repairing challenging bone defect[J]. Biomaterials, 2019, 197: 207-219.

[107] TRUONG VA, HSU MN, KIEU NGUYEN NT, et al. CRISPRai for simultaneous gene activation and inhibition to promote stem cell chondrogenesis and calvarial bone regeneration[J]. Nucleic acids research, 2019.

[108] WU B, LI Y, NIE N, et al. Nano genome altas(NGA) of body wide organ responses[J]. Biomaterials, 2019, 205: 38-49.

[109] YAN Y, CHEN H, ZHANG H, et al. Vascularized 3D printed scaffolds for promoting bone regeneration[J]. Biomaterials, 2019, 190-191: 97-110.

[110] ZHANG ZZ, CHEN YR, WANG SJ, et al. Orchestrated biomechanical, structural, and biochemical stimuli for engineering anisotropic meniscus[J]. Sci Transl Med, 2019, 11(487).

[111] LIU W, LI J, CHENG M, et al. A surface-engineered polyetheretherketone biomaterial implant with direct and immunoregulatory antibacterial activity against methicillin-resistant Staphylococcus aureus[J]. Biomaterials, 2019, 208: 8-20.

[112] YANBO Z, XIAOCHEN L, LIANGDAN Z, et al. Polymer Fiber Scaffolds for Bone and Cartilage Tissue Engineering[J]. Advanced Functional Materials, 2019.

[113] BU Y, ZHANG L, SUN G, et al. Tetra-PEG Based Hydrogel Sealants for In Vivo Visceral Hemostasis[J]. Advanced materials (Deerfield Beach, Fla), 2019, 31(28): e1901580.

[114] HE H, JIANG H, CHEN Y, et al. Oridonin is a covalent NLRP3 inhibitor with strong anti-inflammasome activity[J]. Nature communications, 2018, 9(1): 2550.

[115] S Z, P L, H L, et al. Inhibition of Rac1 activity by controlled release of NSC23766 from chitosan microspheres effectively ameliorates osteoarthritis development in vivo[J]. Annals of the rheumatic diseases, 2015, 74(1): 285-293.

[116] CUI Z, CRANE J, XIE H, et al. Halofuginone attenuates osteoarthritis by inhibition of TGF-beta activity and H-type vessel formation in subchondral bone[J]. Annals of the rheumatic diseases, 2016, 75(9): 1713-1721.

[117] SHI Y, HU X, CHENG J, et al. A small molecule promotes cartilage extracellular matrix generation and inhibits osteoarthritis development[J]. Nature communications, 2019, 10(1): 1914.

[118] YAN Y, SUN T, ZHANG H, et al. Euryale Ferox Seed-Inspired Superlubricated Nanoparticles for Treatment of Osteoarthritis, 2019, 1807559 p.

[119] DY C, YM C, WC T, et al. Significant associations of antidrug antibody levels with serum drug trough levels and therapeutic response of adalimumab and etanercept treatment in rheumatoid arthritis[J]. Annals of the rheumatic diseases, 2015, 74(3): e16.

[120] LIANG H, PENG B, DONG C, et al. Cationic nanoparticle as an inhibitor of cell-free DNA-induced inflammation[J]. Nature communications, 2018, 9(1): 4291.

1949年至今省部级一等奖以上获奖列表

年度	项目名称	奖项类型	获奖等级	获奖人员	完成单位
创伤					
2004	膝关节损伤微创手术的基础和临床研究	军队科学技术进步奖	二等奖	黄华扬、尹庆水、曹正霖、张余、章莹、尹飚、麦小红、吴文、李菊根	广州军区总医院
2005	下颈椎颈髓损伤的基础与临床研究	军队科学技术进步奖	二等奖	尹庆水、昌耘冰、夏虹、吴增晖、曹正霖、张余、权日、章凯、麦小红	广州军区总医院
2005	外科学及野战外科学教学模式的创新与实践	军队级教学成果奖	一等奖	窦科峰、雷伟、袁志、董光龙、王德盛	第四军医大学西京医院
2008	上颈椎损伤与疾患的基础与临床系列研究	军队医疗成果奖	一等奖	尹庆水、夏虹等	广州军区总医院
2008	复合振动的超声骨骼手术仪	北京市科学技术奖	一等奖	田伟	北京积水潭医院
2009	挤压综合征临床救治技术及多学科协作应用	四川省科学技术进步奖	一等奖	裴福兴、付平、康焰、王跃、王兰兰、黄富国、王军、陈勤、文进	四川大学华西医院 四川省人民医院 绵阳市中心医院 成都市第三人民医院
2010	胫腓骨骨折的基础与临床研究	河北省科学技术奖	一等奖	张英泽、侯志勇、吴昊天、张奇、马利杰、陈伟、李衡、张伯峰、李增炎、潘进社	河北医科大学第三医院
2011	颅颌个性化骨替代物设计制造技术及应用	陕西省科学技术成果奖	一等奖	王臻	第四军医大学西京医院
2012	微创治疗骨盆髋臼骨折脱位的研究及临床应用	中华医学科技奖	一等奖	张英泽、王满宜、潘进社、吴新宝、侯志勇、张奇、陈伟、彭阿钦、宋朝晖、鲁谊	河北医科大学第三医院
2013	关节周围骨折治疗规范的研究与应用	高等学校科学技术进步奖	一等奖	姜保国等	北京大学人民医院
2013	构建系统融合的临床精品课程教学体系，培养适应时代的军事医学人才	高等教育教学成果奖	一等奖	窦科峰、郝晓柯、高天文、雷伟、李承新、马越云、杨诏旭	第四军医大学西京医院
2014	微创锁定弹性接骨板的研究与开发	浙江省科学技术进步奖	一等奖	方明、陈海啸、王惠明、林忠、林列、洪正华、杜永杰、朱伟强、陈益林	浙江科惠医疗器械有限公司 浙江省台州医院 浙江大学航空航天学院
2014	髋部骨折诊治创新技术的建立与应用	河北省科学技术进步奖	一等奖	侯志勇、张长青、张英泽、张先龙、唐佩福、王娟、陈伟、张立海、王鹏程、郑占乐	河北医科大学第三医院 上海市第六人民医院 中国人民解放军总医院骨科医院
2014	不稳定股骨转子间骨折的临床研究	浙江省科学技术进步奖	一等奖	陈红卫、俞光荣、田耘、潘骏、张根福、吴国林、王子阳、李军、赵胜春	义乌市中心医院 同济大学附属同济医院 北京大学第三医院 温州医科大学附属第二医院

续表

年度	项目名称	奖项类型	获奖等级	获奖人员	完成单位
2014	战创伤髋臼骨折新理论新技术及临床应用	军队科学技术进步奖	一等奖	许硕贵、张春才、王冠军等	海军军医大学附属上海长海医院
2014	基于影像导航和机器人技术的智能骨科手术体系研究及临床应用	国家科学技术进步奖	二等奖	田伟、王田苗、王满宜、王军强、张送根、胡磊、刘亚军、刘文勇、刘波、王彬彬、赵春鹏、胡颖、何达、苏永刚、张维军	北京积水潭医院 北京航空航天大学 北京天智航医疗科技股份有限公司 中国科学院深圳先进技术研究院
2014	自主创新同种异体骨支架植入治疗股骨头坏死的关键技术突破与推广	湖南省科学技术进步奖	一等奖	杨述华、刘先哲、许伟华	华中科技大学同济医学院附属协和医院
2015	人工髋关节置换在高龄骨松不稳定性股骨转子间骨折中的应用研究	浙江省科学技术进步奖	一等奖	童培建、储小兵、肖鲁伟、宋建华、杨予、郝改平、厉驹、杜文喜、葛敏	浙江中医药大学 浙江理工大学 北京力达康科技有限公司
2015	骨折微创复位固定技术体系的创建与应用	国家科学技术进步奖	二等奖	张英泽、陈伟、王娟、杨磊、郑占乐、秦士吉	河北医科大学第三医院
2015	骨折微创复位固定核心技术体系的创建与临床应用	中华医学科技奖	一等奖	张英泽、王飞、张柳、王娟、王海立、张弢、陈照宇、侯志勇、陈伟、李智勇	河北医科大学第三医院
2016	负压封闭引流技术促进创面修复的临床推广应用	湖北省科学技术奖	一等奖	喻爱喜、宋九宏、祝少博、黄世文	武汉大学 武汉维斯第医用科技股份有限公司
2016	四肢复合组织缺损修复新理念及应用	河北省科学技术进步奖	一等奖	于亚东、邵新中、龚志鑫、陈超、白延彬、许娅莉、李彦闯、朱宏伟、王巧君	河北医科大学第三医院 秦皇岛市第二医院
2017	骨科围术期血液管理关键技术研究及应用	四川省科学技术进步奖	一等奖	周宗科、翁习生、裴福兴、侯志勇、黄宇光、王兆钺、邵宗鸿、谢锦伟、廖刃、曾羿	四川大学华西医院 中国医学科学院北京协和医院 河北医科大学第三医院 苏州大学附属第一医院 天津医科大学总医院
2017	血管损伤早期评估和干预的技术体系创新与临床实践	广东省科学技术进步奖	一等奖	陶军、张小宇	中山大学附属第一医院
2017	骨科个性化精准内固定核心技术发明与应用	云南省技术发明奖	一等奖	熊鹰、徐永清、王成焘、赵烽、普淇、张仲子、肖甲宇、耿承奎、谢宏辉	昆明市延安医院 成都军区昆明总医院 上海交通大学 天津市威曼生物材料有限公司
2018	微创手术动力装置关键技术研发及产业化	重庆市科学技术进步奖	一等奖	郭毅军、张英泽、周跃、张俊廷、王德辉、许建中、张金彬、皮喜田、李长青、李章勇、张新云、李洪远	重庆西山科技股份有限公司 河北医科大学第三医院 陆军军医大学第二附属医院(新桥医院) 首都医科大学附属北京天坛医院 复旦大学附属眼耳鼻喉科医院 陆军军医大学第一附属医院 重庆大学 重庆邮电大学

续表

年度	项目名称	奖项类型	获奖等级	获奖人员	完成单位
2018	骨盆创伤的基础与临床研究	山东省科学技术进步奖	一等奖	周东生、王永会、穆卫东、王鲁博、王伯珉、李连欣、许世宏、董金磊	山东省立医院
2018	3D 打印钛合金骨科植入物的临床应用与关键技术研究	北京市科学技术进步奖	一等奖	刘忠军、蔡宏、王彩梅、郑玉峰、张克、刘晓光、张卫平、田华、韦峰、姜亮、孙垂国、孙宇、成艳、李健、刘爱国	北京大学第三医院 北京爱康宜诚医疗器材有限公司 北京大学
2018	骨科感染个体化治疗体系的建立与应用	江西省科学技术进步奖	一等奖	程细高、缪新新、吴添龙、贾惊宇、何丁文、黄文舟、廖航、殷明、高贵程、郝亮	南昌大学第二附属医院
脊柱					
2001	Orion 颈前路钢板系统在颈椎前路手术中的应用	全国医药卫生优秀成果奖	一等奖	邓展生	中南大学湘雅医院骨科
2003	脊柱后路经椎弓根内固定的基础和临床研究	江苏省科学技术进步奖	一等奖	杨惠林	苏州大学附属第一医院
2003	无骨折脱位型脊髓损伤的临床研究	教育部科学技术进步奖	一等奖	党耕町	北京大学第三医院
2004	系列脊柱抗旋转复位内固定器的相关生物力学及临床研究	四川省科学技术进步奖	一等奖	潘显明、权毅、谭映军、张波、王元山、邓少林、马泽辉、廖冬发、李延	成都军区总医院
2006	上颈椎损伤和疾患的基础与临床研究	广东省科学技术进步奖	一等奖	尹庆水	广州军区广州总医院
2007	脊柱脊髓损伤的基础与临床研究	陕西省科学技术进步奖	一等奖	郝定均、贺宝荣、袁福镛、何立民、吴起宁、周劲松、郑永宏、张平安、郭华、王晓东、刘团江	西安市红会医院
2010	胸腰椎爆裂骨折脊髓损伤前路减压和稳定重建技术的应用	教育部科学技术进步奖	一等奖	宋跃明、蒋电明、孙天胜、刘浩、李玉宝、裴福兴、权正学、屠重棋、刘立岷、严永刚、饶书城、胥少汀、杨天府、黄富国、牟至善、胡云洲、曹侠、李箭、曾建成、左奕、李涛、龚全、孔清泉	四川大学 北京军区总医院 重庆医科大学附属第一医院 四川国纳科技有限公司
2014	脊柱脊髓损伤修复重建相关生物力学及生物学研究与临床应用	上海市科学技术奖	一等奖	程黎明、孙毅、薛志刚、曾至立、靳令经、于研、张敬、王建杰、吴周睿、朱睿、刘海亮、徐委、胡笑、任亦龙、贾永伟	同济大学附属同济医院
2014	脊髓损伤修复的新机制及临床研究	辽宁省科学技术进步奖	一等奖	吕刚、梅晰凡、曹阳、范仲凯、王岩松	辽宁医学院
2015	强直性脊柱炎的遗传易感基因和免疫炎症调节机制研究	教育部高等学校自然科学奖	一等奖	古洁若、林智明、廖泽涛、李秋霞、李天旺、胡载颖、赵丽珂、王新卫、李超、郭紫石、吴震、牟一坤、林曲、许漫龙、魏秋静	中山大学

续表

年度	项目名称	奖项类型	获奖等级	获奖人员	完成单位
2015	脊柱退变与畸形的相关系列研究	河北省科学技术进步奖	一等奖	丁文元	河北医科大学第三医院
2015	脊柱结核外科治疗策略的创新性系统研究及其临床应用	宁夏省科学技术进步奖	一等奖	王自立	宁夏医科大学
2016	经后路全脊椎切除/次全切除治疗脊椎伤病的临床研究	福建省科学技术进步奖	一等奖	林斌	中国人民解放军第一七五医院骨科医院
2016	腰椎退变性疾患微创化治疗的技术和应用	浙江省科学技术进步奖	一等奖	范顺武、方向前、赵凤东、胡志军、赵兴、张建峰、虞和君、周志杰、胡子昂、王吉莹	浙江大学医学院附属邵逸夫医院
2016	强直性脊柱炎的综合外科治疗及严重脊柱畸形的截骨矫形技术创新	中华医学科技奖	一等奖	王岩、黄烽、张雪松、王征、郑国权、张永刚、毛克亚、陆宁、肖嵩华、崔庚、张国强、柴伟、倪明、张胜利	中国人民解放军总医院
2017	脊柱损伤修复关键技术的基础研究与临床应用	陕西省科学技术奖	一等奖	郝定均、贺宝荣、闫亮、黄大耿、杨浩、许正伟、杨小彬、郭华、刘鹏、钱立雄、王文涛	西安市红会医院
2017	椎间盘退变相关基础及临床移植关键技术的研究与应用	重庆市科学技术进步奖	一等奖	胡侦明、阮狄克、郝杰、何勍、涂小林、陆飚骥、王大武、侯黎升、刘渤、张超、张晓军、孙宏慧、沈皆亮、丁宇、江维	重庆医科大学 中国人民解放军海军总医院
2017	脊髓损伤流行病学特征及微环境理论的构建与应用	天津市科学技术进步奖	一等奖	冯世庆、孔晓红、宁广智、常津、周先虎、郑永发、徐云强、班德翔、刘洋、周恒星、姚雪、魏志坚	天津医科大学总医院 南开大学 天津大学
2017	促进周围神经再生与修复的创新性技术及其应用	中华医学科技奖	一等奖	姜保国、顾玉东、孙玉山、劳杰、张培训	北京大学人民医院
2017	脊柱退变的新机制及治疗关键技术	教育部科学技术进步奖	一等奖	罗卓荆	空军军医大学（原第四军医大学）
2018	腰椎间盘退变性疾病微创外科创新治疗技术的建立与临床应用	教育部科学技术进步奖	一等奖	周跃、李长青、张超、黄博、王建、潘勇、郑文杰、李海音、汤宇、刘兰涛、刘欢、刘铭汉、冯陈诚	陆军军医大学（原第三军医大学）
2018	椎间孔镜及通道技术治疗椎间盘退变性疾病的系列研究	河北省科学技术进步奖	一等奖	张为	河北医科大学第三医院
2018	3D 打印钛合金骨科植入物的临床应用于关键技术研究	北京科学技术进步奖	一等奖	刘忠军	北京大学第三医院
2018	重度僵硬性脊柱畸形临床系列治疗技术	军队科学技术进步奖	一等奖	张雪松	中国人民解放军总医院

续表

年度	项目名称	奖项类型	获奖等级	获奖人员	完成单位
关节外科					
1990	珍珠面钴铬钼合金人工髋关节的研制动物实验及临床应用	军队科学技术进步奖	一等奖	卢世璧	中国人民解放军总医院
2004	战创伤股骨头缺血性坏死治疗的系列研究	军队科学技术进步奖	一等奖	王岩	中国人民解放军总医院
2006	关节镜微创技术治疗髋关节疾病的系列研究	军队医疗成果奖	一等奖	刘玉杰	中国人民解放军总医院
2007	骨关节训练伤微创治疗的系列研究	军队科学技术进步奖	一等奖	刘玉杰	中国人民解放军总医院
2015	“肾藏精主骨”理论科学内涵与“从肾论治”骨及关节疾病疗效机制研究	辽宁省科学技术进步奖	一等奖	郑洪新、李可强、李敬林、杨芳、尚德阳	辽宁中医药大学
2017	髌骨不稳发病机制、生物力学平衡和临床治疗体系的系列研究	河北省科学技术进步奖	一等奖	王飞、张英泽、张广英、纪刚、康慧君、冯华、马雷、王晓猛、丁红宁、陈百成	河北医科大学第三医院 北京积水潭医院 山东省千佛山医院
2018	个体化的软组织平衡技术在膝外翻全膝关节置换术中的临床应用研究	宁夏自治区科学技术奖	一等奖	田丰年	宁夏自治区人民医院
2018	骨关节炎的基础与临床研究	江苏省科学技术进步奖	一等奖	蒋青、颜连启、史冬泉、王静成	南京大学医学院附属鼓楼医院 江苏省苏北人民医院
2018	围关节毁损性损伤晚期修复系列研究	军队科学技术进步奖	一等奖	陈继营	中国人民解放军总医院
骨肿瘤					
2000	插入式微波天线陈列高温灭活恶性或侵袭性骨肿瘤临床及基础研究	陕西省科学技术进步奖	一等奖	范清宇	第四军医大学第二附属医院唐都医院
2004	恶性骨肿瘤的三结合诊断、保肢治疗和基础研究	教育部科学技术进步奖	一等奖	沈靖南	中山大学第一附属医院
2010	骨盆环肿瘤的基础研究与外科治疗	上海市科学技术进步奖	一等奖	蔡郑东	上海市骨肿瘤研究所
2014	脊柱转移瘤的微创新技术研究及临床应用	云南省科学技术进步奖	一等奖	杨祚璋、徐永清、袁涛、陈勇彬、孙洪瀑、王家平、张建华、张晶、张鸿青、徐磊、杨义豪	成都军区昆明总医院 昆明医科大学第三附属医院 中国科学院昆明动物研究所 昆明医科大学第二附属医院 昆明市第一人民医院
2014	脊柱转移瘤的微创新技术研究及临床应用	云南省科学技术进步奖	一等奖	徐永清	中国人民解放军成都军区昆明总医院

续表

年度	项目名称	奖项类型	获奖等级	获奖人员	完成单位
2016	改善骨肉瘤远期疗效的关键技术与临床应用	山东省科学技术进步奖	一等奖	于秀淳	中国人民解放军济南军区总医院
2017	脊柱肿瘤的发生机制及治疗新策略的相关研究	上海市科学技术进步奖	一等奖	肖建如	海军军医大学（原第二军医大学附属长征医院）
2018	基于数字化仿生技术的骨肿瘤精准切除及功能重建	吉林省科学技术进步奖	一等奖	王金成	吉林大学第二医院骨科中心
2018	骨盆肿瘤精准切除与个性化功能重建的关键技术创新与推广应用	上海市科学技术进步奖	一等奖	郝永强	上海交通大学医学院附属第九人民医院
2018	骨肉瘤个体化诊疗策略及技术创新	教育部高等学校科学研究优秀成果科技进步奖	一等奖	蔡郑东	上海市骨肿瘤研究所
骨病					
2006	股骨头缺血性坏死修复与再造的系列研究	辽宁省科学技术进步奖	一等奖	赵德伟	大连大学附属中山医院
2011	股骨头缺血性坏死微创治疗的系列研究	教育部科学技术进步奖	一等奖	赵德伟	大连大学附属中山医院
2016	基于股骨头血运新发现结合生物材料临床转化预防和治疗股骨头坏死	辽宁省科学技术进步奖	一等奖	赵德伟	大连大学附属中山医院
2016	西藏大骨节病病情、发病机制及换粮控制大骨节病流行的人群干预	西藏自治区科学技术进步奖	一等奖	李群伟	西藏自治区疾病预防控制中心
3D 打印					
2015	虚拟现实和 3D 打印骨科手术导板体系的建立和临床应用	云南省科学技术进步奖	一等奖	陆声、徐永清、张元智、李鉴轶、徐昕明、陆地、徐小山、李严兵、欧阳钧、邵志民	成都军区昆明总医院 内蒙古医科大学附属医院 南方医科大学 上海锋算计算机有限公司
2015	3D 微孔金属打印及数字化设计技术在复杂骨科疾病个体化治疗的应用	吉林省科学技术进步奖	一等奖	秦彦国	吉林大学第二附属医院骨科医学中心
2017	3D 打印技术重建脊柱脊髓功能的临床应用与相关研究	陕西省科学技术进步奖	一等奖	贺西京	西安交通大学第二附属医院
手外科					
2007	腕部功能重建的基础与临床研究	江苏省科学技术进步奖	一等奖	刘璠、王友华、王斌、曹毅、龚炎培、汤锦波、张沛云、蔡玉辉、周振宇	南通大学附属医院
2010	小间隙套接修复周围神经技术及新型套接材料	教育部技术发明奖	一等奖	姜保国、孙玉山、张培训	北京大学

续表

年度	项目名称	奖项类型	获奖等级	获奖人员	完成单位
2014	周围神经缺损修复材料系列研究	广东省科学技术进步奖	一等奖	刘小林、朱庆棠、顾立强、全大萍、江丽、杨越雄、朱家恺、戚剑、胡军、王东、杨俐敏、杨伟红、许扬滨、侯赛云、何波	中山大学附属第一医院 广州中大医疗器械有限公司 中山大学
2014	数字医学技术辅助足趾移植再造拇手指的研究	广西省科学技术进步奖	一等奖	谭海涛、黄文华、罗翔、杨克勤	贵港市人民医院 南方医科大学
2015	血管神经化组织工程骨构建及其成骨相关机制研究	高等学校科学研究优秀成果奖(自然科学奖)	一等奖	裴国献、张智勇、李刚、毕龙、金丹、江汕、范宏斌	第四军医大学 上海交通大学医学院 香港中文大学矫形外科及创伤学系 南方医科大学南方医院
2015	新型周围神经缺损修复材料—神桥的研发与应用	中国产学研合作创新成果奖	一等奖	刘小林、杨越雄、奚廷裴、朱庆棠、顾立强、郑灿镔、何波	中山大学附属第一医院
2015	显微外科技术修复肢体复杂缺损新策略的基础及临床研究	上海市科学技术奖	一等奖	柴益民、梅劲、王和驹、徐永清、陈丰原、徐达传、韩培、汪春阳、燕晓宇、唐茂林、康庆林、蔡培华、曾炳芳、张雄良、李军	上海交通大学附属第六人民医院 温州医科大学 海南省人民医院 中国人民解放军成都军区昆明总医院 中南大学湘雅三医院 南方医科大学
2018	肢体复杂组织缺损修复重建关键技术的创新及应用	华夏医学科技奖	一等奖	柴益民、张长青、李刚、余斌、郑和平、徐永清、李开南、曾炳芳、郑宪友、韩培、汪春阳、文根、康庆林、孙鲁源、陈华	上海交通大学附属第六人民医院 香港中文大学 南方医科大学南方医院 中国人民解放军南京军区福州总医院 成都军区昆明总医院 成都大学附属医院
矫形外科					
1998	足跟再造及长期功能随访	军队医疗成果奖	一等奖	蔡锦方	济南军区总医院
股骨头坏死与骨质疏松症					
2014	自主创新骨笼减压治疗股骨头坏死的关键技术突破与推广	湖北省科技成果推广奖	一等奖	杨述华、刘先哲、许伟华、叶树楠、冯勇、田洪涛、张羽坤、王晶、吴星火	华中科技大学同济医学院附属协和医院
2017	自噬与凋亡信号通路及其相关基因靶向调控在激素性股骨头缺血坏死中的作用	内蒙古自治区自然科学奖	一等奖	刘万林、白锐、赵振群	内蒙古医科大学第二附属医院
2017	天然活性产物防治骨质疏松症的系列研究与临床应用	广西省科学技术进步奖	一等奖	赵劲民、曾高峰、宗少晖、郑立、刘倩、苏伟、韦庆军、杨渊、沙轲、花奇凯、姚军、程建文	广西医科大学

续表

年度	项目名称	奖项类型	获奖等级	获奖人员	完成单位
2018	激素性骨坏死与酒精性骨坏死的基因多态性研究	内蒙古自治区自然科学奖	一等奖	王建忠、王国强、杨学军	内蒙古医科大学第二附属医院
2018	骨质疏松症临床与发病机制研究	湖南省自然科学奖	一等奖	罗湘杭、谢辉、廖二元、李长俊	中南大学
骨科基础					
1997	带血管的同种异体骨低温冷藏和移植的基础研究与临床应用	安徽省科学技术进步奖	一等奖	胡汝麒、周建生、潘功平、张先龙、陈晓东、肖玉周、刘振华、马强	蚌埠医学院附属医院
2001	组织工程肌腱的基础研究和临床应用	教育部中国高校科技技术发明奖	一等奖	杨志明等	四川大学华西医院（原华西医科大学附属第一医院）
2015	骨肌损伤与康复生物力学研究	教育部高等学校科学研究优秀成果奖（自然科学奖）	一等奖	樊瑜波、张明、宫赫、王丽珍、蒲放、牛文鑫、刘笑宇、姚杰、王超、莫中军	北京航空航天大学 香港理工大学
2016	磁引导基因转染干细胞靶向治疗脊髓损伤及磁共振示踪移植细胞的实验研究	山西省自然科学类科学技术奖	一等奖	张瑞平、刘强、王灵杰、陈凯、双卫兵、李晶	山西医科大学第一医院
2016	新型抗菌骨修复材料的研发关键技术及应用	云南省科学技术进步奖	一等奖	张文云、陈庆华、李星星、袁艳波、李明秋、金建烽、杨立斗、蒋学泉、刘文英	成都军区昆明总医院 昆明理工大学 昆明医科大学附属口腔医院
2017	鹿茸再生干细胞的发现与哺乳动物断肢再生模型的建立	吉林省自然科学奖	一等奖	李春义、孙红梅、褚文辉、赵海平、王大涛、王文英、刘振、郭倩倩、高志光、魏海军	中国农业科学院特产研究所 北华大学
2017	基因组拷贝数变异的突变机理与致病机制研究	教育部高等学校科学研究优秀成果奖（自然科学）	一等奖	张锋、邱贵兴、金力、吴志宏、徐书华、吴南、陈晓丽	复旦大学 中国医学科学院北京协和医院 中国科学院上海生命科学研究院 首都儿科研究所
2018	FGF 信号在骨骼发育及骨病中的作用与机制研究	重庆市自然科学奖	一等奖	陈林、王铸钢、苏楠、谢杨丽、杜晓兰	中国人民解放军陆军军医大学 上海交通大学医学院附属瑞金医院
2018	关节软骨再生关键科学问题、核心技术及其临床转化	山东省科学技术进步奖	一等奖	周广东、曹谊林、唐胜建、刘豫、李丹、何爱娟、夏会堂、殷宗琦、张文杰、刘伟	潍坊医学院 上海交通大学医学院附属第九人民医院 组织工程国家工程研究中心
2018	骨科钛合金材料创新改性技术及相关植入物研发	陕西省科学技术奖	一等奖	郭征、杨锐、李小康、郝玉琳、李述军、付军、石磊、吴智刚、黄海、侯文韬	中国人民解放军空军军医大学 中国科学院金属研究所

续表

年度	项目名称	奖项类型	获奖等级	获奖人员	完成单位
2018	仿生矿化技术构建骨缺损修复材料的机理及应用基础研究	陕西省科学技术进步奖	一等奖	陈吉华、牛丽娜、焦凯、李岩、周唯、张少锋、马楚凡、王富、方明、宋群、沈丽娟	中国人民解放军空军军医大学
2018	甘肃淫羊藿的抗骨质疏松作用机制与转化应用研究	甘肃省科学技术进步奖	一等奖	陈克明、夏月、马慧萍、甄平、宋敏、贾正平、邓强、周建、高玉海、马小妮、明磊国、李旭升、高秋明、李慎松、马承旭	中国人民解放军兰州总医院

52检